国家卫生和计划生育委员会“十二五”规划教材

全国高等医药教材建设研究会规划教材

中医、中西医结合住院医师规范化培训教材

临床综合基本技能

主　编　李　雁　潘　涛

副主编　李　峰　岳仁宋　杨志敏　张婷婷

编　委（按姓氏笔画为序）

王鸿度（泸州医学院附属中医医院）
王嘉玺（北京中医药大学东方医院）
刘　勇（首都医科大学附属世纪坛医院）
刘丽杰（北京中医药大学东直门医院）
杨志敏（广州中医药大学附属第二医院）
李　峰（北京中医药大学）
李　雁（北京中医药大学东直门医院）
李桂伟（天津中医药大学第一附属医院）
张　杰（黑龙江中医药大学附属第二医院）
张　琳（首都医科大学附属北京中医医院）
张宁苏（辽宁中医药大学）
张婷婷（上海中医药大学附属岳阳中西医结合医院）
苗华为（河北省中医院）
岳仁宋（成都中医药大学附属医院）
周永坤（山东中医药大学附属医院）
周达君（广州中医药大学附属第二医院）
周艳艳（河南中医学院附属医院）
房良华（南京中医药大学附属医院）
祝美珍（广西中医药大学）
曹秋梅（首都医科大学附属北京同仁医院）
曹俊敏（浙江中医药大学附属第一医院）
詹松华（上海中医药大学附属曙光医院）
潘　涛（南京中医药大学）

秘　书　刘丽杰（兼）

人民卫生出版社

图书在版编目（CIP）数据

临床综合基本技能/李雁，潘涛主编.—北京：人民卫生出版社，2015

ISBN 978-7-117-20758-4

Ⅰ.①临…　Ⅱ.①李…②潘…　Ⅲ.①临床医学-教材
Ⅳ.①R4

中国版本图书馆 CIP 数据核字（2015）第 100936 号

临床综合基本技能

主　　编：李　雁　潘　涛
出版发行：人民卫生出版社（中继线 010-59780011）
地　　址：北京市朝阳区潘家园南里 19 号
邮　　编：100021
E - mail：pmph @ pmph.com
购书热线：010-59787592　010-59787584　010-65264830
印　　刷：人卫印务（北京）有限公司
经　　销：新华书店
开　　本：787×1092　1/16　**印张：**32
字　　数：799 千字
版　　次：2015 年 8 月第 1 版　2021 年 9 月第 1 版第 8 次印刷
标准书号：ISBN 978-7-117-20758-4/R・20759
定　　价：68.00 元
打击盗版举报电话：010-59787491　E-mail：WQ @ pmph.com
（凡属印装质量问题请与本社市场营销中心联系退换）

出版说明

为了贯彻落实国务院《关于建立住院医师规范化培训制度的指导意见》，国家卫生和计划生育委员会、国家中医药管理局《住院医师规范化培训管理办法（试行）》《中医住院医师规范化培训实施办法（试行）》《中医住院医师规范化培训标准（试行）》的要求，规范中医、中西医结合住院医师规范化培训工作，全国高等医药教材建设研究会、人民卫生出版社在教育部、国家卫生和计划生育委员会、国家中医药管理局的领导下，组织和规划了中医、中西医结合住院医师规范化培训国家卫生和计划生育委员会“十二五”规划教材的编写工作。

为做好本套教材的出版工作，全国高等医药教材建设研究会、人民卫生出版社在相关部委局的领导下，成立了国家卫生和计划生育委员会中医、中西医结合住院医师规范化培训教材评审委员会，以指导和组织教材的编写和评审工作，确保教材编写质量；在充分调研全国近80所医疗机构及规培基地的基础上，先后召开多次会议对目前中医、中西医结合住院医师规范化培训的课程设置、培训方案、考核与评估等进行了充分的调研和深入论证，并广泛听取了长期从事规培工作人员的建议，围绕中医、中西医结合住院医师规范化培训的目标，全国高等医药教材建设研究会和人民卫生出版社规划、确定了16种国家卫生和计划生育委员会“十二五”规划教材。教材主编、副主编和编委的遴选按照公开、公平、公正的原则，在全国65家医疗机构800余位专家和学者申报的基础上，近300位申报者经教材评审委员会审定和全国高等医药教材建设研究会批准，聘任为主审、主编、副主编、编委。

全套教材始终贯彻“早临床、多临床、反复临床”，处理好“与院校教育、专科医生培训、执业医师资格考试”的对接，实现了“基本理论转变为临床思维、基本知识转变为临床路径、基本技能转变为解决问题的能力”的转变；着重培养医学生解决问题、科研、传承和创新能力；造就医学生“职业素质、道德素质、人文素质”；帮助医学生树立“医病、医身、医心”的理念，以适应“医学生”向“临床医生”的顺利转变。根据该指导思想，教材的编写体现了以下五大特点：

1. 定位准确，科学规划　以实现“5＋3”住院医师规范化培训目标为宗旨，以体现中医医疗的基本特点为指导，明确教材的读者定位、内容定位、编写定位，对课程体系进行充分调研和认真分析，以科学严谨的治学精神，对教材体系进行科学设计，整体优化，并确定合理的教材品种。

2. 遵循规律，注重衔接 注重住院医师规范化培训实际研究，以满足我国医药卫生事业的快速发展和中医师临床水平不断提升的需要，满足21世纪对中医药临床专业人才的基本要求作为教材建设的指导思想；严格遵循我国国情和高等教育的教学规律、人才成长规律和中医药知识的传承规律，立足于住院医师在特定培训阶段、特定临床时期的需求与要求，把握教材内容的广度与深度，既高于院校教育阶段，又体现了与专科医师培养阶段的差异。

3. 立足精品，树立标准 教材建设始终坚持中国特色的教材建设的机制和模式；坚持教材编写团队的权威性、代表性以及覆盖性；全程全员坚持质量控制体系，通过教材建设推动和完善中医住院医师规范化培训制度的建设；打造一流的、核心的、标准化的中医住院医师规范化培训教材。

4. 强化技能，突出思辨 以中医临床技能培训和思维训练为主，重在培养医学生中医、中西医结合的临床思维能力和独立的临证思辨能力，强调培训的整体性和实践性，旨为各级医疗机构培养具有良好的职业道德、扎实的医学理论、专业知识和专业技能，能独立承担本学科常见疾病诊治工作的临床中医、中西医结合医师。

5. 创新形式，彰显效用 ①全套教材设立了“培训目标”，部分教材根据需要设置了“知识链接”、“知识拓展”、“病案分析（案例分析）”等模块，以增强学生学习的目的性、主动性及教材的可读性；②部分教材提供网络增值服务，增加了相应的病案（案例）讲授录像、手法演示等，以最为直观、形象的教学手段体现教材主体内容，提高学生学习效果。

全国高等医药教材建设研究会
人民卫生出版社
2015 年 2 月

国家卫生和计划生育委员会
中医、中西医结合住院医师规范化培训
教材书目

序号	教材名称	主编
1	卫生法规	周　嘉　信　彬
2	全科医学	杨惠民　余小萍
3	医患沟通技巧	张　捷　高祥福
4	中医临床经典概要	蒋　健　李赛美
5	中医临床思维	柳　文　王玉光
6	中医内科学	高　颖　方祝元　吴　伟
7	中医外科学	刘　胜　陈达灿
8	中医妇科学	罗颂平　谈　勇
9	中医儿科学	马　融　许　华
10	中医五官科学	彭清华　忻耀杰
11	中医骨伤科学	詹红生　冷向阳
12	针灸推拿学	王麟鹏　房　敏
13	中西医结合传染病防治	周　华　徐春军
14	中西医结合急救医学	方邦江　刘清泉
15	临床综合诊断技术	王肖龙　赵　萍
16	临床综合基本技能	李　雁　潘　涛

国家卫生和计划生育委员会
中医、中西医结合住院医师规范化培训教材
评审委员会名单

主任委员

胡鸿毅　陈贤义

副主任委员（按姓氏笔画为序）

方祝元　刘清泉　杜　贤　杨关林　陈达灿

钟　森　高　颖

委　　员（按姓氏笔画为序）

马　融　王　阶　王启明　方邦江　吕　宾

向　楠　刘　胜　李　丽　李灿东　杨思进

连　方　吴　伟　冷向阳　张　瑞　张允岭

陈昕煜　罗颂平　周　华　周景玉　房　敏

唐旭东　彭清华　樊粤光

秘　　书

何文忠　张广中　张　科

前　言

为深入实施《国家中长期教育改革和发展规划纲要（2010—2020年）》和国务院《关于建立住院医师规范化培训制度的指导意见》，全面实施以“5＋3”为主体的临床医学人才培养体系，培养高素质、高水平、应用型的中医药临床人才，以适应我国医疗卫生体制改革和发展的需要，更好地服务于人民群众提高健康水平的需求，在国家卫生和计划生育委员会和国家中医药管理局的指导下，全国高等医药教材建设研究会、人民卫生出版社经过广泛调研，组织来自全国40多所临床机构900位专家教授编写了国内首套“国家卫生和计划生育委员会中医、中西医结合住院医师规范化培训规划教材”。

本教材按照住院医师规范化培训大纲及培训标准，结合目前高等中医药院校教材、教学实际与住院医师规范化培训（通科培训、专科培训）要求，以通科内容为主线编写的一套适合中医、中西医八年制、九年制、研究生、住院医师规范化临床综合技能培训的教材，也是广大从事中医、中西医结合临床工作人员的参考书籍。教材重在培养临床技能及临床思维，通过学习，掌握临床关键诊疗技术及思维方法，达到规范化培训的目的。

本教材由来自全国21所高等中医药院、校长期从事教学及临床工作的24位资深教师参与编写。主编李雁教授、潘涛教授及编写秘书刘丽杰副教授在教材体例的确定、样稿的编写及全书的统筹分工和审稿等方面做了大量工作。本教材分工如下：绪论由李雁教授、刘丽杰副教授编写，李雁教授负责审核；中医诊断技能模块由李峰教授、张宁苏教授、祝美珍教授编写，李峰教授负责审核；中医操作模块由杨志敏教授、周达君副教授、王鸿度教授编写，杨志敏教授负责审核；体格检查模块由潘涛教授、张琳教授、房良华副教授编写，潘涛教授负责审核；临床基本操作技能模块由周艳艳副教授、周永坤教授、曹秋梅教授编写，张婷婷教授负责审核；急救操作模块由李桂伟教授、李雁教授、王嘉玺教授、曹秋梅教授、刘丽杰副教授编写，李雁教授负责审核；基本手术操作模块由张杰教授编写，张婷婷教授负责审核；辅助检查（应用与判读）模块由苗华为教授、詹松华教授、刘勇副教授、曹俊敏教授编写，潘涛教授及李雁教授负责审核；临床思维能力培养、误诊误治分析、病历书写模块由岳仁宋教授、潘涛教授编写，潘涛教授负责审核。

本教材编写过程中得到了北京中医药大学国家级中医学实验教学中心主任高颖教授的支持和帮助，浙江中医药大学附属第一医院胡正军、许江燕、虞玉群、彭来君、施丽华、杨雪静、王原参与了实验诊断的编写，北京中医药大学东直门医院常佩芬副教授提供了部分心电图，李多多老师参与了推拿部分的整理，编委会在此一并谨致谢意！

本教材涉及内容广泛，可借鉴的经验不多，结构设置是否合理、内容难易程度把握是否准确都有待进一步在应用中验证，加之编者水平有限，书中难免有欠妥之处，恳请读者及同仁在教材使用过程中不吝赐教和批评指正，希冀不断得以完善。

《临床综合基本技能》编委会

2014 年 11 月

目 录

绪 论

第一节 住院医师临床基本技能培训的目的及意义

医学是一门实践性极强的学科，只有将医学的基础理论、基本知识和临床基本技能紧密结合起来，才能培养真正合格的临床医师。作为一名合格的临床医生不仅要有扎实的理论基础，更需要通过临床实践不断积累临床经验和能力。临床医生的技能培训有一个循序渐进的过程，医学生大部分临床技能的培养是从本科阶段临床见习、实习期间逐渐开始。然而，由于近年来医患关系紧张、学生扩招、考研及就业压力、个别医院和科室病种单一、带教老师的忽视或水平有限等原因，不同程度地影响学生临床见习、实习效果，影响医学生本科阶段临床基本技能系统化的培养。目前本科生甚至研究生毕业后临床技能仍很欠缺已经成为一个普遍的问题。针对这一问题，为规范和提高我国住院医师的临床水平，国家提出了针对住院医师进行临床规范化培训的要求。住院医师规范化培训要求中，其核心的部分即是临床基本技能的培养。

中医住院医师规范化培训属于中医毕业后教育的范畴，是中医临床医师队伍建设的基础环节。其目标是为各级各类医疗机构培训合格的中医住院医师。通过培训，使其具有良好的职业道德、扎实的中医基础理论、专业知识和临床技能，同时掌握必要的西医学有关临床知识和技术，能独立承担全科或专科常见病、多发病及某些疑难及危重病症的中医诊疗工作。中医住院医师规范化培训几年，各省市、地区之间结合自身发展实际，逐步推进中医住院医师规范化培训工作，取得了不同程度的进展。但是，由于一直缺乏统一的中医住院规范化培训教材，各地区由于经济发展及医学教育水平存在一定差距，导致各地中医住院医师规范化培训质量、医师水平参差不齐。因此制订一套针对中医住院医师的临床基本技能规范化培训教材迫在眉睫。

第二节 教材编写框架的特点及思路

目前的临床基本技能培训教材多以针对执业医师考试、本科生学习要求为主，对临床基本技能操作的层次要求多是停留在熟悉操作步骤、掌握操作方法上。而对住院医师临床基本技能的培训应在本科生的基础上提出更高层次的要求，住院医师临床基本技能的培训应强调临床思维及临床综合分析及运用能力的培养。本教材采用“模块化教学”模式，将临床实训教学内容以“十大模块”为纲目，分类梳理，图表文并茂，并将临床思维贯穿于模块教学中，提供更全面、更规范、更实用的临床实训模式。教材编写力求经典、务实、严谨，强调实用性、系统性、规范性、指导性，并强化突出重点技能和思维的培训与要求。

1. 实用性　本书分十大模块，涵盖了中医诊断技能模块、中医操作模块、体格检查模块、临床基本操作技能模块、急救操作模块、基本手术操作模块、辅助检查（应用与判读）模块、临床思维能力培养模块、误诊误治分析模块、病历书写模块，各大模块内容强调从临床的思维角度入手进行书写，符合临床诊治习惯，临床实用性强。

2. 代表性　本教材所撰写的内容基本满足临床应用需求，其所选用的内容在临床具有代表性，选设的各大模块的具体实训内容均是住院医师规范化培训大纲所要求的基本操作内容。

3. 规范性　教材强调临床技能操作的适应证、操作步骤与方法、术前准备与术后处理等，内容经典、严谨，具有公信度，内容源于国内专家共识。对于常规技能操作均设置【培训目标】、【适应证】、【禁忌证】、【器械准备】、【步骤与方法】、【注意事项】、【病案示例】等几大版块，便于学生学习、掌握。

4. 指导性　教材编写专家临床和教学经验丰富，均是各学科领域的权威专家，且一直工作于临床及教学一线，是各省市的住院医师规范化培训专家，保证了教材的权威性和实用性，可以有效地指导住院医师高效率地掌握应会的临床综合基本技能，经过培训能够独立胜任通科或专科住院医师职能，具备优良的岗位胜任能力。

5. 创新性　教材结合【病案示例】训练中西医综合诊疗思维；并在【知识拓展】介绍临床技能操作的新方法、新进展，拓展临床思路及方法；对常规技能操作设计【考核表】，便于住院医师自身考评，及时发现纠正操作中的问题。

第三节　教材的使用建议及说明

为帮助住院医师更好地掌握临床综合基本技能，充分发挥本教材对其临床实践的指导性，迅速提高住院医师的临床基本技能，编者针对本教材的使用及住院医师临床基本技能的培训提出几点建议，以供读者参考。

1. 注重理论与实践反复结合　以《临床综合基本技能》指导临床实践，在临床实践后查阅《临床综合基本技能》，及时发现自身的不足。比如本教材临床基本技能操作技能模块详细列述了各种临床基本技能操作的适应证、禁忌证及操作步骤、注意事项等，医师在操作前可仔细查阅，操作后再结合教材核对、回忆操作中的问题，便于下次更好地进行操作。再如体格检查模块，教材注意和临床思维、诊治过程的统一性，临床体格检查注重有重点而系统性的体格检查，“以症状为中心的体格检查”一节即以症状入手，帮助学生掌握临床上以某一症状为主诉来就诊的病人，为了诊断和鉴别诊断，在体格检查中应该重点检查什么内容。比如“发热”的病人，教材中详细陈述了针对发热应该想到哪些疾病，为了鉴别这些疾病，体格检查时应该注意检查什么。住院医师在接触病人和诊治病人后反复对照查阅，有利于提高其临床诊断思维水平。

2. 注重临床思维及临床综合分析能力的培养　教材虽然是分模块对临床基本技能进行介绍，但是各章节模块中都不断强调临床思维及综合分析能力的培养，任何一项操作和检查都不能孤立地看待，需要结合病人的病史、症状、体征、其他的检查进行综合分析，才能对病人做出正确的诊断，所以在教材的操作、检查模块中都很强调操作、检查的选择及其意义，并结合病例进行分析，便于学生理解。比如放射部分和实验室检查都详细地阐述了针对疾病如何选择检查以及检查的意义。心电图模块详细地阐述了心电图的分析思路。实验室检查和超声检查及急救操作和临床基本操作都设置了典型病例的分析运用思路。

3. 注重临床操作的规范性和准确性　针对住院医师规范化培训的要求，教材对临床常用的技能操作都设置了考核表，住院医生可以在平时的操作练习中不断结合考核评分要点进行自身考核，及时发现不足，养成规范化的操作习惯。依照《中医、中西医结合病历书写基本规范（试行）》要求，教材对病历书写进行了详细说明，并附完整临床病历模版。为临床医学生正确掌握病历书写提供依据。

4. 注重临床知识的不断拓展及更新　本教材在一些相应的章节也设置了知识拓展内容，介绍了一些新的技术和操作，但是临床知识是不断发展的，住院医师在临床实践中要养成不断学习、及时进行知识更新的习惯。

5. 注重多学科综合学习，打好临床基础　虽然现在临床专科分科越来越细，但是临床病人多是复杂的、涉及多学科的，仅仅由某一专科的知识在临床实践中显然是不够的。临床综合能力的培养非常重要，而临床综合能力的培养主要在住院医师阶段，医师在这一阶段应广泛涉猎、掌握多门基础临床知识和操作技术。本教材临床基本技能培训涉及临床多个学科的基本技能，如急诊、呼吸、消化、心血管、血液、内分泌神经内科、外科、骨科、耳鼻喉科等等，可帮助住院医师奠定临床综合基本技能的基础。

6. 注重积累临床经验，前车之鉴，后车之师　本教材有针对性的介绍了中医、西医学常见误诊误治案例，并详细分析了其误诊误治的原因，住院医师可认真学习，从中吸取经验教训，避免自身在临床实践中出现类似的错误，另外住院医师在自身的临床实践中也要不断地进行反思和总结，及时地反思和总结可对自身的临床实践能力的提高起到事半功倍的作用。

住院医师阶段是一名临床医师的起始阶段，本阶段的习惯和思维的形成对其整个的从医生涯都会带来巨大的影响。在住院医师阶段打好良好的基础，才能保证医师将来成为一名合格甚至是优秀的医生，希望本教材能对广大住院医师的健康成长起到促进作用。

（李 雁　刘丽杰）

第一章 中医诊断技能模块

第一节 望　诊

一、全身望诊

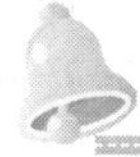【培训目标】

1. 掌握全身望诊的主要内容、操作规范与注意事项。
2. 熟悉全身望诊需要鉴别的主要内容与要点。

（一）主要内容

望神、望色、望形体、望姿态

（二）步骤与方法

1. 步骤　望神→望色→望形体→望姿态

2. 方法

（1）望神：在刚一接触病人，病人尚未进入就诊状态，毫无拘谨和掩饰的短暂时间内，凭借医生敏锐的观察能力，在看似不经意的目光交会、问答交流中获得病人的精神意识状态和整体功能状态的直观印象。并对病人的两目、神情、气色、体态、语言、呼吸等要点内容进行快速观察，做到“神形合参”。

1）目光：注意观察两目的色泽、形态与灵动性。

2）神情：注意观察人的精神意识和面部表情。

3）气色：注意观察人体面部以及全身皮肤色泽的荣润与枯槁。

4）体态：注意观察形体丰满还是瘦削，动作自如灵活还是迟钝、异常或失灵等。

（2）望面色：望面部色泽，注意区分常色与病色。我国人为黄种人，气血之色与黄色皮肤相兼相容，其常色为“红黄隐隐，明润含蓄”。病色的表现特点则为晦暗枯槁或鲜明暴露，更要注意区分病色中的善色与恶色。

（3）望形：注意观察患者形体的强弱、胖瘦、体质类型等。注意肥胖与形体强壮的区别。体质瘦弱有形盛气虚与形气有余的区别，需注意其病机有脾气虚弱、中焦有火、阴血亏少的不同。

（4）望体态：注意观察患者行、站、坐等动作与体态姿势。

除上之外，还要结合其他方面的表现，如问诊所得症状、舌象、脉象等，四诊合参，进行综合判断。

（三）注意事项

1. 注意光线　望诊应在充足的、自然柔和的光线下进行，因为自然光线下观察到的颜色最真切。如自然光线不足，也可借助于日光灯进行，但必要时必须进行复查，特别要注意避开有色光源。

2. 注意诊室温度　只有诊室温度适宜，病人的皮肤、肌肉才能自然放松，气血运行才能畅通，疾病的征象才可能真实的显露出来。如果室温太低，皮肤肌肉收缩，气血运行不畅，不仅影响望诊所获资料的真实性，而且还有可能使病人因受凉而复加它疾。

3. 注意受检部位充分暴露　诊察时，应尽可能使受检部位充分暴露，以便能够准确、清楚地进行观察。

4. 注意整体判断　因为形体各部的功能活动均属整体功能活动的一部分，各部的功能改变往往也是整体功能失常在局部的一种反应，加之局部内连脏腑，与脏腑密切相关。因此，只有从整体角度去认识形体各部的各种病理体征，才有利于找准疾病的本质。

5. 注意动态观察因为疾病的过程，是正邪斗争的过程，在这个过程中，疾病始终是处于发展变化的动态过程。因此，从发展角度去认识疾病，对于抓准疾病当前的主要矛盾具有十分重要的意义。

6. 注意望诊与其他诊法有机结合因为四诊的任何一诊，所获的资料都具有一定的局限性，只有诸诊相参，才能全面认识疾病。

（四）疑难鉴别

1. 望神　须注意鉴别假神与重病好转两者虽然都是以病情危重为前提，但假神的出现多在重病治疗无效的前提下，突然出现个别现象的短暂性好转，与整体病情危重情况不相一致；而重病真正好转则是在治疗有效的基础上，从个别症状的改善，逐渐发展为全身的、稳步的好转。

2. 注意面色　赤主病有实热、虚热之分。若满面通红，并伴见高热、大汗、口渴欲饮，舌苔黄厚干燥，脉洪大等症为实热证；若两颧潮红，并伴见形体消瘦，口咽干燥，潮热盗汗，舌红少苔，脉细数者，为阴虚内热证；若久病、重病面色苍白而突见面色泛红如妆，游移不定者，属戴阳证。

3. 注意肥胖的鉴别诊断　若形体肥胖，食欲旺盛，食量较大，肌肉坚实，神旺有力者，为形盛气足、身体健康的表现；若形体肥胖，食欲不佳，食量较少，肌肉松软，乏力懒动，动则气喘、自汗者，为形盛气虚、痰湿内盛的表现。

（五）病案示例

病案一

患者，男，68 岁。因“左侧肢体不利半个月”而就诊。患者既往头晕目眩、腰膝酸软近 10 年，曾在当地医院确诊为“高血压”，服降压药对症治疗。半个月前因情绪激动，头目眩晕加重，继而出现手指发麻，眩晕加剧而突然昏倒，不省人事，口噤不开，喉中痰鸣，左侧半身不遂，口眼歪斜等症，经送某西医医院诊断为“脑出血”，治疗后，神志转清，遗留半身不遂、口眼歪斜，语言謇涩，行路不稳，面色红赤，舌红苔黄腻，脉弦滑而数等症，遂前来求诊。

1. 操作及结果

（1）望神：对病人的两目、神情、气色、体态、语言、呼吸等要点内容进行快速观察。发病当初突然昏倒，不省人事，口噤不开，喉中痰鸣为邪盛神乱之失神，现神志转清，半身不遂，口眼歪斜，语言謇涩，行路不稳，面色红赤，为少神，做到“神形合参”。

（2）望面色：望面部色泽，面色红赤。

（3）望形：注意观察患者形体的强弱、胖瘦、体质类型等。本案患者形体肥胖，动则气喘。注意肥胖与形体强壮的鉴别。

（4）望体态：观察患者行、站、坐等动作与体态姿势。本案患者半身不遂，口眼歪斜，行路不稳。

2. 内容要点

（1）诊断：中风——肝阳化风。

（2）分析：患者久病肾虚，阴不制阳，肝阳上亢，故头晕目眩，腰膝酸软；因情绪激动，肝阳亢逆化风，风阳上扰，故头目眩晕；肝肾阴亏，筋脉失养，故手指发麻；情绪激动使风阳暴升，气血逆乱，肝风夹痰蒙蔽清窍，故突然昏倒，不省人事，口噤不开，喉中痰鸣；风痰窜扰经络，经气不利，则半身不遂，口眼歪斜，语言謇涩，行路不稳；痰热内扰，则面色红赤，舌红苔黄腻，脉弦滑而数。

（3）鉴别诊断：中风和厥证都表现为突然昏倒，不省人事。但厥证除表现为神昏外，还有四肢厥冷，且呼吸自续，移时苏醒，醒后无半身不遂、口眼歪斜等后遗症。

病案二

患者，女，69岁。因“口渴乏力14年，肢体麻木3年，加重2周”而就诊。患者自述14年前无明显诱因出现口干，口渴多饮，身倦乏力等症状，在某医院就诊，查空腹血糖升高达10mmol/L，确诊为“2型糖尿病”。3年前出现四肢末端麻木刺痛，有凉感。近2周来上述诸症加重，故前来就诊。现症见：口干口渴，面色晦暗，形体消瘦，全身乏力，双手指、双足趾麻木刺痛，凉感，纳可，眠差，小便频，夜尿6～7次，大便调。舌黯红，苔薄白，脉细涩。

1. 操作及结果

（1）望神：对病人的两目、神情、气色、体态、语言、呼吸等要点内容进行快速观察。患者目前神志清楚，但全身乏力，呈现少神状态。

（2）望面色：望面部色泽，面色晦暗。

（3）望形：注意观察患者形体的强弱、胖瘦、体质类型等。本案患者形体消瘦。

（4）望体态：观察患者行、站、坐等动作与体态姿势。本案患者行动自如。

2. 内容要点

（1）诊断：消渴病-气阴两虚、络脉瘀阻。

（2）分析：患者久病消渴，伤及气阴，导致气阴两虚，故见乏力、口干、口渴、脉细等症状，久病入络，络脉瘀阻，故见双手指、双足趾麻木，凉感，面色晦暗，脉细涩等临床表现。

（3）鉴别诊断：本案当与瘿病相鉴别，瘿病证多属气郁痰结，阴虚火旺，常见多食易饥、消瘦等症。与消渴之多食、消瘦相似。但瘿病还有心悸、多汗、眼突、颈部一侧或两侧肿大等症状和体征及甲状腺功能亢进等，无明显的多饮、多尿症状及血糖偏高。二者不难鉴别。

（李　峰）

二、局部望诊

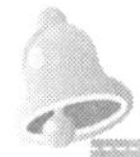

【培训目标】

1. 掌握局部望诊的主要内容；局部望诊的要点和操作方法。
2. 熟悉需要鉴别的主要内容。

（一）主要内容

望头面、望五官、望躯体、望四肢、望皮肤、望二阴的常见异常表现及其临床意义。

（二）步骤与方法

1. 步骤　望头面→望五官→望躯体→望二阴→望四肢→望皮肤。

2. 方法

（1）察看皮肤、黏膜是否有异常。

（2）察看耳后、颌下、腋窝等部位是否有瘰疬和痰核。

（3）察看头颅大小和形态以及眼、耳、鼻、口腔等是否有异常。

（4）察看颈部的形、态以及是否有瘿瘤或颈动脉搏动等异常体征。

（5）察看胸包括胸廓形态及虚里搏动等是否有异常。

（6）察看腹部形态是否有异常。

（7）察看二阴是否有异常。

（8）察看腰背和脊柱是否有异常。

（9）察看四肢包括四肢、指（趾）甲是否有异常。

（10）察看相关经络与腧穴及耳穴是否有异常。

（三）注意事项

1. 局部望诊最好在充足的、自然柔和的光线下进行。如果自然光线不足，也可借助于日光灯进行，但要避开有色光线的干扰。

2. 环境温度要适宜，以免影响望诊所获资料的真实性。

3. 充分暴露受检部位，以便完整、清楚、细致地进行观察。

4. 局部望诊应该在全身望诊的基础上，结合所望部位的生理特征及其与脏腑经络的内在联系，重点观察患者某些局部形态、色泽等的变化。

5. 男性前阴应观察阴茎、阴囊和睾丸是否正常，有无硬结、肿胀、溃疡和其他异常的形色改变；对女性前阴的诊察要有明确的适应证，由妇科医生负责检查，并需在女护士陪同下进行。

6. 观察后阴时，可嘱患者侧卧位，双腿尽量前屈靠近腹部，使肛门充分暴露。检查者用双手将臀部分开，即可进行观察。注意肛门部位有无红肿、痔疮、肛裂、瘘管及其他病变。

7. 局部望诊在临床实施时多与切诊等与其他诊法有机结合，四诊合参，才能全面认识疾病。

（四）疑难鉴别

1. 望小儿头颅　要注意囟门的异常。囟门是婴幼儿颅骨接合不紧所形成的骨间隙，有前囟、后囟之分。后囟呈三角形，在出生后 2～4 个月时闭合。前囟呈菱形，在出生后 12～18 个月时闭合，其是临床观察小儿发育与营养状况的主要部位之一。

（1）囟门高突：称为“囟填”，属实证。多因温病火邪上攻，或脑髓病变，或颅内水液停聚所致。但在小儿哭闹时囟门暂时突起者不属病态。

（2）囟门凹陷：称为“囟陷”，多属虚证。可见于吐泻伤津、气血不足和先天精气亏虚、脑髓失充所致。但 6 个月以内的婴儿囟门微陷属正常。

（3）囟门迟闭：称为“解颅”。多是先天肾气不足，或后天脾胃虚弱，骨骼失养，发育不良所致。多见于小儿佝偻病。

2. 望面部　要注意鉴别腮肿一侧或两侧腮部以耳垂为中心肿起，边缘不清，局部灼热疼痛，称为“痄腮”，为外感温毒之邪所致，多见于儿童，属传染病；若颧下颌上耳前发红肿起，伴有寒热、疼痛者，称为“发颐”，为阳明热毒上攻所致。

3. 望眼目

（1）首先要结合中医五轮学说：将目部不同部位分属于不同的脏腑，即瞳仁属肾，称为水轮；黑睛属肝，称为风轮；目眦及血络属心，称为血轮；白睛属肺，称为气轮；眼睑属脾，称为肉轮。

（2）同时注意鉴别眼球突出的不同情况：眼球突出兼喘满上气者，属肺胀，为痰浊阻肺、肺气不宣、呼吸不利所致；若眼球突出兼颈前微肿，急躁易怒者，称为瘿病。

4. 望咽喉　检查时，让患者坐于椅上，头略后仰，口张大并发“啊”声，医生用压舌板在舌体前 2/3 与后 1/3 交界处迅速下压，此时软腭上抬，即可进行观察。观察时应注意其色泽、形态变化和有无脓点、假膜等。

咽部一侧或两侧喉核红肿疼痛，甚者溃烂有黄白色脓点，或脓性分泌物形成苔片状假膜，且很易剥离者，称为“乳蛾”，属肺胃热盛，火毒熏蒸所致；若假膜色灰白，坚韧不易剥去，重剥出血，很快复生者，称为“白喉”（疫喉），多是感染疫毒时邪所致。

5. 望颈项　须注意观察颈项部有无包块、外形以及动态等变化。如颈前喉结处有肿块突起，或大或小，或单侧或双侧，可随吞咽上下移动者，称为“瘿瘤”，多因肝郁气结痰凝所致，或与地方水土有关；如颈侧有肿块如豆，推之可移，累累如串珠者，称为“瘰疬”，多由肺肾阴虚，虚火内灼，炼液为痰，结于颈部，或外感风火时毒，夹痰结于颈部所致。

6. 望胸胁　须注意观察胸廓外形变化、虚里搏动情况和呼吸运动有无异常等。如果胸廓前后径不及左右径的一半，呈扁平状，故称“扁平胸”，常见于肺肾阴虚或气阴两虚之人；如果胸廓前后径增加，与左右径约相等，甚至超过左右径，肋间增宽且饱满，胸廓呈圆桶状，故称“桶状胸”，可见于肺胀，多因久病咳喘，耗伤肺肾，以致肺气不宣，壅滞于肺所形成；如果胸骨下部明显前突，肋骨侧壁凹陷，形似鸡胸者，称为“鸡胸”；如果胸骨剑突出现显著内陷，形似漏斗者，称为“漏斗胸”；如果胸骨两侧的肋骨与肋软骨连接处明显隆起，状如串珠，与前二者均常见于佝偻病的患儿。多因先天不足或后天失养，肾气不充，骨骼发育异常所致。

7. 望腹部　须注意观察腹部的外形变化，如是否对称，有无隆起、凹陷、青筋暴露，以及脐部的异常等情况。如果仰卧时前腹壁明显高于胸骨至耻骨中点连线，为腹部膨隆，仰卧时腹形如蛙腹，侧卧或坐位时，在下侧的腹部膨出，伴有腹壁青筋暴露，肚脐突出。若单腹臌胀，四肢消瘦者，属鼓胀病，多为肝郁脾虚，以致气滞血瘀，水湿内停所致；若腹部胀满，周身俱肿者，多属水肿病，为肺、脾、肾三脏功能失调，浊水内停，外渗肌肤所致；若腹部局部膨隆，则多见于积聚等病人。临证须结合按诊进行辨证。

8. 望皮肤　应注意皮肤色泽、形态的变化和皮肤的病证，如痘、疹、斑、痈、疽、疔、疖等，其中斑、疹均为全身性疾病表现于皮肤的症状，两者虽常常并称，但实质有别。凡色深红或青紫，多点大成片，平铺于皮肤，抚之不碍手，压之不褪色者，称为斑。斑有阴阳之分。若斑色深红或紫红，兼有身热、面赤、脉数等实热证表现者为阳斑，多由外感热邪，内迫营血而发；若斑色淡青或淡紫，隐隐稀少，兼有面白、脉虚等气虚表现者为阴斑，多由脾气虚衰，血失统摄所致。

凡色红、点小如粟，高出皮肤，抚之碍手，压之褪色者为疹。疹有麻疹、风疹、瘾疹等不同。

（1）麻疹：属儿科常见传染病。多见于冬末春初之季。发疹前一般有类似感冒的症状，如咳嗽喷嚏，鼻流清涕，眼泪汪汪，发热等表现。发病后 2～3 天可见患儿颊黏膜出现麻疹斑，发热 3～4 天，疹子逐渐出现，疹色桃红，形似麻粒。先见于耳后发际，渐延及颜面、躯干、四肢，疹发透彻后按出现顺序逐渐消退。因外感风热时邪所致。

（2）风疹：疹色淡红，细小稀疏，皮肤瘙痒。为外感风邪所致。

（3）瘾疹：皮肤上出现淡红或淡白色丘疹，瘙痒，搔之融合成片，高出皮肤，出没迅速。为风寒侵袭或过敏所致。

此外，疮疡是指发于皮肉筋骨之间的疮疡类外科疾患。常见的主要有痈、疽、疔、疖等。望皮肤，应注意观察其形色特点，并结合其他兼症，以辨其阴阳、寒热、虚实，患部红肿高大、根盘紧束，灼热疼痛者，称为痈，属阳证，多为湿热火毒蕴结，气血瘀滞而发。其特点是未脓易消，已脓易溃，脓液稠黏，疮口易敛。患部漫肿无头，皮色不变或晦暗，局部麻木，不热少痛者，称为疽（无头疽），属阴证，多为气血亏虚，阴寒凝滞而发。其特点是未脓难消，已脓难溃，脓汁稀薄，疮口难敛。患部形小如粟，顶白根硬而深，麻木痒痛者，称为疔，多发于颜面手足，因外感风邪火毒，毒邪蕴结而发。患部形小而圆，红肿热痛不甚，出脓即愈，症状轻微者，称为疖。因外感热毒或湿热蕴结而发。

（五）病案示例

患者，女，30 个月龄，系早产儿。因“家长发现患儿生长发育晚于同龄儿童”而前来就诊。患儿就诊时精神呆滞，反应迟钝，语言不清，不能站立、行走，平时睡时露睛，食纳不佳，便溏，局部望诊可见方颅，囟门迟闭，头发稀疏枯黄，目眦淡白，鼻色淡白，耳轮淡白，唇色淡白，口角流涎，牙龈淡白，鸡胸，膝内翻，肌肤散见阴斑，色淡紫，舌质淡嫩，舌苔少。

1. 操作及结果

（1）诊室光线充足，温度适宜。在家长协助下，患儿进入诊室，情绪稳定。医师心情平静，态度和蔼，配合家长稳定患儿情绪。然后对患儿全身和局部进行了详细诊查，尤其对头面、官、躯体、四肢、皮肤、二阴进行了认真望诊。

（2）通过望诊，可以发现患儿呈现方颅，解颅，同时可见头发稀疏枯黄。系先天不足，肾精亏虚，脾胃虚弱，后天失养。

（3）望诊可见目眦淡白，鼻色淡白，耳轮淡白，唇色淡白，牙龈淡白，为气血不足之象；而睡时露睛，口角流涎等症状，为脾虚之象。

（4）望诊可见鸡胸，膝内翻等症状，为脾肾不足，筋骨经脉失养所致。

（5）望诊可见肌肤散见阴斑，色淡紫，系脾虚气不摄血所致。

（6）舌质淡嫩，舌苔少，属于气血不足之虚象。

2. 内容要点

（1）诊断：五迟、五软——肝肾亏损、心脾两虚

（2）分析：患儿早产，先天不足，肾精不足，脾胃虚弱，颅骨发育不良，故见方颅、解颅；先天不足，后天失养，脾肾亏虚，精血不足，则头发稀疏黄软；血虚不能上荣，血络不能充盈，则目眦淡白，鼻、耳轮、口唇、牙龈淡白；脾气虚弱，气血不足，胞睑失养，则睡时露睛；脾气虚弱，不能摄津，则口角流涎；先天不足，后天失养，肾气不充，骨骼发育异常，则见鸡胸、膝内翻；脾气虚衰，血失统摄，外溢肌肤，则肌肤散见阴斑，色淡紫；肾精亏损，脾胃虚弱，筋骨痿弱，则站立、行走不利；纳呆、便溏，为脾气虚弱之象；语言迟钝，精神呆滞，为心气虚弱之象；舌质淡嫩，舌苔少，为患儿阴阳稚弱之象。

（李　峰）

三、舌　　诊

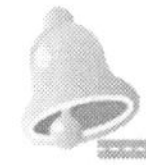

【培训目标】

掌握舌诊的操作方法，临床常见的异常舌质、舌苔及其主病和临床意义，并能进行综合诊察。

（一）主要内容

主要包括望舌质、望舌苔、望舌下络脉和舌象分析。

（二）步骤与方法

1. 步骤　望舌质→望舌苔→望舌下络脉→综合分析舌象。

2. 方法

（1）准备：望舌时要求患者可采取坐位或仰卧位，注意以白天充足、柔和的自然光线为佳，光线要直接照射到舌面，使舌面光线明亮，便于观察。伸舌时必须自然地将舌伸出口外，尽量张口使舌体充分暴露，但应舌体放松，舌面平展，舌尖略向下。

（2）方法

1）分部望舌：望舌主要是观察舌质和舌苔两方面的变化。望舌质包括望舌神、舌色、舌形、舌态等方面的变化，以候脏腑之虚实、气血之盛衰。望舌苔包括望苔质和苔色两方面的改变，以测病邪的浅深、邪正的消长。

正常舌象的主要特征为舌体柔软灵活，舌色淡红明润，舌苔薄白均匀，苔质干湿适中，简称“淡红舌，薄白苔”（图 1-1）。舌象正常说明人体气血津液充足，脏腑功能正常。

2）分区望舌：①以胃经划分法：舌尖属上脘，舌中属中脘，舌根属下脘。②以五脏划分法：舌尖属心肺，舌边属肝胆，舌中属脾胃，舌根属肾（图1-2）。

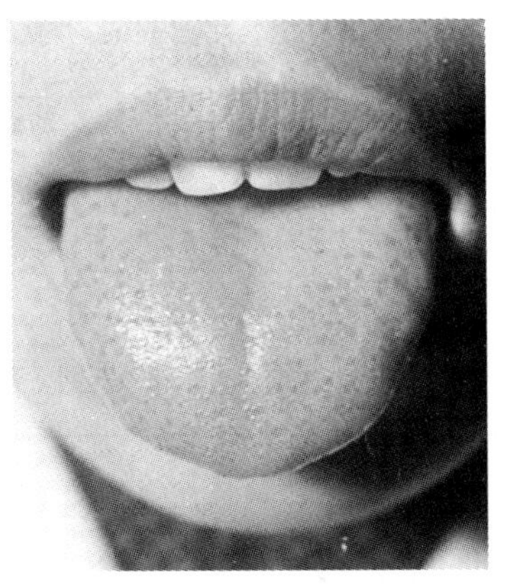

图1-1　正常舌

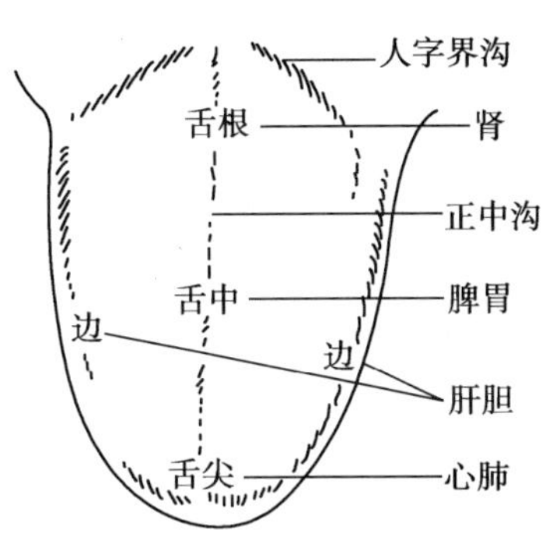

图1-2　舌面脏腑部位分属图

3）关键步骤：①望舌时，一般先看舌尖、舌中，再舌边，最后看舌根部。先看舌质，再看舌苔。如果一次望舌判断不清，令病人休息3～5分钟后，重复望舌一次。根据临床需要，还可让患者舌抵上腭，察看舌下静脉。②通过刮舌和揩舌等方法鉴别舌苔有根无根，以及是否染苔。刮舌的方法：可用消毒压舌板的边缘，以适中的力量，在舌面上由后向前刮3～5次。揩舌的方法：可用消毒纱布裹于示指上，蘸少许生理盐水在舌面上揩抹数次。

3. 望舌质　包括望舌神、舌色、舌形、舌态等方面的变化，以候脏腑之虚实、气血之盛衰。

（1）舌神：主要观察舌体的荣润和灵动。望舌神的方法重点在于查舌之荣枯。荣是荣润而有光彩，舌色红活，运动灵敏，富有生气，是谓有神，虽病亦属善候。枯是干枯而晦暗无光，死板而毫无生气，舌色黯滞，运动失灵，是谓无神，属凶险恶候。

（2）舌色：包括查看是否有淡红舌、淡白舌、枯白舌、红舌、绛舌（图1-3）、青紫舌（图1-4）等。注意鉴别各种异常舌色及其临床意义（表1-1）。

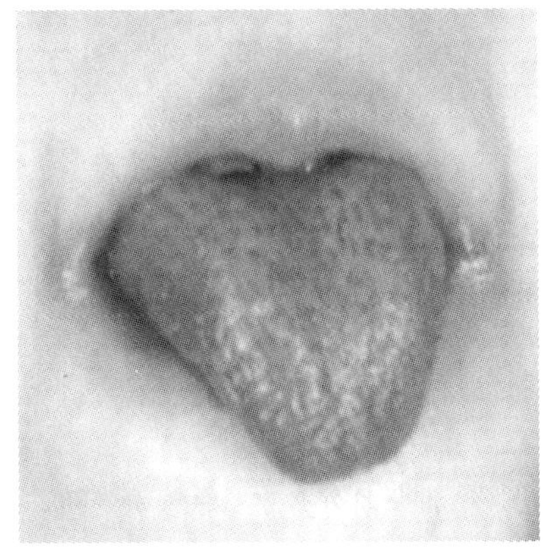

图1-3　绛舌

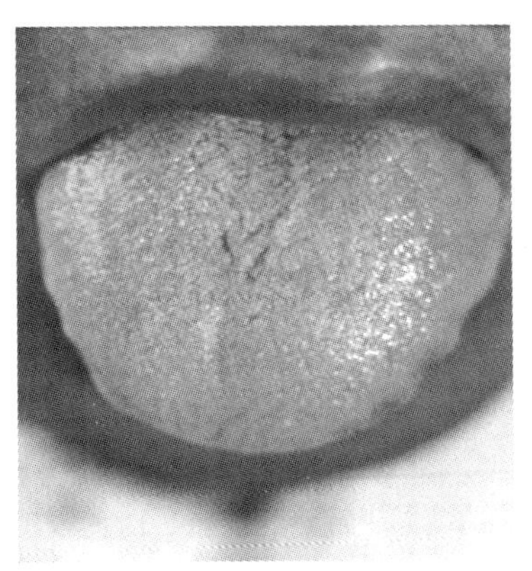

图1-4　青紫舌

表 1-1　望舌色

舌色	舌象特征	临床意义
淡红舌	舌色淡红润泽	常见于健康人；外感病见之，多属表证；内伤杂病见之，多病轻
淡白舌	比正常舌色浅淡	气血两虚；阳虚
红舌	比正常舌色红，或呈鲜红色	热证
绛舌	舌色深红	热证
青紫舌	全舌青或紫，或局部见青紫色斑块、斑点或条带	气血运行不畅

（3）舌形：包括查看是否有老舌、嫩舌、胖大舌（图 1-5）、肿胀舌、瘦薄舌、裂纹舌（图 1-6）、芒刺舌、齿痕舌（图 1-7）。注意鉴别异常舌形及其临床意义（表 1-2）。

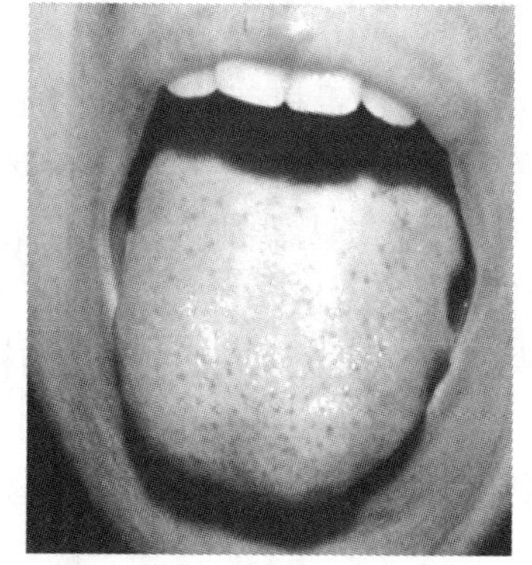

图 1-5　胖大舌

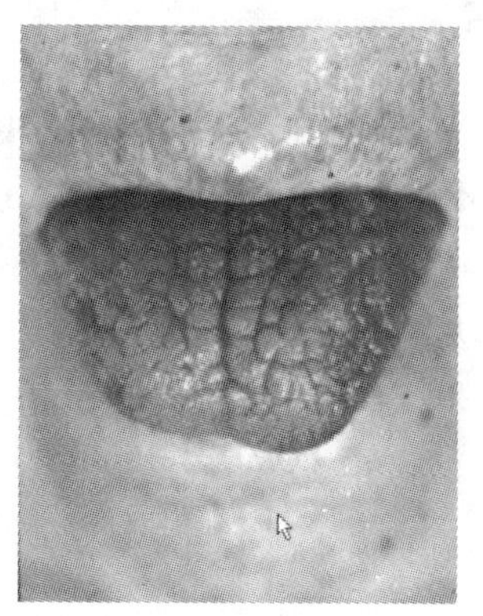

图 1-6　裂纹舌

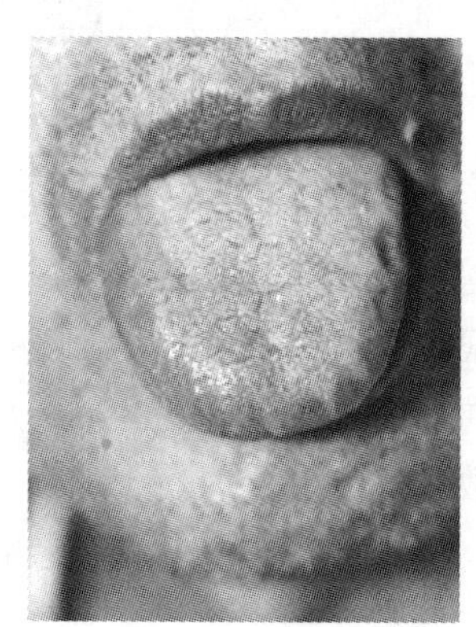

图 1-7　齿痕舌

表 1-2　望舌形

舌形	舌象特征	临床意义
老舌	舌质纹理粗糙或皱缩，形色坚敛苍老，舌色较黯	实证
嫩舌	舌质纹理细腻，形色浮胖娇嫩，舌色浅淡	虚证
胖大舌	舌体比正常舌大而厚，伸舌满口	水湿、热毒上壅
肿胀舌	舌体肿大满嘴，甚至不能闭口，伸出则难以缩回	湿热、热毒上壅
瘦薄舌	舌体比正常舌瘦小而薄	气血两虚、阴虚火旺
裂纹舌	舌面上有各种形状裂纹，裂沟，深浅不一，多少不等，舌上裂纹可见于全舌，亦可见于舌前部或舌尖、舌边等处，裂纹可呈现“人”、“川”、“爻”等形状，严重者可如脑回状、辐射状、卵石状，或如刀割、剪碎一样	阴血亏虚、脾虚湿侵 脏腑热极；血分热盛（视其分属脏腑）
点刺舌	突起于舌面的红色、白色或黑色星点。舌乳头突起如刺，摸之棘手的红色或黄黑色点刺	脏腑热极，或血分热盛
齿痕舌	舌体边缘有牙齿压迫的痕迹	脾虚、湿盛证

（4）舌态：包括查看是否有痿软舌、强硬舌、震颤舌、歪斜舌、吐弄舌、短缩舌。注意鉴别异常舌态及其临床意义（表1-3）。

表1-3　望舌态

舌态	舌象特征	临床意义
痿软舌	舌体软弱，无力伸缩，痿废不用	阴虚已极、气血两虚
强硬舌	舌体板硬强直，失于柔和，屈伸不利，甚者语言謇涩	热入心包；高热伤津；风痰阻络
震颤舌	舌体震颤抖动，不能自主，轻者仅伸舌时颤动；重者不伸舌时亦抖颤难宁	肝风内动
歪斜舌	伸舌时舌体偏向一侧，或左或右	中风、中风先兆
吐弄舌	舌伸口外，不即回缩称为吐舌；舌微露出口，立即收回，或舌舐口唇四周，掉动不停者，称为弄舌	心脾有热
短缩舌	舌体卷短、紧缩，不能伸长，甚者伸舌难于抵齿	寒凝、痰阻、血虚、津伤

4. 望舌苔　望舌苔包括望苔质和苔色两方面的改变，以测病邪的浅深、邪正的消长。

（1）苔质：包括查看是否有薄苔、厚苔、润苔、滑苔、燥苔、糙苔、腐苔、腻苔、花剥苔（图1-8）、镜面舌（图1-9）、地图舌、真苔、假苔。注意鉴别各种异常苔质及其临床意义（表1-4）。

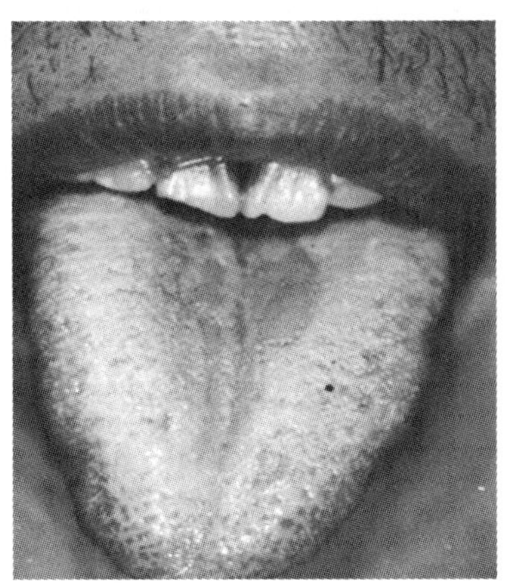

图1-8　花剥苔

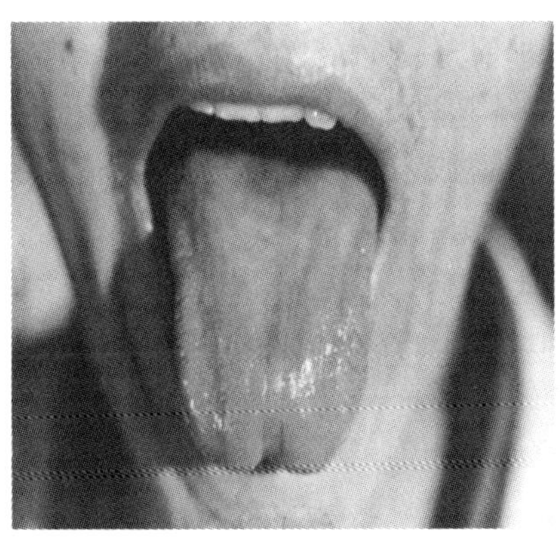

图1-9　镜面舌

表 1-4　望苔质

苔质	舌象特征	临床意义
薄苔	透过舌苔能隐隐见到舌质	病起在表；胃气未伤
厚苔	不能透过舌苔见到舌质	邪盛入里；内有痰湿；食积
润苔	舌苔润泽有津，干湿适度	津液未伤
滑苔	舌苔湿润而滑，伸舌欲滴	痰饮；水湿证
燥苔	舌苔干燥望之干枯，扪之无津，甚则舌苔干裂	津液已伤
糙苔	舌质颗粒粗糙如砂石，扪之糙手	热盛伤津之重证；秽浊之邪盘踞中焦
腻苔	苔质颗粒细腻致密，融合成片，如涂油腻之状，紧贴舌面，揩之不去刮之不脱	痰浊；食积
腐苔	苔质颗粒疏松，粗大而厚，形如豆腐渣堆积舌面，揩之易去	内痈
剥落苔	舌本有舌苔，疾病过程中舌苔全部或部分脱落，脱落处光滑无苔	胃气不足；胃阴损伤；气血两虚
真苔	舌苔坚敛着实，紧贴舌面，刮之难去，像从舌体上长出者	胃气壅实，病较深重 胃气尚存
假苔	舌苔不着实，似浮涂舌上，刮之即去，不像舌上生长出来者	邪浊渐聚，病情较轻，胃气匮乏，病情危重

（2）苔色：包括查看是否有薄白苔、厚白苔、淡黄苔、深黄苔、焦黄苔、灰黑苔。注意鉴别各种异常苔色及其临床意义（表 1-5）。

表 1-5　望苔色

苔色	舌象特征	临床意义
薄白苔	透过舌苔可看见舌体者	为正常舌苔，亦主表证，寒证
厚白苔	苔白而厚，舌体被遮盖而无法透见者	湿浊内停，痰饮、食积，热证
黄苔	舌苔成黄色，根据苔黄的程度有浅黄，深黄和焦黄之分	里证、热证
灰黑苔	苔色浅黑，成为灰苔 黑苔较灰苔色深	阴寒内盛，或里热炽盛

5. 舌下络脉　主要观察其长度、形态、色泽、粗细、舌下小血络等。

（1）正常情况下，其管径不超过 2.7mm，长度不超过舌尖至舌下肉阜连线的 3/5，颜色暗红，无分支和紫点。脉络无怒张、紧束、弯曲、增生，排列有序，绝大多数为单支，极少有双支出现。

（2）舌下络脉异常及其临床意义：舌下络脉短而细，周围小络脉不明显，舌色偏淡者，多属气血不足，络脉不充。舌下络脉粗胀、分叉，或呈青紫、绛、绛紫、紫黑色，或舌下细小络脉呈暗红色或紫色网络，或舌下络脉曲张如紫色珠子状大小等的瘀血结节等改变，皆为血瘀的征象。其形成原因可有气滞、寒凝、热郁、痰湿、气虚、阳虚等，需结合其他症状综合分析。

6. 舌象分析　临证望舌，须结合全身症状、体征，加以综合分析，才能准确判断该舌象的意义，为辨证提供较为可靠的诊断依据。常见舌象诊法（表1-6）、危重舌象诊法（表1-7）。

表1-6　常见舌象及其临床意义

舌象		简称	临床意义
舌质	舌苔		
淡红舌	薄白	淡红舌，薄白苔	健康人，风寒表证；病热轻浅
	白苔	舌尖红，白苔	风热表证；心火亢盛
	白似积粉	淡红舌，积粉苔	瘟疫初起；或有内痈
	白腐	淡红舌，白腐苔	痰食内停；胃浊蕴热
	黄白相兼	淡红舌，黄白苔	外感表证将要传里化热
	白腻而厚	淡红舌，白厚腻苔	湿浊痰饮内停；食积胃肠；寒湿痹证
	薄黄	淡红舌，薄黄苔	里热轻证
	黄干少津	淡红舌，黄干苔	里热伤津化燥
	黄腻	淡红舌，黄腻苔	里有湿热；痰热内蕴；食积化热
	灰黑湿润	淡红舌，灰黑润苔	寒证；阳虚
鲜红舌	白而干燥	红舌，白干苔	邪热入里伤津
	白而浮垢	红舌，白垢苔	正气亏虚；湿热未净
	白黏	红舌，白腻苔	里热夹痰湿；阴虚兼痰湿
	薄黄少津	红舌，薄黄干苔	里热证，津液已伤
	厚黄少津	红舌，厚黄干苔	气分热盛，阴液耗损
	黄腻	红舌，黄腻苔	湿热内蕴；痰热互结
	黑而干燥	红瘦苔，黑干苔	津枯血燥
绛红舌	焦黄干燥	绛舌，焦黄苔	邪热深重；胃肠热结
	黑而干燥	绛舌，黑干苔	热极伤阴
	无苔	绛舌，无苔	热入血分；阴虚火旺
青紫舌	黄燥	紫舌，黄燥苔	热极津枯
	焦黑而干	紫舌，苔黑干焦	热毒深重；津液大伤
	白润	青舌，白润苔	阳衰寒盛；气血凝滞
淡白舌	无苔	淡白舌，无苔	久病阳衰；气血俱虚
	透明	淡白苔，无苔	脾胃虚寒
	边薄白中无	淡白苔，中剥苔	气血两虚；胃阴不足
	白	淡白苔，白苔	阳气不足；气血虚弱
	白腻	淡白苔，白腻苔	脾胃虚弱；痰湿停聚
	灰黑润滑	淡白苔，黑润苔	阳虚内寒；痰湿内停

表 1-7　危重舌象

舌象	特征	临床意义
猪腰舌	舌面无苔，如去膜的猪腰	多见于热病伤阴，胃气将绝，主病危
镜面舌	舌深绛无苔而光亮如镜，主胃气、胃阴枯竭；舌色㿠白如镜，毫无血色，也称㿠白舌	主营血大亏，阳气将脱，均属病危难治
砂皮舌	舌粗糙有刺，如沙鱼皮，或干燥枯裂	主津液枯竭，病危
干荔舌	舌敛束而无津，形如干荔肉	主热极津枯，病危
火柿舌	舌如火柿色，或色紫而干晦如猪肝色	主内脏败坏，病危
赭黑舌	舌质色赭带黑	主肾阴将绝，病危
瘦薄无苔舌	舌体瘦小薄嫩，光而无苔	属胃气将绝，难治
囊缩卷舌	舌体卷缩，兼阴囊缩入	属厥阴气绝，难治
舌强语謇	舌体强直，转动不灵，且语言謇涩	多属中风痰瘀阻络，难治
蓝舌而苔黑或白	舌质由淡紫转蓝，舌苔由淡灰转黑，或苔白如霉点、糜点	主病危重，难治

（三）注意事项

为了使舌诊获得的信息准确，必须注意排除各种操作因素所造成的虚假舌象，望舌时应注意以下几点。

1. 伸舌方式不当对舌象的影响　伸舌过分用力，舌体紧张、蜷曲会引起舌形或舌态异常，或伸舌时间过长等都会影响舌的气血流行而引起舌色改变。

2. 光线对舌象的影响　光线过暗，可使舌色黯滞；日光灯下，舌色多偏紫；周围有色物体的反射光，也会使舌色发生相应的改变。

3. 饮食和某些药物对舌象的影响　进食后由于口腔咀嚼的摩擦、自洁作用而使舌苔由厚变薄；多喝水可使舌苔由燥变润；刚进辛热食物，舌色偏红；多吃糖果、甜腻食品，口味酸腻，舌苔变厚；服用大量镇静剂后，舌苔厚腻；长期服用某些抗生素，可产生黑腻苔或霉腐苔。饮服某些食物或药物，可以使舌苔着色，称为染苔。如饮用牛乳、豆浆等可使舌苔变白、变厚；蛋黄、橘子、核黄素等可将舌苔染成黄色；各种黑褐色食品、药品，或吃橄榄、酸梅，长期吸烟等可使舌苔染成灰色、黑色。染苔可在短时间内自然退去，或经揩舌除去，一般多不均匀地附着于舌面，与病情亦不相符。

4. 口腔对舌象的影响　牙齿残缺，可造成同侧舌苔偏厚；镶牙可以使舌边留下齿印；张口呼吸可以使舌苔变干等。

5. 年龄对舌象的影响　儿童阴阳稚弱，脾胃功能尚弱，生长发育很快等，往往处于代谢旺盛而营养相对不足的状态，所以舌质多淡嫩而舌苔少；老年人精气渐衰，脏腑功能减退，气血运行迟缓，舌色较黯红或带紫黯色，但无明显的病变，故属生理性变异。

6. 体质、禀赋因素对舌象的影响　先天性裂纹舌、齿痕舌、地图舌等，多见于禀赋不足，体质较弱者。

7. 性别因素对舌象的影响　女性因生理特点，在月经期可以出现蕈状乳头充血而舌质偏红，或舌尖边部有明显的红刺。月经过后可以恢复正常。

8. 气候因素对舌象的影响　夏季暑湿盛，苔厚色淡黄；秋季燥气当令，苔多偏薄偏干。

（四）疑难鉴别

1. 分辨病位浅深　一般情况下，病邪轻浅多见舌苔变化，其苔质偏薄，提示病邪多在体表；病情深重则舌苔舌质均可发生明显的改变。如在外感温热病中，苔薄白是疾病初起，邪在卫分，病情轻浅；苔黄厚，舌质红，为病邪入里，病情较重，主气分热盛；邪入营分，可见舌绛；邪入血分，可见舌质深绛或紫黯，苔少或无苔。这说明不同的舌象提示病位浅深不同。内伤杂病中，若脏腑功能失常，亦可反映于舌。一般舌尖红起芒刺，属心火亢盛；舌边红多属肝胆有热；舌苔白而厚腻，多因脾失健运，湿邪内阻，如见于湿浊、痰饮等；舌中苔黄厚腻，多属脾胃湿热；舌体颤动，多为肝风内动；舌体歪斜，为中风或中风先兆等。

2. 区别病邪性质　不同的病邪侵袭人体，其舌象特征表现各不相同。如外感风寒，苔多薄白；外感风热，苔多薄白而干；寒湿为病，多见舌淡苔白滑；湿浊、痰饮、食积或外感秽浊之气，均可见舌苔厚腻；燥邪为患，则舌红少津；实热证，则舌红绛苔黄燥；内有瘀血，见舌紫黯或有斑点，或舌下络脉怒张。故风、寒、热、燥、湿、痰、食等诸种病因，大多可从舌象上加以鉴别。

3. 判断邪正盛衰　正气之盛衰，可在舌象方面反映出来，如气血充盛则舌体淡红，柔软灵活，舌薄白而润；气血两虚则舌色淡白；津液亏虚则舌干苔燥；气滞血瘀则舌色青紫；胃气旺盛则舌苔有根；胃气衰败则舌苔无根或光剥无苔。

4. 分析病势进退　通过对舌象的动态观察，可测知疾病发展的进退趋势。从舌苔上看，若苔色由白转黄，由黄转为灰黑，苔质由薄转厚，由润转燥，多为病邪由表入里，由轻变重，由寒化热，邪热内盛，津液耗伤，为病势发展。反之，若舌苔由厚变薄，由黄转白，由燥转润，为病邪渐退，津液复生，病情向好的方向转变。若舌苔剧增剧退，多为病情暴变所致。如薄苔突然增厚，是邪气急剧入里的表现；若满舌厚苔突然消退，是邪盛正衰，胃气暴绝的表现，二者皆为恶候。从舌质上看，舌色由淡红转为红、绛或绛紫，或舌面有芒刺、裂纹，是邪热内入营血，有阴伤、血瘀之势；若淡红舌转淡白、淡紫，湿润，舌体胖嫩有齿痕，为阳气受伤，阴寒内盛，病邪由表入里，由轻转重，病情由单纯变为复杂，为病进。

5. 注意舌体和舌苔之间的相互关系

（1）舌质和舌苔的变化一致：提示病机相同，主病为两者意义的综合。例如舌质红，舌苔黄而干燥，主实热证；舌体淡嫩，舌苔白润，主虚寒证；舌体红绛而有裂纹，舌苔焦黄干燥，多主热极津伤；青紫舌与白腻苔并见，提示气血瘀阻，痰湿内阻等病理特征。

（2）舌质和舌苔的变化不一致：应对两者的病因病机以及相互关系进行综合分析。如白舌黄腻苔者，其舌淡白多主虚寒，而苔黄腻又常为湿热之征，舌色和苔虽有寒热之别，但是舌质主要反映正气，舌苔主要反映病邪，所以脾胃虚寒而感受湿热之邪，表明本虚标实，寒热夹杂的病变特征。如红绛舌白滑腻苔，舌色红绛属内热盛，而白滑腻苔又常见于寒湿困阻，苔和舌亦反映了寒、热两种病证，分析其成因可能是由于外感热病，营分有热，故舌色红绛，但气分有湿则苔白滑而腻；又有素体阴虚火旺，复感寒湿之邪或饮食积滞，亦可见红绛舌白滑腻苔。所以，当舌苔和舌体变化不一致时，往往提示体内存在两种或两种以上的病理变化，病情一般比较复杂，舌象的辨证意义亦是两者的结合，临床诊疗中要注意处理好几方面的标本缓急关系，而不能轻易从舍。

6. 推测病情预后　舌荣有神，舌面有苔，舌态正常者，为邪气未盛，正气未伤，胃气未败，预后较好；舌质枯晦，舌苔无根，舌态异常者，为正气亏虚，胃气衰败，病情多凶险。

（五）病案示例

病案一

患者，男，24岁。因“水肿反复发作15年，加重半年”而就诊。患者于15年前，感冒后2周，突发高热，面肿，继则全身水肿，查蛋白尿（+++），诊断为肾病综合征。经住院治疗后缓解出院。此后多次发作。近半年来，出现面及下肢水肿，近3个月来，水肿向全身发展，并感少气懒言，食少腹胀，腰膝酸软，畏寒肢冷，尿少，便溏，时有五更泄泻。舌色淡白，舌质胖大有齿痕，苔灰黑而滑腻，脉沉细无力。

1. 操作及结果

（1）望舌质：观察舌神、舌色、舌形、舌态等方面的变化，舌色淡白，舌质胖大有齿痕为阳虚不能温化水湿、水湿停滞。

（2）望舌苔：观察患者苔质和苔色两方面的改变，苔灰黑而滑腻为阳虚寒极、寒湿水泛。

2. 内容要点

（1）诊断：水肿——阴水（脾肾阳虚）。

（2）分析：阳气虚衰，运血无力，不能载血上充舌质，则舌色淡白；阳虚不能温化水湿，水湿停滞，则舌质胖大；舌胖而受牙齿挤压，则舌有齿痕；阳虚寒极，则苔灰黑；寒湿水泛，则苔滑腻，脉沉细无力，为内有虚寒之象；少气懒言，食少腹胀，便溏，为脾失运化之象；五更泄泻，腰膝酸软，畏寒肢冷，为命门火衰，肾失温煦之象；尿少水肿，为阳虚水停之象。

（3）鉴别诊断：水肿可分为阳水与阴水。阳水病因多为风邪、疮毒、水湿。发病较急，每成于数日之间，肿多由面目开始，自上而下，继及全身，肿处皮肤绷急光亮，按之凹陷即起，兼有寒热等表证，属表、属实，一般病程较短。阴水病因多为饮食劳倦，先天或后天因素所致的脏腑亏损。发病缓慢，肿多由足踝开始，自下而上，继及全身，肿处皮肤松弛，按之凹陷不易恢复，甚则按之如泥，属里、属虚或虚实夹杂，病程较长。

病案二

患者，男，32岁。因“咳嗽5年，痰中带血1个月”而就诊。患者于5年前，经X线摄片诊断为右肺结核，一直服抗结核药治疗。1个月前外感风寒，恶寒发热，头身疼痛，咳嗽。经服辛温解表药后，汗大出，表证已解。此后患者咳嗽痰少，痰中带血，口燥咽干，形体消瘦，五心烦热，潮热盗汗。舌色绛，晦暗干枯，舌形瘦薄，舌苔花剥，脉细数。

1. 操作及结果

（1）望舌质：观察舌神、舌色、舌形、舌态等方面的变化，舌色绛，晦暗干枯为津液亏虚；舌形瘦薄，舌苔花剥为阴液不足。

（2）望舌苔：观察患者苔质和苔色两方面的改变，舌苔花剥为阴液枯涸不能上潮于舌。

2. 要点内容

（1）诊断：肺痨——阴虚内热证。

（2）分析：肺痨久病，经辛温解表发汗，气血津液俱虚，则舌色晦暗干枯；虚火上炎，舌体脉络充盈，故舌呈绛色；阴液不足，不能充盈舌体，舌失濡养，则舌形瘦薄；阴液枯涸，不能上潮于舌，则舌苔花剥。咳嗽痰少，痰中带血，口燥咽干，形体消瘦，五心烦热，潮热盗汗，脉细数，为肺阴虚之象。

（3）鉴别诊断：肺痨与肺痿有一定的联系和区别。两者病位均在肺，但肺痿是肺部多种慢性疾患后期转归而成，如肺痈、肺痨、久咳等导致肺叶痿弱不用，俱可成痿。若肺痨的晚期，出现干咳、咳吐涎沫等症者，即已转属肺痿之候。在临床上肺痿是以咳吐浊唾涎沫为主症，而肺痨是以咳嗽、咯血、潮热、盗汗为特征。

病案三

患者，男，27 岁。因"咳嗽气喘 2 天"而就诊。半个月前因在外地出差而感冒，症状逐渐加重。2 天前开始出现咳嗽，咳痰黄稠而量多，气喘息粗，发热口渴。舌质红，舌苔黄厚腻，脉滑数。

1. 操作及结果

（1）望舌质：观察舌神、舌色、舌形、舌态等方面的变化，舌质红为热证。

（2）望舌苔：观察患者苔质和苔色两方面的改变，舌苔黄厚腻多为痰热、湿热、暑湿内蕴。

2. 要点内容

（1）诊断：喘证——痰热壅肺证。

（2）分析：血得热则循行加速，舌体脉络充盈，则舌质红；邪热熏灼于舌，故苔呈黄色；胃气夹痰浊、热邪熏蒸，积滞舌面，则见厚苔；阳气被遏，湿浊痰饮停聚舌面，则见腻苔。咳嗽，咳痰黄稠而量多，气喘息粗，发热口渴，脉滑数，为痰热壅肺之象。

（3）鉴别诊断：喘指气息而言，为呼吸气促困难，甚则张口抬肩，摇身撷肚。哮指声响而言，必见喉中哮鸣有声，亦伴呼吸困难。喘未必兼哮，而哮必兼喘。

（张宁苏）

四、望小儿指纹

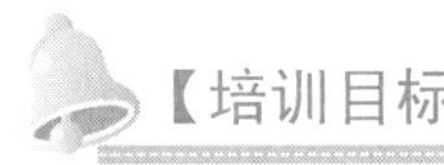

【培训目标】

了解望小儿指纹的常见异常表现及其临床意义。

（一）主要内容

包括观察小儿络脉的浮沉、色泽、粗细、长短、形状变化以了解病情的方法。

（二）步骤与方法

1. 步骤　推三关→望浮沉→望色泽→望长短→望粗细→望形状。

2. 方法　诊察时，让家属抱小儿向光，医生先用左手拇指和示指固定住小儿示指末端，找到桡侧表浅静脉，再用右手拇指指腹部，从小儿示指指尖掌侧前缘向指根部推擦几次，用力适中，使指纹显露，然后观察其变化。

注意观察小儿指纹的浮沉、色泽、长短、粗细、形状等异常及其临床意义。

（三）注意事项

1. 诊室　温度适宜，环境宜光线充足，以自然柔和的光线为佳。

2. 医师　要心情平静，态度和蔼，在家长协助下，安抚患儿情绪，待其情绪平稳配合时，再进行诊查。

3. 注意正常小儿指纹的表现　正常小儿指纹浅红隐隐，或略带紫色，见于示指掌指前缘横纹附近，其形态多为斜形、单支，粗细适中。据此可作为鉴别的基础。

4. 注意示指络脉的三关定位　将小儿示指按指节分为三关：示指第一节（掌指横纹至第二节横纹之间）为风关，第二节（第二节横纹至第三节横纹之间）为气关，第三节（第三节横纹至指端）为命关。

5. 注意小儿的年龄、形体及气候对指纹的影响　一般年幼儿、体瘦儿指纹显露而较长，年长儿、体胖儿指纹不显而略短；天热脉络扩张，指纹增粗变长；天冷脉络收缩，指纹变细缩短。

（四）疑难鉴别

1. 注意鉴别浮沉　络脉的浮沉变化，反映病位的深浅。一般络脉浮露者，为病位较浅，可见于外感表证。因外邪袭表，正气抗邪，鼓舞气血趋向于表，故指纹浮显；络脉沉隐者，为病邪入里，可见于外感病的里证阶段或内伤病证。因邪气内困，阻滞气血，难以外达，故络脉沉隐。

2. 注意鉴别颜色　一般来说，指纹色深暗滞者多属实证，是邪气有余；色淡不泽者多属虚证，是正气不足。

3. 注意鉴别长短　络脉的长短反映着病情的轻重。一般病情越重，络脉越长。如络脉显于风关，是邪气初入，病情轻浅；络脉达于气关，为病情发展，病位较深；络脉达于命关，为邪深病重。络脉透过三关直达指端者，称“透关射甲”。病多凶险，预后不佳。

4. 注意鉴别形状　络脉增粗，多属实证、热证，是因邪正相争，气血壅滞所致。络脉变细，分支不显者，多属虚证、寒证，是因气血不足，脉络不充所致。

（五）病案示例

患者，男，2 岁半。因“发热、咳嗽 3 天”而就诊。患儿父母诉患儿于前日上午外出不慎受凉，当晚即出现发热、咳嗽等症状，逐渐加重。今日体温上升，扪之烫手，测得体温 39.7℃，面色通红，咳嗽，气喘，咽喉红肿有黄白色脓点，口臭，便秘，小便短赤，舌红苔黄，指纹略沉，色紫红、浓滞而增粗，分支显见，指纹达于气关。

1. 操作及结果

（1）推三关：让家属抱小儿向着自然光线充足的方向，医生先用左手拇指和示指固定住小儿示指末端，再用右手拇指指腹部，从小儿示指指尖掌侧前缘向指根部推擦几次，用力适中，使指纹显露，然后观察其变化。

（2）望指纹：观察小儿指纹的浮沉、色泽、长短、形状等异常。

（3）结果：指纹略沉，为提示病邪在里；色紫红，提示为里热证；浓滞而增粗，提示实证；分支显见，指纹达于气关邪气入经，邪深病重。

2. 内容要点

（1）诊断：乳蛾——肺胃热盛，火毒熏蒸。

（2）分析：外感寒邪，入里化热，内蕴肺胃，里热炽盛，邪气内伏，阻滞气血，难以外达，则指纹略沉；里热炽盛，血液壅滞，则指纹紫红；邪正相争，气血壅滞，充斥脉络，则指纹浓滞而增粗，分支显见；邪气入经，邪深病重，则指纹达于气关。咳嗽、气喘，为热邪犯肺，肺失清肃之象；发热、面赤、咽喉红肿有黄白色脓点，舌红苔黄，为肺胃热盛，火毒熏蒸咽喉之象；便秘，小便短赤，为邪热伤津之象；口臭，为胃火内盛，浊气不降之象。

（李　峰）

五、望排出物

【培训目标】

了解常见的人体排出物异常的表现及其临床意义。

（一）主要内容

主要包括望痰、涎、涕、唾、呕吐物、大便、小便等。

（二）步骤与方法

1. 步骤望色→望形质→望量。

2. 方法

（1）请患者或家属将要观察的排出物放置在合适的器皿中。

（2）认真及时地观察排出物的颜色、形质和量的多少。

（三）注意事项

（1）请患者或家属将要观察的排出物放置在合适的器皿中。

（2）注意排出物的采集时间。

（3）医师应及时观察患者的排出物，不宜放置过久。

（4）注意观察环境的光线，以充足的自然光线为宜。

（四）疑难鉴别

1. 排出物变化 总的规律是：凡色白、清稀者，多属虚证、寒证；凡色黄、稠浊者，多属实证、热证。

2. 望痰 主要是观察其色、质、量等变化。

（1）痰稀白者，多属寒痰。因寒邪客肺，津凝不布，聚而为痰，或脾虚失运，湿聚为痰所致。

（2）痰黄稠者，多属热痰。因热邪内盛，煎炼津液成痰。

（3）痰少而黏，难以咳出者，多属燥痰。因燥邪犯肺，耗伤肺津，或肺阴虚内热，肺失润养所致。

（4）痰量多，滑而易咳出者，属湿痰。因脾失健运，水湿内停，湿聚为痰。

（5）痰中带血，或咯血，多因火热灼伤肺络所致。

（6）咳吐脓血痰，气腥臭者，为肺痈。是热毒蕴肺，肉腐成脓所致。

3. 望涎 可以诊察脾与胃的病变。

（1）口流清涎量多者，多属脾胃虚寒，气不摄津所致。

（2）口中时吐黏涎者，多属脾胃湿热，湿浊上泛所致。

（3）口角流涎不止，可见于中风后遗症，或风中络脉之人。多因面肌收摄无力所致。若小儿口角流涎，涎渍颐下，称为“滞颐”，多由脾虚不能摄津所致，亦可见于胃热、虫积或消化不良。

4. 观察呕吐物的形、色、质、量的变化 有助于了解胃气上逆的原因和病性的寒热虚实。

（1）呕吐清水，多为寒呕。是因胃阳不足，腐熟无力，或寒邪犯胃，损伤胃阳，导致水饮内停，胃失和降所致。

（2）吐出物中夹有消化不全的食物残渣，多属伤食。因暴饮暴食，损伤脾胃，而致胃气上逆。

（3）呕吐黄绿色苦水，多属肝胆郁热，以致胃失和降。

呕吐清水痰涎，胃脘有振水声者，为痰饮。因痰饮内停于胃腑，胃气不降所致。

（4）吐血鲜红或紫黯有块，夹有食物残渣者，属胃有积热，或肝火犯胃，或胃腑瘀血。因热伤胃络，络破血溢所致。出血量多，立即吐出，则血色鲜红；出血量少、蓄积后吐出则血色紫黯。

5. 观察大便的异常改变　主要可以诊察脾、胃、肠的病变和肝、肾的功能状况，而且对病性的寒热虚实判断也有重要的参考意义。观察时应注意其形、色、质、量等方面的异常改变。

（1）大便清稀如水样，多属寒湿泄泻。为外感寒湿，或饮食生冷，以致脾失健运所致。

（2）大便黄褐如糜，多属湿热泄泻。为湿热或暑湿伤及胃肠，大肠传导失常所致。

（3）大便清稀，完谷不化，或如鸭溏，多属脾虚泄泻或肾虚泄泻。常因脾胃虚弱，运化失职，或肾阳虚衰，火不暖土所致。

（4）大便如黏冻，夹有脓血，多属痢疾。为湿热毒邪蕴结大肠所致。若血多脓少者偏于热；脓多血少者偏于湿。

（5）大便色灰白，溏结不调，多见于黄疸。因肝胆疏泄失常，胆汁外溢，不能下注于肠以助消化所致。

（6）大便干燥结硬，排出困难，甚者燥结如羊屎，多属肠道津亏。因热盛伤津，或胃火偏盛，大肠液亏，传化失职所致。亦可见于噎膈病人。

（7）大便出血，也称“便血”。即指大便带血，或便血相混，或排出全为血液者。若血色鲜红，包裹在大便表面或在排便前后滴出鲜血者为近血（降结肠及其以下部位出血），可见于风热灼伤肠络所致的肠风下血；或肛裂出血等。血色紫黯或色黑如柏油，与大便均匀混合者为远血（升结肠及其以上部位出血），多因情志郁怒，饮食不节等原因损伤胃肠络脉所致。可见于胃疡、胃癖等疾病。

6. 观察小便的异常改变　不仅可以了解体内的津液代谢情况，也可以诊察机体阴阳二气盛衰以及各相关脏腑的功能状态。望诊时应注意其色、质、量的变化。

（1）小便清长，多属虚寒证。因寒不消阴，水液下趋膀胱，故小便清长量多。可见于久病阳虚、或年高体弱之人。

（2）小便短黄，多属实热证。因热盛伤津所致。可见于外感发热，或脏腑火热炽盛、或剧烈的汗、吐、泻病人。

（3）尿中带血，多因热伤血络，或脾肾不固，或湿热蕴结膀胱所致。见于热淋、肾痨、膀胱癌等疾病。也可见于某些化学药物的毒副作用（如磺胺类、吲哚美辛、汞剂、甘露醇、抗凝剂、环磷酰胺等）所致。但若健康人，过量运动后，偶见血尿者，则无病理意义。

（4）尿有砂石，多因湿热内蕴，煎熬尿中杂质结为砂石所致。见于石淋病人。

（5）小便浑浊，多因肾气亏虚，固摄无力，脂液下流所致；或下焦湿热，气化失司，清浊不分并趋于下所致。可见于尿浊、膏淋等病人。

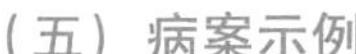

（五）病案示例

病案一

患者，女，54岁。因“呕吐并腹泻1天”而就诊。自述由于时值暑月，天气炎热。昨日晚餐后贪食大量生冷瓜果，夜间在空调房间睡眠，衣被较薄受凉，今日出现脘腹冷痛，恶心呕吐，呕吐物清稀，大便清稀如水样。舌质淡，苔白滑，脉弦紧。

1. 操作及结果

（1）在自然光下望患者的排出物新鲜标本。

（2）认真观察排出物的形、色、质、量等变化。

（3）呕吐物清稀，提示寒邪犯胃，胃阳不足。

（4）大便清稀如水样，提示外感寒湿；饮食生冷，脾失健运。

2. 内容要点

（1）诊断：呕吐、泄泻——脾胃寒湿。

（2）分析：寒邪犯胃，损伤胃阳，水饮内停，胃失和降，则恶心呕吐，呕吐物清稀；饮食生冷，寒湿内盛，脾失健运，则大便清稀如水样；脘腹冷痛，为寒邪侵犯胃肠，凝滞气机之象；舌质淡，苔白滑，脉弦紧，为寒湿内蕴之象。

病案二

患者，男，43岁。因“反酸、呕吐10年余，加重1年”而就诊。患者自述10余年前无明显诱因下出现反酸、时有恶心呕吐，呕吐物为胃内容物，伴烧心，于进食后明显，偶有上腹部胀痛。曾行上消化道造影，确诊为“食管裂孔疝”，未行系统治疗，此后反复发作。1年前患者自觉反酸加重，予抑酸护胃药和中药治疗，症状时轻时重。查胃镜示：①反流性食管炎；②食管裂孔疝；③糜烂性胃炎；④胃息肉；⑤十二指肠球部溃疡。现症见反酸、时有恶心呕吐，呕吐物为胃内容物，烧心，进食后明显，无腹胀腹痛。胃纳可。小便正常，大便一日1～2次，质稀。舌体偏小，舌红，少苔，舌底脉络紫黯纡曲，脉弦细。

1. 操作及结果

（1）在自然光下望患者的排出物新鲜标本。

（2）认真观察排出物的形、色、质、量等变化。

（3）呕吐物为胃内容物，无清晰或酸臭，提示没有胃寒、胃热或食积。

（4）大便质稀，提示脾虚。

2. 内容要点

（1）诊断：呕吐、吐酸-胃阴不足，瘀血阻滞

（2）分析：患者慢性起病，以呕吐、反酸为主症，故诊断为“呕吐、吐酸”。患者病史已有10年，“久病入络”，故可见舌底脉络紫黯纡曲，为瘀血内阻的表现；患者舌体偏小，舌红，少苔，脉弦细，为胃阴不足之舌脉，故本病当辨证为胃阴不足，瘀血阻滞证。

（3）鉴别诊断：注意与胃热证相鉴别。两证均可有呕吐、反酸、反胃、烧心等表现。但胃热证除上述症状外，还具有口舌生疮、大便燥结、舌红、舌苔黄、脉滑数等热象。

病案三

患者，男，34岁。因“发热咳嗽2天”而就诊。患者于2天前受凉后突然出现恶寒发热，无汗，头痛，骨节酸痛，继而咳嗽。现症见发热，无汗，头痛，骨节酸痛，咳嗽，咽痒，咳痰色白，口干不欲饮。纳眠可，大便偏干，舌淡苔薄白，脉浮紧而数。否认其他

系统疾病病史。否认药物过敏史。

1. 操作及结果

（1）在自然光下望患者的排出物新鲜标本。

（2）认真观察排出物的形、色、质、量等变化。

（3）咳痰色白，提示风寒束肺。

2. 内容要点

（1）诊断：感冒，咳嗽——风寒犯肺。

（2）分析：患者受凉后突然恶寒发热，头痛，无汗，提示外感风寒邪气，寒伤体表阳气，故恶寒；正邪相争，则发热；寒主收引，毛孔闭塞则无汗，清阳不展，络脉失和，则骨节酸痛；风寒束肺，肺失宣肃，故咳嗽，咽痒，咳痰色白，口干不欲饮。舌淡苔薄白，脉浮紧而数为风寒袭表犯肺之象。

（3）鉴别诊断：本病当与温病相鉴别，温病每多类似感冒症状，风温初起，更与风热感冒相似。一般说来，感冒发热不高，或不发热，以解表宣肺之药即可汗出热退身凉，多不传变；而温病则高热、壮热，传变迅速，由卫而气，入营入血，甚者谵妄、神昏、惊厥等。温病有明显的季节性，而感冒则四时而发。

（李　峰）

第二节　闻　　诊

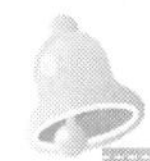

【培训目标】

1. 掌握正常声音的特点、病变声音的特征及临床意义。
2. 熟悉识别常见病变声音、异常气味的操作技巧及鉴别方法。

（一）主要内容

1. 正常声音的共同特点与影响因素。

2. 各种病变声音（语声、语言、呼吸、咳嗽、呕吐、呃逆、嗳气、太息、喷嚏、鼻鼾、肠鸣）与异常气味（口气、汗气、痰涕、呕吐物、二便、月经、带下等），病体气味与病室气味变化的特征与临床意义。

（二）步骤与方法

1. 步骤　听声音（正常声音、病变声音的特征）→嗅气味（有无、部位、特点、程度）。

2. 方法

（1）医生在望诊、问诊、切诊的同时通过自己的感觉器官（耳及鼻）来听辨患者发出的声音，嗅察患者身体及排出物的气味。

（2）医生与患者保持合适的距离，以便于对患者声音的高低、强弱、清浊、缓急等变化等进行诊察。嗅气味包括患者身体的气味以及病室的气味，嘱患者给予适当配合以诊察其身体某些隐蔽部位散发的异常气味。

（3）听声音的技巧

1）注意发声的高低：若患者发声高亢有力者，多为阳证、实证、热证；发声低微细

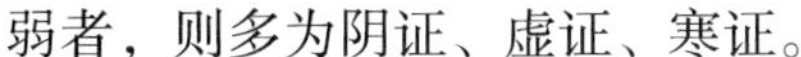

弱者，则多为阴证、虚证、寒证。

2）注意语言的多寡：若患者自述病史连续多言者，是阳盛气实、功能亢奋的表现；断续懒言者，是禀赋不足、气血虚损的征象。

3）注意呼吸的气息：一般而言，呼吸气粗，疾出疾入者为实证；呼吸气微，徐出徐入者为虚证。但临床亦可见久病肺肾之气欲绝，气粗而断续者为假实之证；温热病热在心包，气微而昏沉者为假虚之证，须注意结合其他三诊，进行鉴别。

4）注意咳声及咳痰：若患者咳声重浊，多为外感风寒或痰湿聚肺；咳声低微者多为肺气虚损；咳声不扬者多为邪热犯肺，肺津被灼；干咳无痰者多为燥邪犯肺或阴虚肺燥；咳声紧闷，痰多易咳者多为痰湿阻肺。特别要注意的是，咳嗽常伴咳痰，故闻诊还必须结合痰的量、色、质等异常变化，以及发病的时间、兼症等，以辨别病证的寒热虚实。

5）注意呕吐的缓急：一般而言，吐势徐缓，声音微弱者多为虚寒证；吐势较猛，声音壮厉者多为实热证。呕吐暴病者多实，久病者多虚，但尚需结合呕吐物性状来辨病证的寒热虚实。

（4）嗅气味的技巧

1）注意口气生理与病理的不同：生理性的口气异常，多见于正常人进食大蒜、韭菜、榴莲等有特殊气味的食物，或吸烟、饮酒后，口中散发出相应的气味；而病理性口气异常，轻者多见于口腔不洁、龋齿及消化不良，重者多属胃热、食积或内有疮疡溃脓所致。

2）注意汗气生理与病理的不同：一般人在体力活动、气候炎热、衣被过厚等情况下出汗较多，若未及时清洗，会有轻微汗气；但若汗气腥膻或阵阵膻臊难闻，多因湿热郁蒸所致。

3）注意环境的影响：有的人居住地卫生条件较差，或在室内存放有汽油、油漆等化学物品等，接触或走入其室内可闻到相应气味异常，亦应注意鉴别。

4）注意四诊合参：对口、鼻或身体其他隐蔽部位发出的异常气味，不应局限于闻诊，而应结合望诊、闻诊、切诊进行综合诊察，以做出正确诊断。

（三）注意事项

1. 注意闻诊应在单独的诊室中进行，首先要检查诊室是否通风透气，空气是否清新，有无异常气味的污染，要尽量避免人多拥挤嘈杂、空气不流通的情况，创造一个良好的闻诊环境。

2. 注意正常声音的生理差异

（1）性别因素：男女性别不同，发音器官和脏腑气血有明显差异，故其声音具有不同特点。一般男性多声低而浊，女性多声高而清，属生理现象。

（2）年龄因素：儿童阴阳稚嫩，声音尖脆；老年人精气渐衰，脏腑功能渐弱，发声浊厚而低沉；青壮年气血充盛，脏腑功能较强，发声则洪亮清晰。

（3）情志因素：语言与情感变化密切相关，如喜时发声欢悦而和畅，怒时发声忿厉而急疾，悲哀发声惨而断续，敬则发声正直而严肃，爱则发声温柔而和悦。

（4）禀赋因素：由于先天禀赋体质的差异，语声可有较大的差别。如先天性声音嘶哑、男声似女声的表现等。

3. 注意饮食环境对气味的影响

（1）饮食因素：正常人身体一般无异常气味，但若进食大蒜、韭菜、榴莲等有特殊气味的食物，或吸烟饮酒后，口中可散发相应的气味，不属病态。

（2）气候因素：夏季气候炎热，出汗过多，未及时淋浴时身体所散发的汗味，亦应与病理之汗味相鉴别。

（3）环境因素：有的人居住地卫生环境较差，或在室内存放汽油、油漆等化学药品，接触或走入其室内可闻到相应气味异常，亦应注意鉴别。

（四）疑难鉴别

1. 常见病理语声的鉴别

（1）闻诊要点：语声、语调及异常声响。

（2）临床意义：判断正气的盛衰、邪气的性质及病情的轻重。

（3）常见声重、音哑和失音、呻吟、惊呼的语声特征与临床意义：见表1-8。

表1-8　常见病理语声鉴别比较

异常语声	声重	音哑	失音	呻吟	惊呼
语声特征	语音沉闷而不清晰	发声嘶哑	欲语无声（古称“瘖”）	病痛难忍发出哼哼声	突然发出的惊叫声
临床意义	外感风寒 痰湿阻滞	新病属实证（金实不鸣）：外感风寒、风热或痰浊壅滞，肺失宣降 久病属虚证（金破不鸣）：肺肾阴伤，咽喉失滋 暴怒叫喊或持续喧讲：气阴耗伤，喉咙失润		身有痛楚或胀满	剧痛或惊恐

2. 常见病理语言的鉴别

（1）闻诊要点：观察语言表达、应答能力及吐字的清晰度。

（2）临床意义：“言为心声”，主要反映心神的病变。

（3）常见谵语、郑声、错语、独语、狂言、言謇的语音特征与临床意义：见表1-9。

表1-9　常见病理语音鉴别比较

病理语音	谵语	郑声	错语	独语	狂言	言謇
语音特征	神识不清，语无伦次，声高有力	神识不清，语言重复，断续声低	神识清楚，语言错乱，错后自知	自言自语，喃喃不休，见人语止，首尾不续	精神错乱，语无伦次，狂躁妄言	神志清楚，语言謇涩
临床意义	热扰心神之实证	心气大伤之虚证	虚证：久病体虚、年老体衰； 实证：痰湿、瘀血、气滞阻遏心窍	心气不足、气郁痰结	气郁化火，或痰火互结、内扰心神，多属阳证、实证	中风先兆或中风后遗症

3. 常见呼吸音的鉴别

（1）闻诊要点：呼吸频率的快慢、节奏的均匀度、气息的强弱粗细、呼吸音的清浊等。

（2）临床意义：主要反映肺肾的病变，并能判断五脏及宗气的虚实。

（3）呼吸异常与意义：见表1-10。

表1-10　常见呼吸异常的鉴别比较

异常呼吸	喘	哮	气短	少气
呼吸特征	呼吸困难 短促急迫	呼吸喘促 喉间哮鸣	呼吸短促，息促而不能接续	呼吸微弱声低，气少不足以息
临床意义	实喘：邪气阻肺 虚喘：肺肾亏虚	宿痰内伏 外邪引动	虚：肺虚气逆 实：邪气阻肺	诸虚劳损 体质虚弱

4. 常见咳嗽声音的鉴别

（1）闻诊要点：咳声的特征以及咳痰量、色、质的变化。

（2）临床意义：肺主咳，咳嗽多属肺脏病变；亦可因其他脏腑病变累及肺脏。

（3）常见咳声的特征与临床意义：见表1-11。

表1-11　常见咳嗽声音的鉴别比较

咳声特征	咳声重浊	咳声沉闷	咳声不扬	干咳少痰	咳声低微	咳声短促	咳如犬吠
伴随症状	痰白清稀	痰多易咳	痰稠色黄	痰黏难咳	少气懒言	咳后有鸡鸣样回声	语声嘶哑 吸气困难
临床意义	风寒犯肺	痰湿聚肺	风热犯肺	燥邪犯肺 阴虚肺燥	肺气不足	顿咳 （百日咳）	白喉

5. 常见胃肠声音鉴别

（1）闻诊要点：呕吐声音强弱，吐势缓急，呕吐物的性状、气味及兼症；呃声的高低，强弱、间歇时间的长短及病情的新久等；嗳气的强弱、气味以及兼症；肠鸣的部位、声响强弱等。

（2）临床意义：脾主运化、胃主受纳、肝主疏泄，多属脾胃肝肠的病变。

（3）常见呃逆、嗳气、呕吐、肠鸣的识别特征与临床意义：见表1-12。

表1-12　常见胃肠声音鉴别比较

胃肠声音	呃逆	嗳气	呕吐	肠鸣
识别特征	气冲咽喉 声短而频	气出咽喉 声长而缓	从口吐出 有声有物	水气相激 肠鸣辘辘
临床意义	胃气上逆	胃气上逆	胃气上逆	饮停胃肠

6. 太息、喷嚏、鼻鼾的鉴别比较

（1）闻诊要点：太息是情志抑郁，长吁短叹；喷嚏的次数及有无兼症；鼻鼾的声响及神志表现。

（2）常见太息、喷嚏、鼻鼾的识别特征与临床意义：见表1-13。

表 1-13　常见太息、喷嚏、鼻鼾鉴别比较

异常声响	太息	喷嚏	鼻鼾
识别特征	情志抑郁 长吁短叹	肺气上冲 口鼻突发声响	息道不利 鼻息声大
临床意义	肝气郁结	外感风寒 或久病阳气回复	鼻病或睡姿不当 热入心包或中风（中脏腑）

7. 病体气味的鉴别比较

（1）闻诊要点：病体气味的有无、部位、特点与程度。

（2）临床意义：口气是指病人张口时，口中发出臭秽之气，或称口臭。正常人说话时没有口气，口气多见于口腔本身的病变或胃肠有病之人。汗气指汗液的气味，汗有腥膻味，属风湿热久蕴皮肤所致。鼻臭是指鼻腔呼气时有臭秽气味。一般而言，湿热或热邪致病，其排出物多混浊而有臭秽、难闻的气味；寒邪或寒湿邪气致病，其排出物多清稀而味腥或无特殊气味。

（3）常见病体口气、汗气、痰涕之气、呕吐物及二便、经带之气的特点与临床意义：见表 1-14。

表 1-14　常见病体气味的鉴别比较

类型		特点	临床意义
病体之气	口气	口臭	口腔不洁、龋齿或消化不良
		口气臭秽	胃热
		口气酸臭	食滞胃肠
		口气腐臭	内有疮疡溃脓或牙疳病
	汗气	汗气腥膻	风湿热邪久蕴皮肤
		汗气臭秽	瘟疫病热毒内盛
		腋下汗气膻臊	湿热郁蒸（狐臭）
	痰涕之气	咳痰黄稠而臭	肺热壅盛
		咳吐浊痰脓血腥臭	热毒炽盛（肺痈）
		咳痰清稀量多，无特异气味	寒饮停肺
		鼻流清涕，无特异气味	外感风寒表证
		久流浊涕腥秽如鱼脑	湿热上蒸（鼻渊）
	呕吐物之气	呕吐物清稀无气味	胃寒
		呕吐物酸臭而秽浊	胃热
		呕吐物脓血气味腥臭	肠痈
	大便	臭秽难闻	肠有郁热
		溏泻而腥	脾胃虚寒
		臭如败卵，矢气酸臭	食积大肠

续表

类型		特点	临床意义
病体之气	小便	臊臭，黄赤浑浊	膀胱温热
		散发烂苹果气味	消渴病
	月经	经血臭秽	热证
		经血气腥	寒证
	带下	臭秽黄稠	湿热
		腥臭清稀	寒湿
		奇臭而色杂	多为癌病

8. 病室气味的鉴别比较。

（1）闻诊要点：有无异常气味及病室气味的特征与程度。

（2）临床意义：病室的气味由病人身体或其排出物等发出所导致，病室气味常提示病证的性质与病情的严重程度。此外，病室的气味有时候对于判断病因也十分重要，例如一氧化碳中毒、农药中毒等，通过对病室气味的了解，往往能做出大致判断。

（3）常见病室气味的特征与临床意义：见表1-15。

表1-15　常见病体气味的鉴别比较

	特征	临床意义
病室之气	病室臭气触人	瘟疫病
	病室尸臭气	脏腑衰败
	病室血腥气	失血证或术后
	病室腐臭气	溃腐疮疡
	病室尿臊气	水肿病晚期
	病室有烂苹果气味	消渴病晚期

（五）病案示例

病案一

患者，男，50岁。因“咳喘反复发作5年余，加重1个月”而来就诊。患者自述5年前因外感寒气后出现咳嗽、咳痰，未彻底治愈，此后咳喘反复发作，天气骤变则易发。近1个月来由于天气变化无常而加重，咳声重浊，痰多，因痰而嗽，甚则喘，胸中窒闷，痰出咳喘平，痰清稀色白，并有畏寒肢冷，口淡不渴，舌淡胖，苔白滑，脉沉紧。

1. 操作及结果

（1）听声音：医生的听觉处于灵敏的状态，与病人进行语言交流或进行体格检查时，应当仔细听病人咳嗽声音重浊紧闷、低微短促或咳声不扬等特征，是否连续作咳或断续偶咳伴有声音嘶哑，吸气困难特征。必要时可借助听诊器听取肺部呼吸音有无异常，有无干、湿性啰音等。

（2）闻诊与望痰相结合：在闻诊（听咳声）的过程中，首先要掌握咳嗽声音的特征，然后结合痰的量色质的特点进行分析判断。

（3）结果：该病人咳声重浊，痰清稀色白，提示为寒邪犯肺；因痰而嗽，甚则喘，胸中室闷，痰出咳喘平提示痰饮阻肺。该病多为寒邪与痰饮交结壅阻于肺。

2. 内容要点

（1）诊断：咳嗽——寒痰阻肺。

（2）分析：患者诸症由于寒邪与痰饮交结壅阻于肺所致，故见天气变化则咳喘咳痰加重。寒痰阻肺，肺失宣降，肺气上逆则见咳喘，且咳痰量多色白而清稀；寒痰伏肺，阻塞气道，呼吸不畅则胸中窒闷，痰出则舒；寒邪伤阳，阻遏阳气故见畏寒肢冷；口淡不渴、舌淡胖苔白滑、脉沉紧则为寒痰内停于肺的典型征象。本病以咳声重浊，痰多而色白清稀，伴畏寒肢冷为诊断辨证的切入点。

病案二

患者，女，48 岁。因“反复发作呃逆 1 个月余”而来就诊。患者自述于 2014 年 9 月 12 日与丈夫吵架后，而渐发呃逆，发作时喉间呃呃连声，声短而频，不能自制，逐渐加剧，除睡眠外，几无片刻休止，言语对答时亦无歇止。每当情绪起伏则呃逆发作或加重，心情平稳及入睡后则呃逆缓解。伴胃脘、胁肋胀痛，纳食减少，吞酸嘈杂，情志抑郁，善太息，急躁易怒。查：神志清楚，语言流利，痛苦面容，形体略瘦，膈肌微紧张，舌红苔薄黄，脉弦。X 线钡餐检查及电子胃镜均未见器质性病变征象。

1. 操作及结果

（1）听声音：医生应保持听觉处于灵敏的状态，与病人进行语言交流或进行体格检查时，应当仔细听病人所发声音的特点。呃呃连声、声短而频，令人不能自制者为呃逆。凡呃逆，呃声响亮有力，连续发作者多属实证；呃逆时断时续，气怯声低乏力，多属虚证。呃逆得寒则甚，得热则减，脘冷苔白者多属寒证；兼口臭、烦渴、便秘、舌红苔黄者，多属热证。临床应与嗳气、呕吐、肠鸣、太息相鉴别。

（2）结果：该病人呃呃连声，声短而频，提示为实证；急躁易怒、善太息、脉弦提示肝失疏泄；脘胁胀痛、吞酸嘈杂提示肝气犯胃。

2. 内容要点

（1）诊断：呃逆——肝气犯胃。

（2）分析：呃呃连声、声短而频，令人不能自制者为呃逆。呃逆总由胃气上逆而成，而引起胃失和降的病理因素很多，寒、热、虚、实皆可导致。本证患者缘于 1 个月前与人争吵，情志不遂，恼怒伤肝，气机不利，横逆犯胃，逆气动膈，故呃逆发作时伴脘胁胀痛、善太息、吞酸嘈杂、脉弦等症，符合呃逆病（肝气犯胃型）的诊断。肝胃气滞，则胃脘、胁肋胀痛；胃气上逆则呃逆；情志失调，则情志抑郁，善太息；气郁化火，肝性失柔，则急躁易怒；木郁作酸，肝气犯胃，则吞酸嘈杂，胃不受纳，则纳食减少。舌红苔薄黄、脉弦为肝胃不和典型之征。本病例以喉间呃呃连声，声短而频，不能自制，伴情志不和，脘胁胀痛、善太息、吞酸嘈杂、脉弦为诊断辨证的切入点。

病案三

患者，男，72 岁。因“口渴多饮、多食多尿 2 年余，加重 1 个月”而就诊。患者自述于 2012 年 7 月份开始无明显诱因出现口渴多饮，消谷善饥，小便频数，体重下降，常伴头晕乏力，继之自觉身体有异味。曾到当地医院诊断为糖尿病，因其伴有肾功能严重损害而拒绝使用降糖西药治疗，一直服用民间中草药治疗但疗效不显，遂至本院求诊。现症见：口渴引饮，多食易饥，小便量多，体倦乏力，头晕眼花，腰膝酸软，无口苦口黏及畏寒肢冷等症。查：形体消瘦，身体散发有烂苹果气味，舌红少津，苔薄而少，脉细数。空

腹血糖：11.63mmol/L。

1. 操作及结果

（1）嗅气味：医生应保持嗅觉处于灵敏的状态，与病人进行语言交流或进行体格检查时，近距离（1m 以内）接触患者身体时，通过自身嗅觉可以感觉到患者身体散发的正常或异常气味。如病轻者无明显异味；身体有烂苹果味多为消渴病晚期；身体臭气熏人多为瘟疫病；身体散发尸臭味多为脏腑衰败；身体带有血腥气多为失血证；身体散发腐臭气多有溃腐疮疡；身体充满尿臊气多为水肿病晚期。

（2）结果：本病案患者以多饮、多食、多尿、身体散发烂苹果气味为主症，多饮、多食、多尿、体重下降提示病属消渴，而身体散发烂苹果气味说明其消渴之病日久病深，为消渴病晚期。

2. 内容要点

（1）诊断：消渴——燥热偏盛，阴津亏耗。

（2）分析：消渴病以多饮多尿多食为临床特征，其主要病变的脏腑在肺、胃、肾。肺主治节，为水之上源，肺受燥热所伤，治节失职，水液直趋下行，故小便频数；肺不布津，故口渴喜饮。胃为水谷之海，胃为燥热所伤，胃火炽盛，故消谷善饥。肾主水，又主藏精，燥热伤肾，气化失常，开阖失司，不能主水，故小便量多；燥热炽盛，炎火上熏，煎熬精微，则身有异味；体倦乏力，头晕眼花，腰膝酸软，提示燥热伤肾、气随津伤、气阴不足；舌红少苔，脉细数为阴虚燥热之象。本病消渴患者现症见身体散发烂苹果气味，说明其消渴之病日久病深，阴虚为本、燥热为标，燥热胜则阴愈虚，阴愈虚则燥热更甚，互为因果，病情日趋严重，最终导致燥热偏盛、阴津亏耗、气阴两虚。

（祝美珍）

第三节　问　　诊

【培训目标】

掌握问诊的主要内容和操作方法，主诉和病史的采集和记录方式，能规范、熟练地独立进行问诊；问现在症（问寒热、问疼痛、问头身胸腹不适、问睡眠、问饮食口味、问二便、问经带）的内容、方法及临床意义。

一、问诊的内容

（一）主要内容

包括问一般情况、主诉、现病史、既往史、个人生活史及家族史。

（二）步骤与方法

1. 步骤　问一般情况→主诉→现病史→既往史→个人生活史→家族史。

2. 方法

（1）一般情况：询问病人的姓名、性别、年龄、婚况、民族、职业、籍贯、工作单位及家族住址等。这些问题，看似简单，但对临床诊断却有着重要意义。如有的疾病，不同年龄段发病的表现不同，某些职业、工种可能引发职业病，不同地域和民族与地方性疾病或遗传病有关。因此，问一般情况一方面可使医生从中获取与疾病有关的病情资料，作为诊治疾病的参考。另一方面便于与患者或家属进行联系，对病人的诊治负责，或对病人的病情发展进行追访调查。

（2）主诉：主诉是病人就诊时最痛苦的症状、体征及持续时间。它能够初步反映病情的轻重缓急，对某脏腑系统病证能提供诊断线索。主诉往往是病人在就诊时最先向医生叙述的内容，医生应注意倾听并善于用最简捷的文字进行科学提炼和归纳，用语要规范严谨，一般限于20个字以内。选择主诉要遵循客观和实事求是的原则，描写的内容要和现病史一致，能反映出诊断的病证特点。

（3）现病史：询问病人主诉所述疾病，从起病到此次就诊时的发生、发展、变化、诊治全过程。“现病史”是病史中的主体部分，也是住院病历中十分重要的内容，注意围绕主诉进行重点、全面询问的采集方式。现病史的采集包括：①起病情况；②病情演变；③诊治经过；④现在症状。这些情况是进一步辨证分析的主要线索和依据，对于正确诊断具有重要作用。

（4）既往史：询问病人平素的身体健康状况和过去的患病情况，这些常常与病人目前病情有一定联系，对诊断病证亦有重要意义。如既往健康者，其病多属实证；素体虚弱者，所病多为虚证和虚实夹杂。

（5）个人生活史：询问病人生活经历，精神情志，生活起居，饮食嗜好，婚姻生育等。有助于某些地方病、传染病、生活方式病的诊断，并有利于情志疏导等心理治疗。

（6）家族史：询问与患者有血缘关系的直系亲属（如父母、子女、兄弟姐妹等）及与本人生活有密切关系的亲属（如配偶等）的健康与患病情况，必要时应询问直系亲属的死亡原因。家族史对诊断遗传病和传染病有重要意义。

（三）注意事项

1. 诊室安静适宜　在医患交流的过程中，必须要有一个安静的诊室环境，以避免各种干扰。这对于医生静心凝神，准确、全面地获取病情资料有重要的意义，也有利于患者敞开心扉，叙述病情感受，尤其对于有隐私的患者更为重要。

2. 态度和蔼认真　医生对患者疾苦要关心体贴，视患者如亲人。问诊时医生要做到严肃认真，更要和蔼可亲，耐心细致地倾听患者的叙述，使患者感到亲切、可信，愿意主动陈述病情，同时，还应注意适当给患者以言语和非言语方面的反馈，切忌敷衍了事或流露出急躁情绪。

3. 语言通俗易懂　问诊时，语言要通俗易懂，不宜使用患者不易理解的医学术语。在患者叙述病情过程中，切忌用悲观、惊讶的语言和表情，以免给患者增加思想负担。若遇患者有难言之隐，医生首先应消除患者的思想顾虑，不可强行询问患者的隐私，以避免患者产生抵触情绪；如患者情绪消沉，对疾病失去治疗信心，医生应努力激发患者热爱生活、战胜疾病的信心，争取使患者主动与医生配合。

4. 避免诱导或暗示　临诊时如遇患者对病情叙述不够清楚，医生可适当给予启发式提问，帮助患者准确、全面地叙述病情，以获取准确的病情资料，但不能凭自己的主观臆断去暗示、诱导或套问患者，以免所获病情资料失真。

5. 分清主次缓急　一般情况下，问诊的对象应是患者本人，对于急诊危重患者，应先扼要询问，重点检查，抓住主症，迅速抢救治疗；但若遇患者意识不清或语言障碍等原因不能自述者，可向陪诊者询问。待患者病情缓解能陈述时，再进行详细询问，加以核实或补充，使资料更加准确、可靠。切不可因过分苛求资料的完整性而延误病情，使患者失去救治时机，造成不良后果。

（四）疑难鉴别

1. 问诊交流不畅　在问诊的过程中，“准医生”们可能因为紧张，面对同学、老师不习惯，到临床面对病人时更手足无措，常常忘了该问什么、怎么问，出现交流不畅、问诊冷场，这是问诊的“硬伤”。医生要在最短时间内通过与病人沟通赢得病人的信任和认可，使病人能如实陈述病状，反映病情，“准医生”们应尽可能早临床、多临床，尽快提高与病人互动交流的沟通能力和人文关爱精神，培养良好的职业素养，才能顺利过渡为合格的中医医生。

2. 主诉与主症不分　主诉是病人就诊时最痛苦的症状、体征及持续时间。主症一般指病人的主要症状，或是其最痛苦的症状。如“胃脘胀痛反复 2 年，加重伴胁胀 1 周”是主诉，而“胃脘胀痛、胁胀”是主症。不少“准医生”将主症当作主诉，而将发病时间弃之，这对判断疾病的病机及预后极为不利，也不符合病历书写的规范要求。

3. 现病史与既往史混淆　现病史是指病人主诉所述疾病，从起病到此次就诊时的发生、发展、变化过程及诊治经过。既往史是指病人除主要所述疾病之外的其他病史，包括既往健康情况，药物、食物过敏等，两者的实质内容不同。注意现病史与既往史的区分关键在于主诉时间的界定，即主诉所述病症及其时间之内者属“现病史”内容，主诉所述病症及其所定时间以外的其他疾病则属既往史内容。其他疾病包括传染病、地方病、职业病等，以及过去健康状况亦属于既往病史内容。故务必要将病人最痛苦的症状及持续时间询问清楚。

4. 问诊内容缺失或遗漏　主要表现在：主诉的持续时间遗漏或记录不清；发病情况、病变过程、诊断依据的具体情况及变化情况不详；病人就诊时的症状、体征描述不清楚；既往史、个人生活史、家族史遗漏项目较多；应有的鉴别诊断缺失。这些问诊内容的缺失或遗漏，不仅病历书写难以完成，更容易造成误诊、漏诊的发生，对于正确的诊断疾病极为不利。

（五）病案示例

病案一

患者，女，43 岁。因“胸部隐痛反复发作 1 年，加重 1 个月”而就诊。患者 1 年前既有胸闷隐痛、心慌、气短等症状，当地医院诊断为冠心病，未予系统治疗，近 1 个月因家事繁忙加之工作劳累，上述症状有所加重，伴心前区疼痛、倦怠乏力。舌质淡，脉细弱。既往体健，否认“肝炎”、“结核”等传染病史，否认重大外伤手术史，否认输血史，否认药物及食物过敏史，预防接种史不详。

医生：您哪里不舒服？

病人：我心口痛，还喘不上来气。

医生：哪个部位痛？你指给我看看。有心慌心跳，胸闷吗？

病人：就是这里痛（用手指上腹部剑突下胃脘处），之前 1 年心慌心跳、胸闷，现在比以前好像稍重了点。

医生：有多久了？

病人：能有 1 年了，最近 1 个月特别痛。

医生：怎么个痛法？

病人：隐隐的痛，这一周堵得慌，特别难受。

医生：一般什么情况下会痛？

病人：加班加点，压力大，精神紧张，吃东西不注意就会疼痛发作。加上家里头还有事也多，这一次是熬夜加班，又吃了些凉包子，在单位就发作了。

医生：除了疼痛之外，您还有什么不舒服？

病人：身上没劲，有时候还出汗，吃东西也不行。

医生：大小便怎么样？

病人：大小便还算正常。

医生：晚上睡得好吗？

病人：这几天难受也没睡好啊，有时一躺下就感觉喘不上气。平时经常熬夜，很难入睡。

医生：您这个病反复1年了，去哪里看过？做过什么检查？吃过什么药吗？

病人：刚开始去的医大，医生给好几种药吃，药名记不清了，连续吃了1个月，效果不怎么明显，还是时好时坏。

医生：您过去身体情况怎样？

病人：原来身体还可以，就是比较容易累、失眠。

医生：得过肝炎、肺结核，高血压、心脏病吗？

病人：没有。

医生：有吃什么药物或食物过敏吗？

病人：没有。

医生：您结婚了吗？

病人：结婚了。

医生：您在哪儿出生？老家在哪里？

病人：我出生在南宁，老家在桂林。

医生：平时性情怎样？容易生气吗？

病人：我性格还可以。

医生：您抽烟、喝酒吗？平时喜欢什么口味的饮食？

病人：我不抽烟也不喝酒，喜欢吃辣和香的东西。

医生：您父母身体好吗？您有兄弟姐妹吗？

病人：父母都退休了。父亲患有高血压，母亲有胃病。有1个妹妹，身体挺好的。

医生：伸舌头让我看看（舌质淡）。

医生：让我摸摸您的脉（脉细弱）。

1. 操作及结果

（1）抓住主诉，重点询问：问诊时，医生首先要认真、耐心倾听病人的叙述，抓住主诉，然后围绕主诉进行全面、细致的询问。在本病案中，听到病人诉说最痛苦的症状是“心口痛”，紧跟着确定“心口”的具体部体不是心脏实指胃脘部，进一步深入询问其疼痛的性质及发作和持续时间。为能准确地做出诊断，在重点询问主诉的同时，也要兼顾到病人的伴随症，如饮食、睡眠、情志、大小便等全身情况，以免遗漏病情。有些症状如急躁易怒、失眠等，或生活习惯如抽烟喝酒、嗜食香辣等，病人可能未作为痛苦和不适主动表达出来，但这些情况对于从整体把握病情及正确诊断有很大帮助，因而也应加以询问。

（2）围绕主诉，询问病史：确切的主诉常可作为某系统疾病的诊断向导，故要围绕主诉，展开对现病史、既往史、个人生活史、家族史等病史的询问（重点问主诉和现病史），对于临床判断病位、病性及疾病发展趋势有重要意义。其中现病史主要询问发病情况、病变过程、诊治经过。既往史主要询问平素身体健康状况及过去曾患疾病情况；个人生活史主要询问生活经历、精神情志、生活起居、饮食嗜好、婚姻生育等；家族史主要询问直系亲属和接触密切的人的健康状况和患病情况等。这些病史都是辨证诊断的重要依据。

（3）边问边辨，问辨结合：问诊的过程，实际也是医生辨证思维的过程。因此，医生在问诊过程中，要注重和善于对病人叙述的症状进行分析，追踪新线索，做到边问边辨，边辨边问，问辨结合，这就有利于做出正确的诊断。

2. 内容要点

（1）诊断：胸痹——气阴两虚。

（2）分析：心气不足，阴血亏虚，血行瘀滞，故见心胸隐痛，时发时止；心脉失养，则心悸不安；气虚则见气短，动则益甚，伴倦怠乏力，声音低微，易汗出；舌质淡均为气阴两虚之证，故辨证为气阴两虚证。

（3）鉴别诊断：胸痹与胃脘痛部位相近，心在脘上，脘在心下，故有胃脘当心而痛之称。胸痹之不典型者，其疼痛可在胃脘部，极易混淆。但胸痹以闷痛为主，为时极短，虽与饮食有关，但休息、服药常可缓解。胃脘痛与饮食相关，以胀痛为主，局部为主，局部有压痛，持续时间较长，常伴有泛酸、嘈杂、嗳气、呃逆等胃部症状。

病案二

患者，郭某，男，24 岁。因“恶寒发热 3 天”而就诊。患者 3 天前因劳累受凉，发冷，发热，头痛，烦躁，周身酸楚，流涕，咳嗽，吐白稀痰。舌苔薄白，脉浮紧。既往史体健，否认“肝炎”、“结核”等传染病史，否认重大外伤手术史，否认输血史，否认药物及食物过敏史，预防接种史不详。

医生：您哪里感觉不好，看你挺疲惫的？

病人：可能是感冒了，又怕冷又发热，特别难受。

医生：来，先夹上体温计。从什么时候开始的？

病人：能有两三天了。

医生：什么原因引起的？

病人：不知道啊，可能是前几天变天，气温突然下降着凉了。

医生：感觉是冷重一些还是热更重一些？

病人：冷更厉害些，你看我穿的厚羽绒服来，在宿舍盖棉被还得压一层薄被。

医生：穿了棉衣盖上棉被，感觉这冷能缓解一些吗？

病人：不行啊，还是觉得冷。

医生：除了怕冷发热，您还有其他什么不舒服吗？

病人：头痛，浑身都痛，汗出不来，鼻子塞，流清鼻涕。

医生：喉痒、咳嗽吗？

病人：咽喉痒忍不住，有点咳，痰是稀白的，量不算多。

医生：有胸闷、胸痛、气喘吗？

病人：没有。

医生：有去看过医生，吃什么药吗？

病人：没有看医生，昨天自己去药店买了一大包板蓝根冲剂，中午、下午连喝了2袋，不但不见效，反而更怕冷了，肚子也有点胀胀的，今天顶不住了，还是来找医生看吧！

医生：好，先把体温计拿出来看一下。体温38.7℃。您睡眠怎么样？

病人：昨晚太难受睡不着，平时睡眠还可以。

医生：您大小便情况如何？

病人：平时大便还可以，昨晚便了2次，大便烂，不成形，小便清清的。

医生：伸舌头让我看看（舌苔薄白）。

医生：让我摸摸您的脉（脉浮紧）。

1. 操作及结果

（1）问主诉：恶寒发热3天，在本病案中，通过问诊得知，“怕冷发热”是病人的主症，发病时间3天。“怕冷发热”是临床最常见的症状，关于“怕冷”，中医临床又有恶寒、恶风、畏寒、寒战之别，其病机各有不同，须细辨之。病人怕冷，多穿衣盖被仍不能缓解，故属恶寒。病人在恶寒的同时，出现发热，起病急，病程短，这是诊断外感表证的重要依据，据此可判断其为外感病的初期阶段，属表证范畴。

（2）问现病史：自述3天前气温突降受凉后，出现恶寒重，发热轻，头痛、身痛，鼻塞，流清涕，咽喉痒，轻咳，痰清稀量少，无汗，自服板蓝根冲剂后病情未见好转，反见腹胀、便溏，故前来我院门诊就医。

2. 内容要点

（1）诊断：感冒——风寒束表。

（2）分析：患者为青壮年男性，既往体健，素来无体虚表现，结合西医检查，故可明确诊断为邪实感冒。患者有受凉病史。风寒侵袭，卫表失和，肺气失宣，则引起恶寒，发热，头痛，周身酸楚，流涕，咳嗽，吐白稀痰，脉浮紧，苔薄白等症。

（3）鉴别诊断：普通感冒与时行感冒相鉴别，普通感冒病情较轻，全身症状不重，少有传变。在气候变化时发病率可以升高，但无明显流行特点。若感冒1周以上不愈，发热不退或反见加重，应考虑感冒继发他病，传病入里。时行感冒病情较重，发病急，全身症状显著，可以发生传变，化热入里，继发或合并他病，具有广泛的传染性、流行性。

二、问现在症

（一）主要内容

主要包括问寒热、疼痛、头身胸腹不适、睡眠、饮食口味、二便和经带的内容。

（二）步骤与方法

1. 步骤　问寒热→问疼痛→问头身胸腹不适→问睡眠→问饮食口味→问二便→问经带。

2. 方法

（1）问寒热

1）操作要点：寒热是病人怕冷或发热的主观感觉。问寒热应首先询问病人有无怕冷或发热的症状，如有寒热的症状，则应进一步询问怕冷与发热是否同时出现，还应注意询问寒热出现的时间、轻重程度、持续时间、有无时间规律或部位特点，寒热与体温的关

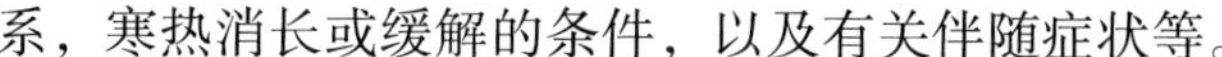

系，寒热消长或缓解的条件，以及有关伴随症状等。

2）症状鉴别：寒即怕冷，临床常见有四种情况。①恶寒是指患者感到寒冷，但加衣被或近火取暖仍不能缓解。②恶风是指患者遇风觉冷，避之则缓，常较恶寒为轻。③畏寒是指患者感到寒冷，加衣被或近火取暖则能缓解。④寒战是指患者恶寒严重，而伴有全身发抖。热即发热，包括病人体温高于正常，或体温正常，但病人自觉全身或某一局部发热，如五心烦热、骨蒸潮热等。

3）病因病机：寒热的产生，主要取决于感受病邪的性质和机体阴阳的盛衰两方面。一般来说，寒为阴邪，其性清冷，感受寒邪，多见恶寒；热为阳邪，其性炎热，感受热邪多见发热。在机体阴阳失调时，阳盛则热，阴盛则寒；阴虚则热，阳虚则寒。可见，寒热是机体阴阳盛衰的外在表现，可作为辨别病邪性质、机体的阴阳盛衰及病属外感或内伤的重要依据。

4）类型鉴别：临床常见的寒热症状有恶寒发热、但寒不热、但热不寒、寒热往来四种类型，其临床意义各不相同，是辨别人体阴阳盛衰、受邪性质、外感内伤的重要依据。问寒热类型的临床意义鉴别见表1-16。

表1-16 问寒热类型和临床意义鉴别

问寒热	临床特征	临床意义
恶寒发热	恶寒重发热轻	表寒证——表证
	发热重恶寒轻	表热证——表证
	发热轻而恶风	表虚证——表证
但寒不热	新病恶寒	实寒证里——寒证
	久病畏寒	虚寒证里——寒证
但热不寒	壮热（体温39℃以上）	里实热证
	潮热（发热如潮汐有定时）	阳明腑实证；湿温病；阴虚证——里热证
	微热（发热不高或自觉发热）	阴虚证；气虚证；气郁证——里热证
寒热往来	发无定时	少阳病——半表半里证
	发有定时	疟疾

5）伴随症状：怕冷和发热均是病人的主观感受，虽然可以依据寒热的特征进行辨证，但临床上经常有病人说不清自身寒热的轻重程度及特点等，尤其是久病病情复杂的病人，寒热的特征表现不明显，必须详细询问其他伴随症状，根据病人寒热伴随的不同症状，可以大致判断引发寒热的病因及其类型，使治疗更有针对性，减少病人因不适症状带来的痛苦。

（2）问疼痛

1）操作要点：疼痛是临床上最为常见的自觉症状之一，问疼痛时，应注意询问疼痛的性质、具体部位、轻重程度、持续时间、喜恶和有关伴随症等。

2）性质特点：由于导致疼痛的病因、病机不同，疼痛的性质亦异。如刺痛、固定痛多为血瘀，胀痛、走窜痛多属气滞。因而询问疼痛的性质特点，有助于辨析疼痛的病因与病机，是辨证诊断疼痛寒热虚实的关键，临床切不可忽视。疼痛的性质特点及其临床意义见表1-17。

表 1-17　常见疼痛性质及临床意义

疼痛性质	疼痛特点	临床意义
胀痛	疼痛伴有满感	气滞；头目胀痛则多为肝火上炎或肝阳上亢
刺痛	疼痛尖锐如针刺之感	瘀血
走窜痛	痛处游走不定	多为气滞；风湿痹病
固定痛	痛处固定不移	多为血瘀；寒湿痹病
冷痛	疼痛伴冷感而喜暖	寒证（寒凝经脉——实寒；阳虚失养——虚寒）
灼痛	疼痛伴灼热感而喜凉	热证（火邪窜络——实热；阴虚火旺——虚热）
绞痛	疼痛剧烈如刀绞	有形实邪阻闭气机；或寒邪凝滞气机
重痛	疼痛伴沉重之感	多为湿盛，湿邪困阻气机
隐痛	疼痛较轻微，绵绵不休	虚证（阳气精血亏虚）
掣痛	疼痛兼牵掣感，连及他处	多为经脉失养或阻滞不通，多与肝病有关
空痛	疼痛且伴空虚感	多为气血精髓亏虚

3）具体部位：机体的各个部位与一定的脏腑经络相联系，故询问病人疼痛的部位，可以测知病变所在的脏腑经络，对于诊断有着确定病位的重要意义。问诊时必须将疼痛的部位结合其性质以及伴随症进行辨证分析，疼痛部位的临床意义见表 1-18。

表 1-18　疼痛部位的临床意义

疼痛部位	临床表现	临床意义
头痛	后头痛连项	太阳经病
	头两侧痛	少阳经病
	前额痛连眉棱骨	阳明经病
	巅顶痛	厥阴经病
	头痛连齿	少阴经病
胸痛	虚里作痛，痛彻臂内	病位在心
	胸膺作痛，兼咳喘者	病位在肺
胁痛	胀痛窜痛，善太息	肝郁气滞证
	灼痛，面红目赤	肝胆火盛证
	胀闷疼痛，黄疸	肝胆湿热证
	刺痛固定，拒按	肝血瘀阻
脘痛	冷痛，得温则减	多属寒证
	灼痛，喜凉恶热	多属热证
腹痛	大腹隐痛，喜温喜按	脾胃虚弱
	小腹胀痛，小便频急涩痛	膀胱湿热
	小腹胀痛，痛而欲泄	胃肠气滞
	小腹胀痛刺痛，随经期而发	胞宫气滞血瘀
	少腹冷痛拘急	寒滞肝脉

续表

疼痛部位	临床表现	临床意义
背痛	脊痛不可俯仰	多因督脉损伤
	背痛连项	风寒客于太阳经脉
腰痛	腰痛绵绵，酸软无力	肾虚精亏
	腰脊冷痛，阴冷雨天加重	寒湿痹病
	刺痛拒按，不能转侧	瘀血及外伤
	腰脊疼痛连及下肢	经络阻滞
	腰痛连腹，绕如带状	带脉损伤
四肢痛	四肢关节疼痛	痹证风寒湿邪痹阻经络
	四肢肌肉酸痛乏力	多为脾胃虚损
	足跟或胫膝酸痛	多属肾虚
周身痛	新病周身疼痛	多属实证感受风寒湿邪
	久病卧床不起而周身疼痛	多属虚证气血亏损，经脉失养

4）发作时间：疼痛发作的时间，对于辨证诊断也有一定的意义。如胃脘疼痛，一般进食后痛势缓解者，多属虚证；进食后痛势加剧者，多属实证。再如妇女痛经，经前腹胀痛，多为气滞；经行腹痛，经血紫黯夹血块，瘀出痛减，多为瘀血；经后小腹隐隐空痛，多为精血亏虚。

5）虚实证鉴别：导致疼痛的病因病机可概括为虚实两大类，有“不通则痛”和“不荣则痛”。对“不通则痛”常常印象深刻，而忽略“不荣则痛”，特别容易造成误诊，故应注意疼痛虚、实证的鉴别。疼痛虚证、实证的鉴别要点见表 1-19。

表 1-19　疼痛虚证、实证鉴别要点

鉴别	病因	主症	病机
实痛	感受外邪，或气滞血瘀，或痰食虫积阻滞	痛势较剧，持续不解，拒按	不通则痛
虚痛	气血不足，或阴精亏损失养	痛势较缓，时痛时止，喜按	不荣则痛

6）伴随症状：伴随症状是临床诊断的重要依据。问疼痛在问清疼痛性质、部位及发作时间的基础上，尚须注重伴随症的询问。例如头痛，若伴有痛引两目、急躁易怒、口干口苦、失眠多梦等多为肝火头痛；若伴头晕、心悸、面白、舌淡等多为血虚头痛；若伴头脑空虚、腰膝酸软、耳鸣、遗精带下等多为肾虚头痛。可见，问伴随症对于痛证诊断具有重要作用。

（3）问头身胸腹不适：心悸是问头身胸腹不适中的常见自觉症状之一。

1）操作要点：问心悸时，应注意询问心悸的诱发因素、发病的特征、轻重程度及伴随症等。

2）轻重程度：根据心悸表现轻重程度的不同，临床有心悸、惊悸与怔忡之分，其病势轻重预后不同，问诊时须注意其区别与联系。心悸、惊悸、怔忡的区别与联系见表 1-20。

表 1-20 心悸、惊悸、怔忡的区别与联系

病证	临床特征	病情轻重	联系
心悸	自觉心慌，心脏跳动不安，甚则不能自主	新病较轻，久病病重	心悸包括惊悸和怔忡，而怔忡常是惊悸的进一步发展
惊悸	因惊恐而心悸，或心悸易惊，恐惧不安	多时发时止，病情较轻	
怔忡	心跳剧烈，上至心胸，下至脐腹悸动不安	持续时间较长，病情较重	

（4）问睡眠

1）操作要点：睡眠是人体适应自然界昼夜节律性变化，维持机体阴阳平衡协调的重要生命活动。问睡眠的要点在于，询问睡眠时间的长短、入睡的难易程度、是否易醒、做梦的多少等情况及其伴随症，以作为辨证的依据。

2）类别：睡眠异常主要分为失眠和嗜睡两大类。失眠又称不寐或不得眠，是以经常不易入睡，或睡而易醒不能再睡，或睡而不酣时易惊醒，甚至彻夜不眠为特征的病证，且常伴有多梦。嗜睡又称多寐、多睡眠，是以不论昼夜，神疲困倦，睡意很浓，时时欲睡，呼之能醒，醒后复睡为特征的病证。临床上睡眠异常以失眠更为常见。

3）病因病机：人的正常睡眠，系由心神所主，阳气由动转静时，即为入睡状态；反之，阳气由静转动时，即为清醒状态。可见，人的正常睡眠，是阴阳之气自然而有规律转化的结果。失眠是阳不入阴，神不守舍的病理表现。其病机，虚者多因阴虚火旺、心肝血虚及心胆气虚；其实者多因邪气内盛，心神被扰，常见邪气有心火、肝火、痰热、食积、瘀血等。大体而言之，失眠多由阴虚阳亢引起。嗜睡则是阳虚阴盛，阳不出表的病理表现，其虚者多因中气不足，阳气衰微，实者多因痰湿内困，清阳不升所致。

4）类证鉴别：由于睡眠异常受累的脏腑不同，表现的伴随症也互有差异，必须抓住脏腑受病的特点进行类证鉴别。如在本病案中，病人失眠多梦，甚至彻夜不眠者，伴心烦、舌尖生疮、口渴喜冷饮、大便干结、小便黄等症，无其他脏腑受病的任何症状，加之年轻、病程短，故属单纯的心火亢盛证。临床常见睡眠异常的类证鉴别要点见表 1-21。

表 1-21 睡眠异常的类证鉴别要点

问睡眠	睡眠异常特征	主要伴随症状	临床意义
失眠	心悸难寐，睡后易醒	食少便溏，神疲乏力，眩晕	心脾两虚
	心烦不寐，甚则彻夜不眠	腰膝酸软，五心烦热，潮热盗汗	心肾不交
	惊悸易醒，不易安卧	眩晕耳鸣，口苦欲呕，胸胁满闷	胆郁痰扰
	夜卧不安，腹胀嗳气	胃脘胀痛，嗳腐吞酸，厌食	食滞胃脘
嗜睡	困倦嗜睡，肢体困重	脘腹痞闷胀满，纳呆呕恶，便溏	痰湿困脾
	饭后嗜睡，神疲食少	脘腹隐痛，腹胀，纳呆，便溏	脾气亏虚
	疲惫嗜睡，畏寒肢冷	腰膝酸软冷痛，生殖功能低下	肾阳亏虚

（5）问饮食口味

1）操作要点：问饮食口味是指对病理情况下的饮水、进食及口味等情况的询问。临床询问时应注意了解：①有无口渴、实际饮水量的多少、喜冷喜热；②有无食欲、实际进食量的多少、对食物的喜恶；③口中有无异常味觉、气味等。

2）口渴与饮水类症的鉴别：口渴与饮水密切相关，是体内津液盛衰、输布情况及病性寒热虚实的反映。口渴与饮水类症的鉴别见表 1-22。

表 1-22　口渴与饮水类症的鉴别

临床特征	临床意义	
口不渴饮	寒证；湿证	津液未伤
口渴欲饮	燥证；热证	
口干微渴	外感温热病初期	伤津较轻
大渴喜冷饮	里热炽盛，津液大伤	津液大伤
多饮，多食，多尿，体瘦	消渴病	
渴喜热饮，饮量不多	痰饮内停；阳虚	津液输布障碍
但欲漱水而不欲咽	内有瘀血	
口渴而不多饮	湿热内蕴；热入营分	
先渴饮而后作呕，或饮后即吐	水逆证	

3）问食欲与食量类症的鉴别：食欲减退是疾病过程中常见的病理现象。新病多是正气抗邪；久病多属脾胃虚弱或湿盛困脾。有暴饮暴食病史者多属食滞胃腑；厌食油腻厚味者，多属脾胃湿热或肝胆湿热；饥不欲食者，多属胃阴不足，虚火内扰；多食易饥者，则为胃火亢盛，腐熟太过；若兼大便溏泄者，多属胃强脾弱。此外，偏嗜食物，如偏嗜肥甘，易生痰湿；偏食生冷，易伤脾胃；过食辛辣，易病燥热等；小儿嗜食生米、泥土等，多属虫积。

4）问口味异常类症的鉴别：口味指口中有无异常的味觉，多是脾胃功能失常或其他脏腑病变的反映。口味异常类症的鉴别要点见表 1-23。

表 1-23　口味异常类症鉴别要点

口味	临床意义
口淡乏味	多为脾胃气虚，或见于寒证
口黏腻	多属脾胃湿热或肝胆湿热
口酸	肝胃郁热、肝胃不和及饮食停滞
口中酸馊	宿食停滞
口苦	各种热证，如肝胆火旺、心火上炎
口咸	肾虚及寒水上泛
口涩	燥热伤津或脏腑阳热偏盛，气火上逆

（6）问二便

1）操作要点：询问病人的大便、小便的情况，不仅可以直接了解消化功能和水液的盈亏与代谢情况，而且亦是判断疾病病位、病性的重要依据。临床应注意了解大小便的性状、颜色、气味、时间、便量以及排便的次数、感觉与兼症等。

2）便次的异常表现：健康人一般每日大便 1 次，个别人每日排便 2 次，或 2～3 日 1 次，粪便性状为成形软便，排便通畅，便内无脓血、黏液及未消化食物等。便次减少，或每次排便时间延长，大便难以排出者，为便秘。便秘有寒热虚实之分。实证便秘者，多因邪滞胃肠，腑气不通所致；虚证便秘者，多因气血阴阳不足，肠失濡润，推动乏力所致。便次增多，便质稀薄或黏滞，例如泄泻多由感受外邪、内伤饮食、情志失调等原因导致脾失健运，小肠清浊不分，大肠燥化不及，传导太过所致，有寒热虚实之分。一般新病暴泻者，多属实证；久病缓泻者，多属虚证。

3）便质的异常表现：除便秘便燥、泄泻便稀外，常见的便质异常还包括完谷不化，大便中经常含有较多未消化的食物；溏结不调，大便时干时稀，或大便先干后稀；便血，血液从肛门排出体外，或便中带血，或便血相混，或便后滴血，或全为血便。其病证有寒热虚实之分，应注意询问其感觉与兼症、颜色及质地加以鉴别。

4）排便感的异常表现：常见的排便感异常有：排便不爽，肛门灼热，里急后重，腹痛窘迫，时时欲便，肛门重坠，便出不爽。滑泻失禁，便不能控制，滑出不禁，甚则便出而不自知。肛门气坠，肛门有下坠之感，甚则脱肛，常于劳累或排便后加重。其病证亦有寒热虚实之分，应结合便次、便质及兼症加以鉴别。

（7）问经带

1）操作要点：月经是指健康而发育成熟的女子，胞宫周期性出血的生理现象。月经的第一次来潮，称为初潮，多在14岁左右，到49岁左右月经闭止，称为绝经。月经周期一般28天左右，行经天数3～5天，经量中等（50～100ml），经色正红，经质不稀不稠，不夹血块。问月经应注意了解月经的周期，行经的天数，月经的量、色、质，有无闭经或行经腹痛，末次月经日期，以及初潮或绝经年龄与伴随症等。

2）经期异常的表现：月经周期延后7天以上，并连续错后2个月经周期以上的病证，称月经后期。反之，月经周期提前7天以上，并连续提前2个月经周期以上的病证，称月经先期。此外，经期不定，月经或提前，或延后7天以上，并连续2个月经周期以上的病证，称月经先后不定期，又称月经愆期。

3）经量异常的表现：月经量较常量明显增多而月经周期、经期基本正常者，为月经过多。月经周期基本正常，月经量较常量明显减少，甚至点滴即净者，为月经过少。女子年逾18周岁，非妊娠期、哺乳期或绝经期的月经停闭，月经尚未来潮，或已行经后又中断，停经3个月以上者，则为闭经。

4）经色、经质异常的表现：经色、经质异常是指月经的颜色与质地发生异常改变。经色较黯、血块较多，兼少腹冷痛者，故属寒凝血瘀。若经色淡红质稀，多属气虚或血少不荣；经色深红质稠，多属血热内炽。

（三）注意事项

1. 与患者交流，重点进行问现在症（问寒热、疼痛、头身胸腹不适、睡眠、饮食口味、二便和经带）的实训。

2. 问现在症的方法、应有的问诊思路和临床意义。

3. 问现在症不同类型的诊断和鉴别诊断。

（四）疑难鉴别

1. 不注意术语与口语的转换　医生询问病情时语言要通俗易懂，即口语化，避免使用特定意义的医学术语。不少“准医生”在得知病人有“怕冷”的感觉后，紧接着就问病人“你恶寒还是畏寒”、“有没有寒战”等，出现病人听不懂，无以交流的尴尬局面。因此，问现在症一定要特别注意医学术语与口语的转换，以免达不到问诊的目的。

2. 对寒热的基本概念理解不透　怕冷和发热是病人的主观感觉，怕冷，有恶寒、恶风、畏寒、寒战之分；发热，有壮热、潮热、微热之别。各自所提示的病证不同。问寒热时必须边问边辨，问辨结合。如病人恶寒发热并见多为表证，五心烦热多为阴虚证，畏寒肢冷多为阳虚证。“准医生”们常常是问了怕冷发热之后，不再深入询问病人的感受，不

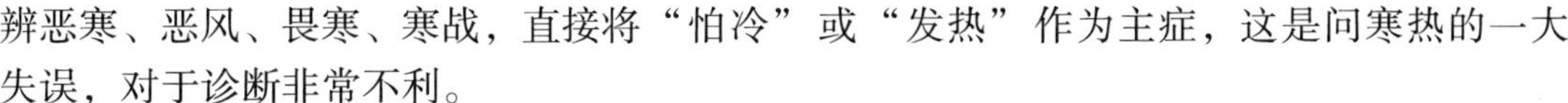

辨恶寒、恶风、畏寒、寒战，直接将“怕冷”或“发热”作为主症，这是问寒热的一大失误，对于诊断非常不利。

3. 对伴随症的问诊不重视　有的“准医生”问诊问到病人有恶寒发热，并且是恶寒重发热轻，就懒得再往下问了，觉得已经可以辨证诊断是表寒证了，再问其他症状没必要。其实，临床上其他伴随症的多少与轻重，关系到治疗药物的配伍。

4. 问疼痛性质特点的遗漏　不少“准医生”先问病人有什么不舒服，例如病人说头痛，接着就问疼痛的时间“痛多久了”、“其他还有什么不舒服”等，而将疼痛的性质，即“怎么个痛法”抛到一边，漏掉了，这是问疼痛的一大失误。因为询问疼痛的性质特点，可以直接辨析疼痛的病因与病机。如灼痛多为热证，冷痛多为寒证，隐痛多为虚证，绞痛多为实证等，故问疼痛应特别重视对疼痛性质的询问，并将其与病因病机的关系理顺。

5. 问疼痛部位的定位不详细　不少“准医生”问病人有腹痛时，常常就到此为止了，不再追问疼痛的具体部位，而是询问其他伴随症，这也是问疼痛的失误之一。腹痛的范围宽泛，确切部位一定要查明，是大腹、小腹或少腹，用以判断病变所在脏腑。如大腹隐痛，大便稀溏多为脾胃虚弱；小腹胀满而痛，小便不利，多为膀胱气滞；小腹胀痛或刺痛，随经期而发者，多属胞宫气滞血瘀；少腹冷痛，牵及外阴者，多为寒滞肝脉。可见问疼痛的部位和性质对辨证诊断的意义重大。

6. 不善于抓主症　头身胸腹不适，包括头身、胸腹部位除疼痛以外的其他不适或异常，症状表现繁多。病人叙述病情时常常多种症状纠结，如头晕、目眩、耳鸣、胸闷、心悸、胁胀等，到底主症是什么，“准医生”们经常被搞糊涂了，抓不到重点。此时，应该学会给予病人适当的引导，如问病人“现在最不舒服的感觉是什么”“想要解决的主要问题是什么”等，引导病人说出主症。因为每一种病证都有其特定的主症，而且同一病证在不同阶段的主症表现特点也各不相同。因此，详细地询问主症的特征，对于辨病、辨证均有重要意义。

7. 不问伴随症的影响　不少同学不太注意伴随症的采集。伴随症是除主症之外的兼症，伴随症常可为鉴别诊断提供极大的帮助。因为不同的疾病可以出现相同的症状，而仅凭一个症状却无法明确判断病证，只有将主症与伴随症相互参照，才有可能使辨病、辨证有据可依。

8. 对头身胸腹不适的意义不熟悉　头身胸腹不适的症状，常见的有头晕、耳鸣、胸闷、心悸、胁胀、脘痞、腹胀、身重、麻木等，不少同学对其具体内容所提示的临床意义不熟悉，面对病人的诉说感觉茫然，无法对其类似症状和类似病证进行鉴别诊断。

9. 不注意询问睡眠异常的病因　对于睡眠异常的病证，病人对自身失眠、多梦或嗜睡的表现大多能准确表达，而对于引起睡眠异常的病因或诱因，如果医生不给予适当的引导，许多病人不能清楚地进行表述。在问睡眠的过程中，“准医生”获取了失眠的主症后，大多不注意询问失眠的病因或诱因，紧接着就询问其伴随症。其实失眠的病因或诱因是睡眠异常辨证治疗的要素，病人若是劳神太过，暗耗阴血，大多病位在心，多属心血虚或心阴虚；若七情过极，气郁化火，大多病位在肝，多属肝火炽盛或肝阳上亢。

10. 忽略失眠与其他脏腑的关系　在辨识睡眠失常病证的过程中，学生们大多重视失眠与心肾的关系，强调心肾不交，阴阳失调，则睡眠异常。经常忽略了失眠与其他脏腑的关系，但临床上其他脏腑功能失常导致睡眠异常的情况并不少见。如胆郁痰扰，易见入睡不酣，时时惊醒；心脾两虚，易见睡后早醒，不易复睡；肝火炽盛，易见失眠躁怒，噩梦纷纭；食滞胃脘，易见夜卧不安，脘腹胀满等等，临床须要全面分析。

11. 将嗜睡与昏睡混为一谈　进行问睡眠实训时，问失眠的同时展开对嗜睡的讨论，进行对比鉴别。在讨论的过程中，不少同学对嗜睡的概念理解不透，将嗜睡与昏睡混为一谈，出现误诊。嗜睡与昏睡的临床表现及病情轻重预后是完全不同的，应注意鉴别。嗜睡与昏睡鉴别要点见表1-24。

表1-24　嗜睡与昏睡鉴别要点

病证	临床表现	病机
嗜睡	神疲困倦，不分昼夜，时时欲睡，但呼之即醒，醒后神志清楚，随后复睡	多属阳虚阴盛，或痰湿内盛，病情较轻
昏睡	日夜沉睡，神志模糊不清，不能正确应答，甚则对外界刺激无反应	多见温热病热入心包，或中风痰瘀蒙蔽心神，病情危重

12. 不注意口渴与饮水量的询问　问饮食实训中，“准医生”们都很重视问“你口渴吗”，但大多不注意追问实际饮水量的多少，这对辨证极为不利。口渴是指口中干渴的感觉，饮水是指实际饮水量的多少，实际饮水的量直接反映体内津液损伤的程度。如口干微渴，兼发热恶寒，多属外感温热病初期，伤津较轻；大渴喜冷饮，兼壮热面赤，多属里热炽盛，津液大伤，多见于里实热证；口渴多饮，伴多食多尿消瘦，则为消渴病；若大渴引饮，多为剧吐、大汗，或泻下、利小便失度，造成体内津液大量丢失所致，临证须仔细辨析。

13. 不注重饮食异常类证的鉴别　饮食异常表现的病机不同，其病证及预后亦有不同，故须认真鉴别，以免漏诊或误诊。例如病人多食易饥，伴有口渴心烦，口臭便秘，可诊为胃火亢盛。本证应注意与其他饮食异常的病证相鉴别，鉴别要点见表1-25。

表1-25　饮食异常类证鉴别要点

问饮食	临床主要特征	临床意义
消谷善饥	兼口臭，胃脘灼痛拒按，牙龈肿痛等	胃火炽盛
	兼见多饮多尿，形体消瘦等	消渴病
	兼大便溏泄，脘腹胀满等	胃强脾弱
食欲减退	兼纳呆腹胀，神疲乏力，面色萎黄等	脾胃气虚
	兼头身困重，脘闷腹胀，舌苔厚腻等	湿盛困脾
厌食	厌恶食物或恶闻食味，兼嗳气酸腐等	食滞胃脘
	厌食油腻，兼胸闷呕恶，脘腹胀满等	脾胃湿热
	厌食油腻，兼胁肋胀痛灼热，身热不扬等	肝胆湿热
	孕妇有厌食反应	妊娠恶阻，多属生理表现
饥不欲食	兼胃脘隐隐灼痛，干呕呃逆，口燥咽干等	胃阴不足
嗜食异物	嗜食生米、泥土、纸张等，面黄肌瘦	虫积，多见于小儿

14. 忽略饮食与疾病预后的分析　在疾病过程中，食欲恢复，食量渐增，是胃气渐复，疾病向愈之兆；若食欲逐渐不振，食量渐减，是脾胃功能逐渐衰退的表现，提示病情

加重。若久病或重病患者，本不欲食，甚至不能食，如突然欲食或暴食，称为“除中”，是中气衰败，脾胃之气将绝的危象，属“回光返照”的表现之一。凡此都提醒必须注重食欲与食量异常的询问，同时将其与疾病预后进行分析，从而对疾病的发展趋势做出判断。

15. 忽略二便与多个脏腑的关系　“准医生”分析二便病证时，大多大便异常就只考虑大肠，小便异常只考虑膀胱。其实大便的排泄，虽直接由大肠所司，但与脾胃的腐熟运化、肝的疏泄、命门的温煦、肺气的肃降等有密切关系。小便的排泄，虽直接由膀胱所主，但与肾的气化、脾的运化转输、肺的肃降和三焦的通调等功能密不可分。故分析大小便状况，不仅要考虑大肠、膀胱的情况，而且要注意其他脏腑病变的影响。

16. 不注意区分便秘的寒热虚实　“准医生”们分析便秘病性时，大多只认准一个“热”，往往容易造成误诊。临床所见，便秘除燥热内结外，阳虚寒凝、阴血亏虚等均可见。如大便质软，临厕努挣难下，畏寒肢冷者，属阳虚寒凝便秘；大便干结，排便困难，面唇淡白者，属血虚肠燥便秘；大便数日一行，干结如羊粪，五心烦热者，属肠燥阴亏便秘；大便燥结或热结旁流，腹满胀痛拒按者，则属肠热腑实便秘。临床应注意仔细询问并加以辨析。

17. 不注重泄泻类证的鉴别　泄泻多由感受外邪、内伤饮食、情志失调等原因所致，其病变与不同脏腑功能失调有关，例如病人因天热喝冷饮吃西瓜所致大便黏滞，排便不爽，气味臭秽，肛门灼热，故可诊为大肠湿热证。其他如食滞胃脘、脾胃寒湿、肝脾不调、脾肾阳虚等均可出现泄泻，“准医生”们对此须提高认知度，注意鉴别，以免误诊。泄泻类证的鉴别要点见表1-26。

表1-26　泄泻类证的鉴别要点

证型	主要症状
大肠湿热证	大便黏滞，排便不爽，气味臭秽，肛门灼热等
脾肾阳虚证	黎明前腹痛作泻，泻后痛减，伴腰膝冷痛等
脾胃寒湿证	泻下清稀，伴腹部冷痛，泛恶欲吐，肠鸣等
食滞胃脘证	泻下臭秽，伴有呕吐酸腐，腹胀拒按，纳减等
肝脾不调证	腹痛作泻，泻后痛减，伴有情绪抑郁等

18. 忽略对便血颜色及质地的辨析　例如病人出现便血情况时，“准医生”们大多只考虑出血的量，很少追问便血的颜色及质地，这将会造成对病证诊断的困难。因为大多数病人难以对自己出血量做出准确判断，因此，对于便血的病人更应注重血色、质地情况的综合询问。若便黑如柏油，或便血紫黯，为远血，多因胃肠瘀血，或脾不统血所致；若便血鲜红，粪血不融合，为近血，多为热邪内盛，肠风下血，或肛门局部脉络瘀血而成；若大便中夹有脓血黏液（称为脓血便），多见于痢疾，常为湿热积滞交阻于肠道，脉络受损，气血瘀滞腐败所致。临床尚须结合其兼症加以鉴别。

19. 未掌握导致月经后期的病机　在分析导致月经后期的病机时，认为月经后期一般均属实证，理由就是气滞、血瘀、寒凝等，冲任受阻，胞络不通，故经期推迟。但在临床上经期延后者，营血亏损，血源不足，血海空虚，阳气虚衰，推动无力，不能按时蓄泄所致并不在少数，故更须注意举一反三。

20. 将月经过多与崩漏混为一谈　不少医生把月经过多当成崩漏，分不清两者的区别。月经过多，指在行经期内月经血量较常量明显增多。崩漏，是指非行经期间，阴道内忽然大量出血，或持续下血，淋漓不止。一般来势急，出血量多者，称为崩，或崩中；来势缓，出血量少而淋漓不止者，称为漏，或漏下。然两者均可由热伤冲任，迫血妄行；或脾肾气虚，冲任不固；或瘀阻冲任，血不归经所致。

21. 未掌握月经过少和闭经的病机　月经过少，指行经期内月经血量较常量明显减少。多因精血亏少，或气血两虚，血海失充，或寒凝血瘀，冲任不畅所致。闭经，指女子年逾18周岁，月经尚未来潮，或已行经，但未受孕，且不在哺乳期，而又停经3个月以上者。病理性闭经，多因脾肾亏损，冲任气血不足，血海空虚，或气滞、寒凝而血瘀，或痰湿阻滞胞宫，胞脉不通所致。部分少女初潮后，偶尔出现月经停闭，而又无其他不适反应者，不作闭经论治。

22. 不注重痛经类证的鉴别　痛经是指正值经期或行经前后，出现周期性小腹疼痛，或痛引腰骶，甚至剧痛难忍者。行经期少腹（属肝）冷痛（寒凝）、刺痛（瘀血），遇寒加重，得温痛减，亦属痛经范畴，是为寒滞肝脉所致。痛经临床上主要根据疼痛的性质特点及时间进行辨证，鉴别要点见表1-27。

表1-27　痛经类证鉴别要点

证型	主要表现
气滞或血瘀证	经前或经期小腹胀痛或刺痛，经色黯夹血块
寒凝或阳虚证	经期小腹冷痛，得温痛减，经色紫黯夹血块
气血两虚证	经期或经后小腹隐痛，经色淡红质稀

（五）病案示例

病案一

患者，男，60岁。因“大便黏滞，排便不爽1年”而就诊。患者平素不耐烦劳，近1年大便秘结，解时甚为困难，粪便并不干硬，有后重感，粪阻肛门，不得解出，努挣无力，甚时一次大便，要几次如厕，才能得解。粪便大多先结后溏，有时粪块很大，亦不坚硬，每次大便，往往汗出淋漓，似乎得病一番，需得卧床休息。便前肠鸣，连连矢气。几经求治，未见效果，不能吃通便泻下药，否则大便即随之泄泻，不能自控，而泻后又秘结。平素常自畏寒，饮食喜温。舌体稍胖，边有齿痕，苔薄腻，脉细弱。既往史：有慢性胃炎病史。否认“肝炎”、“结核”等传染病史，否认重大外伤手术史，否认输血史，否认药物及食物过敏史，预防接种史不详。

医生：您这次是什么原因来我们医院的？

病人：我大便不通畅，总好像没排干净。

医生：大便干吗？

病人：不干。

医生：成形吗？

病人：不太成形，是黏黏滞滞那种。

医生：是什么颜色？有黏液或者脓血吗？

病人：有点黄褐色，没有黏液和脓血。

医生：气味臭吗？

病人：挺臭的。

医生：有肚子痛吗？

病人：有一点，但不是很严重。

医生：有发热、口渴吗？

病人：没有发热，口渴但喝水不多。

医生：排便以后有什么不舒服吗？

病人：觉得排不干净，再去便还是便不出来，而且一上厕所就出大汗啊，上完之后感觉特别虚，得歇好一阵。

医生：大便次数多吗？

病人：每天有 3 ~4 次。

医生：这种情况有多久了？

病人：1 年多了。

医生：用过什么药吗？

病人：用过，便不出来特别难受，用过开塞露，能好一阵，全能排出来，然后又是和原来一样，又排不出来了。

医生：您以前检查过吗，有什么相关的疾病吗？

病人：有，年轻的时候查出来有慢性胃炎。

医生：您平时喜欢什么样的饮食，身体怎么样？

病人：我是干部，平时应酬多点，总是吃饭店，又油又腻，现在什么都不爱吃，也吃不下。平时就怕冷，可能是上了年纪还有工作得做吧。

医生：小便怎么样？

病人：小便清亮，但是也尿的不多。

医生：伸舌头让我看看（舌体稍胖，边有齿痕，苔薄腻）。

医生：让我摸摸您的脉（脉细弱）。

1. 操作及结果

（1）问主诉：大便黏滞，排便不爽 1 年。

（2）问现病史既往史：患者自述 1 年前出现大便黏滞，排便不爽，每日泻下 3 ~4 次，并伴便后汗出，乏力倦态，小便清。曾用开塞露，未见好转，故前来就诊。患者慢性胃炎病史。

2. 内容要点

（1）诊断：便秘——气虚秘。

（2）分析：大肠者为“传导之官”，故大便的排泄直接由大肠所司，但与脾胃的腐熟运化、肝的疏泄、肾的温煦及肺气的肃降有着密切的关系。大便异常，不仅是机体消化功能强弱的表现，而且亦是判断脏腑寒热虚实的重要依据。如本病案，大便秘结，可由胃肠湿热、食积胃肠、脾虚湿盛、肝郁脾虚、气血不足、脾肾阳虚等所致，病有寒热虚实之分，须注意鉴别。本病案病人以大便黏滞、排便不爽为主症，病由年老体虚，饮食不节，正气不足所致，故可确定其病位在大肠，病性属虚证，为气虚便秘。患者平素有胃炎病史，饮食欠佳，后天不足，加之年老体虚不耐烦劳，再结合畏寒喜温，面色白，均是一派气虚现象，但临床常有虚实夹杂，寒热错杂者，问诊之时要用心辨证，问辨结合。

（3）鉴别诊断：在本病案中，从病人的主诉已经可以确定其病位在大肠，病性为实证，而从其伴随的腹痛、口渴不欲饮水、大便气味臭秽、便后肛门周围灼热、小便深黄等症来看，可以确诊为大肠湿热证。本证当重点与食滞肠道证相鉴别。两者均可出现腹痛泻下、大便不爽、气味臭秽等症。大肠湿热以湿热蕴结大肠为主，表现如本病案，出现泻下黄糜、肛周痒热、渴不欲饮、小便深黄等；而食滞肠道证是饮食自倍所伤，必兼见泻下不消化食物、腹胀厌食、呕吐酸腐等症，可资鉴别。

病案二

患者，男，43 岁。因“头目胀痛反复发作 2 年，加重 1 周”而就诊。患者 2 年前开始，遇到工作压力大、精神紧张时出现头目胀痛，曾去社区医院就诊，检查血压正常，用中药调理后好转。最近 1 周，因到年底了，公司事多，压力大，头痛发作，两太阳穴胀痛，痛引两目，伴急躁易怒，口干口苦，失眠多梦，大便干结，小便较黄。舌质红，苔薄黄，脉弦数。既往体健。否认“肝炎”、“结核”等传染病史，否认重大外伤手术史，否认输血史，否认药物及食物过敏史，预防接种史不详。

医生：您哪里不舒服？

病人：头痛。

医生：多长时间了？

病人：1 个星期。

医生：头的哪个部位？怎么个痛法？

病人：两边太阳穴胀痛，牵扯到眼睛也胀痛。

医生：以前痛过吗？

病人：痛过，2 年前开始，遇到工作压力大、精神紧张时就痛，每年都要犯几次。

医生：您去医院看过吗？

病人：去社区医院看过，医生给我量血压，血压不高，开了点止痛药片，吃了就不痛，一停药又痛起来，所以我还是想用中药治疗。

医生：您的睡眠如何？

病人：睡眠一直不好，入睡特别困难，做梦多。

医生：您最近的情绪如何？

病人：年底了公司事多，压力大，近来脾气也不好，容易急躁、发火。

医生：您的胃口好吗？

病人：还可以。

医生：平时感到口干、口苦吗？

病人：最近总觉得口干，早晨起来感到口苦。

医生：大、小便正常吗？

病人：大便干结，2 ~3 天才解一次。小便比较黄。

医生：伸舌头让我看看（注：舌质红，苔薄黄）。

医生：让我摸摸您的脉（注：脉弦数）。

1. 操作及结果

（1）问主诉：头目胀痛反复发作 2 年，加重 1 周。

（2）问现病史既往史：患者自述 2 年前开始，遇到工作压力大、精神紧张时出现头目胀痛，曾去医院就诊，检查血压正常，用中药调理后好转。近 1 周因年底公司事多，压力大，头痛发作，两太阳穴胀痛，痛引两目，伴急躁易怒，口干口苦，失眠多梦，大便干结，小便较黄。

2. 内容要点

（1）诊断：头痛——肝火上炎。

（2）分析：本病案中，病因为劳累过度、七情过极（年底事多，压力大）；病位在肝（头目胀痛，急躁易怒）；病性属实属热（口干口苦，失眠多梦，大便干结，小便黄等），无腰酸腿软、五心烦热等肝肾阴虚之象，故可诊断为肝火上炎证。肝主疏泄，调节情志，开窍于目。患者工作紧张、精神压力大，故致七情过极，气郁化火，火性炎上，而致头目胀痛反复发作。肝火循经上攻头目，故头痛，痛引两目；肝胆互为表里，肝热移胆，循经上冲，故头痛牵引两太阳穴胀痛；肝火上炎耗津，夹胆热上蒸，故见口干口苦；肝火上扰，神魂不得安宁，故急躁易怒，失眠多梦；火热伤津，则大便干结，小便较黄。舌质红，苔薄黄，脉弦数，是为肝火上炎之征象。

（3）鉴别诊断：在本病案中，通过问诊得知，“头胀痛”是病人的主症，发病时间2年，加重1周。疼痛是临床上最为常见的一种自觉症状，可见于患病机体的各个不同部位。疼痛有虚实之分。因实而疼痛者，多因感受外邪、气滞血瘀、痰浊凝滞，或食积、虫积、结石等阻滞脏腑经脉，气机运行不畅所致。其痛势较剧，持续时间长，痛而拒按。因虚而疼痛者，多因阳气亏虚，精血不足，脏腑经脉失养所致。其痛势较缓，时痛时止，痛而喜按。本病案病人头目胀痛，可知病位在肝；其痛势较剧，持续不止，故其病性当属实证。

病案三

患者，男，46岁。因“心悸1年，加重1周”而就诊。1年前因工作紧张，操劳过度而致心悸，曾往区医院就诊，经心电图检查未见异常，服用谷维素片后好转，此后常反复发作。此次于1周前通宵加班而致再次复发。现自觉心悸，手足心热，潮热盗汗，心烦失眠，夜寐多梦，口干不欲饮，大便干结，小便黄。舌质红，苔少，脉细数。既往体健。否认“肝炎”、“结核”等传染病史，否认重大外伤手术史，否认输血史，否认药物及食物过敏史，预防接种史不详。

医生：您哪里不舒服？

病人：心慌、心跳。

医生：有多久了？

病人：1个星期了。

医生：是什么原因引起这种情况的？

医生：可能是这一阵子赶投标材料，通宵加班，太累了。

医生：有胸闷、胸痛吗？

病人：这倒没有。但是老觉得手脚心发烫，身体也发热。

医生：您这种感觉在一天当中什么时段最明显？

病人：一般都是下午和晚上，早上起来感觉比较好。

医生：你量过体温吗？

病人：量过好几次，基本都是37℃左右。

医生：这种情况以前有吗？去医院看过没有？

病人：去年开始，也是这个时候，因为工作紧张发作的，当时去区医院看过，做心电图没问题，医生给谷维素片吃，慢慢好转了。但后来只要工作压力大就会犯病，但这次感觉要重些。

医生：您的睡眠如何？

病人：心烦得很，睡眠不好，做梦特多。

医生：晚上睡觉会出汗吗？

病人：最近常有。

医生：您的胃口好吗？

病人：还可以。

医生：平时感到口干、口苦吗？

病人：觉得口干，但是也不想喝水，口不苦。

医生：大、小便正常吗？

病人：大便干结，2～3天才解1次。小便偏黄。

医生：伸舌头让我看看（注：舌质红，苔少）。

医生：让我摸摸您的脉（注：脉细数）。

1. 操作及结果

（1）问主诉：心悸1年，加重1周。

（2）问现病史既往史：患者自述1年前因工作紧张，操劳过度而致心悸，曾往区医院就诊，经心电图检查未见异常，服用谷维素片后好转，此后常反复发作。此次于1周前通宵加班而致再次复发。现自觉心悸，手足心热，潮热盗汗，心烦失眠，夜寐多梦，口干不欲饮，大便干结，小便黄。

2. 内容要点

（1）诊断：心悸——心阴虚。

（2）分析：在本病案中，从病人的主诉已经可以确定其病位在心，病性为虚证，而从其伴随的手足心热，潮热盗汗，心烦失眠，夜寐多梦，口干不欲饮，大便干结，小便黄等症来看，可以确诊为心阴虚证。心主血脉，又主神志，为君主之官。患者1年来经常工作紧张，劳神太过，暗耗心阴。心阴亏少，心失濡养，心动不安，故心悸常反复发作。阴虚阳亢，虚热扰心，神不守舍，故见心烦、失眠、多梦；虚热内生，故手足心热，潮热盗汗；阴虚失于滋润，但耗津较少，故口干而不欲饮；阴虚内热，失于滋润，故见大便干结，小便黄。舌红少苔，脉细数，为阴虚内热之象。

（3）鉴别诊断：心悸是指患者自觉心跳、心慌，不能自主的一种症状，也是心病最常见的自觉症状。其形成的原因较多，因虚而悸者，多因心脏的心气、心阳亏虚，鼓动乏力；心血、心阴不足，心失所养。因实而悸者，多因火热内扰，心神不宁；痰瘀内蕴，阻滞心脉；胆郁痰扰，心神不安。临床须细辨之。在本病案中，病人主症是心悸，可知其病位在心；反复发作长达1年，久病多虚；病因为通宵加班赶材料，劳心太过；病性当属虚证。

病案四

患者，女，20岁。因“失眠、多梦2周”而就诊。患者近2周因临近期末为应付考试每天熬夜，导致睡眠障碍，入睡困难，甚至彻夜不眠，且伴有多梦，曾自服六味地黄丸未见好转。现失眠多梦，精神不振，心烦，舌尖生疮，口渴喜冷饮，大便干结，小便黄。舌质红，苔黄干，脉数有力。既往体健。否认“肝炎”、“结核”等传染病史，否认重大外伤手术史，否认输血史，否认药物及食物过敏史，预防接种史不详。

医生：您哪里不舒服？

病人：我睡眠不好。

医生：具体表现怎么样？

病人：躺在床上很久才能入睡，甚至有过整晚都睡不着的，我都快崩溃了。

医生：有多久了？

病人：2 个星期了。

医生：是什么原因引起这种情况的？

病人：临近期末了，考试一门接一门，每天都熬到夜里 1～2 点，结果上床后还很兴奋，好久都睡不着，好不容易睡一下，又总是做梦。

医生：每天能睡多长时间？

病人：最多三四个小时吧！你看我黑眼圈都出来了。

医生：白天觉得精神怎么样？

病人：精神不好，上课都听不进去，心烦得很，舌尖上长了两个溃疡，疼死我了。

医生：这种情况以前有吗？去医院看过没有？

病人：以前没有，也没去看，我吃了几天六味地黄丸，也没什么用。

医生：您的胃口好吗？

病人：还可以。我口渴，喝好多水还是觉得渴。

医生：喜欢喝冷的还是热的？

病人：喝冷的。

医生：大、小便正常吗？

病人：大便干结，两三天才解一次。小便黄。

医生：伸舌头让我看看（注：舌质红，苔黄干）。

医生：让我摸摸您的脉（注：脉数有力）。

1. 操作及结果

（1）问主诉：失眠多梦 2 周。

（2）问现病史既往史：患者自述临近期末，近 2 周为应付考试每天熬夜，导致睡眠障碍，入睡困难，甚至彻夜不眠，且伴有多梦，曾自服六味地黄丸未见好转。现失眠多梦，精神不振，心烦，舌尖生疮，口渴喜冷饮，大便干结，小便黄。

鉴别诊断：在本病案中，从病人的主诉已经可以确定其病位在心，而从其伴随的心烦、舌尖生疮、口渴喜冷饮、大便干结、小便黄等症来看，可以确诊为心火炽盛证。

2. 内容要点

（1）诊断：失眠——心火亢盛。

（2）分析：心主藏神。患者近 2 周为应付考试每天熬夜，精神紧张，导致心火内炽，神不守舍，故见入睡困难，甚至彻夜不眠，且伴有多梦；心火炽盛，内扰心神，故见心烦；心火上炎舌窍，故见舌尖生疮，溃烂疼痛；热盛伤津，故见口喜冷饮，大便干结，小便黄。舌红苔黄干，脉数有力，均为心火炽盛之象。六味地黄丸主治肾阴虚证，与本证不相对应，故用之无效。

（3）鉴别诊断：失眠又称不寐或不得眠，其与人体卫气的循行、阴阳的盛衰、气血的盈亏及心肾的功能密切相关。主要是由于机体阴阳平衡失调，阴虚阳盛，阳不入阴，神不守舍所致。失眠有虚实之分，虚者多为心的气血阴阳不足、心脾两虚、心肾不交、心神失养所致；实者多为心火炽盛、胆郁痰扰、痰瘀阻滞，心神被扰而成。本病案病人为在校大学生，失眠的病因为学习压力大，紧张焦虑，可知其病位在心，伴心烦口渴，喜冷饮，生舌疮，大便干结等症，且发病 2 周，病程短，病性当属实证。

病案五

患者，男，21 岁。因“大便黏滞，排便不爽 4 天”而就诊。患者 4 天前喝冷饮吃西瓜后，出现大便黏滞，气味臭秽，排便不爽，每日泻下 3～4 次，并伴腹痛，口渴不欲饮水，便后肛门周围灼热，小便深黄。曾自服藿香正气水，未见好转，故前来我院就诊。舌质红，苔黄腻，脉滑数。既往体健。否认“肝炎”、“结核”等传染病史，否认重大外伤手术史，否认输血史，否认药物及食物过敏史，预防接种史不详。

医生：您哪里不舒服？

病人：我大便不通畅，总好像没排干净。

医生：大便干吗？

病人：不干。

医生：成形吗？

病人：不太成形，是黏黏滞滞那种。

医生：是什么颜色？有黏液或者脓血吗？

病人：有点黄褐色，有点黏液，没有脓血。

医生：气味臭吗？

病人：挺臭的。

医生：有肚子痛吗？

病人：有，尤其是大便之前。

医生：有发热、口渴吗？

病人：没有发热，口渴但喝水不多。

医生：排便以后有什么不舒服吗？

病人：觉得肛门周围有点热辣辣的。

医生：大便次数多吗？

病人：每天有 3～4 次。

医生：这种情况有多久了？

病人：4 天了。

医生：之前吃了什么不干净的东西吗？

病人：不清楚，天气很热，喝了冷饮又吃了西瓜。

医生：吃过什么药吗？

病人：吃了藿香正气水，但也没见好转。

医生：您平时喜欢什么样的饮食？

病人：我喜欢吃肉，喜欢喝冷饮。

医生：小便怎么样？

病人：小便像茶水那样。

医生：伸舌头让我看看（注：舌质红，苔黄腻）。

医生：让我摸摸您的脉（注：脉滑数）。

1. 操作及结果

（1）问主诉：大便黏滞，排便不爽 4 天。

（2）问现病史既往史：患者自述 4 天前喝冷饮吃西瓜后，出现大便黏滞，气味臭秽，排便不爽，每日泻下 3～4 次，并伴腹痛，口渴不欲饮水，便后肛门周围灼热，小便深黄。曾自服藿香正气水，未见好转，故前来我院就诊。

2. 内容要点

（1）诊断：泄泻——大肠湿热。

（2）分析：大肠者为“传导之官”，故大便的排泄直接由大肠所司，但与脾胃的腐熟运化、肝的疏泄、肾的温煦及肺气的肃降有着密切的关系。大便异常，不仅是机体消化功能强弱的表现，而且亦是判断脏腑寒热虚实的重要依据。如本病案，大便溏泄，可由胃肠湿热、食积胃肠、脾虚湿盛、肝郁脾虚、脾肾阳虚等所致，病有寒热虚实之分，须注意鉴别。本病案病人以大便黏滞、排便不爽为主症，病由饮食不慎所致，病程仅4天，伴肛门灼热，大便臭秽，故可确定其病位在大肠，病性属实证、热证。正值夏季，患者误食生冷不洁之物，湿热内生，蕴结肠道，故致泄泻，每日泻下3～4次。湿热互结，下注大肠，故见大便黏滞，气味臭秽，排便不爽，肛门灼热；湿热蕴结肠道，腑气滞涩不畅，故见腹痛；湿热伤津不重，故口渴饮水不多；湿热下注，故小便深黄。舌质红，苔黄腻，脉滑数为湿热内蕴之象。

（3）鉴别诊断：在本病案中，从病人的主诉已经可以确定其病位在大肠，病性为实证，而从其伴随的腹痛、口渴不欲饮水、大便气味臭秽、便后肛门周围灼热、小便深黄等症来看，可以确诊为大肠湿热证。本证当重点与食滞肠道证相鉴别。两者均可出现腹痛泻下、大便不爽、气味臭秽等症。大肠湿热以湿热蕴结大肠为主，表现如本病案，出现泻下黄糜、肛周痒热、渴不欲饮、小便深黄等；而食滞肠道证是饮食自倍所伤，必兼见泻下不消化食物、腹胀厌食、呕吐酸腐等症。可以资鉴别。

病案六

患者，女，29岁。因“经期推迟伴少腹痛半年”而就诊。患者近半年来月经周期推迟，大多推迟10天左右。行经的天数为4～5天，月经的量较前略少，色较黯、血块较多。此次月经为10月9日，至今已推迟半月月经未至，伴少腹冷痛，时有刺痛，形寒肢冷，遇寒加重，得温痛减，饮食、二便自调。舌黯红，苔薄白，脉沉弦。既往体健。否认“肝炎”、“结核”等传染病史，否认重大外伤手术史，否认输血史，否认药物及食物过敏史，预防接种史不详。

医生：您哪里不舒服？

病人：我月经不正常，总是推迟。

医生：这种情况有多久了？

病人：半年左右。

医生：一般推迟多少天？

病人：大多推迟10天左右，上次是10月9号来的月经，一直到现在月经还没来。

医生：您结婚了吗？

病人：结婚快5年，小孩2岁多了。

医生：为了正确诊断，我需要再问一个私密一点的问题，您用什么方法避孕？

病人：去年“五一”节后我做了1次人流，后来就放环，之后一直没事。

医生：您每次经期有几天？

病人：4～5天。

医生：月经量与以前相比有变化吗？

病人：比以前要少一点。

医生：颜色呢？

病人：比较黯。

医生：有血块吗?

病人：血块比较多。

医生：来月经时有没有腹痛或其他什么不舒服?

病人：这两边（用手指少腹部）冷冷的痛，有时像针扎一样，怕冷，手脚冰凉，抱个热水袋舒服一点。

医生：胃口怎么样?

病人：胃口挺好，大小便也没问题，就是这个月经，很烦人啊。

医生：您先别着急，让我看看您的舌头（注：舌黯红，苔薄白）。

医生：让我摸摸您的脉（注：脉沉弦）。

1. 操作及结果

（1）问主诉：经期推迟伴少腹痛半年。

（2）问现病史既往史：患者自述近半年来月经周期推迟，大多推迟 10 天左右。行经的天数为 4 ~5 天，月经的量较前略少，色较黯、血块较多。此次月经为 10 月 9 日，至今已推迟半月月经未至，伴少腹冷痛，时有刺痛，形寒肢冷，遇寒加重，得温痛减，饮食、二便自调。

2. 内容要点

（1）诊断：月经后期——寒滞肝脉。

（2）分析：月经的形成与肾、肝、脾、胞宫、冲任两脉及气血等的关系十分密切，所以询问月经的有关情况，可以判断机体脏腑功能的状况及气血的盛衰。如本病案，经期推迟，临床所见可由血寒凝滞，胞脉受阻；或气血不足，血海空虚；或肝郁气滞，冲任失调所致。临证可结合其伴随症加以鉴别。本病案病人以月经周期延后，少腹冷痛、刺痛为主症，故可确定其病位在肝，病性属寒证、实证。足厥阴肝经绕阴器，抵少腹，寒滞肝脉，故经期延后，少腹冷痛；寒凝血滞，胞络不通，故经色较黯、血块较多，时有刺痛；寒则气血凝滞，热则气血流通，故其痛遇寒加重，得温痛减；阴寒内盛，温煦失职，故形寒肢冷；舌黯红，苔薄白，脉沉弦为寒凝血瘀之征象。

（3）鉴别诊断：在本病案中，从病人的主诉已经可以确定其病位在肝，病性为寒证、实证，而从其伴随的经量较前减少，经色较黯，血块较多，少腹冷痛，时有刺痛，形寒肢冷，遇寒加重，得温痛减等症来看，可以确诊为寒滞肝脉证。

（张宁苏）

第四节　脉　　诊

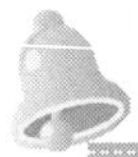

【培训目标】

1. 掌握寸口脉诊的方法，正常脉象的特征，常见病理脉象的特征与临床意义，相兼脉的主病规律。

2. 熟悉三部九候诊脉法，脉诊原理，脉象的生理变异，诊妇人脉、小儿脉的特殊性以及真脏脉的特点。

（一）主要内容

1. 脉象形成的原理，脉诊的部位、方法和注意事项。

2. 脉象要素及平脉特征。

3. 常见脉象的特征及其临床意义。

4. 脉象鉴别、相兼脉和真脏脉。

5. 诊妇人脉与小儿脉。

6. 脉诊的临床意义及脉症从舍。

（二）步骤与方法

1. 步骤　察脉位→定至数→辨脉形→判脉势→审节律。

（1）按脉象要素进行归类叙述：脉象要素通常以位、数、形、势、律五方面进行分析归纳，以五要素统括28脉。脉位是指脉动部位的浅深；脉数是指脉搏的至数，即脉动频率的快慢；脉形是指脉动的形状和形态，包括脉形的粗细、长短及脉管的紧张度与脉搏往来的流利度；脉势是指脉搏应指的强弱，与脉管的紧张度与流利度也相关。脉律师指脉动周期间隔时间的规律性。因此临床上可以按照察脉位→定至数→辨脉形→判脉势→审节律等步骤详细推求脉象特征。

近代通过对脉学文献的深入理解和实验研究的资料总结，可将构成各种脉象的主要因素，大致归纳为脉象的部位、至数、长度、宽度、力度、流利度、紧张度、均匀度八个方面。这些特征的不同程度变化的组合，就表现为各种不同的脉象形态。

1）脉位：脉动显现部位的浅深。脉位表浅为浮脉；脉位深沉为沉脉。

2）至数：脉搏的频率。中医以一个呼吸周期为脉搏的计量单位。一呼一吸为“一息”。一息脉来四五至为平脉，一息五六至为数脉，一息不足四至为迟脉。

3）脉长：脉动应指的轴向范围长短。即脉动范围超越寸关尺三部称为长脉，应指不及寸、尺两部者称为短脉。

4）脉力：脉搏的强弱。脉搏应指有力为实脉，应指无力为虚脉。

5）脉宽：脉动应指的径向范围大小，即手指感觉到脉道的粗细（不等于血管的粗细）。脉道宽大的见洪脉、大脉，狭小的见细脉、濡脉、弱脉、微脉等。

6）流利度：脉搏的流利通畅程度。脉来流利圆滑者为滑脉；艰涩不畅者为涩脉。

7）紧张度：脉管的紧急或弛缓程度。脉管绷紧为弦脉；弛缓为缓脉。

8）均匀度：包括两个方面，一是脉动节律是否均匀；二是脉搏力度、大小是否一致。一致为均匀，不一致为节律不齐。常见节律不齐的脉象有促脉、结脉、代脉、散脉、涩脉。

（2）按脉象要素进行机制分析：古代脉学专著多次提到纲要脉，按脉象要素进行常见病脉的脉理阐述，这样更易于学习、掌握及诊察。借鉴历代医家的临证经验，近代医家对脉象要素进行了进一步的分析。

1）浮沉分表里：脉管是动脉血管，夹于表皮与骨膜之间。脉管在此二者之间的相对位置分别为浮沉。当脉的自然位置接近于皮肤时，此时脉象表浅，表示为“浮脉”；同时，此刻疾病的病势也比较表浅，即“浮脉主表病”。而当脉的自然位置接近于骨膜，说明此时脉象深沉，为“沉脉”；同时，与此脉相关疾病的病势也比较深沉而居于里，即“沉脉主里病”。简述为：“浮沉分表里”。

2）迟数知寒热：脉率是脉搏的最根本的概念之一，这个侧面与西医脉搏至数的概念相近。《素问·平人气象论》所说："人一呼脉再动，一吸脉变亦动，呼吸定息脉五动，命曰平人。"当患者发烧体温上升时，心跳加速、脉率加快；当人体代谢速度减慢、体温偏低时，心率也会减慢，脉率也相应减缓。这就形成了一个较为直观的表达，即脉率与机体代谢状态相关。脉来的速度快命名为"数脉"，反之称"迟脉"。此即"迟数知寒热"。

3）边界察散敛：边界指的是脉的形态，散敛则是手指的感受。脉诊所按持的脉是动脉血管的一部分，而脉管是一个能够产生弹性的变形圆柱体，这个圆柱体在受到外力挤压之后必然向两侧扩展，当手指按压脉管时，脉管即会出现两个边界，而这个边界变化的自然形态，体现了动脉壁的弹性特征。中医认为气为血帅，气能摄血，所以气机的变化与动脉壁的弹性变形相关。动脉壁的外观形态反映气机敛血与人体气化功能的好坏。边界清晰，是为气机有内敛之性；边界不清，是气机内敛无力，有外达之势。即所谓"边界察散敛"。

4）脉宽测进退：人体的血管属于软组织，在各种因素的刺激下不断产生变化。"寒则收引，热则缓纵"，这种变化是由血管壁的张力与韧性决定的。"大则气盛，小则气衰"，则是由心脏跳动的动能决定。脉搏形态的大小粗细，显然也是与多因素相关的。若心脏动能充足，血液充盛，则脉形阔大；若心脏动能不足，血液不足，血管壁内收，则脉形细小。所以古人说"大则病进"，是指正邪皆有余而脉形阔大，是为邪正交争日盛而言病进。所以说"脉宽测进退"。

5）手感审气血：手感指的是手指对血液流动的感触，血液的流动感也就是气血的流动状态，在脉学上的表示就是"滑脉"与"涩脉"。滑是"如盘走珠"，涩是"如雨黏沙"，就是对血液流动感的直接表述。涩主血分是流动感不强，滑主气分是流动感较强，此即"手感分气血"。

6）脉力判虚实：脉力即指感有力无力，是指脉搏的力度，亦即动脉内血液对血管壁的压力，间接代表了心脏搏动的力量。脉搏有力则提示心脏搏动有力，是为"气实"，脉搏无力则提示心脏搏动无力，是为"气虚"。《素问·通评虚实》曰：邪气盛则实，精气夺则虚。虚实既定，则邪正可分也。从现代观点看，心脏跳动应当是从容和缓，力度得当。当人体受到外邪刺激，在应激状态下首先出现心率加速，搏动有力，故有力多为邪实，而无力则为正气亏虚，鼓动脉搏乏力。所以说"脉力判虚实"。

2. 方法

（1）医患体位：患者心手相平，直臂仰掌；医者侧向相对，左右交叉。诊脉时患者应取正坐位或仰卧位，前臂向前平展，与心脏同一水平，手腕伸直，掌心向上，手指微曲，在腕关节下面垫一松软的脉诊。医生则与患者侧向相对，一般以左手切按病人的右手，以右手切按病人的左手。

（2）诊脉指法：包括选指、布指、调指、运指。

1）医生以左手示指、中指和无名指切按病人右手的寸、关、尺三部脉象，而以右手示指、中指和无名指切按病人左手的寸、关、尺三部脉象。

2）布指：诊脉下指时，首先用中指定关，即医生用中指按在病人掌后高骨内侧关脉部位，然后示指按在关前（腕侧）诊寸脉，无名指按在关后（肘侧）诊尺脉。

3）调指：医者三指平齐，略呈弓形，与受诊者手臂约成45°，以指目诊脉。布指疏密适宜，若患者身高臂长，布指宜疏，若患者身矮臂短，布指宜密。

4）运指：诊脉时医生需运用不同指法与指力以诊察脉象。①举按寻：这是诊脉时运用指力的轻重和挪移，以探索脉象的一种手法。用轻指力按在皮肤上叫举，又称浮取或轻取；用重指力按在筋骨间叫按，又称沉取或重取；指力从轻到重，从重到轻，左右前后推寻，以寻找脉动最明显的特征，称之寻。诊脉时必须注意体会举、按、寻之间的脉象变化。②循法：循是指切脉时三指沿寸口脉长轴循行，诊察脉之长短，比较寸关尺三部脉象的信息。③单按与总按：三指平布，同时用力按脉，称为总按。目的是总体体会三部九候脉象。分别用一指单按该指相应的某部脉象，重点体会某一部脉象特征，称为单按。见表1-28。

表1-28 诊脉指法

诊脉指法	选指	医生以左手示指、中指和无名指切按病人右手的寸、关、尺三部脉象； 以右手示指、中指和无名指切按病人左手的寸、关、尺三部脉象
	布指	中指定关（掌后高骨内侧） 示指定寸（关前腕侧） 用无名指定尺（关后肘侧）
	调指	调平齐度：三指并拢成弓形，指端平齐。 调角度：医者手指与病人手臂成45°，指目诊脉。 调疏密度：布指的疏密与患者手臂长短和医生的手指粗细相适应，小儿多用“一指定三关法”
	运指	指力不同： 举（轻指力按在皮肤上，亦称浮取、轻取） 按（重指力按在筋骨间，亦称沉取、重取） 寻（指力从轻到重，从重到轻，左右前后推寻）中取（中等指力诊脉） 循（三指沿寸口脉长轴循行） 指法不同： 总按（三指平布，同时用力按脉） 单按（一指单按该指相应的某部脉象）

（3）调息定至：医生在诊脉时注意调匀呼吸，用自己一呼一吸的时间去计算病人脉搏的次数，即所谓“调息定至”。此外，调息有利于医生集中思想，全神贯注，仔细体会，更好地辨别指下的脉象。

（4）切脉时间：诊脉时间最好为清晨，切脉时一般每手至少1分钟，两手以3～5分钟为宜。

（5）小儿诊脉法：小儿寸口部位甚短，一般用“一指（拇指或示指）定关法”，不必细分寸、关、节三部。

（三）注意事项

1. 诊室环境　诊室应尽可能保持安静，采取一对一的诊察方式，便于患者充分得到放松，以利于获得准确的脉象信息。

2. 医患状态　诊脉之前，医生应修剪指甲，以免影响脉象的判断。患者则应在较为安静的环境中休息片刻，使呼吸调匀，气血平静。

3. 注意患者卧位时，如果侧卧下面手臂受压，或上臂过高或过低，与心脏不在一个水平面时，都有可能影响气血的运行，使脉象失真。

4. 重视生理异常脉位，常见有反关脉与斜飞脉。

5. 结合四时分析，四时对人体的生理病理活动有重要影响，诊脉也不例外。中医素有春弦，夏洪、秋（毛）浮、冬（石）沉之说，应引起注意。

6. 排除情志干扰，情志变化可使脉搏跳动发生相应改变，应注意排除由于一时性情志变化所引发的脉象改变。

7. 诊脉过程中如察其脉律不匀、有间歇的现象时，应适当延长诊脉时间，应注意间歇出现是否有规律。

8. 注重脉证合参，注意脉象与患者临床表现之间的内在联系。

（四）疑难鉴别

1. 脉象形成的原理　脉象的形成与心脏搏动、脉道的通利和气血的盈亏直接相关，其中心脏搏动是形成脉象的动力，气血运行是形成脉象的基础，五脏协同是脉象正常的保证。

2. 诊脉独取寸口的原理

（1）寸口为“脉之大会”：寸口又称气口或脉口，位于腕后高骨（桡骨茎突）内侧桡动脉所在部位，为手太阴肺经原穴太渊所在之处，十二经脉之气汇聚于此，故称“脉之大会”。

（2）肺朝百脉：肺朝百脉，因而寸口脉气能反映五脏六腑的气血状况。

（3）切按方便：寸口在腕后，此处肌肤薄嫩，脉易暴露，切按方便。

3. 三部九候法　每侧寸口分寸关尺三部，即以桡骨茎突为标记，其稍内侧脉动处为关脉，关前（腕端）为寸，关后（肘端）为尺。每部又分浮中沉三候，这就是寸口诊脉的三部九候法。

4. 平脉的特点　有胃、神、根。

（1）脉有胃气：脉象具有从容、和缓、流利的特征。

（2）脉象有神：脉象具有柔和有力、节律整齐的特征。

（3）脉象有根：脉象沉取应指有力，尺部尤显。

具体说来，平脉表现为三部有脉，一息四至或五至（相当于 72 ~ 80 次/分），不浮不沉，不大不小，从容和缓，柔和有力，节律一致，尺脉沉取有一定力量，并随着生理活动和气候环境的不同而有相应正常变化。

5. 六纲脉比类法　在近似的脉象之间采取同中求异的鉴别方法，称为比类法。以浮、沉、迟、数、虚、实六脉为纲，对 28 脉进行归类，然后在同一类脉象之间加以比较。

（1）浮脉类对比鉴别：见表 1-29。

表 1-29　浮脉类对比鉴别

脉名	脉象	主病
浮	轻取即得，重按稍减而不空	表证，亦主虚证
洪	脉来浮大，充实有力，状如波涛汹涌，来盛去衰	气分热盛，亦主邪盛正衰
濡	浮而细软，不任重按	主虚，又主湿
散	浮散无根，至数不齐，稍按则无	元气离散，脏腑之气将绝
芤	浮大中空，如按葱管	失血，亡阴
革	浮而搏指，中空外坚，如按鼓皮	精血亏虚

（2）沉脉类对比鉴别：见表1-30。

表1-30　沉脉类对比鉴别

沉	轻取不应，重按始得	里证
伏	重按推筋著骨始得，甚则伏而不见	邪闭，厥证，痛极
牢	沉按实大弦长	阴寒内实，疝气，癥瘕
弱	沉而细软	气血俱虚，阳虚

（3）迟脉类对比鉴别：见表1-31。

表1-31　迟脉类对比鉴别

迟	脉来迟慢，一息不足四至	寒证
缓	一息四至，脉来怠缓	湿证，脾胃虚弱
涩	脉细而缓，往来艰涩，如轻刀刮竹	气滞血瘀，精伤血少，夹痰夹食
结	脉来缓慢，时见一止，止无定数	阴盛气结，寒痰血瘀。亦主气血虚衰

（4）数脉类对比鉴别：见表1-32。

表1-32　数脉类对比鉴别

数	脉来急促，一息五六至	热证，亦主虚证
促	脉来数而时一止，止无定数	阳盛实热，气血痰饮宿食停滞，亦脏气虚弱，阴血衰少
疾	脉来急疾，一息七八至	主阳极阴竭、元气将脱
动	脉形如豆，厥厥动摇，滑数有力	疼痛，惊恐

（5）虚脉类对比鉴别：见表1-33。

表1-33　虚脉类对比鉴别

虚	举之无力，按之空虚	虚证，多为气血两虚
微	极细极软，似有似无，按之欲绝	气血大虚，阳气衰微
细	脉细如线，但应指明显	气血两虚，诸虚劳损，湿证
代	脉来一止，止有定数，良久方来	脏气衰微，亦主风证、痛证，七情惊恐，跌仆损伤
短	首尾俱短，不及本位	有力为气郁，无力为气损

（6）实脉类对比鉴别：见表1-34。

表1-34　实脉类对比鉴别

实	三部脉举按均有力	实证
滑	往来流利，如盘走珠，应指圆滑	痰饮，食滞，食热
紧	脉来紧张，状如牵绳转索	寒证，痛证，宿食
长	脉形长，首尾端直，超过本位	阳气有余，热证
弦	端直而长，如按琴弦	肝胆病，痛症，痰饮，疟疾。亦主虚劳

6. 相反脉象对举法　在相反脉象之间采取对比的方法鉴别脉象，称为对举法。

（1）浮脉与沉脉：是脉位浅深相反的两种脉象。浮脉脉位表浅、轻取即得，主表属阳；沉脉脉位较深，轻取不应，重按始得，主里属阴。

（2）迟脉与数脉：是脉率快慢相反的两种脉象。迟脉搏动比正常脉慢，即一息不足四至，主寒；数脉搏动则比正常脉快，即一息五至以上，主热。

（3）虚脉与实脉：是脉的搏动力量强弱相反的两种脉象。虚脉三部举按均无力，主虚证；实脉举按均有力，主实证。

（4）滑脉与涩脉：是脉的流利度相反的两种脉象。滑脉往来流利通畅，指下圆滑；涩脉往来艰难涩滞，极不流利，如轻刀刮竹。

（5）洪脉与细脉：是脉体宽度和气势均相反的两种脉象。洪脉脉体阔大，充实有力，来势盛而去势衰；细脉脉体细小如线，脉力较差，但应指明显。

（6）长脉与短脉：是脉气长短相反的两种脉象。长脉的脉气搏动超过寸关尺三部，如循长竿；短脉则脉气不及，前不达到寸或后不及尺部。

（7）紧脉与缓脉：是脉的紧张度相反的两种脉象。紧脉紧张有力，如按转绳；缓脉脉势和缓松弛，且一息四至。

7. 相兼脉与主病　由两个或两个以上单一或复合脉相兼出现的脉象叫相兼脉。28 脉中，有些脉象属单一特征脉，如浮、沉、迟、数等；有些脉本身就是具有复合特征脉，即由几种单一特征脉合成，如弱脉由虚、沉、细三脉相合，濡脉由虚、浮细三脉合成，牢脉由沉、实、大、弦、长五脉相合而成等。这些相兼脉的主病，一般等于各组成脉象主病的总和。如，浮脉主表，数脉主热，紧脉主寒，脉浮数即主表热证，脉浮紧则主表寒证，余可类推。

8. 真脏脉　在疾病危重期出现凡无胃、无神、无根的脉象，称为真脏脉，又称怪脉、败脉、死脉、绝脉，多见于疾病的后期，是病邪深重，元气衰竭，胃气衰败的征象。七绝脉谓釜沸脉、鱼翔脉、虾游脉、屋漏脉、雀啄脉、解索脉、弹石脉。

9. 诊妇人脉与小儿脉

（1）诊妇人脉：妇人有经、孕、产等特有的生理变化及相关疾病，临床上常有诊月经脉，诊妊娠脉，诊死胎脉，诊临产脉。

（2）诊小儿脉：小儿脉与成人不同，其寸口脉位狭小，难分寸关尺，且小儿临诊时常惊动啼哭，脉气随之亦乱，难于掌握。故常有一指三部诊法。小儿脉只诊浮沉、迟数、强弱、缓急，以辨别阴阳寒热表里，邪正盛衰，不详求二十八脉。

10. 脉诊的临床意义

（1）识别疾病的病位与病性。

（2）推测疾病的病因与病证。

（3）判断疾病的进退和预后。

11. 脉证顺逆与取舍　即根据脉症的相应、不相应来判断疾病的吉凶。脉与症不相应，有一真一假的情况，或症真脉假，或症假脉真，这时必须辨明脉症的真假以决定取舍，或舍脉从症，或舍症从脉。

（五）病案示例

病案一

患者，女，34 岁。因“心悸失眠 2 年余，加重 1 个月”而就诊。患者自述于 2012 年 6 月中旬因难产出血过多，而逐渐出现心慌心悸，活动后加重，失眠多梦，健忘，伴神疲乏力，少气懒言，头晕目眩，食欲不振，大便溏烂，月经量多，甚至淋漓不断，血色浅淡，质稀，时有小腹隐痛。近1个月来上述诸症加重而来就诊。查见形体瘦弱，面色萎黄，唇色淡白，舌质淡，苔薄白，脉细弱。

1. 操作及结果

（1）操作：按察脉位→定至数→辨脉形→判脉势→审节律步骤体会脉象特征。本病例患者脉象具有脉位深沉，脉形细小，脉力软弱特点，为脉象相兼的细弱脉。细脉主气血两虚、诸虚劳损，又主湿病。是因营血亏虚不能充盈脉道，气虚则无力鼓动血脉血液运行，故脉体细小而软弱无力；湿邪阻遏脉道，气血运行受限，也见细脉。弱脉主气血不足、阳虚。血虚脉道不充，则脉细；气虚则脉搏乏力；阳虚则鼓动乏力，则脉位深沉。

（2）结果：本病例患者脉细弱，提示气血亏虚，是因难产出血过多，气随血耗，血不养心故见心悸、失眠，脾虚失健故见食欲不振，大便溏烂。

2. 内容要点

（1）诊断：心悸——心脾两虚。

（2）分析：本患者之病因难产出血过多，气随血耗，心失血养、脾失健运所致。气血不足，心神失养，心动不安，故心悸；血不养心，心神不宁，则失眠；血虚不能上荣头面，故头晕目眩；脾气亏虚，运化功能减弱，气血生化乏源，机体失养，故见食欲不振，神疲乏力，少气懒言，形体消瘦；脾虚水湿不运，流注肠中则大便稀烂；脾主统血，脾气亏虚，统血无权，溢于胞宫，则见月经量多，甚至淋漓不断。失血过多，气血不足，胞宫失荣，故时有小腹隐痛。气血不足，不能荣养机体则见形体瘦弱，不能下充血海故见月经血色浅淡，质稀。气血不足不能上荣头面，故见面色萎黄、唇舌淡白。脉细弱为气血两虚的征象。

病案二

患者，男，43岁。因“腹痛泄泻反复发作3年”而就诊。患者自述3年前因患前列腺炎而忧虑过度，之后出现腹痛泄泻反复发作，常因情志不畅或精神紧张而发作，表现为腹痛即泻，泻后痛减，日行三四次，伴有胸胁胀闷，情志抑郁，食欲不振，神疲乏力，面色萎黄，舌淡红，苔薄白，脉弦。

1. 操作及结果

（1）操作：按察脉位→定至数→辨脉形→判脉势→审节律步骤推求脉象特征。本病例患者脉象具有端直而长，如按琴弦，脉势较强而硬的特征，是为弦脉。主肝胆病、痛证、痰饮、疟疾。肝主调畅气机，喜条达而恶抑郁。邪气犯肝，肝失疏泄，气机郁滞，或痰饮内阻，或经络不通而通，脉气皆因此紧张，则出现弦脉。生理性弦脉可见于春季，应自然界生发之气，故脉象弦而柔和。病理性弦脉多弦而强硬。

（2）结果：本病例患者之脉象弦提示其体内有肝胆病、痛证、痰饮、疟疾等病证的可能，而其腹痛腹泻是由于忧虑过度，常因情志不畅或精神紧张而发作，并伴有胸胁胀闷、情志抑郁、食欲不振等症，提示其病属肝气郁滞，横逆犯脾，肝脾不调。

2. 内容要点

（1）诊断：泄泻——肝脾不调。

（2）分析：患者之证由忧虑过度，情志不畅，抑郁伤肝，肝失疏泄，木郁克土，脾失健运所致。肝性喜条达而恶抑郁，肝气郁滞，气机不畅，经脉不利，故胸胁胀闷。木郁克土，脾失健运则脾气虚弱，脾虚水湿不运，流注肠中故腹痛即泻，泻后痛减；脾主运化，脾气虚弱，运化失职，故食欲不振；脾气不足，生化乏源，机体失养，则倦怠乏力；气血不荣，则面色萎黄；弦脉为肝病之脉，肝气不疏，气机不利，脉气紧张，故见弦脉。

病案三

患者，男，14 岁。因“眩晕，甚至昏仆、四肢抽搐反复发作 4 年余”而就诊。患者母亲述其于 2010 年 3 月份开始无明显诱因下病情突发时怪叫一声，随后跌倒，不省人事，口吐涎沫，曾将牙齿咬断，四肢抽搐，移时苏醒，醒后如常。每月发作 10 多次。平时眩晕，大便不畅，痰多。查见舌苔白腻，脉滑。曾做头颅 MRI 未发现异常，脑电图检查发现异常脑电地形图。

1. 操作及结果

（1）操作：按察脉位→定至数→辨脉形→判脉势→审节律步骤推求脉象特征。本病例患者之脉往来流利，应指圆滑，如珠走盘，往来之间有一种回旋前进之感，是为滑脉。滑脉主痰饮、食滞、实热。实邪壅盛于内，气实血涌，故脉势来往甚为流利，应指圆滑而无碍滞。生理性滑脉可见妊娠期妇女，是气血充盛而调和的表现。正常人脉滑而冲和，是营卫充实之象。

（2）结果：本病例患者脉滑提示其体内有痰饮、食滞、实热之可能，而患者平素眩晕，大便不畅，痰多，发病时突然不省人事，口吐涎沫，查见舌苔白腻，四诊合参辨证为痰证。痰浊内盛，肝风夹痰蒙蔽心神是该病之源。

2. 内容要点

（1）诊断：痫病——肝风夹痰，心神蒙闭。

（2）证候分析：患者之证由于脏气失调、痰浊内生、肝风时发所致。发病时肝风夹痰上窜咽喉气道，故见发病时突然怪叫一声，口吐涎沫；肝风夹痰蒙蔽心窍则昏仆跌倒、不省人事；肝风夹痰横窜经络故见牙关紧闭、四至抽搐；痰阻上焦，清窍受阻则眩晕；痰蒙心神、神明失主则大便不畅；痰浊内盛故痰多；舌苔白腻，脉滑为痰浊内盛之征，由于痰浊内盛，实邪壅盛于内，气实血壅，鼓动脉气而致脉滑。

（祝美珍）

第二章

中医操作模块

第一节　常用针灸穴位的用法

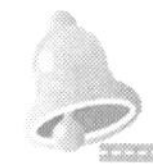

【培训目标】

1. 掌握各穴位的定位及针灸操作方法。
2. 熟悉针灸学基本病证的临床症状及选穴原则。

（一）疗法概述

针灸学是以针刺与艾灸为主要手段，治疗人体疾病的一种中国传统的医疗技术。它认为人体的经络系统遍布周身，内联脏腑外络肢节，流通气血，濡养百骸。腧穴则是人体功能的调节点，主要有经穴与奇穴。经穴主要依靠经络体系的沟通作用，达到治病防病的目的。奇穴则是指该穴位本身自有治疗作用。

学习穴位相关知识时，要明确这些穴位所在的部位、所属的经络（奇穴除外）、主要治疗的病证以及取穴方法、针灸操作方法。只有知晓针灸穴位临床使用规律，才能在实践中用好相应知识。

（二）步骤与方法

1. 当在临床治疗时首先要对疾病进行分析。利用中医理论，对疾病的阴阳属性、邪正关系、标本先后、上下位置明确后，制订相应的治疗原则。在设计针灸处方时尤其要注意经络辨证与辨别病位。

2. 根据穴位的相关特性，选择适当的治疗穴位。

（1）近部取穴：根据病证所在的局部或邻近部位取穴。临床上又分为局部取穴和邻近取穴。局部取穴如：头痛取百会、太阳，眼病取睛明、攒竹，胃痛取中脘、梁门等。邻近取穴如：牙痛取太阳，舌强取哑门，鼻塞取上星，胃痛取至阳之类。

（2）远部取穴：是指在离病变较远的部位取穴。通常是以经络理论为指导，通过病证的经络所过、上下相属、左右交叉、表里相合原则进行取穴。常用的如四总穴歌：肚腹三里留，腰背委中求，头项寻列缺，面口合谷收。根据这个思路还可以用经络理论对症状进行分析，进而确定治疗穴位，增强疗效。如将头痛根据经络理论分区，前额为阳明头痛，治疗取合谷、解溪；颞侧头痛为少阳头痛，治取中渚、侠溪；头枕痛为太阳头痛，治取申脉、后溪；巅顶痛为厥阴头痛，治疗取太冲。

（3）随症取穴：根据穴位的特殊作用，针对疾病的突出症状进行取穴。如发热取大椎、曲池；痰多取丰隆、足三里；血虚取膈俞、足三里；多汗取合谷、复溜之类。

（4）辨证取穴：根据疾病的病因、病性选用合适穴位。如治疗失眠，属心肾不交者取神门、太溪；胆火扰心者，取神门、阳陵泉；肝胃不和者取太冲、足三里。也有一些特定的配合，如八会穴：与筋相关的病取阳陵泉，与气相关的病取膻中等。

（5）临床常用穴位举隅（表2-1）

表2-1　临床常用穴位

部位	穴名	经络	定位	作用	操作
头面部	风池	足少阳胆经	胸锁乳突肌与斜方肌上端之间的凹陷中，平风府穴	①头痛、眩晕、目赤肿痛、鼻渊、耳鸣等头面五官病证；②中风、不寐、癫痫等神志病证；③颈项强痛	针尖微下，向鼻尖方向斜刺0.8～1.2寸，或平刺透风府穴
	百会	督脉	在头部，当前发际正中直上5寸，或两耳尖连线的中点处	①头痛，眩晕；②中风失语，癫狂痫；③失眠，健忘；④脱肛，阴挺，久泻	平刺0.5～1.0寸
	攒竹	足太阳膀胱经	眉头凹陷中，眶上切迹处，约在目内眦直上	①头痛，眉棱骨痛；②眼睑瞤动、眼睑下垂、目视不明、目赤肿痛等目疾；③急性腰扭伤	可向眉中平刺或斜刺0.5～0.8寸或直刺0.2～0.3寸。禁灸
	地仓	足阳明胃经	在面部，口角外侧，上直对瞳孔。或口角旁0.4寸	口歪，流涎，三叉神经痛、眼睑瞤动	斜刺或平刺0.5～0.8寸。可向颊车透刺1.0～1.5寸
	颊车	足阳明胃经	在面颊部，下颌角前上方约1横指凹陷中，咀嚼时咬肌隆起最高点	口歪，齿痛，颊肿，口噤不语，痄腮	直刺0.3～0.5寸，平刺0.5～1.0寸。可向地仓透刺
胸腹部	中脘	任脉	在上腹部，前正中线上，当脐中上4寸	胃脘痛，腹胀，呕吐，呃逆，反胃，吞酸，纳呆等	直刺0.5～0.7寸
	关元	任脉	在下腹部，前正中线上，当脐中下3寸	①阳痿，遗精，遗尿，癃闭，尿频；②月经不调，痛经，闭经，崩漏，带下，不孕；③腹痛，泄泻，痢疾；④虚劳羸瘦，中风脱证	直刺1.0～1.5寸，需排尿后进行针刺。孕妇慎用

续表

部位	穴名	经络	定位	作用	操作
背腰部	大椎	督脉	背部，当后正中线上，第七颈椎棘突下凹陷中	①热病，疟疾；②感冒，咳嗽，气喘；③癫痫，小儿惊风；④头项强痛；⑤风疹，痤疮	直刺0.5~1.0寸
	腰阳关	督脉	在腰部，当后正中线上，第四腰椎棘突下凹陷中	①腰骶疼痛，下肢痿痹；②月经不调，带下；③遗精，阳痿	直刺0.5~1.0寸
	风门	足太阳膀胱经	背部，当第2胸椎棘突下，旁开1.5寸	外感，咳嗽，发热头痛，项强，胸背痛	斜刺0.5~0.8寸，局部酸胀，针感可扩散至肋间及肩部。不可深刺，以防造成气胸
	肺俞	足太阳膀胱经	第3胸椎棘突下，旁开1.5寸	①咳嗽、气喘、咯血等肺疾；②骨蒸潮热，盗汗	斜刺0.5~0.8寸
	心俞	足太阳膀胱经	第5胸椎棘突下，旁开1.5寸	①胸闷，胸痛，心悸等心系疾病；②失眠多梦；③癫狂；④遗精、白浊	斜刺0.5~0.8寸
	肝俞	足太阳膀胱经	第9胸椎棘突下，旁开1.5寸	①黄疸，胁痛等肝病；②腹痛，胃痛，纳呆；③目赤，目眩，头痛；④背痛，癫狂	斜刺0.5~0.8寸
	脾俞	足太阳膀胱经	第11胸椎棘突下，旁开1.5寸	①腹胀、腹泻、呕吐、痢疾、便血等脾胃肠腑病证；②背痛	斜刺0.5~0.8寸
	肾俞	足太阳膀胱经	第2腰椎棘突下，旁开1.5寸	①腰痛；②遗尿、遗精、阳痿、月经不调、带下等泌尿系疾患；③耳鸣，耳聋	直刺0.5~1寸
上肢部	列缺	手太阴肺经	桡骨茎突上方，腕横纹上1.5寸	①颈项痛，咽痛，咳嗽；②头痛，面瘫等	针尖向上斜刺0.5-1.0寸
	曲池	手阳明大肠经	屈肘成直角，在肘横纹外侧端与肱骨外上髁连线中点	①手臂痹痛；②热病；③高血压；④腹痛吐泻；⑤咽喉肿痛、齿痛、目赤痛	直刺0.8-1.2寸
	合谷	手阳明大肠经	在手背，第1、2掌骨间，当第2掌骨桡侧的中点处	①头痛，目赤肿痛，鼻衄，齿痛，口眼歪斜，耳聋等头面五官疾患；②发热恶寒等外感病证，热病无汗或多汗；③经闭，滞产等妇产科病证	直刺0.5~1.0寸

续表

部位	穴名	经络	定位	作用	操作
上肢部	肩髃	手阳明大肠经	肩峰端下缘，在肩峰与肱骨大结节之间	①肩臂挛痛、上肢不遂；②瘾疹	直刺或向下斜刺0.8～1.5寸
	内关	手厥阴心包经	在前臂掌侧，腕横纹上2寸，掌长肌腱与桡侧腕屈肌腱之间	①心痛、心悸、胸闷、胸痛等心胸病证；②胃痛、呕吐、呃逆等胃疾；③失眠、癫狂等神志病证；④上肢痹痛、偏瘫、手指麻木等局部病证	直刺0.5～1寸
	后溪	手太阳小肠经	在手掌尺侧，微握拳，第5指掌关节后的远侧掌横纹头赤白肉际	①头项强痛、腰背痛、手指及肘臂挛痛；②目赤、耳聋、咽喉肿痛；③癫狂；④疟疾	直刺0.5～1寸。治手指挛痛可透刺合谷
	外关	手少阳三焦经	在前臂背侧，腕背横纹上2寸，尺骨与桡骨之间	①头痛、颊痛、目赤肿痛、耳鸣、耳聋等头面五官疾患；②热病；③胁肋痛，上肢痹痛	直刺0.5～1寸
下肢部	足三里	足阳明胃经	当犊鼻下3寸，距胫骨前缘外开一横指（中指）	①胃痛，呕吐，腹胀，泄泻，痢疾，便秘；②乳痈，肠痈；③下肢痹痛，水肿；④癫狂；⑤虚劳羸瘦，为强壮保健要穴	直刺1～2寸
	上巨虚	足阳明胃经	在小腿前外侧，当犊鼻下6寸，距胫骨前缘一横指（中指）	泄泻、痢疾、肠鸣、便秘；下肢痿痹、膝痛等。	直刺1～2寸
	内庭	足阳明胃经	在足背，当第2、3趾间缝纹端	①齿痛，咽喉肿痛，口歪，鼻衄；②热病；③胃病吐酸，腹胀，泄泻，痢疾，便秘；④足背肿痛	直刺或斜刺0.5～0.8寸
	太冲	足厥阴肝经	第1、2跖骨结合部之前凹陷处	①头痛、眩晕、目赤肿痛、青盲、口㖞等头面五官病证；②中风，癫痫，小儿惊风；③黄疸、胁痛、口苦、腹胀等肝胃病证；④月经不调、痛经、经闭、带下等妇科病证；⑤遗尿，癃闭；⑥下肢痿痹，足跗肿痛	直刺0.5～1寸

续表

部位	穴名	经络	定位	作用	操作
下肢部	阳陵泉	足少阳胆经	腓骨小头前下方凹陷处	①黄疸、口苦、呃逆、呕吐、胁肋疼痛等肝胆病证；②下肢痿痹、膝膑肿痛等下肢、膝关节疾患；③肩痛	直刺1～1.5寸
	委中	足太阳膀胱经	腘横纹中点	①腰背痛、下肢痿痹等；②腹痛，急性吐泻；③小便不利，遗尿；④丹毒	直刺1～1.5寸，或用三棱针点刺腘静脉出血
	昆仑	足太阳膀胱经	外踝尖与跟腱之间的凹陷中	①后头痛，项强，腰骶疼痛，足踝肿痛；②癫痫；③滞产	直刺0.5～1寸。孕妇禁用
	太溪	足少阴肾经	内踝后方，当内踝尖与跟腱之间的中点凹陷中	①月经不调、遗精、阳痿、小便频数等泌尿生殖系疾患；②头痛、目眩、咽喉肿痛、齿痛、耳聋、耳鸣等肾虚性五官病证；③腰脊痛及下肢厥冷、内踝肿痛；④气喘、胸痛、咯血等肺部疾患；⑤消渴；⑥失眠、健忘等肾精不足证	直刺0.5～1寸
	三阴交	足太阴脾经	在足内踝尖上3寸，胫骨内侧面后缘	①肠鸣腹胀、泄泻；②月经不调、带下、阴挺、不孕、滞产；③遗精、阳痿、遗尿、疝气；④失眠；⑤下肢痿痹，脚气	直刺1.0～1.5寸。孕妇禁针

（三）注意事项

1. 过饥、过饱、酒醉或身体过度虚弱的患者应少针或缓针。

2. 治疗时应避开大的血管。

3. 针刺胸腹背穴位，应避免刺伤重要脏器。

4. 若有晕针，多与患者紧张与过度劳累有关。需去枕平卧，服糖水休息即可。必要时需急诊对症处理。

5. 滞针多为患者体位改变或情绪紧张导致肌肉紧张所致。让患者恢复入针时体位放松后，轻轻拔出即可。

（四）禁忌证

1. 孕3个月以下者，少腹部及腰骶部禁针；3个月以上，上腹部、腰腹部有强烈针感的穴位亦禁针。

2. 小儿囟门未闭时，头顶部不适宜针。

3. 文献中记录的禁针穴，如：鸠尾、箕门不宜针刺。

4. 具有出血倾向的病人。

（五）病案示例

患者，女，35岁。因“发作性上腹部隐痛2年，加重3天余”而就诊。患者素有胃脘不适，每于进食不当及劳累紧张时病。2年前在外院做胃镜示：慢性浅表性胃炎。近因工作劳累，情绪紧张症状加重。3天前症状明显加重，以上腹部隐痛为主，食欲欠佳，安静时症状明显。要求门诊针刺治疗。舌淡苔薄，脉弦。

中医诊断：胃痛。

西医诊断：慢性胃炎。

辨证分析：患者素体虚弱，食欲欠佳。久病入络，故时有胃痛之症。近来情绪不畅则肝气不达，工作劳累则脾胃虚弱。肝郁脾虚则发为胃脘隐痛。

治法：健脾和胃，疏肝理气。

操作：本病治疗以远近配合，辨证取穴为主。

近部取穴：用中脘穴健脾和胃；远部取穴：足三里为胃经合穴，内关穴调畅情志，太冲穴舒肝理气。

处方：中脘、足三里、内关、太冲。

第二节　毫针刺法

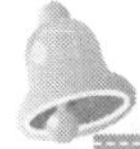

【培训目标】

掌握毫针的持针法、进针法、行针法、补泻法、留针法、出针法等具体操作；毫针刺法的适应证、禁忌证以及注意事项。

（一）疗法概述

毫针刺法，是以毫针为针刺工具，通过在人体十四经络上的腧穴施行一定的操作方法，以通调营卫气血，调整经络、脏腑功能而治疗相关疾病的一种方法。在临床上，毫针刺法的适应证非常广泛，内、外、妇、儿等各科都可应用。根据不同的病症选用相应的穴位进行针刺，对于疼痛性病症、功能失调性病症及某些急性病症，可视为首选疗法。从具体操作上看，本方法是将无菌针灸针通过一定手法刺入人体，因此属于创伤性的治疗手法。为了减少针刺治疗时的疼痛，保证临床疗效，刺法成为一个很重要的内容。

（二）步骤与方法

本方法的操作步骤包括消毒、进针、行针、留针、出针等几个阶段。

1. 消毒　针刺前必须做好针具、腧穴部位及医生手指的消毒。对腧穴部位与医生手指的消毒以蘸有75%的酒精或安尔碘无菌棉球及棉签为主。针具的消毒，过去以蒸气消毒为主。现代由于一次性针灸针的大量使用，则多用无菌的一次针灸针。

2. 进针法　进针时一般用左右双手配合。右手持针，靠拇、示、中指夹持针柄，左手按压针刺部位，以固定腧穴皮肤。进针方法有以下几种：

（1）单手进针法：临床上常用的单手进针法是以刺手的拇、示指指腹夹持针柄，中指腹抵住针体下段、指端紧靠穴位，当拇、示指向下用力按压时，中指随之屈曲，将针刺入，直刺至要求的深度。本法多用于较短毫针。

（2）双手进针法

1）指切进针法：又称爪切进针法，用左手拇指或示指端切按在腧穴位置的旁边，右手持针，紧靠左手指甲面将针刺入腧穴。此法适宜于短针的进针。

2）夹持进针法：或称骈指进针法，即用左手拇、示二指持捏消毒干棉球，夹住针身下端，将针尖固定在所刺腧穴的皮肤表面位置，右手捻动针柄，将针刺入腧穴。此法适用于长针的进针。

3）舒张进针法：用左手拇、示二指将所刺腧穴部位的皮肤向两侧撑开，使皮肤绷紧，右手持针，使针从左手拇、示二指的中间刺入。此法主要用于皮肤松弛部位的腧穴。

4）提捏进针法：用左手拇、示二指将针刺腧穴部位的皮肤捏起，右手持针，从捏起的上端将针刺入。此法主要用于皮肉浅薄部位的腧穴进针，如印堂穴。

3. 针刺的方向、角度和深度

（1）针刺的方向：是指在进针时针尖的方向，主要根据经脉的循行、腧穴、病情来确定。

（2）针刺的角度：针刺的角度是指进针时针身与皮肤表面所形成的夹角，主要有以下3种：

1）直刺：针身与皮肤表面成90°左右垂直刺入，适用于人体大部分腧穴。

2）斜刺：针身与皮肤表面成45°左右倾斜刺入，适用于肌肉较浅薄处或内有重要脏器或不宜于直刺、深刺的腧穴。

3）平刺：即横刺、沿皮刺。针身与皮肤表面成15°沿皮刺入，适用于皮薄肉少部位的腧穴。

（3）针刺的深度：指针刺施术过程中，进针至得气部位时，针身刺入人体的深浅程度。体质：身体瘦弱，宜浅刺；身强体肥者，宜深刺。年龄：年老体弱及小儿娇嫩之体，宜浅刺；中青年身强体壮者，宜深刺。病情：阳证、新病宜浅刺；阴证、久病宜深刺。部位：头面和胸背及皮薄肉少处的腧穴，宜浅刺；四肢、臀、腹及肌肉丰满处的腧穴，宜深刺。

4. 行针　行针是指将针刺入腧穴后，为了使之得气，调节针感以及进行补泻而实施的各种针刺手法。

（1）基本手法常用的有以下2种

1）提插法：是将针刺入腧穴的一定深度后，使针在穴内进行上、下进退的操作方法。使针从浅层向下刺入深层为插；由深层向上退到浅层为提。

2）捻转法：是将针刺入腧穴的一定深度后，以右手拇指和中、食二指持住针柄，进行一前一后的来回旋转捻动的操作方法。

（2）辅助手法：是进行针刺时用以辅助行针的操作方法，常用的有以下几种：

1）循法：是以左手或右手于所刺腧穴的四周或沿经脉的循行部位，进行徐和的循按的方法。此法在未得气时用之可以通气活血，有行气、催气之功。若针下过于沉紧时，用之可宣散气血，使针下徐和。

2）刮柄法：亦名划柄法。是将针刺入腧穴一定深度后，使拇指或示指的指腹抵住针尾，用拇指、示指或中指爪甲，由下而上的频频刮动针柄的方法。此法在针刺不得气时，用之可激发经气，促使得气。

3）弹柄法：是将针刺入腧穴的一定深度后，以手指轻轻叩弹针柄，使针身产生轻微的震动，而使经气速行。

4）搓柄法：是将针刺入腧穴一定深度后，以右手拇、示、中三指持针柄向单向捻转，如搓线状，每搓2～3周或3～5周，但搓时应与提插法同时配合应用，以免使肌肉纤维缠绕针身。此法有行气、催气和补虚泻实的作用。

5）摇柄法：是将针刺入腧穴一定深度后，手持针柄进行摇动，如摇橹或摇辘轳之状。此法若直立针身而摇，多自深而浅地随摇随提，用以出针泻邪。若卧针斜刺或平刺而摇，一左一右，不进不退，如青龙摆尾，可使针感单向传导。

6）震颤法：是将针刺入腧穴一定深度后，右手持针柄，用小幅度、快频率的提插捻转动作，使针身产生轻微的震颤，以促使得气或增强祛邪、扶正的作用。

5. 得气　得气亦称针感，指将针刺入腧穴后所产生的经气感应。当这种经气感应产生时，医生会感到针下有沉紧的感觉；同时病人出现酸、麻、胀、重等感觉。得气与否以及得气的快慢，直接关系到针刺的治疗效果。

6. 留针与出针　医生可根据病情确定留针时间，一般病证可酌情留针15～30分钟。出针时，用左手拇、示指按住针孔周围皮肤，右手持针做轻微捻转，慢慢将针提至皮下，然后将针起出，用消毒干棉球按压针孔，以防止出血。

（三）注意事项

1. 患者在过于饥饿、劳累及精神过度紧张时，不宜立即进行针刺。
2. 对身体虚弱、气血亏虚的患者，针刺时手法不宜过强，并尽量让患者采取卧位。
3. 对胸、胁、腰、背脏腑所居之处的腧穴，不宜深刺。
4. 针刺眼区和颈部穴位（如风府、哑门等）时，要注意掌握一定的角度和深度，不宜大幅度提插、捻转和长时间留针，以免伤及重要的组织器官。
5. 对尿潴留的患者，针刺小腹部腧穴时，应严格掌握适当的方向、角度和深度。

（四）禁忌证

1. 妇女妊娠3个月以内者，不宜针刺小腹部的穴位。
2. 孕3个月以上者，其腹部、腰骶部不宜进行针刺。
3. 一些通经活血的腧穴，在怀孕期间应禁刺。
4. 有出血倾向者，不宜针刺。
5. 小儿囟门未合时，头顶部的腧穴不宜针刺。
6. 皮肤感染、溃疡或肿瘤部位，不宜针刺。

（五）病案示例

患者，男，65岁。因“突发左侧肢体乏力伴言语不利1天”而就诊。患者1天前于起床时发现左侧肢体活动不利。当时意识清楚，言语尚清。入院急诊诊断急性脑血管病。要求针灸配合治疗。现左侧肢体活动不利，食欲欠佳，大便不畅，小便调。既往高血压病史。查：神清，伸舌稍偏左，左侧鼻唇沟稍变浅，右侧上下肢肌力5级，肌张力正常，左侧上下肢肌力3级，肌张力减低，左侧病理征（+）。舌红，苔黄厚腻。辅助检查：头颅CT检查提示右侧基底节腔隙性脑梗死。

中医诊断：中风——中经络（风痰瘀血、闭阻络脉）。

西医诊断：腔隙性脑梗死。

辨证分析：患者突然半身不遂、语言不利，发病时神清，病情较轻，当属中风中经络范畴。中风的发生是多种因素所导致的复杂的病理过程，风、火、痰、瘀是其主要的病

因，脑府为其病位。患者常熬夜，灼津耗气，肝肾阴虚，水不涵木，肝风妄动；气机失调，气滞而血运不畅，日久血瘀，当风、火、痰、瘀等病邪，上扰清窍，导致“窍闭神匿，神不导气”而发为中风。

治法：醒脑开窍，滋补肝肾，疏通经络。

取穴：取手厥阴、督脉、足太阴经穴为主。

主穴：内关、水沟、三阴交、极泉、尺泽、委中。

方义：心主血脉，内关为心包经络穴，可调理心气，疏通气血；脑为元神之府，督脉入络脑，水沟为督脉穴，可醒脑开窍，调神导气；三阴交为足三阴经交会穴，可滋补肝肾；极泉、尺泽、委中疏通肢体经络。

配穴：配丰隆、血海以祛痰活血；上肢乏力，配肩髃、手三里、合谷；下肢乏力，配环跳、阳陵泉、阴陵泉、风市。

操作：

1. 首先选取主穴　内关、水沟、三阴交、极泉、尺泽、委中，以上各穴针下得气后，其中内关用捻转泻法；水沟用雀啄法，以眼球湿润为佳；刺三阴交时，沿胫骨内侧缘与皮肤成45°，使针尖刺到三阴交，提插补法；刺极泉时，避开腋毛，直刺进针，用提插泻法，以患者上肢有麻胀和抽动感为度；尺泽、委中均直刺，提插泻法，使肢体有抽动感。以上主穴不需留针。

2. 其次用配穴　丰隆、合谷、血海、肩髃、手三里、环跳、阳陵泉、阴陵泉、风市进针得气后，留针30分钟。

3. 疗程　本针法，每日1次。10次为1个疗程，可连续治疗3～5个疗程。

第三节　刺血疗法

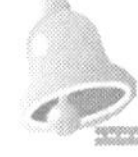

【培训目标】

掌握刺血的操作方法；刺血的适应证、禁忌证及注意事项。

（一）疗法概述

刺血疗法是根据病人的病情，运用特制的针具刺破人体的一定穴位或浅表的血络，放出少量血液或淋巴液，以治疗疾病的外治方法。此法操作简单，只要能在特定部位找到与疾病相关的瘀络，均可选用刺络放血的治疗以活血祛瘀，使气血流通。

刺血疗法属于泻实的疗法，有开窍醒神、泻热救急、活血消肿等功效，可治疗许多实证、急证、热证。本单元要学会根据患者的实际情况判断，是否需要进行刺血疗法，以及如何进行刺血疗法。

（二）步骤与方法

1. 针具　常用的有三棱针、小眉刀、皮肤针、手术尖头刀、注射针、粗毫针等，可根据不同的疾病及放血部位选择不同的针具。

2. 操作方法

（1）消毒：放血前，针具要煮沸消毒，施术者双手和患者的放血局部都要做常规消毒。

（2）体位：根据放血的部位，选取适当的体位。

（3）放血方法：放血有刺络法和划割放血两种。

1）刺络法：本方法多采用针具施术，如三棱针、注射针、粗毫针等。若持三棱针，用拇指、示指、中指挟持针柄，指实掌空。若持小眉刀，与持三棱针略有不同。为持稳当，还要用示指第一关节把住刀柄，另一手做捏、按、推、提等辅助动作配合。依据施术部位与治疗需要，可先用下列几种刺法：①点刺：这又可分为速刺与缓刺。速刺：对准放血处，迅速刺入1.5～3mm，然后迅速退出，放出少量血液或黏液。如果血液或黏液流出不畅，可以在针孔周围推压挤捏，帮助血液或黏液流出。速刺法运用较多，大多数部位都适宜用速刺法放血治疗。缓刺：用针具缓慢刺入静脉1～2mm，然后缓慢退出，放出少量血液。如果静脉不明显，可沿静脉分布上下推按，使静脉怒张，然后针刺。缓刺法主要用于腘窝、肘窝处的放血。②挑刺：针具刺入皮肤或静脉后，随即针身倾斜，挑破皮肤或静脉，放出血液或黏液。挑刺法适用于胸、背、耳背静脉的放血，儿童疳积刺四缝穴也常用挑刺法。③丛刺：用针具在较小的部位做叩刺，刺数多，刺入浅，以有血珠渗出为度。适用于扭挫伤、脱发、皮肤病等。本法多配合拔罐疗法运用。与丛刺手法类似的还有“散刺”、“围刺”，这几种刺法后来发展为“梅花针疗法”或“七星针疗法”。

2）划割法：本方法一般是用刀具操作，如小眉刀、手术尖头刀等。操作时，一手持刀具，用拇指与示指捏牢刀身，使刀身与划割部位大致保持垂直，进刀划割；另一手做提、捏、推、按等辅助动作配合划割。本法宜用于口腔内膜、耳背静脉等处的放血。

（三）注意事项

1. 对病人要做好解释工作，消除对放血的顾虑。
2. 针刺时应谨慎，不要进针太深，以免损伤其他组织。划割血管时，将血管划破即可，不要将血管割断。
3. 要严格消毒，防止感染。
4. 每次放血不可太多，若需止血时只需用消毒干棉球按压片刻。
5. 一般1日或2日放血1次，出血多者，1周放血2次。1～3次为1个疗程。
6. 本法用于急救时仅为对症抢救，病情缓解后应进行细致全面检查，再做治疗。

（四）禁忌证

1. 患有血友病、血小板减少症及其他有出血倾向疾病的患者禁用。
2. 血管瘤患者不宜用放血疗法。
3. 过饥、过饱、醉酒、大汗、过度劳累禁放血。
4. 贫血、低血压、孕期及产后应慎用放血疗法。

（五）病案示例

病案一

患者，女，40岁。因“搬重物后突发腰痛1天”而就诊。患者1天前，因搬重物突发腰部痛，行动困难。休息后疼痛略有减轻。今日仍诉局部疼痛明显，无明显双下肢放射痛等不适。查体：患者一般情况尚可。双侧委中处有明显瘀络突出表面。舌质黯淡，苔白，脉弦滑。腰椎X线片提示未见明显异常。

中医诊断：腰痛（气滞血瘀）。

西医诊断：急性腰扭伤。

辨证分析：患者搬重物因用力不当，导致气机不畅，瘀血内生，当属气滞血瘀型腰

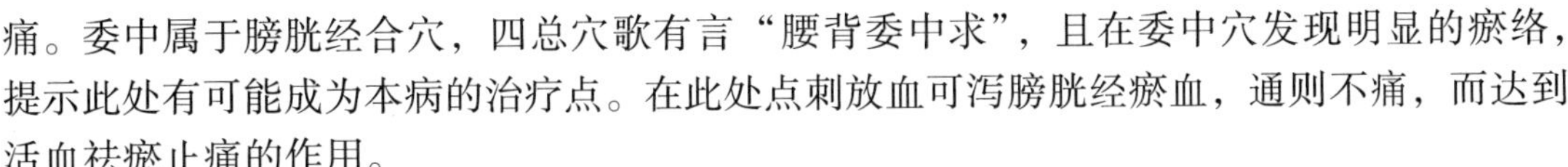

痛。委中属于膀胱经合穴，四总穴歌有言“腰背委中求”，且在委中穴发现明显的瘀络，提示此处有可能成为本病的治疗点。在此处点刺放血可泻膀胱经瘀血，通则不痛，而达到活血祛瘀止痛的作用。

操作：本病的治疗适合用刺络法的缓刺法。

1. 备齐用物，携至床旁，做好解释，取得病人配合。

2. 患者取俯卧位，协助松开裤腿，暴露施针部位，进行皮肤消毒，戴一次性手套。

3. 右手拇、示两指持住针柄，中指扶住针尖部，露出针尖 1～2 分许，以控制针刺深浅度。对准委中瘀络处，平稳刺入 1.5～3mm，然后迅速退出，瘀血自然流出。不必挤按，待出血自动停止。操作时可用小纱块贴放于出血点下方吸附溢出血液。

4. 施针过程中，应观察患者面色、神情，询问有无不适反应，预防晕针。

5. 局部再次消毒，稍做按压，外贴止血贴即可。

病案二

患者，男，47 岁。因“发作性右侧头痛 4 年，加重 2 天”而就诊。患者，平素性情急躁易怒，4 年前出现头痛。以后症状时有发作性，以右侧偏头痛为主，发作时有局部头皮发麻、紧绷，常伴有恶心和烦躁不安。近 2 日加重，与情绪变化相关。平素纳食一般，睡眠差，二便尚调。查体：一般情况尚可。太阳穴附近可见怒张瘀络。舌质红，少苔，脉象弦数。

中医诊断：头痛（肝阳上亢）。

西医诊断：偏头痛（右）。

辨证分析：患者平素性情急躁易怒，损伤肝阴，久则肝阳上亢，瘀血内生，发为头痛。太阳穴属于经外奇穴，善治头痛，目疾。患者此处可见明显怒张瘀络，提示可用放血疗法以泻瘀通络。

操作：本病适于刺络法中之速刺法。予以三棱针速刺患者太阳穴附近瘀络，迅速刺入 1～2mm，然后迅速退出，放出瘀血。待局部出血自动停止即可。

1. 备齐用物，携至床旁，做好解释，取得病人配合。

2. 患者取侧卧位，暴露施针部位，进行皮肤消毒，戴一次性手套。

3. 右手拇、示两指持住针柄，中指扶住针尖部，露出针尖 1～2mm 许，以控制针刺深浅度，对准太阳穴瘀络处，迅速刺入 1～2mm，然后迅速退出，放出瘀血，待局部出血自动停止即可。

4. 在施针过程中，应观察患者面色、神情，询问有无不适反应，预防晕针。

5. 局部再次消毒，稍做按压，外贴止血贴即可。

第四节　艾灸疗法

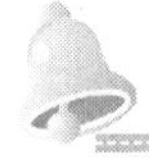

【培训目标】

1. 掌握艾灸的常见适应证及操作方法。
2. 熟悉直接灸、隔物灸与艾条灸的异同点及注意事项。

（一）疗法概述

艾灸法是以艾绒为主要材料制成艾条或艾炷，点燃后熏灼穴位防治疾病的方法。具有温经散寒，调达气血，扶阳固脱，预防保健的作用。

（二）步骤与方法

本方法的操作步骤分为选穴，消毒，施灸，善后几个步骤。

1. 选穴与消毒

（1）体位：分析病情选择穴位后，施术时需根据穴位选择合适体位。使施术穴位充分暴露。

（2）消毒：本方法不会侵入皮肤组织，但操作时难免会出现轻度烫伤，故仍需75%的酒精局部常规消毒。

2. 施灸　灸法从古到今积累了丰富的经验与方法，临床常用的方法有直接灸、隔物灸、艾条灸等。

（1）直接灸：先将艾绒捻成黄豆大或枣核大的艾炷。使用时先在施灸腧穴涂少量凡士林或万花油，使艾炷便于黏附，然后将艾炷放置于腧穴部位点燃施灸。当艾炷燃剩五分之二或四分之一而患者感到微有灼痛时，即可易炷再灸。每燃烧一柱，称为一壮。若用麦粒大艾炷施灸，当患者感到有灼痛时，医者可用镊子将艾炷熄灭，然后继续易炷再灸，待将规定壮数灸完为止。一般应灸至局部皮肤红晕而不起疱为度。因其皮肤无灼伤，故灸后不化脓，不留瘢痕。一般临床多用此法。

（2）隔物灸：先取新鲜老姜或大蒜，切成0.2～0.3cm厚的薄片。大小可根据穴区部位所在和选用的艾炷的大小而定，中间用三棱针穿刺数孔。施灸时，将其平放在选定的穴位，置大或中等艾炷放在其上，点燃。待患者有局部灼痛感时，即更换艾炷再灸。一般每次灸6～9壮，以皮肤局部潮红不起疱为度。用姜者称为隔姜灸，用蒜者称为隔蒜灸。灸毕可用正红花油或万花油涂于施灸部位，一是防皮肤灼伤，二是更能增强艾灸活血化瘀，散寒止痛功效。

（3）艾条灸：用市售艾条（一般是用棉纸将艾绒裹压成直径1.5～2.0cm之圆柱体），取其一端，在火上点燃后熏灸患处。因其方法简便，疗效稳定，容易掌握热度时间，故为临床所常用。其手法分为温和灸、雀啄灸、回旋灸三类。

1）温和灸：将艾条一端点燃后，保持一定的距离，置于应灸的腧穴之上，使局部有温热感。维持5～10分钟，以局部皮肤发红为度。

2）雀啄灸：如前点燃艾条后，将燃着端对准腧穴处，一上一下如雀啄般移动。用时须注意不要烫伤患者皮肤。

3）回旋灸：如前点燃艾灸后，将艾条燃着端围绕穴位，按左右方向水平移动或反复旋转施灸。

3. 善后　施灸后，若局部皮肤仅有潮红，无须处理，症状可自行消失。较重者皮肤可出现水疱。仅小水疱可不做特殊处理，待其自行吸收或外涂万花油、红花油即可。若水疱较大或有化脓者，可用针将水疱刺破，局部外用敷料保护灸疮，使其愈合。

（三）注意事项

1. 艾绒团必须捻紧，防止艾灰脱落烫伤皮肤或烧坏衣物。

2. 施灸后局部皮肤出现微红灼热，属于正常现象。如灸后出现小水疱，无需处理，可自行吸收。如水疱较大，可用无菌注射器抽去泡内液体，覆盖消毒纱布，保持干燥，防

止感染。

3. 注意防火。治疗时，防止烧坏衣服、被褥等物。熄灭后的艾炷，应装入小口瓶内，或丢入水槽，以防复燃，发生火灾。

（四）禁忌证

1. 凡实热证、阴虚发热或邪热内炽等症，如高热，高血压危象等均不宜使用艾灸疗法。

2. 面部、颈部及大血管附近的体表区域、黏膜附近均不得施灸。

3. 婴幼儿及昏迷、肿瘤晚期病人不宜施灸。

4. 精神分裂症，孕妇腹部和腰骶部，均不宜施灸。

5. 糖尿病患者血糖控制不良，或有周围神经病变，皮肤感觉迟钝、局部感染不易控制者，不宜施灸。

（五）病案示例

病案一

患者，男，32 岁。因“腹痛、腹泻 10 余年”而就诊。患者 10 年前因进冷食后出现腹泻，当时未做特殊处理，症状自行缓解。此后每遇寒凉则有腹痛、腹泻，泻后痛减。进而出现晨起腹痛泄泻，久治不愈。曾在消化专科诊治，排除肠结核、肠肿瘤、慢性痢疾可能。诊断：慢性肠炎。平素尚有失眠乏力，体虚，怕冷，脘腹时痛，易感冒等症状。查体：一般情况尚可，脐周有深压痛。余无明显异常。舌淡胖苔薄白，脉迟弦。

中医诊断：泄泻。

西医诊断：慢性肠炎。

辨证分析：患者病起于受凉，加之长期体虚怕冷，为阳虚寒实表现。腹痛腹泻，病在脾胃。病程 10 年，久病入肾。寒主收引，有腹痛之患。肾司开阖，化为腹泻之疾。证属脾肾阳虚，治当温阳补肾，健胃和胃。病程日久，正气不足，治当缓图。予艾灸之温热疗法徐徐图之。

取穴：中脘，关元，足三里（双）。

操作：

1. 对患者进行教育，了解艾灸是一种热疗，治疗时可能有烧灼感，并应及时提示。

2. 先将艾绒捻成黄豆大的艾炷备用。计有 20 余枚圆锥形艾炷。

3. 令患者仰卧，选取中脘，关元，足三里（双）四个穴位，做好记号。穴位表面涂少量凡士林。

4. 将艾炷粘放置于腧穴部位，用细蚊香按中脘-关元-足三里的顺序依次同时点燃四个艾炷。

5. 当艾炷燃剩五分之二或四分之一，同时患者提出感到微有灼痛时，即可易炷再灸。是为一壮。

6. 每穴共灸五壮后停止。

7. 观察施灸穴位局部。若穴位局部仅略有潮红可不做处理。若局部红甚，可涂万花油或红花油，外敷消毒敷料。嘱患者 2 日灸 1 次，若有水疱应直接到医院处理。

病案二

患者，女，45 岁。因“双肩背酸痛 2 周”而就诊。患者诉 2 周前，劳累后于空调下睡着，醒后出现双肩酸痛。当时未作处理。近两周仍有肩痛，日轻夜重，重则夜间痛醒。

纳可，二便调。平素易疲劳，怕冷。舌淡苔白，脉弦细。

中医诊断：痹证。

西医诊断：颈肩肌筋膜炎。

辨证分析：患者素体偏虚，劳累后，正气不足。空调受凉，寒邪入侵。肩背酸痛，日轻夜重，是为寒客肌肤。治当：温阳散寒，祛风通络。

取穴：灸大椎、风门以治标，神阙、中脘以固本。

操作：

1. 先给患者讲述艾灸的作用及相关注意事项。

2. 艾条灸　取大椎、风门（双）等处以温经散寒。

（1）令患者取坐位，充分暴露颈肩部。定好大椎、风门（双）。

（2）取市售艾条1支，酒精灯上点燃，吹去火苗，使艾条一端呈红热状。

（3）将艾条燃着端，距大椎穴10cm处开始，缓缓向大椎穴处接近。至患者表示有灼热感时，再逐渐远离。如此不断反复是为雀啄灸。

（4）持续5分钟后，患者大椎处皮肤应见潮红。

（5）以患者有明显热感为合适距离，将艾条在大椎、双风门之间来回盘旋施灸，是为回旋灸。

（6）持续5分钟后。患者颈肩部皮肤潮红，疼痛明显减轻。停止施灸。

（7）熄灭艾灸。穴位局部涂万花油或红花油，穿衣保暖。

3. 用隔姜灸，取神阙、中脘以温阳固本。

（1）先取新鲜老姜，切成厚0.2～0.3cm，直径2cm的圆薄片，中间用三棱针穿刺数孔。另用艾绒捻成枣核大圆锥状艾炷10壮，备用。

（2）令患者平卧，暴露腹部。将切好的薄姜片平铺于神阙与中脘穴上。

（3）将捻好的艾炷端放于姜片上。用细蚊香点燃。待患者有局部灼痛感时，即更换艾炷再灸。

（4）每穴灸5壮，以皮肤局部潮红不起疱为度。

（5）灸毕可用正红花油或万花油涂于施灸部位。

（6）嘱患者注意保暖，结束治疗。

第五节　天灸疗法

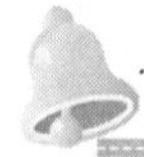

【培训目标】

1. 掌握天灸的适应证及操作方法。
2. 熟悉天灸的禁忌证。
3. 了解天灸的种类。

（一）疗法概述

天灸是采用对皮肤有刺激性的药物敷贴于穴位或患处，使其局部皮肤自然充血、潮红或起疱的治疗方法。因其不用艾火而局部皮肤有类似艾灸的反应，故名为天灸，又称自

灸、敷灸、药物灸。

天灸疗法的适应证类似于艾灸，以温阳活血通络为主。因其疗效显著，操作简便，多用于虚寒症及慢性病，如：哮喘、痛经、虚人外感、骨关节炎等。

（二）步骤与方法

临床上用的天灸种类很多，常用的有以下几种。

1. 白芥子灸　以白芥子粉末作灸剂的方法，多适用于风寒湿痹痛、肺结核、哮喘、口眼歪斜等病证。

（1）将白芥子研末，醋调为糊膏状。取 5～10g 敷贴穴位上，用油纸覆盖，胶布固定。

（2）将白芥子末 1g，放置于 5cm 直径的圆形胶布中央，直接敷贴在穴位上。白芥子灸敷灸时间为 2～4 小时，以局部充血、潮红或皮肤起疱为度。

2. 蒜泥灸　以大蒜泥作灸剂，可用于多种炎症。如敷灸涌泉穴可治疗咯血、衄血；敷灸合谷穴可治扁桃体炎；敷灸鱼际穴可治喉痹等。

将大蒜（以紫皮蒜为优）捣烂如泥，取 3～5g 涂敷于穴位上即可。

敷灸时间为 1～3 小时，以局部皮肤发痒、变红起疱为度。

3. 斑蝥灸　以斑蝥粉为发疱剂，主要用于牛皮癣、神经性皮炎、关节疼痛等症。

（1）取斑蝥适量研为细末，以醋或甘油调和，敷于穴位上。以局部皮肤黏膜有发红、起疱为度。

（2）也可将斑蝥粉直接外敷施灸穴位。为了保证疗效，不可让药外散于周围皮肤。以局部皮肤发红起疱为度。

4. 三伏天灸　利用特定的天灸药膏，根据传统中医理论，在每年“三伏天”的固定时间敷贴穴位的方法。具有振奋阳气的作用，广泛用于调整虚寒体质。对支气管哮喘、过敏性鼻炎、慢性胃肠炎、风湿性关节炎等顽固性疾病有良好的治疗作用。

（1）制备天灸膏：本膏各家处方不同。多辛香、温燥之品研末后，以醋、姜汁等调成。

（2）选择日期：三伏天灸，根据中医理论，皆选三伏天的庚日施灸。

（3）选穴：多以足太阳经背部穴位，配合近部取穴为主。

（4）敷药：将黄豆大小的天灸膏，置于直径 2～3cm 的医用胶布中间。将药物对准穴位贴于皮肤之上即可。

（5）贴药时间，因药物组成不同而长短不一，时间到，即可除去。或以患者皮肤感觉灼热，刺痛为度。

（三）注意事项

1. 贴药时应给病人作好解释工作。提示灸后可有皮肤潮红，灼热甚则起水疱等现象。

2. 当日应戒酒、辛辣、海鲜、蘑菇、牛肉、芋头等易致化脓食物，并避免进食生冷食品及进行冷水浴。

3. 若贴药后局部皮肤红肿、瘙痒、水疱，避免搔抓破损。水疱溃破者保护创面，防止感染。

4. 贴药时背部皮肤应干燥，贴药后不宜剧烈活动，以免出汗致药膏脱落。

5. 14 岁以下儿童贴药时间不宜超过长，年龄越小则贴药时间相应缩短。若贴药处皮肤潮红或自觉背部瘙痒、灼热、刺痛，随时移去膏药。

6. 老年人贴药时间可适当延长。

7. 对刺激性强，毒性大的药物，选穴不宜过多，敷贴面积不宜过大，时间不宜过长。

（四）禁忌证

1. 合并严重心脑血管、肝、肾及造血系统等疾病者不宜使用。

2. 妊娠期女性不宜使用。

3. 发热性疾病不宜使用。

4. 皮肤对药物刺激特别敏感、或有瘢痕体质者，不宜使用。

（五）病案示例

病案

患者，男，63岁。因“间断咳嗽气促10余年”而就诊。患者慢性支气管病史10余年，起初以咳嗽咳痰为主，每年发作2～3次，每次1个月左右。近5年，症状加重，常年轻咳，多有白痰，每加重则有咳嗽、痰多、气促之象。平时症状以夜间为重。冬春季加重，入夏症轻。平素怕冷，手足发凉，喜热饮。近值夏季，症状为轻，仅时有轻咳。要求门诊调理。舌淡胖苔薄白，脉浮弦。

中医诊断：咳嗽。

西医诊断：慢性气管炎。

辨证分析：患者久病咳嗽肺气已虚。症状日轻夜重，冬重夏轻，皆是阳虚寒凝之象。手足发凉，显是阳气不能外达，而至四末不温。已经入初夏，正可以三伏天灸，顺天地之势，以温阳散寒，调肺固本。

选穴：肺俞（双）、肾俞（双）、定喘（双）。

操作：

1. 选定时间　以当年的初伏，中伏、末伏为三伏，嘱患者按时前来治疗。

2. 制膏　多以《张氏医通》治哮喘方为基础，将白芥子、细辛、甘遂、延胡索等，按一定比例共研细末备用。新鲜老生姜去皮后磨碎，挤出姜汁备用。使用时，把药末、姜汁按照1∶1比例调和即为天灸膏。

3. 制贴　将天灸膏，制成直径1cm之药饼。将药饼平铺于直径2～3cm之医用胶布中心，制成敷贴备用。

4. 嘱患者坐位，背对医者，充分暴露背部穴位区域。同时再次告知患者相关注意事项。

5. 定准背部穴位，保证局部皮肤干燥。必要时用干净纸巾，擦净局部皮脂及汗液。

6. 将制好的敷贴对准穴位，贴牢固。

7. 1小时后将敷贴取下，局部皮肤擦净。再次嘱患者皮肤如有发疱等不适，应至医院处理。结束治疗。

第六节　拔罐疗法

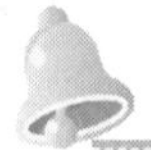
【培训目标】

掌握拔罐疗法的操作方法；拔罐疗法的适应证、禁忌证及注意事项。

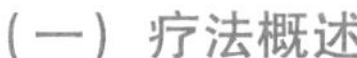

（一）疗法概述

拔罐法又名“火罐气”，古称“角法”。是以杯罐作工具，用各种方法排去其中的空气，通过负压作用，使罐体吸着于皮肤，造成瘀血现象，来达到临床治疗效果的一种中医传统疗法。

拔罐有温经通络、祛湿逐寒、行气活血、消肿止痛的作用。临床主要用于各种痹痛，如：肩背痛、腰腿痛。胃肠疾病，如：胃痛、呕吐、腹泻。肺部疾病，如：咳嗽、哮喘等。

（二）步骤与方法

1. 罐的种类　常用的有下面几种：

（1）竹筒火罐：取坚实成熟的竹筒，一头留节作底，一头开口，磨制而成。罐口直径分3cm、4cm、5cm三种，长短约8～10cm。

（2）陶瓷火罐：使用陶土，做成口圆肚大，再涂上黑釉或黄釉，经窑里烧制而成，有大、中、小和特小几种型号。陶瓷罐里外光滑，吸拔力大，经济实用。

（3）玻璃火罐：使用耐热硬质玻璃烧制而成。形似笆斗，肚大口小，罐口边缘略突向外，分1、2、3种号型，清晰透明，便于观察，罐口光滑吸拔力好。因此，玻璃火罐，已被人们广泛地使用。

（4）抽气罐：是用专用抽气器械造成负压来使用的火罐。多采用不同质地的透明塑胶制成，外型多呈圆锥形或类似于玻璃罐，尾部有抽气阀。使用时，用专用的拔罐器从抽气阀排除罐内空气即可。抽气罐简单易用，不易损坏，多用于家庭自我保健。

2. 拔罐方法　常用以下几种：

（1）火罐法：利用燃烧时的火焰的热力，排去空气，使罐内形成负压，将罐吸着在皮肤上。有投火法、闪火法、滴酒法、贴棉法、架火法等方法。现在临床主要以闪火法为主。

闪火法：用长镊或鳄嘴钳夹紧普通脱脂干棉球作成酒精棒。使用时，用酒精棒稍蘸95%酒精。点燃后，将火焰送往罐底一闪，迅速撤出，马上将火罐扣在应拔的部位上，此时罐内形成负压，即可吸住。

（2）水罐法：一般应用竹罐。先将罐子放在锅内加水煮沸，使用时将罐子倾倒用镊子夹出，甩去水液，或用折叠的毛巾紧扪罐口，乘热按在皮肤上，即能吸住。

（3）抽气法：先将胶罐置于应拔部位，然后用拔罐器从抽气阀排除罐内部分空气即可。

3. 各种拔罐技巧的运用

（1）单罐：治疗时仅使用一个火罐，用于病变范围较小或压痛点。

（2）多罐：在相邻部位使用多个火罐的方法。用于病变范围比较广泛的疾病。如火罐成行排列，称为“排罐法”。有时，也可按脏器的解剖部位的范围在相应的体表部位纵横并列吸拔几个罐子。

（3）闪罐：快速吸拔火罐的技术。当罐子吸住皮肤后，立即提离皮肤。反复吸拔多次，至皮肤潮红为止。

（4）留罐：拔罐后，留置一定的时间，一般留置5～15分钟。若罐大吸力强可适当减少留罐时间，夏季及肌肤薄处，留罐时间也不宜过长，以免损伤皮肤。

（5）推罐：又称走罐，是当火罐吸住皮肤后，推动其在皮肤表面游走的技术。一般用于面积较大，肌肉丰富的部位如：腰背、大腿等部。罐径要大，罐口平滑，最好用玻璃

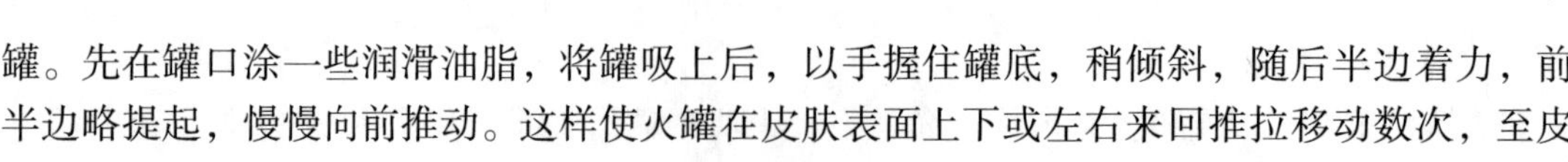

罐。先在罐口涂一些润滑油脂，将罐吸上后，以手握住罐底，稍倾斜，随后半边着力，前半边略提起，慢慢向前推动。这样使火罐在皮肤表面上下或左右来回推拉移动数次，至皮肤潮红为止。

（6）针罐：先在选定穴位针刺后，保持将针留在原处。再以针刺处为中心，拔上火罐。

（7）刺络拔罐：选定穴位后，常规消毒，用三棱针刺破穴位皮肤。然后在刺破处拔罐，留罐5～10分钟，拔出一定血液为止。

4. 拔火罐的操作步骤

（1）操作前准备

1）根据病情，确定处方。

2）检查应用的药品、器材是否齐备，然后一一擦净，按次序放置好。

3）选择正确治疗体位。使病人放松，施术部位充分暴露。

4）选罐：根据施术部位的面积大小，患者体质强弱，以及病情而选用大小适宜的火罐或竹罐及其他罐具等。

5）清洁：在选定施术部位，以湿毛巾清洁，并使之干燥。尽量不用酒精消毒以防烫伤。若在毛发丰富的地方操作，局部应剃毛。

6）保暖：天冷时要注意保暖。必要时还应温罐。

（2）施术：将选好的部位充分暴露，术者站于患者身边，顺手（或左或右手）执罐按不同方法拔上。

（3）调适：火罐拔上后，应观察火罐吸附情况。如火罐吸力过大，患者过痛即应放入少量空气。此时应一手拿住罐体，另一手手指轻压罐侧的皮肤形成细小空隙，当空气进入适度时，双手松开。若吸附无力，应取罐后重新拔上。

（4）取罐：取罐时，一手持罐，另一手用手指压在罐口旁之皮肤，使空气进入罐内即可。

（5）治疗时间与疗程：大罐吸力强，1次可拔5～10分钟，小罐吸力弱，1次可拔10～15分钟。此外还应根据患者的年龄、体质、病情、病程以及拔罐的施术部位而灵活掌握。

每日或隔日治疗1次，一般10次为1个疗程，中间休息3～5日。

（三）注意事项

1. 体位须适当，局部皮肉如有皱纹、松弛、瘢痕凹凸不平及体位移动等，火罐易脱落。

2. 根据不同部位，选用大小合适的罐。应用闪火法时，棉花棒蘸酒精不要太多，以防酒精滴下烧伤皮肤。

3. 在使用多罐时，火罐排列的距离一般不宜太近，否则因皮肤被火罐牵拉会产生疼痛，同时因罐子互相排挤，也不易拔牢。

4. 在应用走罐时，不能在骨突出处推拉，以免损伤皮肤，或火罐漏气脱落。

5. 拔罐后一般局部呈现红晕或发绀色（瘀血），为正常现象，会自行消退。如局部瘀血严重者，不宜在原位再拔。如留罐时间过长，皮肤会起水疱，小的不需处理，防止擦破引起感染；大的可以用针刺破，放出泡内液体，涂以甲紫药水，覆盖消毒敷料，防止感染。

6. 拔灌后当天不宜洗浴，以免损伤皮肤。

（四）禁忌证

1. 皮肤有溃疡、创面及大血管附近的体表区域不宜拔罐。
2. 婴幼儿、肿瘤晚期病人及身体太过虚弱者不宜拔罐。
3. 精神分裂症，孕妇胸腹部和腰骶部，均不宜拔罐。
4. 有糖尿病等易出现感染者不宜拔罐。
5. 有自发性出血倾向者不宜拔罐。

（五）病案示例

病案一

患者，男，24 岁。因“头痛、鼻塞流涕伴咽痛 2 天”而就诊。患者 2 天前吹空调后出现头项痛，局部僵硬感，鼻塞流涕，打喷嚏，腰酸背痛，咽痛。无恶寒发热，无皮疹。查体：一般情况尚可。咽充血，扁桃体不大，心肺未见异常。舌淡红，苔薄白，脉略紧。

中医诊断：感冒（外感风寒）。

西医诊断：急性上呼吸道感染。

辨证分析：感受外邪，邪气乘虚侵袭，寒邪束表，肺气不宣，阳气郁阻，鼻塞流涕，太阳膀胱经受邪，经气不畅，出现头项强痛，腰酸背痛。督脉主一身之阳气，可选用拔罐疗法疏风散寒，疏通督脉及膀胱经经气。

取穴：大椎、身柱、风门、肺俞。

操作：

1. 准备器具：托盘，酒精灯，长镊，大号、中号玻璃罐，酒精棉球。
2. 嘱患者俯卧，暴露背部。
3. 取大号玻璃罐 1 个，在罐口涂凡士林。沿膀胱经、督脉，予走罐至皮肤潮红或出痧后停止。
4. 取中号玻璃罐，在上述穴位用闪火法拔罐。
5. 留罐 10 分钟后起罐。结束治疗。

病案二

患者，女，23 岁。因“颜面多生细小丘疹 3 个月”而就诊。患者自 3 个月前始面部多生细小丘疹，前额鼻旁多见，可挤出黄白色脂栓。每于进食辛辣之品及月经期加重。舌尖红，苔薄白，脉细数。

中医诊断：肺风粉刺。

西医诊断：痤疮。

辨证分析：患者青年女性，精力旺盛。额鼻多生粉刺显是肺热之征。辛辣本助阳动火之品，故服之而愈重。经期阴血不足，虚火上炎则疹愈显。舌尖红，苔薄白，脉细数符合肺热症。治当清肺泻热。用刺络拔罐之法。

取穴：大椎、肺俞（双）。

操作：

1. 准备器具：托盘，酒精灯，长镊，三棱针，中号玻璃罐，酒精棉球。
2. 嘱患者俯卧，暴露背部。在大椎、肺俞区局部寻找微络，用三棱针点刺出血。
3. 待出血自动停止后，取中号玻璃罐，用闪火法拔罐。
4. 留罐 10 分钟后起罐。结束治疗。

第七节　中药熏蒸

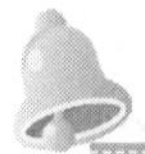

【培训目标】

1. 掌握中药熏蒸治疗的操作步骤。
2. 熟悉中药熏蒸技术的作用原理、适应证、禁忌证。

（一）疗法概述

中药熏蒸是传统中医将外用热疗与药物治疗相结合的一种外治方法。一方面热蒸气直接作用于人体能刺激神经系统和心血管系统，改善局部的微循环状态。另一方面，中药煎煮后，以水蒸气为媒介通过皮肤吸收进入人体发挥药效。具有疏通经络、调和气血、解毒消肿、扶正祛邪、行气止痛、祛风燥湿、杀虫止痒，使失去平衡的脏腑阴阳得以重新调整和改善的作用。

作为一种中医外治疗法，中药熏蒸疗法具有悠久的历史。吴师机《理瀹骈文》就提出“外治之理，亦即内治之理”。对于大量局部疾病外治法，又有直达病所的优势。中医古籍中多用于治疗各种寒热症、皮肤病、外伤瘢痕及痛症等。中药熏蒸时根据疾病不同，配合不同的方药，其药物治疗作用也不完全一样。

（二）步骤与方法

1. 明确诊断，判断是否合适中药熏蒸治疗。确定治疗方案，拟定处方。有条件时可对中药进行粗粉碎，以方便药物的析出。

2. 根据仪器情况确定熏蒸具体操作过程。

（1）最简单的方法是用一个大木盆，将中药煎煮好后趁热倒入木盆之中，将人体需要熏蒸的部位置于木盆之上，外盖大毛巾保持热量即可。

（2）现代则已经有各种熏蒸仪使用，现将流程表达如下。

1）核对医嘱，嘱患者取下各种首饰、饰物，记录血压、心率、呼吸。

2）加热水入熏蒸仪内、加药，接通电源，待熏蒸仪有蒸气冒出，表示可以开始工作。

3）嘱患者更换一次性衣服，调节熏蒸的温度38～41℃，设置熏蒸的时间约30分钟，调节室温，并教会病人使用呼叫仪。有不适时，随时呼叫。

4）根据患者病情可采取平卧位进行全身熏蒸或局部熏蒸，如膝关节、手足熏蒸。熏蒸过程中，观察患者的反应，了解患者感受，若感到不适，应立刻停止。

5）熏蒸完毕，用大毛巾抹干皮肤，更换衣服，适当饮水，以不渴为度。

6）记录患者熏蒸过程的不良反应，熏蒸结束后记录血压、心率、呼吸。

（三）注意事项

1. 施行熏蒸疗法，应时刻注意防止烫伤，各种用具宜牢固稳妥，热源应当合理，药液不应接触皮肤。

2. 应用熏蒸床时，要注意避免汗出过多，防止站立时虚脱跌倒。

3. 糖尿病、高血压患者，血糖、血压控制不良者慎用本法。

4. 儿童熏蒸时应有专人陪护。

5. 熏蒸浴具要注意消毒。

（四）禁忌证

1. 重症高血压、心脏病、急性脑血管意外、急慢性心功能不全者，重度贫血、动脉硬化症等。

2. 饭前饭后半小时内、饥饿、过度疲劳。

3. 妇女妊娠及月经期。

4. 小儿及智能低下，年老体弱者不宜用本疗法。

5. 有开放性创口、感染性病灶、年龄过大或体质特别虚弱的人。

6. 急性传染病。

7. 对相关药物过敏者。

（五）病案示例

患者，男，35岁。因“腰部疼痛反复发作半年，加重2天”而就诊。患者平时因工种需要经常弯腰。近半年反复出现腰部肌肉酸痛，活动后或遇热可缓解减轻。曾做腰部X线检查未见异常。2天前因天气炎热，在空调房间睡地板，起床后腰部酸痛，僵硬沉重。俯仰困难，无下肢不适。舌质黯淡有瘀斑，脉沉。

中医诊断：腰痛（寒湿腰痛）。

西医诊断：腰痛。

辨证分析：患者平素劳损，正气亏虚。近则感受寒湿之气，导致腰部经络气血阻滞，不通则痛，当属寒湿腰痛。张仲景《伤寒论》“若太阳病证不罢者，不可下，下之为逆，如此可小发汗……当解之熏之……”因此可用中药熏蒸疗法以通络止痛。

方药：羌活胜湿汤为主。熏蒸部位以背部太阳经为主。若其微汗，则寒湿当散，经络可通，腰痛则解。

操作：

1. 嘱患者取下各种首饰、饰物，记录血压、心率、呼吸。

2. 加热水入熏蒸仪内、加中药（羌活、独活、藁本、防风），接通电源，待熏蒸仪蒸气冒出。

3. 嘱患者更换一次性衣服，平卧于熏蒸机舱身内，头部暴露于外，设定熏蒸的温度38～41℃，设置熏蒸的时间约30分钟，调节室温，并教会病人使用呼叫仪。

4. 熏蒸完毕，用大毛巾抹干皮肤，更换衣服，适当饮水，以不渴为度。

5. 记录患者熏蒸过程的不良反应，熏蒸结束后记录血压、心率、呼吸。

6. 每日治疗1次，连续熏蒸3天。

（杨志敏　周达君）

第八节　推拿操作规范

【培训目标】

1. 掌握常见推拿手法的操作要求与技术要点。

2. 熟悉腰椎间盘突出症、颈椎病、肩关节周围炎的推拿治疗。

（一）疗法概述

推拿属于中医外治疗法，是指在中医理论指导下，在人体一定的部位或穴位上，运用各种手法和进行特定的肢体活动来防治疾病的一种医疗方法。推拿具有疏通经络、行气活血、理筋整复、滑利关节、调整脏腑功能、增强抗病能力等作用。

推拿疗法的适应证广泛，涵盖临床各科，但优势病种主要集中在骨伤科、内科、妇科、儿科、五官科等，如颈椎病、肩关节周围炎、肱骨外上髁炎、腰椎间盘突出症、第三腰椎横突综合征、梨状肌综合征、退行性膝关节炎、眩晕、感冒、头痛、失眠、胃脘痛、胆囊炎、腹泻、便秘、中风后遗症、产后少乳、痛经、月经不调、围绝经期综合征、婴儿腹泻、便秘、肌性斜颈、厌食、疳积、咳嗽、咳喘、呕吐等。

（二）步骤与方法

1. 首先要分析病情　既要使用中医理论，对疾病的阴阳属性、经络病位、脏腑关系、标本先后进行分析，也需根据现代医学思路对疾病的病理状态、解剖关系进行分析后，才能制订相应的治疗方案。

2. 操作准备

（1）工作条件

1）要求室内进行。需暴露患者治疗部位时，室温应控制在26℃左右；室内保持安静无噪声；光线充足而柔和。

2）室内配备推拿治疗床、治疗凳、治疗巾等。治疗巾应分大、中、小。

（2）选择介质：应根据患者的辨证结果、疾病诊断、年龄体质，选择合适的治疗介质。常见介质有药膏、药散、药酒、药油、药汁、滑石粉、水等。

3. 施术　临床常用的推拿手法有一指禅推法、㨰法、按揉法、弹拨法、摩法、擦法、捏法、抖法、摇法、拔伸法、扳法等。

（1）一指禅推法

1）动作要领：拇指伸直，余指的掌指关节和指间关节自然屈曲，以拇指端或罗纹面着力于体表施术部位或穴位上。沉肩、垂肘、悬腕、前臂主动运动，带动腕关节有节律地摆动，使所产生的功力通过指端或罗纹面轻重交替，持续不断地作用于施术部位或穴位上。手法频率每分钟120～160次（图2-1）。要求单次能操作2～3分钟。一指禅推法，亦可以拇指偏峰或拇指指间关节背侧部着力操作，名为一指禅偏峰推法和一指禅屈指推法。

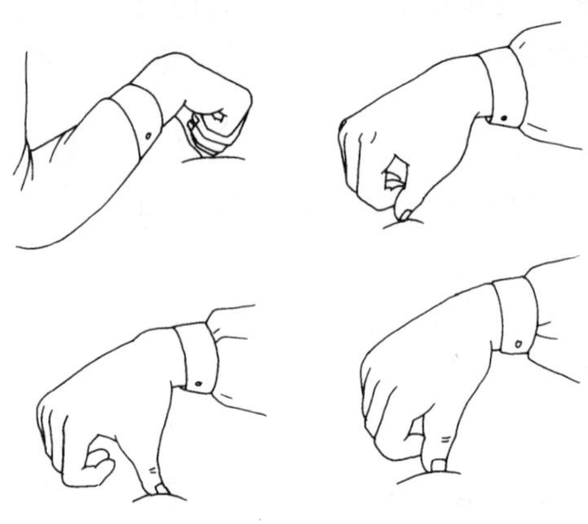

图2-1　一指禅推法

2）操作要点：①宜姿势端正，心和神宁。姿势端正，有助于一指禅推法的正确把握；心和神宁，则有利于手法操作时的功力贯通到拇指。②操作时要沉肩、垂肘、悬腕、掌虚指实、紧推慢移。沉肩，指肩关节放松，肩胛骨自然下沉，以腋下空松，能容纳一拳为宜；垂肘，指肘部下垂，一般体位下肘部宜低于腕部；悬腕，指腕关节悬屈，弓背向上，有如悬吊一般，在腕关节放松的基础上，应尽可能屈曲90°；掌虚指实，指手法操作时，除拇指外其余手指及手掌部均要做到放松，虚不受力，而拇指则要蓄满功力，以自然压力进行操作；紧推慢移，指手法操作时腕部的摆动频率较快，每分钟约120～160次，但拇指端或罗纹面在施术部位上的移动却较慢。③宜掌握好拇指指间关节屈伸与不屈伸两种术式的运用。若术者拇指指间关节较僵硬，活动范围较小或治疗时需要较柔和的刺激，宜选用屈伸拇指指间关节的术式操作；若术者拇指指间关节柔软、有过伸，宜选用不屈伸拇指指间关节的术式操作。④操作时注意力不可分散，不要耸肩用力，肘部不可外翘，拇指端或罗纹面与施术部位不要形成摩擦移动或滑动。

（2）㨰法

1）动作要领：拇指自然伸直，余指屈曲，小指、无名指的掌指关节屈曲，约达90°。余指屈曲的角度则依次减小，如此则使手背沿掌横弓排列成弧面，使之形成滚动的接触面。以第5掌指关节背侧附于体表施术部位上，以肘关节为支点，前臂主动做推旋运动，带动腕关节做较大幅度的屈伸和一定的旋转活动，使手背偏尺侧部在施术部位上进行连续不断的滚动（图2-2）。手法频率每分钟120～160次。要求单次能操作5～10分钟。㨰法亦常用掌指关节背侧部和拳顶部为滚动着力面进行操作，名为掌指关节㨰法，是㨰法的变化应用。

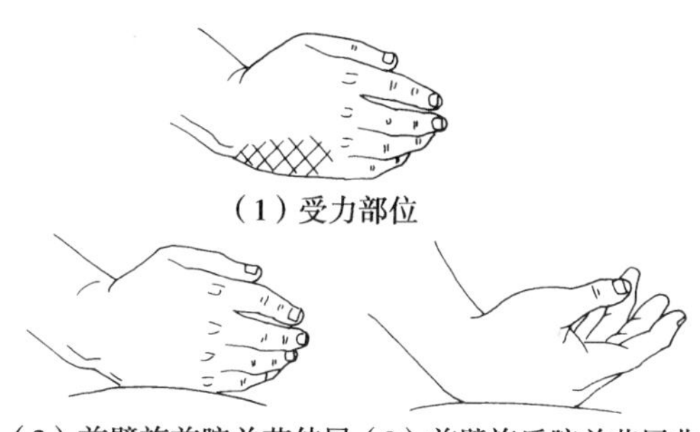

图2-2　㨰法

2）操作要点①术者肩关节宜放松下垂，屈肘成140°，上臂中段距胸壁约一拳远，松腕，食、中、无名和小指的掌指关节屈曲幅度逐渐增加。②操作过程中，腕关节屈伸幅度应达到120°，即前滚至极限时屈腕约80°，回滚至极限时伸腕约40°，使手背1/2面积（尺侧）依次接触治疗部位。③㨰法对体表应产生轻重交替的滚动刺激，前滚和回滚时着力轻重之比为3∶1，即“滚三回一”。④操作时不宜拖动、跳动和摆动。拖动是由于吸点不牢而形成托擦；跳动是由于前滚时推旋力过大，回滚时回旋力过小而形成弹跳；摆动则是腕关节屈伸幅度过小所致。⑤㨰法在移动操作时，移动的速度不宜过快。即在滚动的频率不变的情况下，于所施部位上缓慢移动。

（3）按揉法

1）动作要领：按揉法由按法与揉法复合而成。分为指按揉法和掌按揉法两种。①指按揉法：用单手或双手拇指罗纹面置于施术部位，余指置于对侧或相应的位置以助力。腕关节悬屈，拇指和前臂部主动施力，进行节律性按压揉动。指按揉法无论是以单手拇指还是双手拇指操作，外形均酷似拿法，其区别在于拿法是拇指与其他四指两侧对称性用力，而指按揉法的着力点是在拇指侧，余指仅起到助力、助动的作用。要求单次能操作5～10分钟。②掌按揉法：掌按揉法分为单掌按揉法和双掌按揉法。单掌按揉法是以掌根部着力于施术部位，余指自然伸直，前臂与上臂主动用力，进行节律性按压揉动。双掌按揉法则双掌重叠，增加力量，置于施术部位，以掌中部或掌根部着力，以肩关节为支点，身体上半部小幅度节律性前倾后移，于前倾时将身体上半部的重量经肩关节、前臂传至手部，从而产生节律性按压揉动。要求单次能操作 5～10 分钟。

2）操作要点：①要将按法与揉法进行有机结合，做到按中含揉，揉中寓按，刚柔并济，缠绵不绝。②宜按揉并重，施力不可失之偏颇。③注意按揉法的节奏性，既不要过快，又不可过于缓慢。

（4）弹拨法

1）动作要领：拇指伸直，以指端着力于施术部位，余四指置于相应的位置以助力，拇指下压至一定的深度，待有酸胀感时，再做与肌纤维或肌腱、韧带成垂直方向的单向或来回拨动（图 2-3）。若单手指力不足时，亦可以双手拇指重叠进行操作。常拨动 3～5 次。

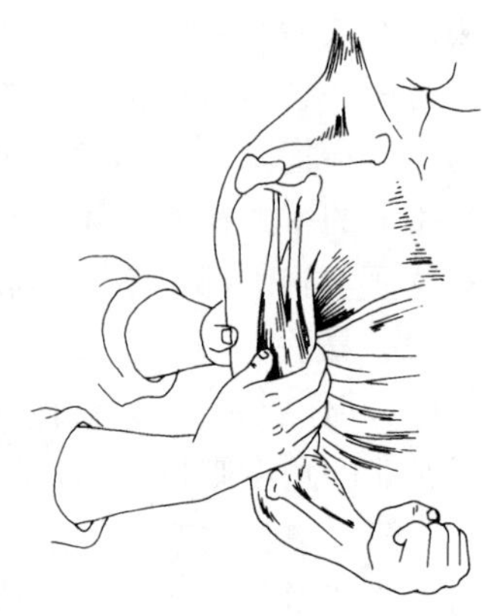
图 2-3 弹拨法

2）操作要点：①用力要由轻而重，实而不浮。按压拨动的方向与拨动组织走向垂直。②拨动时拇指不能在皮肤表面有摩擦移动，应带动肌纤维或肌腱韧带一起移动。

（5）摩法

1）动作要领：分指摩法和掌摩法。①指摩法：指掌部自然伸直，示指、中指、无名指和小指并拢，腕关节略屈。以示指、中指、无名指及小指指面着于施术部位，以肘关节为支点，前臂做主动运动，通过腕、掌使指面做环形摩动。要求单次能操作 5～10 分钟（图 2-4）。②掌摩法：手掌自然伸直，腕关节略背伸，将手掌平置于施术部位上，其操作过程同指摩法。要求单次能操作 5～10 分钟。

2）操作要点：①指摩法在操作时腕关节要保持一定的紧张度，而掌摩法则腕部要放松。②摩动的速度、压力宜均匀。指摩法宜稍轻快，掌摩法宜稍重缓。③要根据病情的虚实来决定手法的摩动方向。有以“顺摩为补，逆摩为泻”的传统说法，即虚证宜顺时针方向摩动，实证则要逆时针方向摩动。现代应用时，常以摩动部位的解剖结构及病理状况来决定顺逆摩的方向。④摩动的速度不宜过快或过慢，用力不宜过轻或过重。《圣济总录》：“摩法不宜急，不宜缓，不宜轻，不宜重，以中和之意施之”。

（6）擦法

1）动作要领：以手掌的全掌、大鱼际、小鱼际着力于施术部位，腕关节放平。以肩关节为支点，上臂主动运动，通过肘、前臂和腕关节使掌指面、大鱼际或小鱼际做前后方的连续擦动并产生一定的热量（图 2-5）。

2）操作要点：①着力部分要紧贴体表，直接接触皮肤操作，不宜过度施压，须直线往返运行，往返的距离应尽力拉长，力量要均匀，动作要连续不断，犹如拉锯状。②擦法产生的热量应以透热为度。即术者在操作时感觉擦动所产生的热已徐徐进入手术者的体内，此时可称为“透热”。透热后，结束手法操作。③压力不可过大。操作时如压力过大，则手法重滞，且易擦破皮肤。但施术时，手掌与手术者体表的接触必须平实，否则在擦动时，会时滞时浮。④不可擦破皮肤。⑤不可屏息操作。

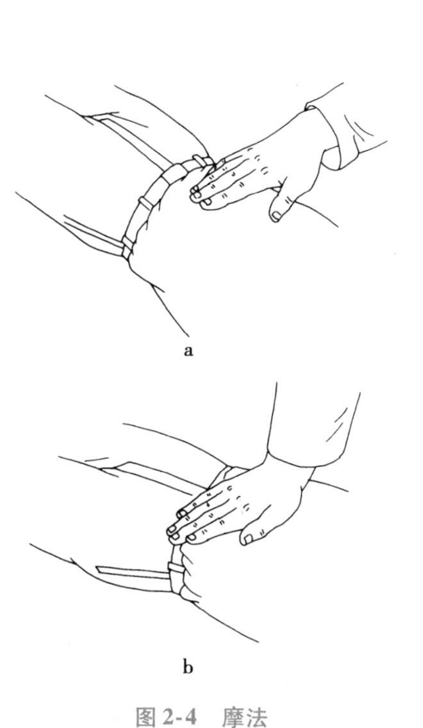

图 2-4　摩法

a. 指摩法；b. 掌摩法

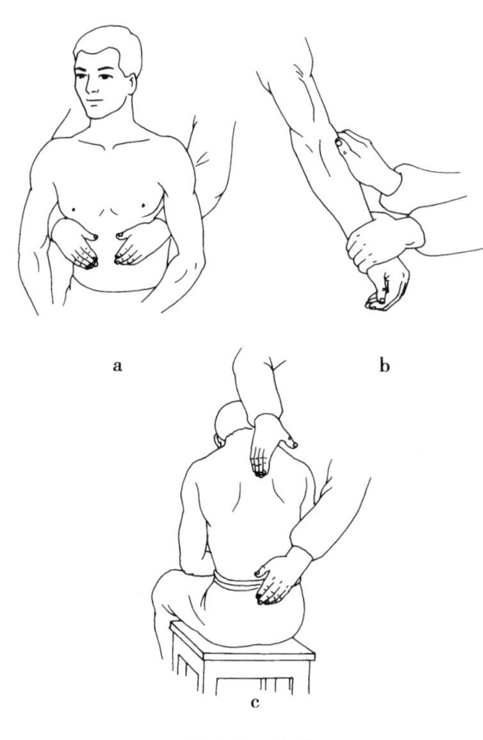

图 2-5　擦法

a. 掌擦法；b. 大鱼际擦法；c. 小鱼际擦法

（7）捏法

1）动作要领：用拇指和示指、中指指面，或拇指与其余四指指面夹住施术部位肢体或肌肤，相对用力挤压、拉或拽，随即放松，再挤压、拉拽，再放松，重复以上挤压、放松动作并如此不断循序移动（图 2-6）。

2）操作要点：①捏法要求拇指与其余手指间要具有强劲持久的合力，须长期习练并结合练功。②施力时拇指与其余手指双方力量要对称，用力要均匀而柔和，动作要连贯而有节奏性。③操作时要用指面着力，而不可用指端着力。如以指端着力，即变成他法。

（8）抖法

1）动作要领：以双手或单手握住受术者肢体的远端，前臂动作协调一致，稍用力做上下或左右方向的连续抖动，使所产生的抖动波由肢体的远端传递到近端，被抖动肢体关节有松动感和舒适感。

2）操作要点：①抖上肢操作时双手静止性用力，动作协调均匀，一般上肢抖动幅度应控制在 1 ~ 3cm，要求肢体远端抖动幅度要小，近端抖动幅度要大，使关节产生抖动感。抖动频率控制在每分钟 250 次左右（图 2-7）。②抖下肢操作时要求患者仰卧位，受术者下肢肌肉处于最佳松弛状态，抖动幅度可稍大，动作要协调均匀，切忌操作屏气。抖动频率宜稍缓慢，约每分钟 100 次左右，作双下肢抖动时频率可适当降低（图 2-8）。③抖腰法操作时，是牵引法与短暂性的较大幅度的抖法的结合应用。受术者取俯卧位两手拉住床头或由助手固定其两腋部，施术者两手握住其两足踝部，两臂伸直，身体后仰，与助手相

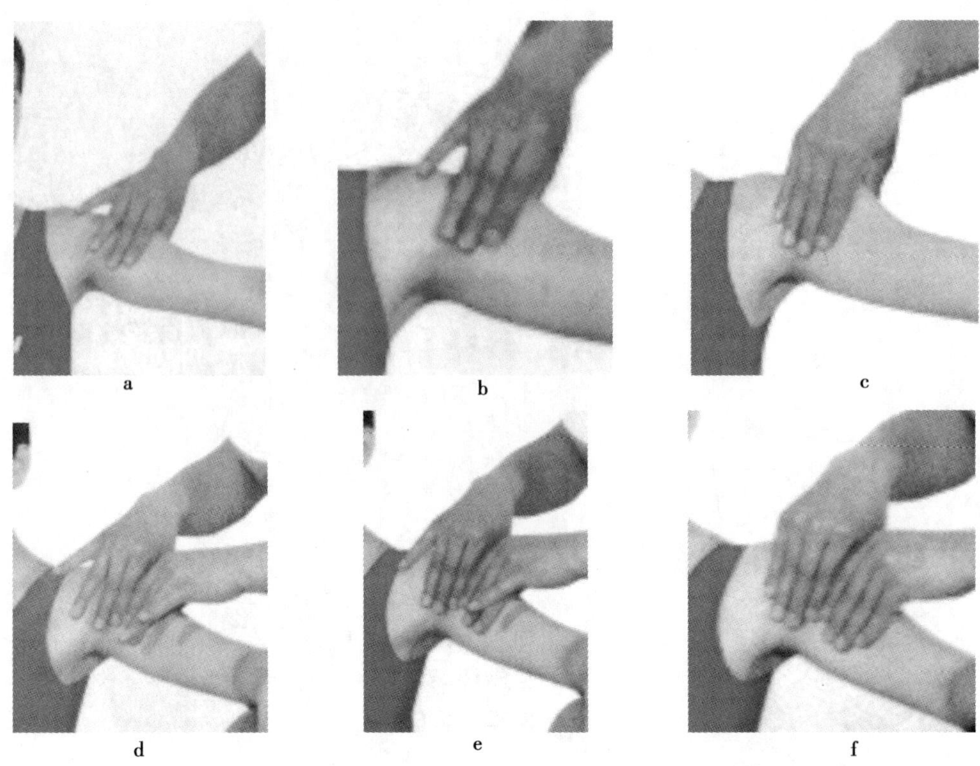

图 2-6 捏法

a. 三指捏法；b. 四指捏法；c. 五指捏法；d. 六指捏法；e. 八指捏法；f. 十指捏法

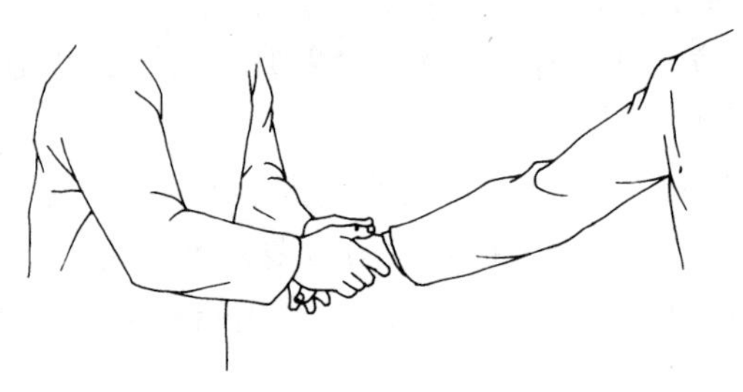

图 2-7 抖上肢

对用力，牵引其腰部片刻，待其腰部放松后，身体前倾，以准备抖动，其后随身体起立之势，瞬间用力，做较大幅度的抖动，使抖动之力作用于腰部，使腰部产生松动。术者动作协调，操作时用巧劲，切忌屏气，一般抖 1～3 次（图 2-9）。

（9）摇法

1）摇颈法：①动作要领：患者取坐姿，颈项部放松，施术者站于其侧后方，用一手扶住其头顶后部，另一手托住其下颏部，以托住下颏部的手主动运动，双手协调配合缓慢摇转头部，使颈椎随头部摇转而产生被动摇转。顺时针、逆时针方向摇转各数次（图 2-10）。②操作要点：双手协调配合，用力要稳，动作缓和，切忌粗暴蛮力；摇转幅度由小到大，不可强求。

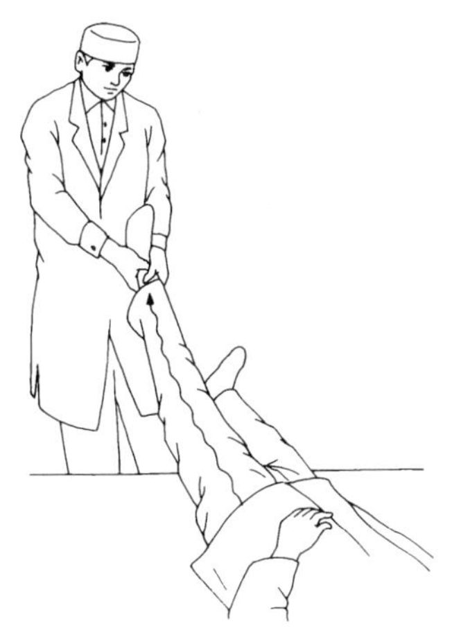

图 2-8　抖下肢

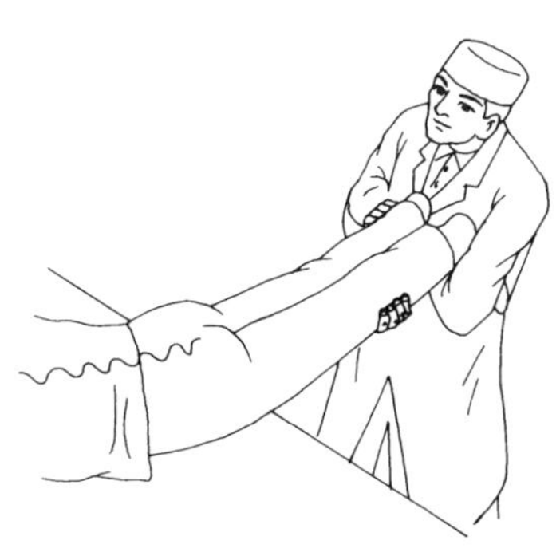

图 2-9　抖腰法

2）摇肩关节法：主要有三种，临床应用时应根据肩关节疾患的具体病情而导致的活动功能受限程度，合理选择。操作要点如下：

握手摇肩法，又称小幅度摇肩法。患者取坐姿，肩部放松自然下垂。施术者站于其患侧方，以一手扶住其肩关节（拇指按于肩前部，余四指按于肩后部），另一手以虎口交互握住患者手部，做小幅度的缓慢摇动，使肩关节随之产生旋转活动。顺时针、逆时针方向摇转 8～10 次（图 2-11）。

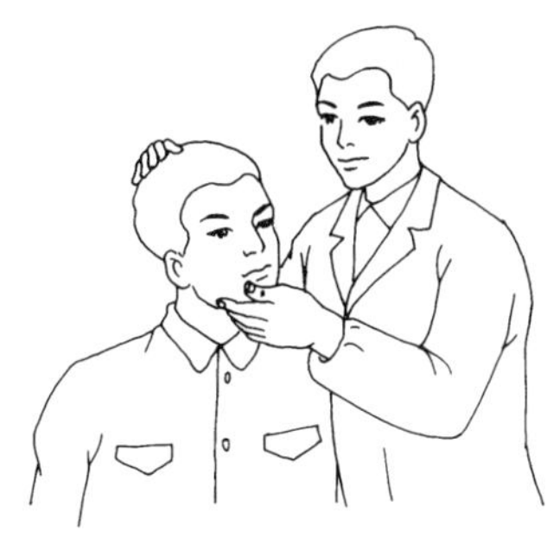

图 2-10　摇颈法

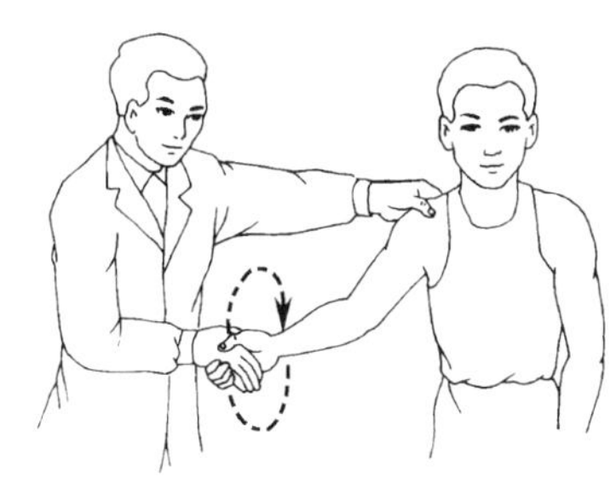

图 2-11　握手摇肩法

托肘摇肩法，又称中幅度摇肩法。患者取坐姿，肩部放松自然下垂。同时屈肘关节。施术者站于其患侧方，以一手扶住其肩关节（姿势同上），另一手托住其肘部（患者前臂放在施术者前臂上），做中等幅度的缓慢摇动，使肩关节随之产生旋转活动。顺时针、逆时针方向摇转 8～10 次（见图 2-12）。

大幅度摇肩法：患者取坐姿，肩部放松自然下垂。施术者站于其侧前方，以一手轻握其手腕部，另一手用掌背将其腕部缓慢向上托起，当托至 140°～160°时，该手随即反掌握住腕部，原握腕之手改作循手臂滑移至患肩上部按住，稍停顿一下，此时按肩之手下压肩部，握腕之手向上提拉肩部，使肩关节充分伸展，随即握腕之手向后、向下摇转，使肩关节形成 360°的环旋摇转。如此反复周而复始、两手交替协作，使患肩

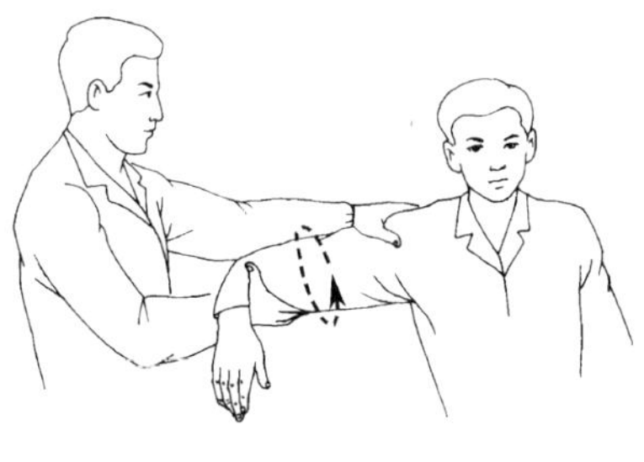

图 2-12　托肘摇肩法

做连续的环转活动。相反方向摇肩时，两手操作动作相反即可。向后、向前摇肩各5～8次。

3）摇腰法：动作要领：患者端坐位，腰部放松。施术者半蹲于其身后，用一手按住其腰部一侧，另一手扶住对侧肩部，两手协调用力将腰部按前屈、侧屈、后伸的次序摇动，使腰部旋转运动。一般左右各摇转3～5次。

（10）拔伸法：拔伸法常用于颈椎、肩、腕（踝）、指（趾）关节。

1）动作要领：术者将患者肢体或关节的一端固定，在关节的另一端作持续牵拉，使其得到牵拉拔伸。

2）操作要点：动作要稳实，用力宜缓和，不可用蛮力拔伸。在拔伸至有阻力时，可配合作各关节的旋转或屈伸、侧向运动，有助于消除肌肉紧张，松解关节粘连。

（11）扳法

1）颈部扳法：主要有颈椎斜扳法、颈椎定位扳法等。现介绍颈椎斜扳法。①动作要领：颈椎斜扳法又称颈椎旋转复位法。患者取坐位，颈部放松，颈前屈或后伸约15°。施术者站于其后侧方，用一手扶住其头顶部，另一手托住其下颏部，两手协同适度用力，使头向一侧缓慢旋转，当旋转到一定幅度时（有明显阻力感），稍作停顿，随即做一个快速而有控制的扳动，此时常可听到“咯嗒”响声，随机松手（图2-13）。扳动幅度控制在5°～10°。根据治疗需要，可选择单侧扳法或双侧扳法。②操作要点：两手要协调，用力要稳，动作须轻巧，扳动须瞬间用力，快速而短暂，旋转扳动幅度应控制在生理活动范围内。

2）腰部扳法：主要有腰部斜扳法、腰椎定位旋转扳法、腰部后伸扳法、直腰旋转扳法4种。现主要介绍腰椎斜扳法。①动作要领：患者取健侧卧位，健肢在下，自然伸直；患肢在上，并半屈髋屈膝在健肢上，腰部放松。施术者面对患者站于诊疗床边，以一手（或肘部）按住患者的肩前部，另一手（或肘部）按住其臀部，同时做反方向的缓慢用力扳动，使腰部被动扭转，当旋转到一定幅度时（有明显阻力感），再做一个瞬间增大幅度的扳动，此时常可听到“咯嗒”响声（图2-14）。根据治疗需要，可选择单侧扳法或双侧扳法。斜扳法在临床应用时，应根据脊椎的病变节段定位，通过控制腰椎的旋转幅度来进行调节。当病变节段在上腰段时，则臀部推扳旋转幅度应大于肩部，使旋转力点作用于上腰椎；当病变节段在下腰段时，则肩部推扳旋转幅度应大于臀部，使旋转力点作用于下腰椎；当病变节段在中腰段时，则肩部和臀部推板旋转的幅度基本相等即可。②操作要点：操作时，病人体位要协调一致，掌握瞬间用力，即扳即止。

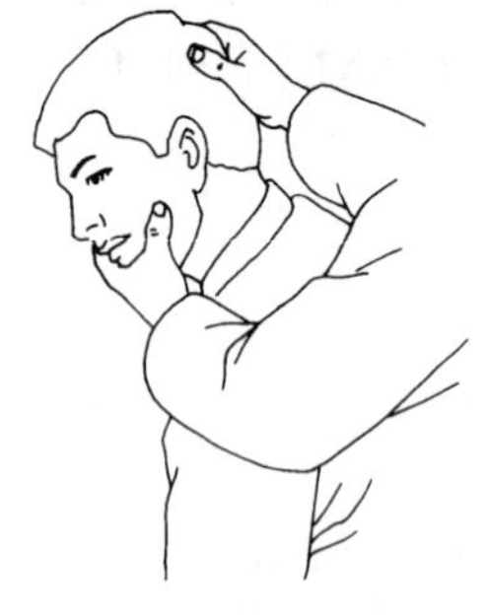

图2-13　颈椎斜扳法

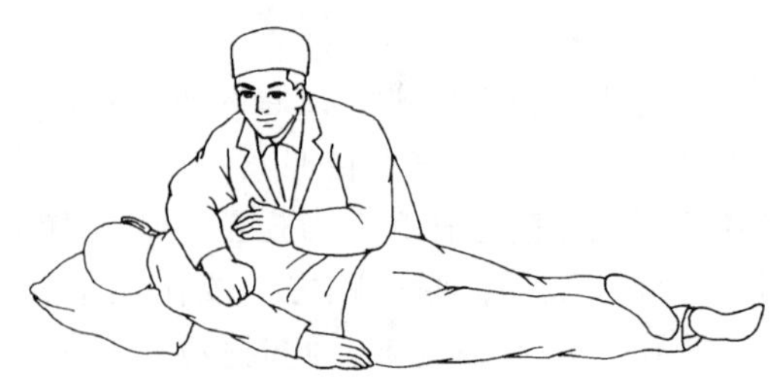

图2-14　腰椎斜扳法

3）肩关节扳法：包括前屈扳法、外展扳法、内收扳法、内旋扳法。①肩关节前屈扳法：以右侧为例。患者坐位，右侧肩关节前屈30°～50°。医生在患者肩前外侧以两手从前后方向将其患肩固定，患者右上臂置于医生右前臂上。医生手臂部协调施力，将其患臂缓缓上抬，至肩关节前屈至有阻力时，以“巧力寸劲”，做一稍增大幅度的快速扳动。在扳动之前，亦可使其肩关节小幅度前屈数次或进行小范围的环转摇动数次，以使其肩关节尽量放松。②肩关节外展扳法：以右侧为例。患者坐位。医生站于右侧，呈半蹲位，将患者右侧肘关节上部置于右侧肩上，以两手从前后方向将患肩固定。然后医生缓缓立起，使其肩关节外展，至有阻力时，略停片刻，然后双手与身体及肩部协同施力，以“巧力寸劲”，在肩关节外展位做一稍增大幅度的快速扳动。③肩关节内收扳法：以右侧为例。患者坐位，右侧上肢屈肘置于胸前，手搭扶于左侧肩部。医生站其后，以右手扶按于患者右肩部以固定，左手握于其肘部并缓慢向对侧胸前上托，至有阻力时，以“巧力寸劲”，做一稍增大幅度的快速扳动。④肩关节内旋扳法：以右侧受限为例。患者坐位，右手与前臂置于腰部后侧。医生站其右侧后方，以右手扶按患肩以固定，左手握住其腕部将前臂沿其腰背部缓缓上抬，使其肩关节逐渐内旋，至有阻力时，以“巧力寸劲”，做一快速的、有控制的上抬其前臂动作，以加大肩关节旋转角度。

（三）注意事项

手法操作的基本要求是持久、有力、均匀、柔和，从而达到深透和渗透的目的。

1. 持久　要求单一手法能够持续操作一定的时间而不间断、不乏力。

2. 有力　手法要有一定的力度，达到一定的层次。在用力时应根据患者的体质、病情选择适当的力量。力量小时仅达皮肤或皮下，力量大时深达肌肉、骨骼，即力量不是越大越好。

3. 均匀　手法的力量、速度及操作幅度要均匀。在操作时力量不可时轻时重，速度不可时快时慢，幅度不可时大时小。在改变力量、速度、幅度时要逐渐地、均匀地改变。

4. 柔和　手法要轻柔和缓，不宜用蛮力、暴力，做到力量轻而不浮、重而不滞，变换动作要自然。

5. 深透　手法作用于人体后即有“力达病所”的力透感，治疗后该部位的浅层和深层组织得到充分的放松。

6. 渗透　指一些手法产生的效果是从浅层组织渗透到深层组织，例如使擦法产生的热逐渐渗透到深层组织，可称为渗透。

7. 对于运动关节类手法操作要平稳自然，因势利导，避免生硬粗暴；选择手法要有针对性，定位要准；用力要疾发疾收。

以上几个方面密切相关，相辅相成，互相渗透。持续运用的手法可以逐渐降低患者肌肉的张力，使手法力量能够逐渐渗透到深层组织。均匀协调的动作，能使手法更趋柔和。而力量与技巧相结合，则使手法既有力，又柔和，达到“刚柔相济”的境界。

（四）禁忌证

1. 各种传染性疾病。
2. 各种恶性肿瘤。
3. 所操作的部位皮肤有烧伤、烫伤或有皮肤破损。
4. 结核性和感染性疾病。
5. 胃、十二指肠等急性穿孔。
6. 骨折及较严重的骨质疏松症患者。
7. 女性月经期、怀孕期的腹部、腰骶部。

（五）病案示例

病案一

患者，男，35岁。以“腰部疼痛伴左下肢放射性疼痛1周”就诊。查体：神清，精神可，痛苦面容。第四腰椎棘突和第五腰椎棘突两旁压痛，左侧明显，左侧臀大肌压痛，左下肢直腿抬高试验低于70°，加强试验阳性，左下肢“四字试验”阳性。舌淡红，苔黄腻，脉弦紧。辅助检查：腰椎MRI：$L_{4\sim5}$椎间盘突出，$L_5\sim S_1$椎间盘膨出。

诊断：腰椎间盘突出症。

治则：舒筋通络，理筋整复，活血化瘀。

部位及取穴：背腰部及下肢，肾俞、大肠俞、承扶、殷门、委中、承山、昆仑。

手法：揉法、按压法、㨰法、弹拨法、运动关节类手法。

操作：

1. 解除臀部肌肉痉挛　患者俯卧，术者立于患者一侧。术者在患者患侧腰臀及下肢用轻柔的㨰、按等手法治疗。以加快患部气血循环，缓解肌肉紧张痉挛状态。

2. 拉宽椎间隙，降低椎间盘内压力　患者仰卧。术者用手法或器械进行骨盆牵引，使椎间隙增宽。

3. 增加椎间盘外压力　患者俯卧，术者用双手有节奏地按压腰部，使腰部振动。然后在固定患部的情况下，用双下肢后伸扳法，使腰部过伸。

4. 调整后关节，松解粘连　用腰部斜扳法，以调整后关系紊乱，从而相应扩大椎间孔。再在仰卧位，强制直腿抬高以牵拉坐骨神经与腘绳肌。

5. 促使损伤的神经根恢复功能　沿受损神经根及其分布区域用㨰、按、点揉、拿等手法，促使气血循行加强，从而使受损神经根逐渐恢复正常功能。

病案二

患者，男，51岁。以“右肩关节周围疼痛伴右肩关节活动功能障碍1周”就诊。查体：神清，精神可，体型胖，右肩关节周围广泛压痛，以肩前部为甚，右肩上举、内收、后伸、外展均受限。辅助检查：肩关节X线片显示无异常。

诊断：右肩关节周围炎。

治则：初期活血止痛为主；后期松解粘连，滑利关节为主。

部位及取穴：肩部、上臂部，缺盆、肩井、肩髃、秉风、天宗、肩贞、肩内陵、曲池、合谷等穴。

手法：揉法、一指禅推法、按法、㨰法、拿法、摇法、扳法、拔伸、搓法、抖法等。

操作：

1. 舒筋通络，活血止痛　患者端坐，患肢放松下垂。术者立于患侧，先点按缺盆、肩井、肩髃、肩贞、天宗、曲池、合谷等穴，待肩臂热胀后，用一手患者手臂使其微外展，另一手用㨰法或一指禅推法施术。同时配合患肩的被动前屈、后伸、外展和旋内、旋外互动。

2. 松解粘连，滑利关节　患者坐位，患肢放松。术者立于患侧，以肩关节为轴心进行肩关节摇法操作，幅度由小到大，以患者耐受为度。并分别对患肩施以扳法操作，根据患肩功能障碍程度，选用肩关节外展扳法、内收扳法、旋内扳法和上举扳法操作。

3. 疏理筋脉，调和气血　立于患者侧前方，作小幅度高频率的上肢抖法操作和自上而下的搓法。

（王鸿度）

第三章 体格检查模块

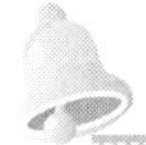

【培训目标】

掌握各系统体格检查的主要内容，检查要领及临床应用；全身体格检查的基本要求，全身体格检查的基本顺序及其细目，能够进行规范的无明显缺项的全身体格检查，并能够根据已获取的病史资料，有重点的进行全身体格检查，一般体格检查时间不超过40分钟，手脑并用，及时记录体格检查发现的阳性体征，并进行临床诊断思维；能够根据主要症状与体征的伴随表现，合理确定体格检查的重点内容。

第一节　系统体格检查

一、一般情况检查

（一）检查内容

一般情况检查是体格检查的基础内容，也是体格检查最早开始检查的内容，检查内容与临床各科均有密切的联系，是了解病情、诊断疾病的重要的基础资料。一般情况的检查内容较多，临床可依据了解病情、诊断疾病的需要有重点有选择地进行。

1. 生命征　可直接体现患者生命是否存在及是否正常的一组重要的体征，称为生命征，一般包括体温、脉搏、呼吸和血压，同时应检查意识状态。

（1）体温：一般测量体表温度，测量方法有腋测法、口测法和肛测法。腋测法安全、方便、不易发生患者之间的交叉感染，但容易受出汗、体温计是否夹紧等因素影响，因此应测量10分钟；口测法获得的体温相对较准确，但应严格消毒体温计，且不能用于婴幼儿及有意识障碍的患者；肛测法测量准确，但操作不便，只要用于婴幼儿及神志不清的患者。

（2）脉搏：随着心脏的收缩与舒张，动脉内压力有升有降而引起的血管壁相应的扩张与回缩，形成脉搏，因此，脉搏可以反映心脏的节律与频率，并反映左心室收缩力及动脉壁顺应性。脉搏检查一般以并拢的示、中、环指指腹触诊桡动脉，如触诊不清可触诊颈动脉、股动脉或肱动脉。检查时应注意脉搏的强弱，脉搏频率与患者的心率是否一致，有无脉搏短绌的现象。

（3）呼吸：呼吸的检查以呼吸频率、节律、深浅度为主，一般以视诊为主，不易确定时可结合触诊或听诊。检查时应注意胸式与腹式呼吸运动有无增强与减弱的情况，有无间停呼吸与潮式呼吸。

（4）血压：血压包括收缩压、舒张压、脉压三个部分。血压的测量有直接测量法与间接测量法，直接测量法为有创性方法，一般用于危重患者监护；间接测量法临床常用，是借助于血压计测量血压，血压计常用汞柱式及电子式，近年来电子血压计应用增多。间接测量法又根据测量的时间分为瞬时血压与动态血压，一般患者多采用瞬时血压监测，可每日多时间点测量，测量血压时应在安静状态下测量，嘱被检者不要有身体的活动、不讲话，间隔1～2分钟重复测量不少于2次，取测得血压的平均值；动态血压为间隔一定时间规律测压，总检测时间多为24小时，有助于了解血压变异率、白天平均血压、夜间平均血压等，并可随访血压控制情况。

（5）意识状态：意识是两侧大脑半球功能活动的综合，人在清醒的状态下，具有正常的意识内容，称为意识清醒。各种病理因素及疾病，当损伤大脑皮质正常生理功能时，出现意识障碍。意识障碍根据程度及受损的内容不同，分为觉醒度下降、意识内容缺失两种情况。觉醒度下降由轻到重分为嗜睡、昏睡、昏迷；意识内容缺失根据临床表现分为意识模糊、谵妄等。意识状态的检查以与被检者交流、提出问题等，结合生理反射与病理反射检查综合判断。

2. 发育、体型、营养

（1）发育：人的发育情况与年龄、体格成长状态、智能、性征等有关，体格检查中发育的检查主要检查体格发育状态。判断成年人体格发育状态的指标是：头围约为身高的1/5；胸围约为身高的1/2；上半身长度与下半身长度基本一致；两上肢展开的长度约等于身高。如出现身体各位部分比例明显不协调，属于发育异常，应寻找与发育相关的系统脏器是否存在病变。

（2）体型：体型是体格发育的具体表现，与骨骼、肌肉的发育及脂肪分布有关。体型分为3种：

1）正力型：身体各部分比例协调，腹上角呈直角，见于大多数正常人。

2）超力型：体质指数（BMI）超过正常上限，体格粗壮，颈粗短，胸宽肩平，腹上角大于90°，易患高血压、冠心病等心脑血管疾病及发生代谢紊乱。

3）无力型：与超力型相反的体型，体格瘦弱，颈细长，胸平肩垂，腹上角多小于90°，可见于慢性消耗性疾病、严重营养不良患者。

（3）营养状态：营养状态与食物的摄取、吸收、代谢及内分泌等因素有关。营养状态一般根据皮肤、毛发、皮下脂肪及肌肉结实程度综合判断，检查以视诊及触诊为主。

1）皮肤：视诊色泽、光滑度，轻捏起上肢、下肢、腹壁等部位皮肤观察皮肤弹性。

2）毛发：视诊头发的分布、稀疏程度、润泽度，是否有大量脱落、干枯等。

3）皮下脂肪：视诊皮下脂肪的分布情况，触诊观察皮下脂肪层的厚度。成人一般轻捏起上臂中上1/3交界处内侧的皮肤及皮下脂肪层观察，婴幼儿可观察腹壁皮下脂肪层厚度。

4）肌肉：观察四肢肌肉的发育情况，是否丰满，触诊肌肉的结实程度。观察部位以四肢肌肉为主。

根据以上检查结果，将营养状态分为良好、中等、不良三级。

1）良好：皮肤黏膜红润、弹性良好，毛发、指甲润泽，皮下脂肪丰满，肌肉结实，胸骨上窝、锁骨上窝及肋间隙无明显凹陷。

2）中等：各项检查结果介于良好与不良之间。

3）不良：皮肤黏膜无光泽、较干燥、弹性差，毛发稀疏干枯，指甲粗糙无光泽，皮下脂肪菲薄，肌肉松软无力，胸骨上窝、锁骨上窝及肋间隙明显凹陷。

3. 面容与表情健康及轻病患者面容多无明显变化，表情自如。某些疾病及病理因素可导致患者出现特征性的面容，具有一定的临床诊断价值。

（1）急性病容：面红耳赤，口唇干燥，呼吸急促，可有鼻翼扇动、口唇疱疹等，见于急性感染性疾病或发热性传染病如肺炎球菌肺炎、疟疾等。

（2）慢性病容：面色晦暗或苍白，皮肤干燥无光泽，面容憔悴，双目无神，眼光散淡，表情淡漠，多见于慢性消耗性疾病如慢性肝炎、肝硬化、结核病、肿瘤晚期等，或严重创伤、失血性休克、大手术后恢复期。

（3）病危面容：面色晦暗，皮肤干枯，眼窝深陷，表情淡漠，多呈昏睡状态，见于各种疾病及意外伤害导致的病危状态。

（4）特殊面容：某些疾病病程达到一定程度，可导致患者呈现某种特殊面容，一般以其常见临床疾病或突出的特征命名，对疾病的诊断具有特定的临床价值。

1）贫血面容：面色苍白，唇白舌淡，疲惫无力，动则喘息，见于各种原因导致的贫血。

2）肝病病容：面容消瘦，脸色灰暗或有黄疸，面颊色素沉着，乏力少动，见于慢性肝炎、肝硬化等。

3）肾病病容：面色苍白，晨起眼睑、颜面水肿显著，见于慢性肾炎、慢性肾衰竭等。

4）二尖瓣面容：面色晦暗无光泽，两侧面颊呈暗红色或紫红色，口唇发绀，呼吸浅速，见于心脏瓣膜病二尖瓣狭窄。

5）甲亢面容：面色红润，呈惊恐状，眼裂增宽，眼球凸出，瞬目减少，见于甲状腺功能亢进症。

6）甲减面容：面色苍白，颜面水肿，眼睑增厚，表情木讷，反应迟钝，眉毛外1/3稀疏，见于甲状腺功能减退症。

7）满月面容：面颊丰满如满月，面色红润，毛孔粗大痤疮多，多见于Cushing综合征及长期使用糖皮质激素。

8）肢端肥大症面容：脑大面长，下颌宽厚，眉弓及颧骨隆起，唇舌肥厚，耳鼻增大，见于肢端肥大症。

9）伤寒面容：慢性病容，表情淡漠，反应迟钝，对周围事物无反应，见于伤寒、脑炎、衰竭状态患者。

10）苦笑面容：发作时牙关紧闭，面肌痉挛，呈苦笑状，见于破伤风。

（二）临床应用

1. 一般检查是所有患者及被检者的重点检查项目，可以简单直接反映被检者的病情轻重缓急，以及病患对基本生理功能的影响，是就诊者最基础的检查内容。

2. 一般检查中的生命征，是接受监护危重病的患者及进行特殊诊疗操作时的基础监测项目，可以反映患者瞬间的病情变化。

3. 发育、体型、营养状态及面容对代谢、内分泌疾病具有重要的诊断价值。

二、皮肤黏膜及浅表淋巴结检查

（一）检查内容

1. 皮肤黏膜检查　皮肤黏膜的检查以视诊为主，必要时结合触诊判断，皮肤的异常改变可以是全身性的，亦可以是局限性的，视诊时不能以点代面，发现异常应全面视诊。皮肤的检查以颜色改变为主，还应检查湿度、弹性等。在某些疾病的诊断中，皮肤的改变具有极为重要的诊断价值，如黄染、玫瑰疹、环形红斑、蝶形红斑、皮下结节等。

（1）颜色：皮肤的颜色与毛细血管的分布、血液的充盈度、色素量、皮下脂肪的厚薄有关。

1）苍白：皮肤苍白的视诊以面部、指端末梢为主，呈全身性分布多见于贫血、休克及严重的主动脉瓣关闭不全等，生理情况下可见于情绪激动、惊恐等情况下；仅见肢体末端，见于雷诺病、血栓闭塞性脉管炎等，多伴有疼痛。

2）发绀：发绀的发生机制以循环血液中还原血红蛋白绝对量增加为主，因此多数情况下提示发生严重缺氧，亦可见于血液中异常血红蛋白增加。发绀的视诊以口唇、耳廓、面颊及肢端为主。

3）黄染：皮肤黏膜出现黄染，以黄疸居多。①黄疸：黄染首先出现于巩膜及软腭黏膜，黄染更明显时出现皮肤黄染；巩膜黄染是连续的，近角巩膜缘处黄染轻、远角巩膜缘处黄染重。根据导致黄疸的病因不同，可呈浅柠檬色、金黄色、黄绿色，伴随表现有助于病因诊断。②胡萝卜素增高：黄染首先出现于手掌、足底、前额及鼻部皮肤；一般不出现巩膜和口腔黏膜黄染。③药物作用：长期服用含有黄色素的药物如阿的平、呋喃类等药物也可引起皮肤黄染，其特点是黄染首先出现于皮肤，严重者也可出现于巩膜；巩膜黄染角巩膜缘处黄染重，离角巩膜缘越远，黄染越轻。

4）色素脱失：临床上常见于白癜、白斑及白化症等。

（2）湿度：主要与汗腺分泌量有关。非体力活动及药物作用的出汗增多见于风湿病、结核病、甲状腺功能亢进、佝偻病、脑炎后遗症等。急症患者大汗淋漓且为冷汗，提示发生休克。

（3）皮疹：多为全身性疾病的表现之一，具有重要的诊断价值。皮疹的表现不同，病因不同，常见于传染病、皮肤病、药物及其他物质所致的过敏反应等。发现皮疹时应明确其最早出现的部位、发展顺序、分布、形态、颜色，红色皮疹应压之观察是否褪色。

（4）皮下出血：瘀点、紫癜应注意与红色的皮疹进行鉴别，瘀点、紫癜按压时不会褪色，而皮疹受压时多可褪色或消失。较大面积的皮下出血如瘀斑、血肿易于诊断，其区别在于血肿多高出皮肤表面。瘀点、紫癜等皮下出血常见于造血系统疾病、重症感染，瘀斑多见于血管损害性疾病、毒物或药物中毒等。

（5）蜘蛛痣与肝掌：蜘蛛痣多出现于上腔静脉分布的区域如面、颈、手背、上臂、前胸等部位，肝掌是手部大小鱼际处的皮肤颜色改变，两者的发生机制相同，均为皮肤末端小血管扩张所致，常见于急、慢性肝炎或肝硬化等。

（6）水肿：水肿的检查应以视诊和触诊为主。凹陷性水肿局部受压后可出现凹陷称为凹陷性水肿；而黏液性水肿及象皮肿（丝虫病）局部受压后并无组织凹陷，称为非凹陷性

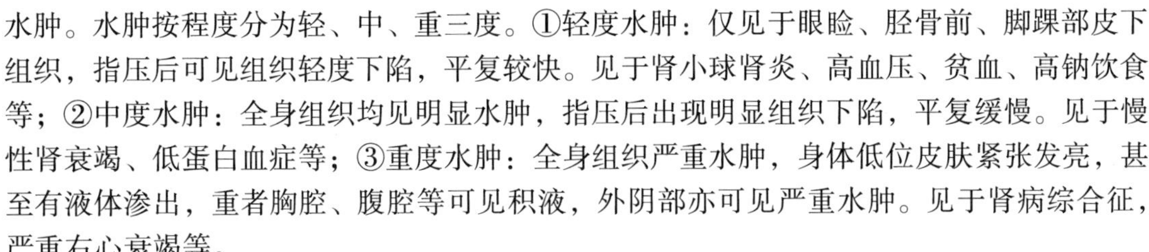

水肿。水肿按程度分为轻、中、重三度。①轻度水肿：仅见于眼睑、胫骨前、脚踝部皮下组织，指压后可见组织轻度下陷，平复较快。见于肾小球肾炎、高血压、贫血、高钠饮食等；②中度水肿：全身组织均见明显水肿，指压后出现明显组织下陷，平复缓慢。见于慢性肾衰竭、低蛋白血症等；③重度水肿：全身组织严重水肿，身体低位皮肤紧张发亮，甚至有液体渗出，重者胸腔、腹腔等可见积液，外阴部亦可见严重水肿。见于肾病综合征，严重右心衰竭等。

2. 浅表淋巴结检查　浅表淋巴结的检查以触诊结合视诊为主，发现浅表淋巴结肿大，应首先判明是全身性还是局限性，并根据出现淋巴结异常的部位，结合该组群淋巴结回吸收区域的组织器官，分析引起淋巴结肿大的病因。

（1）局限性淋巴结肿大：①非特异性淋巴结炎是局限性淋巴结肿大的最常见病因，由引流区域的急、慢性炎症所引起，出现在原发感染病灶器官的回吸收区域淋巴结，随原发病灶好转而消失。慢性炎症引起的淋巴结肿大，淋巴结较硬，最终淋巴结可缩小或消退。②淋巴结结核是导致颈部淋巴结肿大的病因之一，肿大的淋巴结常呈多发性，质地稍硬，可相互粘连或与周围组织粘连，发生破溃后形成瘘管，愈合后可形成瘢痕。③恶性肿瘤淋巴结转移导致的肿大，是临床发现和确诊恶性肿瘤的途径之一，淋巴结多质地坚硬，或有橡皮样感，表面不光滑，多与周围组织粘连，一般无压痛。恶性肿瘤淋巴结转移的部位有一定的规律，对临床诊断恶性肿瘤及判断有无远处淋巴结转移具有重要的意义。

（2）全身性淋巴结肿大：相对于局部性淋巴结转移少见，病因复杂。①血液系统疾病如急慢性白血病、淋巴瘤、恶性组织细胞病等。②结缔组织疾病如系统性红斑狼疮、干燥综合征、结节病等。③病毒感染见于传染性单核细胞增多症、艾滋病等；细菌感染见于血行弥散型肺结核等；螺旋体感染见于梅毒、钩端螺旋体病等；原虫与寄生虫感染见于黑热病、丝虫病等。全身性淋巴结肿大的病因诊断，应结合必要的辅助检查做出。

（二）临床应用

1. 皮肤的异常改变通过视诊易发现，确定皮肤改变的性质后，应进一步明确是全身性还是局部性改变，进一步做出病因诊断。

2. 淋巴结肿大的分布与特征，有助于疾病的临床诊断，局部性淋巴结肿大应慎重排除相关部位的恶性肿瘤；全身性淋巴结肿大伴有出血倾向、发热的患者，应进行血液及骨髓象检查，排除造血系统疾病。必要时进行淋巴结活检，以明确诊断。有传染病及疫区接触使者，应进行病原学及免疫学检查，排除艾滋病、梅毒等传染病。

三、呼吸系统体格检查

（一）检查内容

呼吸系统包括气管、肺与胸膜腔，分为上呼吸道与下呼吸道，上呼吸道指鼻咽部与咽喉部；下呼吸道起于声门处，包括气管、主支气管、各级支气管、肺泡及胸膜腔。呼吸系统的检查按照视诊、触诊、叩诊、听诊的顺序进行，其中以听诊为主。

1. 上呼吸道检查　上呼吸道起于鼻孔，止于声门处，包括鼻咽部与咽喉部。检查时以视诊为主，并应借助简单的检查器械如压舌板、喉镜等进行，检查内容以局部结构、黏膜及功能状态为主。检查时若发现咽喉部黏膜充血、红肿、分泌物增多，多见于急性；黏膜充血、表面粗糙，并可见淋巴滤泡增殖，见于慢性咽炎。扁桃体红肿、增大，表面有黄白色分泌物，见于急性化脓性扁桃体炎。发声异常应进一步检查喉返神经、喉上神经功能；悬雍垂出现偏移，要慎重排除脑血管疾等神经系统疾病。

2. 下呼吸道检查 按照视、触、叩、听顺序检查。根据的主诉及症状，选择查体重点。

（1）视诊：以呼吸节律与频率、两侧呼吸运动是否对称及强弱为主。①呼吸节律与频率异常，多提示呼吸困难，根据病因分为肺源性、心源性、中毒性、血源性、神经精神性，因此，应根据呼吸节律与频率异常的特征及伴随表现，分析其病因及发病机制。发现潮式呼吸、间停呼吸、不规则呼吸，提示病情危重，应边诊断边救治。②两侧呼吸动度不对称，见于一侧肺与胸膜疾病，如肺炎球菌肺炎、一侧气胸或胸腔积液、胸膜炎、阻塞性肺不张等，多表现为一侧呼吸动度减弱另一侧呼吸动度代偿性增强，可伴有呼吸过速；两侧呼吸动度减弱提示呼吸中枢功能异常、弥漫性支气管-肺疾病，如颅内高压症、急性中毒、急性脑血管病、慢性阻塞性肺疾病等，亦可见于重症肌无力。

（2）触诊：胸肺部触诊可以进一步明确呼吸动度异常，借助于触觉语颤的检查，辅助诊断肺与胸膜病变的基本性质，可以发现胸膜摩擦音。检查的基本要求是按顺序双侧对称性检查，有助于异常体征的发现与确定，对大面积肺组织实变、气胸、大量胸腔积液的诊断，具有重要的临床价值。

（3）叩诊：叩诊的阳性发现是胸肺疾病的重要诊断依据。正常胸部叩诊为清音，但因胸壁的厚薄以及邻近器官的影响，存在一定的生理特征，前胸上部较下部叩诊音相对稍浊，右肺上部叩诊音亦相对稍浊，背部的叩诊音较前胸部稍浊，右侧腋下部因受肝脏的影响叩诊音稍浊，左侧腋前线下方有胃泡的存在，叩诊可呈鼓音。肺脏的叩诊包括肺界和胸部病理性叩诊音的叩诊。

1）肺界的叩诊：肺脏是一个立体的多面的脏器，分为肺上界、肺前界、肺下界。①肺上界即肺尖的上界，正常为5cm，又称 Kronig 峡。因右肺尖位置较低，且右侧肩胛带的肌肉较发达，故右侧较左侧稍窄。肺上界变狭或叩诊浊音，可见于肺结核；肺上界变宽，叩诊稍呈过清音，多见于肺气肿。②肺前界相当于心脏的绝对浊音界，右肺前界与胸骨线重叠，左肺前界位于胸骨旁线第4～6肋间隙。左、右两肺前界间的浊音区扩大见于心脏扩大、心肌肥厚、大量心包积液、主动脉瘤、肺门淋巴结明显肿大等；左、右两肺前界间的浊音区缩小主要见于肺气肿。③肺下界是一个平面结构，因此应在三条体表标志线上进行叩诊，以准确判断肺下界位置。正常两侧肺下界位置大致相同，平静呼吸时位于锁骨中线第6肋间隙上，腋中线第8肋间隙上，肩胛线第10肋间隙上。病理情况下，肺下界下移见于肺气肿、腹腔内脏下垂，肺下界上移见于肺不张、腹内压升高如肠胀气、大量腹水、肝脾显著肿大、腹腔内巨大肿瘤及膈肌麻痹等。

2）肺下界移动度：反映呼吸时膈肌的移动范围，正常人肺下界的移动范围为6～8cm。肺下界移动度缩小见于肺气肿、肺不张、肺纤维化等。

3）胸部异常叩诊音：在正常肺脏叩诊应呈现的清音的区域内，出现的清音以外的叩诊因，多具有一定的病理学意义。异常叩诊音的特征取决于病变的性质、范围及部位。一般距胸部表面5cm以上的深部病灶、直径小于3cm的小范围病灶或少量胸腔积液时，不能发现叩诊音的改变。①浊音或实音：常见于肺炎、肺不张、肺结核、肺梗死、肺水肿、肿瘤等以及胸腔积液、胸膜增厚等。②过清音：只有一个病理学意义，见于肺气肿。③鼓音：近胸壁的空洞型肺结核、肺脓肿等，局部叩诊呈鼓音，一般细致叩诊方可发现；气胸时一侧胸部呈鼓音。

（4）听诊：是肺与胸膜检查最重要的检查方法。检查内容以呼吸音、啰音、胸膜摩擦音的听诊为主，其中肺部啰音的性质及分布特点，是某些疾病的重要的临床诊断依据。正常呼吸音根据其来源不同，分为支气管呼吸音、支气管肺泡呼吸音和肺泡呼吸音，各呼吸音的特点及分布不同，呼吸音的性质及部位发生变化，具有临床诊断价值。

1）正常呼吸音：熟悉正常呼吸音的目的是为了能够识别与判断异常呼吸音的存在。①支气管呼吸音：吸入的空气经过声门、气管或主支气管产生的声音，音强而高调，吸气相较呼气相短。正常于喉部、胸骨上窝、背部第6、7颈椎及第1、2胸椎附近。②支气管肺泡呼吸音：为混合性呼吸音，吸气音的性质与正常肺泡呼吸音相似，呼气音的性质则与支气管呼吸音相似，支气管肺泡呼吸音的吸气相与呼气相大致相同。正常位于第1、2肋间隙胸骨两侧、肩胛间区第3、4胸椎水平及肺尖前后部可听及支气管肺泡呼吸。③肺泡呼吸音：空气流经细支气管和肺泡产生的声音，听诊部位占据大部分肺部。其音调相对较低，吸气时音响较强，音调较高，时相较长，呼气时音响较弱，音调较低，时相较短。

2）异常呼吸音：异常呼吸音分为两类，一类是呼吸音的性质发生异常，异常肺泡呼吸音属于此类；一类是呼吸音出现的部位发生异常，如异常支气管肺泡呼吸音及异常支气管呼吸音。①异常肺泡呼吸音：肺泡呼吸音减弱或消失，提示肺泡的通气量减少或空气流速减慢，及呼吸音传导障碍，见于急性胸膜炎、重症肌无力、阻塞性肺气肿、胸腔积液或气胸等，亦可见于腹部疾病如大量腹水、腹部巨大肿瘤等。肺泡呼吸音增强提示呼吸运动及通气功能增强，见于发热、缺氧、贫血、酸中毒等，一侧肺泡呼吸音增强多为代偿性增强，见于胸膜炎、气胸、大量胸腔积液的健侧。呼气音延长多因小气道阻塞，见于慢性阻塞性肺气肿、支气管哮喘发作等。断续性呼吸音故又称齿轮呼吸音，提示肺内局部性炎症或支气管狭窄，使空气不能均匀地进入肺泡，常见于肺结核和肺炎等。粗糙性呼吸音提示支气管黏膜水肿或炎症浸润而不光滑或狭窄，气流进出不畅，见于支气管或肺部炎症的早期。②异常支气管呼吸音：是指在正常肺泡呼吸音的听诊部位听到支气管呼吸音，见于肺组织实变如肺炎球菌肺炎实变期、压迫性肺不张等，肺内存在大空腔如肺脓肿或空洞型肺结核。③异常支气管肺泡呼吸音：为在正常肺泡呼吸音的区域内听到的支气管肺泡呼吸音，常见于支气管肺炎、肺结核、肺炎球菌肺炎早期等。

3）啰音：啰音是呼吸音以外的附加音，根据其产生机制分为干啰音及湿啰音。①湿啰音产生的基础是呼吸道内有稀薄的分泌物如渗出液、痰液、血液、黏液和脓液等，又称为水泡音。听诊特点是断续而短暂，一次常连续多个出现，吸气时明显，也可出现于呼气早期，部位较恒定，性质不易变，中、小湿啰音可同时存在，咳嗽后可减轻或消失。按产生部位不同分为粗、中、细湿啰音和捻发音。粗湿啰音又称大水泡音，发生于气管、主支气管或肺内空洞，多出现在吸气早期，见于支气管扩张、肺水肿、肺结核或肺脓肿空洞。中湿啰音又称为中水泡音，发生于中等大小的支气管，多出现于吸气中期，见于支气管炎、支气管肺炎等。细湿啰音又称为小水泡音，发生于小支气管，多在吸气后期出现，常见于细支气管炎、支气管肺炎、肺淤血和肺梗死等。捻发音多出现在吸气的终末期，见于细支气管炎、肺淤血等。查体发现湿啰音，首先应全面听诊，确定啰音的分布，再根据听诊特点确定属性，肺部局限性湿啰音，提示局部病变如肺炎、肺结核或支气管扩张等；双侧湿啰音可分布于两肺底或呈弥漫性，两肺底湿啰音多见于肺淤血、支气管肺炎等，两肺弥漫性湿啰音多见于急性肺水肿、重症支气管肺炎等。②干啰音的产生基础是气管、支气管或细支气管的狭窄或不完全性阻塞，病理基础有炎症引起的黏膜充血水肿、分泌物增加，支气管平滑肌痉挛，管腔内团块阻塞，管外肿大的淋巴结或肿瘤压迫等，听诊特点是持续时间较长，音调较高，吸气及呼气时均可听及，但呼气时明显，部位、强度、性质易改变，根据音调的高低分为高调和低调两种：高调干啰音又称哨笛音，多发生于小气道；低调干啰音又称为鼾音，多发生于气管或主支气管。出现于双肺部的干啰音，常见于支气管哮喘发作时，慢性阻塞性肺疾病、心源性哮喘等；局限性干啰音常见于支气管内膜结核或肿瘤等。

4）语音共振：病理情况下，语音共振的性质发生变化，其产生机制与临床意义与触觉语颤相似。

5）胸膜摩擦音：当脏层与壁层胸膜由于炎症、纤维素渗出而变得粗糙时，随着呼吸运动两层胸膜相互摩擦，产生胸膜摩擦音，前下侧胸壁听诊最清楚，可随体位的变动而消失或复现，常见于胸膜炎、肺梗死、胸膜肿瘤及尿毒症等患者。

（二）临床应用

1. 呼吸系统的体格检查，是主诉以咳嗽、咳痰、咯血、胸痛、呼吸困难以及发热等为主的患者的查体重点，听诊结合叩诊检查所得阳性体征，对诊断各种呼吸系统感染、慢性阻塞性肺疾病、支气管哮喘等，十分重要。呼吸系统疾病占内科疾病的近1/4，常见病、多发病较多，因此，熟练掌握呼吸系统的体格检查，是临床医生的基本功。

2. 对于急性起病的以呼吸困难、胸痛、发绀等为主要表现的患者，应仔细进行肺部听诊，如发现干、湿啰音，伴有呼吸节律及频率异常，应排除各种原因导致的急性心力衰竭，如急性心肌梗死、急性重症心肌炎、严重心律失常、严重心脏瓣膜病等。

3. 某些泌尿系统疾病、结缔组织病等可波及肺脏，如尿毒症、系统性红斑狼疮等，应注意呼吸系统的体格检查。

4. 以发热、咳嗽、咳痰、咯血、乏力伴消瘦为表现的患者，发现肺部阳性体征后，应结合影像学检查及PPD试验，排除肺结核。

5. 因外伤就诊的患者，应进行仔细的呼吸系统检查，以排除肺部或胸膜的损伤。

6. 老年人、吸烟指数超过400支/年的，详细的肺部检查结合锁骨上淋巴结触诊、胸部影像学检查，是早期发现肺癌的重要途径。

7. 有慢性阻塞性肺疾病病史的患者，用力时突发一侧胸痛伴呼吸困难，应仔细进行患侧胸部的触诊、叩诊及听诊，排除自发性气胸。

四、循环系统体格检查

（一）检查内容

循环系统包括心脏及血管系统，检查的重点是心脏，常规按照视诊、触诊、叩诊及听诊的顺序进行，其中听诊为最重要的检查方法。心脏及血管检查时闻及的某些杂音，对临床诊断心脏疾病，具有极为重要的临床价值。

1. 视诊　心脏位于胸腔内中纵隔中，加上不同患者胸壁厚度不一，因此，心脏视诊的发现，多需要结合触诊进一步明确。心脏视诊以确定心尖搏动位置及有无负性心尖搏动、心前区异常搏动为主，发现负性心尖搏动提示右心室显著肥大，或见于粘连性心包炎。

2. 触诊　触诊可以进一步明确心尖搏动的位置与强弱，发现心前区异常搏动、震颤及心包摩擦感。心脏各瓣膜区触诊发现的震颤，具有病理学意义，提示心脏瓣膜狭窄或存在异常血流通路，根据震颤出现的时期及部位，可以确诊器质性心脏病的病理解剖诊断。触及心包摩擦感，应注意与胸膜摩擦感鉴别，最简单的方法是屏气，摩擦感依然存在，见于心包炎，摩擦感于屏气后减弱或消失，见于胸膜炎。

3. 叩诊　通过叩诊获得心脏浊音界，用于确定心脏的大小及其形状。心脏相对浊音界反映心脏的实际大小，但应了解一些特殊情况，如右心室肥大早期，心脏相对浊音界变化不明显，而绝对浊音界则增大；心包积液量较多时，绝对与相对浊音界较为接近。可引起心脏浊音界变化的因素包括心脏本身的因素及心外因素。

（1）心脏本身因素：主要是心房、心室增大与心包积液等，其心浊音界的改变因心脏结构异常的部位不同而不同，通过叩诊可以初步发现异常，进一步结合影像学检查，尤其是心脏超声检查，可以更加客观地反映心脏的结构异常。

（2）心脏以外因素：主要是心脏邻近器官的病变，造成心脏移位或心浊音界改变，包括纵隔、胸膜腔、腹腔等。如一侧大量胸腔积液或气胸可使心界移向健侧，一侧胸膜粘连、增厚与肺不张可使心界移向患侧；大量腹水或腹腔巨大肿瘤可使横膈抬高，心脏呈横位而使心界向左增大等；肺气肿时心浊音界变小。

4. 听诊　听诊是心脏查体中最重要的方法，心脏听诊内容包括心率、心律、心音、额外心音、心脏杂音及心包摩擦音。听诊时应注意患者的体位，初始听诊取卧位或坐位，发现可疑病变时，应嘱变换体位后仔细听诊，如疑有二尖瓣狭窄者嘱取左侧卧位，心尖区杂音则增强；疑有主动脉瓣关闭不全者宜取前倾坐位，主动脉瓣第二听诊区杂音增强。心脏听诊的顺序一般从心尖区开始，逆时针方向依次听诊肺动脉瓣区、主动脉瓣区、主动脉瓣第二听诊区、三尖瓣区，亦可形成自己的听诊习惯，但应确保不发生遗漏。

（1）心率：指每分钟心搏次数，以听取第一心音计数，心脏节律规整时，可听诊15 秒钟心率折算出 1 分钟心率，心脏节律不规整时，听诊时间不少于 1 分钟。正常成人在安静、清醒的状态下，心率为 60～100 次/分，<3 岁的儿童多在 100 次/分以上。凡成人心率>100 次/分，婴幼儿心率>150 次/分，称为心动过速；心率<60 次/分，称为心动过缓。发现心率异常，应首先明确是暂时性还是持续性，并寻找导致心率异常的非心源性因素如发热、缺氧、酸中毒、胆道梗阻等，再进一步明确心源性病因。

（2）心律：指心脏跳动的节律。正常人心律基本规整，部分青少年可有呼吸性心律不齐，一般无临床意义。听诊易发现的心律失常有期前收缩、心房颤动、室性心动过速、二度房室传导阻滞等。

（3）心音：一个心动周期有 4 个心音，分别为第一心音（S1）、第二心音（S2）、第三心音（S3）和第四心音（S4），通常情况下，只能听到 S1、S2，部分青少年的心前区可闻及 S3。如听到 S4，属病理性。S1 的出现标志着心室收缩期的开始，S2 的出现标志着心室舒张期的开始，因此，准确判定 S1 与 S2，才能判定心室的收缩期与舒张期。第一心音与第二心音的区别：①S1 音调较 S2 低，时限较长，在心尖区最响；S2 时限较短，在心底部较响；②S1 至 S2 的距离较 S2 至下一心搏的 S1 的距离短；③S1 与心尖或颈动脉搏动同步或几乎同步。当心尖部听诊难以区分 S1 和 S2 时，可先听诊肺动脉瓣区和主动脉瓣区，易于区分 S1 与 S2，然后将听诊器体件逐步移向心尖部，边移边默诵 S1、S2 节律，进而确定心尖部的 S1 和 S2。

1）心音的改变及其临床意义

心音强度改变：除肺含气量多少、胸壁或胸腔病变等心外因素和是否心包积液外，影响心音强度的主要因素有心肌收缩力、心室充盈程度、瓣膜位置的高低等。心音强度异常中S1的改变和P2及A2的改变比较常见。①S1增强常见于二尖瓣狭窄及心肌收缩力增强和心动过速时，如高血压、高热、贫血、甲状腺功能亢进等。②S1减弱常见于二尖瓣关闭不全以及心肌炎、心肌病、心肌梗死或心力衰竭等。③S1强弱不等常见于心房颤动和完全性房室传导阻滞。④A2增强见于高血压、动脉粥样硬化；P2增强见于肺源性心脏病、左向右分流的先天性心脏病如房间隔缺损、室间隔缺损、动脉导管未闭等。⑤A2减弱见于低血压、主动脉瓣狭窄；P2减弱见于肺动脉瓣狭窄等。

心音性质改变：多提示心肌严重受损，第一心音失去原有性质且明显减弱，第二心音也弱，使S1、S2的声音特点相似，形成“单音律”；当心率增快时，听诊心音类似钟摆声，又称“钟摆律”，见于广泛前壁急性心肌梗死、重症心肌炎等。

心音分裂：①S1分裂一般不受呼吸影响，常见于完全性右束支传导阻滞、严重肺动脉高压等。②S2分裂临床上较常见，以肺动脉瓣区明显，病因、发生机制分为生理性分裂、通常分裂、固定分裂、反常分裂，其中通常分裂最常见，多见于二尖瓣狭窄伴肺动脉高压、肺动脉瓣狭窄等，也可见于二尖瓣关闭不全、室间隔缺损等；固定分裂是先天性心脏病房间隔缺损的特征性体征；反常分裂又称为逆分裂，见于完全性左束支传导阻滞、主动脉瓣狭窄或重度高血压。

2）额外心音：指在正常S1、S2之外听到的病理性附加心音，多为病理性，多数出现在S2之后即心室舒张期，与原有的心音S1、S2构成三音律，其中具有重要临床意义的是奔马律、开瓣音和心包叩击音等。①舒张期额外心音常见的有奔马律、开瓣音、心包叩击音。奔马律是最常见的舒张期额外心音，是心肌严重损害的体征，按其出现的时间分为舒张早期奔马律、舒张晚期奔马律、收缩早期喷射音、收缩中晚期喀喇音。舒张早期奔马律（室性奔马律）最为常见，其本质是病理性S3，提示有严重器质性心脏病，常见于心力衰竭、急性心肌梗死、重症心肌炎与扩张性心肌病等；舒张晚期奔马律（房性奔马律）多见于高血压性心脏病、肥厚型心肌病、主动脉瓣狭窄等；开瓣音又称二尖瓣开放拍击声，是二尖瓣狭窄特有的附加心音，开瓣音的存在提示二尖瓣瓣叶弹性及活动尚好，是二尖瓣分离术适应证的重要参考条件；心包叩击音见于缩窄性心包炎。②收缩期额外心音较舒张期额外心音少见，包括收缩早期喷射音和收缩中、晚期喀喇音。收缩早期喀喇音根据发生部位可分为肺动脉收缩期喷射音和主动脉收缩期喷射音，肺动脉收缩期喷射音见于肺动脉高压、原发性肺动脉扩张、肺动脉瓣狭窄和房间隔缺损、室间隔缺损等。主动脉收缩期喷射音见于高血压、主动脉瘤、主动脉瓣狭窄等；收缩中、晚期喀喇音见于二尖瓣脱垂，合并收缩晚期杂音时称为二尖瓣脱垂综合征。

除器质性心脏病的引起的额外心音外，人工瓣膜置换术后及植入人工心脏起搏器，亦可出现额外心音，称为医源性额外音，常见的是人工瓣膜音和人工起搏音。

（4）心脏杂音：是指在心音与额外心音之外，出现在心脏收缩或舒张过程中的异常声音，确定杂音的性质特征，对心脏病的诊断具有重要的参考价值。心脏杂音的产生机制有血流加速、瓣膜口狭窄、瓣膜关闭不全、异常血流通道、大血管瘤样扩张、心腔异常结构等，熟知心脏杂音的产生机制，结合心脏杂音出现的时期、部位及听诊特点，对临床诊断器质性心脏病，具有重要的价值。发现心脏杂音，应判明杂音的最响部位和传导方向、出现的时期、性质、强度、体位、呼吸和运动对杂音的影响。

心脏杂音最响部位常为病变部位，杂音的传导方向与产生杂音的部位血流方向有关。

杂音出现于S1与S2之间的心室收缩期，称为收缩期杂音，其临床意义复杂，可为病理性，亦可为相对性或生理性，因此准确判断收缩期杂音强度及传导情况，一般3/6级以上粗糙的伴有明显传导的收缩期杂音多为病理性杂音，应做出病因诊断；出现在S2与下一心动周期S1之间心室舒张期的杂音称为舒张期杂音，收缩期与舒张期均存在的杂音称为连续性或双期杂音（收缩期与舒张期均出现但不连续的杂音），后两种杂音绝大多数情况下为病理性，可不予分级。

呼气、屏气等动作可使某些杂音增强或减弱，有助于杂音的判别及临床意义分析。①体位对杂音的影响：左侧卧位可使二尖瓣狭窄的舒张期隆隆样杂音更明显；坐位前倾时，主动脉瓣关闭不全的叹气样杂音更清晰；仰卧位时二尖瓣、三尖瓣与肺动脉瓣关闭不全的杂音更明显，从卧位或下蹲位迅速站立，使二尖瓣、三尖瓣、主动脉瓣关闭不全及肺动脉瓣狭窄与关闭不全的杂音减轻，而肥厚型梗阻性心肌病的杂音则增强。②呼吸对杂音的影响：深吸气时，与右心相关的杂音增强，如三尖瓣或肺动脉瓣狭窄与关闭不全。③体力活动对杂音的影响：运动等在一定的心率范围内使杂音增强。

另外，根据产生杂音的心脏部位有无器质性病变可区分为器质性杂音与功能性杂音；根据杂音的临床意义又可以分为病理性杂音和生理性杂音（包括无害性杂音）。器质性杂音是指杂音产生部位有器质性病变存在，而功能性杂音包括：①生理性杂音；②全身性疾病造成的血流动力学改变产生的杂音；③有心脏病理意义的相对性病变引起的相对性杂音。

（5）心包摩擦音：是心包炎的体征。

（二）临床应用

1. 循环系统体格检查是主诉胸痛、胸闷、心悸、呼吸困难等症状的患者体检的重点内容，其中以听诊最重要。某些阳性体征可直接作为临床诊断的依据，包括心前区震颤、第二心音固定分裂、舒张期奔马律、收缩中晚期喀喇音、3/6及以上的粗糙的收缩期杂音、舒张期杂音及连续性杂音。

2. 心包摩擦音及摩擦感是心包炎的特异性体征，如左侧胸部发现摩擦感及摩擦音，应注意与胸膜摩擦感、摩擦音鉴别，最简单的鉴别方法是嘱患者屏气，随之消失的是胸膜摩擦音，仍然存在的是心包摩擦音。

3. 发现心率、心律异常，应进一步进行心电图等检查，明确心律失常的类型及其临床意义。心律失常常是器质性心脏病的临床表现或并发症，应及时做出病因诊断。

4. 发现舒张期奔马律，多提示有心功能不全，心脏超声检查中EF值有助于判断心功能情况。

5. 发现心脏杂音，首先应明确杂音的性质及分类，收缩期杂音应根据部位、强度、性质判断是否为器质性。舒张期、连续性杂音多为器质性。

6. 确定存在器质性杂音，应进行心脏超声检查明确心脏结构的异常改变及病变的程度。

五、消化系统体格检查

（一）检查内容

消化系统包括食管、胃十二指肠、空肠与回肠、结肠、直肠以及消化系统的附属器官肝、胆、胰腺等。消化系统的器官多数位于腹腔中，食管位于胸腔中纵隔内，乙状结肠、直肠位于盆腔内。消化系统器官基本是空腔脏器，肝及胰腺是实质性脏器。体格检查时，触诊为主要的检查手段，通过触诊可以了解消化器官有无触痛、异常肿块等，通过听取肠鸣音，可以了解胃肠蠕动情况。具有诊断价值的某些体征如腹膜刺激征、腹部肿块、脏器肿大等，主要靠触诊发现。

1. 视诊　消化系统的视诊以观察腹部有无胃肠型、蠕动波及局限性隆起为主，胃肠型及蠕动波见于胃肠梗阻。腹壁静脉的视诊可以了解有无腹壁静脉曲张，并根据曲张静脉的形态及血流方向，判断有无上下腔静脉梗阻、肝硬化门脉高压。另外应注意腹部外形是否对称，有无全腹或局部的膨隆或凹陷，有腹水或腹部肿块时，应测量腹围的大小。

2. 触诊　触诊是消化系统最重要的检查方法。触诊内容包括腹壁紧张度、压痛及反跳痛、有无异常包块、胃区及肠管的触诊、肝胆及胰腺的触诊等。

（1）腹壁紧张度：正常人腹壁：触之柔软，较易压陷，称腹壁柔软，有些人存在肌卫增强现象，不属异常。①腹壁紧张度增加伴有压痛、反跳痛见于急性弥漫性腹膜炎，多呈板状腹；结核性腹膜炎、癌性腹膜炎呈揉面感；局限性腹壁紧张度增加伴压痛、反跳痛，多提示腹腔脏器局部炎症累积壁层腹膜，以急性胆囊炎、急性胰腺炎、急性阑尾炎多见。但应注意，腹肌张力增加不是腹膜炎必有的体征。②压痛及反跳痛：压痛多来自腹壁或腹腔内的病变。腹壁病变比较表浅，腹壁肌肉紧张时触痛更明显，而腹腔内病变，压痛部位常是该部位内在脏器的病变。必查的压痛点有胆囊点、McBurney 点。反跳痛是腹膜壁层受炎症累及的体征，是腹内脏器病变累及邻近腹膜的标志。腹膜炎患者常有腹肌紧张，压痛与反跳痛，称为腹膜刺激征或腹膜炎三联征。

（2）肝脏触诊：触诊可以了解肝脏下缘的位置和肝脏的质地、表面、边缘及搏动等。一般应用单手触诊法，腹壁较厚时可应用双手触诊法，小儿腹壁柔软可应用钩指触诊法。触及肝脏时，应仔细触清肝脏下缘的位置，边缘是否均匀、有无增厚与变薄，肝脏的质地，有无触痛，有无搏动感及摩擦感等，从而初步判断肝脏是否存在异常。①大小：触诊仅能明确肝脏下缘的位置，无法直接确定肝脏是否增大与缩小。肝下界超过正常范围见于肝下界下移或肝脏增大。肝下界下移常见于肺气肿、右侧胸腔大量积液等；弥漫性肿大见于病毒性肝炎、肝淤血、脂肪肝、早期肝硬化、Budd-Chiari 综合征、白血病等，局限性肝大见于肝脓肿、肝肿瘤及肝囊肿等。②质地：根据触感不同，肝脏质地分为三级：质软、质韧、质硬。正常肝脏质地柔软；急性肝炎及脂肪肝时肝质地稍韧，慢性肝炎及肝淤血质韧明显；肝硬化质硬，肝癌质地坚硬。③边缘和表面：正常肝脏边缘整齐、厚薄一致、表面光滑。肝边缘圆钝常见于脂肪肝或肝淤血。肝边缘锐利多见于肝硬化。肝边缘不规则，表面不光滑，呈结节状，见于肝癌、多囊肝等。肝脏呈明显分叶状见于肝梅毒。④触痛：正常肝脏无触压痛，轻度弥漫性触压痛见于肝炎、肝淤血等，局限性剧烈压痛见于肝脓肿。⑤搏动、摩擦感：触到肝脏搏动感，多见于右心室肥大。肝区摩擦感提示有肝周围炎。

（3）胆囊触诊：一般应用单手滑行触诊法或钩指触诊法。正常情况下胆囊不易触及，如胆囊肿大呈囊性感，无压痛者，见于壶腹周围癌。胆囊肿大，有实性感者，见于胆囊结石或胆囊癌。胆囊触诊的重要内容是 Murphy 征的检查，Murphy 征阳性见于急性胆囊炎。

（4）胰腺触诊：胰腺位于腹膜后，位置深而柔软，一般不能触及。在上腹中部或左上腹有横行呈带状压痛及肌紧张，并放射至左腰部，见于胰腺炎症；如呈坚硬块状，表面不光滑应进一步排除胰腺癌。

（5）腹部肿块：腹部肿块多来自消化道，因此，消化系统的触诊，除了上述检查内容外，还应进行全腹的细致触诊，以发现异常肿块。正常腹部可触到的结构包括腹直肌肌腹及腱划、腰椎椎体及骶骨岬、乙状结肠粪块、横结肠、盲肠等。如触诊发现异常肿块并排除上述正常结构，首先应确定肿块来源于腹壁还是腹腔内，并注意肿块的部位、大小、形态、质地、有无压痛及搏动感、移动度等。

（6）振水音：正常人在餐后或进饮大量液体时，可有上腹部振水音，但若在空腹或餐后6～8小时发现振水音，提示幽门梗阻或胃扩张。

3. 叩诊　叩诊可以明确胃肠道胀气情况，协助确肝脏的大小、有无叩痛，腹腔内有无积气、积液等。一般采用间接叩诊法。

（1）肝脏及胆囊叩诊：正常肝上界在右锁骨中线第5肋间，下界位于右季肋下缘，上下界之间的距离为9～11cm。触诊肝下缘超过正常范围，叩诊肝上界位置正常，上下界之间的距离增大，提示为肝浊音界扩大，见于肝癌、肝脓肿、肝炎、肝淤血和多囊肝等；肝上下界之间的距离缩小，提示肝浊音界缩小，见于急性重型肝炎、肝硬化晚期和胃肠胀气等；肝浊音界消失代之以鼓音者，是急性胃肠穿孔的重要体征；肝下缘超过正常范围，但上下界之间的距离无增大，提示肝浊音界向下移位，见于肺气肿、右侧气胸等。膈下脓肿时，肝浊音区扩大，但肝脏本身并未增大。肝区叩击痛多见于肝炎、肝脓肿、肝癌、肝淤血等。

胆囊区叩击痛多见于急性胆囊炎。

（2）胃泡鼓音区叩诊：正常情况下胃泡鼓音区存在，其大小受胃内含气量的多少和周围器官组织病变的影响。胃泡鼓音区明显缩小或消失可见于中、重度脾大，左侧胸腔积液、大量心包积液、急性胃扩张等。

（3）移动性浊音：移动性浊音阳性提示腹腔内游离腹水在1000ml以上，常见于肝硬化腹水、腹膜炎等。

4. 听诊　消化系统检查之听诊检查内容以听取肠鸣音为主。肠鸣音反映的是胃肠蠕动情况，正常情况下，肠鸣音大约每4～5次/分。肠鸣音>10次/分，不伴有音调高亢，称为肠鸣音活跃，见于急性胃肠炎、服用泻药后或胃肠道大出血时；如伴有音调响亮、高亢，甚至呈金属音，称为肠鸣音亢进，见于机械性肠梗阻。数分钟才听到一次肠鸣音，称为肠鸣音减弱，见于老年性便秘、腹膜炎、低钾血症及胃肠动力低下等；如持续听诊3～5分钟未听到肠鸣音，称为肠鸣音消失，见于急性腹膜炎或麻痹性肠梗阻。

（二）临床应用

1. 消化系统疾病常见病、多发病较多，其中以慢性胃炎、消化性溃疡、功能性肠病及肝胆疾病多见，急危重症以急性胰腺炎、消化性溃疡急性并发症如上消化道出血、急性穿孔等多见，临床症状多无特异性。慢性胃炎、消化性溃疡等，体格检查多无特征性体征，应综合病史、体格检查发现及辅助检查结果综合做出临床诊断。

2. 部分阳性体征对消化系统疾病的诊断具有重要的临床价值，如消化性溃疡并发急性上消化道出血，肠鸣音活跃具有重要的临床意义，可辅助诊断，并可提示出血是否继续存在；肝浊音界消失，右上腹叩诊呈鼓音，提示消化性溃疡并发急性穿孔，如伴有全腹触痛、反跳痛阳性及腹肌紧张度增加甚至呈板状腹，提示合并急性弥漫性腹膜炎；右下腹部McBurney点压痛、反跳痛阳性，局部腹肌紧张度增加，提示急性阑尾炎；右上腹肋弓下胆囊点深触痛，伴Murphy征阳性，提示急性胆囊炎，腹壁静脉曲张血流方向与正常相同，呈海蛇头样，提示肝硬化门脉高压；其周围皮肤或侧腹壁皮肤呈蓝紫色，提示腹膜后间隙积血，见于急性重症胰腺炎；腹部视诊可见肠型及胃肠蠕动波，肠鸣音亢进甚至呈金属音，提示肠梗阻；腹部视诊可见胃型及胃蠕动波，振水音阳性，提示幽门梗阻。

3. 许多全身性疾病及其他系统脏器疾病常出现消化系统症状与体征，如婴幼儿肺炎球菌肺炎常以急性腹痛就诊；急性心肌梗死可表现为上腹闷痛；急性溶血、过敏性紫癜等多出现急性腹痛、腹泻等；大多数经口服中毒的急性中毒患者出现消化道表现等。应进行全面系统的体格检查，如发现消化系统以外的体征，应探明原因，慎重加以鉴别。

4. 消化系统体格检查时，出现腹膜刺激三联征（腹肌紧张度增加、压痛、反跳痛阳性）、Murphy 征、Grey-Turner 征、Cullen 征、胃肠型及蠕动波等，提示病情危急，应尽快明确病因诊断，或边诊断边救治，内科就诊的患者必要时及时请外科急会诊，以免延误诊治。

六、泌尿系统体格检查

（一）检查内容

泌尿系统由肾脏、输尿管、膀胱、尿道及相关的血管、神经等组成。肾脏位于腹膜后脊柱两侧，正常情况下右肾比左肾略低。两侧输尿管走行于腰椎两侧，膀胱位于盆腔内耻骨联合上方。泌尿系统器官的位置较深，视诊一般不能发现异常，因此，体格检查以触诊和叩诊为主，听诊仅用于肾动脉病变的诊断。

1. 视诊　泌尿系统疾病的体格检查，视诊以面容与表情的视诊为主。慢性肾脏疾病患者表现为面色苍白，眼睑、颜面水肿，舌色淡、舌缘有齿痕。如表现有高度全身性水肿，见于肾病综合征；伴有显著贫血貌，见于慢性肾小球肾炎及慢性肾衰竭。

2. 触诊　触诊是泌尿系统的主要检查方法。

（1）肾脏触诊：一般用双手触诊法，患者取平卧位或立位，并做较深的腹式呼吸。正常人肾脏一般不易触及，有时可触到右肾下极。身材瘦长者，肾下垂、游走肾或肾脏代偿性增大时，肾脏较易触到。在深吸气时能触到 1/2 以上的肾脏，称为肾下垂。有时右肾下垂易误认为重大的肝脏，左肾下垂易误认为肿大的脾脏，应注意鉴别。触诊发现肾脏肿大见于肾盂积水或积脓、肾肿瘤、多囊肾等。触诊肾脏表面不光滑，质地坚硬，应慎重排除肾肿瘤。

（2）膀胱触诊：正常膀胱空虚时隐存于盆腔内，不易触及，当膀胱充盈胀大时，于中下腹部的耻骨上缘可触及，呈扁圆形或圆形，有囊性感，不能用手推移，按压可出现尿意，排尿或导尿后消失。膀胱异常胀大多见于尿道梗阻、脊髓疾病导致的尿潴留，也可见于昏迷、腰椎或骶椎麻醉后患者。膀胱肿瘤患者，腹腔深处耻骨联合的后方可触及肿块。

（3）肾脏和尿路压痛点：当肾脏或尿道有炎症等疾病时，可在腹部泌尿系统器官的体表投影部位出现压痛点，这些压痛点的检查，有助于诊断肾脏及尿路疾病，尤其是感染性疾病，主要有：①季肋点（前肾点）：相当于肾盂的位置，位第 10 肋骨前端，右侧位置略低约半个肋间；②上输尿管点：位于脐水平线与腹直肌外缘交汇处；③中输尿管点：相当于输尿管第二狭窄处，位于髂前上棘水平与腹直肌外缘交汇处；④肋脊点：位于背部第 12 肋骨与脊柱交角（肋脊角）的顶点处；⑤肋腰点：位于背部第 12 肋骨与腰肌外缘的交汇处。⑥膀胱点：位于中下腹部耻骨联合上缘。肋脊点和肋腰点、季肋点压痛提示肾脏病变；上输尿管点或中输尿管点出现压痛，提示输尿管结石、结核或化脓性炎症；急性膀胱炎时，耻骨联合上缘可出现深压痛。

（4）叩诊：①肋脊角叩击痛：主要用于检查肾脏病变的检查。正常时肋脊角处无叩击痛，当有肾炎、肾盂肾炎、肾结石、肾结核及肾周围炎时，肾区有不同程度的叩击痛。②膀胱叩诊：疑诊膀胱有尿潴留而触诊不清楚时，辅以叩诊可协助判断膀胱膨胀的程度，

应注意与女性妊娠时增大的子宫、巨大子宫肌瘤或卵巢囊肿等鉴别，嘱患者排尿或导尿后复查，如浊音区转为鼓音，为发生尿潴留的膀胱。腹水时，耻骨上方叩诊也可有浊音区，但浊音区的上缘凹向脐部，而膀胱胀大时，浊音区的上缘凸向脐部，有助于鉴别。

（5）听诊：主要听取血管杂音。腹部听诊如闻及收缩期血管杂音，位于左、右上腹，多提示肾动脉狭窄，患者多有血压显著升高。

（二）临床应用

1. 泌尿系统的常见病与多发病有慢性肾小球肾炎、肾病综合征、急慢性肾盂肾炎、膀胱炎及尿道炎、慢性肾衰竭等。近年来，成人的肾细胞癌有增加的趋势。肾脏疾病的诊断主要依赖症状、某些全身性体征及实验室检查，局部性体征尤其是特异性体征较少；肾盂肾炎、膀胱炎及尿道炎，除有典型的症状、尿液改变外，体格检查发现肾区、输尿管及膀胱区有压痛，肾区有叩击痛，具有诊断价值。

2. 发现肾脏、输尿管及膀胱检查的异常体征，应进行必要的实验室、病理学检查，或采取必要的影像学检查，以明确临床诊断及病理学诊断。

3. 休克、严重脓毒症、多发性创伤、大面积烧伤、急性血管内溶血、淡水淹溺及某些急性中毒等，可出现泌尿系统并发症尤其是急性肾损伤，因根据病情特点进行肾功能等监护，并注意泌尿系统的体格检查。

4. 年轻的初发高血压患者，应进行细致的肾血管听诊，如发现血管杂音，应进行相应的影像学检查排除肾动脉狭窄。

5. 昏迷患者、脊髓损伤及手术后患者，应注意膀胱的触诊及叩诊检查，明确膀胱充盈情况，以确定是否导尿或留置导尿管。

七、血液系统体格检查

（一）检查内容

血液系统包括血液及造血组织，造血组织有骨髓、胸腺、淋巴结、肝脏及脾脏等。人体不同的发育时期，造血部位不同，骨髓是出生后的主要造血器官，当机体需要额外造血时，骨髓外造血器官如肝脏、脾脏参与造血。血液系统的结构，能够通过体格检查发现异常的主要是淋巴结、肝脏与脾脏，因为血液系统疾病常有皮肤改变，因此，检查方法以视诊与触诊为主，视诊主要用于检查皮肤的异常改变，触诊以检查浅表淋巴结、肝脏与脾脏，必要时结合叩诊了解肝脏及脾脏的大小。另外，贫血、白血病等血液系统疾病常出现多系统临床表现，必要时应进行系统全面的体格检查，以发现并发症，协助病情判断。

1. 视诊　全面细致观察皮肤、黏膜的颜色的改变，有无苍白、黄染及皮肤黏膜下出血。血液系统疾病多呈现慢性病容及贫血貌，真性红细胞增多症可呈多血质面容，皮肤、黏膜呈现红紫色伴球结膜显著充血。皮肤、黏膜呈苍白色提示贫血，见于缺铁性贫血、再生障碍性贫血、溶血性贫血、骨髓异常增生综合征、白血病、多发性骨髓瘤、慢性肾衰竭等；皮肤、黏膜出现黄染，多为溶血性黄疸，见于溶血性贫血、脾功能亢进症等；皮肤、黏膜出现瘀点、紫癜或瘀斑，提示凝血机制障碍，见于再生障碍性贫血、白血病、血小板减少性紫癜、脾功能亢进症等。

2. 触诊　以触诊全身浅表淋巴结、肝脏及脾脏为主。

（1）淋巴结触诊：进行性无痛性淋巴结肿大，由颈部及锁骨下淋巴结开始，逐渐遍及全身，见于淋巴瘤；绝大多数白血病、多发性骨髓瘤患者亦出现淋巴结肿大。

（2）肝脾触诊：肝脾大在血液系统疾病，其临床意义与淋巴结肿大相似，除此之外，脾功能亢进患者，多仅表现为脾大。

（3）胸骨触诊：按压胸骨下段是否有明显疼痛，是血液系统体格检查的必查内容。以拇指指腹按压胸骨，有明显按压痛，视为胸骨压痛阳性，一般胸骨下段明显，提示骨髓发生白血病细胞浸润，见于白血病。

3. 叩诊　叩诊对血液系统检查主要用于协助明确肝脾的大小。

4. 听诊　严重贫血的患者出现呼吸、循环系统的代偿性改变及相应的体征，肺部及心脏听诊是必要的，常出现呼吸深快、心动过速、心律失常及心脏杂音。

（二）临床应用

1. 血液系统疾病种类繁多，临床表现多缺乏特异性，确诊主要依赖实验室检查及病理学检查。因大多数血液病出现贫血及出血倾向，因此，视诊对发现血液病十分重要。视诊发现的阳性体征中，贫血貌及皮肤、黏膜下出血常见。

2. 恶性血液病如白血病、淋巴瘤、多发性骨髓瘤等，多有淋巴结肿大及不同程度的肝脾大，全身浅表淋巴结的触诊是重要的检查内容。急性白血病一般出现轻、中度肝脾大，慢性髓系白血病可出现重度脾大，发现肝脾肿大，确定肿大的程度有助于临床诊断。

3. 部分血液系统疾病常累及多系统脏器，细致全面的体格检查有助于发现血液系统疾病的并发症，评估病情。

八、内分泌系统体格检查

（一）检查内容

内分泌系统包括固有内分泌腺、分布于身体各部位的内分泌组织及细胞。固有内分泌腺指垂体、甲状腺、甲状旁腺、肾上腺、性腺及胰岛，内分泌组织与细胞主要分布在心血管、胃肠、肾脏、脂肪组织及脑等部位，内分泌系统的功能产物为激素，激素与相关受体结合后发挥其生物学效应。内分泌系统经体格检查可以直接发现异常的结构是甲状腺，其他内分泌系统疾病的诊断，往往需要通过疾病导致的身体各部位的临床表现作为诊断信息，综合做出临床诊断。典型的内分泌系统疾病的症状与体征，对诊断有重要的参考价值，实验室及其他辅助检查极为重要，是多数内分泌系统疾病的诊断依据。内分泌系统的体格检查以视诊及触诊为主，必要时结合听诊。

1. 视诊　视诊对内分泌系统疾病的诊断价值主要体现在面容与表情、发育与营养状态及甲状腺的视诊。

（1）面容与表情：①甲亢面容：面色红润，呈惊恐状，眼裂增宽，眼球凸出，瞬目减少，见于甲状腺功能亢进症。②黏液性水肿面容：面色苍白，颜面水肿，眼睑增厚，表情木讷，反应迟钝，眉毛外1/3稀疏，见于甲状腺功能减退症。③满月面容：面颊丰满如满月，面色红润，毛孔粗大痤疮多，多见于Cushing综合征。④肢端肥大症面容：脑大面长，下颌宽厚，眉弓及颧骨隆起，唇舌肥厚，耳鼻增大，见于肢端肥大症。

（2）发育与营养状态：体格发育超常，见于巨人症；肢端肥大、皮肤色素沉着、多毛等伴肢端肥大症面容，见于肢端肥大症；体格矮小，第二性征缺乏，见于侏儒症；消瘦伴肌肉萎缩、皮下脂肪层菲薄、多汗，见于甲状腺功能亢进症；向心性肥胖伴皮肤菲薄、透见微血管，皮肤有紫纹等，见于Cushing综合征。

（3）皮肤改变：皮肤持久性发红，可透见微血管，伴有紫纹，见于Cushing综合征；

全身皮肤色素加深，口腔黏膜可见色素沉着，见于肾上腺皮质功能减退；皮肤汗多潮湿，见于甲状腺功能亢进症。

（4）甲状腺视诊：甲状腺位于颈部甲状软骨下方及两侧，正常情况下视诊不易发现，如出现颈部明显增粗，甲状腺部位饱满，甚至可见甲状腺外观轮廓，提示甲状腺中度以上增大，见于甲状腺功能亢进症等。

2. 触诊　除系统全面的体格检查外，内分泌系统的触诊以甲状腺的触诊为主。触诊发现甲状腺肿大，应仔细确定甲状腺肿大的程度、质地、表面、有无震颤等，以便初步判断甲状腺肿大的可能病因，为进一步检查提供帮助与依据。

（1）甲状腺肿大的分级：一般分为三级。Ⅰ度肿大：视诊不能发现甲状腺肿大，触诊可发现肿大；Ⅱ度肿大：视诊及触诊均可发现甲状腺肿大，但肿大的甲状腺边缘不超过胸锁乳突肌边缘；Ⅲ度肿大：肿大的甲状腺超过胸锁乳突肌外缘。

（2）质地：甲状腺质地柔软常见于甲状腺功能亢进症；质地坚硬应慎重排除甲状腺癌；质地较韧且呈结节状，见于甲状腺腺瘤、慢性淋巴性甲状腺炎、单纯性甲状腺肿等。

（3）表面：表面光滑，移动度存在，见于甲状腺功能亢进症；表面呈结节样，多见于甲状腺癌、慢性淋巴性甲状腺炎及单纯性甲状腺肿。

（4）震颤：触诊可触及甲状腺有震颤，提示甲状腺功能亢进，见于 Graves 病等。

3. 听诊　内分泌系统的听诊，在系统体格检查的基础上，应注意听取肿大的甲状腺有无血管杂音，如在肿大的甲状腺部位可闻及血管杂音，提示甲状腺功能亢进，见于 Graves 病等。

（二）临床应用

1. 内分泌系统疾病包括三大类，即激素产生过多类、激素产生减少类以及激素发生靶组织抵抗类。①激素产生过多类疾病：主要有内分泌腺肿瘤、激素代谢异常、自身免疫功能紊乱等如垂体肿瘤、胰岛素瘤、严重肝病、Graves 病等；②激素产生减少类疾病：有内分泌腺体发生自身免疫性、肿瘤性或医源性损伤破坏，内分泌激素合成缺陷、系统外疾病影响等，如 1 型糖尿病、慢性淋巴性甲状腺炎、慢性肾衰竭等；③激素靶组织抵抗类疾病：主要有 2 型糖尿病等。内分泌系统疾病种类繁多，而且其他系统脏器的疾病常出现内分泌系统并发症，因此，发现内分泌系统阳性体征，应首先明确是原发性还是继发性。

2. 多数内分泌系统疾病的确诊依赖实验室及其他辅助检查，但发现的特征性体征是重要的诊断线索。如眼球外凸应排查甲状腺功能，满月脸水牛背应排查肾上腺功能等。

3. 内分泌系统的重要生理学特征是具有下丘脑-垂体-靶腺之间存在反馈调节，发现周围腺体功能异常的临床表现，应综合体征及病史，结合辅助检查，确定原发病变部位，避免漏诊上级腺体的病变。

4. 内分泌系统疾病经治疗后，阳性体征的缓解与消失比较缓慢，判断病情变化及治疗效果，不能仅依赖临床表现的变化。

5. 许多药物的应用可影响内分泌系统功能而出现相应的体征，应注意鉴别，以免误诊。

九、神经系统体格检查

（一）检查内容

神经系统是人体解剖与生理功能中最复杂的系统，包括中枢神经系统与周围神经系统两大部分。中枢神经系统主要指脑与脊髓，周围神经系统指脑神经与脊神经，两者具有不同的生理功能，共同完成人体的思维、记忆、语言、判断等高级神经活动及运动、感觉、反射等神经功能，属于人体的高级生命活动。

神经系统体格检查包括精神状态、脑神经功能、运动功能、感觉功能、神经反射、自主神经功能检查等。检查的目的是对神经系统疾病或并发症做出明确的定位与定性诊断。

1. 精神状态　精神状态的检查通过视诊观察的一般情况，明确唤醒需要的刺激强度，与交流时其记忆、思维、定向力、言语功能表现等多方位进行。

（1）意识状态：正常表现为意识清醒，发生意识障碍根据具体表现分为嗜睡、意识模糊、昏睡、昏迷、谵妄等。

（2）意识内容：正常人具有与年龄相符的记忆、思维、情感、智能等意识内容，病理情况下可出现不同程度的意识内容异常或缺失，见于各种器质性精神病、急性脑外伤、癫痫发作等。①记忆障碍表现为记忆减退或遗忘；②思维障碍分为联想障碍及妄想；③情感障碍分为情绪高涨、欣快、情绪低落、焦虑、情绪淡漠、情绪倒错等；④智能减退需进行综合判断，在意识清醒的情况下出现全面智能减退称为痴呆。

（3）言语能力：分为失语、失写、失读、失用及构音障碍，见于急性脑血管病、急性脑外伤、颅内肿瘤、急性中毒等。

2. 脑神经功能检查　脑神经共12对，起于颅内的12对脑神经核，主要支配头面部的神经功能。脑神经的检查可以按照其排列序号进行，也可根据功能表达的部位与内容，穿插在体格检查中进行，应重点细致的检查有临床表现的脑神经功能。一般查体中以检查动眼神经、三叉神经、面神经、舌咽神经、舌下神经为主。脑神经功能障碍分为中枢性与周围性，应加以鉴别，有助于定位诊断及病因诊断。

3. 感觉功能检查　感觉功能检查仅用于意识清醒且能够配合检查的患者，对于有明显意识障碍的患者仅能检查患者对疼痛等较强刺激的反应，以协助判断患者意识障碍的程度。感觉功能检查包括浅感觉、深感觉及复合感觉，检查的关键点在于被检查者要闭目，按顺序由上向下、从左到右，并强调左右对比。浅感觉检查的单项异常，病损部位多在脊髓丘脑侧束、脊髓后索；深感觉的感觉异常及感觉障碍的病损部位多在脊髓后索；复合感觉异常，病损部位多在皮质。见表3-1。

表3-1　感觉障碍的定位诊断

病损部位	主要表现	伴随表现
皮质	病变对侧复合感觉障碍	
丘脑	病变对侧偏身深、浅感觉障碍	自发性疼痛、感觉过度、感觉倒错
脊髓	横贯性损伤，病损平面以下感觉障碍；半侧损伤，病损平面以下同侧深感觉障碍，对侧痛、温觉障碍	
后角	相应节段痛、温觉障碍（分离性感觉障碍）	
后根	支配区域皮肤节段性感觉障碍	神经根痛
神经干	支配区域皮肤呈条块状感觉障碍	
末梢	四肢远端的感觉障碍，呈手套或袜子样分布	

4. 运动功能检查　运动包括自主运动和不自主运动，自主运动受锥体束管理，不自主运动由锥体外系和小脑管理。运动功能检查包括自主运动、不自主运动、共济运动的检

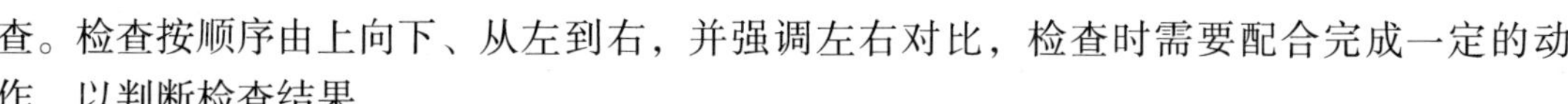

查。检查按顺序由上向下、从左到右，并强调左右对比，检查时需要配合完成一定的动作，以判断检查结果。

（1）自主运动：又称为随意运动，是指受意识支配的骨骼肌的运动，自主运动功能障碍即为瘫痪，是最常见的神经系统体征。根据瘫痪的程度不同，分为完全性与不完全性瘫痪。发现肌力减退，应进行肌力分级，见表3-2。根据瘫痪的分布特点，分为单瘫、偏瘫、截瘫、交叉瘫、四肢瘫等，见表3-3。根据病损部位不同，分为中枢性与周围性瘫痪。自主运动功能障碍的分布，与病损部位密切相关，反之，瘫痪的分布特点有助于病损的定位诊断。见表3-4。

表3-2　肌力的分级诊断

肌力分级	表现
0	完全性瘫痪，无肌肉收缩
1	可见肌肉收缩，但不能产生任何动作
2	肢体可在水平面移动，不能对抗肢体自身重力抬离床面
3	肢体可克服自身重力抬离床面，但不能对抗阻力
4	肢体可克服自身重力抬离床面且能对抗阻力，但弱于健侧
5	正常肌力

表3-3　不同瘫痪的特征及定位诊断

分类	特点	临床意义
单瘫	单一肢体瘫痪	多见于脊髓灰质炎等
偏瘫	一侧肢体瘫痪，常伴有同侧脑神经损害表现	多见于颅内病变、脑卒中等
交叉性瘫痪	一侧肢体瘫痪及对侧脑神经损害	多见于脑干病变等
截瘫	双侧下肢瘫痪	脊髓横贯性损伤的表现，见于脊髓外伤、炎症等
四肢瘫	四肢全瘫	颈髓受损的表现，见于颈部外伤等

表3-4　瘫痪的定位诊断

<table>
<tr><th></th><th>病损部位</th><th>主要表现</th><th>伴随表现</th></tr>
<tr><td rowspan="4">中枢性瘫痪</td><td>皮质</td><td>病损对侧中枢性单瘫</td><td></td></tr>
<tr><td>内囊</td><td>典型表现为“三偏征”：病损对侧面部及肢体中枢性瘫痪＋感觉障碍＋两眼对侧同向偏盲</td><td></td></tr>
<tr><td>脑干</td><td>交叉性瘫痪：病损同侧周围性脑神经瘫痪＋病损对侧肢体中枢性瘫痪</td><td></td></tr>
<tr><td>脊髓</td><td>上颈髓段损伤：中枢性四肢瘫；下颈髓段病损：上肢周围性瘫痪＋下肢中枢性瘫痪；胸髓以下病损：损伤平面以下中枢性瘫痪；腰髓腰膨大以下损伤：双下肢周围性瘫痪</td><td>病损平面以下感觉障碍，大、小便功能障碍</td></tr>
</table>

续表

	病损部位	主要表现	伴随表现
周围性瘫痪	前角、前根	节段性周围性瘫痪	
	神经丛	病损神经支配的肌肉周围性瘫痪	
	末梢	四肢远端不同程度的瘫痪	肌肉萎缩，手套或袜子样感觉障碍

（2）肌张力检查：肌张力的检查有助于诊断中枢性还是周围性瘫痪，并有助于小脑病变的诊断。①肌张力增高：痉挛性肌张力增高呈折刀现象，见于锥体束受损；强直性肌张力增高呈铅管样强直，见于基底节病损；②肌张力减弱：见于周围神经、脊髓前角病损或小脑病变。

（3）不自主运动检查：又称为不随意运动，是指在病患意识清醒的条件下，不受意识支配的骨骼肌的运动，是很多疾病的重要的临床表现。①痉挛：分为阵挛性痉挛及强直性痉挛，全身性痉挛称为惊厥。痉挛见于高热惊厥、低钙血症及狂犬病、破伤风、急性中毒等。②抽搐：为肌肉反复、协调、快速的抽动，见于癫痫发作、围产期脑病、急性脑血管病、颅内感染、急性中毒等。③震颤：静止性震颤主要见于震颤麻痹；姿势性震颤常见于甲状腺功能亢进症、焦虑症等；意向性震颤（运动性震颤）见于小脑病患。④手足徐动：见于脑性瘫痪、肝豆状核变性和脑基底节变性等。

（4）共济运动：机体任一动作的完成依赖于相关多组肌群协调一致的运动，称为共济运动。共济运动依赖小脑的功能以协调肌肉活动、维持平衡和控制姿势，肌力正常及前庭神经系统的平衡功能，眼、头、身体动作的协调，以及感觉系统对位置的感觉共同参与。上述部位与结构的任何损伤，均可导致动作协调性失常，是为共济失调。通过让完成指定动作，以观察动作的协调性，从而判断有无小脑、深感觉、锥体外系病损。共济运动的检查方法有指鼻试验、轮替动作、跟-膝-胫试验、闭目难立征等，检查时嘱先睁眼做动作，然后闭目做动作，若睁眼时能够完成动作而闭目不能完成，提示有感觉障碍；如睁眼、闭目均不能完成，提示小脑病损。①指鼻试验：小脑半球病变时同侧指鼻不准；如睁眼时指鼻准确，闭眼时出现障碍则为感觉性共济失调。②跟-膝-胫试验：小脑损害时，动作不稳；感觉性共济失调者则闭眼时难以完成动作。③闭目难立征：闭目出现阳性结果，提示小脑病变，睁眼时能完成动作而闭眼时出现阳性结果，则为感觉性共济失调。

5. 神经反射检查　神经反射是由反射弧完成的，反射弧中任何一部分发生病变，影响反射活动，导致神经反射减弱或消失；锥体束具有抑制深反射的作用，当锥体束发生病变时，失去其抑制作用，出现反射亢进。神经反射的检查内容包括生理反射（浅反射、深反射）、病理反射及脑膜刺激征。

（1）生理反射：生理反射有浅反射与深反射，浅反射的感受器是皮肤、黏膜及角膜，包括角膜反射、腹壁反射、提睾反射；深反射的感受器是肌腱、骨膜，经深部感受器完成反射动作，包括肱二头肌反射、肱三头肌反射、桡骨膜反射、膝反射、跟腱反射、髌阵挛与踝阵挛，反射强度通常分为五级，见表3-5。生理反射减弱或消失常见于昏迷、反射中枢病损及神经病变；深反射亢进见于中枢性瘫痪。

表 3-5　深反射的分级

反射分级	表现	结果判断
0	反射完全消失	无反射
1 +	肌肉收缩存在，但无相应关节活动	反射减弱
2 +	肌肉收缩并导致关节活动	正常反射
3 +	肌肉收缩较强烈，关节活动幅度较大，可为正常或病理状况	反射增强
4 +	肌肉收缩强烈，并伴有阵挛，关节活动幅度大，为病理状况	反射亢进

（2）病理反射：又称为锥体束征，是锥体束受损的体征。

（3）脑膜刺激征：是脑膜受激惹的体征，包括颈项强直、凯尔尼格征、布鲁津斯基征，见于脑膜炎、蛛网膜下腔出血等。

6. 自主神经功能检查　自主神经包括交感与副交感神经，主要功能是调节内脏、血管与腺体的活动。大部分内脏接受交感和副交感神经纤维的双重支配，在大脑皮质的调节下，协调整个机体内、外环境的平衡。自主神经检查包括：①眼心反射：加压后脉率减少超过 12 次/分，提示副交感神经功能增强，副交感神经麻痹则无反应；出现脉率加速提示交感神经功能亢进。②卧立位试验：由卧位到立位脉率增加超过 10 ~ 12 次/分，为交感神经兴奋性增强；由立位到卧位，脉率减慢超过 10 ~ 12 次/分，为副交感神经兴奋性增强。③皮肤划痕试验：在皮肤上适度加压划一条线，数秒钟后，皮肤先出现白色划痕高出皮面，以后变红，为正常反应；如白色划痕持续超过 5 分钟，提示交感神经兴奋性增高；如红色划痕迅速出现、持续时间较长、明显增宽甚至隆起，提示副交感神经兴奋性增高或交感神经麻痹。

（二）临床应用

1. 神经体统的全面系统体格检查属于专科检查的内容，对疑诊神经系统疾病或出现神经系统并发症的患者，应详细检查，一般患者多以精神状态、生理反射、病理反射、脑膜刺激征等检查为常规检查内容，并根据需要增加相应的检查内容。神经系统的体格检查与其他系统脏器的检查不同，一般不按照视、触、叩、听的顺序进行，而是按照神经功能进行分步检查，或将检查内容整合到从头到脚的全身检查中。

2. 精神状态的检查用于所有，其中以意识检查为主。

3. 春秋季节因发热就诊的患者，出现神经系统阳性体征尤其是意识障碍、脑膜刺激征，应慎重排除急性传染病。

4. 高热、缺氧、低血糖、高血压、急性中毒、严重酸碱失衡及电解质紊乱等临床情况，多并发神经系统功能障碍，应进行反复检查，必要时进行神经系统功能监护。

5. 出现神经系统功能衰竭时，应边救治边诊断。

6. 神经系统的相关症状有助于疾病的定性诊断，神经系统的阳性体征，尤其是神经功能缺失的体征，有助于定位诊断，体格检查后应综合分析神经功能的异常改变，必要时应进行反复的检查，以便做出准确的定位诊断，或为进一步检查提供依据。

7. 神经系统疾病的定位及定性诊断，多需要辅助检查的支撑，实验室检查（尤其是脑脊液检查）及颅脑影像学检查，是重要的诊断手段。

8. 进行性加重的神经功能异常表现，应慎重排除颅内原发或继发肿瘤。

十、骨关节体格检查

（一）检查内容

骨关节的体格检查以脊柱、四肢的检查为主，一般的体格检查主要检查脊柱弯曲度、压痛与叩击痛检查及四肢活动度，专科检查应细致全面。

1. 脊柱检查

（1）脊柱弯曲度：正常人直立时，脊柱从侧面观察有四个生理弯曲，即颈段稍向前凸，胸段稍向后凸，腰椎明显向前凸，骶椎：明显向后凸。正常人脊柱无侧弯。病理性弯曲常见于先天性斜颈、儿童发育期坐立姿势不良、椎间盘突出、脊髓灰质炎后遗症、先天性脊柱发育不全、胸膜粘连及肩部或胸廓的畸形等。

（2）脊柱活动度：正常人脊柱有一定活动度，但各部位活动范围不同，颈椎段和腰椎段的活动范围最大，胸椎段活动范围最小，骶椎和尾椎已融合成骨块状，几乎无活动性。活动受限部位不同，病因不同。脊柱颈椎段活动受限常见于颈部肌纤维织炎及韧带受损、颈椎病、结核或肿瘤浸润、颈椎外伤、骨折或关节脱位。脊柱腰椎段活动受限常见于、腰部肌纤维织炎及韧带受损、腰椎椎管狭窄、椎间盘突出、腰椎结核或肿瘤、腰椎骨折或脱位。

（3）脊柱压痛与叩击痛：①压痛：正常时每个棘突及椎旁肌肉均无压痛，如有压痛，提示压痛部位发生病变，如落枕时斜方肌中点处有压痛，颈肋综合征及前斜角肌综合征时，锁骨上窝和颈外侧三角区内压痛，颈部肌纤维织炎时颈肩部压痛；胸腰椎病变多在相应脊椎棘突有压痛。②叩击痛：间接叩击法叩击痛阳性见于脊柱结核、脊椎骨折及椎间盘突出等，叩击痛部位多为病变存在部位。

（4）特殊检查：①Jackson 压头试验阳性，多见于颈椎病及颈椎间盘突出症。②颈静脉加压试验阳性提示为根性颈椎病。③旋颈试验阳性提示椎动脉型颈椎病。④直腿抬高试验阳性见于腰椎间盘突出症、单纯性坐骨神经痛。⑤股神经牵拉试验阳性见于高位腰椎间盘突出症。

2. 四肢及其关节检查　视诊结合触诊进行检查，需要时配合叩诊。一般性的四肢检查以四肢关节的形态及功能检查为主。

（1）手腕部检查：①腕垂症：见于桡神经损伤；②猿掌：见于正中神经损伤；③爪形手：见于尺神经损伤，多伴有进行性肌萎缩；④餐叉样畸形：见于 colles 骨折；⑤杵状指（趾）：发生机制与肢体末端慢性缺氧、代谢障碍及中毒性损害有关，常见于慢性肺脓肿、支气管扩张和支气管肺癌、发绀型先天性心脏病、亚急性感染性心内膜炎等。⑥匙状甲：见于缺铁性贫血和高原疾病等。

（2）膝关节检查：一般外形检查应注意双侧对比先，观察双下肢有无静脉曲张和肿胀、皮肤有无出血点，皮肤溃疡及色素沉着，下肢慢性溃疡时常有皮肤色素沉着，然后作下肢各关节的检查。

1）步态：①疼痛性跛行：见于髋关节结核，暂时性滑膜炎，股骨头无菌性坏死等。②短肢跛行：见于小儿麻痹症后遗症。③鸭步：见于先天性双侧髋关节脱位，髋内翻和小儿麻痹症所致的双侧臀中、小肌麻痹。

2）形态：①膝外翻：双下肢呈“X”状，称“X 形腿”，见于佝偻病。②膝内翻：双下肢形成“O”状，称“O 形腿”，见于小儿佝偻病。③膝反张：膝关节过度后伸形成向前的反屈状，称膝反屈畸形，见于小儿麻痹后遗症、膝关节结核。④膝关节肿胀：膝关节匀称性胀大，双侧膝眼消失并突出，见于膝关节积液。髌骨上方明显隆起见于髌上囊内积液；髌骨前面明显隆起见于髌前滑囊炎；膝关节呈梭形膨大，见于膝关节结核；关节间隙附近有突出物常为半月板囊肿。⑤肌萎缩：膝关节病变时，因疼痛影响步行，后继出现相关肌肉失用性萎缩，常见为股四头肌及内侧肌萎缩。

3）压痛：膝关节发炎时，双膝眼处压痛；髌骨软骨炎时髌骨两侧有压痛；膝关节间隙压痛提示半月板损伤。

4）肿块：髌骨前方肿块并可触及囊性感，见于髌前滑囊炎，膝关节间隙处可触及肿块，且伸膝时明显，屈膝后消失，见于半月板囊肿；胫前上端或股骨下端有局限性隆起，无压痛，见于骨软骨瘤；腘窝处出现肿块，有囊状感，多为腘窝囊肿。

5）特殊试验检查：①浮髌试验：浮髌试验阳性，提示有 50ml 以上的关节积液。②拇指指甲滑动试验：医师以拇指指甲背面沿髌骨表面自上而下滑动，如有明显疼痛，提示髌骨骨折。③侧方加压试验：患者取仰卧位，膝关节伸直，医师一手握住踝关节向外侧推抬，另一手置于膝关节外上方向内侧推压，使内侧副韧带紧张度增加，如膝关节内侧疼痛为阳性，提示内侧副韧带损伤，如向相反方向加压，外侧膝关节疼痛，提示外侧副韧带损伤。

（3）踝关节与足检查

1）形态：①踝关节匀称性肿胀，见于踝关节扭伤、类风湿关节炎等，如呈现对称性凹陷性水肿，见于心力衰竭、慢性肾炎等。②踝关节局限性肿胀，见于腱鞘炎或腱鞘囊肿。③跟骨结节处肿胀见于跟腱周围炎。④足趾皮肤温度变冷、肿胀，皮肤呈黑色，伴有感觉异常，见于缺血性坏死。⑤马蹄足见于跟腱挛缩或腓总神经麻痹。⑥足内翻常见于小儿麻痹后遗症；足外翻见于胫前胫后肌麻痹。

2）压痛点：①内外踝骨折、跟骨骨折、韧带损伤等均可出现损伤局部压痛。②第二、三跖骨头处压痛，见于跖骨头无菌性坏死。③第二、三跖骨干压痛，见于疲劳骨折。④跟腱压痛，见于跟腱腱鞘炎。

（二）临床应用

1. 骨关节检查对于一般患者，以脊柱及四肢的视诊、触诊、活动度为主，对于主诉有局部关节症状的患者，应作为重点检查内容，必要时结合脊柱与关节的特殊试验，明确诊断病损部位，病因诊断多需依赖影像学检查结果综合判断。

2. 骨关节检查发现多发性异常，应首先排除结缔组织病、系统性疾病等，如系统性红斑狼疮、类风湿关节炎、强直性脊柱炎等。

3. 急性起病，有外力病因，有明显关节畸形的患者，应首先排除骨折。

4. 发现骨关节的异常肿块伴有局部触压痛，应排除骨和关节的恶性肿瘤，并应进行全面细致的体格检查及相关的影像学检查，明确属原发性或继发性，以及全身转移情况。

5. 进行骨关节检查时，做关节活动度、被动运动检查时应动作轻柔，不可强行检查，注意观察患者的反应，避免发生意外伤害。

（潘　涛）

第二节　全身体格检查的步骤与方法

一、全身体格检查的基本要求

全身体格检查是指从头到脚、全面系统、井然有序地进行全身各部分的体格检查。基本要求如下：

1. 体格检查要求内容系统全面。系统全面的体格检查的临床意义在于完成住院病历规定的各项要求，结合问诊获取的病史资料，确定应重点检查的器官，在全面系统的体格检查基础上有所侧重地进行，使检查内容除完成住院病历的要求条目外，具有针对的个体化重点。

2. 检查从头到脚按合理的顺序分段进行。在熟练掌握体格检查内容的基础上，可以建立适合自身习惯的合理、规范的体检顺序，最大限度地保证体格检查的效率，减少因体格检查给被检者带来的不适和不必要的体位变动甚至病情变化。

3. 根据被检者的具体情况适当变化检查顺序。以从头到脚的查体顺序为基本原则，结合具体被检者的情况，适当调整检查顺序，确保体检的顺利进行，并确保不遗漏阳性体征。如健康体检及一般患者，腹部检查可采取视-触-叩-听顺序进行，对急性腹痛患者须采取视-听-叩-触顺序。

4. 病情不同体检时间及要求不同。健康体检及一般患者，按顺序进行系统全面的体格检查，但对危重病患者，应依据重点临床情况进行简要的体检后，立即实施救治，待病情稳定进行补充查体。

5. 对于体检过程中发现的暂时不能确定的体征，应在诊治过程中反复检查，直至能够明确体征的性质与临床意义，必要时应及时结合具有针对性的辅助检查尽早明确其临床意义。

6. 手脑并用。边进行检体，边联系已掌握的医学知识及临床经验，随时思考阳性发现的临床意义。对于有疑问或不确定的体检结果，可进行重复检查，客观评价。

7. 合理把握检查的进度和时间，除非特殊情况，一般应尽量在40分钟内完成。如患者病情及身体状况、精神状态不允许一次性完成系统全面的体格检查，应根据具体情况分段、分次进行，注意把握患者清醒且能够配合检查的时机，尽早完成全身体格检查。

8. 体现人文关怀。开始体检前，应保证双手清洁、工作服整洁、佩戴工作牌，清点所需器械，并确保器械的功能完好，计量器械在质检期内。首先做自我介绍，并与被检者交流体检目的和可能需被检者配合的要求。检查过程中与被检者适当交流，询问有否疼痛及不适时，边询问边注意观察被检者情绪、表情变化，造成被检者明显的疼痛时，给予语言安慰。

9. 如进行示教性体格检查，应事前向患者讲明观摩者的身份（年轻医生、研究生、进修生、实习生、见习生等），取得患者理解与配合，并严格要求观摩者不得随意拍照、询问与病情相关的内容，并于体检结束时由观摩者代表向患者表示感谢。

10. 检查结束时简要说明体检的发现，介绍下一步的诊疗计划。

二、全身体格检查的步骤与方法

一般取平卧位：一般情况和生命征→头颈部→前、侧胸部（心、肺）→（自主体位被检者取坐位，坐起受限者可取侧卧位）后背部（包括肺、脊柱、肾、骶部）→（回复平卧位）腹部→上肢、下肢→肛门直肠（一般体检可不查）→外生殖器（一般体检可不查）→神经系统（先平卧位，最后站立位检查脊柱活动度、共济运动、步态等）。

三、全身体格检查基本顺序及细目

第一部分：生命体征/一般检查

1. 准备和清点器械。

2. 自我介绍（姓名、职称，并进行简短交谈），询问当前的主要不适，是否需要排小便。告知查体的目的和要求（需要时请配合的动作、体位要求）。

3. 在场使用免冲洗消毒液洗手（根据具体情况取舍）。

4. 视诊被检者发育、营养、面容、表情，结合询问问题判断意识状态。

5. 测量体温。取体温表，先检查体温表内水银柱是否已降至35℃以下，然后把体温表放在被检者左侧腋窝深处，嘱被检者用上肢夹紧温度计，计时10分钟。

6. 计数脉搏与呼吸频率。检查者以示中环三指并拢，指腹平放在被检者右手桡动脉近手腕处，计数30～60秒脉搏搏动次数。观察寸、关、尺部脉象。观察被检者呼吸情况，计数60秒胸廓（或腹壁）起伏频率。

7. 用双手同时触诊双侧桡动脉，检查两侧脉搏、脉象的对称性。

8. 测量血压。测右上肢血压，必要时测左上肢及下肢血压。打开血压计开关，检查水银柱液面是否与0点平齐。使被检者右上肢完全裸露，伸直并适度外展，袖带气囊胶管避开肱动脉，袖带紧贴皮肤缚于上臂，下缘距肘横纹上2～3cm，以能伸进1～2个手指为宜，在肘窝肱二头肌腱内侧触及肱动脉，将听诊器膜式听件置于肱动脉搏动明显处，右手以均匀节奏向气袖内注气，待动脉搏动消失，再升高20～30mmHg，然后缓慢放气，使水银柱以每秒2mm速度缓慢下降，平视血压计水银柱平面，当听到的第一个搏动声为计为收缩压，水银柱继续下降至声音突然变低沉，直至消失，计为舒张压。间歇1分钟左右，同样的方法再测量1次，取2次血压值均值记录。解下袖带，整理好后放入血压计内。向右侧倾斜约45°，使水银柱内水银进入水银槽内后，关闭开关，放置妥当。

第二部分：头颈部检查

9. 头部视诊。视诊头部外形、毛发分布、有无异常运动等。

10. 头部触诊。用双手拨开头发，检查头颅有无压痛、肿块、损伤等。

11. 检查眼部。观察眉毛分布是否均匀、有无脱落；眼睑有无下垂、水肿，双侧睑裂是否对称；眼球有无外凸或下陷，双侧瞳孔是否等大等圆。分别测量双侧瞳孔直径，以mm记录。分别检查左、右眼的近视力（用近视力表）。用双手拇指置于下眼睑中部，嘱被检者向上看，同时向下牵拉睑边缘，观察下眼睑结膜、穹隆结膜、球结膜及巩膜及泪囊开口部位。嘱被检者眼睛下视，用右手示指和拇指捏住左上眼睑中部的边缘，轻轻向前牵拉，然后示指向下压，并与拇指配合将睑缘向上捻转，翻转上眼睑，观察睑结膜和穹隆结膜，视诊结束提起上眼睑皮肤，使眼睑翻转复原。按同样方法检查右上眼睑。

12. 检查面神经运动功能。嘱被检者做皱额、闭目动作，视诊面部双侧是否对称。

13. 检查角膜反射。嘱被检查者睁眼向内侧注视，以消毒棉絮轻触外侧角膜，正常反应为双眼迅速闭合。先左后右。（意识清醒者可忽略此检查）

14. 检查眼球运动。检查者伸右臂，竖示指，距被检者左眼前30～40cm处，嘱被检者保持头部不动，注视示指的移动。示指按水平向外→复位→向外上→复位→向外下→复位→水平向内→复位→向内上→复位→向内下，共6个方向进行检查。检查每个方向时均从中位开始，观察有无眼球运动障碍和眼球震颤。同法检查右侧眼球运动。

续表

15. 检查瞳孔对光反射。取手电筒，聚拢光圈后检查瞳孔直接对光反射，先查左侧瞳孔，手电光由外向内移动，直接照射左侧瞳孔，观察左侧瞳孔是否缩小。用同样的方法检查右侧瞳孔。检查瞳孔间接对光反射，检查者左手掌伸直，将手掌尺侧纵向置于被检者面部正中，隔开双眼，用手电光直接照射左侧瞳孔，观察右侧瞳孔的动态反应。用同样的方法检查右侧瞳孔。

16. 检查瞳孔的调节和聚合反射。调节反射，检查者将右手示指置于被检者正前方约1m处，嘱被检者保持注视示指，然后将示指较快速地向被检者鼻梁方向移动，至距眼球约20cm处，观察两侧瞳孔的变化。聚合反射（辐辏反射），检查者将右手示指置于被检者正前方约1m处，将示指缓慢移近，观察被检者两侧眼球是否逐渐内聚。

17. 视诊双侧外耳及耳后区。观察耳廓有无畸形、外耳道及耳周皮肤情况，先左后右。

18. 触诊双侧外耳及耳后区。检查耳廓有无畸形、结节或触痛。被检者头部转向右侧，检查者将左手拇指放在耳屏前向前牵拉，右手中指和环指将耳廓向后上方牵拉，拇指和示指持手电筒，观察外耳道皮肤及有无溢液。检查乳突有无压痛。先左后右。

19. 触诊颞颌关节。了解有否关节肿胀及运动受限。

20. 检查双耳听力。嘱被检者闭目，并用手指堵塞未被检测的一侧外耳，检查者以手表或以拇指与示指相摩擦，自1m以外逐渐移近被检者耳部，直到听到声音或接近耳部为止。以同法测对侧听力，并与正常人做比较。必要时做Rennie试验和Weber试验。

21. 视诊外鼻。观察鼻部皮肤和外形。

22. 触诊外鼻。了解有否压痛与肿胀。

23. 视诊鼻前庭、鼻中隔。左手拇指将鼻尖上推，借助手电光观察鼻前庭和鼻腔，观察鼻黏膜有无充血、肿胀、有无出血或异常分泌物。

24. 检查鼻道通气状态。用手指压闭右侧鼻翼，嘱被检者用鼻呼气，检查左侧鼻腔的通气情况。同样方法检查右侧。

25. 检查鼻窦。检查额窦，用双手固定于被检者的两颞侧，将拇指置于眶上缘内侧，同时向后按压，询问有无压痛、两侧感觉有无差别。检查筛窦，检查者先用右手拇指置于被检者左侧鼻根部与眼内眦之间，向后内方按压，询问有无压痛，接着用左手拇指压右侧鼻根部与眼内眦之间，向后内方按压，询问有无压痛。检查上颌窦，双手四个手指稍展开置于双侧后枕部，拇指分别置于被检者两侧颧部，同时向后按压，询问有无疼痛，两侧感觉有无差别。

26. 视诊口唇、上腭、舌质和舌苔。观察口唇色泽，有无疱疹、口角糜烂等。嘱被检者张大口并发拉长的“啊——”音，借助手电光观察软腭，注意有无黏膜充血、红肿等。嘱被检者伸舌，观察舌体、舌质、舌苔、伸舌运动。

27. 检查颊黏膜、牙齿、牙龈。借助手电光和消毒压舌板观察口腔黏膜、牙齿、牙龈情况；轻轻压迫牙龈，注意有无出血和溢脓。

28. 检查口咽部及扁桃体。手持压舌板轻压舌前2/3与舌后1/3交界处，借助手电光观察软腭弓、悬雍垂、扁桃体和咽后壁，注意有无黏膜充血、红肿、淋巴滤泡增生。如有扁桃体增大，判断肿大的分度。

29. 检查舌下神经。嘱被检者张口伸舌，观察舌体是否居中，有无舌体萎缩。

30. 检查面神经运动功能。嘱被检者露齿、鼓腮或吹口哨，注意两侧对比。

31. 检查三叉神经。运动支检查：检查者双手置于被检者两侧颞肌、咀嚼肌处，嘱被检者做咀嚼动作，对比两侧咀嚼肌力量有无差异；也可将一手置于颏下向上用力，嘱被检者做张口动作，以感触张口动作时的肌力。感觉支检查：嘱被检者闭目，检查者用棉签自内向外轻触前额、鼻部两侧及下颌部皮肤，对比两侧的触觉。用针尖均匀用力轻刺前额、鼻部两侧及下颌部皮肤，观察被检者对痛觉的灵敏度。用盛有热水和冷水的试管，依次接触前额、鼻部两侧及下颌部皮肤，注意两侧对比。

续表

32. 检查颈部。解开患者衣领，充分暴露颈部。观察颈部外形和皮肤、颈静脉充盈和颈动脉搏动情况。
33. 检查颈椎活动度。去枕，嘱被检者下肢自然伸直，颈部放松，检查者左手托住被检者枕部，进行屈曲及左右侧转，观察颈部运动情况，有无抵抗感。
34. 检查颈强直、Brudzinski 征。嘱被检者下肢自然伸直，颈部放松，检查者左手托住被检者枕部，右手放在其胸前适当向下用力，固定胸部。左手使头部前屈做被动屈颈动作，测试颈肌抵抗力，有无颈项强直；再次快速屈颈，观察两膝关节和髋关节有无动作产生，如有屈曲则为 Brudzinski 征阳性。
35. 检查副神经。嘱被检者耸肩及对抗头部旋转，了解其运动功能。先左后右。
36. 触诊头颈部淋巴结。用双手指滑动触诊耳前淋巴结，耳后、乳突区淋巴结，耳后淋巴结，左右两侧可同时触诊。嘱被检者将头转向右侧，用右手指触诊枕骨下区的枕后淋巴结，头部还原，检查者双手指指腹在颈后三角沿斜方肌前缘和胸锁乳突肌后缘触诊，先左侧后右侧。检查者翻转手掌，用双手指在颈前三角区，先沿胸锁乳突肌前缘触诊颈前淋巴结，先左侧后右侧。嘱被检者头稍低向左侧，检查者左手扶住被检者头部，右手指腹触摸左侧颌下淋巴结，然后让头稍低向左侧，同法触摸右侧颌下淋巴结。检查者左手扶住被检者头部，右手指腹触摸颏下淋巴结。
37. 触诊锁骨上淋巴结。嘱被检者头部稍前屈，检查者用双手指尖在锁骨上窝内由浅入深逐渐触摸至锁骨后深部，检查锁骨上淋巴结。
38. 检查甲状腺。右手拇指在胸骨上切迹向上触摸甲状腺峡部在气管前有无增厚，请被检者做吞咽动作，协助判断甲状腺有无肿大或肿块。用左手拇指在甲状软骨下气管右侧向对侧轻推甲状腺，右手示指、中指和环指在左胸锁乳突肌后缘，使甲状腺左叶在此四指间，以拇指滑动触摸来确定甲状腺的轮廓大小及表面情况，有无肿块和震颤。嘱被检者做吞咽动作，肿大的甲状腺可随吞咽运动上下移位。同法检查甲状腺右叶。
39. 触诊颈动脉。检查者右手示指、中指并拢，横放于甲状软骨上，水平向外移动至胸锁乳突肌内缘深部，触诊颈动脉搏动；用左手以同样方法检查右侧颈动脉。
40. 触诊气管位置。检查者将右手示指与环指分别放在两侧胸锁关节上，将中指置于气管之上，观察中指与示指、环指间距离是否对等，判断有否气管移位。
41. 听诊颈部血管杂音。将钟形听件置于甲状腺位置，听取有无血管杂音。
第三部分：前、侧胸部检查
42. 完全暴露被检者胸部。
43. 视诊胸部外形、皮肤和呼吸运动。视诊皮肤，观察呼吸运动的节律，两侧是否对称；肋间隙宽度，胸壁静脉有无曲张。下移重心与视线，观察胸廓前后径与左右径大小，注意胸廓有无外形异常或局部隆起。视诊两侧乳房是否对称，乳房皮肤有无异常，乳头的位置、大小和对称性，男性有无乳房增生。
44. 触诊乳房。女性应常规触诊乳房，先查健侧，后查患侧。按内上→外上→尾部→内下→外下顺序由浅入深触诊，最后触诊乳头。
45. 触诊腋窝淋巴结。用右手触诊左侧腋窝淋巴结，检查者左手扶持被检者左前臂，屈肘外展抬高约 45°，右手指并拢，掌面贴近胸壁向上直达腋窝顶部，然后将手臂放下靠拢身体，由浅入深滑动触诊，依次触诊腋窝后壁→内侧壁→前壁。触诊腋窝前壁时，注意拇指和四指的配合。再翻掌向外，触诊腋窝外侧壁。用左手触诊右侧腋窝淋巴结，方法同上。
46. 触诊胸壁弹性、有无压痛。右手掌轻压胸廓，了解胸廓弹性，检查有无皮下气肿、胸壁压痛，左右对比进行。右手四指并拢或用右手拇指指腹按压胸骨，观察有无胸骨压痛。
47. 检查双侧呼吸动度。两手掌伸展，手指并拢，置于被检者胸廓前下部的对称位置，左右拇指分别沿两侧肋缘指向剑突，两拇指间距约 2cm。然后嘱被检者做深呼吸动作，比较两手的动度是否一致。

续表

48. 检查双侧触觉语颤。将双手掌或手掌尺侧缘置于胸部的对称位置，嘱其以同等强度发拉长的“一”音，感知语颤强度后，双手交换重复检查一次，以排除检查者两手感觉的误差。以此方法分别检查胸部上、中、下三部位，比较两侧相应部位触觉震颤强度是否对称，注意有无增强或减弱。

49. 叩诊双侧肺尖。检查者自被检者斜方肌前缘中点开始，逐渐向外叩，叩诊音由清变浊处做一标记，再回中点向内叩诊，至浊音处做另一标记，测量两标记点之间的距离，即为肺尖宽度，正常成人平均5cm。

50. 叩诊双侧前胸和侧胸。以胸骨角为标志，确定肋间隙。板指与肋骨平行，由第一肋间至第四肋间，由外向内、自上而下、两侧对比进行胸部叩诊，注意叩诊音改变及板指的震动感。发现异常叩诊音应该反复重复叩诊，以确定部位及叩诊音性质。

51. 叩诊肺下界。分别在右锁骨中线、左腋中线、右腋中线进行叩诊。嘱被检者平静呼吸，检查者左手板指贴于肋间隙，自上而下逐一肋间叩诊，由清音转为浊音时侧翻板指作标记，确定肋间隙位置并做记录。

52. 听诊双侧肺尖部。每个部分至少要听两个呼吸周期，注意左右对比。

53. 听诊双侧前胸和侧胸。自上而下，左右对比听诊，在锁骨中线、腋前线和腋中线，按上→中→下，左右对称部位听诊（共18个听诊部位）。每个听诊部位听满两个呼吸周期，比较两侧呼吸音，是否有干、湿啰音，必要时嘱被检者做深吸气动作，配合听诊。

54. 检查双侧听觉语音及胸膜摩擦音。同触觉震颤检查，分别在上、中、下三个部位，从内到外听诊。嘱被检者重复发拉长的“一”音，通过做两侧对比，判断有无增强或减弱。嘱被检者深吸气，在前下侧胸壁听诊有无胸膜摩擦音。

55. 视诊心尖搏动、心前区搏动。检查者视线与胸壁以30°角视诊心前区是否有隆起，心尖搏动的位置、强弱和范围，心前区有无异常搏动。

56. 触诊心尖搏动。先将右手手掌置于心前区，粗略触诊心尖搏动的位置，然后用并拢的示指和中指指腹置于心尖搏动最明显的部位，进一步确定心尖搏动的位置、范围、强弱，明确有无抬举性心尖搏动。

57. 触诊心前区震颤及心包摩擦感。用右手手掌在各瓣膜区和胸骨左缘第4肋间触诊，注意有无震颤及心包摩擦感。发现震颤时，用手掌尺侧确定震颤的具体位置，判定收缩期还是舒张期震颤。

58. 叩诊左侧心脏相对浊音界。左侧心脏相对浊音界从心尖搏动最强处外侧2～3cm处开始，由下向上沿肋间由外向内逐一肋间向上叩诊，叩诊音由清变浊音时，侧翻板指，在板指中点处做标记，叩至第二肋间。右侧心脏相对浊音界从肝上界的上一肋间开始，由外向内叩出心浊音界，逐一上移直至第二肋间，由外向内由清音变为浊音时，并分别做标记。用直尺测量出各肋间标记点距前正中线的垂直距离，并测量出左锁骨中线距前正中线间的距离，按规范要求进行记录。

59. 听诊二尖瓣区。将听诊器听件放置于心尖搏动最强处，听诊≥1分钟，如有心律失常应延长听诊时间。听诊心率、心律、心音、杂音。如听到杂音，确定其时期、性质、传导、强度及与体位、呼吸、运动的关系。

60. 听诊肺动脉瓣区。将听诊器听件放置于胸骨左缘第2肋间，注意A2与P2的强度比较，有无心音分裂、附加心音及杂音。如听到杂音，确定其时期、性质、传导、强度及与体位、呼吸、运动的关系。

61. 听诊主动脉瓣区。将听诊器听件放置于胸骨右缘第2肋间，注意A2与P2的强度比较，有无心音分裂、附加心音及杂音。如听到杂音，确定其时期、性质、传导、强度及与体位、呼吸、运动的关系。

62. 听诊主动脉瓣第二听诊区。将听诊器听件放置于胸骨左缘第3肋间，注意听诊有无杂音，如听到杂音，确定其时期、性质、传导、强度及与体位、呼吸、运动的关系。

续表

63. 听诊三尖瓣区。将听诊器听件放置于胸骨左缘第 4、5 肋间，注意听诊有无杂音，如听到杂音，确定其时期、性质、传导、强度及与体位、呼吸、运动的关系。

64. 听诊心包摩擦音。将听诊器听件放置于胸骨左缘第 3、4 肋间，听诊有无心包摩擦音。

第四部分：背部检查

65. 请被检者坐起，充分暴露背部，观察脊柱、胸廓外形及呼吸运动。

66. 检查胸廓活动度。检查者将两手掌放在背部两侧对称部位，双手拇指平第 10 肋水平，两拇指间距约 2cm，两手向内上方推挤，嘱被检者做深呼吸动作，比较两手随呼吸运动的动度是否一致。

67. 检查双侧背部触觉语颤。检查者两手掌分别置于被检者两侧肩胛间区及肩胛下区对称部位，嘱其发拉长的“一”音，感知语颤，然后左右两手交换，重复检查，比较两侧语音震颤是否相等。

68. 检查胸膜摩擦感。检查者双手掌轻贴于侧胸部（腋后线 5～7 肋间），嘱被检者反复深呼吸，触诊是否有胸膜摩擦感。

69. 叩诊双侧后胸部。请被检者双上肢交叉抱肘，先以右手示中环三指的指腹端直接叩击肩胛间区脊柱两侧和肩胛下区，注意听取叩诊音，再以间接叩诊法叩诊肩胛间区脊柱两侧，两侧腋后线及肩胛线。先左后右，自上而下，比较叩诊音是否正常，两侧是否对称。

70. 叩诊肺下界及肺下界移动度。被检者上臂自然下垂贴于侧胸壁，检查者左手握其肘，稍做内收外展动作，右手确定左侧肩胛下角及肩胛线，沿左侧肩胛线自上而下叩出平静呼吸时的肺下界，嘱被检者做深吸气后屏气，迅速向下叩出肺下界，侧翻板指，在其中点做标记，嘱被检者恢复平静呼吸，片刻后嘱其深呼气后屏气，迅速沿肩胛线自上而下叩出肺下界，侧翻板指再做标记，嘱被检者恢复正常呼吸。用直尺测量出两个标记间的距离，即肺下界移动度，以 cm 记录。以同样方法叩出右侧肺下界及其移动度，对比两侧肺下界位置及移动度是否对称。

71. 听诊双侧后胸部。听诊肩胛间区脊柱两侧，两侧腋后线、肩胛线部位呼吸音，注意双侧对称部位的呼吸音是否均等，有无干、湿啰音。

72. 听诊胸膜摩擦音。嘱被检者深呼吸，将听诊器听件放在腋后线 5～7 肋间，听诊有无胸膜摩擦音，先左后右。

73. 检查听觉语音。嘱被检者发拉长的“一”音，在肩胛间区脊柱两侧和肩胛下区听诊，比较两侧语音共振，有无增强或减弱。

74. 触诊脊柱。检查者用手指沿脊柱棘突以适当的压力从上向下划动，根据划压后皮肤出现的红色充血线，判断脊柱有无侧弯。检查者用拇指指腹自上而下逐个按压脊柱棘突及椎旁肌肉直至骶部，询问有无压痛。

75. 检查脊柱叩击痛。嘱被检者坐正，检查者将左手掌置于被检者头顶部，右手半握拳叩击左手背，询问被检者有无疼痛，然后用叩诊锤自上而下逐一叩击各胸椎和腰椎体的棘突，询问有无叩击痛。如有压痛，以第 7 颈椎棘突为骨性标记，判断病变椎体位置。

76. 检查肋脊点和肋腰点压痛。双手拇指分别按压左右肋脊点、肋腰点，了解有无压痛。

77. 检查双侧肋脊角有无叩击痛。检查者用左手掌平放在左肋脊角处，右手握拳用轻、中等力量叩击左手背，询问被检者有无疼痛，同样方法检查右侧。

78. 触诊骶部有无水肿。

第五部分：腹部检查

79. 嘱被检者仰卧屈膝，放松腹肌，双上肢置于躯干两侧，充分暴露腹部。

80. 视诊腹部。视诊腹部外形、对称性，皮肤、脐及腹式呼吸运动等。平视腹部外形。视诊有无腹壁静脉曲张、胃肠型及蠕动波等。

续表

81. 浅触诊全腹部。嘱被检者屈膝，放松腹肌。以全手掌置于腹壁上部，确定腹肌紧张度，并使患者适应片刻，然后轻柔地进行腹部浅触诊。先触诊未诉病痛的部位，一般自左下腹开始沿逆时针方向移动，触诊过程中注意观察的被检者的反应及表情。确定腹壁紧张度、抵抗感，有无浅压痛、包块及搏动感。

82. 深触诊全腹部。用手指指腹末端深压 McBurney 点，观察有无压痛，停留片刻后突然将手抬起，检查有无反跳痛。然后做深触诊检查，左手与右手手掌重叠，以并拢的手指指腹末端逐渐加压触摸深部脏器，按压深度≥3cm。一般自左下腹开始，按逆时针方向进行。如触及肿块，须明确其位置、大小、形态、质地，有无压痛、搏动，移动度及与腹壁的关系。

83. 训练被检者做加深的腹式呼吸 2～3 次。

84. 触诊肝脏。嘱被检者张口呼吸，在右锁骨中线触诊肝右叶，检查者用左手拇指置于右季肋部，其余四指置于背部，右手示中环三指并拢，掌指关节伸直，与肋缘大致平行，由右髂窝开始，沿右锁骨中线，呼气时手指压向腹深部，吸气时手指向前迎触下移的肝缘，如此反复进行，手指逐渐触向肋缘直至触及肝缘或肋缘，吸气时手指上抬的速度要落后于腹壁的抬起。在前正中线触诊肝脏左叶，一般从脐部开始，自下向上滑行移动，方法同前，如触及肝下缘，测量肝缘与剑突根部间的距离并明确其质地、表面、边缘、压痛、搏动感等。

85. 检查肝-颈静脉反流征。肝大者必查，检查者用手掌按压右上腹，观察颈静脉，如出现颈静脉怒张加剧，为肝-颈静脉反流征阳性。

86. 检查 Murphy 征。检查者以左手掌平放于右季肋区下部，以拇指指腹勾压腹直肌外缘与肋弓交界处的胆囊点，其余四指与肋骨交叉，然后嘱被检者深吸气，同时注意的其面部表情变化，询问有无疼痛。若被检者因疼痛而突然中止吸气动作，为 Murphy 征阳性。

87. 触诊脾脏。检查者左手掌置于左腰部第 7～10 肋处，从后向前托起脾脏，右手掌平放于腹壁，方向与肋弓垂直，一般从脐部开始，两手配合，随呼吸运动深部滑行向肋弓方向触诊脾脏，直至触及脾缘或左肋缘。

88. 脾脏右侧卧位触诊。用于脾脏轻度肿大而仰卧位不易触及者。被检者右下肢伸直，左下肢屈髋、屈膝，使腹部皮肤松弛，用双手触诊法触诊脾脏。如脾大，测量甲乙线、甲丙线和丁戊线，还应注意脾脏的质地、表面情况、有无压痛及摩擦感等。

89. 触诊肾脏及尿路疾病压痛点。检查者左手置于被检者左侧腰部托起左侧腰部，右手掌平放于左侧季肋部，示中环三指指端随深呼气触向后腹壁，试图与左手接近，双手夹触左肾，如未触及嘱被检者深吸气，可触及肾下极，以相同方法触诊右肾。以双手拇指分别触压季肋点（第 10 肋前端）、上输尿管点（在脐水平线腹直肌外缘）、中输尿管点（两髂前上棘连线与通过耻骨结节所做垂直线之相交点），边压边询问被检者有无疼痛。

90. 检查液波震颤。左手掌轻贴右侧腹壁，以右手指指腹垂直叩击左侧腹壁，必要时请助手用右手掌尺侧缘按压在脐部腹正中线上，以防止腹壁抖动干扰检查结果。

91. 检查振水音。检查者将听诊器听件放置于上腹部，右手示中环三指并拢置于上腹部，手指与腹壁成 70°夹角做数次急速有力的冲击动作，冲击腹部时如闻及气体和液体相撞击的声音即为振水音。

92. 叩诊全腹。从左下腹开始，以逆时针方向叩诊，以发现腹部有无异常叩诊音。

93. 叩诊肝界。沿右锁骨中线自第 2 肋间由上向下向下逐一肋间叩诊，至叩诊音由清音变为浊音的肋间为肝上界（必要时在右腋中线或右肩胛线上叩肝上界）。由腹部鼓音区沿右锁骨中线或正中线由下向上叩诊，由鼓音变为浊音处即为肝下界（可与肝脏触诊互相配合确定）。测量并记录在右侧锁骨中线上肝上界至下缘之距离，即为肝脏的上下径。

94. 检查肝脏叩击痛。检查者左手掌置于肝区，右手半握拳，轻击左手背，询问被检者有无疼痛。

续表

95. 检查移动性浊音。从脐部开始，扳指沿脐水平线向左侧移动，叩诊音由鼓音转为浊音时，板指固定不动，嘱被检者右侧卧位，稍停片刻，重新叩诊该处，听取叩诊音是否变为鼓音。然后嘱被检者转回平卧位，以同样方法向右侧叩诊，直达浊音区，板指固定不动，嘱被检者向左侧卧位，停留片刻后再次叩诊，听取叩诊音变化。出现浊音区随体位移动而变动，为移动性浊音阳性。

96. 听诊肠鸣音。听诊器听件置于被检者脐周或右下腹部，听诊肠鸣音1分钟，以“次/分”记录。

97. 听诊有无血管杂音。听诊器听件分别置于被检者脐部、上腹部和下腹部，听诊肾动脉、腹主动脉有无血管杂音。如发现肝大，应在肝左叶听诊有无血管杂音。

98. 检查腹壁反射。取棉签分别沿肋弓、脐水平、腹股沟，由外向内轻划腹壁皮肤，先左后右，左右对比，检查上、中、下腹壁反射。

注：可根据具体临床情况，调整腹部检查的顺序，按视→听→叩→触的顺序进行。

第六部分：上肢检查

99. 视诊上肢。充分暴露双侧上肢，视诊双上肢皮肤有无皮疹、出血点等，双手手指、指甲是否对称、有无畸形，有无杵状指，指间关节和掌指关节有无畸形，局部有无肿胀与隆起。

100. 检查手及腕部。触诊关节有无触压痛，嘱被检者做两次握拳动作，了解各掌指及指间关节运动情况。触诊腕关节有无触压痛，检查腕关节运动，了解腕关节背伸、掌屈、内收及外展运动。

101. 检查上肢远端肌力。嘱被检者双手紧握检查者示中环三指，检查者用力回抽，以比较双侧握力。

102. 检查肘关节。触诊双肘鹰嘴和肱骨髁状突有无畸形，局部有无肿胀与隆起，关节有无触压痛。检查肘关节。做屈肘、旋前和旋后运动是否正常。右手置被检者左上臂内侧，嘱被检者做屈肘动作；右手置左前臂外侧，嘱其做伸肘运动，观察肌力。相同方法检查右前臂肌力，并与左侧对比。

103. 触诊滑车上淋巴结。左手扶托被检者左前臂，并屈肘约90°，以右手小指固定在的肱骨内上髁，示中环三指并拢，在其上2～3cm处的肱二、三头肌之间的肌沟中，纵行、横行滑动触摸滑车上淋巴结。同样方法检查右滑车上淋巴结。

104. 检查上臂内侧肘上3～4cm处皮肤弹性及湿度。先左后右。

105. 触诊双侧桡动脉搏动。嘱被检者深吸气，观察有无奇脉；用左手指掌侧紧握右手腕桡动脉处，将前臂抬高过头，观察有无水冲脉；用手指轻压指甲末端，观察甲床苍白区有无毛细血管搏动征。

106. 暴露肩部，视诊肩部外形。

107. 触诊肩关节及其周围，触压关节有无疼痛。

108. 检查肩关节运动。嘱被检者做肩关节外展、内收、前屈、后伸及旋转等运动，了解其活动度是否正常。

109. 检查上肢浅感觉。

痛觉：嘱被检者闭目，用大头针尖以均匀的力量轻刺皮肤，让被检者立即陈述具体的感觉。注意两侧对称部位的比较，检查后记录感觉障碍的类型（正常、过敏、减退、消失）和范围。

触觉：嘱被检者闭目，用棉签轻触的皮肤黏膜，让被检者回答有无一种轻痒的感觉。

温度觉：嘱被检者闭目，分别用盛有热水（40～50℃）及冷水（5～10℃）的试管紧贴检查部位皮肤，让被检者回答自己的感受（冷或热）。

110. 检查上肢深感觉。

运动觉：嘱被检者闭目，检查者轻夹住手指两侧，做被动伸或屈动作，要求被检者说出手指移动的方向（向上或向下）。

位置觉：嘱被检者闭目，将其上肢放置在某种位置上，判断肢体所处的位置。

震动觉：用震动的音叉（C128）放置在肢体的骨隆起处（腕关节、肘关节等），注意两侧对比，询问有无共鸣性震动感。

续表

111. 检查上肢深反射。

肱二头肌反射：以左手托住被检者屈曲的肘部，将大拇指置于肱二头肌肌腱上，以叩诊锤叩击左手拇指指甲，观察前臂的屈曲动作。先左后右。

肱三头肌反射：用叩诊锤直接叩击鹰嘴突上方的肱三头肌肌腱，观察前臂的伸展运动。先左后右。

桡骨骨膜反射：使被检者肘关节屈曲，腕关节自然下垂，以叩诊锤叩击桡骨茎突，观察手部摆动动作。先左后右。

112. 检查 Hoffmann 征：检查者左手握住被检者腕关节上方，右手以中指及示指夹持其中指，稍向上提，使腕部处于过伸位，然后以拇指迅速弹刮中指指甲，观察其余四指有无轻微的掌屈动作。同样的方法检查右侧。

第七部分：下肢检查

113. 充分暴露双下肢，脱去袜子，嘱被检者伸直下肢，观察双下肢外形、皮肤、趾甲等。

114. 检查腹股沟部。嘱被检者伸直下肢，双手触摸两侧腹股沟有无肿块及疝。双手触摸两侧腹股沟横组和纵组淋巴结。双手触诊双侧股动脉搏动，并将听诊器听件置于股动脉搏动处，听诊有无枪击音，稍加用力，听诊有无 Duroziez 双重杂音。

115. 检查提睾反射（仅用于男性）。用竹签由下至上轻划男性被检者大腿内侧上方皮肤，正常出现同侧睾丸则上提。

116. 检查髋关节。视诊髋关节外形，局部有无肿胀、窦道与瘢痕，有无触压痛。

屈曲：仰卧位，检查者一手压被检者髂嵴，另一手将屈曲膝关节推向前胸。

内收：仰卧位，双下肢伸直，固定骨盆，一侧下肢向对侧下肢前面交叉并内收。

旋转：仰卧位，屈髋屈膝 90°，检查者一手扶被检者膝部，另一手握踝部，小腿做外展和内收运动，髋关节则为外旋和内旋。检查者右手握拳叩击被检者右足跟，并询问髋关节有无疼痛。

117. 检查双下肢近端肌力。屈髋。

118. 检查膝关节和浮髌试验。观察膝关节有无形态改变、肿胀，有无压痛及摩擦感。

检查浮髌试验：双下肢伸直，检查者一手按压于髌骨上方并压迫髌上囊，使关节液集于髌骨底下，另一手示指垂直按压髌骨并迅速抬起，感觉按压时髌骨与关节面有无碰撞感。先左后右。

119. 检查腘窝及膝关节。使被检者屈膝，触摸腘窝淋巴结。屈、伸、内外旋膝关节，观察是否有活动受限。

120. 检查髌阵挛。下肢伸直，医生用示指及拇指持髌骨上端，并用力向下快速推动数次，保持一定推力，若髌骨有节律性上下运动，称为髌阵挛阳性。

121. 检查跟-膝-胫试验。嘱被检者仰卧，将一侧下肢抬起并将足跟置于另侧膝部下端，沿胫骨徐徐滑下，观察能否完成动作。先查左侧后查右侧。

122. 检查踝关节及跟腱。观察有无肿胀、局部隆起，有无扁平足、足内外翻等畸形，有无压痛。检查踝关节背伸、跖屈运动，检查跟距关节内、外翻动作，观察有无动作受限。

123. 检查下肢水肿。触压胫骨前缘内侧，观察有无压陷性水肿。

124. 触诊足背动脉。触诊足背动脉，先检查左下肢后查右下肢。

125. 检查屈趾、伸趾运动及足背屈、跖屈肌力。嘱被检者做屈趾、伸趾运动，观察动作是否受限。用手置于足趾背侧，嘱被检者做背屈动作，用手置于足趾底部，嘱被检者做踩踏动作，观察肌力及活动有无受限。

126. 检查下肢肌力。用手握住小腿下部，嘱被检者做屈腿动作，用手置于被检者胫骨下方并施加压力，嘱被检者对抗阻力做伸膝动作，双手置于大腿中部，嘱被检者做抬腿动作，观察肌力并进行两侧对比。

续表

127. 检查下肢浅感觉。方法同上肢检查。

128. 检查下肢深感觉。方法同上肢检查。

129. 检查膝腱反射。左手放于腘窝处托起下肢，使髋、膝关节稍屈，用叩诊锤叩击髌骨下方股四头肌肌腱，观察小腿伸展动作，先查左侧后查右侧。

130. 检查跟腱反射。使髋、膝关节稍屈，下肢外旋外展位，检查者左手使足掌背屈呈过伸位，用叩诊锤叩击跟腱，观察足向跖面屈曲运动。先查左侧后查右侧。

131. 检查踝阵挛。仰卧位，髋膝关节稍屈曲，检查者一手握住小腿，另一手握住脚趾，用力使踝关节背屈，若足呈节律性震颤，为踝阵挛阳性。同样方法检查右侧。

132. 检查病理反射。

Babinski 征：仰卧位，下肢伸直，用叩诊锤手柄末端（或棉签杆）由足跟开始沿足底外侧向前轻划，至小趾跟部再转向踇趾侧，如踇趾背伸，其余四趾呈扇形展开，为巴宾斯基征阳性。同样方法检查右侧。

检查 Chaddock 征：用叩诊锤手柄末端（或棉签杆）划足背外侧，如踇趾背伸，其余四趾呈扇形展开为阳性。同样方法检查右侧。

检查 Oppenheim 征：用拇指及示指沿胫骨前侧用力由上向下滑压，如踇趾背伸，四趾展开者为阳性。同样方法检查右侧。

检查 Gordon 征：用力握挤腓肠肌，如踇趾背伸，其余四趾呈扇形展开为阳性。同样方法检查右侧。

133. 检查 Kernig 征。先使一侧髋、膝关节屈曲成直角，左手置于膝关节上，右手置脚踝部并抬高小腿，正常人可伸达 135°，伸膝受限，伴有疼痛，而且对侧膝关节屈曲为 Kernig 征阳性。同样方法检查右侧。

134. 检查 Lasegue 征。仰卧位，两下肢伸直，检查者左手压在被检者左侧膝关节上，使下肢保持伸直，右手将下肢抬起，正常可抬高 70°，如达不到 30°即出现由上而下的放射性疼痛为阳性。同样方法检查右侧。

135. 检查肛门直肠（仅必要时检查，常规检查不做）。嘱被检者左侧卧位，右腿屈曲，观察肛门、肛周、会阴区。戴上手套，示指涂以润滑剂行直肠指检，观察指套有无血迹及分泌物。

136. 检查外生殖器（仅必要时检查，常规检查不做）。解释检查的必要性，取得被检者同意，确认膀胱已排空，被检者取仰卧位。

男性被检者：视诊阴毛、阴茎、冠状沟、龟头、包皮、尿道外口、阴囊，触诊双侧睾丸、附睾、精索。

女性被检者：视诊阴毛、阴阜、大小阴唇、阴蒂、尿道口及阴道口，触诊阴阜、大小阴唇，尿道旁腺、巴氏腺。

137. 检查共济运动。嘱被检者下床取站立位。

指鼻试验：与被检者相距 50cm 站立，嘱被检者用示指触及检查者伸出于胸前的示指，随后触向自己的鼻尖，先慢后快，先睁眼后闭眼，反复进行。先左侧后右侧。

快速轮替动作：嘱被检者伸直手掌并反复做快速旋前旋后动作，先睁眼后闭眼，反复进行。Romberg 征（闭目难立征）：嘱被检者背向墙面站立，两臂向前伸平，双足并拢直立，然后闭目，如出现身体摇晃或倾斜为阳性。检查者应在一侧进行保护。

138. 视诊步态。嘱被检者往返走动，观察步态有无异常。

139. 检查腰椎活动度。检查者双手置于被检者两侧髋部固定其髋部，嘱被检者做弯腰、伸腰、腰椎侧弯、腰椎旋转运动，观察腰椎活动度。

第八部分：检查后处置

140. 检查完毕，收拾器具，感谢被检者合作，简要交流发现的主要异常，并道别，结束检查。

（潘 涛）

第三节　以症状为中心的体格检查

一、发　　热

发热是最常见的症状之一，按照病因分为感染性与非感染性发热，按发病机制分为致热源性与非致热源性发热。临床上感染性发热多见，常见病因为细菌、病毒等各种病原微生物导致的感染。

（一）体格检查要领

1. 准确监测体温，依据发热的特点及病情严重程度，确定体温测量的方法及频率。意识清醒的患者一般采用腋测法或口测法，昏迷患者及婴幼儿患者采用肛测法。监测体温至少每日2次，热型不明确者，每2小时测量一次体温并做详细记录。

2. 首先进行生命体征检查，并注意观察呼吸频率、心率与体温升高是否平行。

3. 全身状态检查、皮肤黏膜、浅表淋巴结检查应作为必查内容。

4. 根据主要伴随表现所涉及的系统脏器进行有重点的体格检查。

5. 缺乏阳性体征时，应反复进行体格检查，以排除因症状与体征之间的时间差造成的阳性体征的遗漏。

（二）基于伴随表现的查体重点

发热患者伴随表现不同，体格检查及阳性体征随访的重点不同。建立体格检查的临床思维，确立体格检查的重点内容，有助于尽早做出病因诊断。

1. 寒战发热　伴有寒战，最常见于感染性发热及致敏原性发热，如脓毒症、肺部感染、泌尿系统感染、某些传染病等。

（1）监测体温，明确发热程度及热型。

（2）视诊皮肤、黏膜（包括口腔黏膜、球结膜）有无出血点、瘀斑、皮疹、环形红斑、黄染。

（3）触诊全身浅表淋巴结有无肿大、触痛。

（4）听诊肺部有无干湿啰音，胸膜摩擦音；听诊心脏有无杂音。

（5）触诊全腹（包括胆囊点、阑尾点、输尿管点）有无压痛、反跳痛，触诊腹肌紧张度；触诊肝脾有无肿大及触痛，有无肝区叩击痛，有无Murphy征阳性。听诊有无肠鸣音亢进。

（6）进行病理反射及脑膜刺激征检查。

（7）必要时进行前列腺、妇科专科检查。

2. 咳嗽、咳痰　发热伴有咳嗽、咳痰，最多见于肺部感染如肺炎球菌肺炎、克雷白杆菌肺炎、支原体肺炎、支气管肺炎、慢性支气管炎急性发作、肺结核、支气管扩张症、肺脓肿等，查体重点为呼吸系统；如同时伴有呼吸困难、咳粉红色泡沫样痰，可见于心力衰竭，应注意循环系统的检查；如患者除咳嗽、咳痰外，伴有多系统表现尤其是皮肤改变，应考虑系统性疾病如系统性红斑狼疮，全面细致的体格检查有助于诊断。

（1）视诊口唇、肢体末梢等明确有无发绀及其程度。

（2）视诊呼吸频率、节律，有无鼻翼扇动等呼吸困难体征。

（3）触诊胸部触觉语颤，注意上下、左右对比。

（4）触诊双侧下外侧胸部，明确有无胸膜摩擦感。

（5）叩诊肺部，注意两侧对比是否一致，有无局限性叩诊呈鼓音、浊音、实音。

（6）听诊肺尖区，并进行全肺细致听诊，确定有无病理性呼吸音、干湿性啰音、胸膜摩擦音等。伴有呼吸困难的患者尤其要注意双侧肺底部的听诊。

（7）听诊心率、心律，注意有无心音异常，重点听诊二尖瓣、三尖瓣区有无舒张期奔马律，听诊胸骨左缘第4肋间有无心包摩擦音。

3. 淋巴结肿大　发热伴有全身浅表淋巴结肿大且有触痛，多见于传染性单核细胞增多症等；全身浅表淋巴结肿大无触痛见于急性淋巴细胞白血病等；全身浅表淋巴结肿大无触痛伴周期性发热，见于霍奇金病；伴有局部淋巴结肿大并触痛提示局部炎症；局部淋巴结肿大无触痛、质地坚硬者，见于恶性肿瘤淋巴转移。因此，发热伴淋巴结肿大，首先应明确肿大的淋巴结的部位、分布、有无触痛、质地与活动度等细节特点。

（1）细致全面触诊全身浅表淋巴结，明确肿大的淋巴结的部位、分布、有无触痛、质地与活动度等，并观察局部皮肤有无异常。

（2）触诊肝脏、脾脏，明确肝、脾是否有肿大以及肿大的程度。

（3）如为局限性淋巴结肿大，分析该区域淋巴结的淋巴液回吸收区域，重点进行回吸收区域脏器的检查，以触诊为重点，明确回吸收区域脏器有否肿大、触痛等，以协助排除是否局部炎症或肿瘤。

（4）如发现颈部淋巴结肿大、融合，或伴有冷脓肿形成，应注意肺部检查以排除肺结核。

4. 肝脾大　发热伴肝脾大多见于恶性组织细胞病、黑热病、疟疾、伤寒、血液系统疾病等，部分病例可同时伴有淋巴结肿大，查体重点基本同上述伴有淋巴结肿大的内容。

5. 昏迷　发热伴有昏迷，首先应分析病史资料，明确患者发热与昏迷发生的先后顺序，对指导选择查体重点非常重要。先发热而后昏迷，常见于发热性传染病如中毒性菌痢、流行性乙型脑炎、流行性脑脊髓膜炎等，夏季可见于中暑患者；先昏迷而后发热可见于脑出血、巴比妥类药物中毒等中枢受损的疾病。

（1）意识检查，通过问诊、浅反射及浅感觉（尤其是对痛觉的反应）检查并综合分析生命征、基础生理功能表现，明确昏迷的程度。

（2）检查瞳孔大小、直接间接对光反射。

（3）检查呼吸运动及呼吸频率、节律、深浅情况，明确有无呼吸抑制及潮式、间停呼吸。

（4）检查生理反射，包括深反射、浅反射，注意左右对比。

（5）检查病理反射，包括上肢、下肢的病理反射。

（6）检查脑膜刺激征。

（7）检查四肢肌力、肌张力，必要时进行脑神经功能检查，注意左右两侧对比，以便发现异常。

（8）检查皮肤黏膜有无脱水表现，有无皮疹、瘀点、瘀斑等。

二、头　痛

头痛按病因的分为颅脑病变和颅脑外病变所致的头痛，按发生机制分为血管因素、脑膜因素、神经肌肉因素及其他因素所致的头痛。头痛的病因复杂，大多无特异性，例如全身感染、发热性疾病往往伴有头痛，精神紧张、过度疲劳也可有头痛。但反复发作或持续存在的头痛，可能是某些器质性疾病的信号，应认真检查，今早明确诊断。

（一）体格检查要领

1. 首先进行生命体征的检查，确定是否发热，测量血压，血压升高与心率加快是否一致，并注意观察呼吸频率和节律的变化。

2. 检查瞳孔的大小及对光反射。

3. 重点进行神经系统检查，尤其是脑膜刺激征。

4. 根据伴随表现所涉及的系统脏器，进行有重点的体格检查。

5. 缺乏阳性体征时，应反复进行体格检查，以排除因症状与体征之间的时间差造成的阳性体征的遗漏。

（二）基于伴随表现的查体重点

头痛患者伴随表现的不同，体格检查及阳性体征随访重点不同。确立体格检查的重点内容，有助于尽早做出病因诊断。

1. 伴剧烈呕吐　头痛伴有剧烈呕吐多见于导致颅内压增高的颅内疾病，同时合并有发热者多见于颅内各种感染如流行性脑脊髓膜炎、脑膜脑炎、脑炎、脑脓肿等；合并有定位症状者，多为颅内占位性病变包括颅内原发性肿瘤和转移瘤、脑寄生虫病，有颅脑外伤或外伤病史者，颅内血肿或硬膜外血肿多见；同时合并有高血压病史者要考虑脑血管意外、高血压脑病，但高血压脑病无明显的定位症状；合并有眼压增高视力障碍者，排除青光眼。查体重点为神经系统检查，其中以脑膜刺激征、神经系统定位体征为主。

（1）监测生命体征，测量体温、血压、脉搏，并注意观察呼吸频率、节律及神志的变化。

（2）视诊皮肤是否有皮疹、出血点，头颅是否有畸形及外伤，双侧瞳孔大小、对光反射及视野，有无口角歪斜，伸舌偏移等。

（3）细致全面的触诊全身浅表淋巴结是否有肿大，排除脑转移性肿瘤。

（4）听诊心率及心脏杂音。

（5）神经系统及运动功能的检查：浅、深反射，病理反射及脑膜刺激征检查，肌力、肌张力检查。明确有无偏瘫、偏盲、偏身感觉障碍的“三偏”表现。

2. 伴有发热　头痛伴发热者常见于感染性疾病，包括颅内或全身性感染，还可见于颠茄类药物、水杨酸类药物中毒等。

（1）明确发热的特点及热型。

（2）检查全身皮肤黏膜，明确有无发红、瘀点瘀斑、皮疹（玫瑰疹）、口唇疱疹等。

（3）肺部检查触觉语颤，叩诊音变化，病理性呼吸音，排除急性肺部感染。

（4）腹部检查以腹部压痛点触诊（包括胆囊点、阑尾点、输尿管点）及反跳痛、腹壁紧张度为主，明确有无腹膜刺激征。叩诊双侧肾区。

3. 伴有精神症状及眩晕　头痛伴精神症状多见于颅内肿瘤，还可见于结核性脑膜炎等；伴有眩晕者见于小脑肿瘤、椎-基底动脉供血不足；伴有视力障碍者多见于脑肿瘤，还可见于青光眼。

（1）共济运动检查：指鼻试验、跟-膝-胫试验以及快速轮替动作、闭目难立征。

（2）颈椎压痛点、椎旁或棘突压痛检查，压痛位置一般与病变节段相一致。

（3）颈椎活动范围检查：进行颈椎前屈、后伸、侧屈及旋转活动的检查。椎动脉型颈椎病者在某一方向活动时可出现眩晕。

（4）椎间孔挤压试验、椎间孔分离试验、神经根牵拉试验、旋颈试验等排除颈椎病。

（5）脑膜刺激征检查。

（6）必要时进行耳科、眼科的专科检查。

4. 头痛伴癫痫发作　可见于脑血管畸形、脑内寄生虫病或脑肿瘤，头痛伴神经功能紊乱症状者多为神经功能性头痛，查体重点主要是神经系统检查。

5. 头痛伴有脑膜刺激征　多见于脑膜炎或蛛网膜下腔出血，查体重点为神经系统检查。

三、胸　　痛

引起胸痛的原因主要为胸部疾病。胸痛的严重程度与疾病的严重程度可不平行，如带状疱疹引起的疼痛多剧烈，但患者的预后多良好，而心肌缺血或心肌梗死、急性肺栓塞、主动脉夹层破裂引起的胸痛，个体差异较大，可不严重，但病死率较高。

（一）体格检查要领

1. 伴有胸闷、冷汗、乏力等严重症状的患者，首先进行生命体征检查，特别是监测血压、心率、呼吸频率等，并注意皮肤黏膜颜色的变化及出汗情况。

2. 体格检查的重点以排除或诊断急性心肌梗死、急性肺栓塞、主动脉夹层动脉瘤破裂等危急重症为首要内容。

3. 一般患者根据主要伴随表现所涉及的系统脏器，进行有重点的体格检查。

4. 缺乏阳性体征时，应反复进行体格检查，以排除因症状和体征之间的时间差造成的阳性体征的遗漏。

5. 强调结合必要的辅助检查综合判断临床诊断，如心电图、心肌标志物检测、胸部磁共振检查等。

（二）基于伴随表现的查体重点

1. 伴有咳嗽、咳痰和（或）发热　常见于气管、支气管和肺部疾病，如感染、肿瘤等。

（1）监测体温，明确发热的程度及热型。

（2）一般状态检查包括皮肤、黏膜有无发绀、充血红肿、有无出血点、瘀斑、皮疹、疱疹，有无杵状指。触诊全身浅表淋巴结。

（3）触诊气管位置，呼吸运动，胸部触觉语颤及胸膜摩擦感。

（4）胸部叩诊，包括叩诊音、肺界。

（5）进行全肺细致的听诊，确定有无病理性的呼吸音、干湿啰音、胸膜摩擦音等。

（6）无咳嗽咳痰而仅有发热者，应注意心脏的检查。

2. 伴有呼吸困难　常提示肺部病变范围较大，如肺炎球菌肺炎、自发性气胸、胸膜炎、肺栓塞等，亦见于心血管疾病如冠心病（心绞痛、心肌梗死）、心肌病、二尖瓣或主动脉瓣病变、急性心包炎、胸主动脉瘤（夹层动脉瘤）等。纵隔气肿、纵隔肿瘤等也可出现胸痛伴呼吸困难。查体重点是呼吸系统和循环系统的检查。

（1）监测血压和脉搏，有无水冲脉、奇脉、交替脉及毛细血管搏动征等。

（2）视诊面容与表情，皮肤黏膜颜色改变，霍纳征（眼睑下垂、瞳孔缩小、眼球内陷等），颈静脉充盈情况。

（3）触诊气管位置，呼吸运动，胸部触觉语颤及胸膜摩擦感。

（4）触诊胸骨上窝有无搏动（胸主动脉瘤）、胸骨压痛，心包摩擦感，心尖搏动位置、抬举性心尖搏动、心前区震颤等。

（5）检查胸部叩诊音，纵隔浊音界及心浊音界。

（6）进行细致的心脏听诊，包括心率、心律、心音，明确有无奔马律、心音分裂、病理性杂音、心包摩擦音等。

3. 伴有咯血 主要见于肺栓塞、支气管肺癌、支气管扩张症等。

（1）一般状态检查包括皮肤、黏膜有无发绀、充血红肿、有无出血点、瘀斑、皮疹、疱疹，有无杵状指。触诊全身浅表淋巴结尤其是颈部淋巴结及锁骨上淋巴结。

（2）触诊气管位置，呼吸运动，胸部触觉语颤等。

（3）胸部叩诊，包括叩诊音、肺界。

（4）进行全肺细致的听诊，确定有无病理性的呼吸音、干湿啰音、胸膜摩擦音等。

（5）少量咯血或咳粉红色泡沫样痰者，应注意心脏的检查。

4. 伴有苍白、大汗、血压下降或休克 多见于急性心肌梗死、主动脉夹层动脉瘤、主动脉窦瘤破裂和大面积肺栓塞。

（1）监测血压和脉搏、出汗情况、意识状态。

（2）皮肤黏膜颜色改变，颈静脉充盈情况。

（3）检查胸部叩诊音，纵隔浊音界及心浊音界。

（4）进行细致的心脏听诊，包括心率、心律、心音，明确有无奔马律、心音分裂、病理性杂音。

5. 伴有吞咽困难 多提示食管或纵隔疾病如反流性食管炎、食管癌、纵隔肿瘤等。

（1）监测体温，有无发热及其热型。

（2）视诊面、颈部有无水肿，有无霍纳征（眼睑下垂、瞳孔缩小、眼球内陷），胸骨是否隆起，以排除肺上沟癌等。

（3）触诊浅表淋巴结，尤其是锁骨上淋巴结。

（4）触诊肝脾。

（5）叩诊纵隔浊音界，纵隔肿瘤时浊音界增大。

四、腹 痛

临床上一般将腹痛按起病缓急、病程长短分为急性腹痛和慢性腹痛。急性腹痛多见于腹腔器官急性炎症、空腔脏器阻塞或扩张、脏器扭转或破裂、腹膜炎症、腹壁疾病等，也可见于胸腔疾病及全身性疾病如腹型过敏性紫癜、糖尿病酮症酸中毒、尿毒症、铅中毒、血卟啉病等。慢性腹痛多见于腹腔脏器慢性炎症、消化道功能性疾病、消化性溃疡、脏器包膜牵张、中毒与代谢障碍、肿瘤压迫及浸润等。

（一）体格检查要领

1. 急性腹痛患者应首先检查生命体征，监测血压、心率、呼吸及体温的变化。

2. 进行全身状态及皮肤黏膜、浅表淋巴结检查，注意有无瘀点、瘀斑、皮疹及淋巴结肿大等。

3. 重点进行腹部的体格检查。

4. 一般情况下，腹痛所在的部位即病变所在部位，根据腹痛的部位及性质重点发现相应部位的异常体征。

5. 根据主要伴随表现所涉及的系统脏器进行有重点的体格检查。

6. 腹痛发生时，多伴有阳性体征，但阳性体征可有变化，应反复进行体格检查，尤其是腹部检查，尽早发现病情变化，指导治疗。

7. 病因诊断未明确前禁止使用镇痛剂、镇静剂。

（二）基于伴随表现的查体重点

腹痛患者伴随表现不同，体格检查的重点不同。建立体格检查的临床思维，确立体格检查的重点内容，有助于尽早做出病因诊断。

1. 伴发热、寒战 多见于急性腹痛患者，提示有炎症存在，见于急性胆道感染、胆囊炎、肝脓肿、腹腔脓肿、阑尾炎等，也可见于腹腔外感染性疾病如肺炎球菌肺炎等。先发热后腹痛多见于内科疾病，而先腹痛后发热多为外科疾病，尤其是急腹症。查体重点在腹部。

（1）监测体温，明确发热程度及热型。

（2）视诊皮肤黏膜有无黄染、口唇疱疹、出血点、瘀斑等。

（3）触诊肺部触觉语颤、胸膜摩擦感、心包摩擦感，排除下叶肺炎、胸膜炎、心包炎所致的腹部的牵涉痛或放射痛。进行全面细致的腹部触诊，包括肝脾、异常包块、腹部有无压痛、反跳痛、肌紧张等。通常压痛部位的脏器可能就是病变所在部位。明确胆囊点、阑尾点、输尿管压痛点是否有压痛。

（4）叩诊双下肺及心脏浊音界，并明确有无肝、脾、肾区叩击痛。

（5）听诊是否有异常呼吸音、干湿啰音、胸膜摩擦音、心包摩擦音、振水音等，仔细听取肠鸣音的频率及性质。

2. 伴黄疸 多与肝胆、胰腺疾病有关，急性溶血性贫血也可出现腹痛与黄疸。

（1）检查生命体征：是否有发热、血压下降、脉缓等。

（2）视诊：皮肤黏膜黄染的程度、色泽，皮肤是否有抓痕。腹部是否膨隆，腹壁静脉。

（3）触诊：浅表淋巴结，触诊肝、胆、脾是否有肿大及肿大的程度，有无压痛，墨菲征是否阳性。有无腹部包块，协助排除是否为腹腔脏器肿瘤压迫导致胆汁排泄障碍而发生黄疸。

（4）明确肝、脾、肾区有无叩击痛，有无移动性浊音。

3. 伴休克 急性腹痛伴有休克同时有贫血者，可能是腹腔脏器破裂（如肝、脾或异位妊娠破裂）；无贫血者可见于急性胃肠穿孔、绞窄性肠梗阻、肠扭转、急性出血坏死性胰腺炎等。腹腔外疾病如急性心肌梗死、肺炎也可有腹痛与休克，应特别警惕。查体重点在腹部。

（1）监测生命体征。

（2）视诊：皮肤黏膜有无瘀斑，特别注意有无 Cullen 征及 Grey-Turner 征，有无肠型及蠕动波。

（3）触诊：双肺触觉语颤，腹部触诊有无板状腹、压痛、反跳痛，有无包块。

（4）双肺叩诊，尤其是双下肺叩诊：协助排除休克型肺炎。腹部叩诊肝、脾、肾区有无叩击痛，移动性浊音，腹腔脏器破裂时移动性浊音可为阳性。

（5）听诊：有无异常呼吸音、湿啰音。听诊心率，心律，心音，有无病理性杂音，附加心音等。检查肠鸣音的频率及性质。

4. 伴呕吐、反酸、腹泻　多提示食管、胃肠病变，呕吐量大且为隔夜宿食，提示胃肠道梗阻；伴反酸、嗳气者提示胃十二指肠溃疡或胃炎；伴腹泻者提示消化吸收障碍或肠道炎症、溃疡或肿瘤。查体重点在腹部。

（1）视诊：腹部外形，有无胃肠型，有无局部隆起。

（2）腹部触诊：重点为腹部触痛的部位。

（3）肠鸣音的频率与性质。

5. 腹痛伴血尿多见于泌尿系疾病（如泌尿系结石）所致，查体重点主要在泌尿系统。

（1）触诊肾区有无深压痛，检查肾脏及输尿管压痛点有无触压痛，特别是上输尿管点、肋脊点等。

（2）双肾区是否有叩击痛。

五、咯　　血

咯血的原因很多，主要见于呼吸系统和心血管疾病，其他如血液病（如白血病、血小板减少性紫癜、血友病、再生障碍性贫血等）、某些急性传染病（如流行性出血热、肺出血型钩端螺旋体病等）、风湿性疾病（如结节性多动脉炎、系统性红斑狼疮、白塞病等）或气管、支气管子宫内膜异位症等亦可引起咯血。

（一）体格检查要领

1. 大量咯血可危及患者生命，咯血导致死亡的常见原因是窒息，进行体格检查时应随时观察病情变化，取恰当的体位，预防窒息的发生。

2. 首先进行意识状态及生命体征的检查，尤其是血压及脉搏，并注意观察呼吸频率和节律。

3. 皮肤黏膜、浅表淋巴结的检查，以颈部淋巴结为重点。

4. 重点是呼吸系统和心血管系统的体格检查。

5. 根据伴随表现所涉及的系统脏器，进行有重点的体格检查。

6. 咯血也可见于有全身出血倾向者，如血液病、尿毒症等，应进行相应的体格检查。

7. 缺乏阳性体征时，应仔细询问病史，并反复进行体格检查，并应尽早进行胸部影像学检查，以协助明确病因诊断。

（二）基于伴随表现的查体重点

咯血患者的伴随表现以呼吸系统症状常见，因此，一般以呼吸系统的查体为基础。但不同的伴随表现，预示不同的病因，体格检查的重点不尽相同。

1. 伴有发热多见于肺结核、肺炎、肺脓肿、流行性出血热、肺出血型钩端螺旋体病、支气管肺癌等。查体重点在呼吸系统。

（1）监测体温，明确发热的程度及热型，有无长期低热。

（2）一般情况的检查：皮肤黏膜有无充血发红，特别是面部、颈部和上胸部皮肤（三红），有无口唇疱疹，有无杵状指。询问并检查有无多汗、盗汗。进行细致的浅表淋巴结检查，尤其是颈部及锁骨上淋巴结的检查，排除肺结核、肺癌或转移性肺癌所致的淋巴结肿大。

（3）视诊呼吸频率、节律，有无鼻翼扇动等呼吸困难的体征，有无咳痰及痰的性状及气味。

（4）检查胸部触觉语颤，并注意双侧对比。检查腓肠肌是否有压痛，以排除钩端螺旋体病。

（5）叩诊双肺，注意两侧对比，有无局限性鼓音、浊音、实音。肾区是否有叩击痛。

（6）进行全肺细致的听诊，确定有无异常呼吸音、干湿啰音、胸膜摩擦音等。伴有呼吸困难的患者尤其要注意双侧肺底部的听诊。

2. 伴有胸痛多见于肺炎球菌肺炎、肺结核、肺栓塞（梗死）、支气管肺癌等。

（1）监测血压及脉压、脉搏。

（2）检查有无皮肤发绀、颈静脉怒张，呼吸频率与节律，有无鼻翼扇动等呼吸困难的体征。

（3）触诊肝脏是否肿大，肝颈静脉反流征是否阳性，协助排除是否为肺栓塞。

（4）听诊心率、心音，有无奔马律，有助于心力衰竭、肺栓塞的诊断。

3. 伴有脓痰　有大量咳脓痰病史，多见于支气管扩张症、肺脓肿、空洞性肺结核等。查体重点为肺部的体格检查，明确热型，仔细听诊病理性支气管或支气管-肺泡呼吸音，并观察有无杵状指。

4. 伴有皮肤、黏膜出血　咯血伴有皮肤黏膜出血，提示患者存在全身出血倾向，可见于血液病、风湿病、肺出血型钩端螺旋体病和流行性出血热等。

（1）观察皮肤、黏膜（包括口腔黏膜、角膜、结膜、生殖器等）有无出血、皮疹、溃疡，皮肤有无结节，有无马鞍鼻，排除自身免疫性疾病如结节性多动脉炎、系统性红斑狼疮、wegener 肉芽肿、白塞病等累及肺所致的咯血。

（2）注意有无贫血的表现如皮肤、黏膜苍白、毛发干枯等。

（3）触压胸骨有无压痛，肝脾有无肿大及其程度，协助排除血液病。

5. 伴有杵状指　多见于支气管扩张症、肺脓肿、支气管肺癌等。查体重点为肺部的体格检查，以肺部听诊病理性呼吸音为主，除此之外，还应进行全面的心脏检查，排除发绀型先天性心脏病。

6. 伴有黄疸　见于钩端螺旋体病、肺炎球菌肺炎、肺栓塞等，提示病情严重，查体以肺部体格检查为重点，同时应注意检查皮肤黏膜有无瘀斑，有无胸骨压痛，排除血液病导致的溶血性黄疸。

六、呼吸困难

引起呼吸困难的原因复杂，主要为呼吸系统和心血管系统疾病。依据病因呼吸困难分为肺源性、心源性、中毒性、神经精神性呼吸困难。

（一）体格检查要领

1. 对于急性起病的呼吸困难，尤其是伴有冷汗、烦躁不安甚至神志异常的患者，应首先进行生命体征的检查，注意观察呼吸频率、节律，脉搏，血压。

2. 一般情况的检查以皮肤、黏膜有无发绀为主。

3. 呼吸系统和循环系统查体为体格检查的重点内容。

4. 根据伴随表现所涉及的系统脏器，进行有重点的体格检查。

5. 伴有意识障碍的患者，应注意嗅诊的应用，注意辨别患者的呼出气有无异常气味如烂苹果味、刺激性蒜味等，以协助排除中毒性呼吸困难。

（二）基于伴随表现的查体重点

1. 发作性呼吸困难伴哮鸣音　多见于支气管哮喘发作、心源性哮喘，突发性严重的呼吸困难见于急性喉水肿、气管异物、大面积肺栓塞、自发性气胸等，应边实施救治，边进行有重点的体格检查。

（1）监测生命体征，明确呼吸频率、节律及深度。

（2）视诊有无端坐呼吸、三凹征、颈静脉怒张，皮肤、黏膜有无发绀、有无杵状指。

（3）触诊双侧呼吸运动，触觉语颤，心前区震颤。

（4）检查胸部有无异常叩诊音如实音、鼓音等，心脏浊音界有无改变。

（5）进行全肺细致的听诊，确定有无病理性呼吸音、干湿啰音、胸膜摩擦音等。大气管部位闻及高调吸气性喉鸣，应注意排除急性喉水肿、气管异物，必要时先行急救处理。双肺满布哮鸣音多见于支气管哮喘发作、心源性哮喘。疑诊心源性哮喘应仔细听诊双肺底是否有细湿啰音及捻发音，心脏听诊有无舒张期奔马律，以及心率、心律、心音的改变及病理性杂音。肺动脉瓣区第二音亢进，主动脉瓣及肺动脉瓣有第二音分裂，应排除大面积肺栓塞。

2. 呼吸困难伴发热　多见于肺炎、肺脓肿、肺结核、胸膜炎、急性心包炎等，也可见于亚急性感染性心内膜炎等。

（1）监测体温，明确发热程度及热型。

（2）查体以肺部体格检查为重点，并听诊心脏有无器质性杂音、心包摩擦音。

3. 呼吸困难伴胸痛　胸痛局限于一侧见于肺炎球菌肺炎、急性胸膜炎、急性肺栓塞、自发性气胸、急性心肌梗死、支气管肺癌等。

（1）监测生命体征，明确呼吸频率、节律及深度。

（2）视诊有无端坐呼吸、三凹征、颈静脉怒张，皮肤、黏膜有无发绀、有无杵状指。

（3）触诊患侧呼吸运动，触觉语颤。

（4）检查患侧有无异常叩诊音如实音、鼓音等。

（5）进行全肺细致的听诊，确定有无病理性呼吸音、干湿啰音、胸膜摩擦音等。心脏听诊肺动脉瓣区第二音亢进，主动脉瓣及肺动脉瓣有第二音分裂，应排除大面积肺栓塞。心脏出现新的杂音或原有杂音发生改变，应注意排除亚急性感染性心内膜炎。

4. 呼吸困难伴咳嗽、咳痰　见于慢性支气管炎、阻塞性肺气肿继发肺部感染，支气管扩张症、肺脓肿等，也可见于急性、慢性心力衰竭导致的肺淤血。伴大量泡沫痰可见于急性有机磷杀虫药中毒，伴粉红色泡沫痰见于急性左心衰竭。

（1）监测生命体征，观察呼吸的节律与频率，有无发热及热型、脉搏。

（2）检查瞳孔，双侧瞳孔缩小甚至呈针尖样大小，甚至伴有四肢肌纤维颤动，应排除急性有机磷杀虫药中毒。

（3）查体重点为肺部听诊，明确有无病理性呼吸音、干湿啰音，以及干湿啰音的特点及分布。

（4）嗅诊患者的呼出气及呕吐物有无特殊气味，如有刺激性蒜味，提示急性有机磷杀虫药中毒。

5. 呼吸困难伴意识障碍　见于脑出血、脑膜炎、糖尿病酮症酸中毒、尿毒症、肺性脑病、急性中毒、休克型肺炎等。

（1）监测生命体征，有无发热及发热的程度，血压。特别注意呼吸节律的改变，如出现毕奥呼吸或陈-施呼吸、叹气样呼吸，应考虑呼吸中枢异常，多见于某些药物如吗啡类、巴比妥类等中毒和有机磷杀虫药中毒。如出现吸气（抽泣样呼吸）、呼吸遏制（吸气突然停止）等常见于重症颅脑疾患，如脑出血、脑炎、脑膜炎、脑脓肿、脑外伤及脑肿瘤等。糖尿病酮症酸中毒的患者出现 Kussmaul 呼吸。

（2）嗅诊患者的呼出气、呕吐物等，糖尿病酮症酸中毒患者呼吸有烂苹果味、尿毒症者呼吸有氨味、氰化物中毒有苦杏仁味，有机磷中毒有刺激性蒜味。

（3）视诊皮肤黏膜有无皮疹、出血点，有无口唇疱疹，在汗腺开口处有尿素霜沉积要考虑尿毒症。皮肤颜色是否有改变，如为樱桃红色应首先排除急性 CO 中毒，蓝灰、蓝褐色应排除亚硝酸盐中毒。皮肤温暖湿润合并球结膜水肿多见于肺性脑病。面色苍白、四肢厥冷、口唇或指端发绀、脉搏细速、冷汗，血压降低等外周循环衰竭体征，提示休克型肺炎。

（4）检查瞳孔大小、对光反射，瞳孔若为针尖样应考虑急性吗啡类、有机磷杀虫药中毒。眼睛凝视，口角歪斜应及时排除急性脑血管意外。

（5）听诊肺部有无病理性呼吸音、干湿啰音，心脏有无病理性杂音，心率、心律、心音有无改变。

（6）神经系统的检查为必查内容，包括深、浅反射，病理反射，脑膜刺激征的检查。判断意识障碍的程度，确定有无局灶性神经功能确实的体征。

七、发　　绀

发绀为临床常见体征，根据引起发绀的原因可分为血液中还原血红蛋白增加（真性发绀）发绀和血液中存在异常血红蛋白衍生物所致发绀两大类，其中以真性发绀多见，临床多见于各种原因引起的机体缺氧状态及循环不良，呼吸系统疾病及心血管疾病为常见病因。异常血红蛋白血症导致的发绀，以急性中毒多见，如急性亚硝酸盐中毒、某些药物中毒等。

（一）体格检查要领

1. 首先进行生命体征的检查，注意观察呼吸频率、节律、脉搏、血压。

2. 检查全身皮肤黏膜，明确发绀的程度及分布，了解皮肤温度及末梢血液循环情况，观察肢体局部加温或按摩后发绀程度有无变化，对识别是否真性发绀。

3. 呼吸系统和循环系统为重点的体格检查内容。

4. 还要根据伴随表现所涉及的系统脏器进行有重点的体格检查。

5. 缺乏阳性体征时，应反复进行体格检查，以排除因症状与体征之间的时间差造成的阳性体征的遗漏。

（二）基于伴随表现的查体重点

1. 发绀伴呼吸困难　常见于严重心、肺功能不全及急性呼吸道梗阻、严重气胸等。

（1）监测生命体征。

（2）视诊有无端坐呼吸、颈静脉怒张、三凹征等。

（3）触诊皮肤温度，气管位置，呼吸运动是否对称，胸部触觉语颤是否增强或减弱，心前区有无震颤。触诊肝脏是否肿大，肝颈静脉回流征。

（4）检查胸部叩诊音，一侧鼓音见于气胸；双侧肺部叩诊呈过清音多提示支气管哮喘急性发作；心脏叩诊浊音界异常改变，伴心界扩大，提示器质性心脏病伴心力衰竭。

（5）进行全肺细致的听诊，确定有无病理性呼吸音、干湿啰音。喉头、大气管部位闻及高调吸气性喉鸣，应注意排除急性喉水肿、气管异物。双肺满布哮鸣音提示支气管哮喘或心源性哮喘。心源性哮喘还需特别注意双肺底是否有细湿啰音，心脏听诊多合并奔马律。细致听诊心率、心律、心音的改变及无病理性杂音。二尖瓣区舒张期隆隆样杂音，伴有心脏节律、心音强弱绝对不等，考虑二尖瓣狭窄合并心房颤动所致的肺淤血。胸骨左缘第二、三肋间有收缩期喷射性杂音伴有震颤，应考虑 Fallot 四联症。肺动脉瓣区第二音亢进，主动脉瓣及肺动脉瓣区第二音分裂，慎重排除大面积肺栓塞。

2. 发绀伴杵状指（趾） 提示病程较长，有慢性缺氧状态。主要见于发绀型先天性心脏病及某些慢性肺部疾病。查体以肺部及心脏的体格检查为主，必要时结合影像学检查及心脏超声检查明确诊断。

3. 发绀伴意识障碍 主要见于某些药物或化学物质中毒、各种原因导致的休克、急性肺部感染或急性心功能衰竭等。

（1）检查生命体征。血压过低，脉压缩小伴有多汗、皮肤湿冷首先要考虑休克。

（2）意识检查，通过问诊、浅反射及浅感觉（尤其是对痛觉的反应）检查并综合分析生命征、基础生理功能表现，明确昏迷的程度。

（3）检查瞳孔大小、直接及间接对光反射。

（4）检查呼吸运动及呼吸频率、节律、深浅情况，明确有无呼吸抑制及潮式、间停呼吸。

（5）肺部听诊有病理性呼吸音、干湿啰音。听诊心率、心律、心音，有无心音分裂，附加心音及病理性杂音。

（6）神经系统检查，包括深反射、浅反射，病理反射，脑膜刺激征等。检查四肢肌力、肌张力，必要时进行脑神经功能检查，注意左右两侧对比，以便发现异常。

八、水 肿

水肿按发生的部位分为全身性水肿和局限性水肿。全身性水肿依据病因不同分为心源性、肾源性、肝源性、营养不良性、黏液性、药物性、功能性水肿等；局限性水肿以局部静脉、淋巴回流障碍或毛细血管通透性增加为主要病因，见于局部炎症、血栓闭塞性血管炎、丝虫病等。

（一）体格检查要领

1. 全身性水肿应首先进行生命体征检查，注意血压、脉搏的变化，排除心源性水肿。判断患者的营养状态。

2. 重点为心脏、肝脏、肾脏的体格检查。心源性水肿见于心力衰竭、大量心包积液等，查体重点为心界的叩诊，心脏听诊，其中舒张期奔马律具有重要的临床诊断价值；肝源性水肿见于肝硬化晚期，以腹水为主要表现，查体重点是腹部外形与腹壁静脉、肝脏触诊及叩诊、移动性浊音等；肾源性水肿见于各种肾小球疾病，局部阳性体征多不显著，需结合实验室检查做出诊断。

3. 根据主要伴随表现所涉及的系统脏器进行有重点的体格检查。

（二）基于伴随表现的查体重点

1. 水肿伴肝大 可为心源性、肝源性与营养不良性水肿，同时有颈静脉怒张者为心源性水肿。

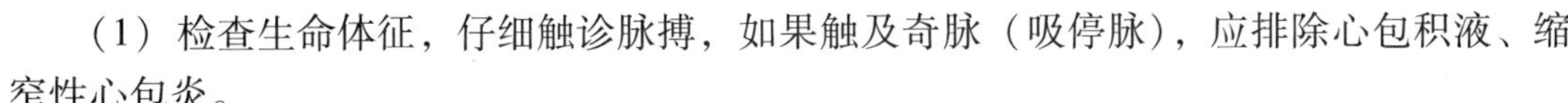

（1）检查生命体征，仔细触诊脉搏，如果触及奇脉（吸停脉），应排除心包积液、缩窄性心包炎。

（2）视诊有无二尖瓣面容、肝病面容、贫血面容等。

（3）检查皮下脂肪等，以明确营养状态。皮肤黏膜有无发绀、紫癜、出血点、瘀斑、蜘蛛痣、肝掌等。浅表淋巴结是否肿大，肿瘤晚期患者恶病质时出现营养不良性水肿，可伴有浅表淋巴结的肿大。

（4）视诊颈静脉有无怒张，腹壁静脉有无曲张。腹部外形，胀大如鼓要考虑慢性肝病所致的腹水，舟状腹则应考虑为营养不良性水肿。

（5）触诊心前区有无震颤。肝大的程度、质地、边缘、表面有无结节、有无压痛、肝颈静脉回流征。淤血性肝大表面光滑、边缘纯。肝硬化、肝癌质地坚硬。触诊脾脏是否肿大。营养不良性水肿通常无脾大。

（6）叩诊心浊音界有无变化，烧瓶心要考虑心包积液，梨形心要考虑二尖瓣狭窄。腹部移动性浊音阳性要考虑肝源性水肿。

（7）全面细致的听诊心率、心律、心音，有无病理性杂音、附加心音、心包摩擦音等。心源性水肿通常可查及心脏体征。

2. 水肿伴蛋白尿　多为肾源性水肿，轻度蛋白尿也可见于心源性水肿。

（1）测量血压，肾源性水肿通常合并高血压。

（2）检查皮肤黏膜有无皮疹、紫癜。若见有皮肤的盘状红斑、皮肤结节、皮肤斑块或面部蝶形红斑，应排除狼疮性肾炎。若四肢远端、臀部及下腹部等部位出现对称性分布的紫癜，则要考虑紫癜性肾炎。

3. 水肿伴呼吸困难与发绀　常提示由于心脏病、上腔静脉阻塞综合征等所致。查体重点以心脏的体格检查为主，并注意血压、脉搏的测量。

4. 水肿伴消瘦、体重减轻　多见于营养不良性水肿。目前由于饮食不足导致的营养不良非常罕见，多由于疾病所致。根据不同疾病，其查体重点则有差异。

（1）蛋白质吸收障碍：如慢性痢疾以及肠结核等，查体重点在腹部，注意有无腹部压痛、反跳痛，有无腹部包块，肝脾是否肿大、肠鸣音。

（2）蛋白质消耗过多：如肺脓肿、大量腹水、大量失血，慢性传染病如结核、疟疾等，使体内蛋白质过度分解，可致营养不良性水肿。肺脓肿、肺结核病的查体重点在呼吸系统，包括呼吸运动、触觉语颤，是否有异常叩诊音，是否有病理性呼吸音、啰音、胸膜摩擦音等。大量腹水的查体重点在腹部，包括腹部外形，静脉是否有静脉曲张，有无肝脾大，有无腹部包块，是否有压痛，反跳痛，移动性浊音，肠鸣音等。

（3）蛋白质合成障碍：多见于肝脏疾病，查体重点为肝脏，以触诊及叩诊为主。

九、心　　悸

心悸是患者的主观感受，当患者发生心动过速、心动过缓、心肌收缩力增强、心律不齐时，均可产生心悸，心悸的病因主要有心律失常、心脏肥大、收缩力过强和心脏神经症等。

（一）体格检查要领

1. 心悸的病因源于心脏变化，其中心动过速最常见，所有可以导致心动过速的因素，均可出现心悸症状。因此，心悸患者的体格检查应先明确心脏的变化，再根据心脏的异常变化进行有重点的体格检查。

2. 生命体征检查是必查内容，体温升高、脉率不齐、呼吸异常导致的缺氧、血压下降均可出现心悸。

3. 一般检查主要明确有无贫血貌、甲亢面容，皮肤黏膜有无苍白、发绀。

4. 甲状腺检查，明确是否肿大，有无震颤及血管杂音。

5. 检查胸肺，注意有无肺部感染、大量胸腔积液、气胸的体征。

6. 明确心界大小，心率及心律，有无心音强弱改变及病理性杂音。

7. 明确有无除肺脏以外的其他系统脏器的感染。

（二）基于伴随表现的查体重点

1. 伴有发热　多见于感染性疾病如肺炎、心肌炎等，也可见于甲状腺功能亢进症。查体强调全面性，以寻找感染灶。

（1）明确发热的程度及热型，必要时监测基础代谢率。

（2）检查甲状腺，明确有无甲状腺肿大、震颤及血管杂音。

（3）检查胸肺，寻找肺部感染、急性胸膜炎的体征。

（4）检查心脏，以听诊为重点，明确心音、心率、心律，确定有无心律失常、奔马律、心脏杂音、心包摩擦音等。

（5）必要时进行全身系统的体格检查，并加强骨关节及皮肤黏膜的检查，查明有无感染病灶及结缔组织病。

2. 伴胸痛　心悸伴有胸痛，应首先排除器质性心脏病如缺血性心脏病（心绞痛、心肌梗死）、急性心肌炎、急性心包炎等，心悸伴有胸痛还可见于心脏神经症。

（1）查体以心脏检查为重点，明确有无心率、心律、心音的改变，有无舒张期奔马律、心脏杂音、心包摩擦音等。

（2）检查胸肺明确有无肺炎球菌肺炎、急性肺栓塞、急性胸膜炎、气胸等急性呼吸系统疾病体征，如啰音、异常叩诊音、病理性呼吸音、胸膜摩擦音等。

（3）胸痛局限于胸骨且伴有胸骨压痛者，应考虑白血病的可能性。

（4）病情严重者应及时进行相应的辅助检查，尽快明确病因诊断，及时救治。

3. 伴有呼吸困难　心悸伴有呼吸困难，且取端坐位，不能平卧者，多见于心力衰竭，也可见于严重肺部感染、急性肺栓塞、大量胸腔积液、气胸等呼吸系统疾病，查体应首先进行肺与心脏的系统体格检查。

（1）查体以心脏检查为重点，明确有无心率、心律、心音的改变，有无舒张期奔马律、心脏杂音、心包摩擦音等。

（2）检查胸肺，明确有无肺炎球菌肺炎、急性肺栓塞、急性胸膜炎、气胸等急性呼吸系统疾病体征，如啰音、异常叩诊音、病理性呼吸音、胸膜摩擦音等。

（3）胸痛局限于胸骨且伴有胸骨压痛者，应考虑白血病的可能性。

（4）病情严重者应及时进行相应的辅助检查，尽快明确病因诊断，及时救治。

4. 伴有多汗　心悸伴有多汗，且心率显著增快，多见于甲状腺功能亢进症、低血糖症、嗜铬细胞瘤等，查体以全身一般情况检查及甲状腺检查为主，并动态监测血压变化，确诊依赖实验室检查。

5. 伴晕厥及抽搐　见于高度及三度房室传导阻滞、心室颤动或阵发性室性心动过速、病态窦房结综合征等，原发病多为器质性心脏病或严重电解质紊乱，查体以心脏检查为重

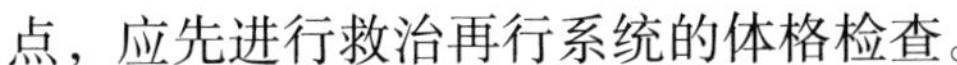

点，应先进行救治再行系统的体格检查。

十、恶心、呕吐

恶心、呕吐是临床常见症状之一。恶心常为呕吐的前奏。一般恶心后随之呕吐，但也可仅有恶心而无呕吐，或仅有呕吐而无恶心。恶心、呕吐的病因较复杂，按发生机制呕吐分为反射性呕吐、中枢性呕吐及前庭障碍性呕吐。

（一）体格检查要领

因恶心、呕吐而就诊的患者，如没有明确的原发病史，应做全面的体格检查，以协助明确病因诊断，其中应首先明确的是中枢性呕吐。

1. 生命体征检查是查体的重点，明确有无发热、脉搏过缓、血压改变及呼吸节律与频率异常。
2. 检查精神及神志状态，面容与表情，皮肤黏膜有无颜色异常、瘀点瘀斑。
3. 大量呕吐的患者应明确有无水电解质紊乱的表现。
4. 嗅诊呕吐物及呼出气有无异常气味。
5. 检查心脏有无心律失常、心力衰竭的体征。
6. 腹部检查重点为压痛与反跳痛、腹肌紧张度、胃肠型及蠕动波、振水音、肠鸣音，有无异常包块。
7. 神经系统检查应特别注意有无脑膜刺激征、病理反射。
8. 需要时进行眼部专科检查，包括眼球运动、瞳孔、眼压及眼底等。
9. 女性患者必要时做妇科检查。

（二）基于伴随表现的查体重点

1. 伴有头痛尤其是喷射性呕吐，常见于颅内压升高、第Ⅷ脑神经病变，强调神经系统检查，注意有无脑膜刺激征、眼球震颤及视乳头有无水肿等。
2. 伴有恶心常见于反射性呕吐。进食后不久即发生恶心、呕吐，见于幽门附近溃疡；呕吐若集体发生，应考虑为食物中毒。晨起时发生恶心、呕吐，常见于妊娠呕吐；夜间发生者，常见于幽门梗阻。重视腹部检查，尤其胃型、胃及肠蠕动波、压痛、反跳痛、振水音，肠鸣音是否正常等等。
3. 伴有腹痛常见于腹腔内炎症、梗阻、缺血、内脏充血、器官破裂等病变，腹部检查注意有无胃肠型、胃肠蠕动波、压痛、反跳痛、振水音，肠鸣音是否正常，腹腔是否触到肿块，有无腹水等。
4. 伴有胸痛常见于急性心肌梗死、肺梗死，心肺查体以听诊为主，注意呼吸音的改变，有无心音低钝、奔马律、心脏杂音等。
5. 伴眩晕、眼球震颤见于前庭器官疾病，进行眼科及耳科的专科检查。

十一、呕　血

呕血是上消化道及其附属器官或全身性疾病出现的临床表现，常伴有黑便，短时间内大量呕血，可出现急性周围循环衰竭的表现。呕血的原因很多，以消化性溃疡最为常见，其次为食管-胃底静脉曲张破裂、急性糜烂性出血性胃炎和胃癌，也见于其他疾病如血友病、原发性血小板减少性紫癜、尿毒症等。

（一）体格检查要领

因呕血就诊的患者首先应鉴别是呕血还是咯血，除病史采集外，体格检查有助于确定病因诊断。

1. 首先进行生命体征检查，明确血压、脉搏，判断有无低血压、休克。如血压较发病前显著下降，并伴有心动过速，应先进行必要的救治，再行系统的体格检查。

2. 观察营养状态，面容与表情，肝病病容、贫血面容有助于诊断。

3. 视诊皮肤黏膜有无皮疹、出血点、瘀斑、蜘蛛痣、肝掌，有无皮肤苍白、黄疸等。

4. 系统检查全身浅表淋巴结，多部位淋巴结肿大有助于血液系统疾病的诊断，局部淋巴结肿大应慎重排除肿瘤转移，尤其是左侧锁骨上淋巴结肿大。

5. 腹部检查是查体的重点，视诊腹部外观、腹壁静脉，触诊全腹有无触痛，肝、脾是否肿大及触痛，有无腹水。腹部有无异常包块。

6. 视诊眼睑及下肢有无水肿。

（二）基于伴随表现的查体重点

1. 伴有腹痛　伴有慢性反复发作的上腹痛，呈现周期性与节律性特征，多见于消化性溃疡。中老年人出现慢性上腹痛，无明显规律性或伴有消瘦，应首先考虑胃癌。也可见于胆囊及胰腺疾病。

（1）首先进行生命征及一般状态检查，排除需要紧急处理的临床情况。

（2）查体重点是腹部检查，明确有无上腹触痛、异常包块、墨菲征。

（3）细致检查全身浅表淋巴结，尤其是锁骨上淋巴结。

（4）视诊腹壁皮肤，观察有无 Cullen 征或 Gray-Turner 征。

2. 伴有肝脾大　呕血伴有肝脾大，以肝硬化最常见，亦见于肝癌、血液系统疾病等。单纯伴有肝大，应慎重排除原发性及继发性肝癌。

（1）首先进行生命征及一般状态检查，排除需要紧急处理的临床情况。

（2）视诊全身皮肤黏膜，观察有无黄染、瘀斑、蜘蛛痣、肝掌。

（3）查体重点是腹部检查，视诊腹部外形、腹壁静脉，明确肝、脾肿大的程度及质地，检查移动性浊音。

（4）细致检查全身浅表淋巴结，尤其是锁骨上淋巴结。

（5）触诊胸骨有无压痛。

3. 伴有皮肤黏膜出血　多见于血液疾病及凝血功能障碍性疾病，也见于严重代谢障碍等原因引起的全身出血倾向。

（1）首先进行生命征及一般状态检查，排除需要紧急处理的临床情况。

（2）视诊皮肤黏膜，明确有无出血点、瘀斑，有无黄染。

（3）细致检查全身浅表淋巴结。

（4）观察有无下肢、眼睑水肿，呼出气有无尿臭味，肾区有无叩击痛等尿毒症表现。

4. 伴有急危重症病史或服药史　急危重症基础上发生的呕血，或服用大量非甾体抗炎药、血小板抑制剂、应用抗栓溶栓药物后出现的呕血，应首先检查生命体征，并重点检查腹部，排除急性胃黏膜病变。

十二、腹　　泻

腹泻的表现是排便次数增多，粪质稀薄，或带有黏液、脓血或未消化的食物。腹泻分

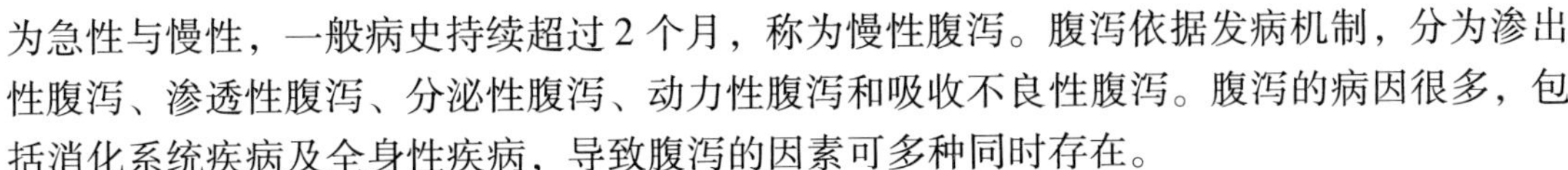

为急性与慢性，一般病史持续超过2个月，称为慢性腹泻。腹泻依据发病机制，分为渗出性腹泻、渗透性腹泻、分泌性腹泻、动力性腹泻和吸收不良性腹泻。腹泻的病因很多，包括消化系统疾病及全身性疾病，导致腹泻的因素可多种同时存在。

（一）体格检查要领

1. 首先检查血压及脉率，判断有无腹泻造成的脱水及电解质紊乱表现，测量体温。

2. 一般检查以营养状态、面容与表情、皮肤黏膜为主，检查有无口角炎、舌炎，皮肤是否苍白、干燥，有无瘀点瘀斑，有无急性病容、甲亢面容等。检查全身浅表淋巴结。

3. 检查甲状腺。

4. 查体重点为腹部检查，肠鸣音听诊是必查内容。

5. 急性腹泻根据患者伴随表现还应加强皮肤黏膜、淋巴结、肝脾的检查；慢性腹泻患者根据伴随表现，应加强淋巴结、关节系统或肺部的检查。

（二）基于伴随表现的查体重点

1. 伴有发热　伴高热多见于急性细菌性痢疾、急性出血性坏死性肠炎等；伴低热多见于肠结核、炎症性肠病等。

（1）全面检查生命体征检查。

（2）重点检查腹部，发现腹部压痛、反跳痛等，具有重要的诊断价值。

2. 伴有里急后重　病变多在直肠，以炎症性疾病多见，如急性痢疾、直肠炎等，也见于直肠肿瘤。

（1）常规查体。

（2）必要时进行直肠肛门的检查，尤其是直肠指诊。

（3）溃疡性结肠炎活动期也可伴有里急后重，细致进行腹部触诊，尤其是下腹部触诊。

3. 伴有消瘦　多见于小肠病变，如肠结核、肠吸收不良综合征及恶性肿瘤等。

（1）视诊皮肤黏膜有无贫血及营养状态。

（2）注意腹部的深触诊，发现有无异常包块。

4. 伴有皮疹、皮下出血　见于败血症、伤寒或副伤寒、过敏性紫癜等引起的腹泻患者。

（1）体温的监测及皮肤黏膜的改变有助于诊断，应进行细致的全身皮肤黏膜的视诊。

（2）重点检查全身浅表淋巴结。

（3）进行肝脏、脾脏的触诊与叩诊，明确有无肝脾大。

5. 伴有重度失水　见于严重的急性腹泻患者，是分泌性腹泻的严重后果，如霍乱、细菌性食物中毒或尿毒症等。

（1）应先进行必要的救治处理，再行体格检查。

（2）如体格检查无有诊断价值的特异性发现，应及时进行有针对性的辅助检查，尽快明确是否传染病及急性中毒。

6. 伴有关节痛　多见于免疫炎症性肠病如Crohn病、溃疡性结肠炎，也可见于系统性红斑狼疮、肠结核等，查体重点在腹部检查，发现腹部压痛、异常包块对诊断有重要价值。

十三、黄　　疸

黄疸按病因及发生机制分为溶血性、肝细胞性、阻塞性、先天性黄疸；按黄疸发生的解剖部位分为肝前性、肝性及肝后性；按胆红素的生化性质分为直接胆红素升高性、间接胆红素升高性黄疸。黄疸的鉴别对病因诊断极为重要。

（一）体格检查要领

1. 生命体征检查　重点判断脉率，确定有无脉搏缓慢的情况。

2. 一般检查　以皮肤黏膜、营养状态为重点。明确皮肤黏膜黄染的特征及分布，有无瘀斑、蜘蛛痣、肝掌。

3. 心脏检查　以心率为主，判断有无心动过缓。

4. 腹部检查　是查体的重点，肝胆的体格检查为主。视诊腹部外形、腹壁静脉，触诊右上腹部有无腹肌紧张、压痛、反跳痛，肝脏、脾脏、胆囊有无肿大及触痛，检查墨菲征、移动性浊音、肠鸣音。

5. 黄染　也常见于严重感染及传染病，在排除急性溶血、肝胆疾病的基础上，应注意体温及热型、感染相关体征的检查。

（二）基于伴随表现的查体重点

1. 伴有发热　急性出现的黄疸伴有发热，尤其高热，多见于急性胆囊炎、急性化脓性胆管炎、败血症、急性溶血、重症肺炎球菌肺炎及传染病如回归热、钩端螺旋体病、肺出血肾炎综合征等，一般先发热而后出现黄疸。

（1）首先检查生命体征，监测体温及热型。

（2）腹部查体为重点，明确有无腹膜刺激征，胆囊大小，有无墨菲征等。

（3）视诊皮肤黏膜，观察有无瘀点瘀斑、皮疹，明确皮肤黏膜黄染的分布及特点。

（4）检查肺部，叩诊及听诊有无肺实变的表现。

2. 伴上腹痛　可见于胆道结石、肝脓肿或胆道蛔虫病、急性化脓性胆管炎、病毒性肝炎、原发性肝癌及急性溶血等。

（1）首先检查生命征，判断有无血压下降、脉率增快等。

（2）查体重点是腹部检查，首先明确有无腹肌张力增加及反跳痛，根据腹痛的具体部位由浅入深触诊，明确触痛最显著的部位，一般即为病变所在部位。无明确除触痛部位者，应排除急性溶血或重症肺炎球菌肺炎等腹外感染性疾病。

3. 伴肝大　轻、中度肝大，质地软或中等硬度且表面光滑，见于病毒性肝炎、急性胆道感染或胆道梗阻；重度肝大且质地坚硬、表面有结节感，应首先排除原发或继发性肝癌。

（1）查体重点是肝胆的体格检查，仔细确定肝脏、胆囊的大小，有无触痛等。

（2）触诊脾脏。

（3）皮肤黏膜检查，明确有无瘀点瘀斑、蜘蛛痣、肝掌等。

4. 伴胆囊肿大　见于胆总管梗阻，常见于胰头癌、壶腹癌、胆总管癌、胆总管结石等，也见于急性胆囊炎。

（1）触诊胆囊重大的程度，有无触痛及墨菲征。

（2）仔细深部触诊腹部，观察有无异常肿块，尤其注意上腹部触诊。

5. 伴脾大　常见于病毒性肝炎、肝硬化，也可见于血液系统疾病及传染病如钩端螺旋体病、败血症、疟疾及各种原因引起的溶血性贫血等。

（1）监测体温及热型。

（2）视诊皮肤黏膜有无瘀点瘀斑、皮疹。

（3）急性全面的腹部检查。

6. 伴腹水　见于重症肝炎、肝硬化失代偿期、肝癌等。

（1）视诊皮肤黏膜有无蜘蛛痣、肝掌。

（2）腹部检查是重点，但有大量腹水的患者，肝脾触诊困难，可结合腹部 B 超等协助明确，视诊腹部外形、腹壁静脉。

十四、眩　　晕

眩晕是患者出现的自身或周围环境物体旋转或摇动的主观异常感觉。根据病因不同分为周围性眩晕（耳性眩晕）、中枢性眩晕（脑性眩晕）及其他原因导致的眩晕。周围性眩晕多见于梅尼埃病、迷路炎、药物中毒、晕动病等；中枢性眩晕见于椎-基底动脉供血不足、小脑肿瘤、脑动脉粥样硬化、高血压脑病、小脑出血、多发性硬化、癫痫等，另外，低血压、高血压、阵发性心动过速、贫血、尿毒症、屈光不正、颈椎疾病等也可出现。

（一）体格检查要领

1. 生命体征检查　以脉搏、血压检查为主，并明确患者的意识状态。

2. 一般检查　注意皮肤黏膜有无苍白、水肿、皮疹等，观察面容与表情，观察步态。

3. 头颈部检查　以瞳孔、眼球运动及震颤、乳突、外耳道检查为主。

4. 检查颈部血管　听诊有无血管杂音。

5. 心脏检查　注意听诊心率、心律、心音，明确有无附加心音及心脏杂音。

6. 神经系统检查　系统进行神经系统检查，必要时进行听力检测。

7. 必要时进行骨科的专科试验检查，用于协助诊断颈椎病等。

（二）基于伴随表现的查体重点

1. 伴有恶心、呕吐阵发性眩晕　伴恶心、呕吐、出冷汗等，多见于梅尼埃病、晕动病等，也可见于外伤性内耳出血等。

（1）生命体征检查以血压、脉搏检查为主，明确有无低血压、脉率过缓，有助于诊断。

（2）观察面色。

（3）眼部检查视诊眼球运动，明确有无眼球震颤。

（4）检查重点为耳部的专科检查。

2. 伴有听力异常可见于前庭器官疾病、第Ⅷ脑神经病及肿瘤。

（1）神经系统尤其是脑神经检查为重点。

（2）确定听力异常的程度及特征。

3. 伴有共济失调见于椎-基底动脉供血不足、小脑病变及脑干病变。

（1）进行系统的神经系统检查，明确有无局灶性神经功能缺失的表现。

（2）进行全面的共济运动检查，确定共济失调是感觉性还是小脑性。

（3）检查颈椎活动度。

十五、晕　　厥

晕厥是由于暂时性广泛的脑供血不足引起的短暂性意识丧失状态。晕厥按病因分为血管舒缩障碍性、心源性、脑源性、血液成分异常性晕厥。血管舒缩障碍性晕厥见于单纯性晕厥、直立性低血压、颈动脉窦综合征、排尿性晕厥、咳嗽性晕厥及疼痛性晕厥等；心源性晕厥见于严重心律失常、重度主动脉瓣狭窄、原发性肥厚型心肌病等；脑源性晕厥见于脑动脉粥样硬化、短暂性脑缺血发作、偏头痛等；血液成分异常性晕厥见于低血糖症、通气过度综合征、重症贫血等。

（一）体格检查要领

1. 晕厥的病因复杂，突发的晕厥，无重要既往史者，应进行系统全面的体格检查，排除器质性病因。

2. 生命体征检查以血压、脉率为主，多数患者发作过后可无明显异常。必要时测量双侧上肢血压。

3. 头颈部检查以瞳孔、颈部血管检查为主，注意有无结膜、口唇黏膜苍白，听诊有无颈部血管杂音。

4. 听诊心脏，检查心率、心律、心音，明确有无心脏杂音。

5. 系统检查神经系统，明确有无神经功能缺失表现及共济运动异常。

（二）基于伴随表现的查体重点

1. 伴有自主神经功能紊乱表现　突发晕厥同时伴有面色苍白、出冷汗、恶心、乏力等自主神经功能紊乱表现，或先有自主神经功能紊乱表现而后发作晕厥，多见于血管抑制性晕厥或低血糖性晕厥。

（1）首先检查生命征，明确血压、脉率。

（2）立即听诊心脏，确定有无心律失常。

（3）检查神经系统，排除神经功能障碍。

（4）注意有无贫血貌、皮肤黏膜苍白、匙状甲等。

2. 伴有心律失常　见于心源性晕厥。

（1）检查血压、脉率。

（2）叩诊心脏浊音界，听诊心率、心律、心音，注意有无心律不齐、舒张期奔马律、大炮音、心脏杂音等。

（3）听诊肺部有无干湿啰音。

3. 伴有发绀、呼吸困难　见于心源性晕厥，多由急性心力衰竭诱发。

（1）检查血压、脉率、呼吸，注意呼吸节律与频率。

（2）观察发绀的程度及分布特点，出汗情况，触诊肢体末端皮肤温度。

（3）叩诊心脏浊音界，听诊心率、心律、心音，注意有无舒张期奔马律等。

（4）听诊肺部有无干湿啰音。

4. 伴有神经系统定位体征　应考虑脑源性晕厥，常见于脑干病变等。

（1）进行系统全面的神经系统查体。

（2）尽早行影像学检查明确诊断。

十六、意识障碍

意识障碍是病情危重的临床表现之一，多由高级神经中枢功能活动受损所引起，程度不同表现不同，严重的意识障碍表现为昏迷。意识障碍见于重症急性感染如败血症、重症肺炎、中毒性菌痢等，颅内非感染性疾病如脑血管疾病、脑肿瘤、脑脓肿、颅脑损伤、癫痫等，内分泌与代谢障碍如尿毒症、肝性脑病、肺性脑病、甲状腺危象、糖尿病性昏迷、低血糖症等，水、电解质平衡紊乱，外源性中毒，物理性及缺氧性脑损害如中暑、电击

伤等。

（一）体格检查要领

1. 意识障碍患者一般不能陈述病史、配合查体，因此，体格检查具有一定的特殊性，需要患者密切配合的检查内容可以省略，查体过程中注意患者的反应。

2. 首先检查生命征，如生命征发生显著异常，应先实施必要的治疗。

3. 神经系统检查以生理反射、病理反射、脑膜刺激征为重点，并观察患者对疼痛刺激的反应，有助于进行意识障碍的分级。通过肌力及肌张力的粗略检查，判断有无局灶性神经功能缺失的表现。

4. 检查瞳孔大小及对光反射，检查眼底。

5. 视诊皮肤黏膜颜色，有无水肿、脱水、黄疸、发绀、瘀点瘀斑及出汗情况等。

6. 细致检查头颅有无外伤。

7. 嗅诊呼出气的气味，有助于急性中毒、糖尿病性昏迷、尿毒症的诊断。

8. 进行心肺及腹部的检查，明确是否存在感染性疾病如重症肺炎、感染性心内膜炎、中毒性菌痢等。

9. 检查甲状腺、肝脏、肾脏等，排除因严重原发病并发的各种脑病。

（二）基于伴随表现的查体重点

1. 伴有发热　先发热而后出现意识障碍，多为感染性发热，见于严重感染性疾病；先有意识障碍而后发热，多为中枢性发热，见于脑出血、颅脑外伤、巴比妥类药物中毒等。

（1）首先进行生命体征检查，观察发热程度及热型。

（2）细致检查皮肤黏膜有无皮疹、瘀点瘀斑等。

（3）系统的神经系统检查。

2. 伴有呼吸异常　意识障碍伴有呼吸过缓提示呼吸中枢抑制，可见于镇静催眠药、有机磷杀虫药、一氧化碳、酒精等中毒，也可见于颅内压升高等。

（1）首先进行生命体征检查，注意呼吸的节律与频率的变化，如出现间停呼吸等应立即抢救。

（2）细致检查皮肤黏膜颜色、出汗情况等。

（3）系统的神经系统检查。

（4）检查瞳孔大小及对光反射。

（5）听诊肺部有无啰音、异常呼吸音等。

3. 伴有瞳孔大小异常　主要见于药物、农药、酒精中毒以及癫痫、低血糖症等。

（1）首先进行生命体征检查，监测血压与呼吸的变化。

（2）细致检查皮肤黏膜颜色、有无皮疹、发绀、瘀点瘀斑等，观察出汗情况。

（3）系统的神经系统检查。

（4）嗅诊患者呼出气有无特殊气味。

4. 伴有脑膜刺激征　见于脑内炎症、脑出血、蛛网膜下腔出血等。

（1）首先进行生命体征检查。

（2）系统的神经系统检查。

（房良华　张　琳　潘　涛）

第四章

临床基本操作技能模块

第一节 胸膜腔穿刺术

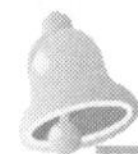

【培训目标】

1. 掌握胸膜腔穿刺术的步骤与方法。
2. 熟悉胸膜腔穿刺术的适应证、禁忌证及注意事项。

（一）适应证

1. 抽出胸腔积液进行各项实验室化验明确其性质以协助诊断及鉴别诊断。

2. 大量的胸腔积液或积气，穿刺抽出液体或气体以减轻其对肺或大血管的压迫，改善呼吸或循环障碍。

3. 胸腔积脓时抽出脓液，减轻中毒，防止脓胸的进一步发展，并可对脓液进行检查如培养及药物敏感试验以指导治疗。

4. 通过胸膜腔穿刺向胸膜腔内注入药物（抗生素、抗肿瘤药物、粘连剂等）以行局部治疗。

（二）禁忌证

1. 有严重出、凝血倾向，血小板明显减少或用肝素、双香豆等进行抗凝治疗者。

2. 大咯血、严重肺结核及肺气肿等。

3. 病情危重，不能耐受操作。

4. 不能合作的病人也相对禁忌，必要时可给予镇静剂或行基础麻醉后进行胸膜腔穿刺。

（三）器械准备

术者应认真体检和备齐穿刺物品。将皮肤消毒用品、无菌手套、局麻药物、治疗用药和胸穿包携至操作地点。胸穿包一般要求含有带橡皮管的胸膜腔穿刺针（16 号或 18 号）、血管钳、纱布、弯盘、孔巾、7 号针头、5ml 及 50ml（或更大）的注射器、标本试管。另须准备较大容量的容器盛放积液。

（四）步骤与方法

1. 体位与穿刺部位的选择（图 4-1）

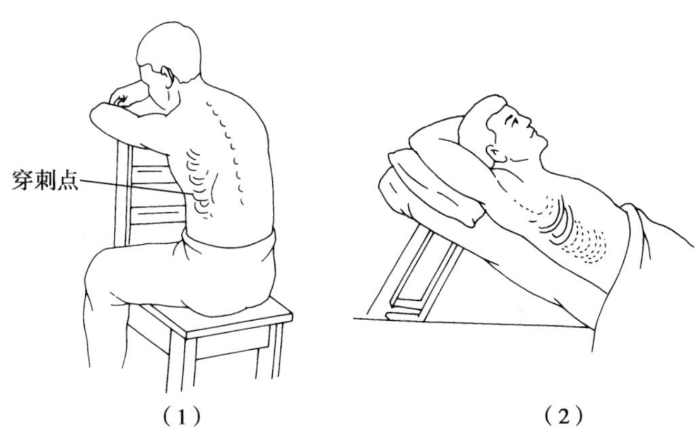

图 4-1 胸膜腔穿刺部位及体位

（1）胸膜腔穿刺抽气取仰卧高坡位或半坐位，穿刺点应选择叩诊为鼓音或听诊呼吸音降低最明显的部位，多取锁骨中线第 2 肋间，也可选第三肋间。（此处自肋间隙中点进针）。

（2）胸膜腔穿刺抽液可取反向骑跨坐于靠背椅上，上肢屈肘交叉置于椅背，前额伏于前臂上。病情不允许久坐者，可取仰卧高坡位，病侧稍向前，患侧前臂上举抱于枕部，显露胸部后外侧。穿刺点应选择叩诊为实音或听诊呼吸音降低最明显的部位，一般常取肩胛线或腋后线第 7～8 肋间，腋中线第 6～7 肋间，腋前线第 5 肋间。

（3）对于包裹性积液和局限性积气，须结合 X 线或 B 超定位穿刺点。

（4）按上述方法摆好体位，确定穿刺点（如之前已有影像学定位，穿刺前最好通过查体等方法再次确认下穿刺部位），穿刺点可用蘸甲紫的棉签在皮肤上做标记。

2. 消毒铺巾 操作者先戴口罩、帽子，穿刺点周围常规皮肤消毒（范围至少 15cm），戴无菌手套，覆盖消毒洞巾。

3. 麻醉 用 2% 利多卡因在穿刺点肋间下一肋上缘进针自皮肤至胸膜壁层进行局部浸润麻醉，以免损伤肋间血管和神经；麻醉过程中边进针边回抽，拔针前可试探性刺入胸腔抽吸少许积液或积气，作为胸腔穿刺深度的参考。

4. 穿刺 用 16 或 18 号胸穿针，针座接乳胶管，用血管钳将乳胶管夹闭。术者用一手示、中指固定穿刺处皮肤，另一手持胸穿针先刺入穿刺点皮下，再沿肋骨上缘按局部浸润麻醉的路径缓慢刺入，当穿透壁层胸膜时可有突然落空感。

5. 抽液/气 助手将乳胶管末端接排空的 50ml（或更大）的注射器，松开夹闭乳胶管的血管钳即可抽液。注射器吸满后，必须先用血管钳夹闭乳胶管，才能卸下注射器将液体注入试管或其他容器（气体则排入大气中），排空后再接上乳胶管，再松开血管钳。如此循环操作反复抽液，以防止外界空气进入胸腔。抽液（气）用三通接管则较简便，但术者必须认清开关控制方向，最好先做预试，并应准确操作。胸腔穿刺抽气操作同前，用注射器反复抽气，以使病人呼吸困难缓解，或用气胸箱测压抽气。

6. 留取标本 抽出液体应详细记录数量、色泽、混浊度等，并留取标本送检。

7. 拔穿刺针、固定 穿刺抽吸完毕，夹闭乳胶管，拔除穿刺针，压迫穿刺点片刻（1～2 分钟），局部消毒后覆盖无菌纱布，以胶布固定，嘱病人静卧休息。

8. 术后处理 术后应卧床休息，严密观察有无气胸、血胸、肺水肿及胸腔感染等并发症。

（五）注意事项

1. 操作前应向患者说明穿刺目的，消除顾虑；对精神紧张者，可于术前半小时给地西泮 10mg，或可待因 0.03g 以镇静止痛。

2. 操作过程中密切观察患者反应，如有头晕、面色苍白、出汗、心悸、胸部压迫感或剧痛、昏厥等胸膜过敏反应；或出现持续性咳嗽、气短、咳泡沫痰等现象，立即停止抽液，并皮下注射 0.1% 肾上腺素 0.3～0.5ml，或进行其他对症处理。

3. 一次抽液不应过多、过快，诊断性抽液 50～100ml 即可；减压抽液，首次不超过 600ml，以后每次不超过 1000ml，以防一次大量迅速抽液后出现复张后肺水肿；如为脓胸，每次尽量抽尽。疑为化脓性感染时，助手用无菌试管留取标本，行涂片革兰染色镜检、细菌培养及药敏试验。做细胞学检查，为提高阳性检出率至少需 100ml，并应立即送检，以免细胞自溶。

4. 严格无菌操作，操作中要防止空气进入胸腔，始终保持胸腔负压。

5. 应避免在第 9 肋间以下穿刺，以免刺破膈肌损伤腹腔脏器。进针部位沿肋骨上缘以免损伤肋间血管。

6. 恶性胸腔积液，可在胸腔内注入抗肿瘤药或硬化剂诱发化学性胸膜炎，促使脏层与壁层胸膜粘连，闭合胸腔，防止胸液重新积聚。

（六）病案示例

患者，女性，33 岁。车祸后胸痛、呼吸困难 2 小时。受伤时右胸着地，当时感到右胸疼痛难忍，呼吸困难。既往体健。查体：P 130 次/分，R 30 次/分。右胸膨隆，叩诊鼓音。X 线片：胸部皮下气肿明显，右肺压缩，纵隔左移。结合病史、症状、体征，该患者目前考虑诊断：右侧气胸。需即行胸腔穿刺术抽气以减轻对肺或大血管的压迫，改善呼吸或循环障碍，必要时考虑胸腔闭式引流术。

（张婷婷　周艳艳）

第二节　腰椎穿刺术

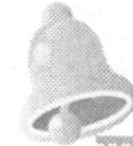
【培训目标】

1. 掌握腰椎穿刺术的步骤与方法。
2. 熟悉腰椎穿刺术的适应证、禁忌证及注意事项。

（一）适应证

1. 中枢神经系统炎症性疾病的诊断与鉴别诊断　包括化脓性脑膜炎、结核性脑膜炎、病毒性脑膜炎、真菌性脑膜炎、乙型脑炎等。

2. 脑血管意外的诊断与鉴别诊断　包括脑出血、脑梗死（塞）、蛛网膜下腔出血等。

3. 肿瘤性疾病的诊断与治疗　用于诊断脑膜白血病，并通过腰椎穿刺鞘内注射化疗药物治疗脑膜白血病。

4. 测定颅内压力和了解蛛网膜下腔是否阻塞等。

5. 椎管内给药。

（二）禁忌证

1. 可疑颅高压、脑疝。

2. 可疑颅后窝占位病变。

3. 休克等危重病人。

4. 穿刺部位有炎症。

5. 有严重的凝血功能障碍患者，如血友病等。

（三）器械准备

准备好腰椎穿刺包、颅压表、消毒剂、麻醉剂、无菌棉签、手套、注射器、纱布、胶布等。操作前检查注射器能否与穿刺针连接良好，是否可抽负压。需作细菌培养者，准备培养基。

（四）步骤与方法

1. 体位　嘱患者侧卧于硬板床上，背部与床面垂直，头尽量向前胸部屈曲，两手抱膝紧贴腹部，使躯干尽可能呈弓形；或由助手在术者对面用一手抱住患者头部，另一手挽住双下肢腘窝处并用力抱紧，使脊柱尽量后凸以增宽椎间隙，便于进针。

2. 选择穿刺部位　确定穿刺点，以双侧髂嵴最高点连线与后正中线的交会处为穿刺点，一般取第 3～4 腰椎棘突间隙，有时也可在上一或下一腰椎间隙进行。见图 4-2。

3. 消毒、铺巾、麻醉　常规消毒皮肤后戴无菌手套与盖洞巾，用 2% 利多卡因自皮肤到椎间韧带逐层做局部浸润麻醉。

4. 穿刺　术者用左手固定穿刺点皮肤，右手持穿刺针（成人用 20 号穿刺针，小儿用 21～22 号）以垂直背部的方向缓慢刺入，进针过程中针尖遇到骨质时，应将针退至皮下待纠正角度后再进行穿刺。成人进针深度为 4～6cm，儿童则为 2～4cm。当针头穿过韧带与硬脊膜时，可感到阻力突然消失有落空感。见图 4-3。

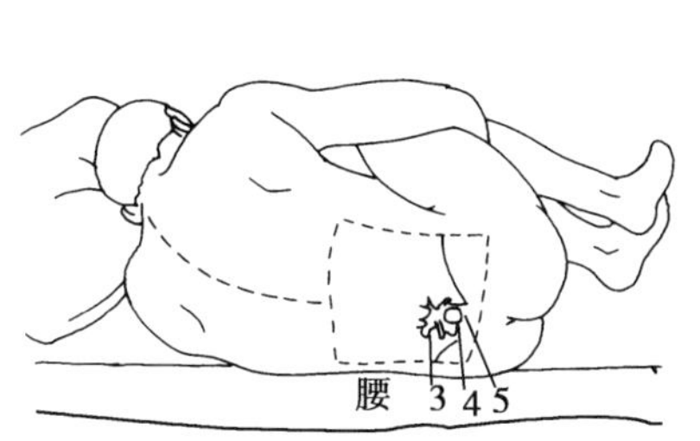

图 4-2　腰椎穿刺部位及体位

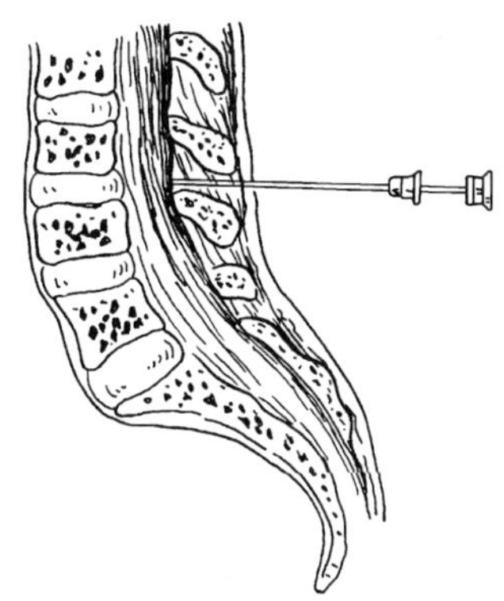

图 4-3　腰椎穿刺进针示意图

5. 测压　此时可将针芯慢慢抽出（以防脑脊液迅速流出，造成脑疝），即可见脑脊液流出。在放液前先接上测压管测量压力。正常侧卧位脑脊液压力为 0.69～1.764kPa 或 40～50 滴/分。若了解蛛网膜下腔有无阻塞，可做 Queckenstedt 试验。即在测定初压后，由助手先压迫一侧颈静脉约 10 秒，然后再压另一侧，最后同时按压双侧颈静脉；正常时压迫颈静脉后，脑脊液压力立即迅速升高一倍左右，解除压迫后 10～20 秒，迅速降至原来水平，称为梗阻试验阴性，示蛛网膜下腔通畅。若压迫颈静脉后，不能使脑脊液压力升高，则为梗阻试验阳性，示蛛网膜下腔完全阻塞；若施压后压力缓慢上升，放松后又缓慢下降，示有不完全阻塞。凡颅内压增高者，禁做此试验。

6. 放液　撤去测压管，收集脑脊液2～5ml送检；如需作培养时，应用无菌操作法留标本。若初压超过2.94kPa（300mmH_2O）时则不宜放液，仅取测压管内的脑脊液送细胞计数及蛋白定量即可。

7. 拔穿刺针、固定　术毕，将针芯插入后一起拔出穿刺针，覆盖消毒纱布，用胶布固定。

8. 术后处理　术后患者去枕平卧4～6小时，以免引起术后低颅压头痛。

（五）注意事项

1. 严格掌握禁忌证，凡疑有颅内压升高者必须先做眼底检查，如有明显视乳头水肿或有脑疝先兆者，禁忌穿刺。凡患者处于休克、衰竭或濒危状态以及局部皮肤有炎症、颅后窝有占位性病变者均禁忌穿刺。

2. 穿刺前应详细了解病情，做必要的体格检查，如意识状态、生命体征等。（注意了解患者有无相关麻药的过敏史，必要时做皮试或改用其他麻醉剂，以免发生意外。）

3. 穿刺时患者如出现呼吸、脉搏、面色异常等症状时，应立即停止操作，并做相应处理。

4. 鞘内给药时，应先放出等量脑脊液，然后再等量置换性药液注入。

（六）病案示例

患者，女性，22岁。突发剧烈头痛、呕吐1小时。1小时前突然头部剧烈疼痛，伴恶心呕吐，面色苍白，全身冷汗，呕吐呈喷射性。既往体健。查体：T 36.3℃，P 86次/分，R 18次/分，BP 120/92mmHg。双肺呼吸音清，心律齐，腹部平软。嗜睡，双侧瞳孔等大等圆，四肢肌力正常，双侧跟腱反射、膝反射正常引出，双侧babinski征阴性。颈项强直，双侧Kernig征阳性。结合病史、症状、体征，该患者目前考虑诊断：蛛网膜下腔出血可能性大。行腰椎穿刺术明确脑脊液性质，以明确诊断，除外其他颅脑疾患，如脑膜炎、脑出血、颅脑肿瘤等。

知识拓展

腰椎穿刺术常见并发症有以下几种：

1. 低颅压综合征　指侧卧位脑脊液压力在0.58～0.78kPa（60～80mmH_2O）以下，较为常见。多因穿刺针过粗，穿刺技术不熟练或术后起床过早，使脑脊液自脊膜穿刺孔不断外流所致患者于坐起后头痛明显加剧，严重者伴有恶心呕吐或眩晕、昏厥、平卧或头低位时头痛等即可减轻或缓解。少数尚可出现意识障碍、精神症状、脑膜刺激征等，约持续一至数日。故应使用细针穿刺，术后去枕平卧（最好俯卧）4～6小时，并多饮开水（忌饮浓茶、糖水）常可预防之，如已发生，除嘱病员继续平卧和多饮开水外，还可酌情静注蒸馏水10～15ml或静滴5%葡萄糖盐水500～1000ml，1～2次/日，数日，常可治愈。也可再次腰穿在椎管内或硬脊膜外注入生理盐水20～30ml，消除硬脊膜外间隙的负压以阻止脑脊液继续漏出。

2. 脑疝形成　在颅内压增高时，当腰穿放液过多过快时，可在穿刺当时或术后数小时内发生脑疝，故应严加注意和预防。必要时，可在预先快速静脉输入20%甘露醇液250ml等脱水剂后，以细针穿刺，缓慢滴出数滴脑脊液进行化验检查。如不幸一旦出现，应立即采取相应抢救措施，如静脉注射20%甘露醇200～400ml和高渗利尿脱水剂等，必要时还可自脑室穿刺放液和自椎管内快速推注生理盐水40～80ml，但一般较难奏效。

3. 原有脊髓、脊神经根症状的突然加重　多见于脊髓压迫症，因腰穿放液后由于压力的改变，导致椎管内脊髓、神经根、脑脊液和病变之间的压力平衡改变所致。可使根性疼痛、截瘫及大小便障碍等症状加重，在高颈段脊髓压迫症则可发生呼吸困难与骤停，上述症状不严重者，可先向椎管注入生理盐水30～50ml；疗效不佳时应急请外科考虑手术处理。

此外，并发症中，还可因穿刺不当发生颅内感染和马尾部的神经根损伤等，较少见。

（张婷婷　周艳艳）

第三节　腹膜腔穿刺术

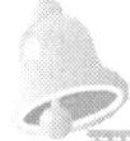

【培训目标】

1. 掌握腹膜腔穿刺术的步骤与方法。
2. 熟悉腹膜腔穿刺术的适应证、禁忌证及注意事项。

（一）适应证

1. 腹水原因不明，或疑有内出血者。
2. 大量腹水引起难以忍受的呼吸困难及腹胀者。
3. 需腹腔内注药或腹水浓缩再输入者。

（二）禁忌证

1. 广泛腹膜粘连者。
2. 有肝性脑病先兆、包虫病及巨大卵巢囊肿者。
3. 大量腹水伴有严重电解质紊乱者禁忌大量放腹水。
4. 精神异常或不能配合者。
5. 妊娠。

（三）器械准备

准备好腹腔穿刺包、无菌手套、口罩、帽子、2%利多卡因、5ml注射器、20ml注射器、50ml注射器、消毒用品、胶布、盛器、量杯、弯盘、500ml生理盐水、腹腔内注射所需药品、无菌试管数只（留取常规、生化、细菌、病理标本）、多头腹带、靠背椅等。

（四）步骤与方法

1. 选择穿刺部位（图4-4）

（1）下腹部正中旁穿刺点脐与耻骨联合上缘间连线的中点上1cm、偏左或右1～1.5cm，此处无重要器官，穿刺较安全。此处无重要脏器且容易愈合。

（2）左下腹部穿刺点脐与左髂前上棘连线的中1/3与外1/3交界处，此处可避免损伤腹壁下动脉，肠管较游离不易损伤。放腹水时通常选用左侧穿刺点，此处不易损伤腹壁动脉。

（3）侧卧位穿刺点脐水平线与腋前线或腋中线交点处。此处穿刺多适于腹膜腔内少量积液的诊断性穿刺。

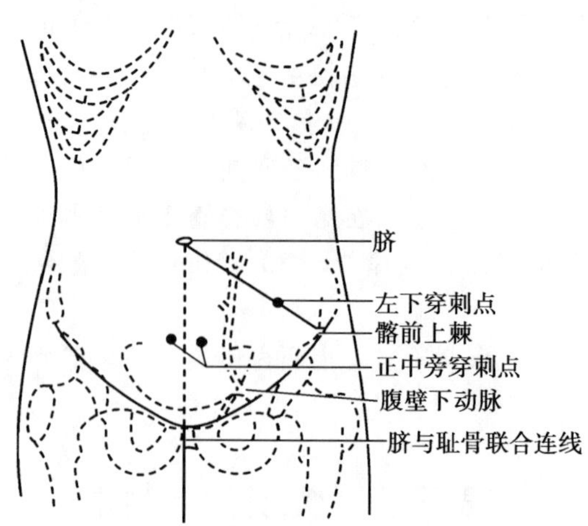

图 4-4 腹膜腔穿刺正中旁穿刺点及左下腹部穿刺点

2. 体位 根据病情和需要可取坐位、半卧位、平卧位，并尽量使病人舒服，以便能够耐受较长的操作时间。对疑为腹腔内出血或腹水量少者行实验性穿刺，取侧卧位为宜。

3. 穿刺层次

（1）下腹部正中旁穿刺点层次皮肤、浅筋膜、腹白线或腹直肌内缘（如旁开 2cm，也有可能涉及腹直肌鞘前层、腹直肌）、腹横筋膜、腹膜外脂肪、壁腹膜，进入腹膜腔。

（2）左下腹部穿刺点层次皮肤、浅筋膜、腹外斜肌、腹内斜肌、腹横肌、腹横筋膜、腹膜外脂肪、壁腹膜，进入腹膜腔。

（3）侧卧位穿刺点层次同左下腹部穿刺点层次。

4. 消毒、铺巾

（1）用碘伏在穿刺部位自内向外进行皮肤消毒，消毒范围直径约 15cm，待碘伏晾干后，再重复消毒一次。

（2）解开腹穿包包扎带，戴无菌手套，打开腹穿包（助手），铺无菌孔巾，并用无菌敷料覆盖孔巾有孔部位。

（3）术前检查腹腔穿刺包物品是否齐全：8 号或 9 号带有乳胶管的腹腔穿刺针、小镊子、止血钳、输液夹子、纱布、孔巾。

5. 麻醉 术者核对麻药名称及药物浓度，助手撕开一次性使用注射器包装，术者取出无菌注射器，助手掰开麻药安瓿，术者以 5ml 注射器抽取麻药 2ml，自皮肤至腹膜壁层以 2% 利多卡因做局部麻醉。麻醉皮肤局部应有皮丘，注药前应回抽，观察无血液、腹水后，方可推注麻醉药。

6. 穿刺 术者左手固定穿刺部皮肤，右手持针经麻醉处垂直刺入腹壁，待针锋抵抗感突然消失时，示针尖已穿过腹膜壁层，助手戴手套后，用消毒血管钳协助固定针头，术者抽取腹水，并留样送检。诊断性穿刺，可直接用 20ml 或 50ml 注射器及适当针头进行。大量放液时，可用 8 号或 9 号针头，并于针座接一橡皮管，以输液夹子调整速度，将腹水引入容器中计量并送化验检查。

7. 拔针、固定 抽液完毕，拔出穿刺针，穿刺点用碘伏消毒后，覆盖无菌纱布，稍用力压迫穿刺部位数分钟，用胶布固定。

8. 术后处理

（1）测量腹围、脉搏、血压、检查腹部体征。如无异常情况，送病人回病房．嘱患者卧床休息。观察术后反应。

（2）书写穿刺记录。

（五）注意事项

1. 放液前后均应测量腹围、脉搏、血压、检查腹部体征，以观察病情变化。

2. 术前嘱病人排空小便，以免穿刺时损伤膀胱。注意无菌操作，以防止腹腔感染。

3. 术中密切观察患者，如有头晕、心悸、恶心、气短、脉搏增快及面色苍白等，应立即停止操作，并进行适当处理。

4. 定位要准确，左下腹穿刺点不可偏内，避开腹壁下血管，但又不可过于偏外，以免伤及旋髂深血管。

5. 进针速度不宜过快，以免刺破漂浮在腹水中的乙状结肠、空肠和回肠，术前嘱病人排尿，以防损伤膀胱。进针深度视病人具体情况而定。

6. 对诊断性穿刺及腹膜腔内药物注射，选好穿刺点后，穿刺针垂直刺入即可。但对腹水量较多者，为防止漏出，在穿刺时即应注意勿使自皮肤到腹膜壁层的针眼位于一条直线上，方法是当针尖通过皮肤到达皮下后，即在另一手协助下，稍向周围移动一下穿刺针头，而后再向腹腔刺入。放腹水时若流出不畅，可将穿刺针稍做移动或稍变换体位。

7. 放腹水速度不宜过快，量不宜过大。初次放腹水者，一般不要超过3000ml（但有腹水浓缩回输设备者不限此量），因为过多放液诱发肝性脑病和电解质紊乱。大量放液应在2小时以上的时间内缓慢放出，放液中逐渐紧缩已置于腹部的多头腹带，以防腹压迅速下降，内脏血管扩张引起血压下降或休克。

8. 放液过程中要注意腹水的颜色变化。腹水为血性者于取得标本后，应停止抽吸或放液。

9. 术后嘱患者平卧，并使穿刺孔位于上方以免腹水继续漏出；如遇穿刺孔继续有腹水渗漏时，可用蝶形胶布或火棉胶粘贴。

（六）病案示例

患者，男性，53岁。长期肝炎病史。近1个月来，疲乏无力，食欲减退，腹部逐渐膨隆，行走时呼吸困难。查体：肝病面容，巩膜黄染，消瘦，可见肝掌。腹部膨隆，腹壁静脉曲张，全腹无压痛和叩击痛，叩诊移动性浊音阳性。实验室检查：Hb 88g/L，WBC 3.0×10^9/L，N 0.68。白蛋白22g/L。B超显示腹部大量腹水。结合病史、症状、体征，该患者目前考虑诊断：肝炎后肝硬化失代偿期，门静脉高压症—腹壁静脉曲张，腹水形成。宜行腹腔穿刺术抽液送检明确腹水性质，并腹腔减压改善呼吸困难症状。

（张婷婷　周艳艳）

第四节　骨髓穿刺术及活组织检查术

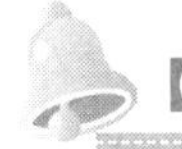

【培训目标】

1. 掌握骨髓穿刺术的步骤与方法。

2. 熟悉骨髓穿刺术的适应证、禁忌证及注意事项。

(一) 适应证

1. 多次“干抽”者。

2. 不明原因的全血或单一系列特别是巨核细胞减少的患者。

3. 骨髓增殖性疾患，如真性红细胞增多、骨髓纤维化、特发性血小板增多症、慢性粒细胞性白血病等、骨髓增生异常综合征。恶性淋巴瘤特别是了解有无骨髓早期局灶性的受累、淀粉样变性、多发性骨髓瘤、肉芽肿瘤、转移癌、再生障碍性贫血，恶性组织细胞增生症等患者。

4. 骨髓组织做免疫组织化学等特殊染色。

5. 急性白血病的诊断与化疗效果的判断，以及骨髓移植前、后的动态观察。

6. 骨髓涂片检查仍不能明确诊断者。判断骨髓铁贮存情况，比抽吸涂片更优。

(二) 禁忌证

1. 凝血功能障碍者。

2. 穿刺部位局部感染。

(三) 器械准备

准备好清洁盘，消毒骨髓活检针一个（Jamshidi 活检针），消毒骨髓穿刺包一个，消毒橡皮手套一双，消毒碘酒、酒精棉球若干，2% 普鲁卡普鲁卡因或利多卡因 4ml，标本瓶一个，内装 Bouin 液或 2.5 (3.8)% 戊二醛固定液 3～4ml；如拟进行酶组化染色，另准备装有 PGA 复合醛固定剂玻璃瓶一个，并标明姓名、性别、年龄、床位、日期、所取部位。

(四) 步骤与方法

1. 选择穿刺部位

(1) 髂前上棘穿刺点髂前上棘后 1～2cm 处，该处骨面平坦，易于固定，操作方便，危险性极小。

(2) 髂后上棘穿刺点骶椎两侧、臀部上方突出的部位。

(3) 胸骨穿刺点胸骨柄、胸骨体相当于第 1、2 肋间隙的部位。此处胸骨较薄，且其后有大血管和心房，穿刺时务必小心，以防穿透胸骨而发生意外。但是由于胸骨的骨髓液丰富，当其他部位穿刺失败时，仍需要进行胸骨穿刺。

(4) 腰椎棘突穿刺点腰椎棘突突出的部位。

2. 体位　采用髂前上棘和胸骨穿刺时，患者取仰卧位；采用髂后上棘穿刺时，患者取侧卧位；采用腰椎棘突穿刺时，患者取坐位或侧卧位。

3. 麻醉　常规消毒局部皮肤，操作者戴无菌手套、铺无菌洞巾，用 2% 利多卡因作局部皮肤、皮下和骨膜麻醉。

4. 固定穿刺针长度　将骨髓穿刺针固定器固定在适当长度上（胸骨穿刺约 1.0cm、髂骨穿刺约 1.5cm，肥胖者可适当放长）。

5. 穿刺　操作者用左手的拇指和示指固定穿刺部位，以右手持针向骨面垂直刺入（若为胸骨穿刺，针体略向腹部倾斜，针体与骨面成 30°～40°），当针尖接触骨质后则将穿刺针围绕针体长轴左右旋转，缓缓钻刺骨质，当感到阻力消失，且穿刺针已固定在骨内时，表示已进入骨髓腔。若穿刺针未固定，则应再刺入少许达到能固定为止。见图 4-5。

6. 抽取穿刺液　拔出针芯，放于无菌盘内；接上干燥的 10ml 或 20ml 注射器，用适当力量抽吸，若针头确在骨髓腔内，抽吸时病人感到一种轻微锐痛，随即有少量红色骨髓液进入注射器中。骨髓吸取量以 0.1～0.2ml 为宜。如未能抽出骨髓液，则可能是针腔被皮

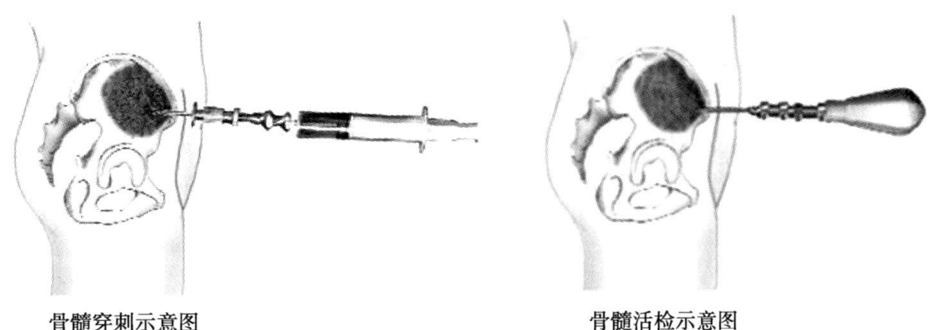

图 4-5　骨髓穿刺进针示意图

肤或皮下组织块堵塞，此时应重新插上针芯，稍加旋转或再钻入少许或退出少许，拔出针芯，如见针芯带有血迹时，再行抽吸即可取得骨髓液。如仍吸不出骨髓成分或仅吸出少许稀薄血液，则称为“干抽”（dry tap），此种情况多见于骨髓纤维化、恶性组织细胞病、恶性肿瘤骨髓转移等，需要更换其他部位再穿。

7. 涂片　将抽取的骨髓液滴于载玻片上，急速做有核细胞计数及涂片数张备做形态学和细胞化学染色检查。

8. 细菌培养　如需做骨髓培养，应再接上注射器，继续抽吸骨髓液 1～2ml 注入培养液内。

9. 加压固定　抽吸完毕，将针芯重新插入；左手取无菌纱布置于针孔处，右手将穿刺针连同针芯一起拔出，随即将纱布盖于针孔上，并按压 1～2 分钟，再用胶布将纱布加压固定。

10. 术后处理　术后应嘱病人静卧休息，同时做好标记并送检骨髓片，清洁穿刺场所，做好穿刺记录。

（五）注意事项

1. 术前应做出、凝血时间检查，有出血倾向患者操作时应特别注意，对血友病患者禁止做骨髓穿刺。

2. 检查活检针有无钝口等异常。注射器与穿刺针必须干燥，以免发生溶血。

3. 穿刺针头进入骨质后避免摆动过大，以免折断；胸骨穿刺不可用力过猛、过深（胸骨外板厚仅 1.35mm，髓腔 7.5mm），以防穿透内侧骨板伤及心脏、大血管。胸骨柄穿刺时，要求穿刺角度一定要与胸骨柄平行，以防止针尖滑脱或刺穿胸骨柄后壁皮质。穿刺针经皮肤达骨膜后，针应与骨面垂直，缓慢旋转进针，持针须稳妥，切忌用力过猛或针头在骨面上滑动。如已刺入骨髓腔，此时针头应固定不动。

4. 抽吸液量如为作细胞形态学检查不宜过多，以免影响有核细胞增生度判断、细胞计数和分类结果。如临床疑有败血症，则于骨髓涂片后，再接上注射器抽取骨髓液 1～2ml，送骨髓培养。

抽取骨髓涂片检查时，应缓慢增加负压，当注射器内见血后应立即停止抽吸，以免骨髓稀释。同时要做涂片及培养者，应先抽骨髓少许涂片，再抽骨髓培养，不可并做一次抽出。取下注射器时，应迅速插回针芯，以防骨髓外溢。

5. 骨髓液取出后应立即涂片，否则会很快发生凝固，致涂片失败。

6. 如穿刺过程中，感到骨质坚硬、穿不进髓腔，提示可能是大理石骨病，应做骨骼 X

线检查，不可强行操作，以防断针。

7. 取骨髓组织时必须左右旋转以保证其与周围组织分离，拔针时不宜左右摇动，以防已取下组织遗留在原位造成操作失败。

8. 术后72小时忌洗澡以免局部污染。

（六）病案示例

患者，男性，35岁。头晕、乏力伴出血倾向半年，加重1周。半年前无诱因开始头晕、乏力，间断下肢皮肤出血点，刷牙出血，1周来加重。既往体健。查体：T 36℃，P 100次/分，R 20次/分，BP 120/70mmHg，贫血貌，双下肢散在出血点，浅表淋巴结未触及，巩膜不黄，舌乳头正常，胸骨无压痛，心肺无异常，肝脾未触及，下肢不肿。化验：Hb 45g/L，RBC 1.5×10^{12}/L，网织红细胞0.1%，WBC 3.0×10^{9}/L，分类：中性分叶30%，淋巴65%，单核5%，PLT 35×10^{9}/L。

结合病史、症状、体征，该患者目前考虑慢性再生障碍性贫血可能性大。但需鉴别除外其他引起全血细胞减少的疾病，如骨髓增生异常综合征（MDS）、阵发性睡眠性血红蛋白尿、低增生性白血病、巨幼细胞性贫血等，宜行选骨髓穿刺检查以明确诊断。

知识拓展

骨髓穿刺术是采集骨髓液的一种常用诊断技术，骨髓穿刺的绝对禁忌证少见，遇到下列情况要注意：

1. 严重出血的血友病禁忌做骨髓穿刺。有出血倾向或凝血时间明显延长者不宜做骨髓穿刺，但为明确诊断疾病也可做，穿刺后必须局部压迫止血5~10分钟。

2. 晚期妊娠的妇女慎做骨髓穿刺，小儿及不合作者不宜做胸骨穿刺。

3. 术前应向患者说明检查目的与方法，以取得配合，了解患者有无相关麻药的过敏史，必要时做皮试或改用其他麻醉剂，以免发生意外。

（张婷婷　周艳艳）

第五节　心包腔穿刺术

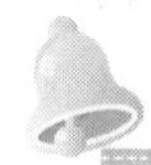

【培训目标】

1. 掌握心包腔穿刺术的步骤与方法。
2. 熟悉心包腔穿刺术的适应证、禁忌证及注意事项。

（一）适应证

1. 用于确定心包积液的性质，抽液化验和病理等检查，以协助诊断。
2. 大量积液有心脏压塞（心包填塞）时，穿刺抽液可减轻症状。
3. 化脓性心包炎穿刺排脓。
4. 心包腔内注药。

（二）禁忌证

1. 心包液过少。

2. 出血性疾病。

3. 患者烦躁不安，不能合作者慎做。

4. 如抽出液体为血液，应立即停止抽吸。

（三）器械准备

准备好无菌心包腔穿刺包、无菌橡皮手套、无菌纱布和胶布、消毒棉签、2%利多卡因注射液或1%普鲁卡因（需做皮试）、2%碘酒或碘伏、75%酒精、治疗盘、甲紫、无菌收集瓶等。

（四）步骤与方法

1. 选择穿刺部位　目前，多在穿刺术前采用心脏超声定位，决定穿刺点、进针方向和进针的距离。通常选择在剑突与左肋弓缘夹角处或心尖部内侧进针。

2. 体位　患者取坐位或半卧位，以手术巾盖住面部，仔细叩出心浊音界，选好穿刺点。

3. 消毒、铺巾、麻醉　常规消毒局部皮肤，术者及助手均戴无菌手套、铺洞巾。自皮肤至心包壁层以2%利多卡因做局部麻醉。

4. 穿刺　术者持针穿刺，助手以血管钳夹待与其连接之导液橡皮管。在心尖部进针时，应使针自下而上，向脊柱方向缓慢刺入；剑突下进针时，应使针体与腹壁成30°～40°，向上、向后并稍向左刺入心包腔后下部。待针锋抵抗感突然消失时，示针已穿过心包壁层，同时感到心脏搏动，此时应稍退针，以免划伤心脏。助手立即用血管钳夹住针体固定深度，术者将注射器接于橡皮管上，而后放松橡皮管上止血钳，缓慢抽吸，记取液量，留标本送检。

（五）注意事项

1. 严格掌握适应证。因此术有一定危险性，应由有经验医师操作或指导，并应在心电图监护下进行穿刺，较为安全。

2. 术前须进行心脏超声检查，确定液平段大小与穿刺部位，选液平段最大、距体表最近点作为穿刺部位，或在超声显像指导下进行穿刺抽液更为准确、安全。

3. 术前应向患者作好解释，消除顾虑，并嘱其在穿刺过程中切勿咳嗽或深呼吸。术前半小时可服地西泮10mg与可待因0.03g。

4. 麻醉要完善，以免因疼痛引起神经源性休克。

5. 抽液量第一次不宜超过100～200ml，以后再抽渐增到300～500ml。抽液速度要慢，过快、过多，使大量血回心可导致肺水肿。

6. 如抽出鲜血，立即停止抽吸，并严密观察有无心包填塞出现。

7. 取下空针前夹闭橡皮管，以防空气进入。

8. 术中、术后均需密切观察呼吸、血压、脉搏等的变化。

（六）病案示例

患者，女性，27岁。因胸闷、气短1年，加重1个月入院。患者活动后气促，不能平卧，偶伴咳嗽，咯血。休息后可缓解，症状呈逐渐加重趋势，体检：T 37.5℃，P 110次/分，R 24次/分。胸片及超声心动图发现大量心包积液。结合病史、症状、体征，该患者目前考虑诊断：心包积液可能性大。宜行心包腔穿刺术明确心包液性质，以明确诊断，并心包减压改善症状。

（张婷婷　周艳艳）

第六节 关节腔穿刺术

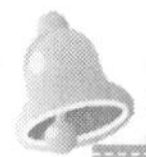

【培训目标】

1. 掌握关节腔穿刺术的步骤与方法。
2. 熟悉关节腔穿刺术的适应证、禁忌证及注意事项。

（一）适应证

1. 检查关节腔内积液，以明确诊断。
2. 抽出关节腔内积液、积血或积脓，以达到减压。
3. 关节腔内注入某些药物进行治疗。

（二）禁忌证

1. 病情危重，严重心、肾功能不全，代谢性酸中毒，严重脱水等。
2. 关节附近有感染灶者忌用。
3. 血友病性关节炎者忌用。

（三）器械准备

准备好消毒治疗盘1套，无菌关节穿刺包（内有穿刺针头、5ml和20ml注射器、洞巾、纱布）。无菌手套、2%普鲁卡因，按需要准备标本瓶、培养瓶或注射药物、绷带。

（四）步骤与方法

1. 选择穿刺部位

（1）髌骨外上缘

1）定位：髌骨外上缘处与股外侧肌交界处。按压股外侧肌下凹陷处，贴指甲刺入0.5～1cm，有落空感即可。

2）优点：神经分布少，感觉不敏感，组织薄，手感好。患者容易配合。关节内滑膜少，不容易引起疼痛。穿刺部位组织少，针头易达到关节腔。靠近髌上囊，可以将髌上囊的液体往下挤，从而抽液比较彻底，而且针头向上移动可以直接抽取髌上囊的液体。

（2）髌骨外下缘

1）定位：屈膝90°，髌骨下缘、髌韧带外侧1cm处（外侧膝眼，可看到一小凹陷）。

2）方法：用指甲定位好后，消毒患处，10号针头与胫骨平台平行，向内成45°，穿刺进入，针头完全刺入即可。

3）优点：比较好定位，关节注射后患者无疼痛。患者容易配合。

2. 体位　患者仰卧于手术台上，两下肢伸直。

3. 消毒、铺巾、麻醉　常规进行皮肤消毒，医师戴无菌手套，铺消毒洞巾，用2%利多卡因做局部麻醉。

4. 穿刺、抽液/注药　用7～9号注射针头，由选好的穿刺部位进行穿刺，并抽出积液或注入药物。抽液完毕后，如需注入药物，则应另换无菌注射器。

5. 消毒、固定　术后用消毒纱布覆盖穿刺部位，再用胶布固定。

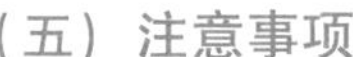

（五）注意事项

1. 穿刺器械及手术操作均需严格消毒，以防无菌的关节腔渗液发生继发感染。

2. 动作要轻柔，避免损伤关节软骨。

3. 如关节腔积液过多，于抽吸后应适当加压固定。

4. 对于关节内有大量积液的病人，采用髌骨外上缘进针抽液，然后顺便注射玻璃酸钠。因为关节内有大量积液的时候，积液大多在髌上囊，髌股关节间隙也比较大，髌骨外上缘进针很容易操作，也可抽出积液。而对于没有关节积液的病人，髌骨外上缘进针不太容易操作。

5. 对于没有关节积液的病人，采用髌骨外下缘（外侧膝眼）穿刺法，一定要定好位置（屈膝 90°，髌骨下缘、髌韧带外侧 1cm 处），采用 10ml 针头，与胫骨平台平行，向内成 45°，针头完全刺入，有一种落空感，有时回抽会抽出关节液，此时可放心注射；回抽如没抽出关节液，可以注射玻璃酸钠，如果注射时比较轻松，那就没有问题，如果注射时比较费力，病人感觉痛、胀，可以进一步向里面插下针头，左右移动下，注射时比较轻松，病人无不适即可再注射。只要熟练操作，定位正确，及时调整，病人很少出现注射后不适的。

6. 常用关节腔穿刺部位有肩关节、肘关节、腕关节、髋关节、膝关节、踝关节、及指间关节等部位。临床以膝关节关节腔穿刺最为常用。

（六）病案示例

患者，男性，48 岁。患者 15 天前，扭伤后出现左膝关节疼痛肿胀，渐进性加重，尚能忍受。体检：T 37.5℃，P 88 次/分，R 20 次/分，BP 118/80mmHg。左膝关节表面可见稍红，皮温高，肿胀，浮髌试验阳性，广泛性压痛，膝关节活动受限，血常规检查正常。结合病史、症状、体征，该患者目前考虑诊断：左膝关节滑膜炎可能性大。宜行关节腔穿刺术明确关节腔内液体性质，以明确诊断，并关节腔减压改善症状。

（张婷婷　周艳艳）

第七节　动脉穿刺术

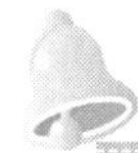

【培训目标】

1. 掌握动脉穿刺术的步骤与方法。
2. 熟悉动脉穿刺术的适应证、禁忌证及注意事项。

（一）适应证

1. 严重休克需急救的病人，经静脉快速输血后情况未见改善，须经动脉提高冠状动脉灌注量及增加有效血容量。

2. 麻醉或手术期以及危重病人持续监测动脉血压。

3. 施行特殊检查或治疗，如血气分析，选择性血管造影和治疗，心导管置入，血液透析治疗等。

（二）禁忌证

1. 慢性严重心、肺或肾脏疾病、晚期肿瘤。

2. 周围皮肤炎症或动脉痉挛以及血栓形成。

3. 有出血倾向者。

（三）器械准备

1. 了解、熟悉病人病情。与病人或家属谈话，做好解释工作，争取清醒病人配合，并签署同意书。

2. 如果部位需要，可先行局部备皮。

3. 器械准备清洁盘，小切开包，穿刺针、导引导丝及动脉留置导管；0.4% 枸橼酸钠生理盐水或肝素生理盐水冲洗液。加压装置。

（四）步骤与方法

1. 选择穿刺部位

（1）桡动脉穿刺：在桡骨茎突内侧触及桡动脉波动最明显处，选其远端约 0.5cm 处为穿刺点。

（2）股动脉穿刺：在腹股沟韧带下方内侧，股动脉搏动最明显处。

2. 体位

（1）桡动脉穿刺：患者平卧，上肢外展，掌侧朝上，腕背部垫一小枕，四指固定使腕部呈背屈抬高 30°～40°。

（2）股动脉穿刺：患者仰卧位，下肢伸直略外展外旋。

3. 消毒、铺巾　洗手、消毒戴手套、口罩，常规皮肤消毒、铺洞巾。

4. 穿刺　在选好的穿刺点固定表皮。桡动脉穿刺以 20 号或 22 号套管针与皮肤成 30°，向桡动脉直接刺入。股动脉穿刺以套管针或注射器垂直刺入或者与动脉走向呈 40° 刺入。见针尾有血液流出，即可固定针芯并将套管针向前推进，然后将针芯退出。

如果针已穿出动脉后壁，可先将针芯退出，以注射器与套管针相连并边回吸边缓慢后退，直到回吸血流通畅后再向前推进。

5. 消毒、固定　穿刺成功后与冲洗装置相连，并固定，冲洗完毕，迅速拔针，局部用 3～5 根消毒棉签或纱布加压按 5 分钟以上，用消毒纱布覆盖穿刺部位，再用胶布固定。

（五）注意事项

1. 必须严格无菌操作，以防感染。

2. 如抽出暗黑色血液表示误入静脉，应立即拔针，压迫穿刺点 5 分钟以上。

3. 一次穿刺失败，切勿在同一位置反复穿刺，以防损伤血管。

4. 穿刺后妥善压迫止血，防止局部血栓形成。

5. 常用穿刺部位为桡动脉、肱动脉、股动脉、足背动脉等部位。以桡动脉最为常用，股动脉最容易。

（六）病案示例

男性，70 岁，慢性肺源性心脏病病史 10 年。本次于 5 天受凉后咳喘加重，2 小时前家人发现其呼之不应，急送到急诊室。查体：T 38℃，R 28 次/分，P 120 次/分，BP 130/70mmHg；浅昏迷，球结膜水肿，颜面及口唇发绀明显，双肺呼吸音粗，散在湿啰音，剑突下心脏搏动明显，心率 120 次/分，律齐，三尖瓣区 2/6 级收缩期杂音。腹软，肝脏肋下可触及，双下肢水肿。双侧病理征阴性。结合病史、症状、体征，该患者目前考虑诊断：慢性肺源性心脏病急性加重，Ⅱ型呼吸衰竭，肺性脑病可能性大。抢救的同时宜行动脉穿刺术急查动脉血气分析明确 pH 值、PaO_2、$PaCO_2$ 等情况协助诊断。

（张婷婷　周艳艳）

第八节　深静脉穿刺术

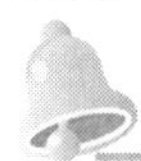

【培训目标】

1. 掌握深静脉穿刺术的操作方法。
2. 熟悉深静脉穿刺术的适应证、禁忌证及注意事项。
3. 了解深静脉穿刺术后可能发生的并发症及处理方法。

（一）适应证

1. 需长期输液而外周静脉因硬化、塌陷致穿刺困难者。
2. 需行肠道外全静脉营养者。
3. 危重病人及采血困难病人急症处理。
4. 中心静脉压测定。

（二）禁忌证

1. 有严重出血倾向者。
2. 穿刺部位有感染者。

（三）术前准备

1. 了解、熟悉病人病情与病人或家属谈话，做好解释工作，争取清醒病人配合。
2. 如果部位需要，可先行局部备皮。
3. 器械准备清洁盘，穿刺针包。

（四）步骤及方法

1. 体位及穿刺点选择　以股静脉（图 4-6）穿刺为例。病人取平卧位，其穿刺下肢轻微外展外旋，在腹股沟韧带中心的内下方 1.5～3.0cm，股动脉搏动内侧为穿刺点。

2. 消毒、铺巾　术者戴好帽子口罩立于病人一侧，消毒局部皮肤，戴无菌手套，铺无菌洞巾。

3. 穿刺　于穿刺点处轻轻压迫皮肤及股静脉并稍加固定。右手持注射器向左手示指中指固定的穿刺点刺入，进针方向与穿刺部位的皮肤成 30°～45°，顺应血流方向或成垂直方向，边进针边抽吸缓缓刺入。当穿刺针进入股静脉后，即有静脉血液回流入注射针管内，再进针 2～4mm 即可采血或注射药物。若未能抽出血液则先向深部刺入，采用边退针边抽吸至

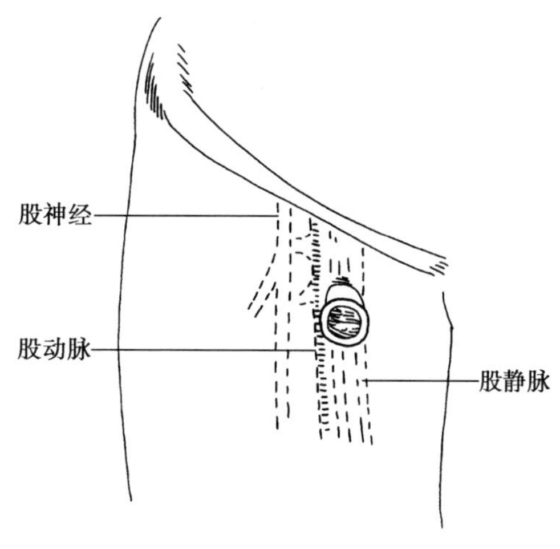

图 4-6　股静脉部位

有血液抽吸出为止；或者调整穿刺方向、深度或重新穿刺。

4. 消毒、固定　穿刺完毕，拔出针头并消毒皮肤，盖上无菌小纱布，局部压迫3～5分钟，以防出血，再用胶布固定。

（五）注意事项

1. 必须严格无菌操作，以防感染。

2. 如抽出鲜红色血液表示误入动脉，应立即拔出，压迫穿刺点5分钟。

3. 尽量避免反复穿刺，一般穿刺3次不成功应停止。

4. 穿刺后妥善压迫止血，防止局部血栓形成。

（六）并发症及处理

血肿：多为反复穿刺或误刺入股动脉所致，应局部加压5～10分钟或无菌敷料加压固定。

（七）病案示例

患者，男。车祸外伤，盆腔骨折，大量失血，血压60/40mmHg，需紧急建立静脉通道，快速补液及采血检查，由于大量失血原因患者外周静脉穿刺困难，为迅速补液，需行深静脉穿刺，开放深静脉通路，可选择股静脉、锁骨下静脉及颈内静脉穿刺。

知识拓展

股静脉采血新进展

1. 静脉真空试管斜刺采血法　沿股静脉方向由浅入深进针，右手持静脉采血针刺入皮下约0.5cm，左手将真空负压试管快速套入采血针尾端，然后绷紧皮肤角度成20°～30°（肥胖者加大进针角度30°～40°）带负压进针，见回血后，血压自行吸入负压真空试管内。

2. 一次性头皮针行股静脉斜刺采血法　先将一次性头皮针连接注射器，然后触摸股动脉搏动处，在股动脉搏动最明显处内侧0.3～0.4cm平行向下1～1.5cm以45°进针。

（周永坤）

第九节　中心静脉置管术

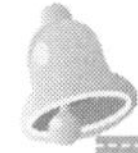
【培训目标】

1. 掌握中心静脉置管术的适应证和步骤与方法。
2. 熟悉禁忌证。
3. 了解常见并发症的处理。

（一）适应证

1. 体外循环下各种心血管手术。

2. 估计术中将出现血流动力学变化较大的非体外循环手术。

3. 严重外伤、休克以及急性循环衰竭等危重病人的抢救。

4. 需长期肠外营养治疗或经静脉抗生素治疗。

5. 经静脉放置临时或永久心脏起搏器。

6. 持续性血液滤过。

（二）禁忌证

1. 血小板减少或其他凝血机制严重障碍者避免行颈内及锁骨下静脉穿刺，以免操作中误伤动脉引起局部巨大血肿；确有必要进行穿刺，可尝试从颈外静脉穿刺。

2. 局部皮肤感染者。

（三）术前准备

1. 了解、熟悉病人病情与病人或家属谈话，做好解释工作，争取清醒病人配合。

2. 如果部位需要，可先行局部备皮。

3. 准备中心静脉穿刺包，利多卡因局麻药物，封管液，消毒液。

4. 如条件允许，可准备床旁 B 超或血管 B 超，可在其引导下进行穿刺，提高成功率。

（四）步骤与方法

1. 体位

（1）锁骨下静脉穿刺：头低脚高位，头转向对侧（一般选用右侧）。

（2）颈内静脉穿刺：平卧位，头低 20°～30°，头转向对侧（一般多取右侧穿刺）。

2. 穿刺部位

（1）锁骨下静脉穿刺：经锁骨上穿刺法选择胸锁乳突肌锁骨头外侧缘与锁骨上缘所形成的夹角，在该角平分线之顶端或其后 0.5cm 左右处为穿刺点；经锁骨下穿刺法选择锁骨中点内侧 1～2cm 处（或锁骨中点与内 1/3 之间）的锁骨下缘为穿刺点（图 4-7）。

（2）颈内静脉穿刺：找出胸锁乳突肌锁骨头、胸骨头和锁骨上缘所形成的三角区，该区的顶部即为穿刺点。如解剖标志不清，可将头抬起，以显露胸锁乳突肌的轮廓，或取锁骨上 3cm 与正中线旁开 3cm 的交叉点为穿刺点（图 4-8）。

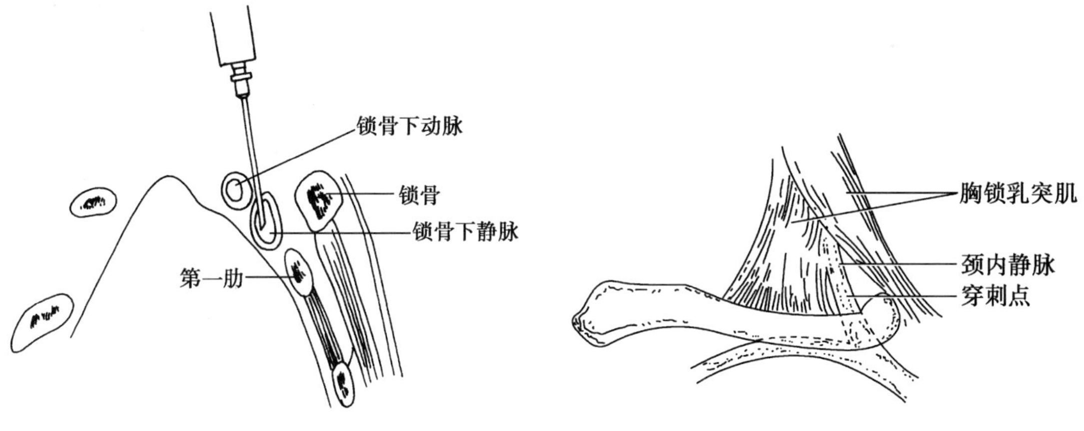

图 4-7　锁骨下静脉穿刺点　　　　图 4-8　颈内静脉穿刺点

3. 消毒、铺巾、麻醉　术区常规消毒，铺无菌巾单。检查中心静脉导管是否完好，用生理盐水冲洗，排出空气备用。穿刺点皮肤以 1% 利多卡因浸润麻醉。

4. 穿刺步骤

（1）锁骨下静脉穿刺：术者左手固定皮肤，右手执穿刺针进行穿刺，经锁骨上穿刺法针尖指向胸锁关节，进针角度 30°～40°；经锁骨下穿刺法针尖指向头部方向，与胸骨纵轴成 45°，贴近胸壁与胸壁平面成 15°。见静脉回血后，左手固定穿刺针，右手取导丝自穿刺针后插入，边退穿刺针边插入导丝，用尖刀将穿刺处切开一小口，或用扩皮器扩大切口，将静脉导管在导丝引导下插入静脉，取出导丝，肝素盐水冲洗，接输液管，或肝素帽封堵备用。导管一般插入 12～15cm，缝合皮肤固定导管，覆盖无菌敷料。

（2）颈内静脉穿刺：穿刺方向与矢状面平行，与冠状面成 30°，向下向后及稍向外进针，指向胸锁关节的下后方。置管方法同上。

（五）注意事项

1. 严格无菌技术操作。
2. 测压管的零点必须与右心房在同一水平面，体位变动时应注意调整。
3. 保持静脉导管通畅，每次测压所流入导管的血液应冲洗干净。
4. 血管收缩药物可导致假性静脉压升高，因此，测压前暂停使用。
5. 若压力波形不能顺出时，可以变动导管的位置。
6. 拔管时，应用注射器抽吸，以防尖端有附着的血栓脱落形成栓塞。

（六）并发症及防治

1. 如操作不当，可发生气胸、血胸、血肿、气栓、感染等并发症。如呼吸急迫，或血压下降，胸部 X 线检查提示气胸、血胸，可行胸腔穿刺闭式引流术。
2. 接输液管时防止空气进入形成气栓。如有发生，可让病人左侧卧位，用导管将气泡从右心室抽出。
3. 如需长期保留静脉导管，应经常应用肝素盐水冲洗，防止血液在导管内凝聚。
4. 如有发热，应警惕导管源性感染，可行导管头细菌培养，如证实有感染应拔出导管。
5. 心律失常。导管插入过深，其顶端进入右心房或右心室，对心肌造成机械性刺激可诱发心律失常，一般将导管退出少许即可。
6. 血管损伤。导管过硬、导管顶端在血管腔内的位置及穿刺部位是影响血管损伤的重要因素。左颈内静脉和颈外静脉内的导管容易引起血管破裂。
7. 血栓形成。仅 3% 的血栓发生率与导管留置的时间有关，可经常用肝素盐水冲管。

（七）病案示例

患者，女性，62 岁。发现胃癌并行手术治疗。患者营养状况较差，生化检查示：白蛋白 23g/L。因手术需要，患者不能进食，故需要肠外营养支持治疗，需行中心静脉置管术，可选择锁骨下静脉、颈内静脉、股静脉置管，但股静脉置管因置管后患者行动不便，且易感染、脱落等，很少使用，多选择颈内静脉和锁骨下静脉。

知识扩展

颈内静脉与锁骨下静脉穿刺安全性比较

1. 颈内静脉穿刺　颈内静脉管径平均为 1.3cm，较锁骨下静脉粗大，解剖位置变异较少。颈内静脉穿刺具有穿刺快速、操作容易、血管损伤小、拔管后静脉恢复快等优点，穿刺时应首选右侧。颈内静脉位于喉返神经外侧，几乎与之平行，当针尖过度朝向内侧可能损伤此神经。由于颈内静脉在解剖上变异较大，进行盲穿操作可能误入动脉，或导致血胸、气胸、血肿等一系列并发症，而采用超声引导下行颈内静脉穿刺术，可显著减少穿刺失败率和并发症。

2. 锁骨下静脉穿刺　锁骨下静脉穿刺由于置管靠近人体重要器官，因该处血管交通支丰富，且紧贴胸膜，有刺破胸膜和肺而引起气胸甚至空气栓塞的危险，并发症较多。空气栓塞是颈内静脉穿刺尤其锁骨下静脉穿刺最危险的并发症，死亡率最高。曾有锁骨下静脉穿刺置管发生空气栓塞致死的报道，一旦出现空气栓塞的表现，立即置患者于左侧卧位，头部放低以使空气不能进入肺动脉，进入少量空气一般在30分钟左右可被吸收。

（周永坤）

第十节　胸腔闭式引流术

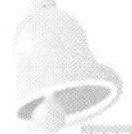

【培训目标】

1. 掌握胸腔闭式引流术的适应证和步骤与方法。
2. 熟悉常用穿刺部位。
3. 了解常见并发症的处理。

（一）适应证

1. 外伤性血气胸，影响呼吸、循环功能者。
2. 气胸，影响呼吸循环者。
3. 腐败性脓胸、脓气胸。
4. 胸部常规手术后。
5. 食管瘘、支气管胸膜瘘。
6. 大量胸腔积液。

（二）禁忌证

1. 凝血机制缺陷障碍。
2. 穿刺部位有严重感染者。

（三）术前准备

1. 术前胸部检查，进行穿刺部位定位。

2. 器械准备：胸腔闭式引流手术包、消毒大头（蕈状）导尿管或直径8～10mm的前端多孔硅胶管、消毒水封瓶一套。

3. 如条件许可，可备床旁B超，在其定位下行穿刺引流术。

（四）步骤与方法

1. 穿刺点定位　确定穿刺部位：如为气胸，一般选择锁骨中线第二肋间，液胸在腋后线第七或八肋间。如美观需要，亦可选择在腋中线第四至六肋间。

2. 穿刺体位　患者取半卧位（生命体征未稳定者，取平卧位）。

3. 消毒、铺巾、麻醉　术区皮肤常规消毒，铺无菌手术巾，术者戴无菌手套。局部浸润麻醉。

4. 穿刺步骤　麻醉浸润切口区胸壁各层，直至胸膜。在预选穿刺部位，以空针垂直穿刺，如有气体或液体抽出，拔出针后，沿肋间走行切开皮肤2cm，沿肋骨上缘伸入血管钳，分开肋间肌肉各层直至胸腔，见有液体或气体涌出时立即置入引流管。引流管伸入胸腔深度不宜超过4～5cm，以中号丝线缝合胸壁皮肤切口，并结扎固定引流管，敷盖无菌纱布，纱布外再以长胶布环绕引流管后粘贴于胸壁。引流管末端连接于消毒长橡皮管至水封瓶。引流瓶置于病床下不易被碰倒的地方（图 4-9）。

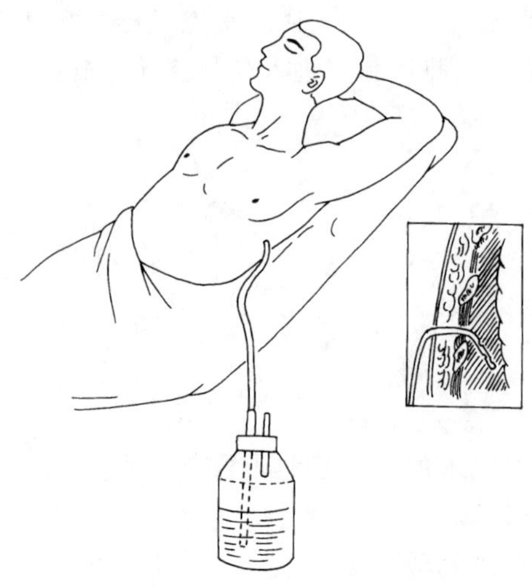

图 4-9　胸腔闭式引流

（五）注意事项

1. 如系大量积血（或积液），初放引流时应密切监测血压，以防病人突然休克或虚脱，必要时可间断施放，以免突发危险。

2. 注意保持引流管畅通，不使其受压或扭曲。

3. 每日帮助患者适当变动体位，或鼓励病人做深呼吸，使之达到充分引流。

4. 记录每天引流量（伤后早期每小时引流量）及其性状变化，并酌情 X 线透视或摄片复查。

5. 更换消毒水封瓶时，应先临时阻断引流管，待更换完毕后再重新放开引流管，以防止空气被胸腔负压吸入。

6. 如发现引流液性状有改变，为排除继发感染，可作引流液细菌培养及药敏试验。

7. 拔引流管时，应先消毒切口周围皮肤，拆除固定缝线，以血管钳夹住近胸壁处的引流管，用 12～16 层纱布及 2 层凡士林纱布覆盖引流口处，术者一手按住纱布，另一手握住引流管，嘱病人深呼吸，在吸气末迅速将其拔除。并用面积超过纱布的大块胶布，将引流口处的纱布完全封贴在胸壁上，48～72 小时后可更换敷料。

（六）病案示例

患者，女，40 岁。因车祸致左侧胸部疼痛、呼吸困难、憋喘。心电监护：血氧饱和度 90%，心率 112 次/分，行胸部 CT 示：左侧液气胸，该患者宜即刻行胸腔闭式引流术，减轻对肺组织及纵隔的压迫，改善呼吸循环功能。

知识拓展

胸腔闭式引流术分类

1. 肋间细管插管法（6～10Fr）　一般用于排出胸内积液，积气或抢救时应用。因管径较细，操作简单临床上经常应用。但其对排出较稠的液体如积血、脓液等不甚通畅。

2. 肋间粗管插管法（20～24Fr）　就是经肋间插入一个稍粗一点的管，操作简单，又

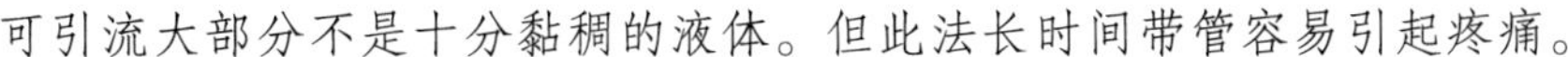

可引流大部分不是十分黏稠的液体。但此法长时间带管容易引起疼痛。

3. 经肋床插管法（28 ~ 40Fr）　因此法切除一小段肋骨，经肋骨床插管，可插入较粗的引流管。并能通过手指或器械分离胸内感染分隔。因此，适用于脓液较黏稠的具有感染分隔病例，并可长时间带管。但其缺点是损伤较大，手术复杂。

（周永坤）

第十一节　吸　氧　术

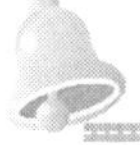

【培训目标】

1. 掌握吸氧术的适应证和操作方法。
2. 熟悉吸氧的流量和停用指征。
3. 了解可能的并发症及处理方法。

（一）概念及目的

指供给患者氧气，纠正各种原因造成的缺氧状态，提高动脉血氧分压和动脉血氧饱和度，增加动脉血氧含量，促进组织的新陈代谢，维持机体生命活动。

（二）适应证

1. 呼吸系统　肺源性心脏病、哮喘、重症肺炎、肺水肿、气胸等。

2. 心血管系统　心源性休克、心力衰竭、心肌梗死、严重心律失常等。

3. 中枢神经系统　颅脑外伤、各种原因引起的昏迷等。

4. 其他　严重的贫血、出血性休克、一氧化碳中毒、麻醉药物及氰化物中毒、大手术后、产程过长等。

（三）给氧的方式

1. 吸氧浓度　动脉血二氧化碳分压（$PaCO_2$）是评价通气状态的指标，是决定以何种方式给氧的重要依据。临床上根据吸入氧浓度将吸氧术分为低浓度、中浓度、高浓度、高压四类。

（1）低浓度吸氧：吸氧浓度低于 35%，应用于低氧血症伴二氧化碳潴留的患者，如慢性阻塞性肺疾病和慢性呼吸衰竭，呼吸中枢对二氧化碳增高的反应很弱，呼吸的维持主要依靠缺氧刺激外周化学感受器。

（2）中浓度吸氧：吸氧浓度为 35% ~ 60%，主要用于有明显通气/灌注比例失调或显著弥散障碍的患者，特别是血红蛋白浓度很低或心输出量不足者，如肺水肿、心肌梗死、休克等。

（3）高浓度吸氧：吸氧浓度在 60% 以上，应用于单纯缺氧而无二氧化碳潴留的患者，如急呼吸窘迫综合征、心肺复苏后的生命支持阶段。

（4）高压氧：指在特殊的加压舱内，以 2 ~ 3kg/cm^2 的压力给予 100% 的氧吸入，主要适用于一氧化碳中毒、气性坏疽等。

2. 吸氧流量

低流量吸氧：指吸氧流量 1 ~ 2L/min。

中流量吸氧：指吸氧流量2～4L/min。

高流量吸氧：指吸氧流量4～6L/min。

氧浓度和氧流量的关系为：吸氧浓度（%）=21+4×氧流量（L/min）。

3. 常用的吸氧流量

轻度缺氧：1～2L/min，氧浓度25%～29%。

中度缺氧：2～4L/min，氧浓度29%～37%。

重度缺氧：4～6L/min，氧浓度37%～50%。

缺氧和二氧化碳潴留并存者，应以低流量低浓度持续给氧，以防二氧化碳麻醉，甚至呼吸停止。

4. 吸氧术的类型

（1）非控制性吸氧（图4-10）：指对吸入气体中的氧浓度没有精确控制的吸氧方法，常用于通气功能正常或有轻度抑制的低氧血症病人及有发生低氧血症高度危险的病人。

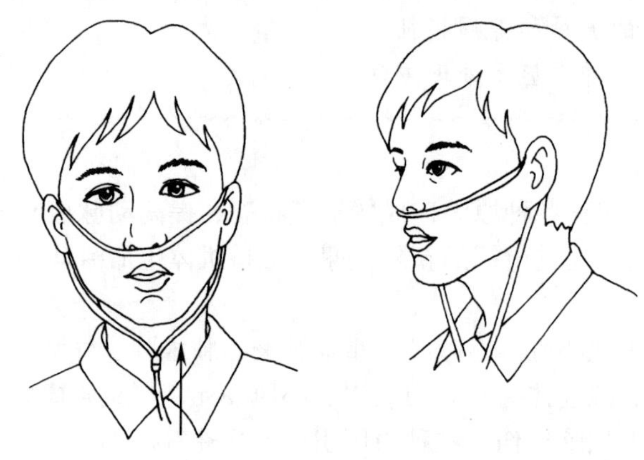

图4-10 鼻导管吸氧

包括：鼻导管、鼻塞、鼻咽导管、普通面罩、储氧面罩、氧气帐。

优点：使用方便，耐受较好。

缺点：提供固定的氧流量，不能满足患者的全部吸气需要，吸入氧浓度受患者呼吸模式影响较大。

鼻导管、鼻塞、鼻咽导管吸氧时最大有效氧流量为5～6L/min，当超过6L氧流量时，吸入氧浓度不再增加，应更换其他吸氧装置。

普通面罩较为常用，但密闭性较差，吸入氧浓度高于鼻导管，但差别并不显著，应用时氧流量至少5～6L/min，以冲走呼出气中的二氧化碳，防止重复吸入二氧化碳，最大有效氧流量为7～8L/min，吸入氧浓度≤60%。见图4-11。

储氧面罩相当于普通面罩连接储氧气囊，储氧气囊内充满氧气以提高氧浓度，面罩与储氧气囊间及面罩上均有单向活瓣，在病人吸气时容许氧气进入面罩，阻止外界空气进入面罩；呼气时避免废气进入气囊，同时将废气通过面罩上的气孔排出，故吸入氧浓度很高，可达60%～90%，氧流量一般为10L/min。将图4-12。

氧气帐多用于儿童，氧流量在6～10L/min，氧浓度难以控制，一般在45%～60%，主要用于哮喘及会咽炎的辅助治疗。

（2）控制性吸氧：指通过严格控制吸入氧浓度来提高血氧饱和度的氧气吸入方法。

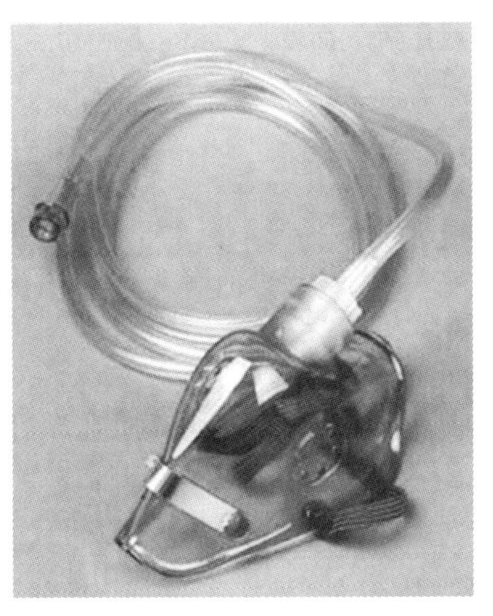

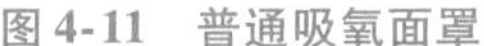
图 4-11　普通吸氧面罩

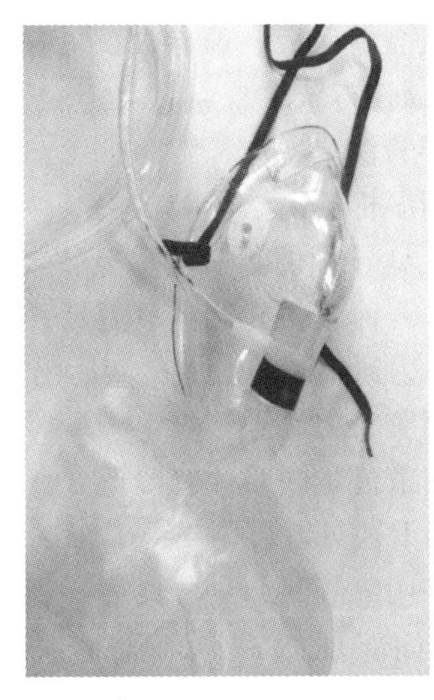

图 4-12　储氧面罩

包括：空气稀释面罩（文丘里面罩）吸氧、呼吸机给氧。

优点：提供氧流量大于患者分钟通气量的三倍以上，保证患者吸入的氧气不被空气稀释，氧浓度维持恒定。

缺点：不利于进食、交谈及排痰。

1）文丘里（Venturi）面罩（图 4-13）：是根据文丘里原理制成，即氧气经狭窄的孔道进入面罩时在喷射气流的周围产生负压，携带一定量的空气从开放的边缘流入面罩，面罩边缝的大小改变空气与氧的比率。由于喷射入面罩的气流大于病人吸气时的最高流速和潮气量，所以吸氧浓度恒定，因高流速的气体不断冲洗面罩内部，呼出气难以在面罩中滞留，故基本无重复呼吸，应用于低氧血症伴高碳酸血症的病人，能准确地控制氧浓度。氧流量调节范围大，可在 2～12L/min 之间调节，但氧浓度最大只有 60%，适用于治疗低氧血症伴高碳酸血症的患者。

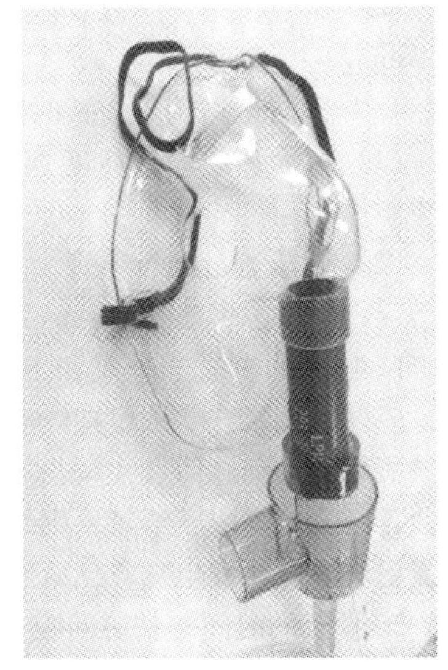

图 4-13　文丘里面罩

2）呼吸机供氧：将在有关章节进一步讲解。

5. 停止吸氧指征　患者的不适症状得到改善（如呼吸困难缓解，精神状态好转，皮肤颜色变红润），缺氧及二氧化碳潴留改善，心率较前减慢，呼吸较前平稳，呼吸空气 30 分钟后 $PaO_2>60mmHg$、$PaCO_2<50mmHg$，即可停止吸氧。停氧前先减少氧流量，如病情平稳，再行逐步撤除。

（四）术前准备

1. 先检查流量表开关是否关紧。打开总开关，再慢慢打开流量表开关，连接鼻导管/面罩，观察氧气流出是否通畅，然后关闭流量表开关。

2. 将氧气筒推至床旁或使用壁式给氧，使流量表开关向着便于操作的方向。

3. 向病人解释，以便取得合作。

4. 氧气装置一套、鼻导管、棉签、胶布、或用氧气面罩、扳钳、止血钳、漏斗各一。

（五）操作方法

1. 鼻导管法

（1）用湿棉签清洁鼻腔。

（2）量鼻导管长度（耳垂至鼻尖2/3），用一胶布做标记。

（3）打开流量表先调节氧流量，后连接鼻导管，将鼻导管前端放于清水中检查鼻导管是否通畅并达到湿润的目的，然后沿下鼻道轻轻插入。

（4）用胶布将鼻导管固定于鼻翼或鼻背及面颊部。

（5）调节流量缺氧伴有严重二氧化碳潴留者，1～2L/min，无二氧化碳潴留患者，2～4L/min；严重缺氧者可用4～6L/min，小儿1～2L/min。观察吸氧情况并记录吸氧时间。

（6）停用氧气时，先分离鼻导管和氧气接头，后关流量表小开关，取下鼻导管置于弯盘内，清洁面部并去除胶布痕迹，关闭总开关，重开小开关，放余氧关小开关，记录停氧时间。此法节省氧气，但可刺激鼻腔黏膜，长时间应用，病人感觉不适。

2. 口罩法　以漏斗代替鼻导管，多用于婴幼儿。将漏斗罩于患儿口鼻处，距离皮肤约1～3cm。也可用绷带适当固定，以防移动。一般流量4～5L/min。

3. 面罩法

（1）检查面罩各部功能是否良好。

（2）放上面罩，使与患者面部密合，以橡皮带固定。

（3）调节流量：一般3～4L/min，严重缺氧者7～8L/min。文丘里面罩可调整10～12L/min。

4. 鼻塞法　适用于较长时间用氧者，无导管刺激黏膜缺点，患者舒适，使用方便。

（1）拭净鼻腔，将鼻塞塞入一只鼻孔，鼻塞大小以恰能塞严鼻孔为宜，勿深塞入鼻腔。

（2）调节流量同鼻导管法。

（六）注意事项

1. 吸氧的流量　缺氧和二氧化碳潴留并存者如慢性阻塞性肺疾病等慢性呼吸衰竭患者，应以低流量、低浓度持续给氧为宜。慢性缺氧病人长期二氧化碳分压高，其呼吸主要靠缺氧刺激颈动脉体和主动脉弓化学感受器，沿神经上传至呼吸中枢，反射性地引起呼吸。若高流量高浓度给氧，则缺氧反射性刺激呼吸的作用消失，导致呼吸抑制，二氧化碳潴留更严重，可发生二氧化碳麻醉，甚至呼吸停止。故掌握吸氧浓度至关重要。

2. 吸氧的时间　长时间吸高浓度氧可产生氧的毒性作用，影响到肺、中枢神经系统、红细胞生成系统、内分泌系统及视网膜，其中最重要的是氧对呼吸器官的副作用。一般情况下连续吸纯氧6小时后，即可出现恶心、烦躁不安、面色苍白、咳嗽、胸痛；吸氧24小时后，肺活量可减少；吸纯氧1～4天后可发生进行呼吸困难。氧中毒的程度主要取决于吸入气的氧分压及吸入时间。

目前认为吸入60%～70%的氧在一个大气压（101.325kPa）下可安全使用24小时；40%～50%的氧则能继续使用24小时；如吸氧浓度大于40%，2～3天后氧中毒的可能性大为增加。所以对需要氧疗的患者应有的放矢，不能因低氧血症而盲目提高氧浓度（如有肺内右向左分流的存在，提高吸氧浓度无效）。

（七）吸氧常见并发症的预防与处理规范

1. 呼吸道分泌物干燥的预防与处理　从供氧装置出来的氧气是干燥的，吸入后可使呼吸道黏膜干燥，分泌物干燥，不容易排出。因此，氧气吸入前一定要先湿化，以预防呼吸道黏膜和分泌物干结。

2. 呼吸抑制的预防与处理　低氧血症时，PaO_2 的降低可刺激周围化学感受器，反射性兴奋呼吸中枢，增加肺部通气。如果患者长期是靠这一反射性兴奋维持呼吸时（如肺源性心脏病、Ⅱ型呼衰的患者），吸入高浓度氧后，PaO_2 的升高可使这一反射机制消除，抑制患者的自主呼吸，甚至出现呼吸停止。因此，对这类患者需进行低流量、低浓度的控制性给氧，并监测 PaO_2 的变化，维持患者的 PaO_2 在 60mmHg 即可。

3. 吸收性肺不张的预防与处理　患者吸入高浓度的氧气后，肺泡内氮气被大量置换，一旦支气管阻塞，肺泡内的氧气可被循环的血流迅速吸收，导致肺泡塌陷，引起肺不张。预防呼吸道阻塞是防止吸收性肺不张的关键，预防措施包括鼓励患者深呼吸和咳嗽、加强痰液的排出、常改变体位、降低给氧浓度（<60%）等。使用呼吸机的患者可加用呼气末正压通气（PEEP）来预防。

4. 晶状体后纤维组织增生的预防与处理　这是早产儿出生不久发生的疾病，其主要病变是晶状体后发生纤维组织增生与粘连，以致成为儿童失明的主要原因之一，经过流行病学研究证明了该病的病因是由于早产儿吸入高浓度的氧所致（PaO_2 达到 140mmHg 以上）。因此新生儿给氧浓度应严格控制在 40% 以下，并控制吸氧时间。

5. 氧中毒的预防与处理　分为肺型氧中毒、脑型氧中毒。预防氧中毒的主要措施是通过控制氧吸入的浓度和时间。在常压下，吸入 60% 以下浓度的氧是安全的，60%～80% 的氧吸入时间不能超过 24 小时，100% 的氧吸入时间不能超过 4～12 小时。应尽量避免长时间使用高浓度的氧气，给氧期间应经常监测动脉血液中的氧分压和氧饱和度，密切观察给氧的效果和副作用。

（八）病案示例

患者，男性，56 岁。因喘憋、呼吸困难入院。血气分析：pH 7.32，PCO_2 73cmH_2O，PO_2 37cmH_2O，SaO_2 73%。查胸部 CT 示：双侧肺间质纤维化合并感染、多发肺大疱。因考虑到 CO_2 潴留，且家属拒绝应用呼吸机，故予鼻导管吸氧 3L/min，但氧合改善不明显，后予以文丘里面罩，氧浓度 45% 吸氧，后 SaO_2 上升到 90% 左右，复查血气分析，pH 7.37，PCO_2 71cmH_2O，PO_2 58cmH_2O，SaO_2 88%。在积极抗感染、化痰、解痉平喘等治疗下，患者症状明显缓解。

（曹秋梅）

第十二节　吸　痰　术

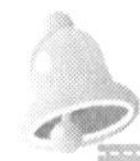

【培训目标】

1. 掌握吸痰术的适应证和步骤与方法。
2. 熟悉吸痰过程中可能发生的并发症及处理。

（一）适应证

1. 气道有痰液或血液堵塞。
2. 昏迷患者，或体弱无力咳痰者。
3. 气管插管全身麻醉手术拔出插管前。
4. 开胸手术结束张肺前。
5. 使用呼吸机或气管切开者。
6. 严重呼吸道感染者。

（二）术前准备

治疗盘：粗细适宜的吸痰管数根、玻璃T形管一只（连接吸痰管及吸引器导管）、纱布数块、棉签、压舌板、开口器、治疗碗内盛生理盐水或温开水、镊子、弯盘。

（三）步骤与方法

1. 吸痰前检查　吸引前先检查吸引器效能是否良好，吸引导管是否通畅。

2. 吸痰体位　将患者头偏向一侧，并略向后仰。昏迷患者可用压舌板将口启开，吸痰管由口腔颊部插至咽喉部，乘患者吸气时将吸痰管插入气管。如口腔吸痰有困难时，可由鼻腔插入（颅底骨折患者禁用）。气管插管或气管切开患者，可由插管或套管内插入。

3. 吸痰操作　插入吸痰管前，打开吸引器开关，但应放松T形管侧孔，待吸痰管插入气管一定深度时，立即按闭侧孔即可吸痰。吸痰时，吸痰管应自下慢慢上移，并左右旋转，以吸净痰液，防止固定一处吸引而损伤黏膜。吸痰管取出后，吸水冲洗管内痰液，以免阻塞。

（四）注意事项

一次吸痰不应超过15秒。吸痰后冲洗吸痰管，关上吸引器开关，吸痰管放入治疗碗内，定期煮沸消毒备用。用盐水棉签清洁口腔，同时检查黏膜有无损伤。每次吸痰均应更换消毒吸痰管。气管切开患者更应注意无菌操作。

（五）病案示例

患者女，78岁。重度肺部感染，呼吸衰竭。于ICU行气管行插管，呼吸机辅助呼吸，因气管内痰液较多，需定时吸痰，以改善患者通气状况。

知识拓展

痰液的观察

痰量及性状的改变可以反映出病情变化，痰液的黏稠度分为三度：①1度：痰液如米汤或泡沫样，吸痰后玻璃接头内壁上无痰液滞留；②2度：痰的外观较1度黏稠，吸痰后有少量痰液在玻璃接头内壁滞留，但容易被水冲净；③3度：痰的外观明显黏稠，呈黄色，吸痰管常因负压过大而塌陷，玻璃接头内壁上常滞留大量痰液且不易被水冲净。

不同分度的痰液常反映不同的临床情况。①1度提示感染较轻。②2度：黄黏痰提示感染较重，白黏痰提示气道湿化不足，需注意加强气管内滴药及雾化吸入，避免痰液堵塞人工气道。③3度：黄黏痰提示严重感染，需加强抗感染治疗并注意调整治疗方案，如痰液黏稠不易吸出，提示气道过干或伴有机体脱水，必须及时采取措施，需加大气管滴药的量及次数，必要时加大输液量。做气管镜尤其是对哮喘的患者要注意因患者呼吸快，出汗多，大量水分丢失，呼吸道干燥，痰液黏稠，更易出现无痰的假象。

（周永坤）

第十三节　导　尿　术

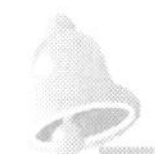

【培训目标】

1. 掌握导尿术的适应证和步骤与方法。
2. 熟悉可能发生的并发症和处理方法。

（一）适应证

1. 尿潴留。
2. 盆腔内器官手术前，以排空膀胱，避免手术中误伤。
3. 抢救休克或垂危病员，正确记录尿量、比重，以观察肾功能。
4. 手术时间长，或全身麻醉者。
5. 昏迷、尿失禁者。
6. 某些泌尿系统疾病手术后，为促使膀胱功能的恢复及切口的愈合，常需做留置导尿术。
7. 进行尿道或膀胱造影。
8. 膀胱灌注治疗。

（二）术前准备

1. 携用物至床旁，向病员说明导尿目的，以取得合作。
2. 无菌导尿包。
3. 外阴初步消毒用物：无菌治疗碗一个（内盛消毒液棉球10余个，血管钳1把），清洁手套1只。

（三）步骤与方法

1. 患者导尿体位　操作者站在病员右侧，病员取仰卧位。

2. 消毒、铺巾　将治疗巾垫于病人臀下，0.1%新洁尔灭棉球或碘伏棉球消毒会阴部。取出无菌导尿包置于病员两腿之间，打开导尿包，倒0.1%新洁尔灭于装干棉球小杯内戴无菌手套，铺孔巾，使孔巾与导尿包包布形成一无菌区。取一弯盘置于病员左侧孔巾口旁，用石蜡油棉球润滑导尿管前端后放于孔巾口旁的弯盘内，以左手固定尿道，右手用止血钳夹新洁尔灭棉球自上而下，由内向外分别消毒尿道口（在尿道口轻轻旋转消毒后向下擦洗，共两次），每个棉球限用一次。

3. 导尿　右手持导尿管对准尿道口插入尿道（图4-14）约20cm（女性患者导尿管插入5cm），见尿液流出后，固定导尿管，抽取生理盐水10～15ml注入尿管气囊（图4-15），导尿管接引流袋。如需做尿培养，用无菌标本瓶接取，盖好瓶盖。

（四）注意事项

1. 严格无菌操作。

2. 膀胱过度充盈患者导尿时速度不能过快，否则可以发生休克或膀胱出血，应缓慢分次放出尿液，首次不应超过1000ml。

3. 操作轻柔，如向气囊内注水发生疼痛或尿道出血，以及阻力较大时，忌强力推注，以免损伤尿道。

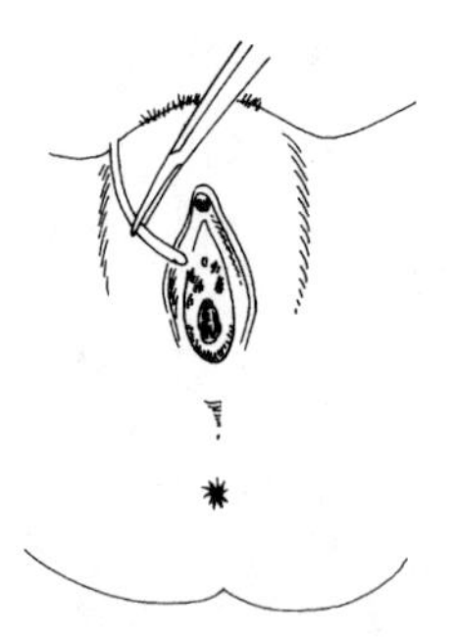
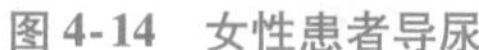

图 4-14　女性患者导尿

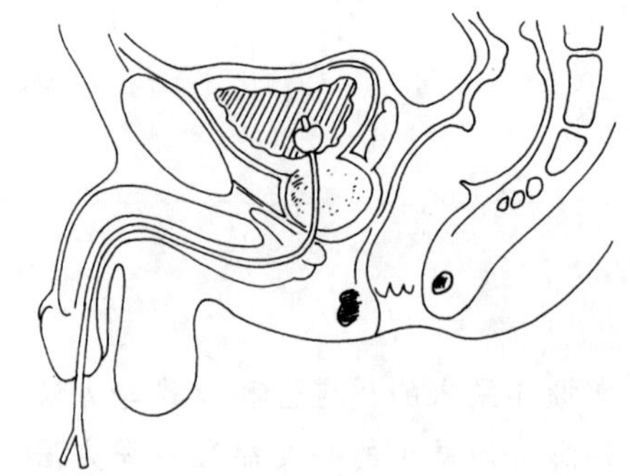

图 4-15　导尿后气囊位置

4. 留置导尿时，应经常检查尿管固定情况，有否脱出，必要时以无菌药液每日冲洗膀胱一次；每隔 5 ~7 日更换尿管一次，再次插入前应让尿道松弛数小时，再重新插入。

5. 停用导尿时，应以注射器将气囊内液体或气体抽出，轻轻拔出导管。

（五）并发症及防治

1. 出血　尿道黏膜损伤，膀胱突然减压，尿管刺激，以及操作中动作粗暴，均可导致出血。一般出血可行膀胱冲洗，如出血较多，可应用止血药。

2. 尿路感染　多由反复插管、留置导管时间过长、逆行感染等引起，可定期冲洗膀胱，及时更换导尿管，必要时应用抗生素治疗。

（六）病案示例

患者，女性，54 岁。肺癌并多发转移，长期卧床，近 2 日小便量少，诉小腹胀痛不适，查体：膀胱耻骨联合上方局限性隆起，叩诊浊音，结合病史、体征，考虑尿潴留可能，宜行导尿术明确诊断，改善症状。

知识拓展

尿液混浊的常见原因

1. 尿液长时间放置导致盐类析出或细菌繁殖。

2. 血尿、脓尿、菌尿、脂质尿、乳糜尿、尿液中含大量上皮细胞时可以导致新鲜排出的尿液发生混浊。

正常尿液摇晃后可有少量白色或淡黄色泡沫，尿中产生大量泡沫常见蛋白尿。新鲜尿有氨味提示慢性膀胱炎和慢性尿潴留。而有烂苹果味提示糖尿病酮症酸中毒。

（周永坤）

第十四节　鼻胃管引流术

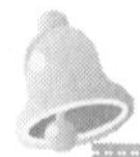【培训目标】

1. 掌握鼻胃管引流术的适应证。
2. 熟悉步骤与方法以引流液的意义。
3. 了解并发症及处理。

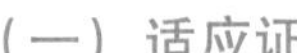

（一）适应证

1. 幽门梗阻、肠梗阻、胃扩张、胃排空障碍。
2. 胃肠道手术和腹部其他器官手术，为防止腹胀影响操作与愈合。
3. 留取胃液检查。
4. 不能经口进食，需鼻胃管鼻饲者。
5. 吞咽功能障碍。
6. 上消化道出血，需插胃管观察、注药者。
7. 长期卧床，易发生呕吐或误吸者。

（二）禁忌证

1. 鼻腔、口腔严重感染。
2. 食管狭窄、溃疡，贲门狭窄畸形者。
3. 严重凝血功能障碍。

（三）步骤与方法

1. 体位　取平卧位、半卧位或坐位。

2. 术前准备　做好病人思想工作，取得配合。备好鼻胃管、石蜡油，卷尺，鼻贴，胃肠减压器。

3. 插管操作　测量鼻尖向上至耳后的距离，胃管涂以石蜡油，术者将胃管头端自一侧鼻孔插入至咽部，清醒患者可嘱其深呼吸，做大口吞咽动作，顺其咽下时将胃管送入，观察胃管插入 50～55cm 时，以空针抽吸，如抽出胃液，且较通畅，说明已进入胃腔，在鼻部固定导管，抽取少量胃液留检。

4. 插管后工作　连接负压引流瓶，进行持续胃肠减压。如为鼻饲需要，可自胃管内注入配置流食。自胃管内注药治疗者，可先抽吸胃液后，注入药物。

（四）注意事项

1. 插管动作应轻柔，顺吞咽动作送入。
2. 注意检查口腔，有无胃管在口腔内折曲。

（五）并发症

1. 出血　胃黏膜损伤，特别是有食管胃底静脉曲张者，易发生出血。应以预防为主，如出血较多，可自胃管内注入止血药物。

2. 鼻黏膜损伤和感染　多为插管时间较长，所选胃管较粗硬压迫所致，可定期更换胃管。如需长期置管，可选择经皮内镜胃造瘘术或胃、空肠造瘘术。

（六）病案示例

患者，男性，76 岁。肛门停止排气排便，腹胀腹痛 3 天，查体：腹部膨隆，叩诊鼓音，肠鸣亢进。行腹部 X 线平片示：结肠多发阶梯状气液平面，考虑肠梗阻，该患者目前肠梗阻诊断明确，首选保守治疗。需行禁饮食，行鼻胃管引流术持续胃肠减压，予以静脉营养。

知识拓展

鼻胃管引流不畅及处理措施

1. 胃内容物阻塞胃管，可用注射器抽取 30ml 生理盐水注入胃管，边冲洗胃管，边抽取胃液，使阻塞物冲掉或抽除，如有不行，则需要更换胃管。

2. 胃管置入过深或过浅，传统教科书胃管长度测量采用的使从耳垂至鼻尖到剑突的距离作为胃管插入深度。插入过深可能在胃底形成返折，插入过浅胃内容物无法被吸出，可根据患者病情及胃管在外端的长度来判断胃管置入的深浅。可调整胃管深浅，直到胃内容物引出。

3. 负压引流装置问题，可能出现连接弯管打折现象使管道受压或接头密闭不好，漏气不能产生负压，或负压装置内已经被引流物充满使负压减弱或消失。应仔细检查负压装置及管道。

（周永坤）

第五章

急救操作模块

第一节　环甲膜穿刺术

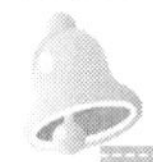【培训目标】

掌握气环甲膜穿刺术适应证、禁忌证、操作方法及并发症的预防。

（一）适应证

1. 病情危急喉梗阻。如喉源性呼吸困难（如白喉、喉头水肿、喉外伤等），尤其是声门区阻塞，严重呼吸困难，不能常规建立人工气道。

2. 气管插管困难。

3. 病情紧急而需快速开放气道时。

（二）禁忌证

1. 出血倾向及凝血功能障碍。

2. 环甲膜以下气道梗阻。

（三）器械准备

照明灯、吸引器、吸痰管、无菌手套、环甲膜穿刺器或带套管穿刺器（图 5-1）。

（四）步骤与方法

1. 摆放体位病人采取仰卧位，肩下垫枕，头后仰，气管上提与皮肤接近（图 5-2）。

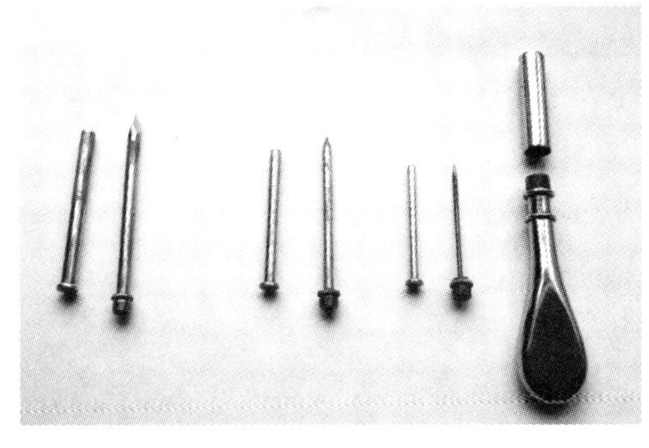

图 5-1　环甲膜穿刺器组套

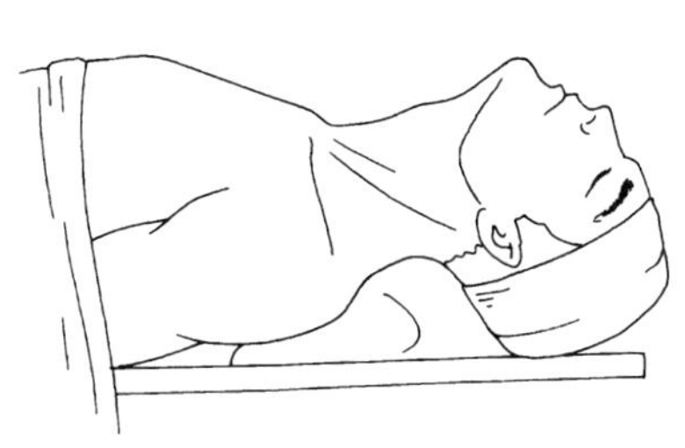

图 5-2　环甲膜穿刺体位

2. 消毒常规消毒或不消毒。

3. 麻醉可用1%利多卡因于穿刺部位皮下浸润麻醉或不麻醉。

4. 于甲状软骨和环状软骨间穿刺器经环甲膜直接刺入声门下区，可暂时减轻喉阻塞症状（图5-3）。

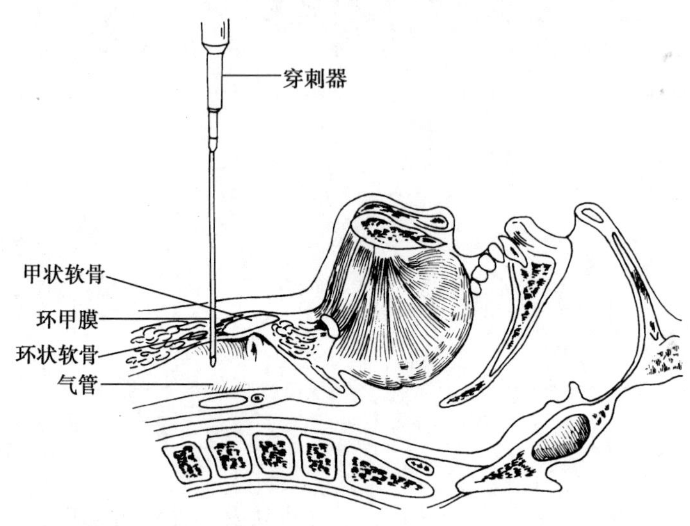

图5-3　环甲膜穿刺示意图

（五）注意事项

1. 穿刺深度要掌握恰当，防止刺入气管后壁。损伤食管造成气管食管瘘。

2. 手术时应避免损伤环状软骨，以免术后引起喉狭窄。

3. 气管切开时刀尖勿插入过深，以免刺伤气管后壁和食管前壁，引起气管食管瘘。

4. 病情许可情况下应尽早行常规气管切开术，环甲膜穿刺术置管时间，不应超过24小时。避免造成喉狭窄。

（六）病案示例

患者，女，5岁。因“突发呼吸困难10分钟”而就诊。患者于10分钟前玩耍时吃荔枝后突发呼吸困难，查颜面及口唇发绀，周身大汗，吸气性三凹征明显。急诊诊断：①喉异物。②极重度呼吸困难。需立即环甲膜穿刺术。

（王嘉玺）

第二节　气管插管术

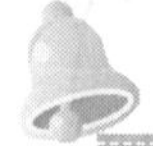【培训目标】

掌握气管插管术的适应证、禁忌证、操作方法及并发症的预防。

（一）适应证

1. 各种全麻手术。

2. 预防和处理误吸或呼吸道梗阻，如腹内压增高、频发呕吐、颈部肿瘤、压迫气管、极度肥胖等。

3. 呼吸功能不全，需接人工呼吸机。

4. 心跳呼吸停止，需高级生命支持。

（二）禁忌证

1. 喉头水肿。

2. 急性喉炎。

3. 升主动脉瘤。

4. 在心肺复苏时没有绝对禁忌证。

（三）器械准备

喉镜、气管导管、导管芯、简易呼吸器（须连接好氧气）、吸引装置及吸痰管、牙垫、5ml 注射器、宽胶布、无菌治疗巾、听诊器、帽子口罩和手套。

（四）步骤与方法

1. 摆放体位、开放气道（图 5-4）　患者取仰卧位，用压额提颏法，以寰枕关节为转折点使头部尽量后仰，使口、咽、喉在一直线上。检查口腔，清除口腔异物、取出活动义齿等。怀疑有颈髓损伤：不做头颈部后仰，由一名助手保持头颈部稳定，防止加重颈髓损伤。

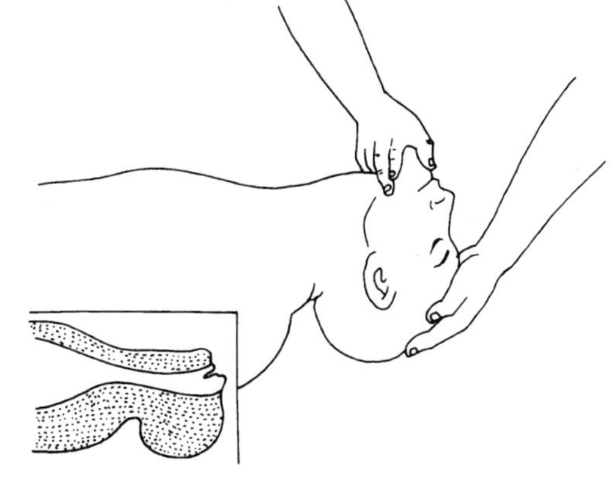

图 5-4　开放气道

2. 预充氧　使用简易呼吸器面罩加压给氧，给患者人工通气（FiO_2 100%）4～5 分钟，使 SPO_2 达到最大，方可考虑开始插管，插管时暂停通气。

3. 准备气管导管　操作者戴手套，选择相应规格的气管导管，用注射器检查充气套囊是否漏气，在导管内放入导管芯并塑型，用石蜡油纱布润滑导管前端及喉镜末端。

4. 准备喉镜　气管导管准备好后，选择合适形状和大小的喉镜镜片，检查光源后关闭，放置备用。

5. 准备牙垫、固定胶布和听诊器　吸引器连接吸痰管放置于床旁备用。

6. 暴露声门　打开喉镜，操作者用右手拇、示指拨开患者上下齿及口唇，左手紧握喉镜柄，沿口角右侧置入口腔，用镜片侧翼将舌体左推，使喉镜片移至正中位，然后左臂稍用力上提暴露咽腔（不能以牙做支点上撬，以免损伤牙齿），看到咽腔后镜片继续沿中线向前推进，可见如小舌样会厌，用镜片前端挑起会厌，暴露声门。

7. 插入气管导管　操作者用右手从患者右口角将气管导管沿着镜片插入口腔，并对准声门送入气管内，在气管导管的气囊过声门后，将导管芯拔出，继续插至所需深度（成年女性插管深度距门齿约22cm，成年男性约24cm）（图5-5，图5-6）。注意气管导管不可送入过深，以防止进入单侧主支气管造成单侧通气。

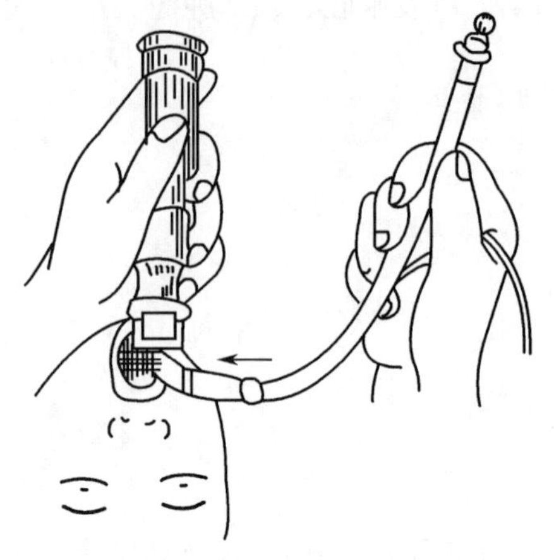
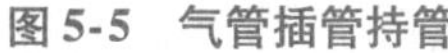

图5-5　气管插管持管

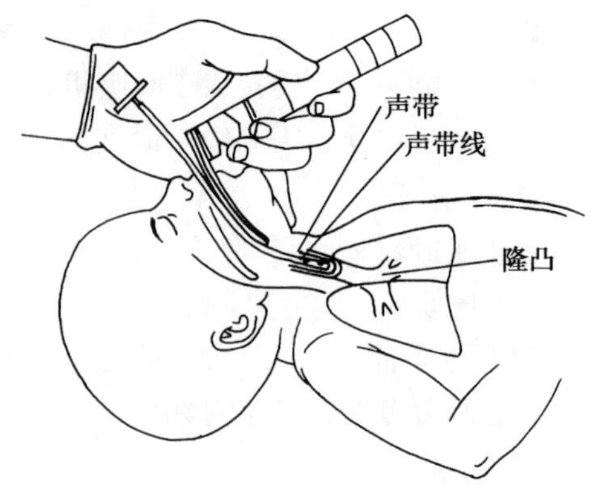

图5-6　气管插管深度

8. 气囊充气用注射器向气囊内注气4～5ml，检查充气气囊压力是否适中。

9. 确认导管位置给导管气囊充气后，立即请助手用简易呼吸器通气（8～10次/分）。在通气时观察双侧胸廓有无对称起伏，并用听诊器听诊双肺尖，以双肺呼吸音对称与否判断气管导管的位置正确无误。

10. 固定气管导管放置牙垫后将喉镜取出，将患者头颅复位，用胶布以“八字法”将牙垫和气管导管固定于面颊。

（五）注意事项

1. 行气管插管前要充分给氧，以防插管时突然呼吸停止，加重缺氧。

2. 使用喉镜用力不能太猛，插入不能太深，否则会厌顶端可损伤会厌及声带，导致喉头水肿及并发症。

3. 插入导管粗细合适，过细使呼吸道阻力增加，尤其是呼气阻力增加，致使氧气蓄积过多。

4. 经常注意导管和牙垫的固定，随时吸尽口腔分泌物，防止导管滑脱。

5. 气管内插管时间不宜过长，以免因气囊压迫气管而发生并发症，不超过48～72小时，如需继续使用呼吸器者，应行气管切开。

6. 插管用具使用完毕，喉钳的钳片、牙垫、管芯，应先用肥皂水刷洗，清水冲净，然后浸泡于消毒溶液内，经消毒处理后取出擦干备用。

（六）病案示例

患者，男，62岁。既往慢性肺源性心脏病史。此次于半个月前受凉后逐渐加重，喘憋、呼吸困难、不能平卧，晨起家属发现呼之不应急送入急诊。查：浅昏迷，球结膜水肿，口唇、颜面发绀明显，呼吸浅促无力，两肺湿啰音，心率明显加快。血气分析：pH 7.2，PO_2 40mmHg，PCO_2 102mmHg。诊断为肺性脑病，准备气管插管后行机械通气辅助治疗。

知识拓展

（一）气管插管的优点与不足

优点：

1. 保持呼吸道通畅，防止误吸。

2. 保证人工气道密闭不漏气，便于人工呼吸机的控制与辅助呼吸模式管理，顺利并有效地行正压通气。

3. 降低呼吸阻力，减少呼吸做功。

缺点：

1. 需要专业的解剖、生理学知识和专门的培训。

2. 气管导管存在折屈不通、插管过深或导管脱出的危险。

3. 插管可引起较多的并发症，如因操作不当即刻引起的并发症、导管存留期间的并发症，以及拔管后即刻或延迟性发生的并发症等。

（二）可视喉镜的使用

可视喉镜的简介、使用方法和注意事项：

可视喉镜是一种新型的视频插管系统，它能够直观清晰地暴露咽喉部结构，减少气管插管的损伤、降低气管插管的难度，其视频插管系统分为喉镜及显示器两部分，喉镜前端的组织可以通过摄像头清晰地显示在屏幕上，因此在插管过程中可以通过显示器观察咽喉部结构，使声门显露清晰，提高了气管插管的成功率和效率。

（李 雁　刘丽杰）

第三节　气管切开术

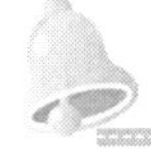

【培训目标】

掌握气管切开术的适应证、禁忌证、操作方法及并发症的预防。

（一）适应证

1. 喉梗阻　任何原因引起的三四度喉梗阻，尤其是病因不能很快解除时。

2. 下呼吸道分泌物潴留　如昏迷、颅脑病变、神经麻痹、严重的脑、胸、腹部外伤及呼吸道烧伤等引起的下呼吸道分泌物潴留。

3. 预防性气管切开。

4. 清除气管异物。

5. 颈部外伤伴有咽喉或气管、颈段食管的损伤。

6. 长时间辅助呼吸。

（二）禁忌证

1. 有出血倾向及气管切开以下梗阻者不宜气管切开。

2. 气管切开术无绝对禁忌证。

（三）器械准备

气切照明灯、吸引器、吸痰管、无菌手套、手术刀、气管套管、剪刀、气管切开拉钩、血管钳、镊子、注射器 10ml。气管套管按年龄、性别选择，成年男性 10mm 管径，成年女性 9mm 管径。

（四）步骤与方法

1. 摆放体位　病人采取仰卧位，肩下垫枕，头后仰，气管上提与皮肤接近（图 5-7）。

2. 消毒　消毒颈部皮肤、铺巾，病情十分严重时可不予以消毒而立即做紧急气管切开。

3. 麻醉　沿颈前正中上自甲状软骨下缘下至胸骨上窝，以 1% 普鲁卡因或 1% 利多卡因皮下及筋膜下浸润麻醉。

4. 切口　多采用直切口，自甲状软骨下缘至接近胸骨上窝处，沿颈前正中线切开皮肤和皮下组织。或于环状软骨下缘 3cm 处取横切开（图 5-8）。

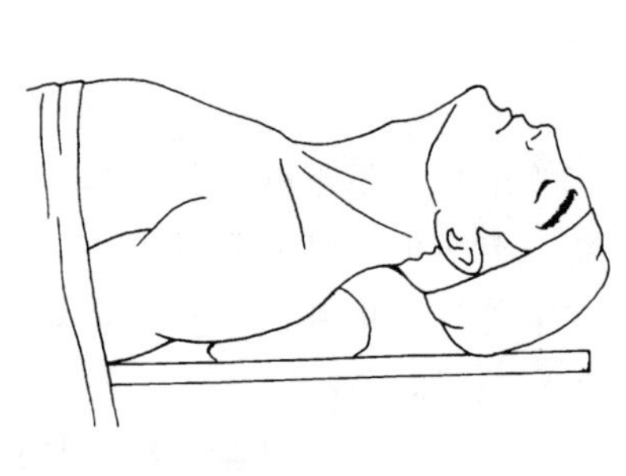
图 5-7　气管切开术体位

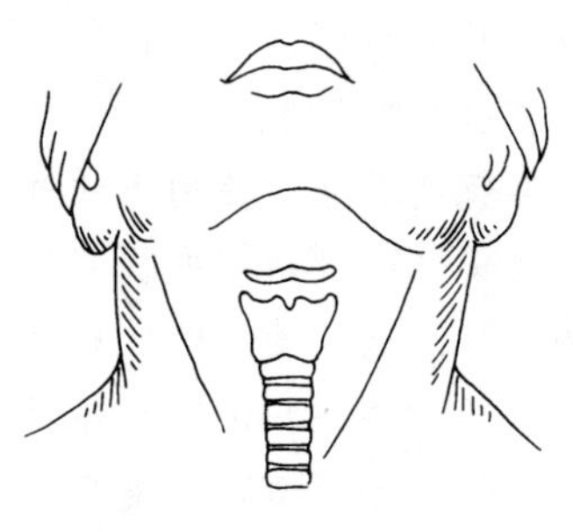
图 5-8　气管切开体表投影

5. 分离颈前肌层　用止血钳沿中线钝性分离，以拉钩将胸骨舌骨肌及胸骨甲状肌用相等的力量向两侧牵拉。保持气管的正中位置，并经常以手指探查环状软骨及气管，以便手术始终沿气管前中线进行。

6. 暴露气管　若甲状腺峡部峡部不宽，可在其下缘稍加分离，向上牵拉，便能暴露气管；若峡部过宽，可将其剪断，缝扎止血以便暴露气管。

7. 确认气管　可用带液体注射器穿刺，视有无气体抽出，以免在紧急时把颈侧大血管误认为气管。

8. 切开气管　确定气管后，气管内注射 2ml 0.5% 丁卡因。于第 2 ~ 4 气管环处，用刀片自下向上挑开 2 个气管环。或“∩”型切开气管前壁，形成一个舌型气管前壁瓣。成人可将气管前壁切除椭圆形窗口，相当于套管外径大小，认为优点如下：

1）便于换套管。

2）可以少切断一个气管环。

3）套管四周严密，减少皮下气肿发生。见图 5-9。

9. 插入气管套管　用气管扩张器或弯止血钳撑开气管切口，插入选好的带管芯的套管，立即取出管芯，放置内管。确定是否位于气管内，如发现套管不在气管内，应拔出套管，套入管芯，重新插入（图 5-10）。

10. 固定套管　套管板的两外缘，以布带将其牢固地缚于颈部，以防脱出。

11. 缝合　颈部软组织切口过长，可在切口上端缝合 1 ~ 2 针，不宜缝合过密。

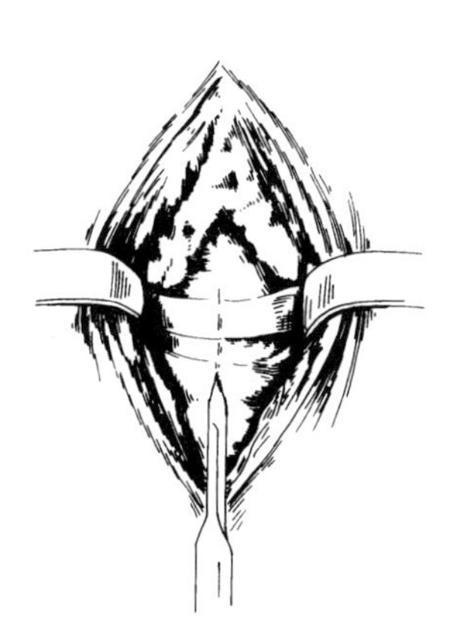

图 5-9　分离气管前组织暴露气管
沿中线切开气管 2 ~4 环

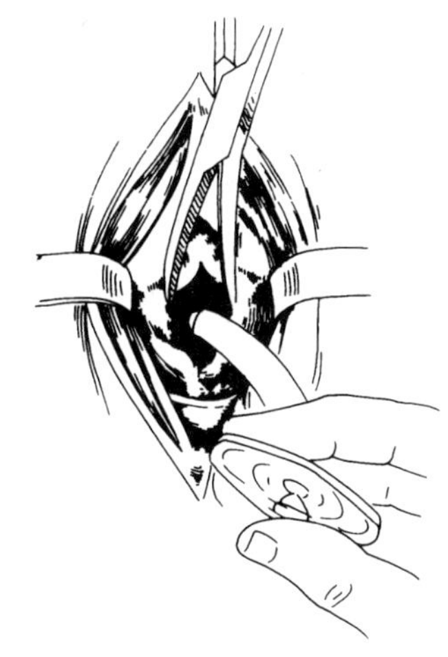

图 5-10　置入气管套管

（五）注意事项

1. 暴露气管时，周围软组织不宜剥离过多。且气管切口不宜过长，或气管前筋膜切口小于气管切口以免形成皮下气肿。

2. 暴露气管时，不可过于向下分离，损伤胸膜，引起气胸。

3. 气管切开时刀尖勿插入过深，以免刺伤气管后壁和食管前壁，引起气管食管瘘。

4. 可在气管前壁上切除部分软骨环，以防切口过小，放管时将气管壁压进气管内，造成气管狭窄。

5. 切开气管位置不宜过高，气管第一环及环状软骨不可切断，以免后遗喉狭窄。

6. 切口不宜缝合过多，以免引起皮下气肿。

（六）病案示例

患者，女，23 岁。因“硼烷四氢呋喃溶液倒翻烧伤全身后 1 小时”送入急诊。入院诊断：①烧伤总面积 95%，其中Ⅲ度 90% TBSA；②重度吸入性损伤。患者入院后即建立静脉通道快速大量补液，面、颈及胸部受焦痂束缚，呼吸受限，应立即行气管切开术。该患者化学烧伤，头面部颈部受焦痂影响头部后仰，气管暴露困难；颈部组织肿胀，手术视野受限。注意切开气管环不宜过高及胸膈顶损伤，造成并发症。

知识拓展

（一）气管切开术后护理

1. 保持套管通畅。

2. 维持下呼吸道通畅。

3. 防止套管脱出。

4. 防止伤口感染。

5. 选择适宜拔管时间。

（二）气管切开套管规格与适用人群

见表 5-1。

表 5-1　套管规格与适用人群

号别	00	0	1	2	3	4	5	6
直径×长度（mm）	(4.0×4.0)	(4.5×4.5)	(5.5×5.5)	(6.0×6.0)	(7.0×6.5)	(8.0×7.0)	(9.0×7.5)	(10×8.0)
管径大小（mm）	4	4.5	5.5	6	7	8	9	10
适用年龄	1～5月	1岁	2岁	3～5岁	6～12岁	13～18岁	成年妇女	成年男子

（王嘉玺）

第四节　心肺脑复苏术

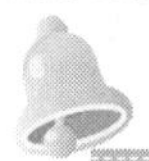
【培训目标】

掌握心肺脑复苏术的适应证、禁忌证、操作步骤及注意事项。

心肺脑复苏术（cardio-pulmonary cerebral resuscitation，CPR）分三个阶段：①基本生命支持阶段：是初步生命急救，包括心跳呼吸停止的判断与人工循环、气道开放和人工通气。②高级心脏生命支持阶段：应用辅助设备及特殊技术恢复和保持自主呼吸和心跳。包括建立人工气道、人工正压通气、持续人工循环、给予复苏药物。③延长生命支持阶段保护大脑、脑复苏及复苏后疾病的预防。包括多器官功能支持、脑保护与冬眠、促清醒、ICU床旁重症监护、确诊并祛除病因、开放气道、重建呼吸与循环。

本节主要介绍CPR的第一阶段——基本生命支持阶段。

（一）适应证

各种原因所造成的循环骤停和（或）呼吸骤停。

（二）禁忌证

无绝对禁忌证。

胸外按压的禁忌证：

1. 胸壁开放性损伤、肋骨骨折、严重张力性气胸。
2. 心脏压塞。
3. 胸廓或脊柱严重畸形。
4. 晚期妊娠和大量腹水。
5. 凡已明确晚期癌症、脑、心、肺、肾等重要脏器功能衰竭无法逆转者，可不必进行复苏术。

（三）器械准备

面罩、呼吸球囊、无菌纱布等。

（四）步骤与方法

1. 环境判断　首先评估现场环境安全。

2. 意识的判断　用双手轻拍病人双肩，大声呼叫："喂！你怎么了？醒醒！"告知无反应。

3. 检查呼吸　观察患者胸廓起伏 5～10 秒，告知无呼吸或仅有濒死喘息。

4. 呼救　患者无反应，立即启动应急反应系统并获取 AED 或除颤仪。

5. 判断是否有颈动脉搏动　用右手的中指和示指从气管正中环状软骨划向近侧颈动脉搏动处，判断 5～10 秒，告知无搏动。

6. 复苏体位　使患者体位仰卧，松解患者衣领及裤袋。

7. 胸外心脏按压　将一只手的掌根放在患者的胸部中央，胸骨下半部上，将另一只手的掌根置于第一只手上，双臂伸直，使双肩位于双手的正上方。每次按压深度至少 5cm，按压频率至少 100 次/分，按压与放松时间比为 1∶1，多位施救者在现场 CPR 时，每 2 分钟或 5 个 CPR 循环后，应相互轮换按压)。见图 5-11，图 5-12。

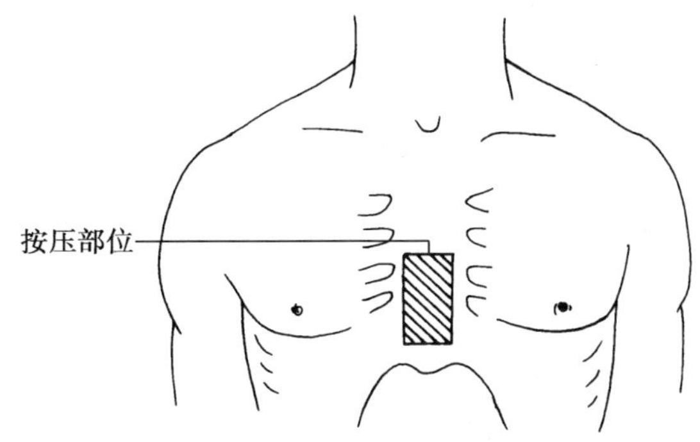

图 5-11　胸外按压部位

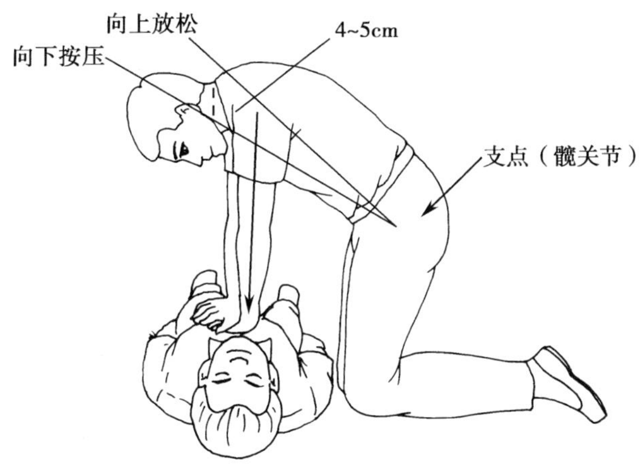

图 5-12　胸外按压姿势

8. 打开气道　基本方法是仰头提颏法（患者头部尽量后仰，提起下颌，颏部上抬）。创伤患者如有颈椎损伤，不宜搬动颈部，可改用托颌法（向前托起下颌而保持头部相对固定）。清理口腔分泌物，摘除义齿。

9. 人工呼吸

（1）口对口人工呼吸：仰额提颏法：抢救者一只手的拇指和示指捏住患者鼻翼，用小鱼际肌按患者前额，另一只手固定患者下颌，开启口腔，双唇严密包住患者口部，平静状态下吹气，使胸廓抬起，吹气时观察胸廓起伏，吹气时间每次至少 1 秒，吹气完毕，松开患者口鼻，使患者的肺和胸廓自然回缩，将气体排出；重复吹气一次；与心脏按压交替进行，吹气按压比为2∶30。

（2）口对鼻呼吸：急救者稍用力抬患者下颏，使口闭合将口罩住患者鼻孔，将气体吹入患者鼻内。适用于口唇受伤或牙关紧闭者及婴幼儿。

（3）口对通气防护装置呼吸：应用简易呼吸器，一手以“CE”手法固定（C 法——左手拇指和示指将面罩紧扣于患者口鼻部，固定面罩，保持面罩密闭无漏气。E 法——中指、无名指和小指放在病人下颌角处，向前上托起下颌，保持气道通畅），一手挤压简易呼吸器，每次送气 400～600ml，频率 10～12 次/分。

10. 持续 2 分钟的高质量的 CPR　以心脏按压∶人工呼吸＝30∶2 的比例进行，操作 5 个周期。

11. 判断复苏是否有效　评价心肺复苏成功的指标：①触摸到大动脉搏动；②有自主呼吸；③瞳孔逐渐缩小；④面色、口唇、甲床转红；⑤神志恢复，四肢有活动。

12. 整理患者，进一步生命支持。

（五）注意事项

1. 口对口吹气　吹气过程要注意观察患者气道是否通畅，胸廓是否被吹起。

2. 胸外心脏按压的位置必须准确。按压的力度要适宜，过大过猛容易使胸骨骨折，引起气胸血胸；按压的力度过轻，胸腔压力小，不足以推动血液循环。

（六）病案示例

患者，男，62 岁。既往高血压、冠心病、陈旧心肌梗死病史。因突发胸闷憋气、喘息、大汗淋漓半小时就诊于急诊。来诊后突发意识丧失，呼吸心跳停止。需立即行心肺脑复苏术。

知识拓展

儿童心肺复苏手法要点和成人 BLS 之间的关键差异：

双人实施者儿童 CPR 的比例为 15∶2。对于儿童 CPR 按压幅度至少按下胸部厚度的 1/3，约为 5 厘米。对非常小的儿童可用单手或双手进行胸外按压。如果没有目击心脏停搏的发生，并且只有一人，先提供 2 分钟的 CPR，然后离开患儿启动应急反应系统并获取 AED（或除颤器）。如果目击到心脏骤停，离开患儿启动应急反应系统并获取 AED（或除颤器）。

婴儿心肺复苏手法要点：

判断意识叩击足底部并呼唤。单人施救者用双指，而双人施救者用双拇指环绕法。至少胸部厚度的 1/3，约 4 厘米。双人实施者 CPR 的比例为 15∶2。如果没有目击心脏停搏的发生，并且只有一人，先提供 2 分钟的 CPR。如果目击到心脏骤停，离开患儿拨打 120 并获取 AED（或除颤器），然后返回患儿身边继续复苏。

（李　雁　刘丽杰）

第五节　电除颤复律术

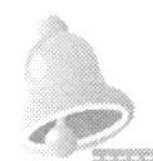

【培训目标】

掌握同步及非同步电除颤复律术的适应证、禁忌证、操作流程及注意事项。

（一）适应证

1. 非同步电除颤适用于心室颤动/无脉室性心动过速的抢救和某些无法同步的室性心动过速。

2. 同步电除颤适用于心房颤动、阵发性室上性心动过速、阵发性室性心动过速、尤其适用于伴有心绞痛、心力衰竭、血压下降等血流动力学障碍及药物治疗无效者。

（二）禁忌证

在抢救血流动力学不稳定的恶性心律失常时，非同步电除颤没有绝对禁忌证，但应把握好除颤的原则和时机。

同步电除颤则应禁忌用于：

1. 心脏明显扩大或有巨大左心房。
2. 严重心功能不全。
3. 病态窦房结综合征的快速心律失常。
4. 洋地黄中毒。
5. 房颤伴高度房室传导阻滞。
6. 严重电解质紊乱或酸碱平衡失调而尚未纠正者。

（三）器械准备

同步或非同步除颤设备（除颤仪），导电糊或盐水（图5-13）。

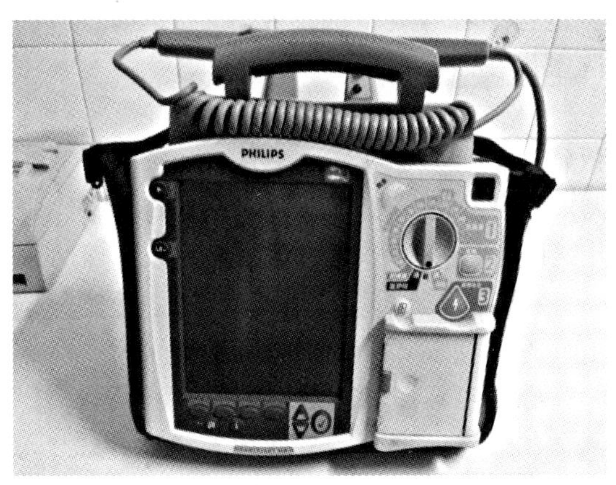

图5-13　电除颤设备

（四）步骤与方法

1. 患者仰卧于木板床上，充分暴露胸壁。

2. 开启除颤设备，将旋钮转至除颤选项上，将功率调节到双相电 200J 或单相电 360J。

3. 将除颤仪电极板涂导电糊或垫以生理盐水浸湿的纱布，分别置于胸骨右缘锁骨下方和左乳头外侧腋中线处（图 5-14）。

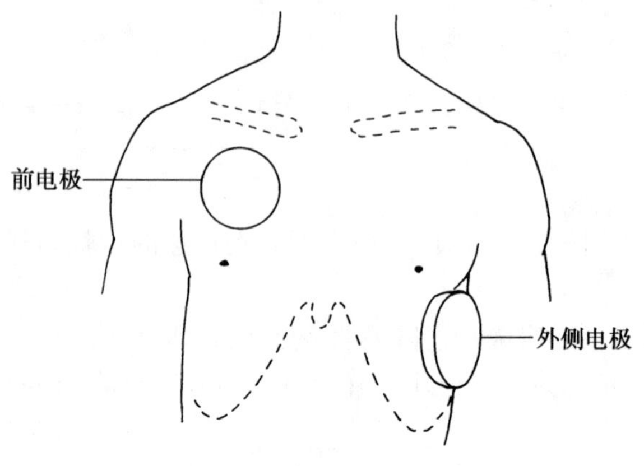

图 5-14　电除颤部位

4. 按充电按钮将功率充到设定值，大声告知周围人员准备除颤，同时按下除颤键完成一次除颤，非同步除颤时可观察到患者除颤后肢体反应。

5. 通过除颤仪的心电示波器观察患者心律情况以决定是否仍需再次除颤。

（五）注意事项

1. 电极板应紧贴患者皮肤并压紧，不可留有任何空隙。

2. 患者周围不可有任何金属物质与外界相接，防止其他人员触电。

3. 电极板上应涂导电溶液，不可应用酒精，否则会灼伤皮肤。

4. 对于装有永久性心脏起搏器患者，若起搏器不能抑制其室颤而需除颤时，应避免电极板靠近起搏器，否则可致其失效。

5. 两个电极板间除颤过程中不可成短路，否则会损害除颤设备。

6. 注意定期维护电除颤设备以保证其可正常工作。

（六）病案示例

患者，男，45 岁。既往体健。因突发胸痛、胸闷、憋气、大汗淋漓 15 分钟就诊于急诊，来诊后突发意识丧失，周身抽搐，呼吸浅表，心电图示室性颤动，血压测不出，需即刻予以非同步电除颤，并继以心外按压，及气管插管，人工辅助通气。

知识拓展

心脏电复律和除颤术的方式和类型

1. 除颤器按是否置入体内，分为非埋藏式除颤器和埋藏式自动除颤器。

2. 除颤按是否与 R 波同步，分为同步除颤和非同步除颤，目前大多数除颤器可同时支持同步与非同步两种除颤模式。

3. 电除颤可按除颤电极放置的位置分为体内除颤和体外除颤，体内除颤多用于开胸手术中，可将除颤电极直接放于心肌表面进行除颤，所需能量较小，一般不超过 50J。

4. 外部除颤一般按自动与否，可分为自动式和非自动式，自动式除颤器（AED）具

有分析心电图能力，并根据情况自动除颤。

（李桂伟）

第六节 呼吸机使用技术

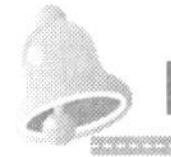

【培训目标】

掌握呼吸机使用技术的适应证、禁忌证、操作流程及注意事项。

（一）适应证

各种原因引起的急性呼吸衰竭或慢性呼吸衰竭急性加重，经保守治疗后效果不佳者，以及呼吸停止或某些特殊治疗目的者，均为机械通气适应证。可分为无创通气及有创通气。

无创通气适合于轻、中度呼吸衰竭，没有紧急插管指征、生命体征相对稳定且神志清楚，能主动配合的患者，主要应用于呼吸衰竭早期干预和辅助撤机。有创呼吸则应用于严重的呼吸衰竭及心肺复苏、意识障碍、无创通气失败以及不能进行有效气道廓清者。

（二）禁忌证

伴随着机械通气技术的不断进步，目前已没有应用呼吸机的绝对禁忌证，某些特殊疾病可列为相对禁忌证，在有效干预下仍可进行机械通气。

1. 气胸或纵隔气肿　可因应用呼吸机技术加重，应及早胸腔进行闭式引流，以避免发生张力性气胸。

2. 咯血　曾认为正压通气可能造成凝血块引流不畅以及加重出血情况。目前研究证明，只要进行有效气道湿化，机械通气并不影响气道黏膜纤毛上皮的廓清功能，并且在有创通气中，气管导管积血可通过吸引进行引流。

3. 肺大疱　过高的气道正压可能引起肺大疱破裂，引起气胸、皮下气肿或纵隔气肿，目前认为通过合理的通气模式以及相关措施可避免或治疗上述情况。

4. 急性心肌梗死继发心源性休克　由于正压通气可增加胸内压，减少回心血量，减少心输出量，加重低血压及心力衰竭。此类患者在进行机械通气过程中，应尽快补足容量。

5. 其他　无创呼吸机禁忌证还包括意识障碍、呼吸微弱或停止、严重的脏器功能不全（上消化道大出血、血流动力学不稳定等）、严重腹胀、上气道或颌面部损伤/术后/畸形、上呼吸道梗阻、气道分泌物增多及排出障碍，不能配合无创通气或面罩不适等。

（三）器械准备

呼吸机，无菌湿化瓶，气道加温器，无菌气道管路，无创通气中应准备合适的无创面罩。

（四）步骤与方法

1. 根据病情选择有创通气或无创通气。

2. 患者准备　核对患者，了解患者基础情况及生命体征，评估意识状态以及气道廓清能力，注意牙齿有无松动。

3. 管路准备连接管路、湿化瓶及加温器，检查通气密闭性，开机观察机械运转情况，并应通过自检了解机械目前状态。

4. 通气模式与参数调节　根据病情需要进行通气模式选择及通气参数调节。

（1）有创通气

1）定容通气和定压通气：①定容通气：呼吸机以预设通气容量来管理通气，即呼吸机送气达预设容量后停止送气，依靠肺、胸廓的弹性回缩力被动呼气。常见的定容通气模式有容量控制通气、容量辅助-控制通气、间歇指令通气（IMV）和同步间歇指令通气（SIMV）等，也可将它们统称为容量预设型通气（volume preset ventilation，VPV）。VPV能够保证潮气量的恒定，从而保障分钟通气量；当肺顺应性较差或气道阻力增加时，会使气道压过高，尤其在有自主呼吸的患者，会增加人-机对抗，并消耗很高的吸气功，从而诱发呼吸肌疲劳和呼吸困难。②定压通气：呼吸机以预设气道压力来管理通气，即呼吸机送气达预设压力且吸气相维持该压力水平，而潮气量是由气道压力与PEEP之差及吸气时间决定，并受呼吸系统顺应性和气道阻力的影响。常见的定压通气模式有压力控制通气（PCV）、压力辅助控制通气（P-ACV）、压力控制-同步间歇指令通气（PC-SIMV）、压力支持通气（PSV）等，统称为压力预设型通气（pressure preset ventilation，PPV）。PPV时潮气量随肺顺应性和气道阻力而改变；气道压力一般不会超过预置水平，利于限制过高的肺泡压和预防机械性通气引起的肺损伤。

2）控制通气和辅助通气：①控制通气（controlled ventilation，CV）：呼吸机完全代替患者的自主呼吸，呼吸频率、潮气量、吸呼比、吸气流速，呼吸机提供全部的呼吸功。CV适用于严重呼吸抑制或伴呼吸暂停的患者，如麻醉、中枢神经系统功能障碍、神经肌肉疾病、药物过量等情况。在CV时可对患者呼吸力学进行监测，如静态肺顺应性、内源性PEEP、阻力、肺机械参数监测。CV参数设置不当，可造成通气不足或过度通气；应用镇静剂或肌松剂将导致分泌物清除障碍等；长时间应用CV将导致呼吸肌萎缩或呼吸机依赖。故应用CV时应明确治疗目标和治疗终点，对一般的急性或慢性呼吸衰竭，只要患者条件许可宜尽早采用“辅助通气支持”。②辅助通气（assisted ventilation，AV）：依靠患者的吸气努力触发呼吸机吸气活瓣实现通气。当存在自主呼吸时，根据气道内压力降低（压力触发）或气流（流速触发）的变化触发呼吸机送气，按预设的潮气量（定容）或吸气压力（定压）输送气体，呼吸功由患者和呼吸机共同完成。AV适用于呼吸中枢驱动正常的患者，通气时可减少或避免应用镇静剂，保留自主呼吸以减轻呼吸肌萎缩，改善机械通气对血流动力学的影响，利于撤机。

（2）无创呼吸机：持续气道正压（CPAP）通气和双水平正压（BiPAP）通气是最常用的两种通气模式，后者更为常用。

1）CPAP是在自主呼吸条件下，整个呼吸周期以内（吸气及呼气期间）气道均保持正压，患者完成全部的呼吸功，是呼气末正压（PEEP）在自主呼吸条件下的特殊技术。只需调节压力及氧浓度，CPAP设定范围4～20cmH_2O，通常4～5cmH_2O开始逐渐增加到合适的治疗水平。适用于通气功能正常的低氧患者，如心源性肺水肿、阻塞性呼吸睡眠暂停综合征等。

2）BiPAP是指给予两种不同水平的气道正压，在高压力水平和低压力水平之间定时切换，该模式允许患者在两种水平上呼吸，每个压力水平、压力时间均可独立调节，可与

PSV 合用以减轻患者呼吸功。BiPAP 有两种工作方式：自主呼吸通气模式（S 模式，相当于 PSV + PEEP）和后备控制通气模式（T 模式，相当于 PCV + PEEP）。因此，BiPAP 的参数设置包括吸气压（IPAP），呼气压（EPAP）及后备控制通气频率。当自主呼吸间隔时间低于设定值（由后备频率决定）时，即处于 S 模式；自主呼吸间隔时间超过设定值时，即由 S 模式转向 T 模式，即启动时间切换的背景通气 PCV。低氧合并高碳酸血症或呼吸困难不缓解可考虑应用 BiPAP。BiPAP 参数调节原则：IPAP/EPAP 均从较低水平开始，患者耐受后再逐渐上调，直到达满意的通气和氧合水平，或调至患者可能耐受的水平。

具体方法：调整 IPAP 4 ~ 8cmH$_2$O，EPAP 2 ~ 4cmH$_2$O 开始逐渐上调，直到达到满意的通气水平或患者能耐受的最高通气支持水平。一般 IPAP 20 ~ 30cmH$_2$O，EPAP 则需根据不同疾病而定，如 COPD 和危重症哮喘 3 ~ 5cmH$_2$O，肺水肿 5 ~ 10cmH$_2$O，ARDS 5 ~ 15cmH$_2$O，肺间质纤维化 2 ~ 3cmH$_2$O。根据患者病情变化随时调整通气参数，最终以达到缓解气促、减慢呼吸频率、增加潮气量和改善动脉血气为目标。

（3）参数调节

成人潮气量设定为 5 ~ 12ml/kg。

气道峰压不可超过 35mbar，进气压力应在 15 ~ 20mbar，吸气末正压应在 3 ~ 5mbar。

呼吸频率为 12 ~ 20 次/分，通常设置吸气时间为 0.8 ~ 1.2 秒或吸呼比在 1∶1.5 ~ 1∶2.5。

流速设置在 40 ~ 60L/min。

触发灵敏度：压力触发常为 -0.5 ~ -1.5cmH$_2$O，流速触发常为 2 ~ 5L/min。

氧浓度：机械通气初始阶段，可给高 FiO$_2$（100%）以迅速纠正严重缺氧，以后依据目标 PaO$_2$、PEEP 水平、MAP 水平和血流动力学状态，酌情降低 FiO$_2$ 至 50% 以下，并设法维持 SaO$_2$ > 90%，若不能达上述目标，即可加用 PEEP、增加平均气道压，应用镇静剂或肌松剂；若适当 PEEP 和 MAP 可以使 SaO$_2$ > 90%，应保持最低的 FiO$_2$。

设置 PEEP 的作用是使萎陷的肺泡复张、增加平均气道压、改善氧合，常应用于以 ARDS 为代表的 Ⅰ 型呼吸衰竭，一般设置 2 ~ 10cmH$_2$O，ARDS 时可提高至 15cmH$_2$O。

5. 人机互动　将呼吸机连接到患者气管插管或无创通气面罩，注意观察患者对于机械通气治疗的反应，并据此调节呼吸机模式或参数。

6. 撤机指征　待自主呼吸恢复，意识清楚，气道廓清能力正常，血流动力学稳定，基础疾病控制，通气功能或氧合功能恢复正常可停用呼吸机。目前尚无单一指标能指导撤机时机，延迟撤机可增加医疗费用及并发症，但过早撤机可导致撤机失败，增加再插管率、待机时间、住院日和病死率，所以选择恰当的脱机时机以成功脱机仍是目前的研究热点，现行较为准确的预测方法为自主呼吸试验。

7. 自主呼吸试验（SBT）　是指运用 T 管或低水平支持的自主呼吸模式（CPAP/PSV）于接受有创机械通气的病人，通过短时间（30 ~ 120 分钟）的动态观察，以评价患者完全耐受自主呼吸的能力，借此达到预测撤机成功可能性的目的。

插管上机超过 24 小时后，欲撤机前进行评估，如果病人符合以下条件，即可进行 SBT：①原发病得到控制；②PaO$_2$/FiO$_2$ > 150 ~ 200；③PEEP ≤ 5 ~ 8cmH$_2$O；④FiO$_2$ ≤ 0.4 ~ 0.5，f/V$_T$ ≤ 105，pH > 7.25；⑤无活动性心肌缺血；⑥血管活性药物或镇静镇痛药物的需要量少（例如多巴胺剂量 < 5μg/(kg · min)；⑦有自主呼吸触发。

撤离呼吸机用 T 型管或呼吸机螺纹管持续气道压力为 5cmH$_2$O，FiO$_2$ 或 PEEP 保持不变。观察30～120分钟，如无下述中的任意一项，即通过，可以撤机；如失败，迅速接上之前用的呼吸机，第二天重新开始评估。

失败：

（1）呼吸频率>35次/分或<8次/分，持续5分钟或更长。

（2）动脉血氧饱和度<88%，持续5分钟或更长。

（3）迅速发生神志改变。

（4）发生急性心律失常。

（5）含2项或更多呼吸窘迫体征，包括心动过速（>130次/分）、心动过速（<60次/分）、呼吸辅助肌参与呼吸、胸腹矛盾呼吸、出汗或明显的呼吸困难。

（五）注意事项

1. 呼吸机操作者应熟练掌握机械性能、使用方法、故障排除等，以免影响治疗效果或损害机器。

2. 必须充分注意通气过程中的气道管理，保证气道的湿度和温度，时刻注意气道通畅情况。

3. 应用呼吸机患者应有专人监护、护理，并按时及时记录呼吸机治疗模式及相关生命体征，并应定期复查相关化验检查。

4. 机械通气治疗的主体是患者，不应片面强调模式或参数的重要性，应根据患者病情及反应进行相关调节。

（六）病案示例

患者，男，82岁。既往COPD、肺心病病史。3天前因劳累后出现发热伴咳喘，半小时前出现咳喘加重伴意识不清就诊于急诊，来诊后患者意识不清，呼吸浅快，心率增快，查动脉血气提示Ⅱ型呼吸衰竭，予气管插管后行机械通气，模式选择压力支持通气，呼气末正压5mbar，压力支持设定为8mbar，吸氧浓度40%，吸气触发流速为2L/min，患者潮气量为450～600ml，呼吸25次/分，血氧饱和度98%，心率和血压逐渐平稳。（患者身高180cm，标准体重约75kg）

知识拓展

自主呼吸试验（SBT）：包括3分钟T管试验和低水平CPAP/PSV试验。

1. T管试验　是指将T管与气管插管或气管切开导管直接相连，通过气道加温加湿吸入气体，保持FiO_2达到一定浓度，使患者处于完全自主呼吸状态3分钟。①优点：试验成功预示自主呼吸能力较强，撤机和拔管成功率较高；②缺点：易造成患者呼吸困难和呼吸机疲劳，易导致应激反应。

2. 低水平CPAP　是指将呼吸机模式改为持续气道正压通气，设定压力为5mbar，保持FiO_2浓度不变，使患者处在该状态下3分钟。适用于COPD患者和左心功能不全患者；拔管后存在心衰风险。

3. 低水平PSV　是指将呼吸机模式改为压力支持通气，压力支持设定为5～7mbar，呼气末正压设定为5mbar，维持FiO_2浓度不变，使患者处在该状态下3分钟。能更加准确的判断患者能否克服自身胸肺阻抗做自主呼吸的能力；选择不当的压力会造成试验误差。

3分钟自主呼吸试验通过后，根据不同年龄及病种选择后续自主呼吸时间，年轻患者30分钟，年老或体弱多病患者应延长；COPD患者宜1～2小时，心衰、ARDS和肺炎患者宜选择30分钟；长期带机和呼吸肌萎缩患者，120分钟也不足以呼吸肌耐力，必须通过呼吸肌锻炼、逐步延长脱机时间的方法撤机。若患者能耐受则预示脱机成功。

（曹秋梅　李桂伟）

第七节　搬　运　术

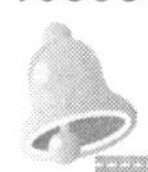

【培训目标】

掌握各种搬运术的方法、适用疾病、搬运体位的选择及注意事项。

（一）搬运用物

1. 徒手搬运　不需要任何工具。

2. 器械搬运　最常用的工具担架有帆布担架、铲式担架、四轮担架等。现场抢救时也可就地制作一些简便的担架，如用椅子、门板、毯子、绳子等。

（二）搬运方法

1. 徒手搬运　徒手搬运不需要任何器材，在狭小地方往往只能用此方法。

（1）单人背法搬运：让伤员双上肢抱住自己的颈部，伤员的前胸紧贴自己的后背，用双手托住伤员大腿中部，适用于体重较轻及神志清楚伤员的搬运（图5-15）。

（2）单人抱法搬运：将伤员一上肢搭在自己肩上，然后一手抱伤员的腰，另一手肘部托起大腿，手掌部托其臀部，适用于体重较轻及神志不清的伤员的搬运。

（3）双人拉车式：一人双上肢分别托住伤员的腋下，另一人托住伤员的双下肢，适用于非脊柱伤病人的搬运（图5-16）。

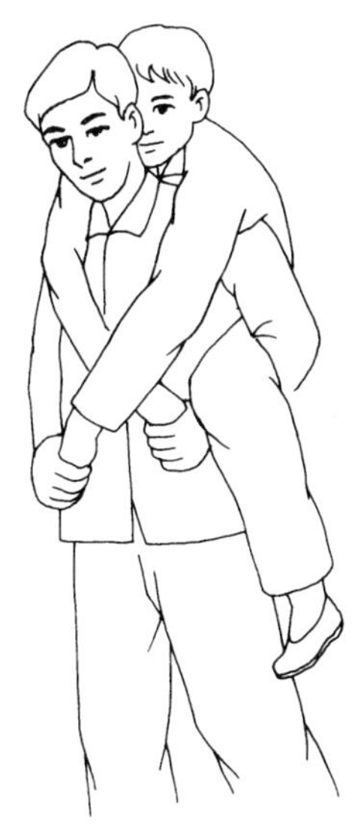

图5-15　单人背法搬运

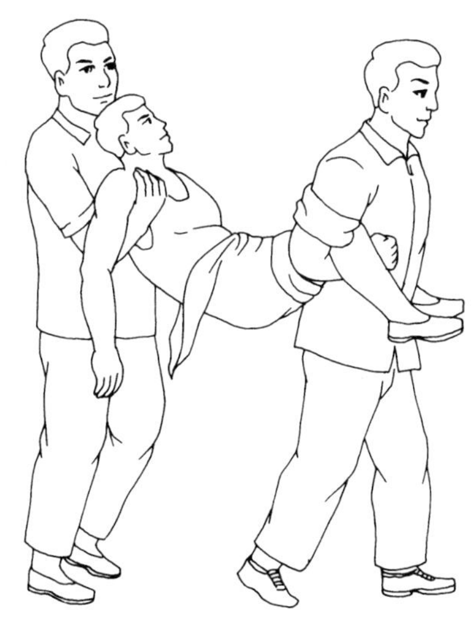

图5-16　双人拉车式

（4）多人平托法搬运：几个人分别托住伤员的颈、胸腰、臀部、腿，一起抬起，一起放下，适用于脊柱伤伤员（图5-17）。

2. 器材搬运

（1）担架搬运法：担架是搬运伤员的主要工具，使用时应注意以下事项：①适当固定；②行走时伤病员的头朝后，脚朝前，以便于搬运途中后面抬担架的人可随时观察伤病员的呼吸、面色和神志；③抬担架的人步调必须一致、平稳；④搬运中尽可能使担架保持水平。

（2）其他器材：可用椅子、毯子、木板等进行，要注意看护伤员或扎好安全带，防止翻落，上下楼梯时尽可能使伤员体位接近水平，并使伤员的头部略高位。

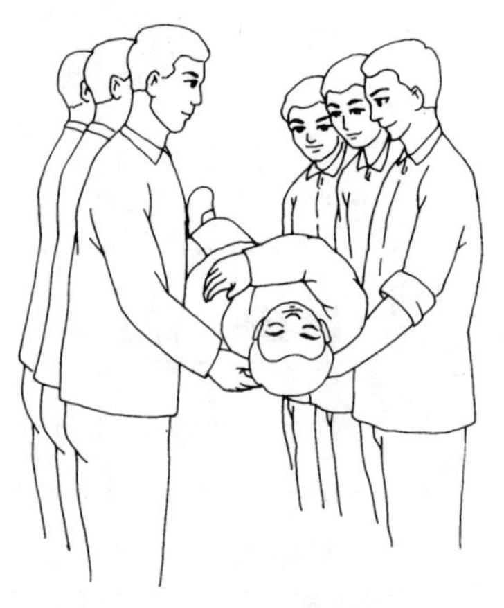

图 5-17　多人平托法搬运

（三）搬运体位

1. 颅脑伤　伤员取侧卧位，若只能平卧位时，头要偏向一侧，以防止呕吐物或舌根下坠阻塞气道。

2. 胸部伤　伤员取坐位，有利于伤员呼吸。

3. 腹部伤　伤员取半卧位，双下肢屈曲，有利于放松腹部肌肉，减轻疼痛和防止腹部内脏脱出。

4. 脊柱伤　伤员椎骨折者应先行颈椎固定后再搬运。对胸腰椎骨折者搬运应有 3～4 人在场时同时搬运，搬运时动作要一致，搬运时整个身体要维持在一条线上。千万不能双人拉车式或单人背、抱搬运，否则会引起脊髓损伤以致造成肢体瘫痪。

（四）注意事项

1. 经必要的止血、包扎和固定后，方能搬运和护送伤员，按照伤情严重者优先，中等伤情者次之，轻伤者最后的原则搬运。

2. 怀疑有脊柱骨折的伤病员必须采用“圆木”原则进行搬运，使脊柱保持中立。

3. 搬运全过程中，要随时观察伤病员的表情，监测其生命体征，遇有伤病情恶化的情况，应该立即停止搬运，就地救治。

4. 于严重外伤的伤员，尽量由专业医务人员搬运。

（五）病案示例

患者，男，45 岁。既往体健。高空坠落摔伤，足臀部着地，现背部剧烈疼痛，站立及翻身困难。查体发现背部中线部位局部肿胀伴有胸椎 11、12 棘突压痛明显。应有 3～4 人在场时同时搬运，搬运时动作要一致，搬运时整个身体要维持在一条线上，使脊柱保持中立。

知识拓展

搬运伤员常用的担架和使用方法

担架是运送病人最常用最适宜的工具，救护车上的走轮担架、升降担架、铲式担架、硬脊板担架等最符合人体的生理特点，这些担架可起到保护固定病人的作用。

1. 升降担架、走轮担架　为目前救护车内装备的担架，符合病情需要，便于伤病者躺卧。因担架自身重量较重，搬运时较费力。

2. 铲式担架　是由左右两片铝合金或其他抗压材料构成。搬运伤员时，先将伤员放置在平卧位，固定颈部，然后分别将担架的左右两片从伤员侧面插入背部，扣合后再搬运。

3. 负压充气垫式固定担架　使用负压充气垫式固定担架是搬运多发骨折及脊柱损伤伤员的工具。充气垫可以适当地固定伤员的全身。使用时先将垫充气后铺平，将伤员放在垫上，抽出袋内空气，气垫即可变硬，同时伤员身体就固定在其中，搬运途中可始终保持稳定。

4. 硬脊板担架　专门用于怀疑脊柱骨折的病人。脊柱板应配合颈托、头部固定器、固定带使用。

（李桂伟）

第八节　常见骨折临时固定术

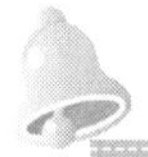

【培训目标】

掌握骨折的诊断、固定术的目的、固定方法及注意事项。

（一）骨折的诊断

骨折后常有下列专科体征：

1. 畸形骨折移位，受伤肢体的形状发生改变。
2. 反常活动在肢体没有关节的部位出现活动。
3. 骨擦音或骨擦感。

只要伤员有上述三体征之一，即可诊断骨折，除此以外，骨折还有一般表现，即骨折部位出现疼痛和压痛，局部有肿胀、瘀斑，骨折部位出现功能障碍。故有上述表现者，应诊断骨折或怀疑有骨折存在，均应固定。

（二）固定的目的

骨折固定可防止骨折端移动，减轻伤病员的痛苦，也可以有效地防止骨折端损伤血管、神经。

（三）固定的材料

骨折临时固定最常用的器材是夹板，常用的有木质、铁质、塑料制作的夹板或固定架。急救时常就地取材，选用长短宽窄合适木板、竹竿、树枝、纸板等简便材料，有时亦可利用伤员的身体，健肢将伤肢固定，如将受伤的上肢固定于胸前，用健肢来固定受伤下肢等。另备纱布或毛巾、棉垫、绷带、三角巾等。

（四）固定方法

1. 颈椎骨折

（1）颈托固定：在颈部前、后方分别放一块固定材料或颈托半托围绕颈部。

（2）头颈临时固定：急救时可在颈部两侧用枕头或沙袋暂时固定，颈后垫软枕，将头部用绷带固定。

2. 脊椎骨折　将伤员仰卧于木板床上，用绷带将胸、腹、髂、脖、踝等固定于木板上。

3. 上臂骨折　可用长、短两块夹板，长夹板放于上臂的后外侧，短夹板置于前内侧，在骨折部位上下两端固定。将夹板放在骨折上臂的外侧，用绷带固定；再固定肩关节时，

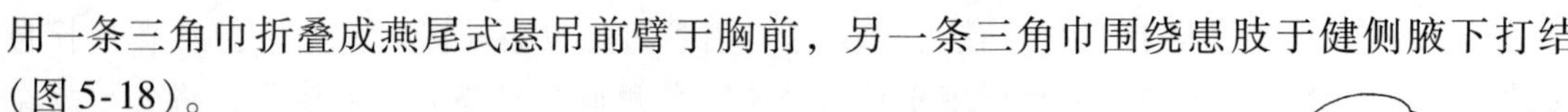

用一条三角巾折叠成燕尾式悬吊前臂于胸前，另一条三角巾围绕患肢于健侧腋下打结（图5-18）。

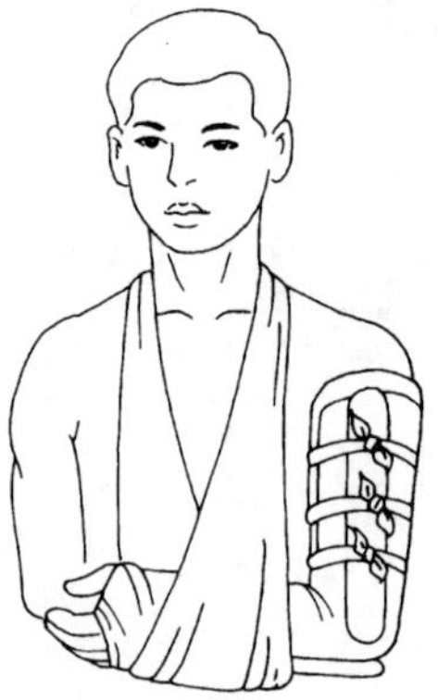

4. 前臂骨折　将夹板置于前臂外侧，也可用两块夹板，分别置于前臂的内、外侧，然后用绷带于两端固定牢。然后固定腕、肘关节，用三角巾将前臂屈曲悬吊胸前，用另一三角巾将伤肢固定于胸廓。

5. 骨盆骨折　用三角巾或大块布料将骨盆做环形包扎，仰卧于硬板或硬质担架上，膝下加垫使之微屈。

6. 股骨骨折

（1）健肢固定法：用绷带或三角巾将双下肢（患肢和健肢）绑在一起，在膝、踝关节及两腿内的空隙处加棉垫。

图5-18　上臂骨折固定

（2）股骨骨折躯干固定法：用长夹板从足跟至腋下，短夹板从足跟至大腿根部，分别置于患腿的外、内侧，用绷带或三角巾捆绑固定（图5-19）。

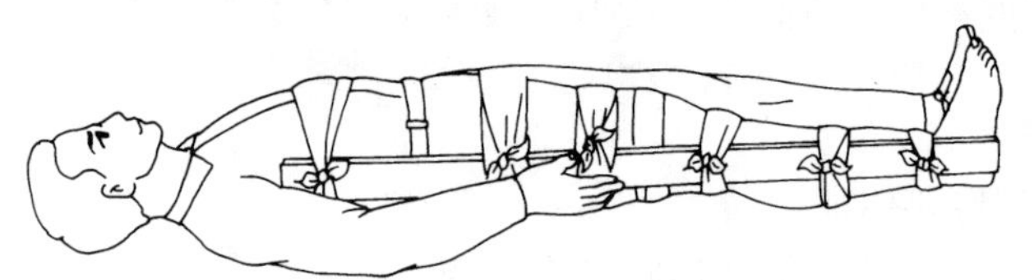

图5-19　股骨骨折躯干固定法

7. 小腿骨折　用长度由足跟至大腿中部的两块夹板，分别置于小腿内外侧，再用三角巾或绷带固定，亦可采用健肢固定法。

8. 多根肋骨骨折　胸部外伤伴有多根肋骨骨折，则胸壁失去支持而出现反常呼吸运动。可用衣物、枕头等加压包扎伤侧以遏制胸壁浮动；必要时（无适当物品可用）将伤员侧卧在伤侧。

9. 锁骨骨折　8字绷带或双圈固定（图5-20）。

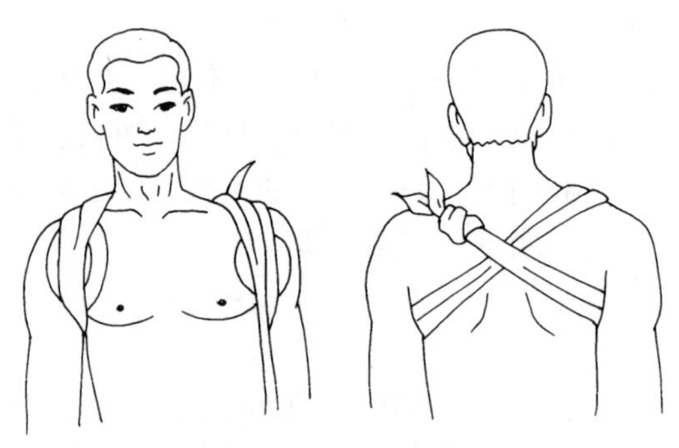

图5-20　锁骨骨折8字绷带固定

10. 开放性骨折并骨端外露　包扎时外露的骨折端不要还纳；若自行还纳者应该注明。

（五）注意事项

1. 有创口者应先止血、消毒、包扎，再固定，伤员出现休克时应及时抢救。

2. 对大腿、小腿及脊柱骨折者，不宜随意搬动，应就地临时固定。

3. 固定前应先用布料、棉花、毛巾等铺垫在夹板上，夹板不可与皮肤直接接触，尤其在骨突出部位和悬空部位应加厚棉垫，以免损伤皮肤。

4. 夹板应放在骨折部位的下方或两侧，最好固定上下各一个关节。

5. 用绷带固定夹板时，应先从骨折下部缠起，以减少伤肢充血水肿。

6. 固定松紧应适宜，肢体固定时，一定要将指（趾）端露出，以便随时观察末梢血液循环情况。

（六）病案示例

患者，男，36 岁，既往体健。因车祸撞击髋部倒地，查体：呼吸平稳，心率正常，四肢可运动，髋部疼痛，骨盆挤压痛、骨盆分离痛，患者诉尿频，尿急并有肉眼血尿。应考虑患者骨盆骨折，膀胱损伤可能。用三角巾或大块布料将骨盆做环形包扎，仰卧于硬板或硬质担架上，膝下加垫使之微屈。

（李桂伟）

第九节　开放性创口的急救处理

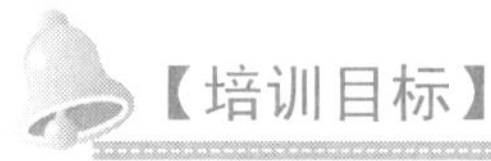

【培训目标】

掌握止血的方法、止血带使用注意事项及包扎的注意事项。

一、止　　血

出血，尤其是大出血，属于外伤的危重急症，若抢救不及时，病人会有生命危险。止血技术是外伤急救技术之首。

（一）判断出血的性质

1. 动脉出血血液呈喷射状，速度快。

2. 静脉出血血液呈暗红色，流出速度较慢。

3. 毛细血管出血整个创面渗血。不易找到出血点。

4. 实质脏器破裂出血出血量大。

（二）止血方法

1. 指压止血法　适用于动脉位置浅表且靠近骨骼处的出血。如头、面、颈部和四肢的外出血。

（1）直接压迫止血：用清洁的敷料盖在出血部位上，直接压迫止血。

（2）间接压迫止血：用手指压迫伤口近心端的动脉，用力将动脉压向深部的骨上，阻断动脉血运，能有效达到快速止血的目的。

2. 加压包扎止血法　适用于中、小静脉、小动脉或毛细血管出血。

用敷料或其他洁净的毛巾、手绢、三角巾等覆盖伤口，加压包扎达到止血目的。必要时可将手掌放在敷料上均匀加压，一般 20 分钟后即可止血。

3. 填塞止血法　适用于伤口较深的出血。

用消毒纱布、敷料（如果没有，用干净的布料替代）填塞在伤口内，再用加压包扎法包扎。

4. 止血带止血法　一般只适用于四肢大出血，或采用其他方法后不能有效控制的大出血时才选用。包括以下四种方法：

（1）勒紧止血法：在伤口上部将叠成带状的三角巾绕肢体一圈为衬垫，第二圈压在第一圈上面勒紧打结。

（2）橡皮止血带止血法：抬高患肢，将软布料、棉花等软织物衬垫于止血部位皮肤上。扎止血带时一手掌心向上，手背贴紧肢体，止血带一端用虎口夹住，留出长约 10cm 的一段，另一手拉较长的一端，适当拉紧拉长，绕肢体 2～3 圈，以前一手的示指和中指夹住橡皮带末端用力拉下，使之压在紧缠的橡皮带下面即可（图 5-21）。

（3）绞紧止血法：将三角巾叠成带状，在出血伤口上方绕肢体一圈，两端向前拉紧打一活结，并在一头留出一小套，取小木棒、笔杆、筷子等作绞棒，插在带圈内，提起绞棒绞紧，再将木棒一头插入小套内，并把小套拉紧固定即可（图 5-22）。

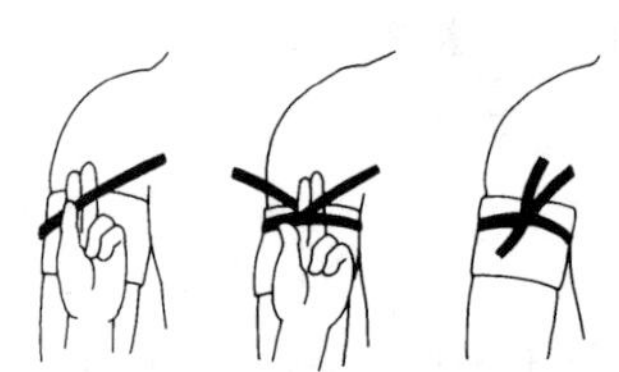

图 5-21　橡皮止血带止血法

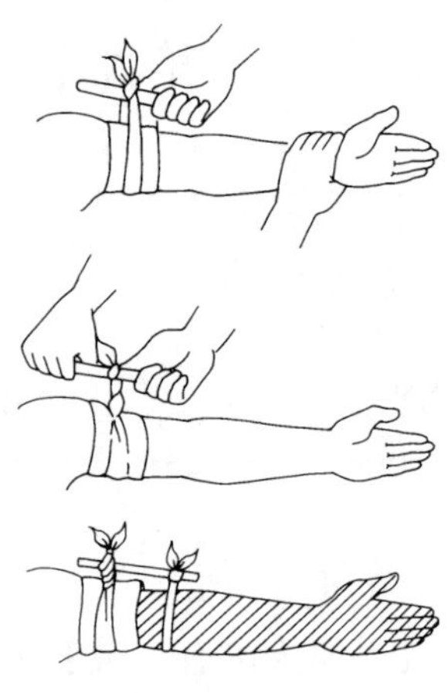

图 5-22　绞紧止血法

（4）气囊止血法：用血压计袖带，把袖带绕在扎止血带的部位，然后打气至伤口停止出血。

注：使用止血带的注意事项如下：

1）部位要准确：止血带应扎在伤口的近心端，并应尽量靠近伤口。

2）前臂和小腿不适宜扎止血带。

3）上臂：不可扎在下 1/3 处，以防损伤桡神经。宜扎在上 1/3 处。

4）大腿：宜扎在上 2/3 处。

5）止血带松紧要适度：止血带的松紧度以刚达到远端动脉搏动消失，刚能止血为度。

6）加衬垫：止血带与皮肤之间应加衬垫，以免损伤皮肤。切忌用绳索或铁丝直接加压。

7）标记要明显：记上使用止血带日期、时间和部位并挂在醒目的部位，便于观察，同时迅速转送。

8）时间控制好：扎止血带的时间不宜超过 3 小时。并应 1 小时松止血带 1 次，每次放松 2～3 分钟。松解止血带前，要先补充血容量，做好纠正休克和止血用器材的准备；

松解时，如果伤员出血，可用指压法止血。

9）上止血带之前应抬高患肢 2 ~3 分钟，以增加静脉回心血流量。

5. 强屈关节止血法　适用于肘、膝关节远端肢体受伤出血。在肘、腘窝垫以棉垫卷或绷带卷，将肘关节或膝关节尽力屈曲，借衬垫物压住动脉，并用绷带或三角巾将肢体固定于屈曲位，以阻断关节远端的血流（图 5-23）。

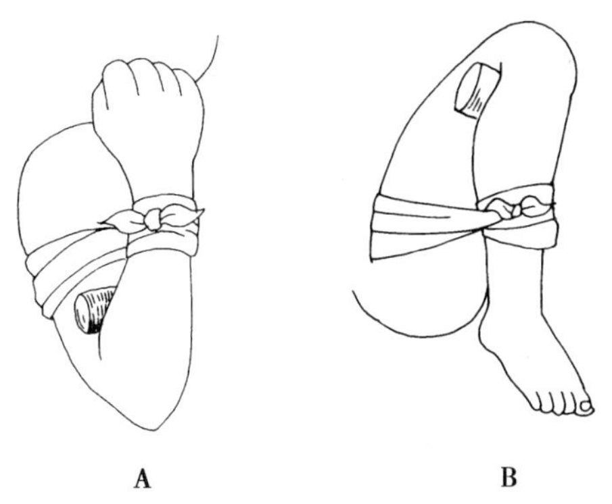

图 5-23　强屈关节止血法

注意：必须先确定局部有无骨关节损伤，有骨关节损伤者禁用。

二、包　扎

快速、准确地将伤口用自粘贴、尼龙网套、纱布、绷带、三角巾或其他现场可以利用的布料等包扎。

（一）包扎目的

1. 局部加压，帮助止血。
2. 保护伤口、减少伤口感染和再损伤。
3. 固定伤口上的敷料、夹板。
4. 扶托受伤肢体，使伤部舒适安全，减轻痛苦，有利于转运和进一步治疗。

（二）包扎用品

1. 制式材料　卷轴绷带，三角巾，四头带，多头带，丁字带。
2. 就地取材　洁净的毛巾、衣服、被单、丝巾等。

（三）包扎方法

1. 绷带包扎

（1）环形包扎法：适用于绷带包扎开始与结束时，或包扎颈、腕、胸、腹等粗细相等的部位的小伤口。

（2）蛇形包扎法：适用于需将绷带由一处迅速延伸至另一处时，如夹板固定（图 5-24）。

（3）螺旋形包扎法：适用于包扎直径基本相同的部位如上臂、躯干、大腿等。

（4）螺旋反折包扎法：适用于直径大小不等的部位，如前臂、小腿等。注意不可在伤口上或骨隆突处反折。

（5）“8”字形包扎法：适用于直径不一致的部位或屈曲的关节如肩、髋、膝等部位，应用范围较广（图 5-25）。

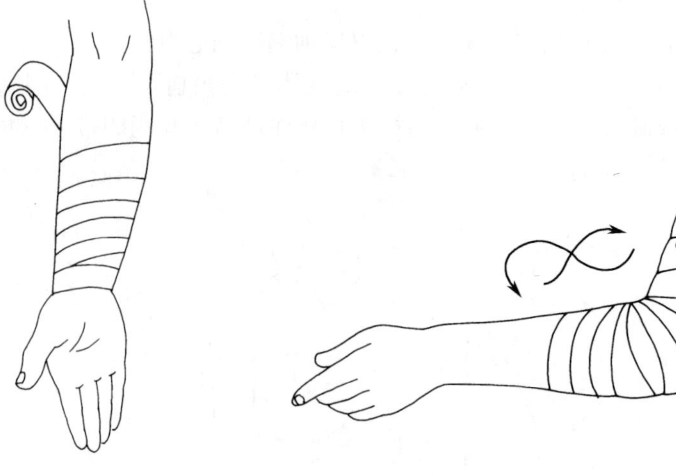

图5-24　蛇形包扎法　　　　图5-25　“8”字形包扎法

（6）回返包扎法：多用来包扎有顶端的部位如头部、断肢残端。比较有代表性的是头部帽式包扎法。

2. 三角巾包扎

（1）头顶帽式包扎：适用于头部外伤的伤员。

（2）下颌部包扎法。

（3）面部面具式包扎法（图5-26）。

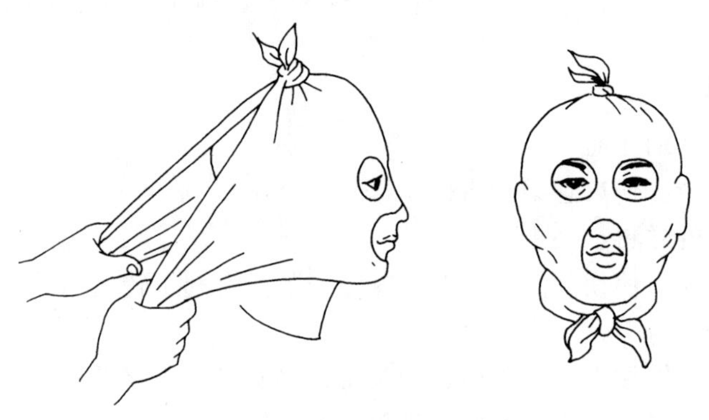

图5-26　面部面具式包扎法

（4）肩部包扎：适用于肩部有外伤的伤员。

（5）胸背部包扎：燕尾巾包扎单肩、燕尾巾包扎双肩、三角巾包扎胸部及燕尾巾包扎胸部。三角巾、燕尾巾包扎背部方法与胸部相同，只是位置相反，结打于胸部（图5-27）。

（6）腹部包扎：适用于腹部或臀部有外伤的伤员。

（7）手（足）部包扎：适用于手或足有外伤的伤员，包扎时一定要将指（趾）分开。

（8）膝关节包扎：同样适用于肘关节的包扎，比绷带包扎更省时，包扎面积大且牢固。

3. 腹、臀部包扎

（1）燕尾巾包扎腹（臀）部：燕尾巾底边系带围腰打结，夹角对准大腿外侧中线，

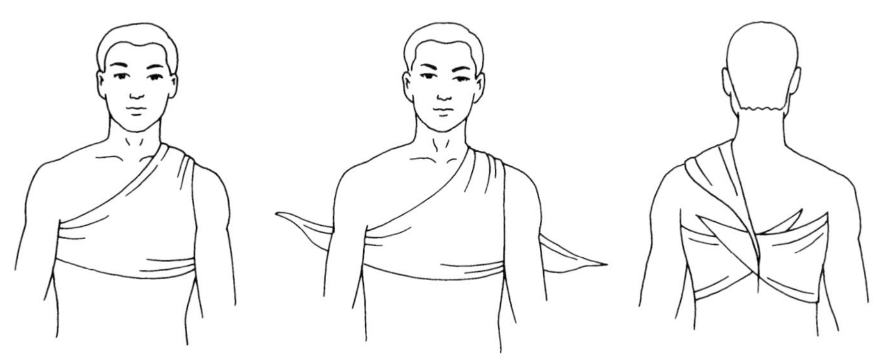

图 5-27　三角巾包扎胸部

前角大于后角并压住后角。前角经会阴向后拉与后角打结。臀部包扎方法与腹部相同，只是位置相反，后角大于前角。

（2）三角巾包扎腹（臀）部：三角巾顶角朝下，底边横放于脐部并外翻 10cm 宽，拉紧底角至腰背部打结，顶角经会阴拉至臀上方，同底角余头打结。

（三）注意事项

1. 包扎前需要简单清创。

2. 选好包扎用物，大小规格要合适，干燥、无污染。

3. 体位舒适。可取坐位或卧位，需要抬高肢体时，应给适当的扶托物。包扎的肢体必须保持功能位置。

4. 适当加衬垫。皮肤皱褶处如腋下、乳下、腹股沟等，应用棉垫或纱布衬隔，骨隆突处也用棉垫保护。

5. 保持正确的包扎方向。绷带的环绕方向一般由左向右，从远心端向近心端，以利于静脉血液的回流，指端尽量外露，便于观察血液循环情况。

6. 打结应避开伤口。绷带或三角巾固定时的结应放在肢体的外侧面，包扎打结或用别针固定的位置，应在肢体外侧面或前面。切忌在伤口上、骨隆突处或易于受压的部位打结。

7. 包扎的动作规范。可以用四个字概括包扎动作的基本要求，即快、准、轻、牢。

（四）病案示例

患者，男，26 岁。既往体健。因打架斗殴，被砍伤小臂背侧，现流血暗红，伤肢手指各方向活动正常，伤肢内旋、外旋运动正常。考虑静脉出血，先进行清创，不宜使用止血带，用敷料或其他洁净的毛巾、手绢、三角巾等覆盖伤口，加压包扎达到止血目的，注意绷带松紧适度，打结处避开伤口。

知识拓展

特殊伤的处理

1. 开放性颅脑伤　颅脑损伤脑组织膨出时，可用保鲜膜、软质的敷料盖住伤口，再用干净碗扣住脑组织，然后包扎固定，伤员取仰卧位，头偏向一侧，保持气道通畅。解开领扣、裤带以利于呼吸。伤员侧卧，头偏向一侧，保持呼吸道通畅。

2. 开放性气胸　应立即封闭伤口，防止空气继续进入胸腔，用不透气的保鲜膜、塑料袋等敷料盖住伤口，再垫上纱布、毛巾包扎，伤员取半卧位。

3. 异物插入　无论异物插入眼球还是插入身体其他部位，严禁将异物拔除，应将异物固定好，再进行包扎。

（李桂伟）

第十节　洗　胃　术

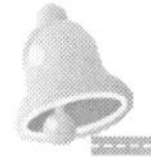

【培训目标】

掌握洗胃术的适应证、禁忌证、操作流程及注意事项。

（一）适应证

对于胃肠道急性中毒如吞服有机磷、无机磷、生物碱等毒物者，可分为催吐洗胃术和胃管洗胃术，洗胃效果与口服毒物时间有关，时间越短效果越好，一般以2个小时内为佳，故抢救时如无胃管应尽快催吐洗胃。意识障碍、配合催吐能力差、需留取胃液标本送毒物分析者则首选胃管洗胃术。

（二）禁忌证

1. 催吐洗胃术禁用于

（1）意识障碍者。

（2）抽搐、惊厥未控制之前。

（3）患者不合作或拒绝饮水。

（4）服用腐蚀性毒物等可能造成消化道破损者。

（5）合并上消化道出血、主动脉瘤、食管静脉曲张者。

2. 胃管洗胃术禁用于

（1）强酸、强碱及其他对消化道有明显腐蚀作用的毒物中毒。

（2）伴有上消化道出血、食管静脉曲张、主动脉瘤、严重心脏疾病等患者。

（3）中毒诱发惊厥未控制或可能存在气道误吸者。

（三）器械准备

压舌板，胃管，洗胃机，液状石蜡，无菌手套，开口器，听诊器，喂食器，简易负压吸引器，漏斗，洗胃液，污物桶。

（四）步骤与方法

1. 催吐洗胃术　患者取坐位，频繁口服大量洗胃液，每次400～700ml，至患者有饱胀感，随即取压舌板刺激患者咽喉壁，引起反射性呕吐，排出洗胃液，如此反复多次至排出的洗胃液清亮无味为止。

2. 胃管洗胃术

（1）患者位置：取坐位或半坐位，中毒较重者可取侧卧位，应将口腔内异物或义齿去除。

（2）留置胃管：戴无菌手套将胃管前端涂液体石蜡后，左手持胃管底端，右手持胃管顶端5cm处，自鼻腔或口腔缓缓插入。当胃管插入10～15cm处（咽喉部）时，嘱患者做吞咽动作，顺势将胃管推入。若患者配合困难，则应轻轻抬起其头部，使咽喉部弧度增大，可较为顺畅的将胃管置入，插入深度一般以 45～55cm 为宜，约为前额发际到剑突的距离。

（3）操作事项：有意识障碍者，经口下入时可用开口器撑开上下牙列；在插入胃管过程中如遇患者剧烈呛咳、呼吸困难、面色发绀，则应考虑误入气道，需迅速拔出胃管；下胃管过程中则应做到动作轻柔，不可强行下入，以免造成食管损伤或破裂。

（4）证实位置：为证实胃管已进入胃内，可用空喂食器快速将空气注入胃管，可用听诊器在剑突下听见气泡声，即可确定胃管已在胃内。

（5）连接洗胃机并按机器提示步骤操作：注意保持胃管通畅性，若无洗胃机时，可先将简易负压吸引器连接胃管，并放在低于胃的位置，通过负压抽尽胃内容物，必要时可留取标本送检；然后将漏斗连接胃管，举高漏斗高过头部 30～50cm，每次将洗胃液倒入漏斗 300～500ml，当漏斗中尚有少量洗胃液时，迅速将漏斗降至低于胃的部位，并倒入污物桶中，如此反复灌洗直至洗出液清亮无味为止。

（6）洗胃后事项：完毕后可根据病情胃管内注入解毒剂、活性炭、导泻药等，并及时拔除胃管。

（五）注意事项

1. 患者多处在危急情况，急救人员应迅速、准确、轻柔的操作来完成洗胃的全过程。

2. 在洗胃过程中应随时观察患者生命体征变化，如患者出现腹痛、流出血性灌洗液或出现休克现象，则应立即停止洗胃。

3. 注意每次灌入量与吸出量的基本平衡，每次不可灌入过多液体，否则可能引起胃内压上升，增加毒物吸收。

4. 口服毒物时间过长患者，单独应用洗胃术作用有限，应联合血液净化治疗。

（六）病案示例

患者，女，38 岁，既往体健。因争吵后自服敌敌畏 50ml 半小时就诊于急诊，来诊后突发意识不清，呼吸急促，体温升高，周身汗出，口角可见分泌物，即刻予洗胃术及祛除衣物、头发，并行气管插管连接呼吸机辅助通气，并予药物对症治疗。

知识拓展

洗胃液种类

1. 温水或生理盐水　主要针对毒物性质不明的急性中毒者，抽出胃内容物也适于送检。

2. 碳酸氢钠溶液　一般应用 2%～4% 的溶液，常用有机磷农药中毒及砷中毒，禁用于美曲磷酯中毒。

3. 高锰酸钾溶液　一般应用 1∶5000～1∶2000 的浓度，常用于急性巴比妥类药物、阿托品等中毒，禁用于对硫磷中毒；

4. 茶叶水　主要应用于自救过程，因其还有大量鞣酸，且来源容易，适用于有沉淀重金属及生物碱等毒物。

（李桂伟）

第十一节　多功能监护仪的使用

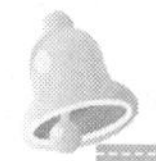

【培训目标】

掌握多功能监护仪的目的、适用人群、监护生理参数及操作步骤。

（一）应用多功能监护仪的目的

1. 可以连续监测病人心率、血压、脉搏、呼吸，以及血流动力学、血液化学的变化。

2. 发生严重变化时自动发出报警，使医务人员及时发现，采取措施进行处理，以提高病人治愈率，也可协助诊断。

（二）适用人群

常用于心律失常、重危病人，以及手术中、手术后监护。

（三）监护生理参数及相关注意事项

1. 心电图　主要用于心律失常、传导阻滞、心肌缺血缺氧、心肌梗死的诊断及监测。由于监护的侧重点不同，标准 12 导联很少用于普通监护。现在用的监护仪都是 5 导联。

五个电极安放位置如下：右上（RA）：右锁骨中线第二肋间；右下（RL）：右下腹部脐旁；中间（C）：相应心脏导联位置；左上（LA）：左锁骨中线第二肋间；左下（LL）：左下腹部脐旁（图 5-28）。

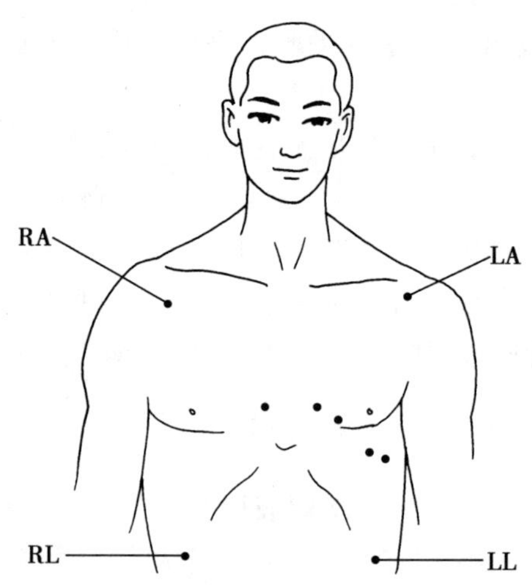

图 5-28　电极片安放位置

2. 心率　是指心脏每分钟搏动的次数。心率测量是根据心电波形，测定瞬时心率和平均心率。

3. 呼吸　利用 ECG 的两个电极，测量病人呼吸时胸廓的阻抗变化。这种方法的缺陷是它不能发现病人的胸廓虽有活动、但气道阻塞没有呼吸气流的危险情况。另外，呼吸信号会受到 ECG 信号的干扰。

侧重于测量呼吸的患者为获得最佳呼吸波，可以适当调整电极位置。例如：腹式呼吸的病人，可以将电极放置腹部左右呼吸最强的位置。

4. 无创血压监护（NIBP）　是最广泛应用的血压监测方法。

（1）优点

1）无创伤性，重复性好。

2）操作简便容易掌握。

3）适应证广，包括不同年龄，各种大小手术，高血压病人以及估计血压波动较大者。

4）自动化血压监测，按需定时测压，省时省力。

（2）使用注意事项

1）选择合适的袖带。

2）连接血压袖带和监护仪的充气管应保证通畅。

3）袖带缠绕位置适当，保证记号 Φ 正好位于肱动脉之上，松紧度适宜。

4）测压的肢体应与病人心脏处于同一水平位置。

5）不要在有静脉输液或插导管的肢体上安装袖带。

5. 有创伤性血压（IBp）的监测

（1）它可以反映每一心动周期内的收缩压、舒张压和平均压。通过动脉压的波形能初步判断心脏功能。并计算其压力升高速率（dp/dt），以估计右心室的收缩功能。经动脉穿刺导管取动脉血标本可定时多次测定血气分析，电解质变化。手术时应用的高频电刀，对心电图可形成交流电干扰，此时可通过动脉波形的描记了解心脏情况，判断是否有心律失常。体外循环转流时，由于动脉搏动消失，用无创方法不能测到血压。通过动脉穿刺直接测压方法仍能连续监测动脉压。由于直接测压方法具有上述诸多优点，可以弥补无创血压监测中的不足。

（2）但该法具有创伤性，有动脉穿刺插管的并发症如局部血肿、血栓形成等，故应掌握指征，并熟悉穿刺技术和测压系统的原理与操作。

6. 血氧饱和度（SpO_2）的监测　SpO_2 为动脉中氧合血红蛋白（HbO_2）占总 Hb 的百分比。

测定时应注意：

（1）不要在同一肢体上同时进行 SpO_2 和 NIBP 的测量。

（2）不要长时间在同一部位测量。

（3）确保指甲遮住光线。

（4）探头电线应沿手背固定。

（四）使用步骤

1. 将用物携至床旁，查对病人床号、姓名。

2. 意识清醒的病人，做好解释工作，以取得病人合作。

3. 接好电源线，打开电源开关。

4. 根据病人需要，调节显示屏下方控制键，如下：

（1）监护仪设定→选择成人/儿童/新生儿。

↘显示器设定：选择不同屏幕和 4 通道。

（2）模块设定→参数通/断：开通所需通道。

↘依次选择心率/脉搏、无创血压、心电图、呼吸、血氧饱和度、有创血压等按键，根据病情需要分别调整。

（3）报警/音量→根据病情分别选择各监测指标的报警上下限。

↘监护仪待命

（4）趋势/计算：查看生命体征的变化。

5. 协助病人仰卧，解开衣扣。

6. 皮肤脱脂，贴电极贴，连接袖带、氧饱和度指套、肛温导线、有创血压换能器。

7. 询问病人感受，密切观察生命体征变化，如有异常，监护仪可自动报警，应及时处理。

8. 病情平稳后，遵医嘱结束监护。

9. 关机，取下各连接线，擦拭消毒，理顺备用。断开电源。

10. 询问病人感受，整理床单及用物。

（五）注意事项

1. 操作前与病人做好沟通解释工作，注意保护病人隐私。

2. 妥善固定各导线，避免折叠、扭曲、缠绕等。

3. 每次使用完毕，用清洁微湿的软布或酒精棉球擦拭机壳外部、各导联线，再用干布擦干，必要时可使用肥皂液擦拭；血压袖带的布套可取下清洗、浸泡消毒或高压消毒。

4. 使用中的监护仪周围应留出至少5cm空间以保证空气流通，使用期间监护仪上禁止覆盖任何物品。

5. 专人管理，定期检查、消毒、维修、保养。

（六）病案示例

患者，男，65岁。既往高血压，冠心病病史。因突发胸闷、憋气、心前区疼痛15分钟就诊于急诊。此患者考虑急性冠脉综合征，立即予以多功能监护仪使用。选择心率/脉搏、无创血压、心电图、呼吸、血氧饱和度等参数，并设定合理报警区间及音量。

（李桂伟）

第十二节　输血治疗

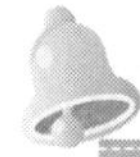
【培训目标】

掌握输血的适应证、禁忌证，合理用血；输血的操作规范及流程，输血常见的不良反应及处理方法。

（一）适应证

1. 大量失血　失血<10%可自体代偿，10%~20%可根据症状的严重度和血红蛋白及HCT的变化选择方案。20%~30%，血压波动，HCT下降，加用浓缩红细胞（concentrated red blood cells，CRBC），小于30%以下原则上不输全血。大于30%，可输全血、CRBC及其他种类液体。晶体/胶体应维持适当比例。

2. 贫血或低蛋白血症　慢性失血、红细胞破坏及白蛋白合成不足。术前输CRBC、补充血浆或白蛋白可纠正贫血及低蛋白血症。

3. 重症感染　适用于全身严重感染，输浓缩粒细胞。

4. 凝血异常　根据凝血异常的原因补充相关的血液成分。

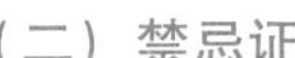

（二）禁忌证

急性肺水肿、充血性心力衰竭、肺栓塞、恶性高血压、真性红细胞增多症、肾功能极度衰竭及对输血有变态反应者。

（三）输血前准备

1. 病人输血前应做血型、输血九项（又称输血前检查）：ALT、HBsAg、HBsAb、HBeAg、HBeAb、HBcAb、anti-HCV、anti-HIV、RPR检查。

2. 病人输血应由经治医师根据输血适应证制订用血计划，报科主任批准后，逐项填写好《临床输血申请单》。

3. 告知病人或其家属输血风险，签署《输血治疗同意书》。

（四）步骤与方法

1. 采集血样，交叉配血　医护人员持输血申请单和贴好标签的试管，当面核对病人的姓名、性别、年龄、住院号、病室/门急诊、床号、血型和诊断，采集血样（严禁从静脉输液通路中直接采取）。由医护人员或专门人员将受血者血样与输血申请单送交输血科，双方进行逐项核对。由输血科进行交叉配血。

2. 取血　输血科配血合格后，由医护人员到输血科（血库）取血。取血与发血的双方必须检查核对：受血者的姓名、床号、住院号、血型（RH因子）、血液成分、用血量、编号、交叉配血试验结果、血液质量（色、质、量）、有效期，准确无误时，双方共同签字后方可发出。

3. 输血

（1）输血前由2名医护人员核对交叉配血报告单及血袋标签各项内容，检查血袋有无破损渗漏，血液颜色是否正常。准确无误方可输血。

（2）输血时，由2名医护人员带病历共同到患者床旁核对患者姓名、性别、年龄、病案号、病室/门急诊、床号、血型等，确认与配血报告相符，再次核对血液后，用符合标准的输血器进行输血。

（3）输血前用生理盐水冲洗输血管道，根据需要进行输血前用药。

（4）取回的血应尽快输用，不得自行储血。输血前将血袋内的成分轻轻混匀，避免剧烈震荡，血液内不得加入其他药物，如需稀释只能用静脉注射生理盐水。

（5）输血前后用静脉注射生理盐水冲洗输血管道。连续输用不同供血者的血液时，前一袋血输尽后，用静脉注射生理盐水冲洗输血器，再接下一袋血继续输注。

（6）输血过程中应先慢后快，再根据病情和年龄调整输注速度，并严密观察受血者有无输血不良反应。一般开始调节滴速 <20滴/分，观察15分钟后无不良反应，根据病情再次调节滴速并记录。

（7）输血后，再次用静脉注射生理盐水冲洗输血管道，医护人员进行输血记录，对有输血反应的应逐项填写患者输血反应回报单，并返还输血科（血库）保存。

（8）输血完毕后，医护人员将输血记录单（交叉配血报告单）贴在病历中，并将血袋送回输血科（血库）至少保存1天。

（五）注意事项

1. 病人输血前监测，输血风险告知，签署《输血治疗同意书》。

2. 血严格遵守无菌操作原则和技术规程。

3. 必须在领出血液后30分钟内进行，并要求在3～4小时输完200～300ml。

4. 输血中不得随意向血袋内加入其他药品。

5. 输血时需要稀释时只能用生理盐水稀释。

6. 2个以上供血者之血液时，两者血液不能直接混合，应在输入两者血液之间输以少量生理盐水冲管。

7. 输血中严密观察病人有无不良反应。

（六）病案示例

患者，女，32岁。孕7月，主诉劳累后头晕、心慌2个月余。查体：贫血貌，心肺无异常，腹部膨隆，子宫脐上三指，胎心正常。血常规：红细胞 $2.2\times10^{12}/L$，血红蛋白50g/L，白细胞 $8.0\times10^{9}/L$，血小板 $150\times10^{9}/L$。血型：“O”型。此患者孕晚期重度贫血，存在输血指征，血红蛋白低于70g/L，可考虑输注压缩红细胞，注意输注速度不能太快，一次输血量不可过大。

知识拓展

输血常见并发症与防治见表5-2。

表5-2　输血常见并发症与防治

<table>
<tr><th colspan="2">常见并发症</th><th>原因</th><th>表现</th><th>预防</th><th>治疗</th></tr>
<tr><td colspan="2">非溶血性发热反应（最常见）</td><td>①致热原；
②免疫反应（WBC、PC抗体）</td><td>发热，血压正常</td><td>①去除致热原；②去除白细胞</td><td>对症、减慢、停止输血，抑制发热</td></tr>
<tr><td rowspan="2">变态反应和过敏反应</td><td>变态反应</td><td>不明</td><td>皮肤红斑，荨麻疹，瘙痒</td><td></td><td>使用抗组胺药，严重者停止输血</td></tr>
<tr><td>过敏反应</td><td>抗原抗体反应（IgA缺乏）</td><td>咳嗽，呼吸困难，腹痛，腹泻，神志不清，休克等。</td><td>成分输血，地塞米松。</td><td>停止输血，抗过敏，气管切开。</td></tr>
<tr><td colspan="2">溶血反应（最严重）</td><td>免疫性，非免疫性（冷、热、溶血）</td><td>输血几毫升，出现休克、寒战，高热，呼吸困难，腰背酸疼，胸闷，血红蛋白尿等血压下降。</td><td>三查十对（采血，配血，输血）Rh血，新生儿溶血病</td><td>①抗休克（输晶，胶体，维持血压）治疗；②保肾功（利尿，输 $NaHCO_3$ 使尿液碱化）；③防止DIC，高 K^+</td></tr>
<tr><td colspan="2">细菌污染（少见）</td><td>血液采集，保存，输注不洁</td><td>采血——输血，把关</td><td>发热寒战→感染休克</td><td>停止输血，抗感染治疗。涂片，细菌污染——与血站联系</td></tr>
<tr><td colspan="2">循环超负荷</td><td>老人、小儿、心功不良，严重贫血，输血过多，过快</td><td>选择合适的输血速度及输血量</td><td>呼吸困难，胸闷，肺水肿表现</td><td>停止输血，吸氧，利尿</td></tr>
</table>

（李　雁　刘丽杰）

第六章

基本手术操作模块

第一节　灭菌与消毒原则

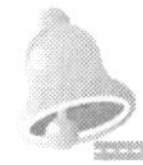

【培训目标】

1. 明确消毒的主要对象，有针对性地使用消毒剂。
2. 掌握适当的消毒方法。

医院诊疗器械按污染后可造成的危害程度和在人体接触部位不同分为3类：

1. 高度危险的器材　穿过皮肤、黏膜而进入无菌的组织或器官内部，或与破损的皮肤黏膜密切接触的器材，如手术器械、注射器、心脏起搏器等。必须选用高效消毒法（灭菌）。

2. 中度危险的器材　仅与皮肤、黏膜密切接触，而不进入无菌组织内，如内镜、体温计、氧气管、呼吸机及所属器械、麻醉器械等。应选用中效消毒法，杀灭除芽孢以外的各种微生物。

3. 低度危险器材和物品　不进入人体组织，不接触黏膜，仅直接或间接地与健康无损的皮肤接触，如果没有足够数量的病原微生物污染，一般并无危害，如口罩、衣被、药杯等，应选用低效消毒法或只作一般卫生处理。只要求去除一般细菌繁殖体和亲脂病毒。

（张　杰）

第二节　术前一般准备

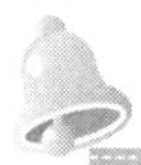

【培训目标】

1. 明确手术前准备与手术的类型有密切关系。掌握就手术急缓的程度分为三大类手术的基本概念。
2. 掌握不同级病人术前准备的要求。

（一）手术的类型

手术前准备与手术的类型有密切关系。外科手术种类繁多，但就手术急缓的程度，大致可分为三大类。

1. 择期手术　大多数需要外科治疗的病人，病情发展均较缓慢，短时期内不会发生很大变化，手术的时间可选择在病人的最佳状态下进行。如小儿麻痹后遗症的矫正手术，可复性腹股沟疝的修补充和无并发症的消化性溃疡的胃大部切除术等，均属于择期性手术。这类手术的特点是术前准备时间的长短不受疾病本身的限制，手术的迟早也不会影响治疗的效果，手术可选择在做好充分准备和条件成熟的情况下进行。

2. 限制手术　有些疾病如恶性肿瘤，甲状腺功能亢进等，手术前准备的时间不能任意延长，否则会失去了手术的时机。为了取得较好的手术效果，要在相应的时间内有计划地完成各项准备工作，及时完成手术，这类病的手术称为限制性手术。

3. 急症手术　各种创伤、急性大出血和急腹症等，属于急症手术。这类病人发病急，病情发展快，只能在一些必要环节上，分秒必争地完成准备工作，及时手术，否则将会延误治疗，造成严重后果。

（二）病人思想方面的准备

多数病人对手术怀有恐惧感，对自身疾病的种种猜疑，病人的思想是很复杂。病人对即将进行的手术治疗，怀着各种各样顾虑：害怕麻醉不满意而术中疼痛：担心手术后不能坚持工作和丧失劳动力；对肿瘤根治性手术的效果悲观失望等。医护人员应以优质服务和满腔热忱，无微不至的关怀解除病人的各种忧虑，增强病人与疾病斗争的决心，使病人建立起对手术的安全感和必胜的信念。

（三）改善全身情况，增强病人对手术的耐受能力

1. 病人耐受性的分级　根据病变程度、主要脏器功能状态及全身健康情况，可将病人对手术的耐受性分成二类四级（表 6-1）

表 6-1　病人耐受性的分类、分级

病人情况	一类		二类	
Ⅰ级	Ⅱ级	Ⅲ级	Ⅳ级	
外科疾病对机体的影响	局限，无或极小	较少，易纠正	较明显	严重
主要脏器的功能变化	基本正常	早期，代偿期	轻度，失代偿期	严重，失代偿期
全身健康状况	良好	较好	差	极差
术前准备的要求	无需准备	一般准备	准备，纠正失代偿脏器的功能	

2. 各类不同级病人术前准备的要求

（1）第一类病人：经过一段时间一般准备后即可进行手术。

（2）第二类病人：耐受性差，需要对主要脏器的功能进行认真检查，有针对性做好细致的特殊准备后，才能考虑手术。如有必要，可分期手术，先采取简单地紧急措施（如止血、气管切开、结肠造瘘等），暂时改善全身情况后，再彻底的手术。关于主要脏器失代偿状态的术前准备，将随有关章节加以介绍。

（四）手术前的一般准备

1. 适应性锻炼　长期吸烟者，住院后应立即戒烟。要求特殊体位下手术的病人（如

甲状腺手术，术中取头后仰、颈部过伸姿势），术前 2～3 天应在医生指导下，进行相应的训练。术后病情需要较长时间卧床者，术前应进行卧床大小便的练习。

2. 饮食的管理　中小手术饮食一般不需严格限制，但必须在术前 12 小时禁食，术前 6 小时禁饮，以防麻醉和手术过程中发生呕吐而误吸入肺。胃肠道的较大手术，术前 24～48 小时开始改成流质饮食，有幽门梗阻、慢性结肠梗阻者，禁食的时间还可提前。少数较复杂的手术如半肝切除，胰、十二指肠切除术和全胃切除术等，甚至要在术前 3～5 天开始进行深静脉营养代替口服饮食。

3. 肠道的处理　局麻下的一般手术，肠道无需准备。需要全麻和硬膜外麻醉者，手术前一日晚和手术当日清晨各灌肠 1 次，排出积存的粪块，可减轻术后的腹胀，并防止麻醉后肛门松弛粪便污染手术台。肛门和直肠常规手术如痔切除等，应进行清洁灌肠，结、直肠的大手术（如直肠癌根治术），术前 3～5 天即开始每晚灌肠一次，并口服肠道抗菌药物 2～3 天。

4. 手术前用药　体质差伴营养不良的病人，术前数日可适当输入适量的白蛋白液、复方氨基酸等，并口服各种维生素。恶性肿瘤如胃癌、大肠癌病人可辅助以免疫治疗，可选用特异性转移因子，白细胞介素-2 及干扰素等。手术复杂和时间较长、或在感染区内的手术，术前 48 小时开始预防性抗生素的应用，可使手术过程中血液内和手术野内保持一定浓度的抗生素，对减少术后切口感染的发生率有一定作用。

5. 手术部位的皮肤准备　病情允许时，病人在手术前一日应洗澡，洗头和修剪指（趾）甲，并更换清洁的衣服，按各专科的要求剃去手术部位的毛发，清除皮肤污垢，范围一般应包括手术区周围 5～20cm，剃毛时应避免损伤皮肤。备皮的时间，多数在手术前一日完成，部分骨、关节手术，无菌要求较严格，皮肤的准备应连续进行 3 天。手术前日晚主管医师应该仔细检查皮肤准备情况，如发现切口附近皮肤有破损、毛囊炎，应推迟手术日期。

（五）手术前的特殊准备

现仅举例予以说明：

1. 术前有慢性贫血，营养不良的病人，应给以高蛋白质及高糖饮食，并补给各种维生素，必要时多次少量输血或血浆。

2. 幽门梗阻的病人，常伴有较严重水与电解质紊乱，术前应加以纠正，同时每晚用温盐水洗胃一次，共 3～5 天，有利于胃黏膜炎症与肿胀的改善。

3. 肝脏疾病的手术前准备，应加强保肝措施，以增加肝糖原的储备。

4. 婴幼儿有些器官发育不完善，基础代谢率高，糖原储备量较少，而且总血容量明显低于成年人。手术前应特别注意水、电解质失调的纠正；宜常规应用维生素 K，以纠正术中的出血倾向；即使是短时间禁食，术前也应静脉滴注 5%～10% 的葡萄糖溶液。

5. 老年人的重要生命器官逐渐出现退行性变，代偿和应激能力较差，消化和吸收功能日益减弱。另外，老年人常伴慢性心血管疾病和肺气肿，对手术的耐受力相应较弱。术前应该特别注意改善心功和肺功，加强营养，纠正贫血，最大限度地增加手术的安全性。

（六）手术前 24 小时内的准备

1. 查好血型及输血前的交叉配合试验，并根据手术的需要提前向血库预约一定数量的全血和血浆。

2. 完成各项皮试。如麻药皮试及抗生素皮试，将皮试结果即时填写在医嘱单上。

3. 签好手术同意书。主要脏器的手术，创伤较大、并发症多的大手术，术前均需向家属或单位交代清楚，并签好手术同意书。

4. 组织术前讨论，制订手术方案。主要脏器的手术及病情危害的手术，应组织有关人员参加讨论，并做详细记录。

5. 消化道手术，于手术日清晨放好胃肠减压管。会阴及盆腔的手术，必要时术前插好导尿管。

6. 术中需要行放射线造影、特殊化验检查和冰冻切片检查时，主管医师应在手术前1日与有关科室取得联系。

7. 遵照麻醉医师的术前医嘱，按时给药。精神特别紧张的病人，术前30分钟可给一次量的镇静药。

（七）急诊手术前的准备

大多数急诊室病人，在不延误病情发展的前提下，应进行必要评估，拟订出切合实际的手术方案。其次要立即建立通畅的静脉通道，补充适量的液体和血液，如为不能控制的大出血，应在快速输血的同时进行手术止血。伴有中毒性休克的病人，术前即应开始抗感染治疗，同时要纠正水、电解质紊乱，迅速扩容改善微循环的灌注，必要时辅助以升压药及利尿药，待休克情况有所改善时，再行手术治疗。

（张 杰）

第三节　手臂消毒方法

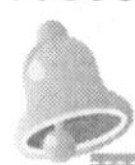

【培训目标】

1. 掌握手臂消毒的操作方法。
2. 熟悉手臂消毒的适应证、分类及注意事项。

（一）适应证

所有参加手术的人员都必须进行手术前手臂消毒，最大限度清除皮肤表面的细菌。

（二）步骤与方法

手臂消毒方法分为肥皂水刷手法、碘伏洗手法、灭菌王刷手法。

1. 肥皂水刷手法

（1）按普通洗手方法将双手及前臂用肥皂和清水洗净。

（2）用消毒毛刷蘸取消毒肥皂液刷洗双手及手臂，从指尖到肘上10cm。刷手时尤应注意甲缘、甲沟、指蹼等处。刷完一遍，指尖朝上肘向下，用清水冲洗手臂上的肥皂水。然后，另换一消毒毛刷，同法进行第二、三遍刷洗，共约10分钟。

（3）每侧用一块无菌毛巾从指尖至肘部擦干，擦过肘部的毛巾不可再擦手部，以免污染。

（4）将双手及前臂浸泡在75%酒精桶内5分钟，浸泡范围至肘上6cm处。若有乙醇

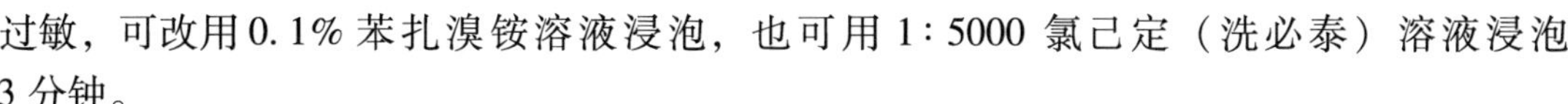

过敏，可改用0.1%苯扎溴铵溶液浸泡，也可用1∶5000氯己定（洗必泰）溶液浸泡3分钟。

（5）浸泡消毒后，保持拱手姿势待干，双手不得下垂，不能接触未经消毒的物品。

2. 碘伏洗手法

（1）按肥皂水刷手法刷洗双手、前臂，约3分钟。清水冲净，用无菌毛巾擦干。

（2）用浸透0.5%碘伏的纱布，从一侧手指尖向上涂擦直至肘上6cm处，同法涂擦另一侧手臂。换纱布再擦一遍。保持拱手姿势，自然干燥。

3. 灭菌王刷手法

（1）用肥皂水洗净双手、前臂至肘上10cm，用清水彻底冲净。

（2）用蘸灭菌王3～5ml的消毒毛刷刷手、前臂至肘上10cm，3分钟，流水冲净，用无菌毛巾擦干。

（3）用吸足灭菌王的纱布涂擦，从手指尖到肘上6cm处，自然待干。

（三）禁忌证

1. 所有参加手术的人员手臂皮肤有破损或有化脓性感染者。

2. 所有参加手术的人员患有传染性疾病，且处于传染期者（如流感等）。

（四）注意事项

1. 应特别注意指尖、甲缘、指间和手掌等部的刷洗。

2. 无菌毛刷、无菌小毛巾接触到上臂后，不能再接触手部和前臂。

3. 酒精浸泡前要冲干净手臂上的肥皂水，以免影响杀菌药效。

4. 洗手消毒完毕，保持拱手姿势，双手远离胸部30cm以外，向上不能高于肩部，向下不能低于剑突，手臂不应下垂，也不可再接触未经消毒的物品，否则，即应重新洗手。

附：六步洗手法（图6-1）

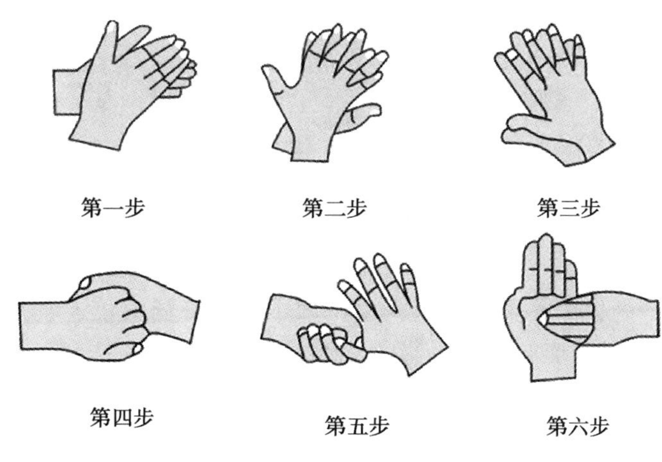

图6-1　六步洗手法

第一步：洗手掌掌心相对，手指并拢相互摩擦。

第二步：洗背侧指缝手心对手背沿指缝相互搓擦，双手交换进行。

第三步：洗掌侧指缝掌心相对，双手交叉沿指缝相互摩擦。

第四步：洗指背弯曲各手指关节，半握拳把指背放在另一手掌心旋转搓擦，双手交换进行。

第五步：洗拇指一手握另一手大拇指旋转搓擦，双手交换进行。

第六步：洗指尖弯曲各手指关节，把指尖合拢在另一手掌心旋转搓擦，双手交换进行；

手术前洗手再加上第七步：洗手腕、手臂搓洗手腕、手臂，达肘上6cm，双手交换进行。最后用流水冲净手上的洗手液，用干燥的无菌擦手巾擦干双手。

（张　杰）

第四节　手术区皮肤消毒和铺无菌巾

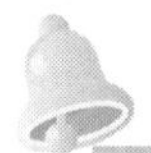

【培训目标】

1. 掌握手术区皮肤消毒的适应证、操作方法及手术消毒区的范围；铺无菌巾的操作方法及原则。

2. 熟悉手术去皮肤消毒和铺无菌布的注意事项。

一、手术区皮肤消毒

（一）适应证

凡是准备手术者均需要进行手术区域的消毒，消灭拟作切口处及其周围皮肤上的细菌，防止细菌进入创口内。

（二）步骤与方法

1. 准备消毒用物卵圆钳、消毒剂、棉球或纱布。

2. 传统方法术者洗手后用2%～3%碘酊涂擦皮肤三遍，待干后用70%酒精消毒脱碘二遍。

3. 目前消毒方法用0.5%碘尔康溶液或1∶1000苯扎溴铵溶液涂擦3遍。对婴儿、面部皮肤及口腔、肛门、外生殖器等部位，可选用刺激性小、作用较持久的0.75%吡咯烷酮碘消毒。在植皮时，供皮区的消毒可用70%酒精涂擦3遍。

4. 以腹部手术为例，先将消毒液倒入肚脐少许，用卵圆钳夹持浸有消毒剂（2.5%～3%碘酊）的棉球或小纱布块，由腹部中心区开始涂擦，绕过肚脐；涂擦时不留空隙；第二、三遍都不能超出上一遍的范围。第三遍消毒完毕，翻过卵圆钳用棉球的另一侧将肚脐内的消毒液沾干。消毒完毕，换消毒液（碘伏或0.1%新洁尔灭）消毒会阴部。

（三）禁忌证

对某种消毒剂过敏者（可更换其他消毒剂进行消毒）。

（四）注意事项

1. 消毒皮肤应由手术区中心向四周涂擦。如为感染伤口、或为肛门区手术，则应从手术区的外周涂向中央处。已经接触污染部位的药液纱布不应再返回涂擦清洁处。

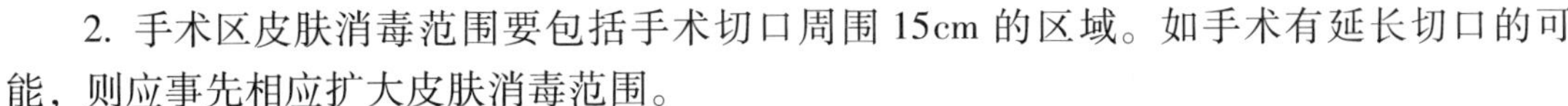

2. 手术区皮肤消毒范围要包括手术切口周围 15cm 的区域。如手术有延长切口的可能，则应事先相应扩大皮肤消毒范围。

（五）手术消毒区范围

人体不同部位不同性质手术有不同的手术消毒区。

（1）头面部手术：头及前额（图 6-2）。

（2）口、唇部手术：面唇、颈及上胸部。

（3）颈部手术：上至下唇，下至乳头，两侧至斜方肌前缘（图 6-3）。

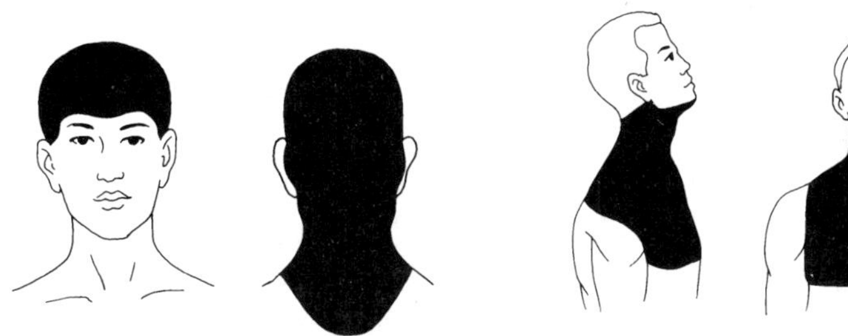

图 6-2　头面部手术消毒范围

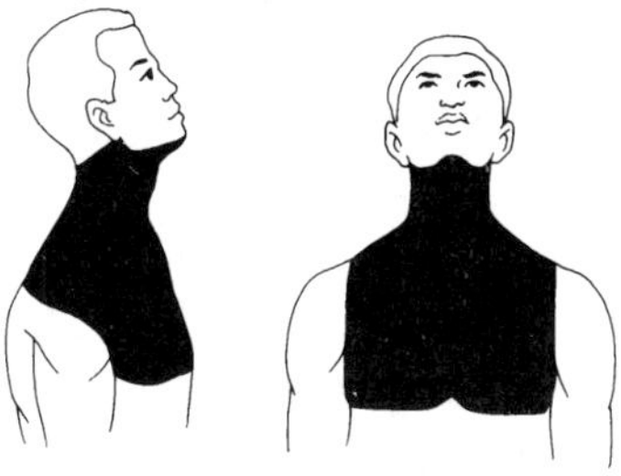

图 6-3　颈部手术消毒范围

（4）锁骨手术：上至颈部上缘，下至上臂上 1/3 和乳头上缘，两侧腋中线。

（5）胸部手术：（侧卧位）前后过中线，上至锁骨及上臂 1/3，下过肋缘（图 6-4）。

（6）乳腺手术：前至对侧锁骨中线，后至腋中线，上过锁骨及上臂，下过脐水平线。

（7）上腹部手术：上至乳头下至耻骨联合，两侧腋中线（图 6-5）。

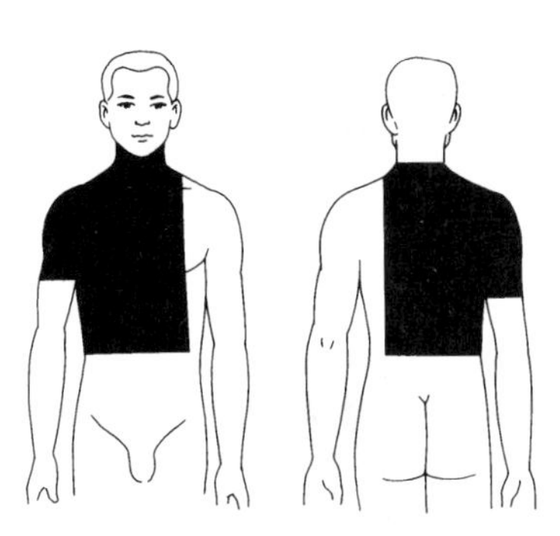

图 6-4　胸部手术消毒范围

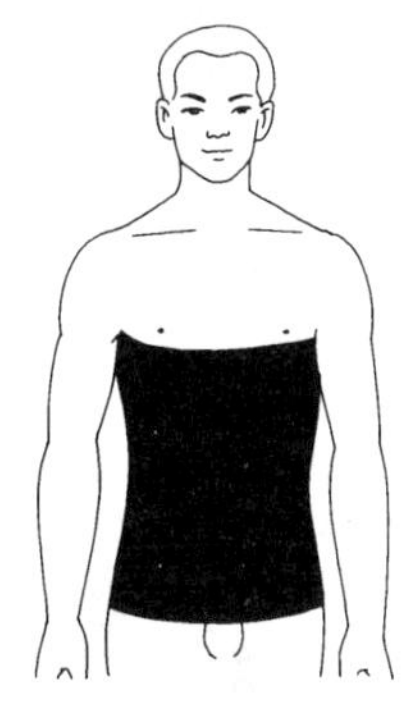

图 6-5　上腹部手术消毒范围

（8）腹部胃切除术：上界为两侧腋窝皱褶处连线，也有为两乳头连线；下界至下肢股骨上 1/3 处（相当于会阴部水平线）；两侧界为腋前线。

（9）下腹部手术：上至剑突，下至大腿上 1/3，两侧界为腋中线。

（10）阑尾炎手术：以右侧髂前上棘至脐连线外 1/3 与 2/3 交叉点为消毒中心点，消毒范围：右腹部至右大腿 1/3、会阴部、向左至部，向上至右季肋缘。

（11）腹股沟及阴囊手术：上至脐线下至大腿上 1/3，两侧界为腋中线（图 6-6）。

（12）会阴部手术皮肤消毒范围：耻骨联合、肛门周围及臀，大腿上 1/3 内侧。

（13）肾脏手术：前后过中线，上至腋窝，下至腹股沟（图 6-7）。

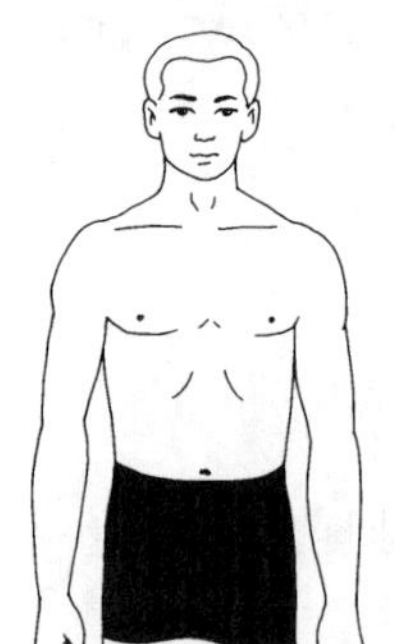

图 6-6　腹股沟及阴囊手术消毒范围

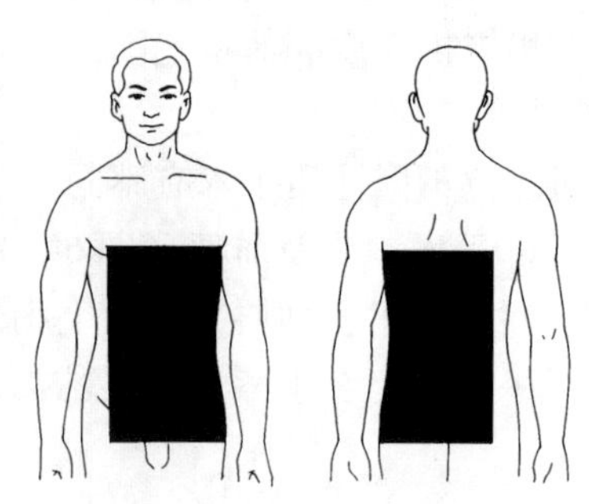

图 6-7　肾脏手术消毒范围

（14）颈椎手术皮肤消毒范围：上至颅顶，下至两腋窝连线。

（15）胸椎手术皮肤消毒范围：上至肩，下至髂嵴连线，两侧至腋中线。

（16）腰椎手术皮肤消毒范围：上至两腋窝连线，下过臀部，两侧至腋中线。

（17）四肢手术皮肤消毒范围：周围消毒，上下各超过一个关节（图 6-8）。

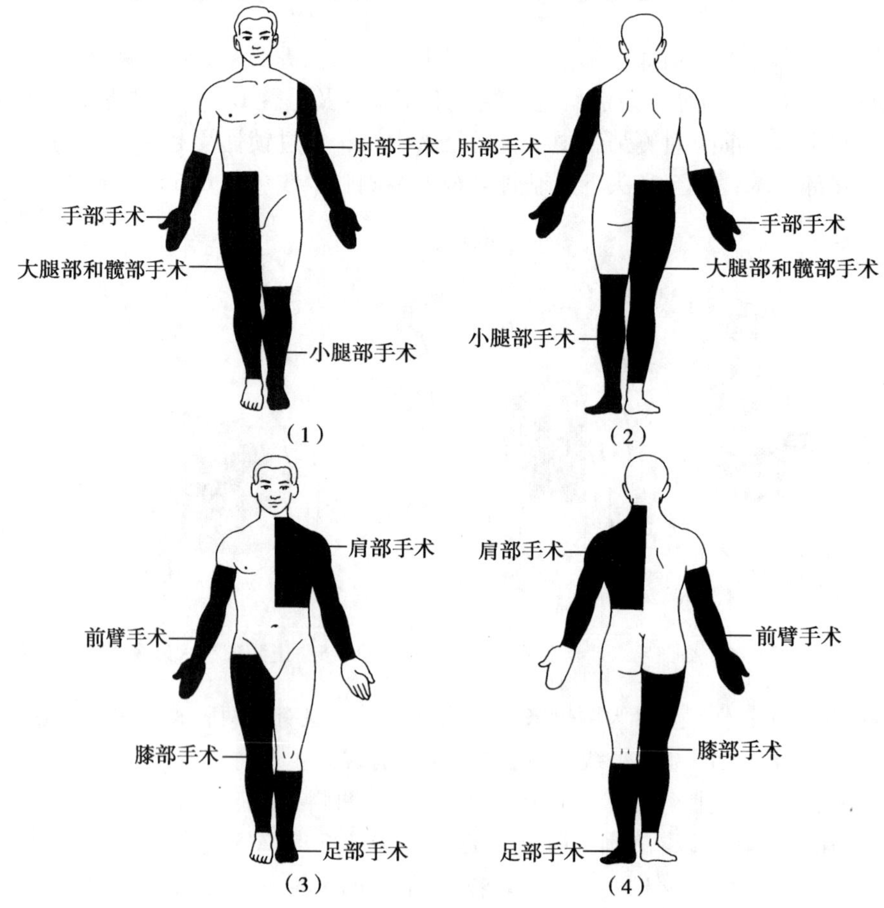

图 6-8　四肢手术皮肤消毒范围

二、铺无菌巾

（一）适应证

显露手术切口所必需的最小皮肤区，遮盖手术病人其他部位，使手术周围环境成为一个较大范围的无菌区域，防止细菌进入切口，以避免和尽量减少手术中的污染。

（二）原则

铺单时，既要避免手术切口暴露太小，又要尽量少使切口周围皮肤显露在外。手术区周围一般应有六层无菌巾遮盖，其外周至少有两层；小手术仅铺无菌孔巾一块即可。

（三）步骤与方法

先铺四块治疗巾：通常先铺操作者的对面，或铺相对不洁区（如会阴部、下腹部和头部），最后铺靠近操作者的一侧（如腹部手术，铺盖顺序先下方、对侧、后上方、本侧或先下方、上方、后对侧、本侧）。再在上方、下方各铺一中单，最后铺盖大无菌单。

头端要铺盖过患者头部和麻醉架，两侧及足端应下垂超过手术台边缘30cm。手术区消毒后，铺无菌巾。铺巾时每块手术巾的反折部靠近切口。

（四）病案示例

病案一：下肢手术无菌单的铺置

（1）患肢下横铺两块中单，自臀部往下并覆盖健侧下肢（图6-9）。

（2）双折治疗巾一块围绕手术部位上方，裹住气囊止血带，以一把巾钳固定。

（3）双折中单包裹手术野部位以下区域，绷带包扎固定（图6-10）。

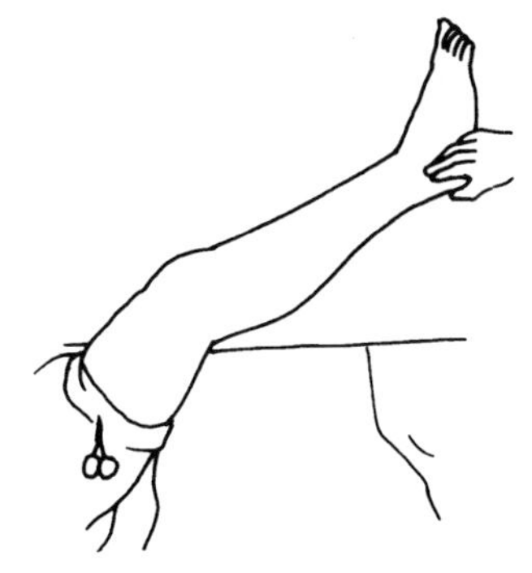

图6-9　下肢手术无菌单铺置

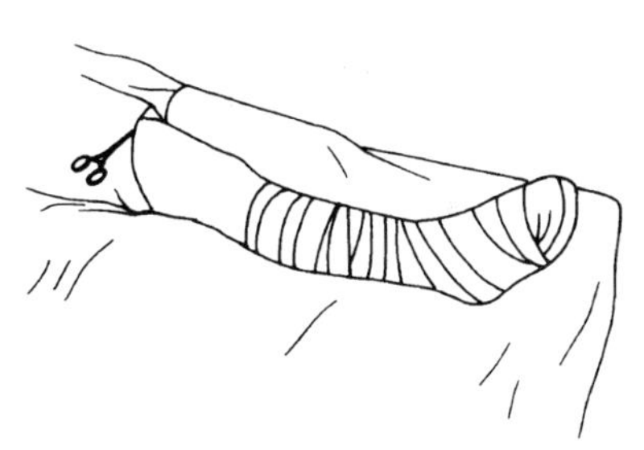

图6-10　下肢手术无菌单铺置

（4）手术部位上缘铺中单覆盖上身，与患肢下所铺中单连接处用2把组织钳固定。若是大腿或膝关节手术，则应铺腹单或丁字腹单，患肢从洞中伸出（图6-11）。

（5）手术部位下面垫一中单。

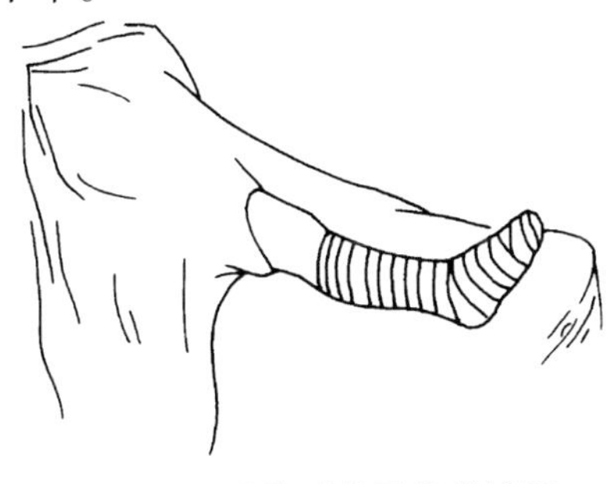

图6-11　下肢手术无菌单铺置

病案二：腹部手术无菌单的铺置

（1）铺单者（第一助手）站在病人的右侧，确定切口后，先铺四块无菌治疗巾于切口四周（近切口侧的治疗巾反折1/4，反折部朝下）。

（2）器械师按顺序传递治疗巾，前3块折边向着手术助手，第4块折边向着器械师（图6-12）。

（3）铺单者将第1块治疗巾覆盖手术野下方，然后按顺序铺置于手术野上方、对侧和同侧。

（4）4块治疗巾交叉铺于手术野后，以4把巾钳固定。使用巾钳时避免夹住皮肤及巾钳向上翘（图6-13）。

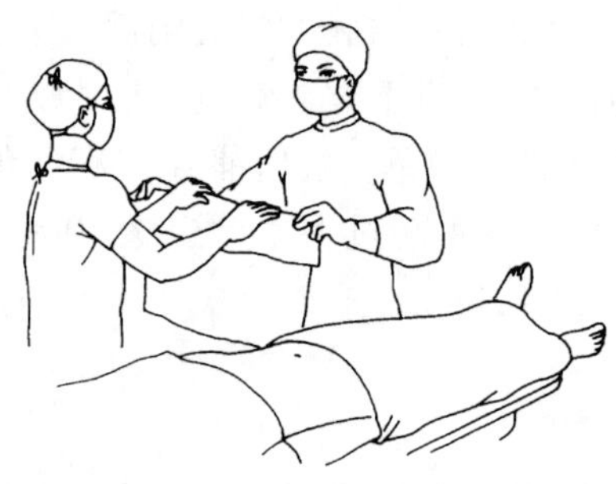
图6-12　腹部手术无菌单的铺置

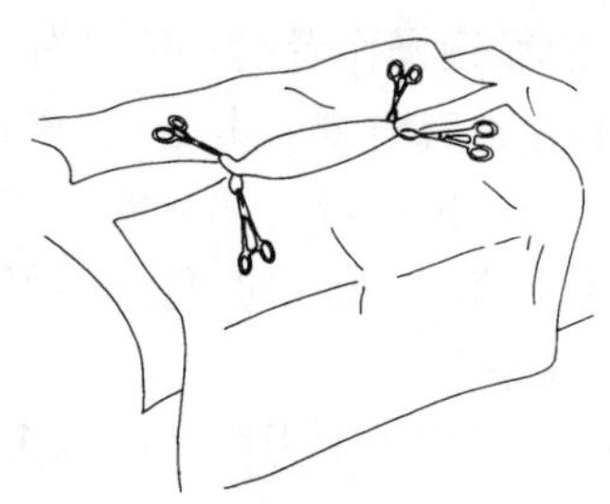
图6-13　腹部手术无菌单的铺置

（5）铺单者和器械士二人分别站在手术床两侧，由器械士传递中单，在切口上方、下方铺置中单，头侧超过麻醉架，足侧超过手术台。

（6）铺完中单后，铺单者应再用消毒剂泡手3分钟或用络合碘制剂涂擦手臂，再穿灭菌手术衣、戴灭菌手套。

（7）最后铺带孔的剖腹大单，将开口对准切口部位，短端向头部、长端向下肢，并将其展开。铺盖时和其他助手一起，寻找到上、下两角，先展开铺上端，盖住患者头部和麻醉架，按住上部，再展开铺下端，盖住器械托盘和患者足端，两侧及足端应下垂过手术床缘30cm以下。

（8）如为大手术，在麻醉桌侧横拉一块中单。

（9）如需做肋缘下切口时，患侧在铺4块治疗巾前，在腰背下垫一双折中单。需做腹部横切口时，两侧各垫一双折中单。

（10）铺单时，双手只接触手术单的边角部，避免接触手术切口周围的无菌手术单部分。铺中、大单时，要手握单角向内卷遮住手背，以防手碰到周围有菌物品，如麻醉架、输液管等而被污染。

（11）为了避免第一助手置放剖腹大单时因寻找单角而接触切口周围的手术单部分，第一助手在铺完小手术单后即离去，置放大手术单一般由手术者或其他助手穿戴好无菌手术衣和手套后进行。

（五）注意事项和禁忌证

1. 铺巾前，应先确定手术切口的部位，铺巾外露切口部分的范围不可过大，也不可太窄小，行探查性手术时需留有延长切口余地。无菌巾铺下后，不可随便移动，如位置不准确，只能由手术区向外移，而不应向内移动，否则更换手术巾，重新铺巾。

2. 铺巾过程和随后的手术中，应当保持各层无菌巾的干燥。

3. 铺巾时，助手未戴手套的手，不得碰撞器械士已戴手套的手。

4. 铺切口周围小手术巾时，应将其折叠1/4，使近切口部位有二层布。铺中、大单时，手不得低于手术台平面，也不可接触未消毒的物品以免污染。第一助手消毒铺巾后，手、手臂应再次消毒后才能穿手术衣、戴手套继续手术。

（张 杰）

第五节　穿脱无菌手术衣和戴无菌手套

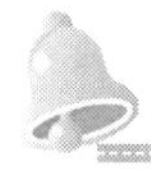

【培训目标】

1. 掌握穿脱无菌手术衣和戴无菌手套的适应证；穿脱无菌手术衣和戴无菌手套的操作方法。

2. 了解穿无菌手术衣和戴无菌手套的注意事项、目的。

（一）适应证

所有参加手术的人员在洗手后，都需要穿手术衣和戴无菌手套。

（二）准备工作

1. 在穿无菌手术衣与戴无菌手套前，手术人员必须洗手，并经消毒液泡手和晾干。

2. 无菌手术衣包事先由巡回护士打开，无菌手套亦由巡回护士备好。

（三）步骤与方法

1. 穿无菌手术衣方法

（1）从已打开的无菌衣包内取出无菌手术衣一件，在手术间内找一较空旷的地方穿衣。先认准衣领，用双手提起衣领的两角，充分抖开手术衣，注意勿将手术衣外面对着自己。

（2）看准袖筒的入口，将衣服轻轻抛起，双手迅速同时伸入袖筒内，两臂向前平举伸直，此时由巡回护士在后面拉紧衣带，双手即可伸出袖口。

（3）双手在身前交叉提起腰带，由巡回护士在背后接进腰带并协助系好腰带和后面的衣带（图6-14）。

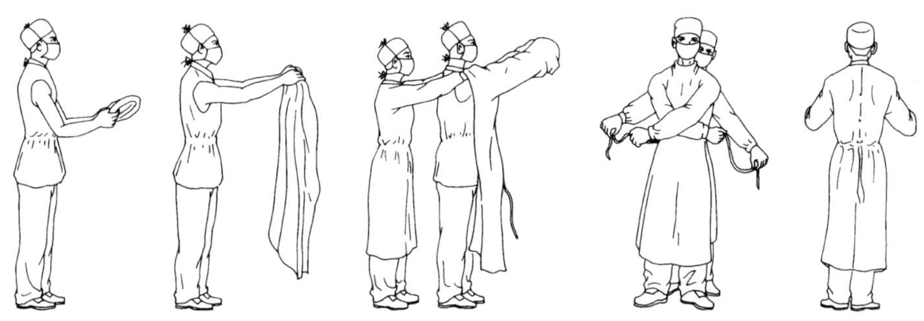

图6-14　穿无菌手术衣方法

2. 戴无菌手套方法

（1）穿好手术衣后，取出手套包（或盒）内的无菌滑石粉小纸包，将滑石粉撒在手心，然后均匀地抹在手指、手掌和手背上，再取无菌手套一副。

（2）取手套时只能捏住手套口的翻折部，不能用手接触手套外面。

（3）对好两只手套，使两只手套的拇指对向前方并靠拢。右手提起手套，左手插入手套内，并使各手指尽量深地插入相应指筒末端。再将已戴手套的左手指插入右侧手套口翻折部之下，将右侧手套拿稳，然后再将右手插入右侧手套内，最后将手套套口翻折部翻转包盖于手术衣的袖口上（图6-15）。

（4）用消毒的外用生理盐水，洗净手套外面的滑石粉。

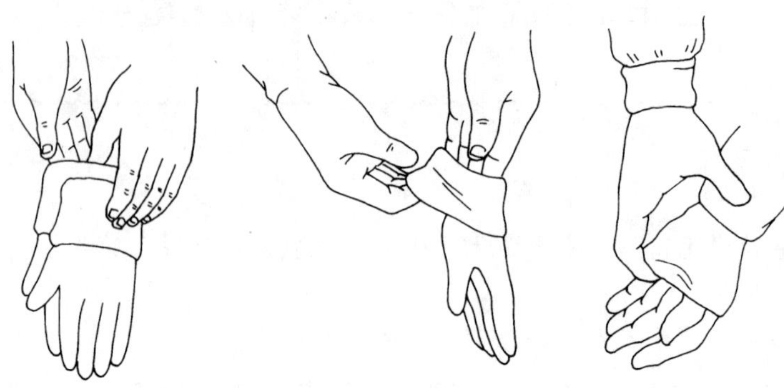

图6-15　戴无菌手套方法

（四）注意事项

1. 先穿无菌手术衣，再戴无菌手套。
2. 参加手术前，应用无菌生理盐水冲净手套表面的滑石粉。
3. 未戴手套前，手不能接触手套外面，戴好手套后，手套外面不能接触皮肤。
4. 穿上无菌手术衣、戴上无菌手套后，肩部以下、腰部以上、腋前线前、上下肢为无菌区。如无菌手术衣接触到未消毒的物品，应及时更换。

（张　杰）

第六节　穿脱隔离衣

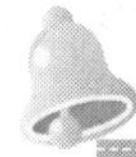【培训目标】

1. 掌握穿脱隔离衣的适应证和操作方法。
2. 熟悉穿、脱隔离衣的注意事项。

（一）适应证

1. 进入严格隔离病区时。
2. 检查、护理需特殊隔离患者，工作服可能被患者血液、体液、分泌物、排泄物沾染时。
3. 进入易引起院内播散的感染性疾病患者病室和接触需要特别隔离的病人时（如大面积烧伤、器官移植和早产儿等）。

（二）步骤与方法

1. 穿隔离衣

（1）戴好帽子及口罩，取下手表，卷袖过肘（冬季卷过前臂中部即可）。

（2）手持衣领取下隔离衣，清洁面朝自己；将衣领两端向外折齐，对齐肩缝，露出袖子内口。

（3）右手衣领，左手伸入袖内；右手将衣领向上拉，使左手套入后露出。

（4）换左手持衣领，右手伸入袖内；举双手将袖抖上，注意勿触及面部。

（5）两手持衣领，由领子中央顺着边缘向后将领扣扣好，再扎好袖口（此时手已污染），松腰带活结。

（6）将隔离衣一边约在腰下 5cm 处渐向前拉，直到见边缘，则捏住；同法捏住另一侧边缘，注意手勿触及衣内面。然后双手在背后将边缘对齐，向一侧折叠，一手按住折叠处，另一手将腰带拉至背后压住折叠处，将腰带在背后交叉，回到前面系好。

这些步骤可用以下口诀概括：右提衣领穿左手，再伸右臂齐上抖；系好领扣扎袖口，折襟系腰半屈肘。

2. 脱隔离衣

（1）解开腰带，在前面打一活结。

（2）解开两袖口，在肘部将部分袖子套塞入袖内，便于消毒双手。

（3）消毒清洗双手后，解开领扣，右手伸入左手腕部套袖内，拉下袖子过手；用遮盖着的左手握住右手隔离衣袖子的外面，将右侧袖子拉下，双手转换渐从袖管中退出。

（4）用左手自衣内握住双肩肩缝撤右手，再用右手握住衣领外面反折，脱出左手。

（5）左手握住领子，右手将隔离衣两边对齐（若挂在半污染区，隔离衣的清洁面向外，挂在污染区，则污染面朝外），挂在衣钩上。不再穿的隔离衣脱下清洁面向外，卷好投入污染袋中。

上述步骤可用以下口诀概括：松开腰带解袖口，套塞双袖消毒手；解开领扣退双袖，对肩折领挂衣钩。

清洁隔离衣只使用一次时，穿隔离衣方法与一般方法相同，无特殊要求。脱隔离衣时应使清洁面朝外，衣领及衣边卷至中央，弃衣后消毒双手。

（三）注意事项

1. 保持隔离衣里面及领部清洁，系领带（或领扣）时勿使衣袖及袖带触及面部，衣领各工作帽等。隔离衣须全部覆盖工作衣，有破洞或潮湿时，应立即更换。

2. 穿隔离衣时避免接触清洁物；穿隔离衣后，只限在规定区域内进行工作，不允许进入清洁区及走廊。

3. 隔离衣应每天更换一次。接触不同病种病人时应更换隔离衣。

（张　杰）

第七节　穿脱防护服

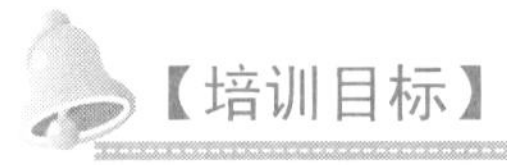

掌握穿脱防护服的适应证和操作方法。

（一）适应证

1. 临床医务人员在接触甲类或按甲类传染病管理的传染病患者时。

2. 接触经空气传播或飞沫传播的传染病患者，可能受到患者血液、体液、分泌物、排泄物喷溅时。

（二）步骤与方法

1. 穿戴防护用品顺序

（1）戴帽子。

（2）戴 N95 口罩，按紧鼻甲，紧贴于鼻梁处。

（3）穿防护服。

（4）戴上防护眼镜。

（5）穿上鞋套或胶鞋。

（6）戴上手套，将手套套在防护服袖口外面。

2. 脱掉防护用品顺序

（1）摘下防护镜，放入消毒液中。

（2）解防护服。

（3）摘掉手套，一次性手套应将里面朝外，放入黄色塑料袋中，橡胶手套放入消毒液中。

（4）脱掉防护服至脚，将里面朝外。

（5）脱下鞋套或胶鞋，将鞋套里面朝外，放入黄色塑料袋中，将胶鞋放入消毒液中。

（6）摘口罩，一手按住口罩，另一只手将口罩带摘下，放入黄色塑料袋中，注意双手不接触面部。

（7）将手指反掏进帽子，将帽子轻轻摘下，里面朝外，放入黄色塑料袋中或污衣袋中。

（8）洗手、消毒。

（三）注意事项

（1）医用防护口罩的效能持续应用 6～8 小时，遇污染或潮湿，应及时更换。

（2）离开隔离区前应对佩戴的眼镜进行消毒。

（3）医务人员接触多个同类传染病患者时，防护服可连续使用。

（4）接触疑似患者，防护服应在接触每个患者之间进行更换。

（5）防护服被患者血液、体液、污物污染时，应及时更换。

（6）戴医用防护口罩或全面型呼吸防护器前，应进行面部密合性试验。

（7）隔离区工作的医务人员应每日监测体温两次，体温超过 37.5℃及时就诊。

（8）医务人员应严格执行区域划分的流程，按程序做好个人防护，方可进入病区，下班前应沐浴、更衣后，方可离开隔离区。

知识拓展

附 1：甲型 H1N1 病毒防护服穿脱方法

甲型 H1N1 流感是一种新的甲型 H1N1 病毒引起的急性呼吸道传染病，具有较强的传染性，可通过近距离飞沫和接触传播。目前，甲型 H1N1 流感疫情已在全球较大范围内传播，

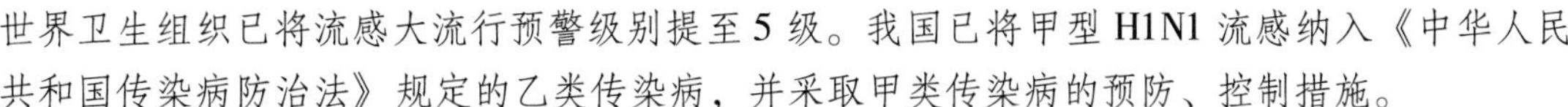

世界卫生组织已将流感大流行预警级别提至5级。我国已将甲型H1N1流感纳入《中华人民共和国传染病防治法》规定的乙类传染病，并采取甲类传染病的预防、控制措施。

穿戴防护用品应遵循的程序：

(1) 清洁区进入潜在污染区：洗手→戴帽子→戴医用防护口罩→穿工作衣裤→换工作鞋后→进入潜在污染区。手部皮肤破损的戴乳胶手套。

(2) 潜在污染区进入污染区：穿隔离衣或防护服→戴护目镜/防护面罩→戴手套→穿鞋套→进入污染区。

脱防护用品应遵循的程序：

(1) 医务人员离开污染区进入潜在污染区前：摘手套、消毒双手→摘护目镜/防护面罩→脱隔离衣或防护服→脱鞋套→洗手和（或）手消毒→进入潜在污染区，洗手或手消毒。用后物品分别放置于专用污物容器内。

(2) 从潜在污染区进入清洁区前：洗手和（或）手消毒→脱工作服→摘医用防护口罩→摘帽子→洗手和（或）手消毒后，进入清洁区。

(3) 沐浴、更衣→离开清洁区。

附2：埃博拉病毒防护服穿脱方法

埃博拉出血热（以下简称埃博拉）是一种严重且往往致命的疾病，病死率最高可达90%。该病可侵犯人类和其他灵长目动物（猴子、大猩猩和黑猩猩）。1976年，在同时发生的两起疫情中首次发现埃博拉病毒，一起发生在刚果民主共和国埃博拉河附近的一个村庄，另一起出现在苏丹一个边远地区。病毒的起源尚不得而知。基于现有证据，果蝠（狐蝠科）被认为可能是埃博拉病毒的自然宿主。

1. 穿戴防护用品应遵循的程序

(1) 清洁区进入潜在污染区：洗手＋戴帽子→戴医用防护口罩→穿工作衣裤→换工作鞋后→进入潜在污染区。手部皮肤破损的戴乳胶手套。

(2) 潜在污染区进入污染区：穿隔离衣或防护服→戴护目镜/防护面罩→戴手套→穿鞋套→进入污染区。

(3) 在为患者进行吸痰、气管切开、气管插管等可能被患者的分泌物及体内物质喷溅的诊疗护理工作前，应戴防护面罩或全面型呼吸防护器。

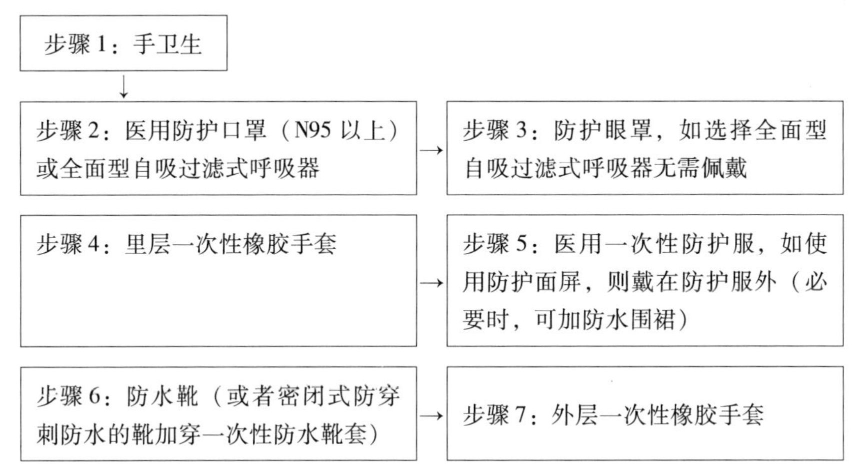

2. 脱防护用品应遵循的程序

（1）医务人员离开污染区进入潜在污染区前：摘手套、消毒双手→摘护目镜/防护面屏→脱隔离衣或防护服→脱鞋套→洗手和（或）手消毒→进入潜在污染区，洗手或手消毒。

用后物品分别放置于专用污物容器内。

（2）从潜在污染区进入清洁区前：洗手和（或）手消毒→脱工作服→摘医用防护口罩→摘帽子→洗手和（或）手消毒后，进入清洁区。

（3）离开清洁区：沐浴、更衣→离开清洁区。

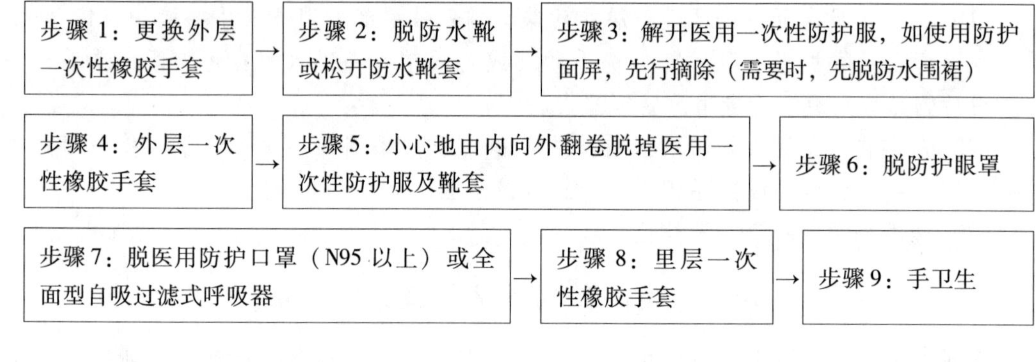

（张　杰）

第八节　外科手术基本操作

一、切　　开

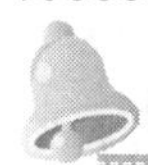

【培训目标】

1. 掌握临床外科手术的基本功；手术刀的执法。
2. 熟悉手术切开方法。

（一）手术刀的传递及执法

1. 传递手术刀时，递者应握主刀片与刀柄衔接处，背面朝上，将刀柄的尾部交给术者，切不可刀刃朝向术者传递，以免刺伤术者。

2. 依据切开部位、切口长短、手术刀片的大小，旋转合适的执刀方法（图6-16）。

（1）执弓式：用于胸腹部较大切口。

（2）执笔式：动作和力量放在手指，使操作轻巧，精细。

（3）握持式：用示指压住刀背，下刀有力，用于坚韧组织的切开。

（4）反挑式：刀刃向上挑开组织，以免损伤深部组织及器官，常用于浅表脓肿的切开。

（二）切开方法

切割前固定皮肤，小切口由术者用拇指和示指在切口两侧固定。较长切口由助手在切

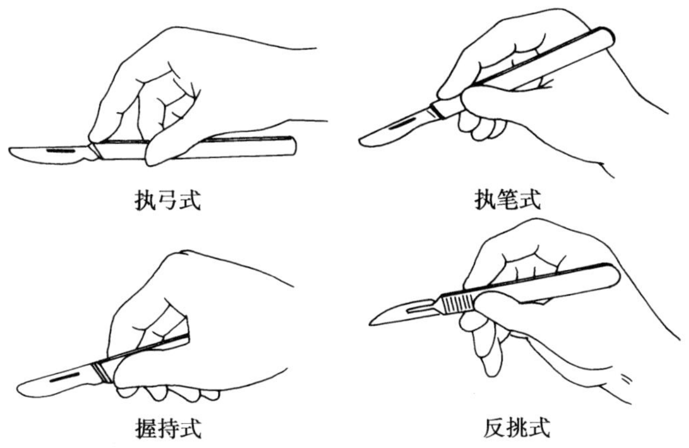

图 6-16　手术刀执法

口两侧或上下用手指固定。切开皮肤时，一般可使用垂直下刀、水平走刀、垂直出刀，要求用力均匀，皮肤和皮下组织一次切开，避免多次切割和斜切。

二、止　　血

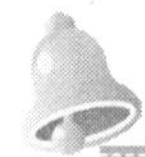【培训目标】

1. 掌握纱布卷带各部位包扎的常用包扎方法，使用止血带的注意事项，指压动脉止血的方法。

2. 熟悉止血的适应证、禁忌证。

（一）适应证

1. 周围血管创伤性出血。
2. 某些特殊部位创伤或病理血管破裂出血。如肝破裂、食管静脉曲张破裂等。
3. 减少手术区域内的出血。

（二）止血方法

止血方法有压迫、填塞、指压、加垫屈肢、止血带、结扎、电凝、缝合、止血剂填塞以及使用激光刀、冷刀和新近发明的离子刀等。

1. 直接压迫止血法　用于较小的伤口，压迫不少于 10 分钟（图 6-17）。

2. 加压包扎止血法　一般小静脉和毛细血管出血，血流很慢，用消毒纱布、干净毛巾或布块等盖在创口上，再用三角巾（可用头巾代替）或绷带扎紧，并将患处抬高（图 6-18）。

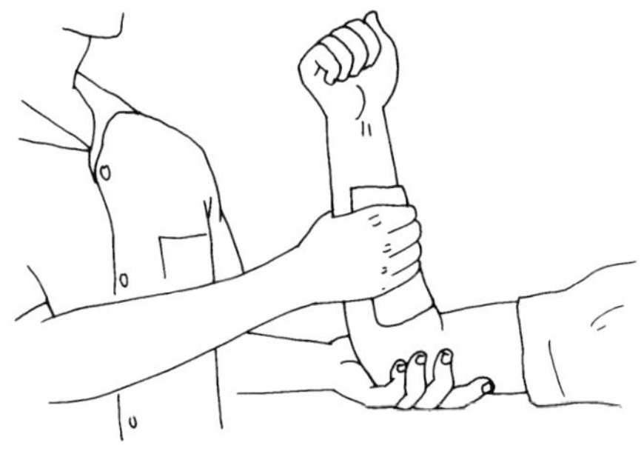

图 6-17　直接压迫止血法

3. 填塞止血法　用于颈和臀部大而深的伤口，先填塞再包扎（图 6-19）。

4. 指压法　用手指压住动脉经过骨骼表面的部位，达到止血目的。一般止血压点靠近创口上方，即接近心脏的那一端。要想准确找到止血压

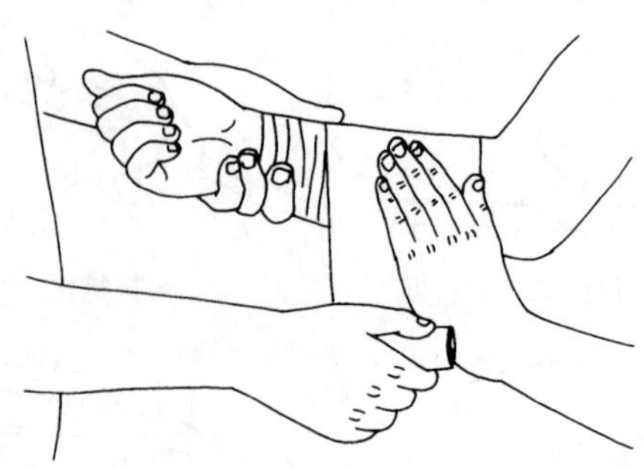

图 6-18　加压包扎止血法

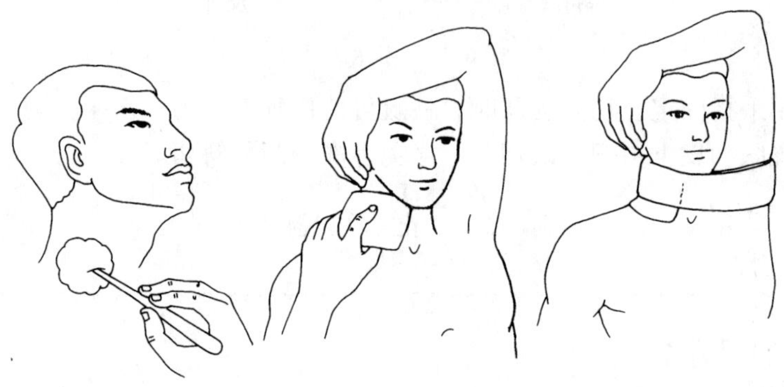

图 6-19　填塞止血法

点，必须熟悉人体血管的解剖位置。下面对各部位出血的指压方法分别叙述。

（1）头颅顶部出血，可把手的拇指压住耳前一指宽、齐耳屏处跳动的颞浅动脉（图 6-20）。

（2）头颈部出血，把大拇指放在伤员颈后，四指放在颈前，压迫在气管旁边的颈总动脉（图 6-21）。

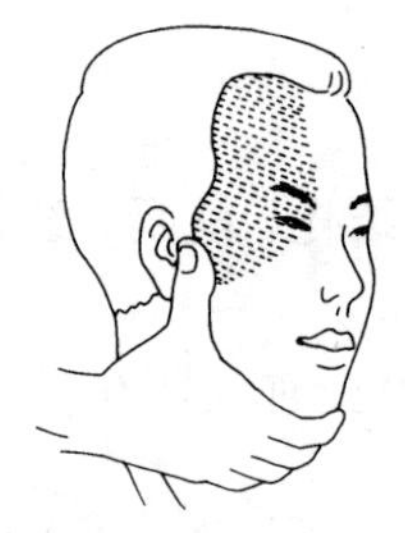

图 6-20　头颅顶部出血止血法

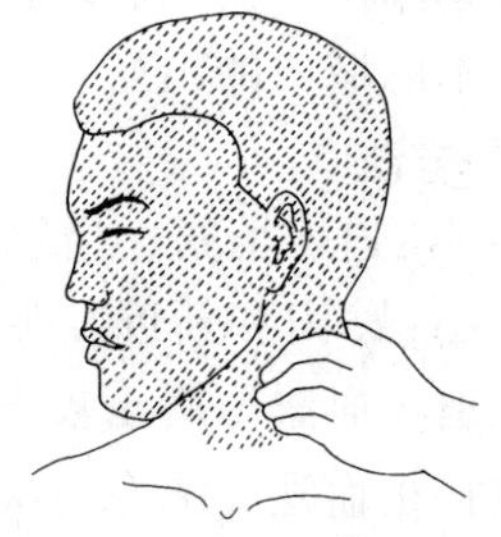

图 6-21　头颈部出血止血法

（3）面部出血时，用指头压住下额角前半寸处的面动脉，可止住眼睛以下、下颌骨以上的面部出血（图 6-22）。

（4）肩、腋部与上臂出血时，用大拇指放在锁骨上面的凹陷处，向下向后压住锁骨下动脉（图 6-23）。

（5）前臂出血时采用肱动脉指压法（图 6-24）。

（6）手掌出血时，压迫桡动脉或尺动脉（图 6-25）。

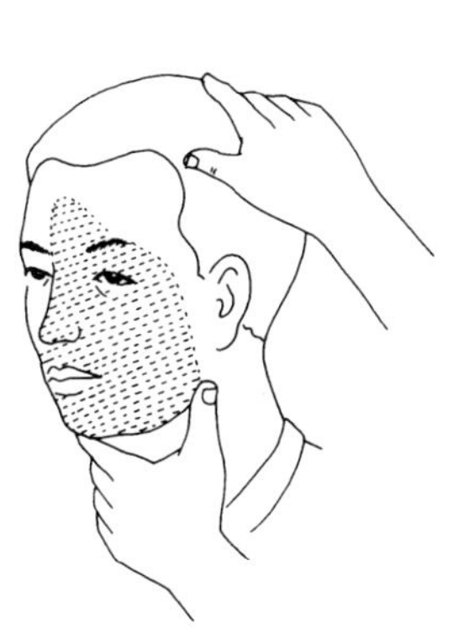

图 6-22　面部出血止血法

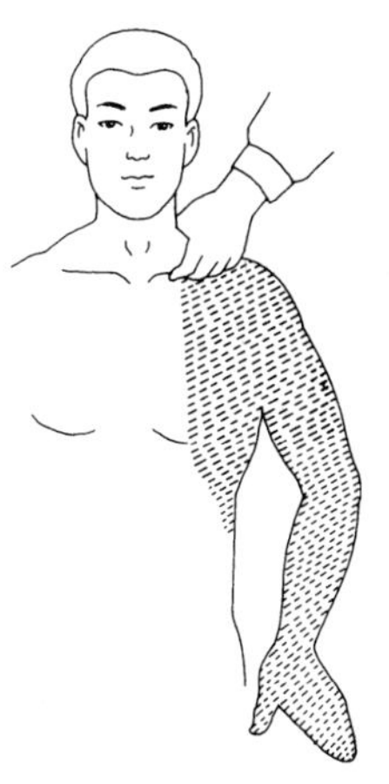

图 6-23　肩、腋部与上臂出血止血法

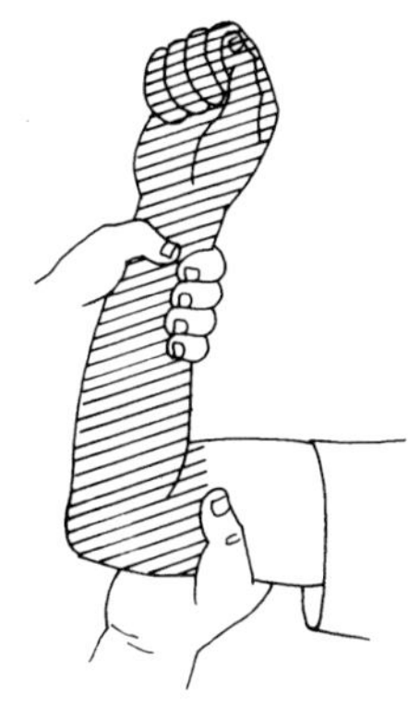

图 6-24　前臂出血止血法

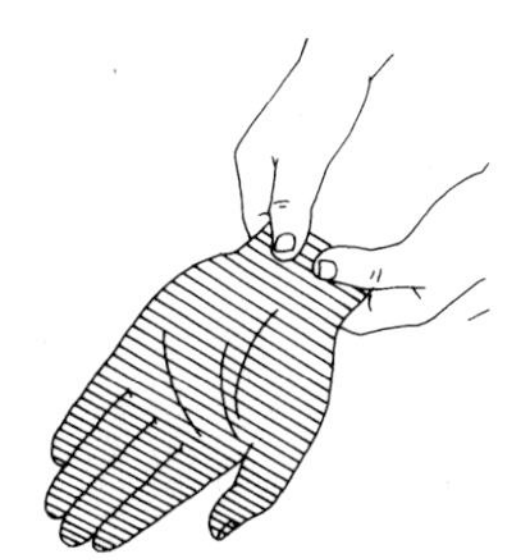

图 6-25　手掌出血止血法

（7）下肢出血时用两手大拇指按压大腿根中间的股动脉，可以止住大腿以下的出血（图 6-26）。

（8）足部出血，可用两手的拇指，分别在足背及内踝与跟骨之间的胫前、后动脉压迫止血（图 6-27）。

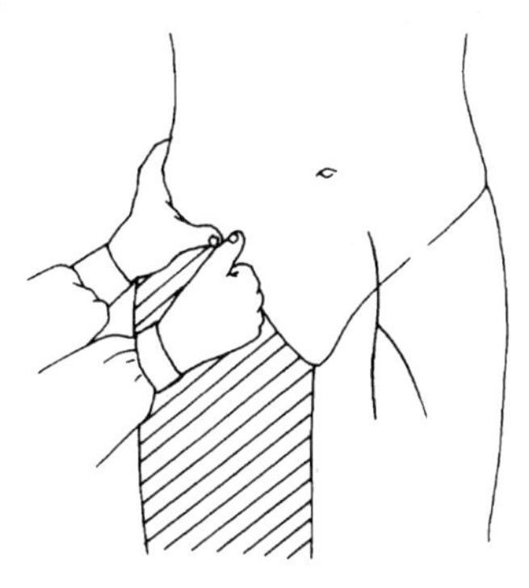

图 6-26　下肢出血止血法

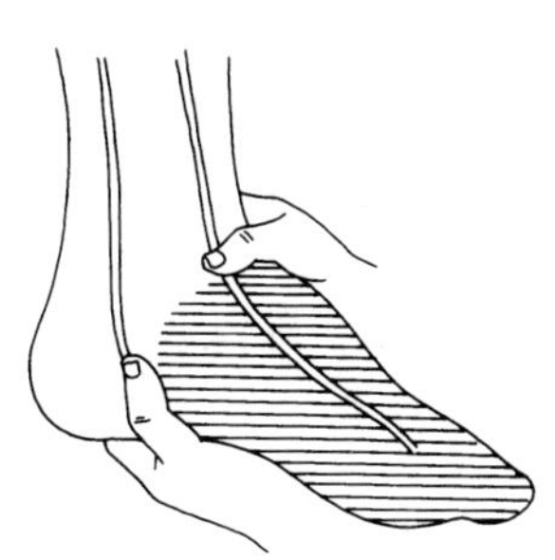

图 6-27　足部出血止血法

5. 加垫屈肢止血法　用于无骨折情况下的四肢部位出血。如前臂出血，在肘窝处垫以棉卷或绷带卷，将肘关节尽力屈曲，用绷带或三角巾固定于屈肘姿势。其他如腹股沟、肘窝，腘窝加垫屈肢法（图 6-28）。

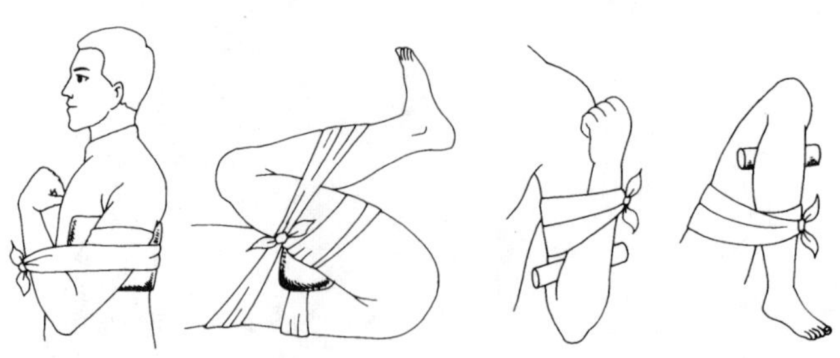

图 6-28　加垫屈肢止血法

6. 止血带止血法　用于四肢伤大出血。一般使用橡皮条做止血带，也可用大三角巾、绷带、手帕、布腰带等布止血带替代，但禁用电线和绳索。上止血带部位要在创口上方，尽量靠近伤口但又不能接触伤口面。上止血带部位必须先垫衬布块，或绑在衣服外面，以免损伤皮下神经。止血带绑得松紧适当，以摸不到远端脉搏和使出血停止为度。太紧会压迫神经而使肢体麻痹；太松则不能止血，如果动脉没有压住而仅压住静脉，出血反而更多，甚至引起肢体肿胀坏死。绑止血带时间要认真记载，用止血带时间不能太久，最好每隔半小时（冷天）或 1 小时放松 1 次。放松时用指压法暂时止血。每次放松 1～2 分钟。凡绑止血带伤员要尽快送往医院急救（图 6-29、图 6-30）。

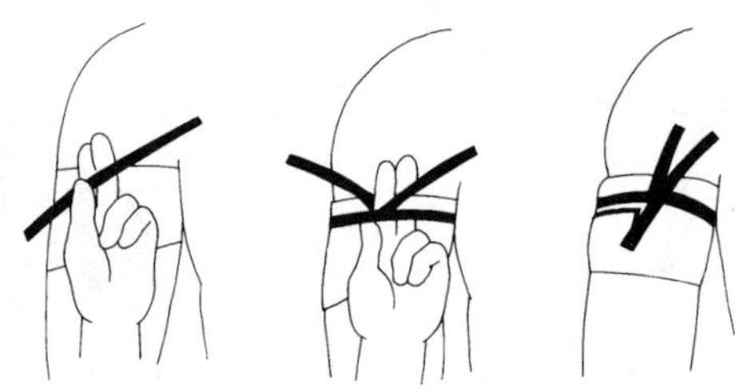

图 6-29　橡皮条止血带止血法

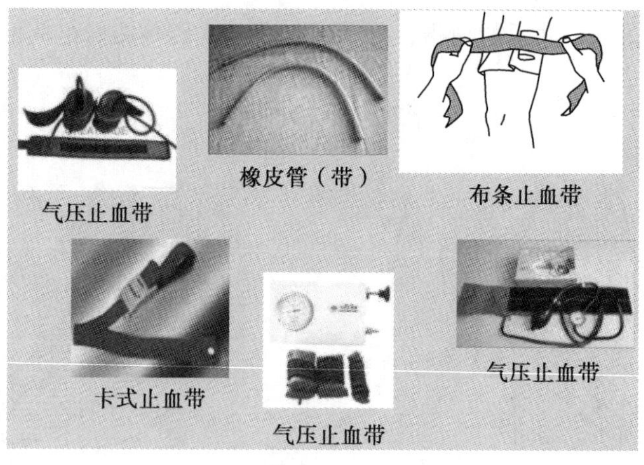

图 6-30　各种止血带

7. 结扎止血法　在手术操作过程中，对可能出血的部位或已见的出血点，结扎止血是常用的止血方法，光用止血钳的尖端对准出血点准确地夹住，然后用适当的丝线结扎和缝扎（图 6-31）。

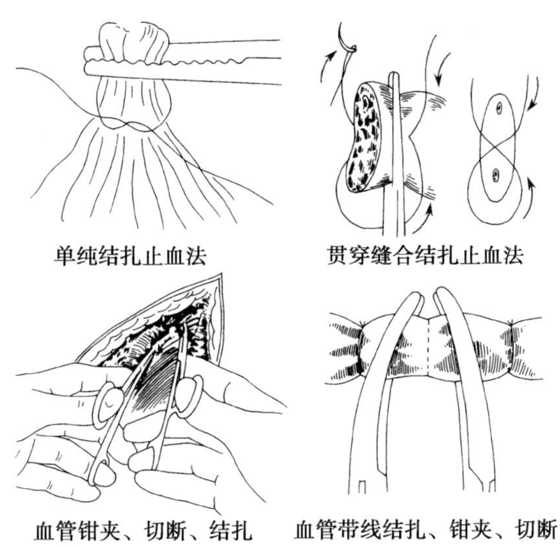

图 6-31　结扎止血

8. 电凝止血电凝止血法　适用于表浅的小的出血点止血。利用高频电流的电热作用使血液凝结、碳化（图 6-32）。

9. 药物或生物制品止血法　手术创面渗血不止时，可局部应用药物。常用的药物或生物制品有立止血、凝血酶、明胶海绵、淀粉海绵等。

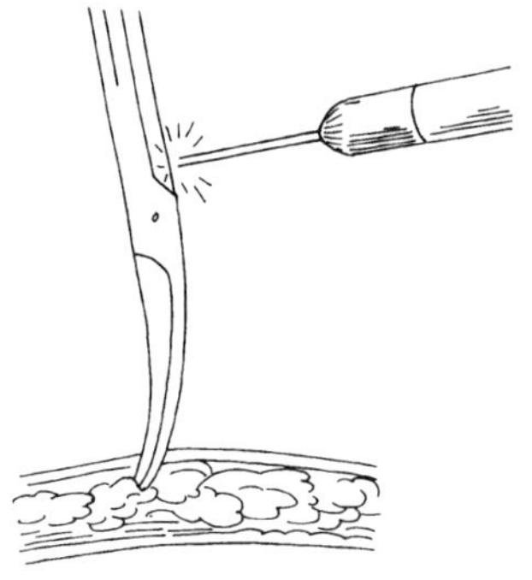

图 6-32　电凝止血

（三）禁忌证

1. 需要施行断肢（指）再植者不用止血带。

2. 特殊感染截肢不用止血带，如气性坏疽截肢。

3. 凡有动脉硬化症、糖尿病、慢性肾病肾功能不全者，慎用止血带或休克裤。

（四）注意事项

1. 对高血压病人，止血一定要做到认真仔细彻底，以防术后出血。

2. 对低血压病人止血，不能满足于当时状况的不出血；一定设法将血压调到正常时，检查无出血方为可靠。

3. 对胸腔手术的止血尤须认真，因为关闭胸腔以后负压会导致出血。

三、缝　　合

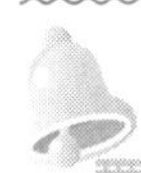
【培训目标】

1. 掌握缝合的操作方法。
2. 熟悉缝合的原则和要求。
3. 了解缝合的注意事项、目的。

（一）缝合原则

由深到浅缝，按层次对合。浅而短的切口可按一层缝合，但缝合必须包括各层组织。

（二）缝合要求

1. 缝线所包括的组织应等量、对称、对合整齐。
2. 组织缝合后不能留死腔。
3. 针距、边距对等。
4. 松紧程度要适度。
5. 合适的缝线。

（三）缝合方法

不同部位、不同组织常采用不同的缝合针、缝合线及缝合方法。根据缝合后切口边缘的形态分为单纯缝合、内翻和外翻缝合三类。

1. 单纯缝合　单纯缝合为手术中最简单、最常用的缝合方法，用于皮肤、皮下组织，肌膜，腱膜及腹膜等。间断缝合用于皮肤、皮下和腱膜的缝合。

（1）单纯间断缝合：操作简单，应用最多，每缝一针单独打结，多用在皮肤、皮下组织、肌肉、腱膜的缝合，尤其适用于有感染的创口缝合（图6-33）。

（2）连续缝合法：多用于腹膜和胃肠道后壁的内层吻合。在第一针缝合后打结，继而用该缝线缝合整个创口，结束前的一针，将重线尾拉出留在对侧，形成双线与重线尾打结（图6-34）。

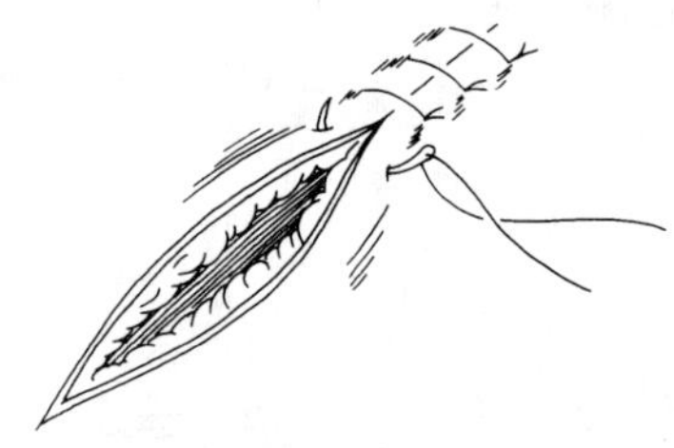

图6-33　单纯间断缝合

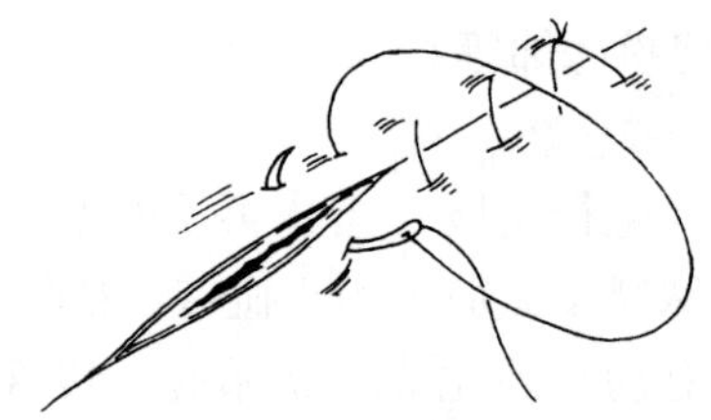

图6-34　连续缝合法

（3）连续锁边缝合法：操作省时，止血效果好，缝合过程中每次将线交错，多用于胃肠道断端的关闭，皮肤移植时的缝合（图6-35）。

（4）8字缝合：为双间断缝合，缝扎牢固省时，用于张力大的组织、肌腱及韧带的缝合。如筋膜的缝合（图6-36）。

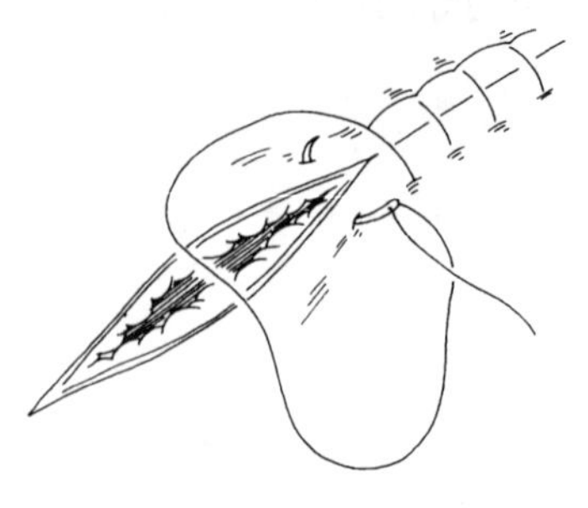

图6-35　连续锁边缝合法

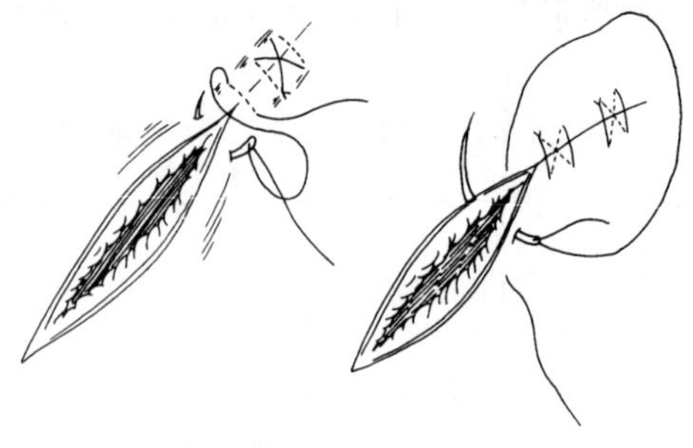

图6-36　8字缝合

（5）贯穿缝合法：也称缝扎法或缝合止血法，此法多用于钳夹的组织较多，单纯结扎有困难或线结容易脱落时（图6-37）。

2. 内翻缝合　内翻缝合多用于胃肠道吻合，将缝合组织内翻，缝合后边缘内翻，外面光滑，可减少污染，促进愈合。连续全层内翻缝合，用于胃肠道吻合的前壁全层缝合。间断内翻缝合常用于包埋组织，也属于浆肌层缝合。

（1）间断垂直褥式内翻缝合法：又称伦孛特（Lembert）缝合法，常用于胃肠道吻合时缝合浆肌层（图6-38）。

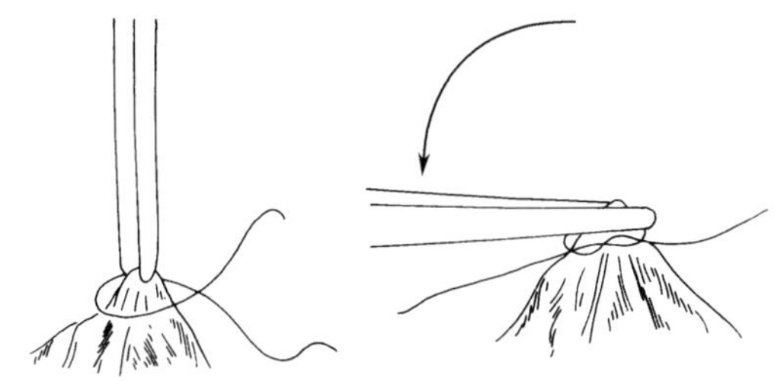

图6-37　贯穿缝合法

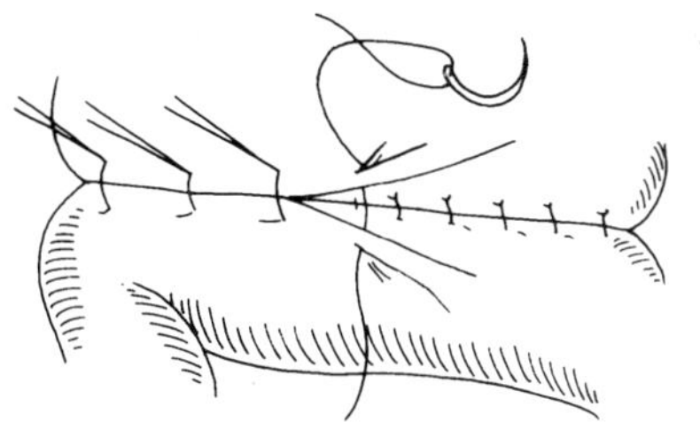

图6-38　间断垂直褥式内翻缝合法

（2）间断水平褥式内翻缝合法：又称何尔斯得（Halsted）缝合法，多用于胃肠道浆肌层缝合（图6-39）。

（3）连续水平褥式浆肌层内翻缝合法：又称库兴氏（Cushing）缝合法，如胃肠道浆肌层缝合（图6-40）。

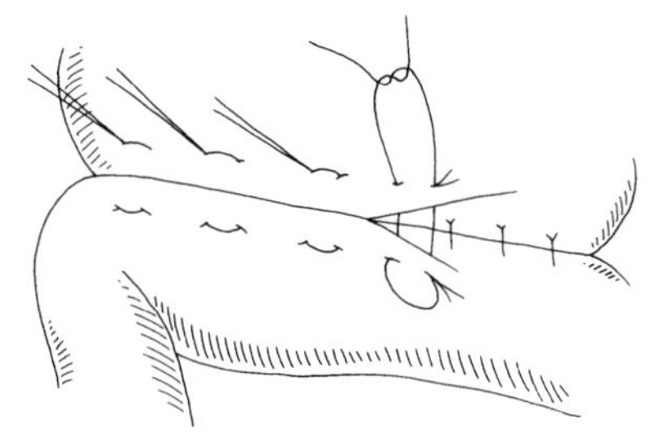

图6-39　间断水平褥式内翻缝合法

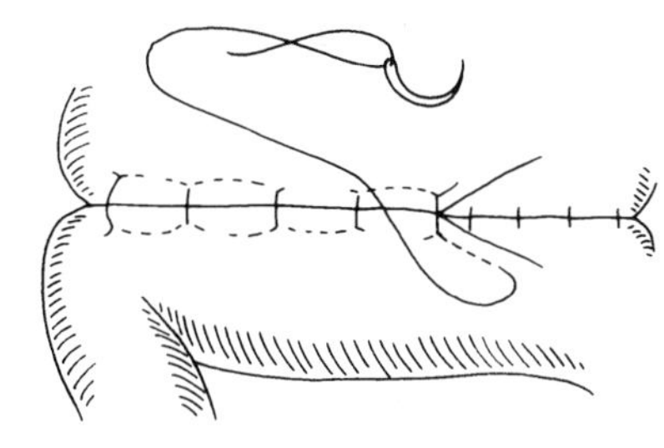

图6-40　连续水平褥式浆肌层内翻缝合法

（4）连续全层水平褥式内翻缝合法：又称康乃尔（Connells）缝合法，如胃肠道全层缝合（图6-41）。

（5）荷包缝合法：在组织表面以环形连续缝合一周，结扎时将中心内翻包埋，表面光滑，有利于愈合。常用于胃肠道小切口或针眼的关闭、阑尾残端的包埋、造瘘管在器官的固定等（图6-42）。

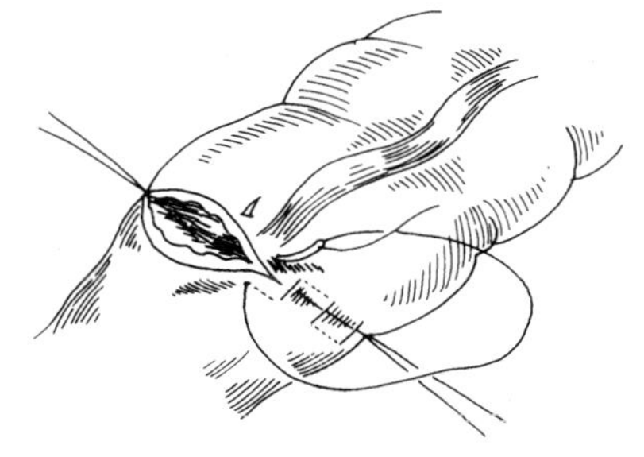

图6-41　连续全层水平褥式内翻缝合法

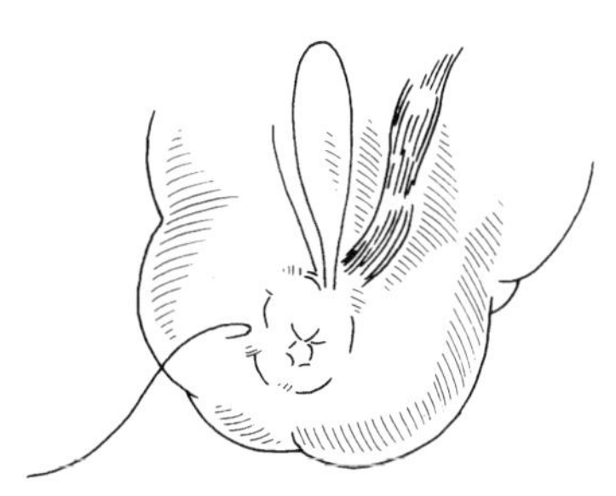

图6-42　荷包缝合法

（6）半荷包缝合法：常用于十二指肠残角部、胃残端角部的包埋内翻等（图6-43）。

3. 外翻缝合　缝合时使组织边缘向外翻转，有利于保证内面光滑及皮肤切口的愈合，在血管吻合中常用。常用的外翻缝合法为间断褥式缝合。

（1）间断垂直褥式外翻缝合法：如松弛皮肤的缝合（图6-44）。

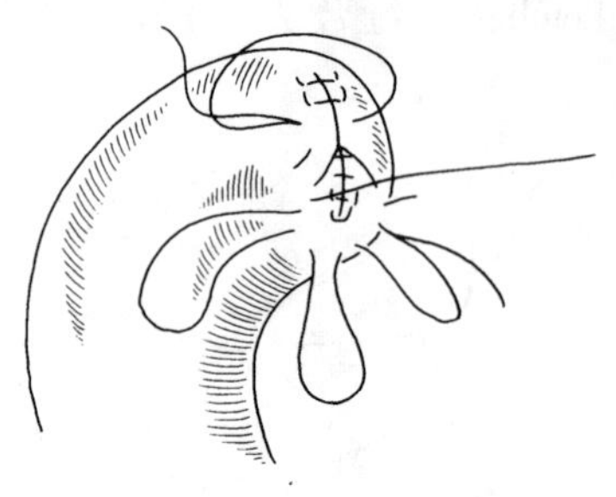

图6-43　半荷包缝合法

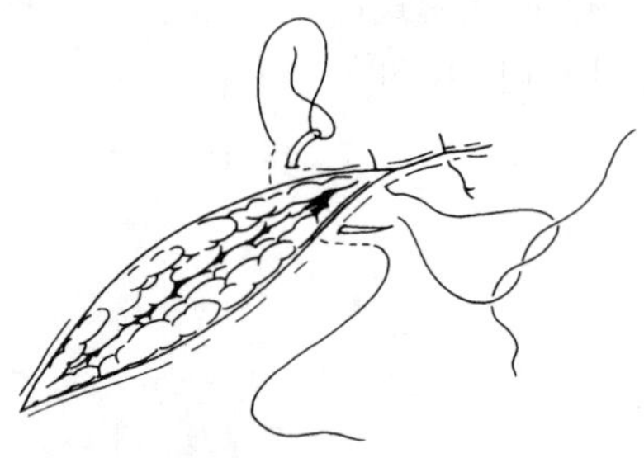

图6-44　间断垂直褥式外翻缝合法

（2）间断水平褥式外翻缝合法：如皮肤缝合（图6-45）。

（3）连续水平褥式外翻缝合法：多用于血管壁吻合（图6-46）。

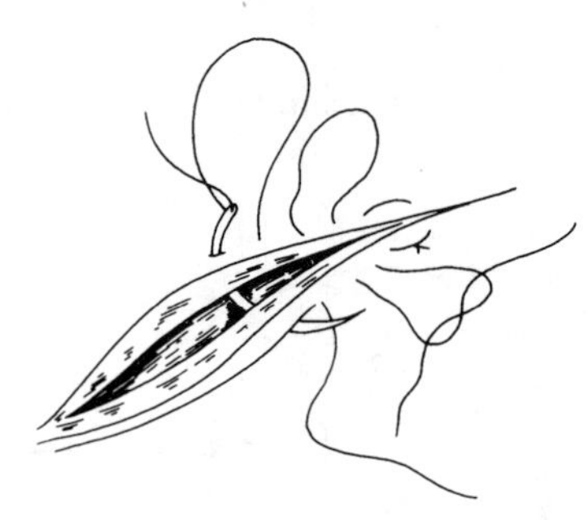

图6-45　间断水平褥式外翻缝合法

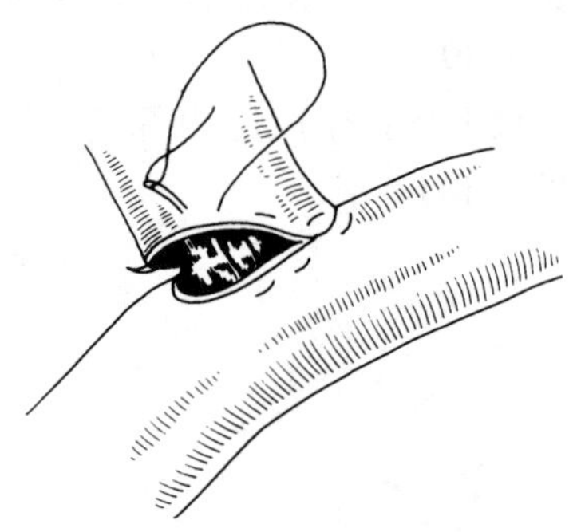

图6-46　连续水平褥式外翻缝合法

（4）减张缝合：常用于腹部手术后，当切口张力过大、污染重、病人营养不良、术后切口裂开可能性较大时，多采用减张缝合，缝合时要求腹膜外全层缝合（图6-47）。

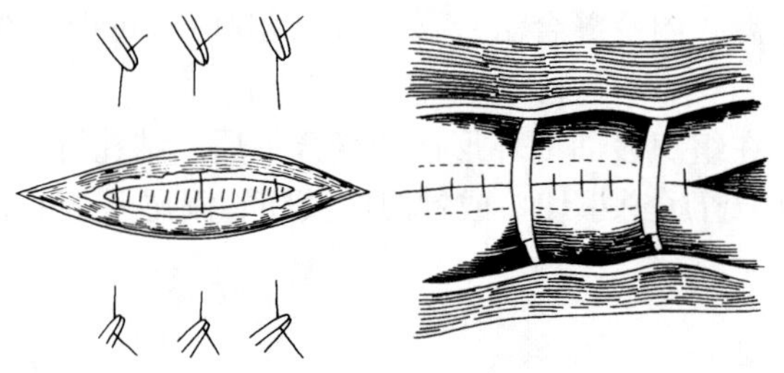

图6-47　减张缝合

（5）皮内缝合法：可分为皮内间断及皮内连续缝合两种，皮内缝合应用眼科小三角针、小持针钳及0号丝线。缝合要领：从切口的一端进针，然后交替经过两侧切口边缘的皮内穿过，一直缝到切口的另一端穿出，最后抽紧，两端可做蝴蝶结或纱布小球垫。常用于外露皮肤切口的缝合，如颈部甲状腺手术切口。其缝合的好坏与皮下组织缝合的密度、层次对合有关。如切口张力大，皮下缝合对拢欠佳，不应采用此法。此法缝合的优点是对合好，拆线早，愈合瘢痕小，美观（图6-48）。

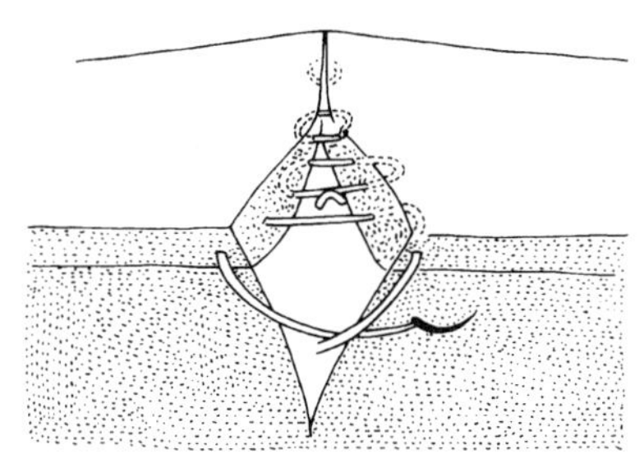

图6-48　皮内缝合法

（四）注意事项

1. 严格遵守无菌操作，缝合前必须彻底止血，清除凝血块、异物及无生机的组织。

2. 单层缝合时，缝针应穿过创底，以免留有空腔，影响愈合。

3. 针的刺入孔、穿出孔与创缘距离应相等对称。缝合皮肤、肌肉、浆膜肌层时，针孔距创缘分别为1～2cm、1.5～2cm、0.2～0.5cm。针距以确保创缘紧密接触为准，针数越少越好。

4. 缝合时两侧创缘应平整接合、每针缝线松紧要一致，防止内翻、外翻或产生皱褶。

5. 皮肤缝合后应矫正创缘，防止内翻或外翻，使其均匀紧密接触，以利愈合。

6. 化脓或创液过多的创口，一般不作密闭缝合，以保证创液顺利排出。缝合的创伤，若在手术后出现感染症状，应迅速拆除部分缝线，以便排出创液。

知识拓展

缝合是将已经切开或外伤断裂的组织、器官进行对合或重建其通道，恢复其功能。是保证良好愈合的基本条件，也是重要的外科手术基本操作技术之一。不同部位的组织器官需采用不同的方式方法进行缝合。缝合可以用持针钳进行，也可徒手直接拿直针进行，此外还有皮肤钉合器、消化道吻合器、闭合器等。

外科缝合的基本步骤

以皮肤间断缝合为例说明缝合的步骤：

（1）进针：缝合时左手执有齿镊，提起皮肤边缘，右手执持针钳（执法见前面章节），用腕臂力由外旋进，顺针的弧度刺入皮肤，经皮下从对侧切口皮缘穿出。

（2）拔针：可用有齿镊顺针前端顺针的弧度外拔，同时持针器从针后部顺势前推。

（3）出针、夹针：当针要完全拔出时，阻力已很小，可松开持针器，单用镊子夹针继续外拔，持针器迅速转位再夹针体（后1/3弧处），将针完全拔出，由第一助手打结，第二助手剪线，完成缝合步骤（图6-49）。

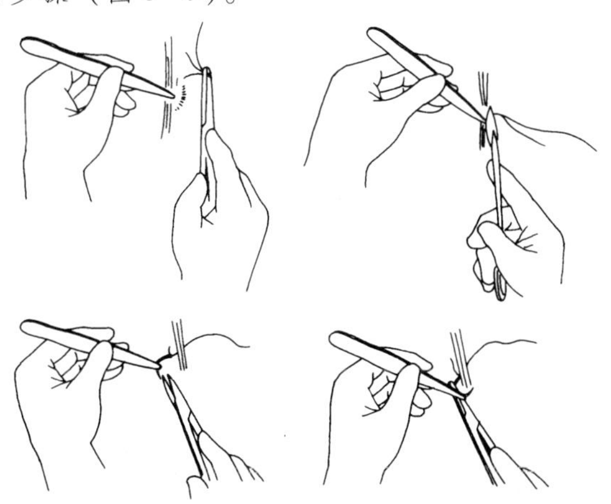

图6-49　皮肤间断缝合步骤

四、打　　结

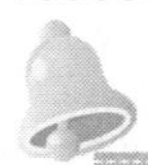

【培训目标】

1. 掌握打结的操作方法。
2. 熟悉打结的原则。
3. 了解打结的注意事项。

（一）打结原则

1. 两手用力均匀这一点对结的质量及安全性至关重要。否则，可能导致为滑结。

2. 三点在一线尤其在深部打结时更是如此。

3. 方向要正确做结的方向错误可能变成假结。但在实际操作的过程中，做结的方向可因术野及操作部位的要求而有范围较小的方向性改变。

4. 防止滑脱出血助手配合线绕，第一个结打好后，助手松开血管钳，再打第二结。否则结扎不牢固，易滑脱造成出血。

5. 力求直视下操作直视操作可使做结者能够掌握结扎的松紧程度，又可了解做结及结扎的确切情况。较深部位的结扎，也应尽量暴露于直视下操作。如果难于暴露，需依赖手感进行操作。这需要相当良好的功底。

（二）打结方法

1. 单手打结法　其特点为简便迅速，故而常用（图 6-50）。

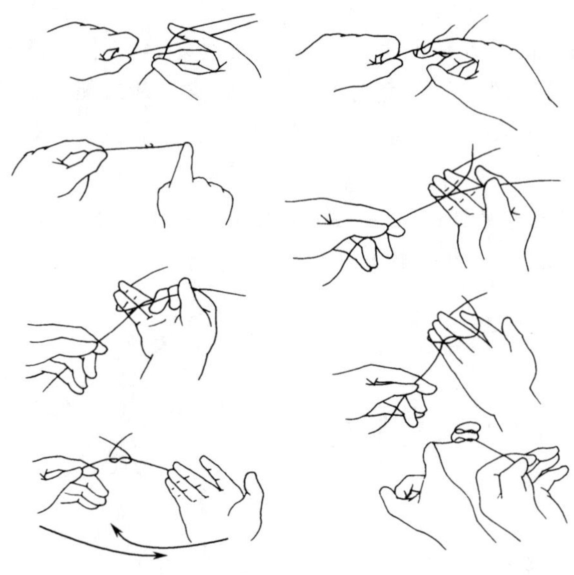

图 6-50　单手打结法

2. 双手打结法　其特点为结扎较牢故，但速度较慢（图 6-51）。

3. 器械打结法　即止血钳打结法，术者用持针钳或止血钳打结，适用于深部狭小手术视野的结扎、肠线结扎或结扎线过短时（图 6-52）。

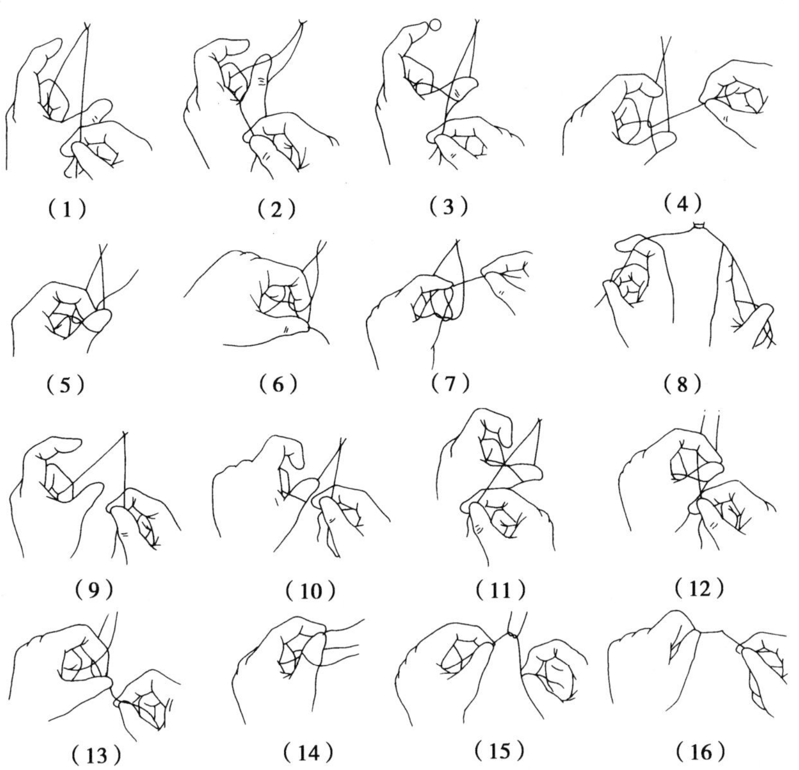

图 6-51　双手打结法

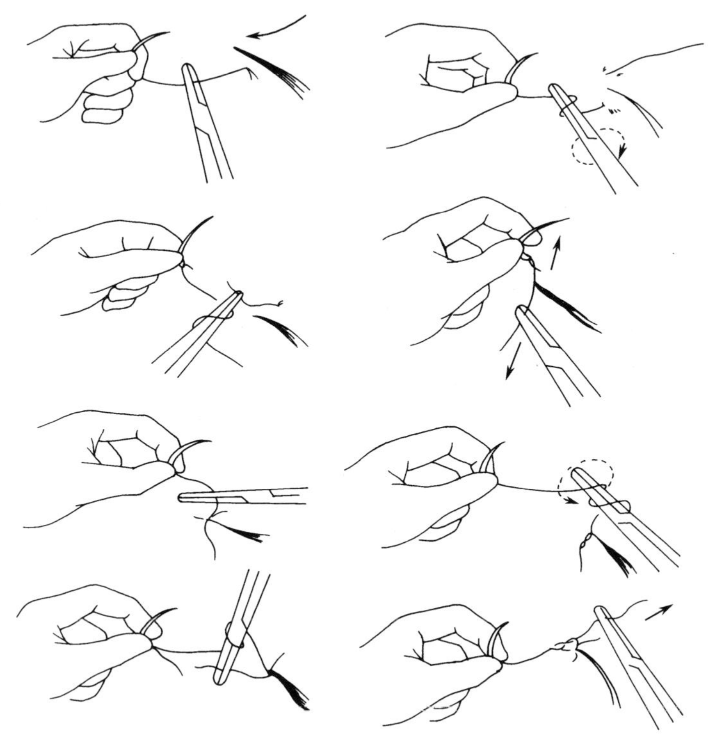

图 6-52　器械打结法

（三）注意事项

1. 选择线的质量与粗细。

2. 根据线的粗细不同决定用力大小。

3. 结扎时的线要用生理盐水浸湿。

（张　杰）

第九节　伤口换药

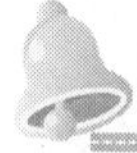

【培训目标】

1. 掌握伤口换药的适应证和操作方法。

2. 熟悉伤口换药的注意事项。

（一）适应证

1. 手术后无菌的伤口，如无特殊反应，3～5 天后第一次换药；如切口情况良好，张力不大，可酌情拆除部分或全部缝线；张力大的伤口，一般在术后 7～9 天拆线。

2. 感染伤口，分泌物较多，应每天换药 1 次。

3. 新鲜肉芽创面，隔 1～2 天换药 1 次。

4. 严重感染或置引流的伤口及粪瘘等，应根据其引流量的多少，决定换药的次数。

5. 烟卷引流伤口，每日换药 1～2 次，并在术后 12～24 小时转动烟卷，并适时拔除引流。橡皮膜引流，常在术后 48 小时内拔除。

6. 橡皮管引流伤口，术后 2～3 天换药，引流 3～7 天更换或拔除。

（二）步骤与方法

换药前操作者应洗手要遵循无菌原则，并戴好帽子和口罩。向病人说明换药的目的，以取得配合，安置病人的体位。

1. 一般伤口换药方法

（1）移去外层敷料，将污敷料内面向上，放在弯盘内。

（2）用镊子或血管钳轻轻揭去内层敷料，如分泌物干结粘着，可用生理盐水润湿后揭下。

（3）一只镊子或血管钳直接用于接触伤口，另一镊子或血管钳专用于传递换药碗中物品。

（4）75% 酒精棉球消毒伤口周围皮肤，生理盐水棉球轻拭去伤口内脓液或分泌物，拭净后根据不同伤口选择用药或适当安放引流物。

（5）用无菌敷料覆盖并固定，贴胶布方向应与肢体或躯干长轴垂直。

2. 缝合伤口换药方法　更换敷料：一般在缝合后第 3 日检查有无创面感染现象。如无感染，切口及周围皮肤消毒后用无菌纱布盖好。对有缝线脓液或缝线周围红肿者，应挑破脓头或拆除缝线，按感染伤口处理，定时换药。

3. 洁净伤口换药方法

（1）浅、平、洁净伤口：用无菌盐水棉球拭去伤口渗液后，盖以凡士林纱布，上面加盖纱布。

（2）肉芽过度生长伤口：正常的肉芽色鲜红、致密、洁净、表面平坦。如发现肉芽色泽淡红或灰暗，表面呈粗大颗粒状，水肿发亮高于创缘，可用无菌剪刀将其剪除，再将盐水棉球拭干，压迫止血；也可用10%～20%硝酸银液烧灼，再用等渗盐水擦拭；若肉芽轻度水肿，可用3%～5%高渗盐水湿敷。

4. 污染伤口换药方法

（1）脓液或分泌物较多的伤口：此类创面宜用消毒溶液湿敷，以减少脓液或分泌物。湿敷药物视创面情况而定，可用1∶5000呋喃西啉或漂白粉硼酸溶液等。每天换药2～4次，可根据创面培养的不同菌种，选用敏感的抗生素。对于有较深脓腔或窦道的伤口，可用生理盐水或各种有杀菌去腐作用的渗液进行冲洗，伤口内适当放引流物。

（2）慢性顽固性溃疡的伤口：由于局部血液循环不良，营养障碍或创面早期处理不当或由于特异性感染等原因，使创面长期溃烂，久不愈合。处理此类创面时，首先找出原因，改善全身状况，每天换药1次，同时可根据创面培养的不同菌种，选用敏感的抗生素，局部用生肌散、青霉素等，可杀灭创面内细菌，促进肉芽生长。

（三）注意事项

1. 严格执行无菌操作技术　凡接触伤口的物品，均须无菌。防止污染及交叉感染，各种无菌敷料从容器内取出后，不得放回，污染的敷料须放入弯盘或污物桶内。

2. 换药次序　先无菌伤口，后感染伤口。

3. 特殊感染伤口的换药　如气性坏疽、破伤风、铜绿假单胞菌等感染伤口，换药时必须严格执行隔离技术，除必要物品外，不带其他物品，用过的器械要专门处理，敷料要焚毁或深埋。

（张　杰）

第十节　拆　　线

【培训目标】

1. 掌握拆线的操作方法。
2. 熟悉各部位的拆线时间。
3. 了解拆线的注意事项。

（一）适应证

1. 无菌手术切口，局部及全身无异常表现，已到拆线时间，切口愈合良好者。面颈部4～5日拆线；下腹部、会阴部6～7日；胸部、上腹部、背部、臀部7～9日；四肢10～12日，近关节处可延长一些，减张缝线14日方可拆线。

2. 伤口术后有红、肿、热、痛等明显感染者，应提前拆线。

（二）步骤与方法

1. 揭开敷料，暴露缝合口，用汽油或松节油棉签擦净胶布痕迹。

2. 用2%碘酒、70%酒精或碘伏先后由内至外消毒缝合口及周围皮肤5～6cm，待干。

3. 检查切口是否已牢固愈合，确定后再行拆线。

4. 用无齿镊轻提缝合口上打结的线头，使埋于皮肤的缝线露出，用线剪将露出部剪断，轻轻抽出，拆完缝线后，用酒精棉球再擦拭1次，盖以敷料，再以胶布固定。若伤口愈合不可靠，可间断拆线。

5. 如伤口表面裂开，可用蝶形胶布在酒精灯火焰上消毒后，将两侧拉合固定，包扎。

6. 拆线时动作要轻，不可将结头两端线同时剪断，以防缝线存留皮下。

（三）注意事项

1. 剪线时的部位不应在缝合线的中间或线结的对侧，否则拉出线头时势必将暴露在皮肤外面的、已被细菌污染的部分缝合线拉过皮下，增加感染机会。

2. 拆线时最好用剪尖去剪断缝合线，可避免因过分牵引缝合线而导致疼痛和移动缝线致局部感染。

3. 拆线后1~2天应观察伤口情况，是否有伤口裂开，如伤口愈合不良或裂开时，可用蝶形胶布牵拉和保护伤口至伤口愈合。

4. 遇到下列情况，应考虑延迟拆线：①严重贫血、消瘦和恶病质者；②严重失水或水、电解质代谢紊乱尚未纠正者；③老年体弱及婴幼儿病人伤口愈合不良者；④伴有呼吸道感染。咳嗽没有消除的胸腹部伤口；⑤切口局部水肿明显且持续时间较长者。

（张　杰）

第七章
辅助检查（应用与判读）模块

第一节 心 电 图

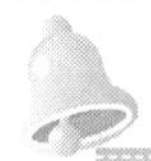

【培训目标】

1. 掌握常见典型心电图诊断（心房肥大、心室肥大、心肌梗死、心肌缺血、低血钾、高血钾、房室传导阻滞、束支传导阻滞、预激综合征、逸搏心律、期前收缩、阵发性心动过速、心房颤动、心室颤动）。

2. 熟悉动态心电图检查的临床应用及分析要点。

3. 了解运动平板试验技术。

一、心电图的分析要点

心电图是利用心电图机从体表记录心脏每一心动周期所产生的电活动变化的技术。心脏从开始除极到复极完成，构成一个心动周期，电流记录仪描记为一个 P-QRS-T 波群。窦房结通过其自律性不断发出冲动刺激，心脏反复除极、复极形成连续的心动周期，电流记录仪描记为一系列 P-QRS-T 波群，构成一份体表心电图。因此，在分析心电图时，要从一个心动周期的 P 波开始，观察 P 波的形态、电压、时间和方向，P-R 间期的时限，QRS 波群时间、形态和电压，S-T 段的偏移，T 波的方向和形态以及 Q-T 间期的时限等，来判断是否为一份正常的心电图，以及异常心电图的临床意义，协助对临床疾病做出诊断。以正常心电图（图 7-1）为例，来分析心电图。

（一）P 波

P 波是最先出现的一个波形，是心房的除极波。

1. 形态　正常 P 波在多数导联呈钝圆形，可有轻微切迹，但双峰间距 <0.04 秒。

2. 方向　窦性 P 波在 aVR 导联倒置，Ⅰ、Ⅱ、aVF 和 $V_3 \sim V_6$ 导联直立，其余导联（Ⅲ、aVL、V_1、V_2）可以直立、低平、双向或倒置。

3. 时间　正常 P 波时间≤0.11 秒。

4. 电压　肢体导联 P 波电压 <0.25mV，胸导联 <0.20mV。

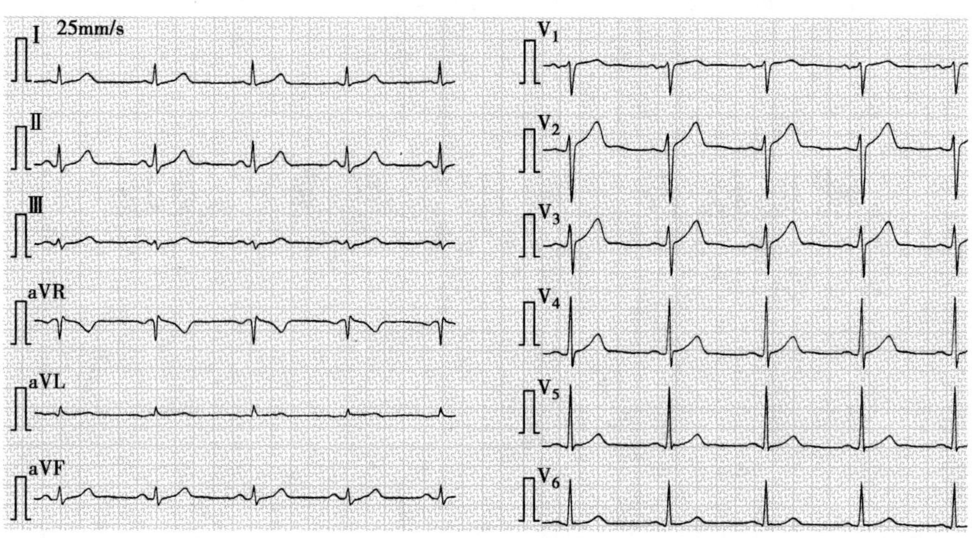

图 7-1　正常心电图

（二）P-R 间期

P-R 间期又称房室传导时间，测量心电图从 P 波的起始部到 QRS 起始部的距离，正常成人 P-R 间期为 0.12 ~ 0.20 秒。

（三）QRS 波群

QRS 波群是心室的除极波。

1. 时间　正常成人 QRS 波群时间为 0.06 ~ 0.10 秒，

2. 形态与电压

（1）胸导联：V_1、V_2 导联多呈 rS 型，R/S < 1，R_{V1} < 1.0mV，V_5、V_6 导联以 R 波为主（可呈 qR、Rs、qRs 或 R 型），R/S > 1，R_{V5} < 2.5mV。正常成人胸导联自 V_1 至 V_5，R 波逐渐增大，而 S 波逐渐变小。

（2）肢体导联：aVR 导联的 QRS 波群主波向下，可呈 Qr、rS、rSr′或 QS 型，R_{aVR} < 0.5mV。aVL 和 aVF 导联 QRS 波群形态多变，可呈 qR、qRs 或 Rs 型，也可呈 rS 型，R_{aVL} < 1.2mV，R_{aVF} < 2.0mV。Ⅱ导联常表现为 QRS 波群主波向上，Ⅰ、Ⅲ导联上 QRS 波群形态则随 QRS 平均电轴而变化。

（3）q 波：正常人除 aVR 导联可呈 Qr 或 QS 型外，其他导联 q 波的振幅不得超过同导联 R 波的 1/4，时间不得超过 0.04s，而且无切迹。正常时，V_1、V_2 导联不应有 q 波，但可呈 QS 型，V_3 导联极少有 q 波，V_5、V_6 导联常可见正常范围内的 q 波。

（四）J 点

QRS 波群终末部与 S-T 段起始部的交接点称为 J 点。J 点大多在等电位线上，但常随 S-T 段偏移而发生移位。有时可因心室除极尚未完全结束而部分心肌已开始复极，致使 J 点上移。

（五）S-T 段

S-T 段代表心室早期复极的电位和时间的变化。正常 S-T 段多为一等电位线，有时可有轻度偏移，但在任何导联 S-T 段下移不应超过 0.05mV。S-T 段上抬在 V_1 ~ V_3 导联不超过 0.3mV，其他导联均不超过 0.1mV。正常人上抬的 S-T 段形态为弓背向下，且常与其后面一个较高的 T 波相连接。

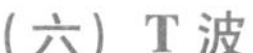

（六）T 波

T 波反映心室晚期快速复极过程中的电位和时间的改变。

1. 形态　正常的 T 波是一个不对称的波，其前支较长，后支较短。

2. 方向　正常情况下，T 波的方向大多与 QRS 波群的主波方向一致，即 aVR 导联倒置，Ⅰ、Ⅱ、$V_4 \sim V_6$ 导联直立，其余导联的 T 波可直立、双向或倒置。但若 V_1 导联 T 波直立，则 V_2、V_3 导联 T 波就不应倒置。

（七）Q-T 间期

Q-T 间期代表心室除极与复极所需要的总时间。心率在 60～100 次/分时，Q-T 间期的正常范围应在 0.32～0.44 秒。由于 Q-T 间期受心率影响大，故临床常用校正的 Q-T 间期（Q-Tc）。通常采用修改的 Bazett 公式计算：Q-Tc = Q-T/R-R。式中 Q-T 为实测的 Q-T 间期，R-R 以秒（s）为单位。正常 Q-Tc 的最高值为 0.44 秒，超过此限即为延长。

（八）U 波

U 波是 T 波后 0.02～0.04 秒时出现的一个振幅很小的波，其方向与 T 波方向大体一致，电压低于同导联的 T 波。一般以胸导联（尤其 V_3）较清楚。T 波与 U 波之间有等电位线（T-U 段），但在病理情况下 U 波可与 T 波连接或融合，以至于不易与双向或有切迹的 T 波区别。U 波 >0.1mV，提示升高，当 U > T/2 时则肯定为升高。

二、心电图的临床应用价值

1. 分析与鉴别各种心律失常。心电图是迄今为止检查心律失常最精确的方法之一，不仅可以确诊体格检查中发现有心律失常者，还可确诊体格检查未发现的心律失常，尤其对一度房室传导阻滞及束支传导阻滞的诊断更重要。

2. 诊断心肌梗死及急性冠状动脉供血不足。心电图可明确反映心肌的缺血、损伤和坏死改变，因此可诊断心肌梗死，并可了解梗死的部位、范围、演变与分期；对急性心肌缺血可反映其有无、部位及持续时间。

3. 协助诊断慢性冠状动脉供血不足、心肌炎及心肌病。

4. 判定有无心房、心室肥大，从而协助某些心脏病的诊断，如心脏瓣膜病、肺源性心脏病、高血压性心脏病和先天性心脏病等。

5. 协助诊断心包疾病，如急性及慢性心包炎。

6. 观察某些药物对心肌的影响，包括治疗心血管疾病的药物（如洋地黄、抗心律失常药物）及可能对心肌有损害的药物。

7. 对某些电解质紊乱（如血钾过高或过低），心电图不仅有助于诊断，还对指导治疗有重要参考价值。

8. 心电图监护广泛应用于外科手术、心导管检查、人工心脏起搏、电击复律、心脏复苏及其他危重病症的抢救，可以及时了解心律的变化和心肌供血情况。

9. 心电图作为一种电信息的时间标记，是作其他一些特殊检查的重要参照，如进行心脏电生理研究时，常需与体表心电图同步描记，以利于确定时相等。

三、常见异常心电图的诊断方法

（一）心房、心室肥大的心电图诊断

心房肥大和心室肥大是各种器质性心脏病的常见改变，其主要心电图表现为除极波电压增高、时间延长、电轴偏移和继发性复极改变。心房肥大时分析P波，心室肥大时分析QRS波。

1. 右心房肥大　右心房肥大时，反映右心房除极的起始P波除极向量增大，时间延长，但由于其与左心房除极时间相重叠，故整个P波的时间多不延长，而主要表现为P波电压的增高（图7-2）。心电图（图7-3）的特征性改变P波高尖，$P_{Ⅱ、Ⅲ、aVF}\geq0.25mV$，$P_{V1、V2}\geq0.15mV$。常见于慢性肺源性心脏病、肺动脉瓣狭窄等，故称为“肺型P波”。此外还可见于房间隔缺损、原发性肺动脉高压等。

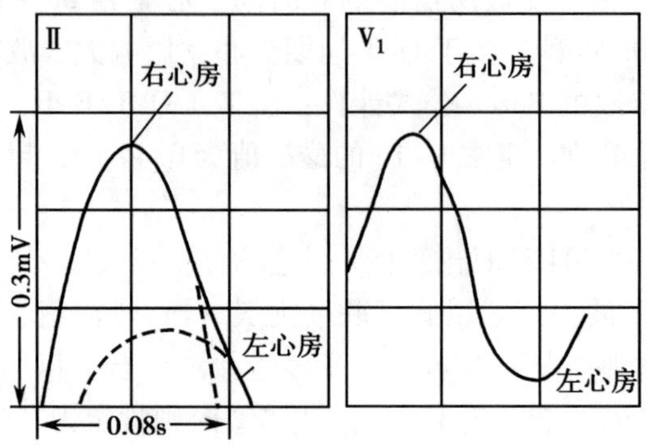

图7-2　右心房肥大的P波改变示意图

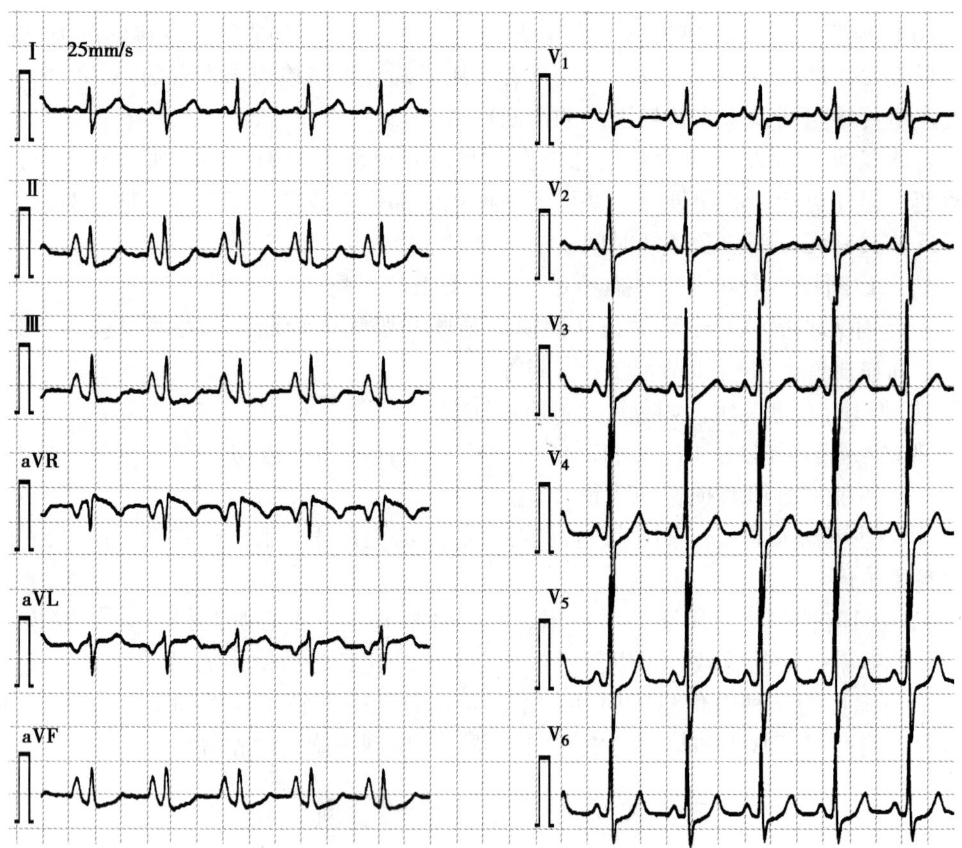

图7-3　右心房肥大的心电图

2. 左心房肥大　左心房肥大时，P 波终末除极向量增大，时间延长，整个 P 波增宽并形成显著双峰，其后半部电压亦增大（图 7-4）。心电图（图 7-5）的特征性改变：P 波增宽 >0. 11 秒，常呈前低后高的双峰型，双峰间距≥0. 04 秒，在Ⅰ、Ⅱ、aVL 导联较明显。常见于二尖瓣狭窄，故称为“二尖瓣型 P 波”，亦可见于冠心病、高血压、慢性左心功能不全等。

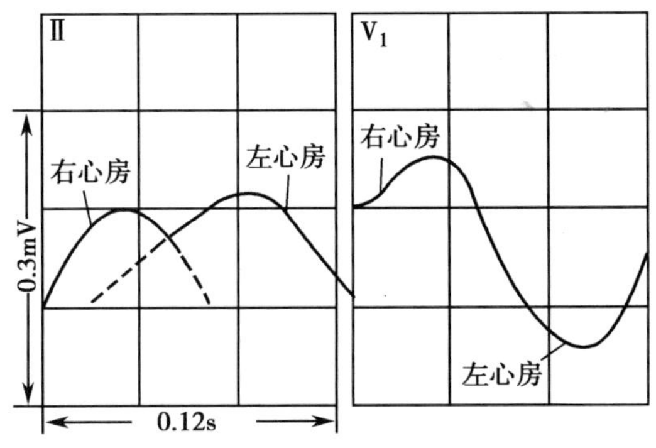

图 7-4　左心房肥大的 P 波改变示意图

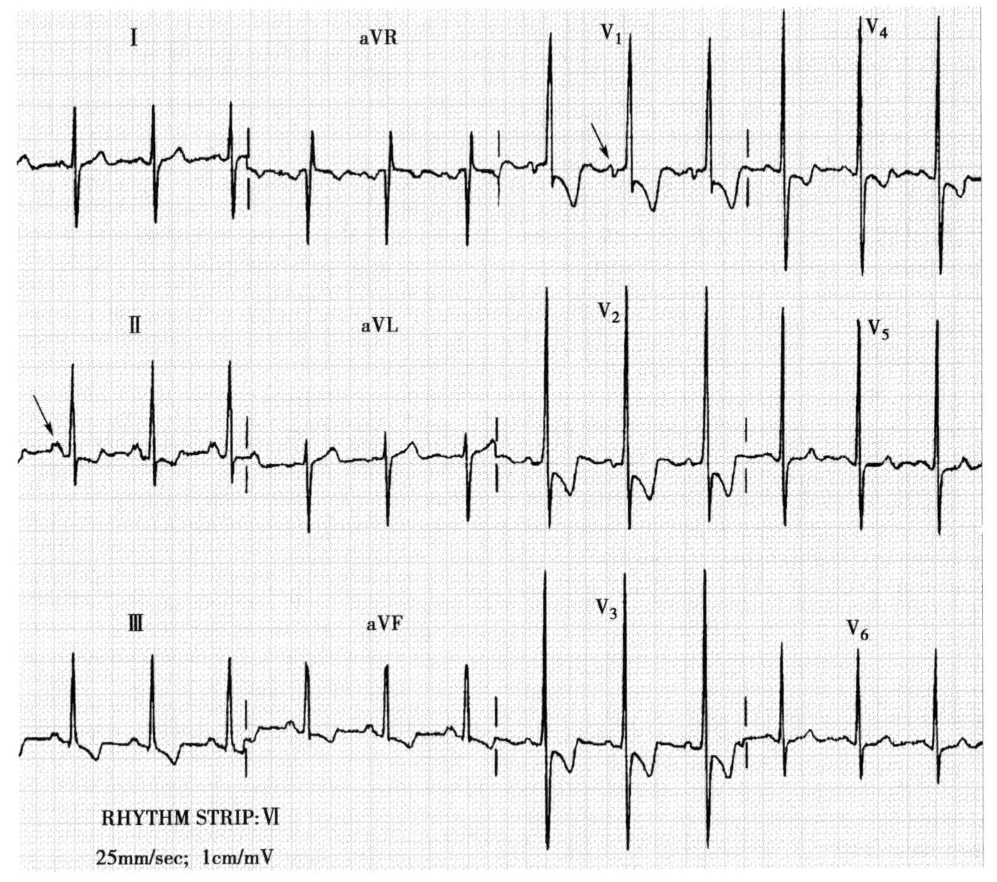

图 7-5　左心房肥大的心电图

3. 左心室肥大　正常情况下，左心室的位置偏于心脏的左后下方，且左心室壁的心肌明显厚于右心室，故左、右两心室的综合心电向量表现为左心室占优势。左心室肥大时，这种优势更加突出。心电图表现（图 7-6）：左心室电压明显增高，表现为 R_{V5} > 2.5mV 或 $R_{V5}+S_{V1}$ > 3.5（女性）~4.0（男性）mV，心电轴左偏，QRS 波群时间延长达 0.10~0.11 秒，V_5 室壁激动时间 VAT > 0.05 秒。在 V_5 等以 R 波为主的导联中，出现 S-T 段下移 > 0.05mV，T 波低平、双向或倒置，表示心室肌肥厚劳损。导致左心室肥大的病因较多，如高血压、心肌病、心脏瓣膜病、室间隔缺损、动脉导管未闭、贫血、甲亢等。

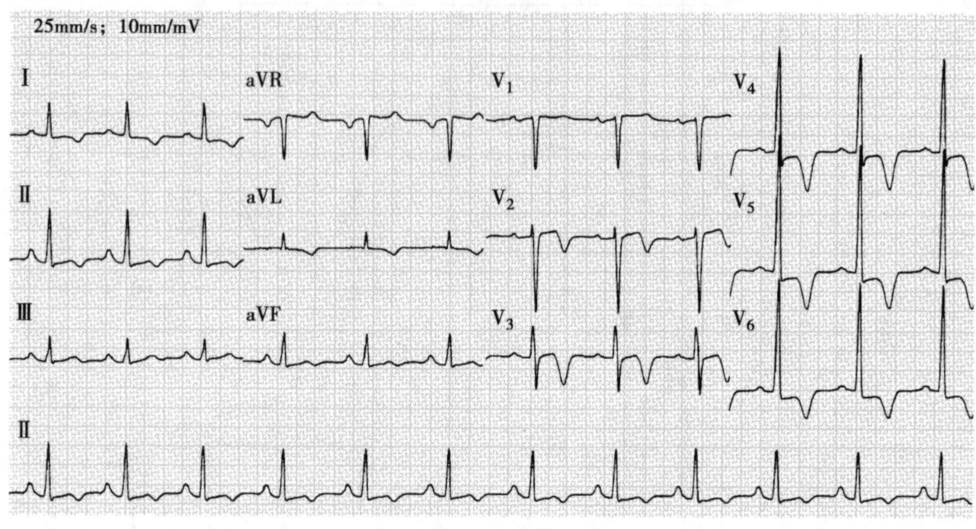

图 7-6　左心室肥大

4. 右心室肥大　右心室肥大时，右心室除极向量增大，时间延长，左右两心室的综合心电向量偏向右心室。心电图表现（图 7-7）：右心室电压升高，表现为 R_{V1} > 1.0mV，R_{aVR} > 0.5mV，V_1 的 R/S > 1，V_5 的 R/S < 1 等，心电轴右偏，V_1 导联的右心室室壁激动时间 VAT > 0.03 秒，但 QRS 波群总的时间不延长。右心室肥大多见于慢性肺心病、心脏瓣膜病二尖瓣狭窄、先天性肺动脉瓣狭窄、室间隔缺损等。

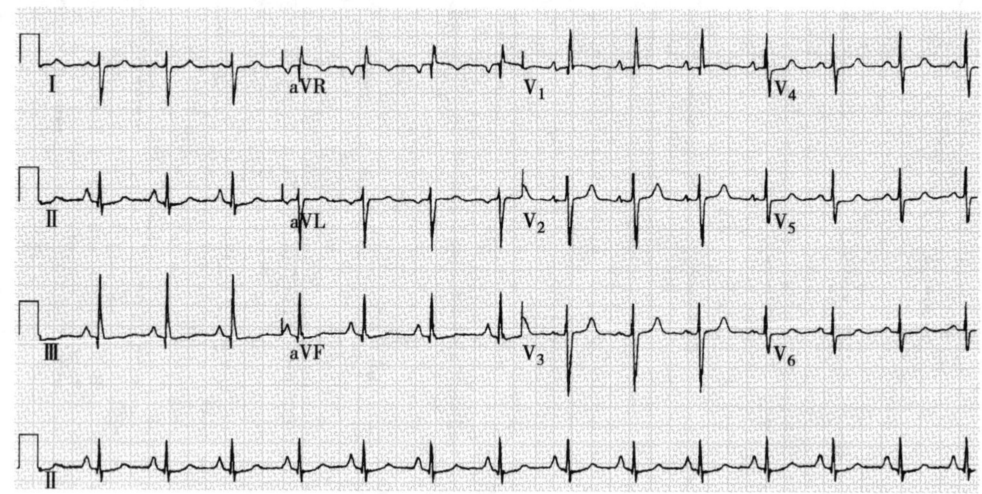

图 7-7　右心室肥大

（二）急性心肌梗死的心电图诊断

急性心肌梗死发病后，随着时间进程在心电图上可先后出现缺血、损伤和坏死三种类型的图形改变，重点通过分析心电图的 T 波，S-T 段和 Q 波改变来做出判断。

1. 基本图形及产生机制

（1）缺血型 T 波改变：冠状动脉的突然闭塞首先引起该处心肌缺血，通常缺血最早出现于心内膜下肌层，此时心肌复极仍从心外膜面开始，但由于复极延迟，致使电位差较正常时增大，从而形成较正常增高的两支对称的直立 T 波，常在冠状动脉阻塞的早期（发病后数分钟至数小时）出现。当缺血发展至心外膜下肌层，该处心肌复极延迟，致使复极程序反常，由心内膜面向心外膜面进行，因而在心外膜面记录到两支对称的尖深的倒置 T 波，一般称为“冠状 T 波”。

（2）损伤型 S-T 段移位：随着缺血时间延长及程度加重，出现心肌损伤的图形改变，主要表现为面向损伤心肌的导联 S-T 段抬高，明显抬高时呈弓背向上或穹隆型，甚至可形成单向曲线，如（图 7-8）。

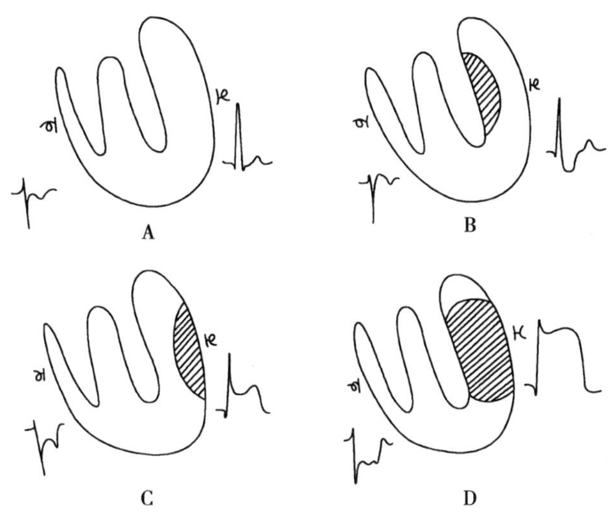

图 7-8　损伤型 S-T 段移位

（3）坏死型 Q 波：持续更久的缺血使心肌细胞在损伤的基础上进一步发生变性、坏死，已坏死的心肌不能恢复为极化状态，不再除极与产生动作电流，而坏死区周围正常心肌仍照常除极，故心室的除极综合向量背离梗死区（图 7-9）。坏死型的图形改变主要表现为面对梗死区的导联上 Q 波异常加深增宽（宽度≥0.04 秒，深度≥R 1/4），R 波振幅降低，甚至 R 波消失而呈 QS 型。

2. 急性心肌梗死心电图的演变及分期　根据心电图图形的典型演变过程可将急性心肌梗死分为 4 期（图 7-10）。

（1）超急性期：见于急性心肌梗死发生后数分钟或数小时内，表现为 T 波高耸或 S-T 段斜行上移，不出现异常 Q 波。这种改变为时短暂，此期是再灌注治疗的最佳时期，如治疗及时，可避免发展为急性心肌梗死或使梗死范围缩小。

（2）急性期：S-T 段逐渐抬高呈弓背形，并可与 T 波融合成单向曲线，此时可出现异常 Q 波，继而 S-T 段逐渐下移至等电位线，直立 T 波开始倒置并逐渐加深。此期坏死型 Q

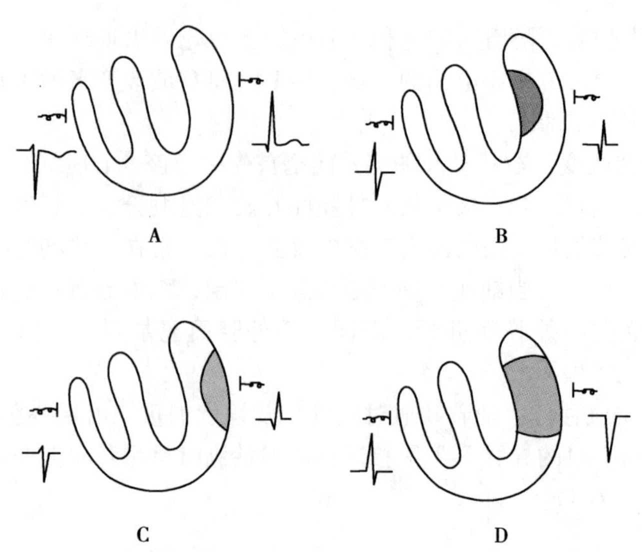

图 7-9　坏死型 Q 波形成

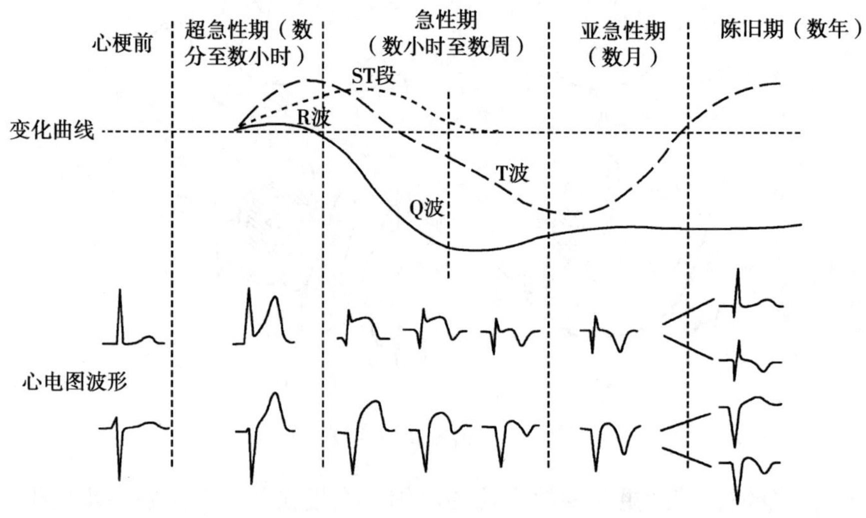

图 7-10　急性心肌梗死的心电图演变及分期

波、损伤型 S-T 段抬高和缺血型 T 波倒置可同时并存。此期开始于梗死后数小时或数日，可持续数周。

（3）恢复期：出现于梗死后数周至数月，抬高的 S-T 段已基本恢复至基线，坏死型 Q 波持续存在。此期主要演变为缺血型倒置 T 波的动态变化，逐渐加深，又逐渐变浅，直到恢复正常或恒定不变（持续倒置或低平）。

（4）陈旧期：常出现于梗死发生 3～6 个月之后或更久，S-T 段与 T 波多不再变化，常遗留坏死型 Q 波。

3. 定位诊断　根据心肌梗死的特征性图形出现的导联，可以判断心肌梗死的部位与范围（表 7-1）。

表 7-1　急性心肌梗死的心电图定位

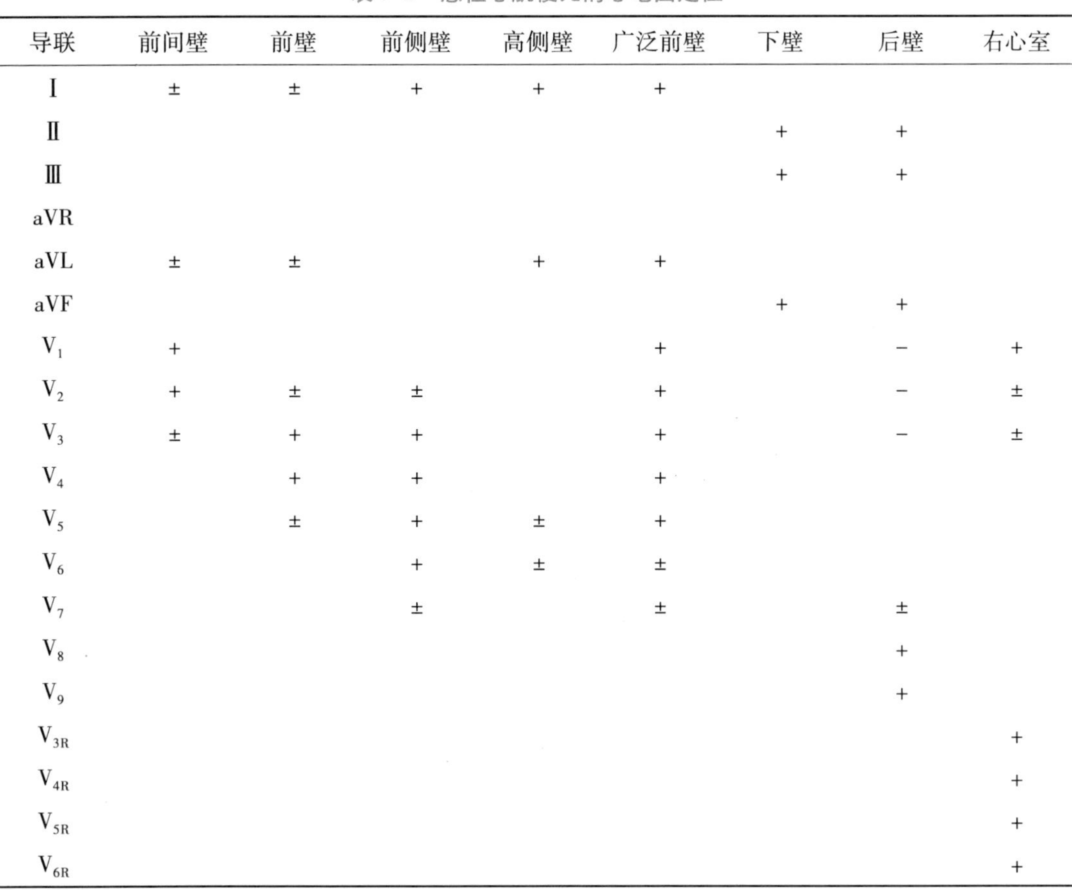

导联	前间壁	前壁	前侧壁	高侧壁	广泛前壁	下壁	后壁	右心室
Ⅰ	±	±	+	+	+			
Ⅱ						+	+	
Ⅲ						+	+	
aVR								
aVL	±	±		+	+			
aVF						+	+	
V_1	+				+		−	+
V_2	+	±	±		+		−	±
V_3	±	+	+		+		−	±
V_4		+	+		+			
V_5		±	+	±	+			
V_6			+	±	±			
V_7			±		±		±	
V_8							+	
V_9							+	
V_{3R}								+
V_{4R}								+
V_{5R}								+
V_{6R}								+

注：+表示 Q 波、ST 段抬高和 T 波倒置；−表示与+的改变相反，即 R 波增高、ST 段压低和 T 波直立，±表示可出现+改变。

4. 右心室梗死　由于右心室供血源于右冠状动脉，故右心室梗死几乎均合并有左心室下、后壁梗死，因此急性下壁或下后壁心肌梗死应常规做右胸导联（V_{3R} ~ V_{6R}）检查，若 S-T 段抬高 >0.1mV，则提示右心室梗死。

5. 非 ST 抬高型急性心肌梗死　非 ST 抬高型急性心肌梗死指心电图上无病理性 Q 波，仅表现为呈规律性演变的 S-T 段压低及 T 波倒置的急性心肌梗死（图 7-11）。

（三）心肌缺血的心电图诊断

心肌缺血在临床上主要表现为心绞痛和无症状性慢性冠状动脉供血不足，因无心肌坏死，故无病理性 Q 波，心电图主要分析 S-T 段及 T 波的改变。

1. 心绞痛　根据心绞痛的临床特点和心电图改变，分为典型心绞痛和变异型心绞痛。

（1）典型心绞痛：发作时心电图表现为面向缺血区的导联上出现 S-T 段水平或下垂型压低≥0.1mV 和（或）T 波倒置，心绞痛发作终止后 S-T 段及 T 波恢复到发作前的状态，心绞痛发作前后心电图 S-T 段及 T 波呈动态改变（图 7-12），即如果发作前 S-T 段及 T 波正常，则发作后恢复正常；如果发作前心电图呈持续 ST 段压低和（或）T 波低平、双向或倒置者，心绞痛发作时多表现为 ST-T 改变加重，发作后恢复到发作前心电图表现。

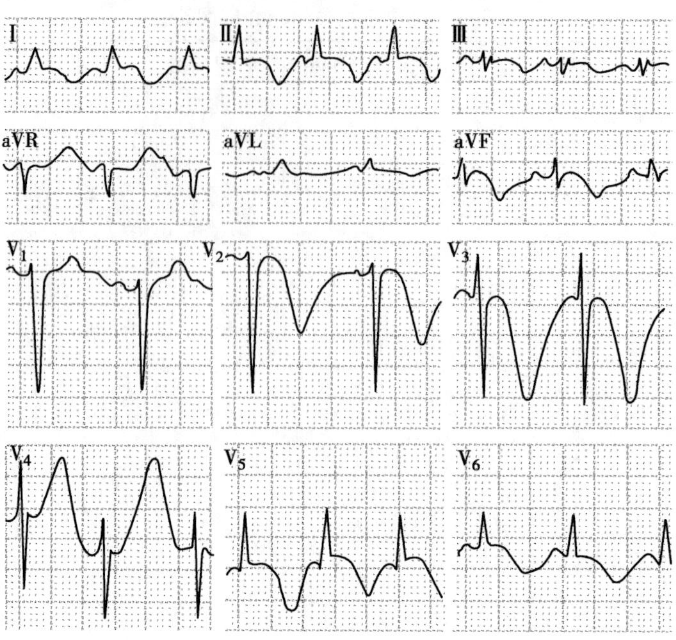

图 7-11　非 ST 抬高型心肌梗死

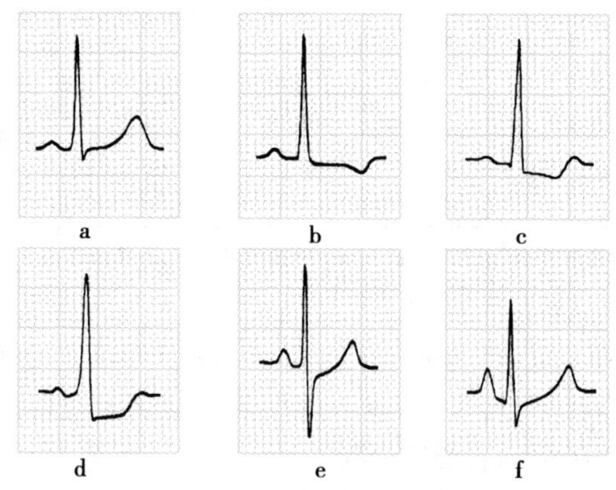

图 7-12　ST 段压低的动态改变

（2）变异型心绞痛：常于安静时发作，心绞痛持续时间长且程度较重。发作时心电图表现为一过性 S-T 段抬高，部分病例以后在 S-T 段上抬的部位发生心肌梗死。（图 7-13，图 7-14）。

2. 慢性冠状动脉供血不足

（1）S-T 段改变：除 aVR 导联外，其他导联的 S-T 段压低。S-T 段压低（图7-15）有缺血型及近似缺血型 2 种，以缺血型最有诊断意义。缺血型 S-T 段压低需要和继发性 ST-T 改变鉴别，后者指继发于心室除极异常而不是心肌本身病变引起的 ST-T 改变，如左心室肥大、束支传导阻滞、室性心律失常、室性起搏心律引起的 ST-T 改变等。

缺血型 S-T 段压低有以下特征：①压低的 S-T 段可呈水平型或下垂型（S-T 段与通过 R 波顶点的垂线所成的交角 ≥90°）下移，也可呈弓背型下移。②S-T 段压低的幅度 ≥0.05mV。

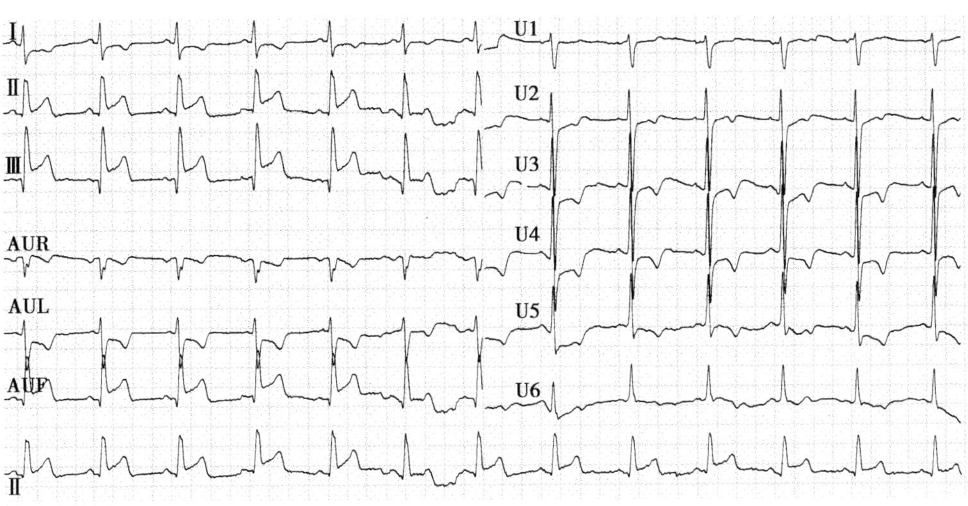

图 7-13　变异型心绞痛发作时心电图

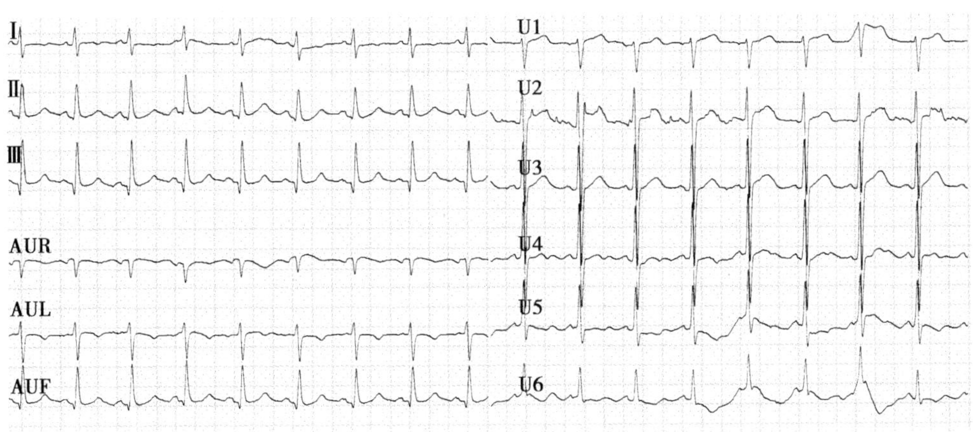

图 7-14　变异型心绞痛缓解后心电图

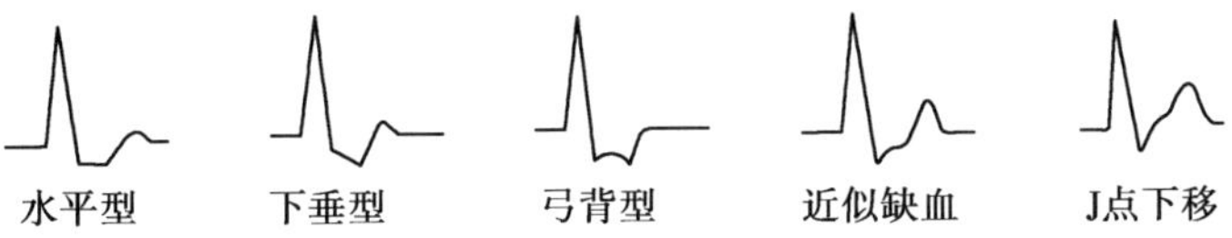

图 7-15　S-T 段压低的各种形态示意图

（2）T 波改变：心肌缺血常出现 T 波变化，主要表现为低平、双向（尤其是先负后正）或倒置。

（四）心律失常的心电图诊断

1. 窦性心律与窦性心律失常

（1）窦性心律：即正常心律。心电图表现：正常窦性 P 波，频率为 60～100 次/分，最短与最长的 P-P 间期之差应 <0.12 秒（见图 7-1）。

（2）窦性心律失常：窦性心律失常主要看 P 波，首先确定为正常的窦性 P 波，然后根据窦性 P 波的频率和节律等的异常变化做出诊断。

1）窦性心动过速：窦性P波，心率>100次/分（图7-16）。运动、恐惧、情绪激动、发热、低血压、心力衰竭或甲状腺功能亢进等均可引起窦性心动过速。

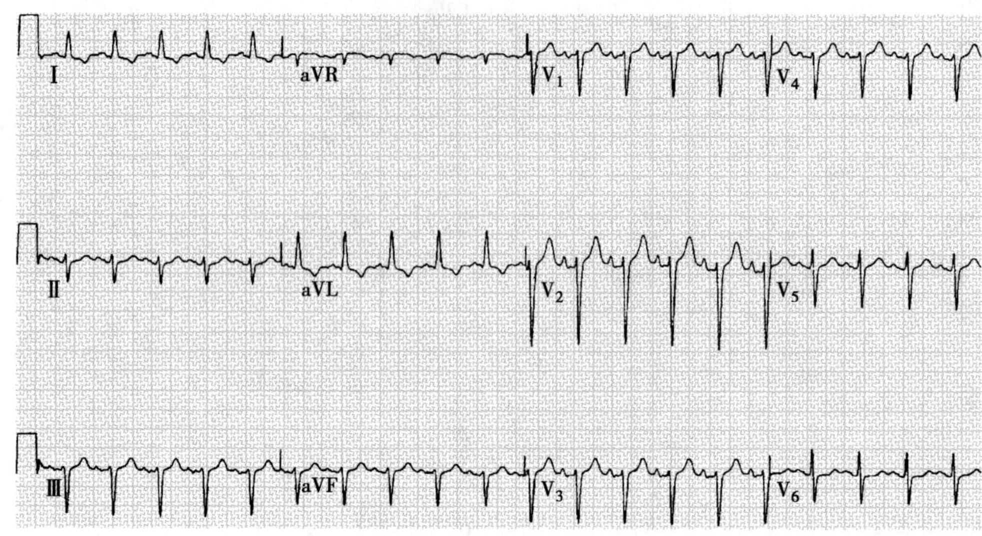

图7-16　窦性心动过速

2）窦性心动过缓：窦性P波，心率<60次/分（图7-17）。

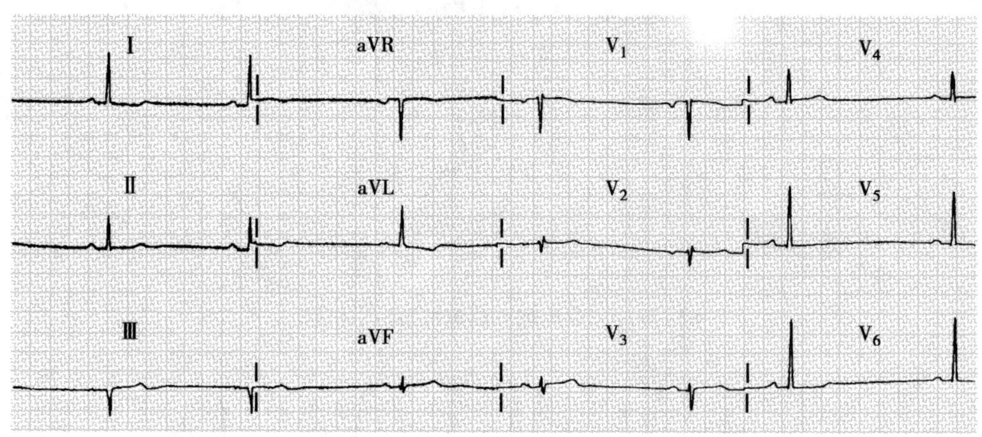

图7-17　窦性心动过缓

3）窦性心律不齐：窦房结发出的激动显著不匀齐，称为窦性心律不齐。窦性P波，最长的P-P间距与最短的P-P间距之差>0.12秒（图7-18）。窦性心律不齐需与不规则的窦房阻滞、房性期前收缩等鉴别。

4）窦性停搏：亦称窦性静止，指窦房结在一段时间内暂时停止发放冲动，以致心房和心室活动相应暂停的现象。在P-P间距规则的心电图中，突然出现一个显著延长的P-P间距，且长P-P间距与基本的窦性P-P间距之间无倍数关系（图7-19）。窦性静止时间相对较长时，常出现房室交界性逸搏或室性逸搏，其后才恢复窦性心律，为心脏代偿保护机制。

2. 期前收缩　是指由于窦房结以外的异位起搏点提前发生激动所引起的心脏搏动。期前收缩分为室性期前收缩、房性期前收缩和房室交界性期前收缩。心电图表现为提前出

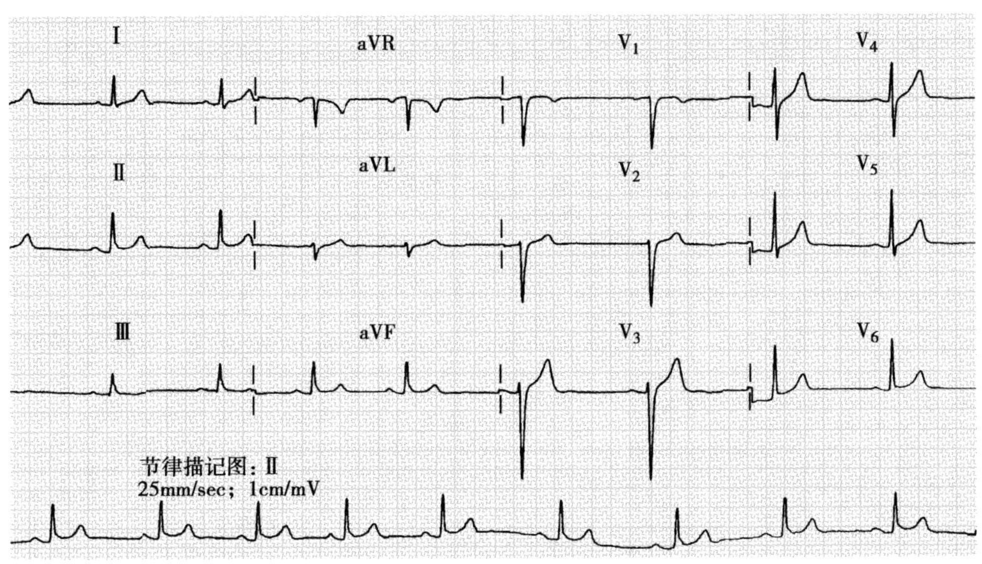

图 7-18 窦性心律不齐

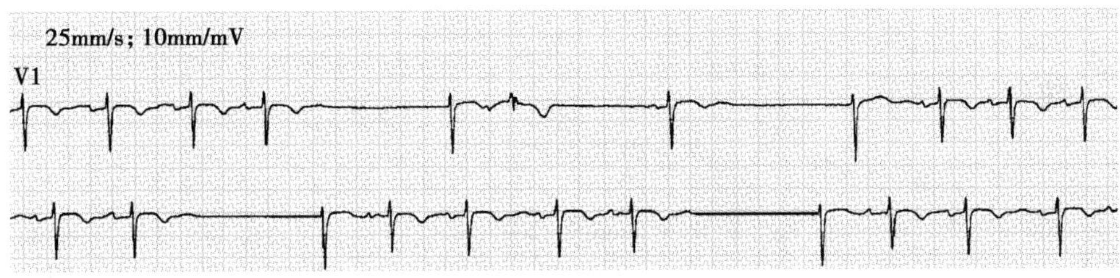

图 7-19 窦性停搏

现的 QRS 波群，通过分析提前出现的 QRS 波群的形态，其前后有无相关的 P′波，代偿间歇是否完全等来确定期前收缩的起源。

（1）室性期前收缩：起源于希氏束分叉以下的异位起搏点所引起的期前收缩，称为室性期前收缩。其特点为提早出现的宽大畸形 QRS 波群，其前无提早出现的异位 P′波，QRS 波群时间≥0.12 秒，T 波方向与 QRS 波群主波方向相反，有完全性代偿间歇（图 7-20）。如果在同一导联中有 2 种或 2 种以上 QRS 波群形态不同的室性期前收缩，且联律间期不等者，称为多源性室性期前收缩。如果室性期前收缩恰好落在前一窦性心搏的易颤期，称为 R′-on-T 型室性期前收缩。R′-on-T 型室性期前收缩与多源性室性期前收缩均易引发室性心动过速或心室颤动。

（2）房性期前收缩：起源于心房异位起搏点的期前收缩，称为房性期前收缩。其特点为提早出现的正常形态的 QRS 波群，其前有提早出现的异位 P′波，P′-R 间期≥0.12 秒，有不完全性代偿间歇（图 7-21）。房性期前收缩伴室内差异性传导时，可出现宽大畸形 QRS 波群，类似室性期前收缩，若 P′波埋在前一周期的 T 波中，有时不易发现，但两者均有房性期前收缩不完全性代偿间歇的特征，依此同室性和房室交界性期前收缩相鉴别。如房性期前收缩出现过早，房室交界区仍处于不应期，则激动不能下传至心室，故 P′波后无 QRS 波群，此种房性期前收缩称为未下传性房性期前收缩。

（3）交界性期前收缩：起源于房室交界区异位起搏点的期前收缩，称为交界性过期前

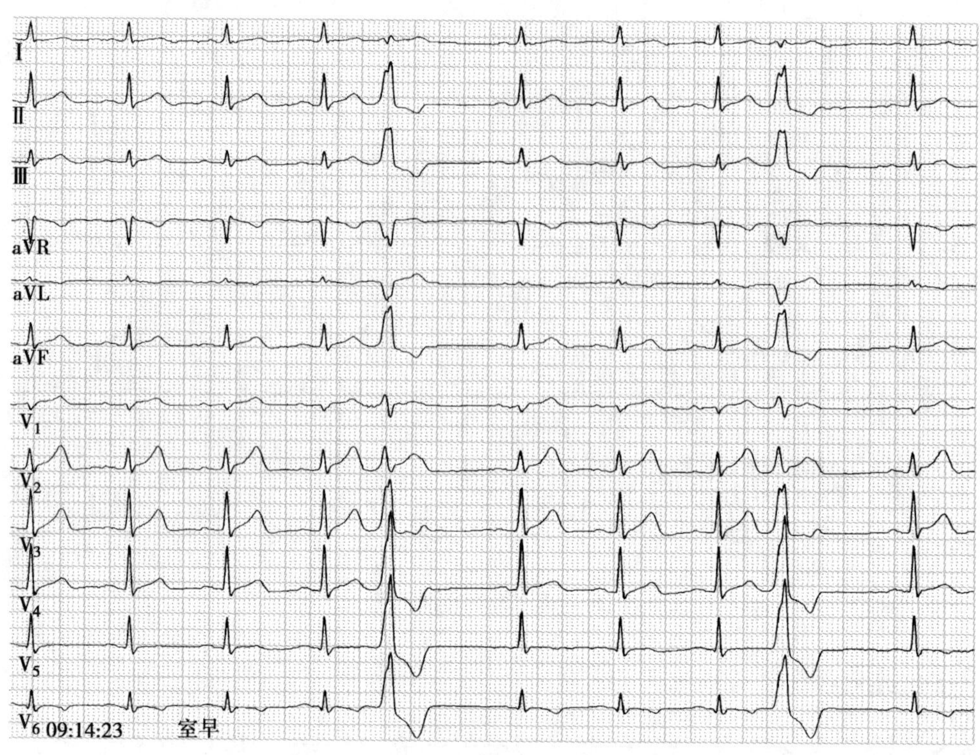

图 7-20　室性期前收缩

收缩动。激动可向下传入心室产生正常形态的 QRS 波群，也可逆行传入心房产生逆行 P′波。其特点为提早出现的正常形态的 QRS 波群，其前有逆行 P′波，则 P′-R 间期＜0.12 秒，其后有逆行 P′波，则 R-P′间期＞0.20 秒，有完全性代偿间歇（图 7-22）。若有时在心电图上不出现逆行 P′波，则可根据提前出现的正常形态的 QRS 波群和完全性代偿间歇做出诊断。

3. 阵发性心动过速　即异位性心动过速，是指窦房结以外的心脏异位起搏点的兴奋性增高或发生折返激动而引起的快速性异位心律，实质上是期前收缩的连续状态。1 次期前收缩称为单发期前收缩，连续 2 次期前收缩称为成对期前收缩，3 次或 3 次以上连续出现的期前收缩称为阵发性心动过速，因此，阵发性心动过速也分为阵发性房性心动过速、交界性心动过速和室性心动过速，前两者在心率过快时很难区别，故统称为阵发性室上性心动过速。

（1）阵发性室上性心动过速：根据心电图上 P 波、QRS 波群形态等，分为房室折返性心动过速、房室结折返性心动过速（AVNRT）、心房内折返性心动过速、自律性房性心动过速等，各类阵发性室上性心动过速的共同心电图表现（图 7-23）：①连续 3 次或 3 次以上的房性或交界性期前收缩，频率为 150～250 次/分，节律绝对规则。②QRS 波群形态基本正常，时间≤0.10 秒，可因心室内差异性传导而使 QRS 波群畸形、增宽。③ST-T 可无变化。④大多数房性心动过速心电图上 P 波位于 R-R 之间，R-P＞P-R，P-R＞0.12 秒。AVNRT 的 P 波表现有三种情况：P 波位于 QRS 波之前呈现假性 q 波，P 波位于 QRS 波内在体表心电图不能识别，P 波位于 QRS 之后呈现假性 S 波或假性 r 波。房室折返性心动过速 P 波位于 QRS 波之后的 ST 段或 T 波上。

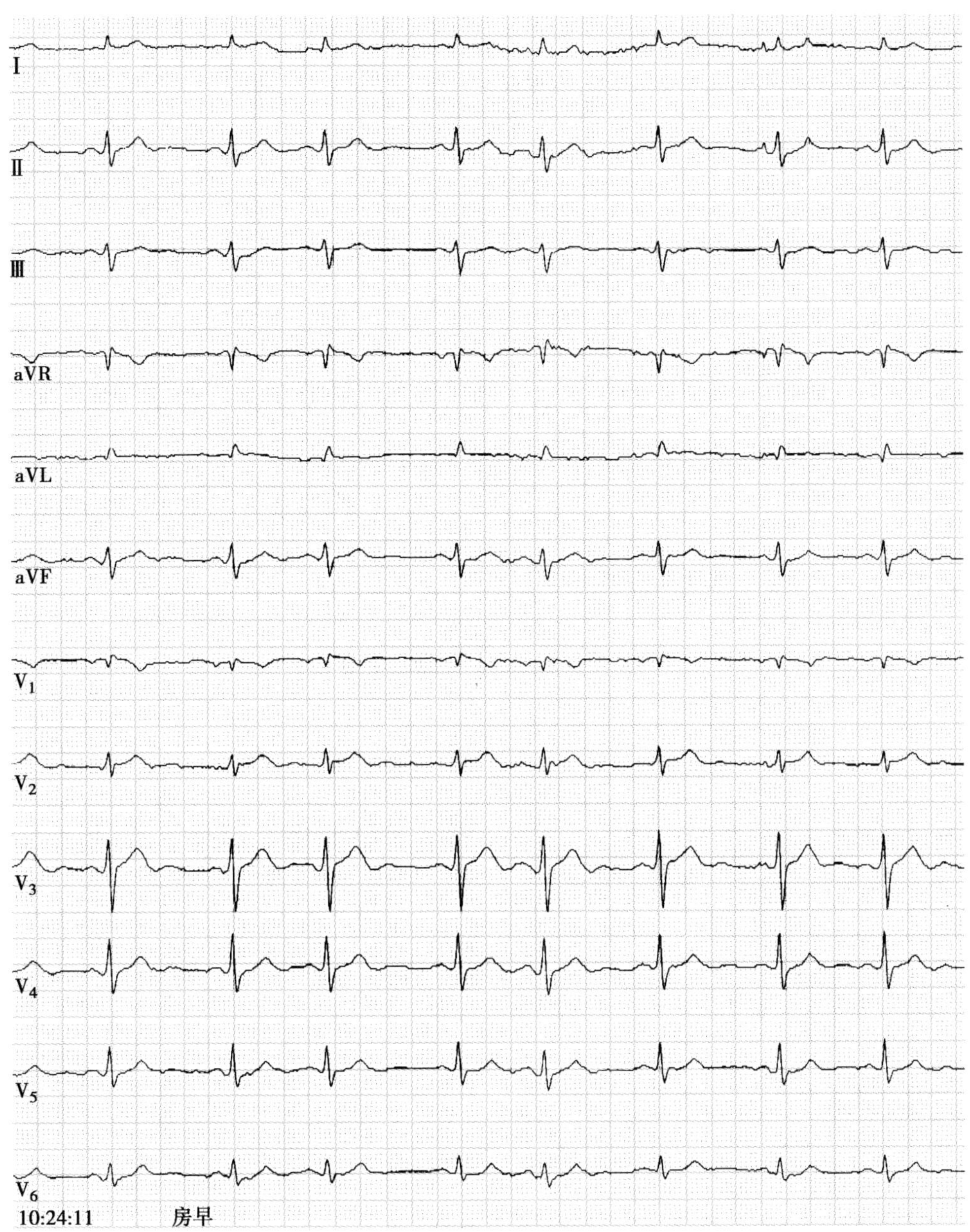

图 7-21　房性期前收缩

（2）阵发性室性心动过速：阵发性室性心动过速是连续 3 个或 3 个以上室性期前收缩形成的异位心律。一阵室速历时 <30 秒且自行终止者，称为非持续性阵发性室性心动过速；一阵室速持续时间 >30 秒，称为持续性阵发性室性心动过速。阵发性室性心动过速心电图表现（图 7-24）：①连续出现 3 次或 3 次以上的室性期前收缩，频率多在 150～200 次/分，节律可略有不齐。②QRS 波群畸形、增宽，时间≥0. 12 秒，T 波方向与 QRS 主波方向相反。③如能发现窦性 P 波，可见窦性 P 波的频率比 QRS 波群的频率明显缓慢，P 波与 QRS 波群之间无固定关系。偶可发生心室夺获或室性融合波，是判断室性心动过速可靠的依据。

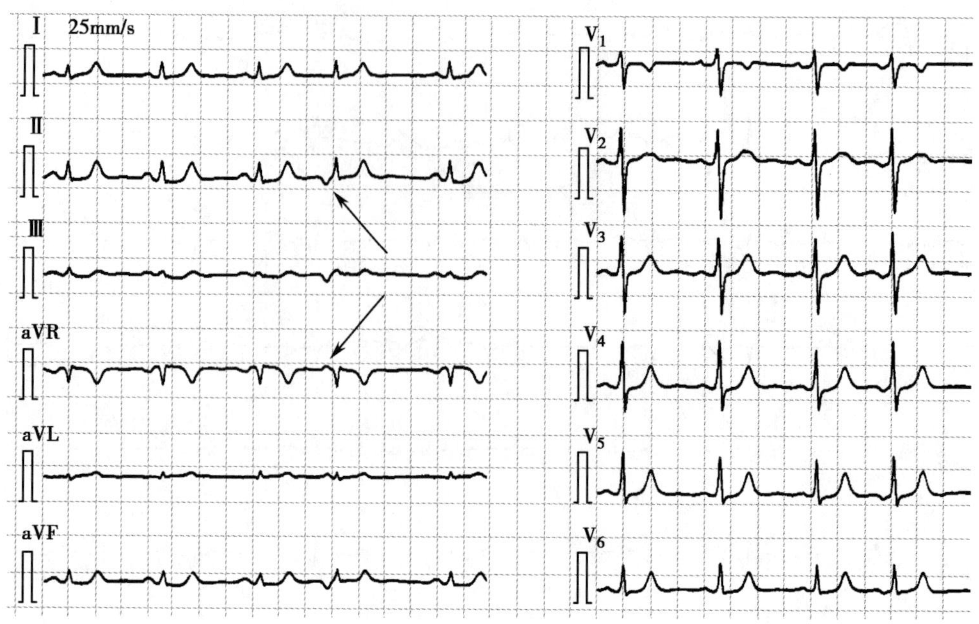

图 7-22　交界性过期前收缩动

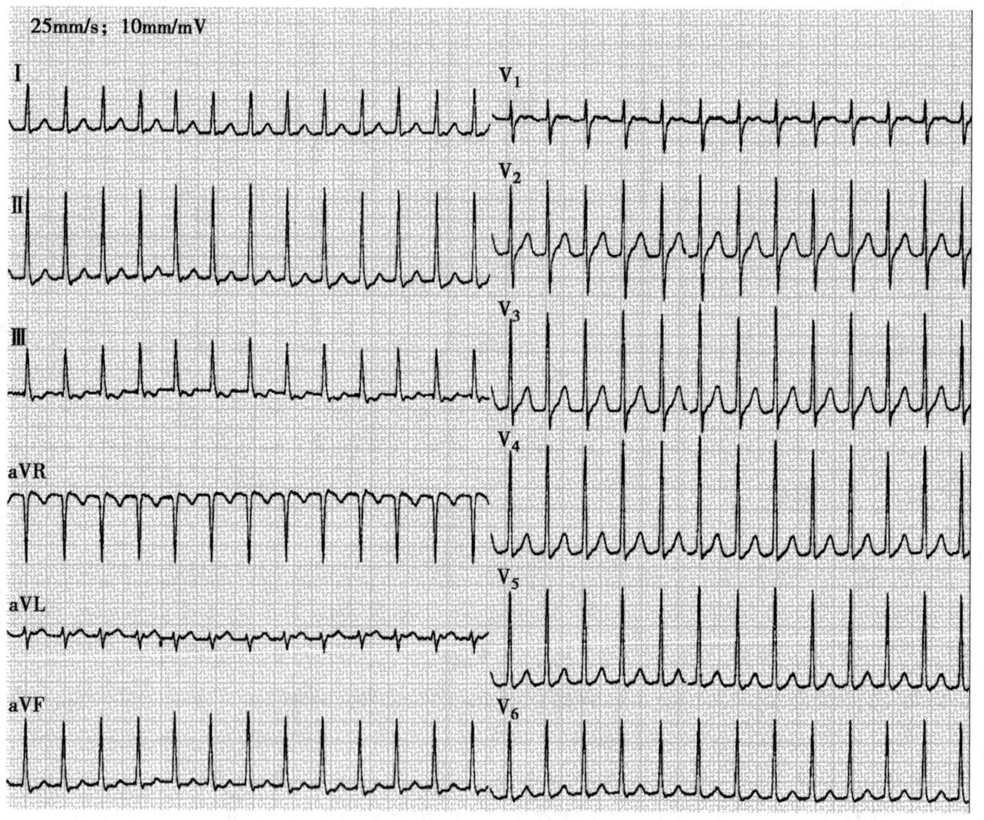

图 7-23　阵发性室上性心动过速

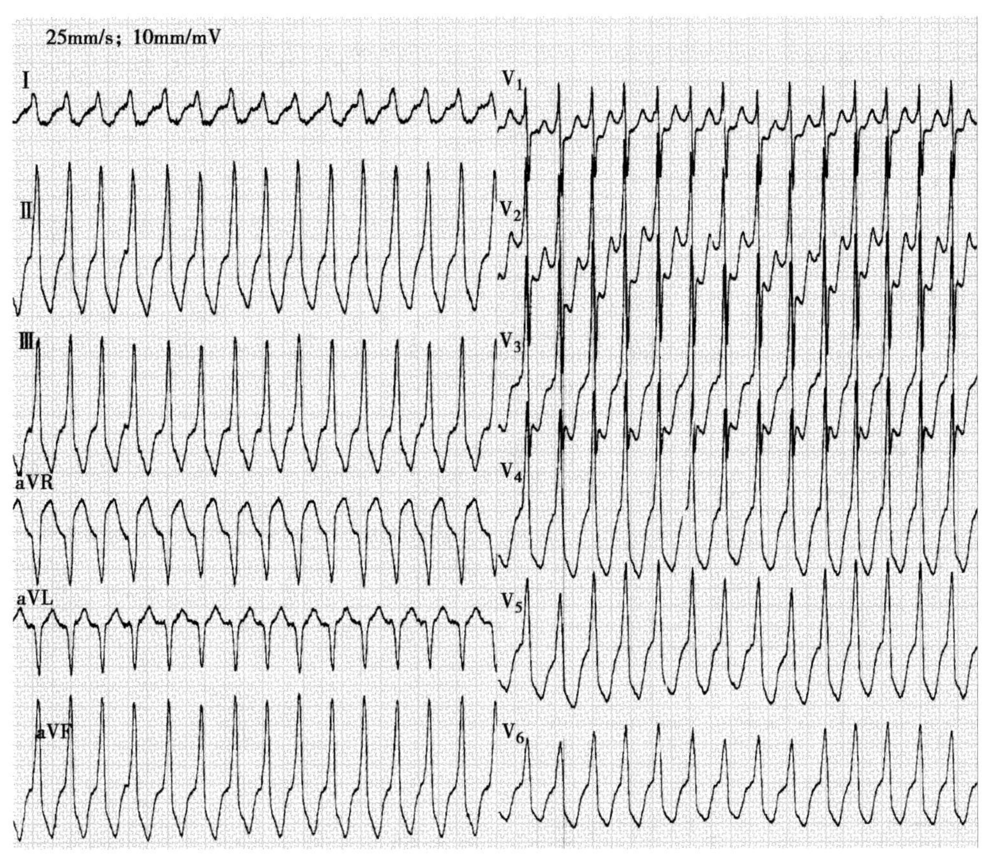

图 7-24 阵发性室性心动过速

尖端扭转型室速是阵发性室性心动过速的特殊类型，常反复发作，易致昏厥，可发展为室颤，心电图特征：①增宽变形的 QRS 波群围绕基线不断扭转其主波的正负方向，大约每出现 3～10 个 QRS 波群，其尖端即逐渐或突然倒转方向，同时伴有 QRS 波群振幅和时间的变化。②常由 R′-on-T 型室性期前收缩诱发，一般发作时间数秒至数十秒，可自行停止，但极易复发。③有明显的 Q-T 间期延长，T 波宽大有切迹，U 波振幅增大（图 7-25）。

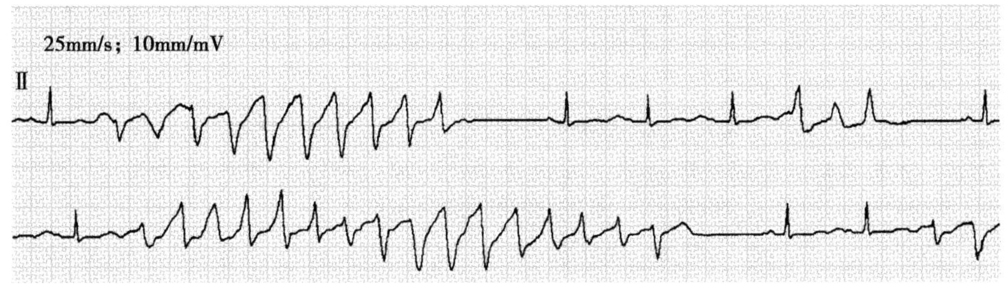

图 7-25 尖端扭转型室速

在诊断室性心动过速时需要考虑以下问题：在发生宽 QRS 型心动过速时，并不一定都是室速，需要和下列几种情况相鉴别：①伴室内差异性传导时 QRS 可宽大畸形。②患者原来存在束支传导阻滞，发生室上速时 QRS 波形宽大畸形，但与原有束支阻滞图形相同。

4. 扑动与颤动 扑动与颤动是发生于心房或心室的较异位性心动过速频率更为快速的主动性异位心律。扑动波快而规则，颤动波更快且不规则。起源于心房者称心房扑动及心房颤动，起源于心室者称心室扑动及心室颤动。

（1）心房扑动：心房扑动多为短阵发作，也可以呈持续性，如持续1周以上，则常转变为心房颤动。心电图表现（图7-26）：①P波消失，代之以间距匀齐、波形一致、连续呈锯齿状的心房扑动波（F波），F波间无等电位线，其频率约250～350次/分，在Ⅱ、Ⅲ、aVF导联上明显。②心室率随不同的房室传导比例（常为2∶1或4∶1）而定，心室律可规则，也可不规则。此与房室传导比例的固定与否有关。③QRS波群形态和时限正常，有时也可因室内差异性传导而使QRS波群增宽、畸形。

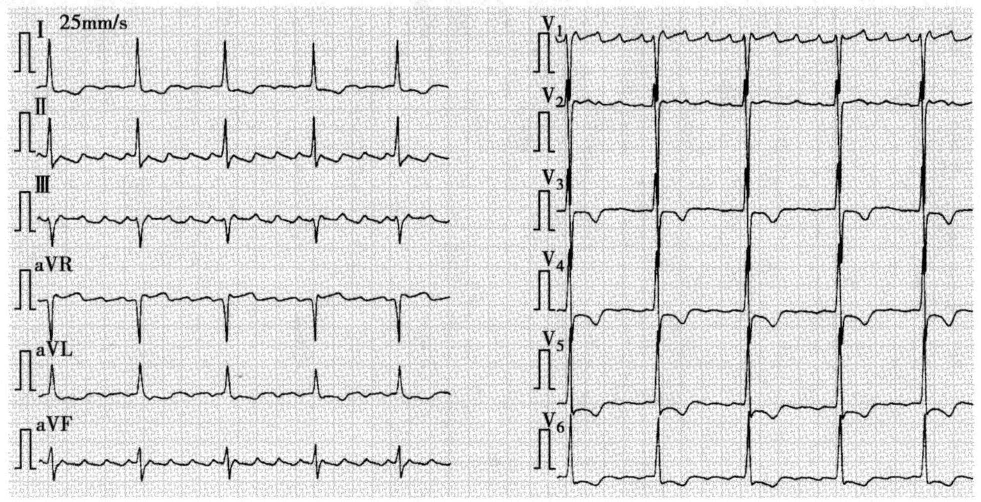

图7-26 心房扑动

（2）心房颤动：心房颤动可以呈阵发性或持续性。心电图表现（图7-27）：①P波消失，代之以一系列大小不等、间距不均、形态各异的心房颤动波（f波），其频率为350～600次/分，通常在V_1导联最清楚，其次为Ⅱ、Ⅲ、aVF导联。②R-R间距绝对不匀齐，即心室率完全不规则。房室传导功能正常者，心室率多在120～180次/分。如因病变或因药物作用而同时发生房室传导阻滞时，则可出现<70次/分的缓慢而规则的心室率。③QRS波群形态一般与正常窦性者相同。如伴有心室内差异性传导，则QRS波群增宽、畸形。

（3）心室扑动与心室颤动：心室颤动是室性快速异位心律的最严重表现，为猝死最常见的原因，往往是心脏停跳前的征象。心室扑动是室速与室颤之间的过渡型，往往是室颤的前奏，故临床一旦出现心室扑动，就需按室颤紧急抢救。

1）心室扑动：心室扑动常为一过性，如未能及时恢复纠正，迅速转为心室颤动。心电图表现（图7-28）：QRS-T波群消失，代之以连续、快速而相对规则的大振幅的心室扑动波，频率为180～250次/分。

2）心室颤动：心电图表现（图7-28）：QRS-T波群完全消失，代之以形状不一、大小不等、极不规则的心室颤动波，频率为250～500次/分。最初的颤动波常较粗大，以后逐渐变小，如抢救无效最终变为等电位线，提示心脏电活动完全停止。

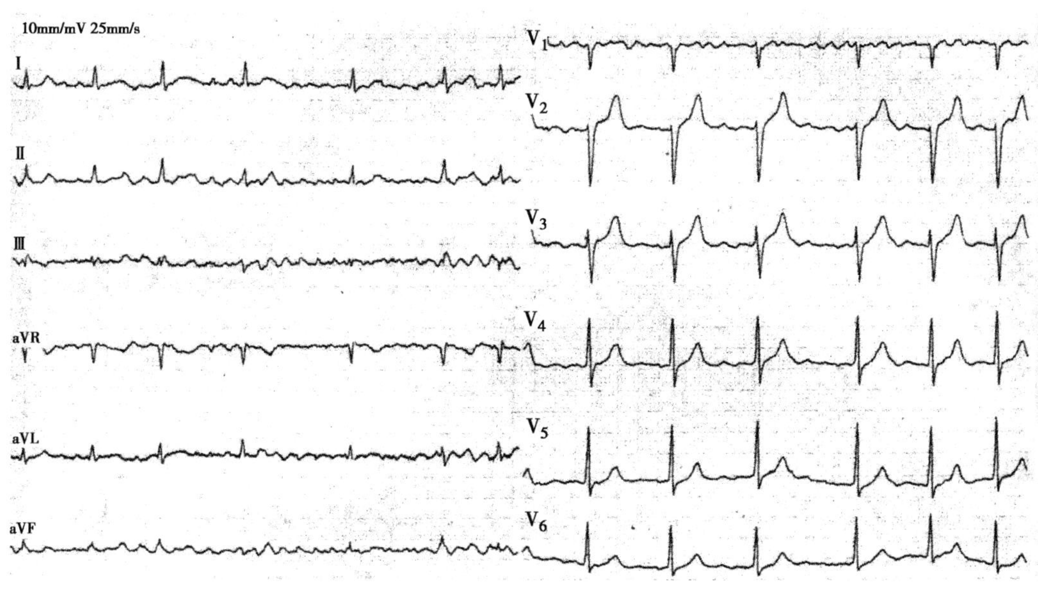

图 7-27 心房颤动

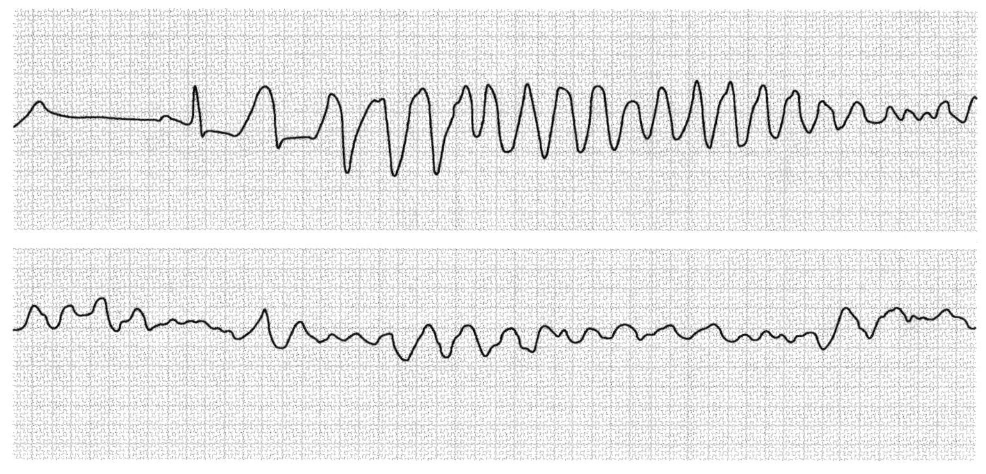

图 7-28 心室扑动与心室颤动

5. 房室传导阻滞 心脏任何部位的心肌不应期延长所引起的激动传导延缓或阻断，统称为心脏传导阻滞。根据其发生部位的不同，分为窦房阻滞、房内阻滞、房室阻滞和室内阻滞。按阻滞程度可分为：一度（仅传导延缓）、二度（部分激动传导阻断）和三度传导阻滞（传导完全阻断）。临床上以房室传导阻滞最为常见。

（1）一度房室传导阻滞：房室间的传导延缓，但每次心房激动均能传入心室。心电图表现（图 7-29）：窦性 P 波之后均伴随有 QRS 波群，P-R 间期延长，P-R 间期≥0.20 秒。

（2）二度房室传导阻滞：是指一个或多个心房激动，未能下传到心室。根据心电图的不同表现，二度房室传导阻滞分为两型。

1）二度Ⅰ型：又称莫氏Ⅰ型或文氏型。心脏传导系统任何部位的传导逐次减慢，随

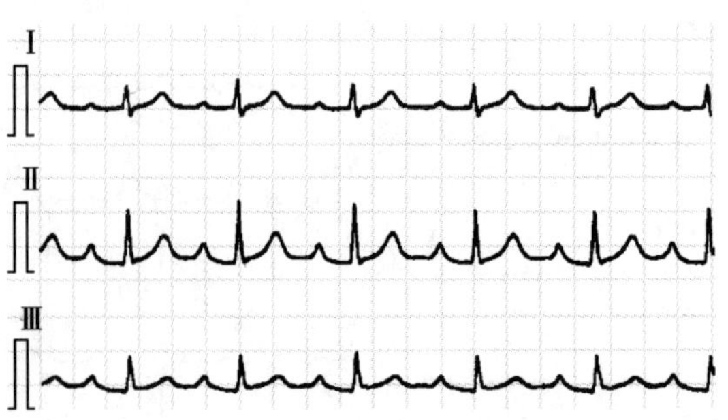

图 7-29　一度房室传导阻滞

后发生一次 QRS 波群脱漏，称为文氏现象。心电图表现（图 7-30）：①P 波规律出现。②P-R 间期呈进行性延长（R-R 间距则进行性缩短），直至出现 1 次 QRS 波群脱漏，其后 P-R 间期又恢复为最短，再逐渐延长，直至又出现 QRS 波群脱漏。房室传导比例常为 3∶2、4∶3、5∶4 等。

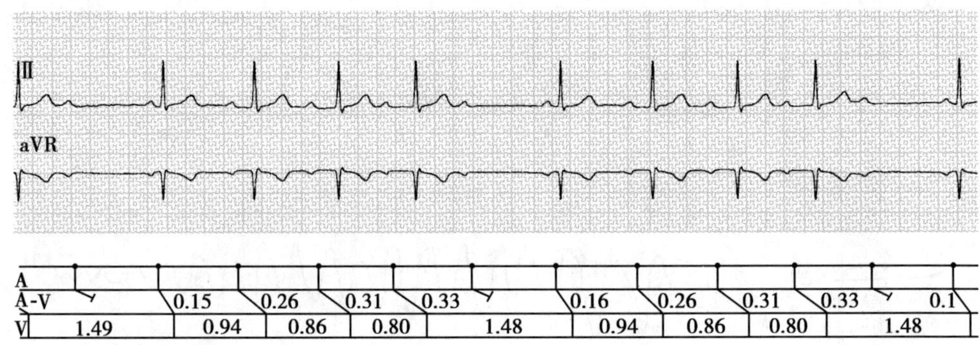

图 7-30　二度Ⅰ型

2）二度Ⅱ型：又称莫氏Ⅱ型。心电图表现（图 7-31）：①P 波有规律地出现。②发生 QRS 波群脱漏之前和之后的所有下传的搏动，其 P-R 间期都恒定（正常或延长），QRS 波群成比例地脱漏。房室传导比例常为 2∶1、3∶2、4∶3 等，也可出现 3∶1 的传导，称为高度房室传导阻滞。

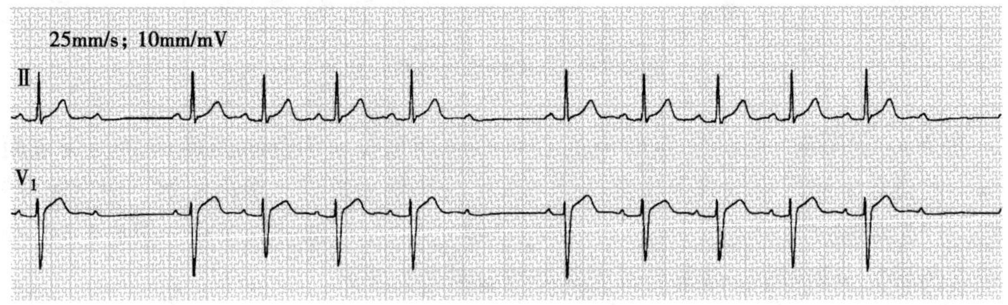

图 7-31　二度Ⅱ型

（3）三度房室传导阻滞：所有的心房激动都不能下传心室，房室传导完全阻断，称为完全性（三度）房室传导阻滞。此时，心房由窦房结或房性异位起搏点控制，而心室则由阻滞部位以下的某一异位起搏点控制，形成完全性房室分离。在诊断三度房室传导阻滞时，必须同时具备2个条件，即足够慢的心室率及完全性房室分离。心电图表现（图7-32）：①P波与QRS波群无固定关系，P-P与R-R间距各有其固定的规律性。②心房率>心室率，即P波频率高于QRS波群频率。③QRS波群形态正常或宽大畸形。QRS波群的形态取决于控制心室的异位起搏点位置的高低，起搏点位于房室束分叉以上，则QRS波群形态正常，心室率多为40~60次/分（交界性逸搏心律）；起搏点位于房室束分叉以下，则QRS波群宽大畸形，心室率常在40次/分以下（室性逸搏心律）。

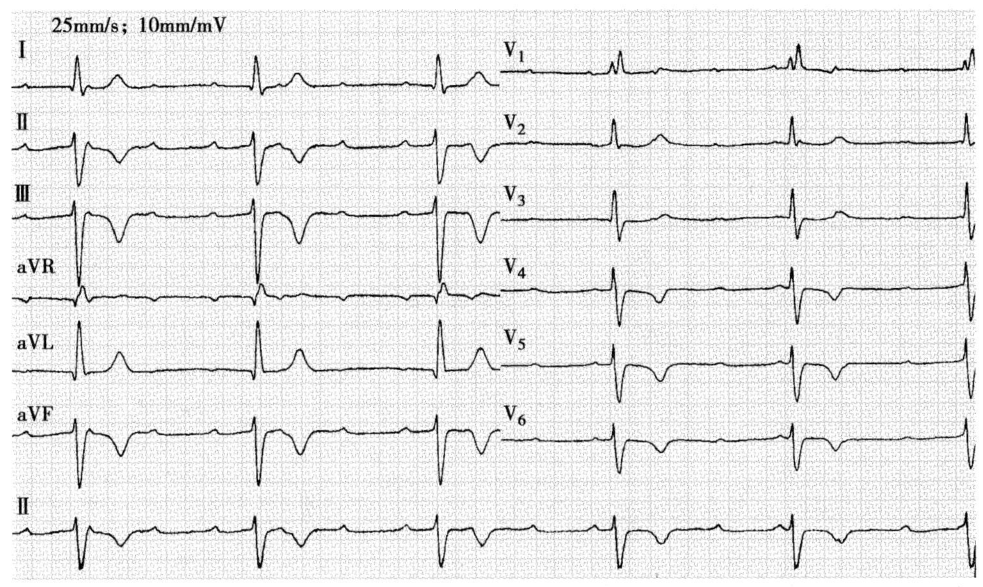

图7-32 三度房室传导阻滞

6. 心室内传导阻滞 心室内传导阻滞是指发生在房室束分叉以下的传导障碍，包括右束支、左束支及左束支分支阻滞。因右束支较左束支细长且由单侧冠状动脉分支供血，容易受损，不应期亦较左束支长，故临床上发生传导阻滞较多见。

（1）右束支传导阻滞：心电图表现（图7-33）：①QRS波群形态V_1、V_2导联呈rSR′型或呈宽大有切迹的R波，无Q波；V_5、V_6导联呈Rs或qRs型，S波宽而粗钝；Ⅰ、aVL导联有宽而粗钝的S波；aVR导联呈rSR′型或QR型，R波宽而有切迹。②ST-T继发性改变：V_1、V_2导联S-T段下移，T波倒置；V_5、V_6导联S-T段上抬，T波直立。③QRS波群时间≥0.12秒，VAT_{V1}≥0.05秒。若有以上相似的图形，但QRS波群时间<0.12秒者，则为不完全性右束支传导阻滞。

（2）左束支传导阻滞：心电图表现（图7-34）：①QRS波群形态Ⅰ、V_5、V_6导联q波减小或消失，呈宽大有切迹的或顶部粗钝的R波，常无S波；V_1、V_2导联常呈QS型，或有一极小r波；aVR导联多呈QS型。②ST-T继发性改变：S-T段抬高或压低，T波的方向与QRS波群主波方向相反。③QRS波群时间≥0.12秒，V_5、V_6导联VAT≥0.06秒，为完全性左束支传导阻滞。

心电图显示完全性左束支传导阻滞时，其病变可发生在不同水平，可以在希氏束、左束支主干，也可以在左束支双分支，浦氏纤维与心肌连接处等，即不同类型、不同部位的传导阻滞可以出现相同的心电图图形，同一心电图改变亦可能系沿传导系统多种或弥漫性病变共存的结果。

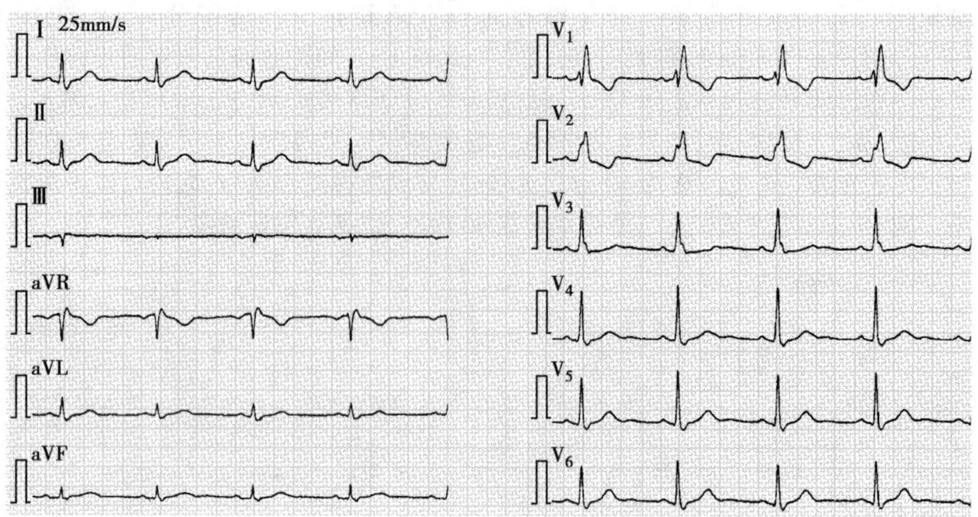

图 7-33　完全性右束支阻滞

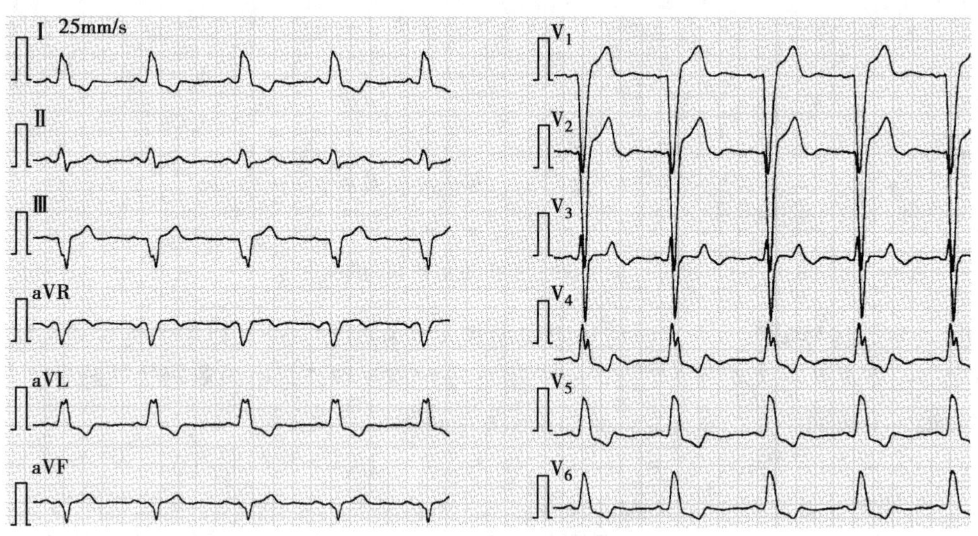

图 7-34　完全性左束支阻滞

7. 预激综合征　预激的解剖学基础是在正常的房室传导组织之外还存在着一些先天性的“异常附加旁道”（即附加传导束）。此旁道具有不应期短、传导速度快的特点。当室上性激动下传时，一部分激动沿旁道快速下传，引起部分心室肌提前激动并沿心室肌本身传导，表现为一系列的心电图异常，称为预激综合征。临床上广义的预激综合征包括经典型预激综合征（WPW 综合征）、短 PR 综合征（LGL 综合征）及 Mahaim 型预激综合征。预激综合征常发生于无器质性心脏病者，少数见于器质性心脏病如先天性心脏病、梗阻性肥厚型心肌病等。一般预后良好，但由于常可引发房室折返性心动过速，少数可发生严重后果。预激综合征的心电图需与心肌梗死、右心室肥厚、束支阻滞等相鉴别。

（1）典型预激综合征：临床最为常见，由 Kent 束传导引起。心电图表现（图 7-35）：P-R 间期 <0.12 秒，P 波一般为窦性型；QRS 波群增宽，QRS 波群时间≥0.11 秒；QRS

波群起始部粗钝，形成预激波（delta 波），此为心室预激在心电图上的主要表现；P-J 间期正常；可有继发性 ST-T 改变。

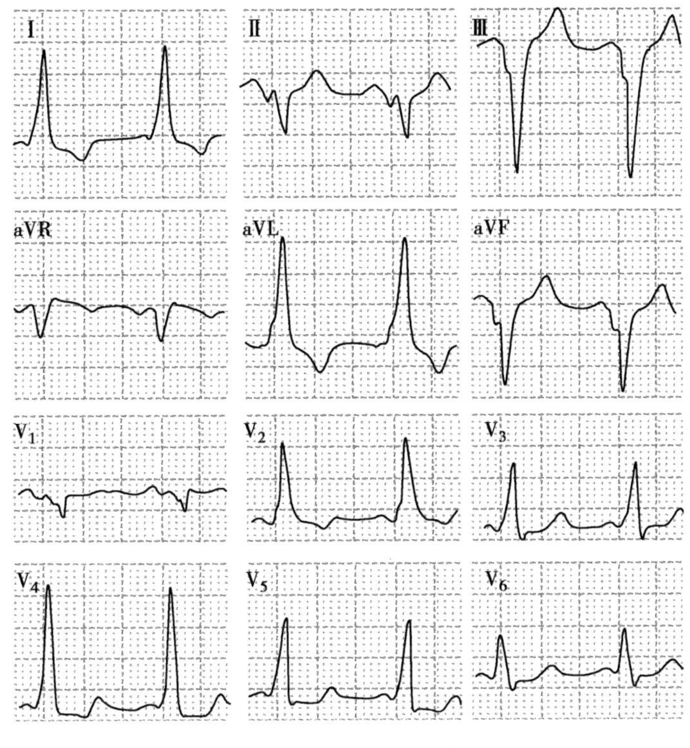

图 7-35 典型预激综合征

根据心电图上预激波和 QRS 波群主波的方向分为两型：①A 型：预激波和 QRS 波群主波在右胸导联（V_1 ~ V_3）和左胸导联（V_4 ~ V_6）上均向上（图 7-36）；②B 型：预激波和 QRS 波群主波在右胸导联向下、左胸导联向上（图 7-37）。

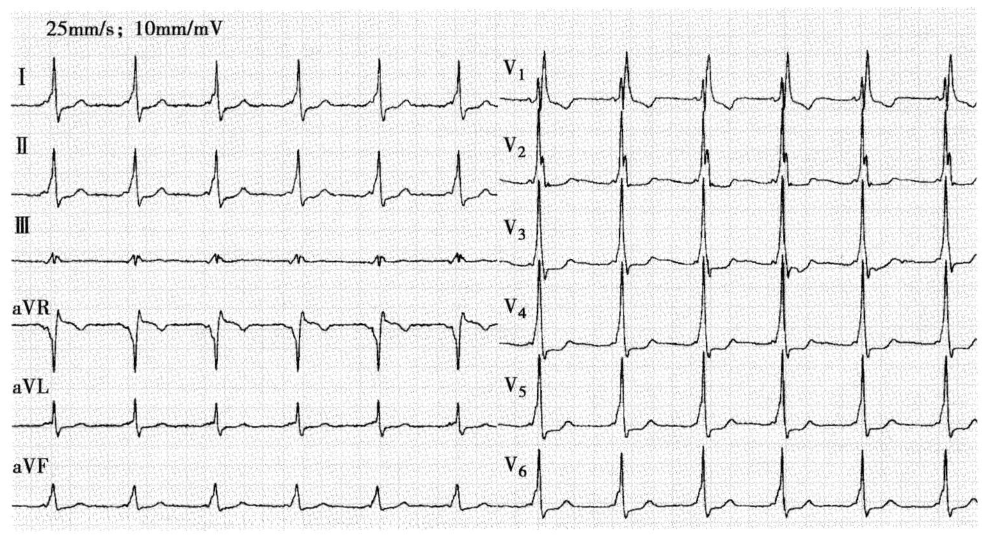

图 7-36 WPW 预激综合征 A 型

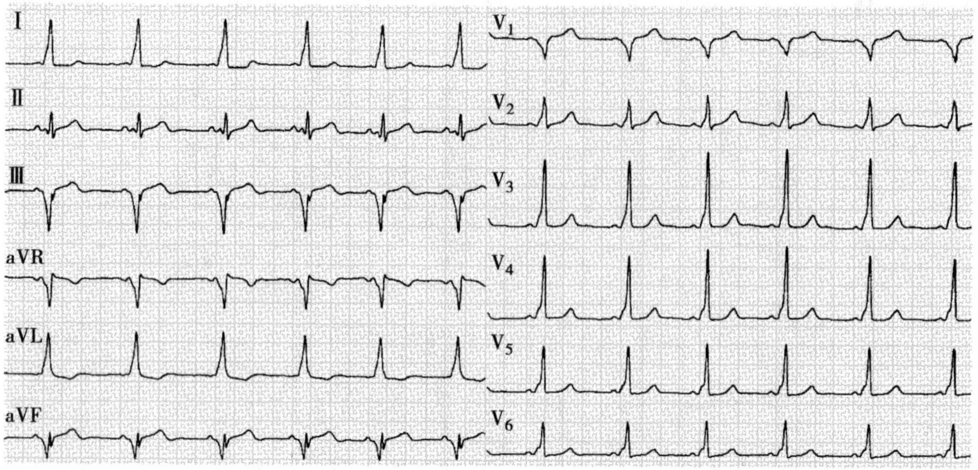

图 7-37　WPW 预激综合征 B 型

（2）变异型预激综合征：①短 P-R 综合征又称 LGL 综合征，心电图表现（图 7-38）：P-R 间期＜0.12 秒，QRS 波群形态正常且无预激波。②Mahaim 型预激综合征的心电图表现：QRS 波群增宽且伴有预激波，P-R 间期正常，甚至可长于正常值，与 LGL 综合征的表现恰好相反。

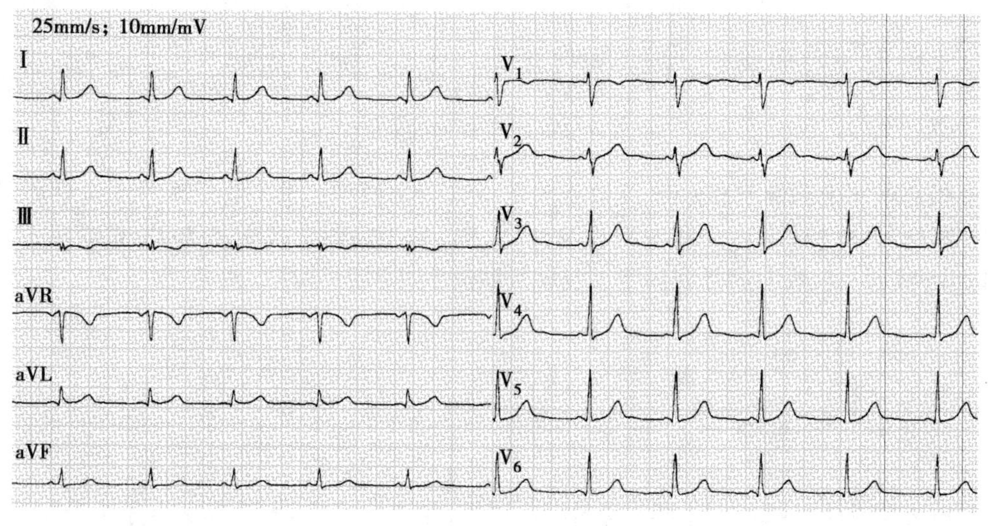

图 7-38　短 P-R 综合征

8. 逸搏与逸搏心律　逸搏是基本心搏延迟或阻滞，下级潜在起搏点被动地发出激动而产生的心脏搏动。连续 3 个或 3 个以上的逸搏称为逸搏心律。逸搏和逸搏心律具有保护作用，见于病态窦房结综合征、严重房室传导阻滞等。按逸搏发生的部位分为房性、房室交界性和室性逸搏，逸搏 QRS 波群的特点分别与相应的期前收缩相似，其差别是：期前收缩提前发生，而逸搏则在长间歇后发生，延迟出现；期前收缩系主动性异位节律，而逸搏则属被动性异位节律。临床上以房室交界性逸搏最为多见，其次是室性逸搏，房性逸搏较少见。

（1）交界性逸搏心律：最常见的逸搏心律，见于窦性停搏、三度房室传导阻滞。QRS 波群呈交界性搏动特征，频率 40～60 次/分，慢而规则（图 7-39）。交界性逸搏心律具有相对的稳定性和可靠性，是有效的生理性保护机制。

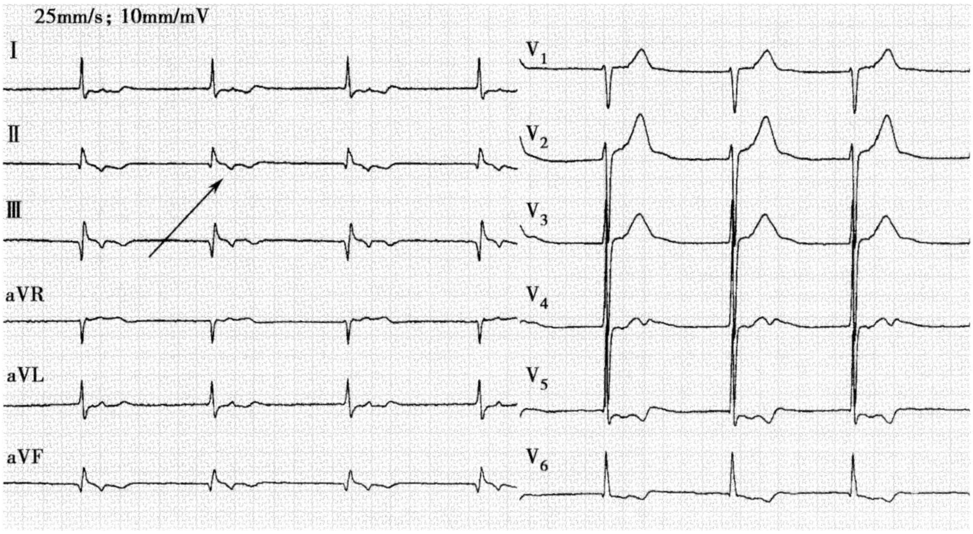

图 7-39　交界性逸搏心律

（2）室性逸搏心律：室性逸搏心律多见于窦房结和房室结双结病变或发生于束支水平的三度房室传导阻滞。QRS 波群呈室性搏动波形，频率为 20～40 次/分，一般不十分规则（图 7-40）。

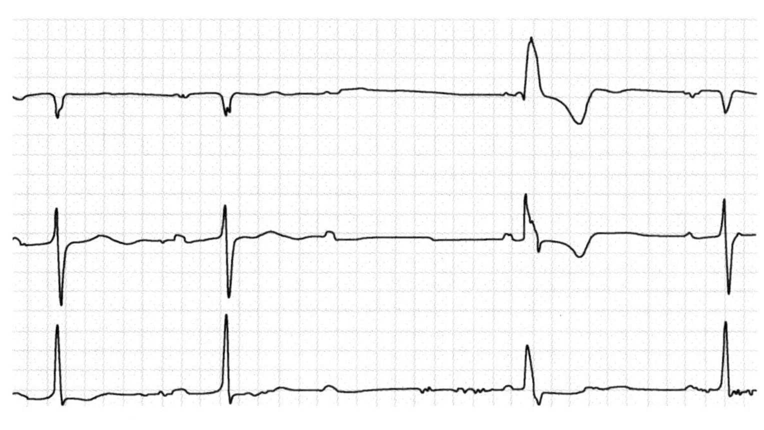

图 7-40　室性逸搏心律

9. 电解质紊乱

（1）低血钾：血钾浓度 <3.5mmol/L 时称为低血钾。低血钾导致心室复极障碍，引起 ST-T 及 U 波改变。心电图表现（图 7-41）：S-T 段压低，T 波低平或倒置，U 波增高，T、U 波可部分融接而呈“驼峰状”。严重低血钾时可出现频发、多源性室性期前收缩、室性心动过速等心律失常。

（2）高血钾：血钾浓度 >5.5mmol/L 时称为高血钾。高血钾时，心肌除极缓慢，心肌自律性降低，兴奋性先升高后降低，激动传导延缓，复极过程缩短。心电图表现（图 7-42）：最初表现为 T 波高尖，随血钾浓度增高，S-T 段压低，继而 P 波电压降低、增宽，QRS 波群增宽。严重高血钾时，P 波消失（窦室传导），QRS 波群增宽，心室率缓慢。

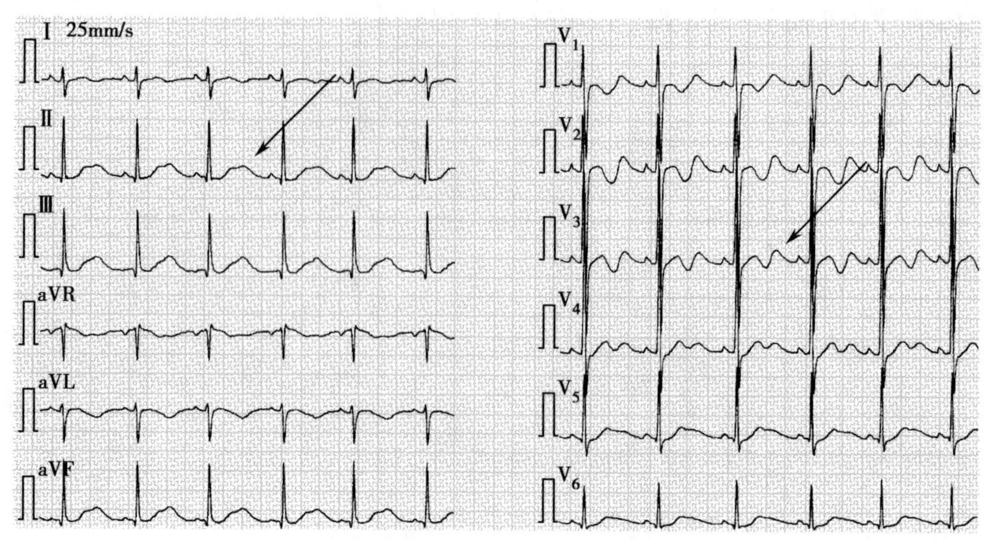

图 7-41　低血钾时的心电图改变

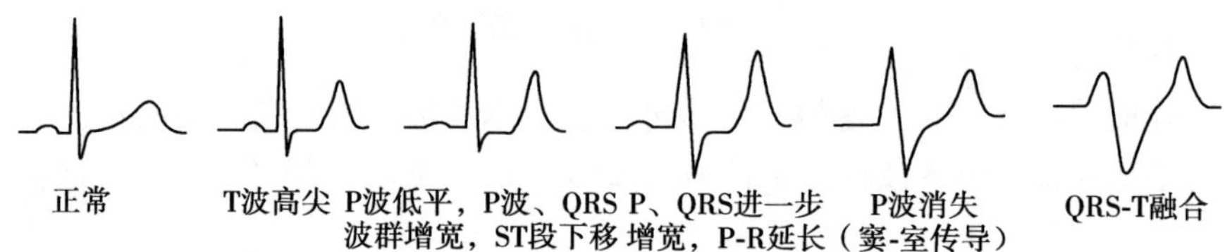

图 7-42　高血钾时的心电图改变

最后可发生室性心动过速、心室扑动或颤动。

10. 洋地黄类药物对心电图的影响　应用治疗剂量的洋地黄后，心电图表现(图 7-43)：①ST 段下斜型下移。②T 波低平、倒置或双向。③ST-T 鱼钩状改变，即下斜型下移的 ST 段与负正双向的 T 波融合形成一鱼钩状形态。④Q-T 间期缩短。此心电图改变称为洋地黄效应，仅提示服用了洋地黄制剂，不是洋地黄中毒的表现。

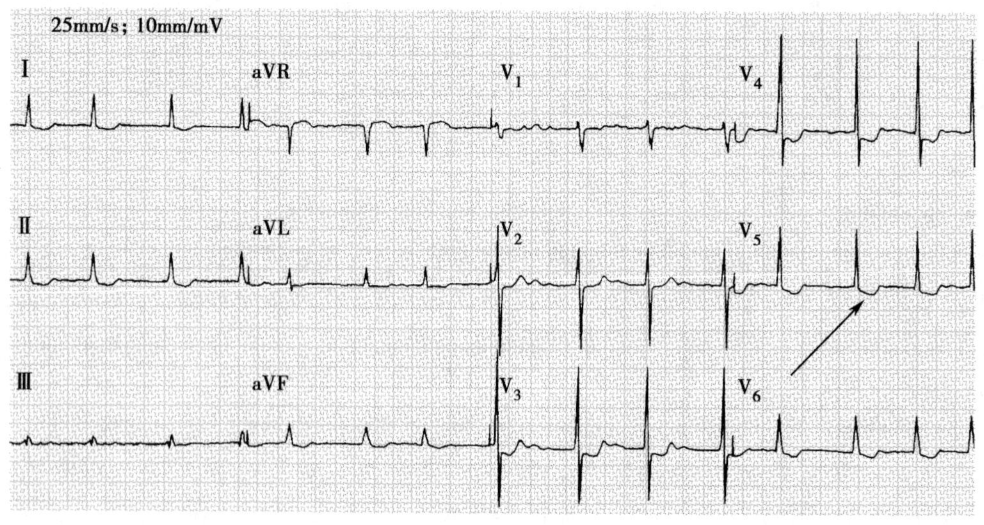

图 7-43　洋地黄效应心电图

四、常见心电图异常的诊断思路

心电图可简单视为由四波（P、QRS、T、U）、三段（PR、ST、TP）、两间期（P-R、Q-T）构成，每一波段有其心电学含义，根据各波段反应的心电学变化，找出心电图的主要变化，进行心电图的分析，可以较快速、准确地做出心电图诊断。

（一）分析 P-QRS

正常情况下，心脏由窦房结支配，称为窦性心律；当异位起搏点控制心脏活动时，称为异位心律；异位起搏点部分控制心脏时，称为窦性 + 异位心律。判断心律主要看 QRS 波群的形态、节律、频率及其与 P 波的关系（表 7-2）。

表 7-2　心电图 P-QRS 的分析要点

R 波形态	正常	激动来源于房室交界区以上	窦性心律失常
			房性、房室交界性期前收缩
			室上性心动过速
			心房颤动与扑动
			一度、二度房室传导阻滞，部分三度房室传导阻滞
			室上性逸搏
	宽大畸形	激动来源于房室交界区以下	室性期前收缩
			室性心动过速
			心室扑动与颤动
			三度房室传导阻滞
		室内差异性传导	见于心房颤动、房性期前收缩、室上性心动过速
R 波节律	规整	窦性心动过速	P-QRS 有固定关联
		窦性心动过缓	P-QRS 有固定关联
		室上性心动过速	P-QRS 有固定关联
	不规整	窦性心律不齐	P-QRS 有固定关联
		心房颤动	P 波消失，代之以 f 波
		室性心动过速	P-QRS 无关联，完全性房室分离
		三度房室传导阻滞	P-QRS 无关联，完全性房室分离
R 波频率	>100 次/分	窦性心动过速	P、QRS 形态正常，一般频率≤150 次/分
		室上性心动过速	P 形态异常，可有 P-R 间期异常，多数频率 >150 次/分
		室性心动过速	P-QRS 无固定关联，完全性房室分离，QRS 宽大畸形，R-R 间期不规则
	<60 次/分	窦性心动过缓	P-QRS 有固定关联，形态正常
		病态窦房结综合征	P-QRS 有固定关联，形态正常，可有心律不齐或并发快速性心律失常

（二）分析 ST-T

ST 段与 T 波是心室的复极波，易受心肌病变尤其是心肌缺血、坏死、劳损等影响出现异常，因此，判断有无一过性及持久性心肌病理改变，主要分析 ST-T 的改变（表 7-3）。

表 7-3 心电图 ST-T 改变的常见临床意义

ST 段	抬高	定位导联抬高	变异型心绞痛、急性冠状动脉综合征、急性心肌炎等
		除 avR 导联外均抬高	急性心包炎
	下移	定位导联显著下移	慢性冠脉病、心绞痛
		鱼钩样改变	应用洋地黄类药
T 波	定位导联高尖	急性心肌梗死超急期	
	急性倒置	冠状 T，急性心肌缺血	
	弥漫性高尖	高钾血症等	

（三）分析 P 波、QRS 波群形态

P 波与 QRS 波群分别是心房与心室的除极波，记录心房与心室收缩过程的电活动，其振幅显示电压高低，时限反映电活动的时间。判断有无心房肥大及房内压升高，判断心房激动是否来源于窦房结，分析 P 波形态、振幅与时间，以Ⅱ导联及 V_1 导联为主；判断有无心室肥大，判断心室激动是否来源于房室交界区以上部位，分析 QRS 波群形态、振幅及时间（表 7-4）。

表 7-4 心电图 P 波、QRS 波群改变的常见临床意义

P 波	振幅增加，时限正常，尖部圆钝消失	肺型 P 波	肺动脉高压、右心房肥大等
	振幅正常，时限延长，顶部呈现双峰	二尖瓣型 P 波	左心房肥大、高血压、二尖瓣狭窄等
	与窦性 P 波形态不一，P-R 间期缩短	房室交界性 P 波	房室交界性期前收缩、房室交界性心动过速、房室交界性逸搏
	与窦性 P 波形态不一，P-R 间期正常	房性 P 波	房性期前收缩、房性心动过速
QRS 波群	宽大畸形，主波方向与 T 波方向相反	间歇出现	室性期前收缩
		连续出现	室性心动过速
	宽大畸形，形态介于窦性与室性 QRS 之间	心室夺获	室性心动过速特征性改变
		室性融合波	室性心动过速特征性改变

续表

QRS 波群	形态正常，振幅增高，伴电轴偏移	V_1 导联 R/S > 1，Rv_1 > 1.0mV，RaVR > 0.5mV，心电轴右偏	右心室肥大
		RV_5 > 2.5mV，RV_5 + SV_1 > 3.5mV（女性）~4.0mV（男性），心电轴左偏	左心室肥大
	宽大畸形，部分导联具有特征性形态，伴电轴偏移	$V_{1\sim2}$ 导联呈 rsR′，$V_{5\sim6}$ 导联 qRS，S 增宽	右束支阻滞
		$V_{1\sim2}$ 导联呈 QS 或 rS 波，$V_{5\sim6}$ 导联 R 波增宽	左束支阻滞

五、24 小时动态心电图的应用

动态心电图可检测到常规心电图检查不易发现的一过性的心电图异常改变，同时可分析患者的症状、服用药物及活动状态等因素与心电图变化的关系。动态心电图在临床的应用范围包括：①识别一过性症状如胸闷、胸痛、黑蒙、眩晕等，是否与心血管病变有关。②评价心肌缺血。③心律失常的定性及定量分析。④起搏信号分析。⑤评价心律失常和抗心肌缺血药物的疗效等。

（一）心肌缺血的评价

动态心电图一般不作为诊断心肌缺血的首选方法，但检测日常生活中短暂的心肌缺血尤其是无症状心肌缺血发作，是最简便的无创性诊断方法，并且可做出较为准确的定性和定量评价。

检测冠心病患者日常生活中短暂的无症状心肌缺血发作，动态心电图检查是重要的手段，但目前尚无公认的标准，一般依据：

1. 以 R 波为主的导联 S-T 段呈水平型或下斜型压低 1mm（J 点后 80 毫秒）。

2. 上述 S-T 段压低持续时间≥1 分钟。

3. 下次发作需在前次 S-T 段压低恢复至基线后至少 1 分钟。值得注意的是，应用动态心电图 S-T 段压低来评估冠状动脉供血不足有一定的局限性。由于动态心电图常受监测过程中患者的活动状况、体位改变、呼吸动作、情绪变化等因素的影响，其结果有时在生理与病理之间难以确定，且 S-T 段压低又可由心脏外的一些因素引起，因此，动态心电图“无症状性心肌缺血”的诊断仅用于临床已确诊为冠心病的患者。

（二）心律失常的定性及定量分析

房性期前收缩和室性期前收缩在动态心电图中是最常见的心律失常，按 24 小时发生的期前收缩的数量，将≥30/h 的期前收缩称为频发。房性期前收缩、室性期前收缩在人群中发生率高，多见于器质性心脏病患者，也可见于健康人群；孤立的无症状的期前收缩多见于健康人，但期前收缩数量通常少于 100/24h，其发生率随着年龄增长而增加。

六、心电图运动负荷试验

部分冠状动脉供血不足的患者，临床症状不典型甚至无症状，静息时心电图表现正常或仅有某些非特异性改变，采用心电图运动负荷试验，通过增加心肌耗氧量的方法诱发心电图改变，借以判断受检者是否有冠状动脉供血不足。

（一）适应证

1. 对不明原因胸痛、疑有冠心病者进行鉴别诊断。
2. 评价冠心病药物或手术治疗后效果。
3. 对冠心病患者进行体力活动鉴定。
4. 进行冠心病的流行病学调查筛选试验。

（二）禁忌证

1. 不稳定型心绞痛。
2. 急性心肌梗死。
3. 严重心律失常。
4. 重度心功能不全。
5. 急性心肌炎或心包炎。
6. 中、重度瓣膜病或先天性心脏病。
7. 严重高血压。
8. 严重的梗阻性肥厚型心肌病。
9. 急性或严重的慢性疾病。

（三）运动试验方法

目前常用的方法有活动平板及蹬车运动试验，敏感性较高，且重复性好。

1. 蹬车运动试验　其所用工具为蹬车功量计，受检者坐在车上，下肢做蹬车运动，逐级增加运动量，每级运动 3 分钟，直至达到目标心率。分析运动前、中、后的心电图变化以判断试验结果。

2. 活动平板运动试验　从低量级开始逐步递增运动负荷，每级运动时间 3 分钟，直至达到目标心率。分析运动前、中、后的心电图变化以判断试验结果。观察指标与运动终点：①达到预期目标心率。②出现严重心绞痛。③心电图出现 S-T 段水平型或下垂型下移≥0. 1mV。④出现严重的心律失常（室性期前收缩二联律、R-on-T 型室性期前收缩、多源性室性期前收缩、短阵室性心动过速等）。⑤收缩压较运动前下降 10mmHg，或运动中收缩压急剧升高，超过 210mmHg。⑥出现头晕眼花、面色苍白、呼吸困难、发绀、步态不稳、运动失调等。

（四）运动试验结果的判断

运动试验阳性标准：①运动中出现典型心绞痛或血压下降。②运动中心电图出现 S-T 段水平型或下垂型下移≥0. 1mV，持续 1 分钟以上，如运动前原有 S-T 段下降者，运动后应在原有基础上再压低 0. 1mV 且持续 1 分钟以上。③心电图运动负荷试验结果有假阴性与假阳性，结果阴性者不能完全排除冠心病，结果阳性者也不等同于冠心病，须结合临床其他资料综合判断。

（苗华为　潘　涛）

第二节 影像检查（X线、CT、核磁）

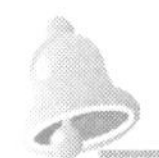
【培训目标】

1. 熟悉影像学检查的类别。

2. 熟悉各种影像学检查显示疾病的优缺点，各种临床情况下选择影像检查手段的主要原则。

3. 熟悉影像学阅片分析、推断疾病的基本方法及思路步骤。

4. 掌握常见疾病的影像学检查（X线、CT、核磁）表现。

一、医学影像学检查的类别

（一）影像学检查的类别

医学影像学的范畴非常广泛，一般都是指X线检查、CT检查、MRI检查、血管造影和介入诊疗、超声检查、核医学影像等。这些检查技术，都有各自特点，按照各自成像原理的不同，在临床上对于某些脏器或某些疾病特别有效。

（二）各种影像学检查的共性

各种影像学检查，最初获得的都是影像资料。从影像到疾病诊断，需要阅片分析。分析的内容就是区分正常或异常，然后知道异常在哪里，有何特点。病灶影像的特点分析，包括影像大小、部位、病灶数量多少、密度或信号强度、内部特点、边缘特点、造影剂增强之后的变化特点、对周围脏器的影响等。通过这些分析，对照各脏器疾病谱特点，再结合临床表现，放射科医师就可以推断病灶的性质。这个过程就是定位和定性的推理过程。

所以放射影像的诊断过程，不是简单的设备打印出来诊断结果，而是要分析图像、结合临床来综合考虑、推断。

二、影像学检查的临床应用

（一）各种检查方法对于病变显示的优缺点

如上所述，影像检查目前有X线摄片、CT检查、MRI检查、超声检查、核医学成像，对于不同疾病的显示能力各有特点，但是任何一种检查无法取代另一种检查。这里就有一个如何合理选择检查方法的现实问题。

1. X线摄片和CT检查　都是利用X线进行疾病显示，依靠的是形态学和密度的特点显示，任何疾病在病理上还没有形态或者密度变化时，X线摄片和CT就不可能显示。CT显示疾病的能力远超过X线摄片。例如，肝脏的肿瘤，可能在密度上较正常肝脏组织仅略微低一些，此时拍摄X线片子无法显示这些微小的密度差别。而CT密度分辨率提高，可以显示这些微小的差别。但是，CT也有局限性，如肝脏腺瘤、结节增生等病变，在CT扫描时因其密度与肝组织相仿而不被发现。再譬如，脑梗死早期，病变区域的形态和密度可能都还没有变化，此时虽然临床症状非常明显，但是CT检查可能没有阳性发现，CT报告如果是“未见明显异常”，我们一定要明白“未见到异常”不等于正常。熟悉各种病灶的病理解剖学特点对于检查方法选择非常重要。

X 线摄片和 CT 检查对于密度变化的显示非常敏感。在胸部，由于肺组织密度很低，如果肺组织中出现肿瘤，就非常容易被 CT 发现。组织中有高密度物质时，如尿路结石、病灶钙化、骨化等情况下，CT 也非常敏感，对于脂肪瘤、畸胎瘤等，CT 也具有特异性。

2. MRI 是一种无损伤性的检查技术，利用人体中氢原子在磁场中发生磁共振的核物理特征来成像。诊断疾病的依据是组织的 MRI 信号特点及器官形态改变。因此，氢原子含量非常重要，没有氢原子的组织，如钙化、结石、骨皮质，MRI 上可能呈黑色而看不见，而软组织的病变，MRI 非常敏感，如早期脑梗死、软组织损伤、软骨病变、盆腔病变、各种炎症或脓肿，MRI 都是理想的选择。同时，MRI 显示的是断层解剖图像，在形态学上也是具有很大的优点，任何的形态学改变，如肿瘤占位、血肿导致器官结构改变、异常积液等等，即使信号改变不显著，单凭形态学观察也不会漏诊。

由此可以看出，MRI 与 CT 有着本质的不同，CT 上没有显示的病变，可能在 MRI 可以显示，反之亦然。因此，对于病灶的病例特征的掌握，特别是病灶组织成分特点的了解，对于选择何种检查方法非常重要。

3. 超声成像 是利用超声波穿过组织时在不同组织界面上的声波反射特征来显像的。因此，组织之间的界面接触及组织的质地均匀性特征非常重要。含水丰富的组织，声波穿透性很好，反射波很少，表现为黑色，积液、囊肿、积血、脓肿，或者胆囊、肾盂、膀胱等囊性脏器，非常适合超声检查和检出病变。而结石、脂肪、骨骼、空气，由于界面超声反射显著，出现亮白的回波特征，也是显而易见。同时，对于肺部、头颅、骨骼等脏器的检查，超声一般不适合。

超声的切面，在形态学上一般人不易很快熟悉，需要检查者严格按照规定的切面收集图像资料供病变特征分析。没有探查到的区域，就可能成为诊断盲区。

无损伤和动态快速显像是超声的特点。对于心脏搏动的动态观察和实时测量，超声具有很大的优势。多普勒彩色血流显示，对于血流特征分析和定量检测都是具有特征性的，发现血管狭窄也非常容易。

4. 核医学成像 需要放射性核素药物的注射和等待药物浓聚，对放射性核素药物的依赖性非常强。检查的原理是放射性核素药物在目标脏器中的浓聚情况来反映脏器的功能状态，解剖显示是次要的。当然，现在 PET/CT 将功能显示与 CT 形态显示密切结合，把核医学显像诊断的水平提升到了新的高度。

核医学成像也是具有放射性核素的辐射损伤危害性，在临床需要显示脏器功能时可以适当选择。有些器官有特殊功能，如甲状腺具有摄碘的功能，利用 ^{131} 碘的放射性核素药物进行甲状腺形态和功能显示就非常有效。

（二）不同临床情况下的影像检查方法选择

临床情况不同，对于检查方法的选择也会有不同的要求。平常一般的门诊病人，疾病发展缓慢，医生选择检查方法时可能较多考虑安全、无损伤、简便易行及价格便宜的检查方法。而对于急诊患者，时间就是生命，要选择非常快速、准确的检查方法。因此，如何正确选择影像诊断技术，既要做到尽可能早期诊断而不耽误病人的宝贵时间，又要考虑尽量降低人力、物力的消耗量，减轻病人的损伤和痛苦，需要临床急诊科医生和放射科医生对影像医学各种方法的详细了解及有效配合，也有可能进行必要的协商，具体应注意以下

几个方面：

1. 要充分考虑急诊病人的病情，以抢救病人为第一需要。所有检查必须在生命体征稳定后才能进行，应避免等待检查或过分强调检查质量而耽误宝贵的抢救时间。

2. 要选择对某一疾病具有很高的诊断敏感性和特异性的方法。因急诊患者时间有限，要打破常规检查步骤的束缚，及早建立诊断，如颅脑外伤病人，可先做 CT，需要时再拍 X 线片，胆囊炎胆石症者宜首先选择 B 超检查，急性心肌梗死时做冠脉血管造影既可快速有效诊断，又可同时进行必要的介入治疗，所以，临床医生必须熟悉各种检查手段的特点，少走弯路、节约时间就是给病人多一点挽救生命及治愈的机会。

3. 要合理评估各种检查结果的实际价值。每一种检查方法都有其诊断疾病的特殊之处，也就是可能对某些疾病的特异性和敏感性特别高，而对另一些疾病的诊断价值有限，正确认识各种检查方法的特异性、敏感性、阳性预测值和阴性预测值才能正确选择合理有效的检查方法，事半功倍。

4. 各种检查方法的合理应用尚需考虑其无损伤性、简便实用性和快速有效性。一般应选择节省时间、方便、经济、无射线及无痛苦或损伤的检查方法，以最快捷、最经济、最简单的方法解决问题。

（三）各系统疾病的特点对于检查方法的选择影响

各系统的特点是显著的，由于各种检查技术各自的特点，造成其应用方面的局限性和优点都是需要在选择检查方法时候适当考虑的。

1. 胸部和骨骼都是自然密度对比良好的脏器，X 线摄片和 CT 检查是非常好的选择。对于绝大多数胸部和骨骼疾病而言，X 线摄片和 CT 检查都可以获得很好的病变显示，骨骼和胸部的外伤、骨折、肿瘤、炎症，基本在 X 线摄片中就得以定位和定性诊断，CT 只是在适当时补充检查而已。在特殊情况下需要显示胸壁或四肢的肌肉、软组织、关节软骨等，MRI 可以是很好的补充。骨骼的转移性肿瘤全身筛查，核医学全身骨骼成像是很好的检查方法。

2. 头颅和椎管等区域的神经系统疾病结构复杂，骨骼不规则，摄片常不能很好地显示其中的软组织结构。这些地方 CT 和 MRI 是必不可少的，但是 X 线摄片、超声检查在这些部位基本用不上。

3. 腹部的实质脏器，主要是肝胆脾胰肾和肾上腺，都是软组织结构，X 线摄片基本没有诊断价值。超声是很好的检查方法，腹部没有骨骼遮挡，显像清晰。CT 和 MRI 也是很好的检查方法，在许多情况下可以显示疾病和做出定性诊断。胃肠道的疾病显示，目前胃镜和肠镜的普遍应用情况下，早期发现病变变得非常容易。但是，胃肠道的造影检查，在显示疾病范围、功能状态、狭窄程度和与周围脏器有无粘连方面，有很大的价值。

4. 心脏是运动的脏器，心脏形态学显示基本依靠超声检查。冠脉的无创显示和诊断是 CTA 应用的亮点。而 MRI 应用较少。摄片基本很少应用了。核医学成像在显示心肌梗死之后的病变区心肌活性方面具有独特的价值。

5. 盆腔病变从前主要依赖于超声检查，但是随着 MRI 的普及，已经证明 MRI 具有许多优点，同样是无创伤性的，显示的图像非常清晰，切面规则，组织对比显著，也经常可以显示病灶的特征性信号而做出定性的诊断。

6. 乳腺癌发病率在不断上升，目前乳腺疾病的检查基本依靠乳腺钼靶摄影、超声和 MRI 检查，以 MRI 增强扫描最为敏感和准确。

（四）不同疾病类别对于检查方法选择的影响

疾病主要可以分为肿瘤、炎症、外伤、血管性疾病、先天性变异、代谢性和免疫性疾病等种类。这些疾病中，目前以血管性疾病和肿瘤性疾病的死亡率最高。这些疾病的种类，在临床诊疗中选择检查方法也有一定的规律。

1. 肿瘤性疾病是新生的占位性病变，一般会推压周围脏器导致形态改变。病灶血供丰富，除了骨骼系统的肿瘤将导致高密度的骨骼组织密度减低外，摄片都不是检出肿瘤的好方法。一般而言，胸部肿瘤以 CT 检查最佳，其他部位，CT 和 MRI 不分上下，各有互补性。增强检查将对于鉴别肿瘤的性质有很大的价值。超声在腹部肿瘤、盆腔肿瘤等诊断中非常有价值。而 PET/CT 则对于肿瘤的早期检出和定性具有决定性的作用。

2. 血管性病变一般不适合 X 线摄片检查，血管造影检查一般都只是在介入治疗之时为了明确病变程度而进行，单纯性的诊断性血管造影目前基本不做了。CTA 和 MRA 在这方面基本代替了有创伤的血管插管造影检查。目前临床上普遍使用的 MRI 弥散成像，能够在中风发病后 30 分钟左右明确显示缺血后脑组织水肿，对疾病的及时准确诊断和预后估计具有决定性作用。超声在诊断一些较为浅表的血管是否狭窄具有重要的价值，准确率很高。腔内超声诊断血管病变具有非常准确的效果，但是由于有创伤和价格较贵等原因，不够普及。

3. X 线摄片诊断骨关节损伤有一百多年的历史，目前仍是一种不可或缺的重要手段，CT 检查对复杂部位的骨折或不全性骨折的诊断具有决定性的作用，而软骨或半月板损伤、韧带或肌腱撕裂及软组织挫伤或血肿等的诊断，应用 MRI 技术可获得良好的效果，内脏的损伤应根据脏器不同选择超声、CT 等技术方能显示病变的位置、形态和程度。

4. 感染性疾病在急诊中占有较大的比例，特别是肺炎，临床上最常见，X 线摄片，甚至透视，就可以明确疾病的存在与否，以及炎症累及的范围和严重程度。诚然，大多数病人根据临床表现、体征及常规化验检查即可确立感染的诊断，影像学检查一般不能否定临床诊断，也难以做出病源学诊断，所以，在临床诊断确立后就应开始积极治疗，避免因等待检查而耽误治疗。但是，影像学检查在明确病变程度、范围及与其他病变的鉴别诊断中具有独特的重要作用，有些特殊感染在影像学上具有特征性的表现，甚至可做出病源诊断，及时应用影像学检查手段对明确病情非常有益。目前，超声、CT、MRI 的广泛应用，使感染性疾病的诊断从定性诊断走向更精确的定位和定量诊断。

三、基本阅片方法和疾病推断思路

（一）影像学检查的阅片观察步骤和内容

1. 正常解剖影像表现　观察前要对正常解剖影像做到心中有数，这样才能有的放矢地观察病变，同时也要认识正常解剖的异常表现以及解剖变异。

2. 阅片观察步骤　影像学诊断过程是阅片脑力劳动的过程，影像学医生通过观察图像汇总的正常和异常的征象来分析可能的疾病诊断。一般来说，阅片要遵循一定的步骤，按部就班进行才不至于遗漏观察。譬如，在阅读胸片时，可以遵循“ABC”的步骤，A 指腹部，就是先看胸片上涵盖的上腹部情况，包括膈下有无游离气体、胃肠道有无扩张积气、有无结石影等。然后再看 B，就是骨骼，肋骨、胸骨、肩胛骨、脊柱、锁骨，附带看一下软组织。最后看 C，就是胸腔，看其中的胸膜、纵隔、心脏大血管、两肺。这样就不会遗漏，但是这些步骤，应该适合各人习惯，不能单一规定。

3. 病变分析要点

（1）病变的位置和分布：临床常见疾病大多有其好发部位，如骨肉瘤好发于干骺端，骨巨细胞瘤常位于骨端，肺结核好发于两肺上叶及下叶背段等。

（2）病变的数目和形状：如肺或肝内单发病灶则应考虑为原发性肿瘤等；多发病灶常为转移性肿瘤；肺内结节或肿块常为肿瘤，而炎症多为片状或斑片状影。

（3）病变边缘：一般良性肿瘤、慢性炎症和病变愈合期，边缘锐利；恶性肿瘤、急性炎症和病变进展阶段边缘多不规则或模糊。

（4）病变密度/信号/回声：病变组织的密度/信号/回声可高于或低于正常组织，如肝癌 CT 上可呈低密度；MR 图像上 T1WI 呈信号，T2WI 呈高信号；超声呈低回声。良性病变密度/信号/回声常均匀，恶性病变密度/信号/回声常不均匀，其中有无钙化、液化、空洞、出血等。

（5）邻近器官组织的改变：如肺内肿块，邻近胸膜有无累及，肺门淋巴结有无肿大，可以判断其良恶性。

（6）器官功能的改变：主要是观察心脏大血管的搏动、胃肠道的蠕动、膈的呼吸运动等，这有时是疾病早期发现的依据之一。

（二）影像学阅片后推断疾病性质的思路

阅片，只是观察影像上的正常结构和异常征象。发现异常，就要分析推断是何种疾病。任何患者，生病后所表现出来的异常征象，不可能像书本上介绍的内容一模一样。而且，发现异常，片子是不会告诉你这是什么病，也没有计算机具备推断疾病诊断的能力。都是依靠放射科专科医师凭借知识和经验积累来判断的，这里有个思维方法的问题。

首先，要根据征象推断病理组织的组织类型，如是否是软组织，其中有无脂肪组织、坏死组织、出血等等。然后，一般要根据这些病理解剖和病理组织学的特点，结合发生病变脏器常见的疾病，来逐一对比当前的疾病征象，更多的是符合哪一种疾病，逐一分析哪种疾病符合多，哪种疾病符合的征象少，这样就会有一个初步的影像诊断。第三步，要结合临床表现的特点，如临床有无发热，实验室检查如何，病程发展情况，也包括年龄、性别等等情况，综合推断哪一种疾病可能性大。

（三）临床病史资料特点与影像学检查的阅片诊断的相关性

如前所述，影像学诊断要结合临床的。临床许多情况下都会存在同病异影、异病同影的情况，因此单凭影像学表现来直接诊断是不行的。譬如在肺部发现一团块影，如果该患者只有 15 岁，则肿瘤的可能性就较小，但如果是一中老年患者，则首先需排除恶性肿瘤；如患者病程短，同时有发热、白细胞增多，则首先考虑炎症；如患者病程较长，团块影逐步增大，则首先要考虑恶性肿瘤。因此，医学影像学是一种需要密切结合临床表现来综合分析的临床学科。

四、常见疾病的影像学表现

（一）肺炎

肺部炎症性病变多见，主要临床表现为发热、咳嗽、咳痰等症状。X 线平片和 CT 是常用的检查方法，但不能区分致病原，影像学常根据病变累及含气肺泡组织还是肺间质组织而分为实变性肺炎和间质性肺炎等。

实变性肺炎主要指大叶性肺炎及小叶性肺炎。大叶性肺炎致病菌主要为肺炎双球菌，病变常累及整个肺叶或多个肺段。多见于青壮年，急性发病，临床症状明显，寒战高热、胸痛、咳铁锈色痰为典型特征。白细胞总数及中性粒细胞增高。小叶性肺炎又名支气管肺炎，多见于婴幼儿、老人、久病不起或术后病人。病变常经上呼吸道累及小叶支气管，并由小叶支气管炎及细支气管炎发展而来，逐渐形成以小叶为中心的炎症改变。

由于目前临床上抗生素广泛应用，大叶性肺炎逐渐表现不典型，大叶性肺炎与小叶性肺炎表现渐趋相似。

X线片上表现为密度均匀的大片实变影。炎症累及整个肺叶，呈以叶间裂为界的大片致密阴影（图7-44），累及肺段表现为小片状或楔形致密影。实变病灶中出现"空气支气管征"。

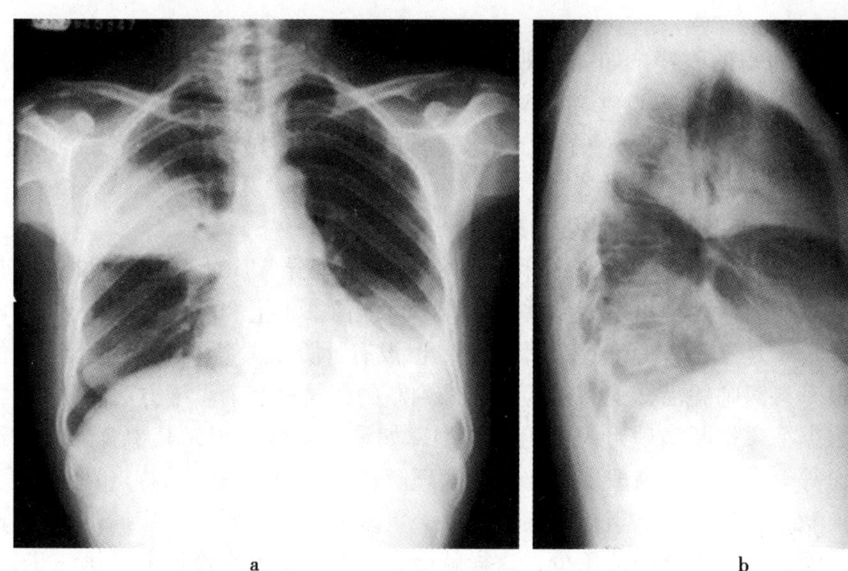

a　　b

图7-44　右上肺大叶性肺炎

正位胸片（a）和右侧位胸片（b），显示右上肺大片状实变影

CT是诊断实变性肺炎的有效方法，早期病变呈磨玻璃样影，边缘模糊，病变区血管仍明显可见。典型表现为致密实变影，"空气支气管征"在CT上更加显著、典型（图7-45）。治疗后病灶逐渐吸收，实变影密度减低，呈散在、大小不等的斑片状影。

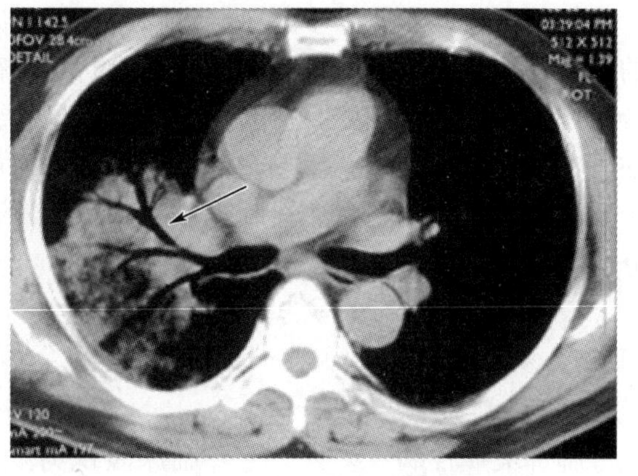

图7-45　右上肺大叶性肺炎

胸部CT平扫，显示右上肺大片实变影，内见含气支气管影（箭）

X线片见沿肺纹理有小结节及斑片状阴影，大小2～5mm，中心致密，边缘模糊，以中、下肺野内、中带较密集，病变进展可融合成较大的片状影（图7-46，图7-47）。

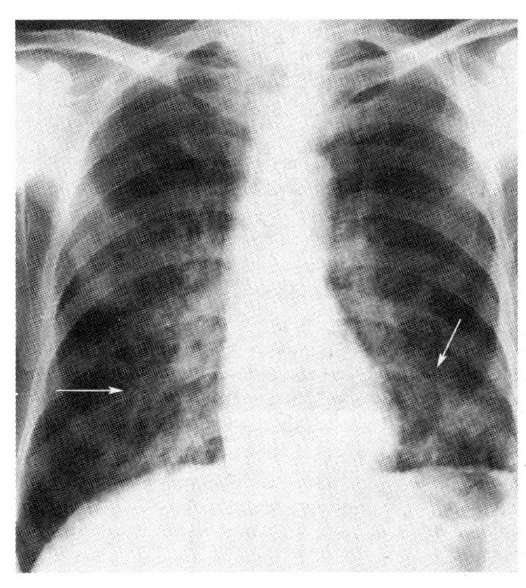

图 7-46　小叶性肺炎

正位胸片，显示两下肺多发斑片状渗出性病灶（箭）

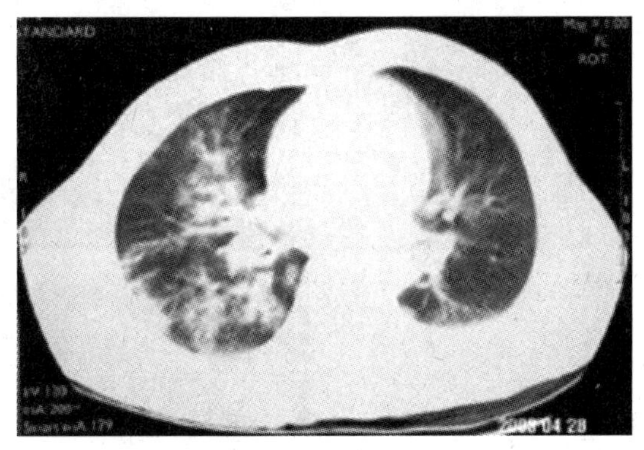

图 7-47　小叶性肺炎

胸部 CT 平扫，肺窗，显示右下肺多发斑片状影

（二）原发性支气管癌

原发性支气管癌是指发生在支气管、细支气管及肺泡上皮和腺体的恶性肿瘤，简称为肺癌。通常按肺癌的生物学行为将其分为小细胞肺癌和非小细胞肺癌，后者包括鳞癌、腺癌和大细胞癌。大体病理上，根据肿瘤的发生部位分为中央型、周围型和弥漫型。

1. 中央型肺癌　早期可无异常表现，肿瘤阻塞支气管可引起阻塞性肺气肿、阻塞性肺炎和阻塞性肺不张。进展期主要表现：①肺门肿块阴影，是中央型肺癌的直接征象，多为肿瘤本身或肿瘤与肺门转移淋巴结的融合阴影。CT 上常可显示支气管腔狭窄、截断（图 7-48，图 7-49）。②支气管阻塞征象，即阻塞性肺气肿、阻塞性肺炎和阻塞性肺不张，是中央型肺癌的间接征象。右肺上叶中心型肺癌伴上叶肺不张时，可出现反“S”或横“S”征：表现为不张的右肺上叶下缘与肺门肿块的下缘相连，形成反置的或横置的“S”

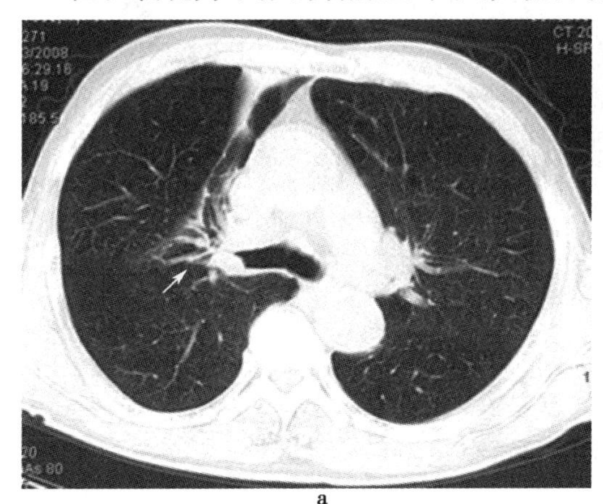

a

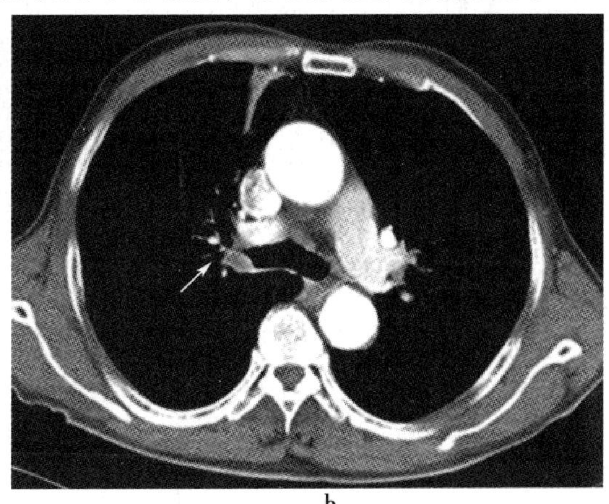

b

图 7-48　早期右侧中央型肺癌

胸部 CT 扫描，肺窗（a）和增强纵隔窗（b），右侧主支气管壁增厚，腔内见结节影（箭），管腔狭窄，远侧见少量炎症

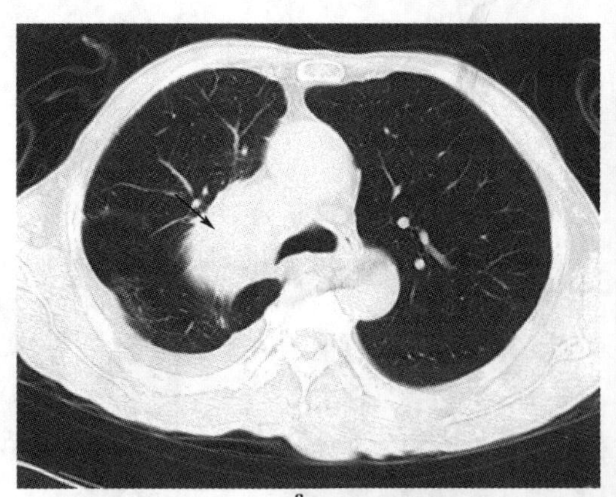

a

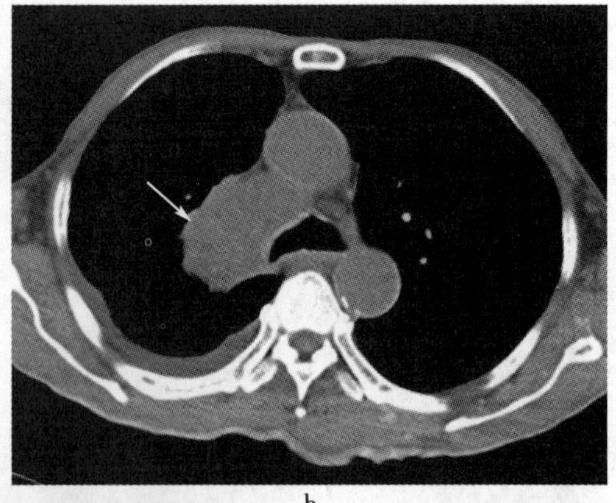

b

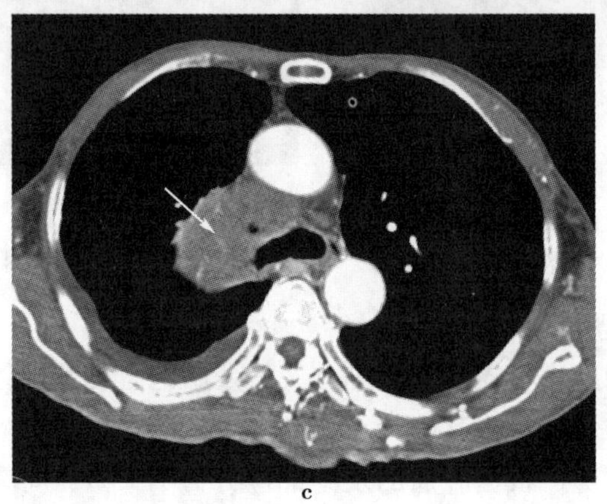

c

图 7-49　右侧中央型肺癌

胸部 CT 肺窗（a）、纵隔窗（b）和增强（c），显示右肺门肿块（箭），右主支气管闭塞，增强后肿块强化。右侧少量胸腔积液

状（图 7-50）。③转移表现：肺门阴影增大，纵隔阴影增宽。其他转移表现为肺内结节，胸腔积液，肋骨破坏及心包积液等。

2. 周围型肺癌　早期周围型肺癌，常表现为瘤体直径 2cm 或以下的结节阴影，结节有分叶，边缘毛糙和模糊，内可见小透光影（空泡征），近胸膜面可有胸膜凹陷征，有的表现为小片状阴影。

进展期：表现为肺野内肿块，多在 3cm 以上。①肿瘤密度：一般较均匀，部分可发生液化坏死形成恶性空洞。②肿瘤边缘：多呈凹凸不平的分叶状，称为分叶征。多数肿瘤边缘毛糙（图 7-51）。③肿瘤周围：可有胸膜凹陷征和局部胸膜增厚。周围型肺癌出现胸膜凹陷征是由肿瘤刺激周围肺组织引起纤维组织增生，牵拉邻近的脏层胸膜形成线状或幕状致密影。

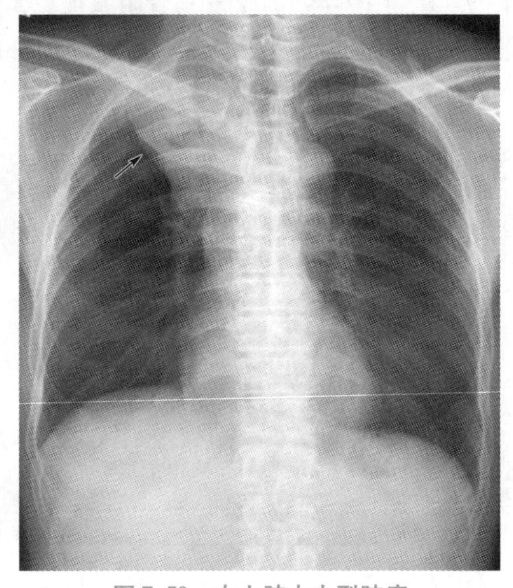

图 7-50　右上肺中央型肺癌

正位胸片，显示右上肺叶不张形成三角形致密影像，下缘呈横置的 S 状（箭）

④肿瘤转移：可全身转移并产生相应表现。

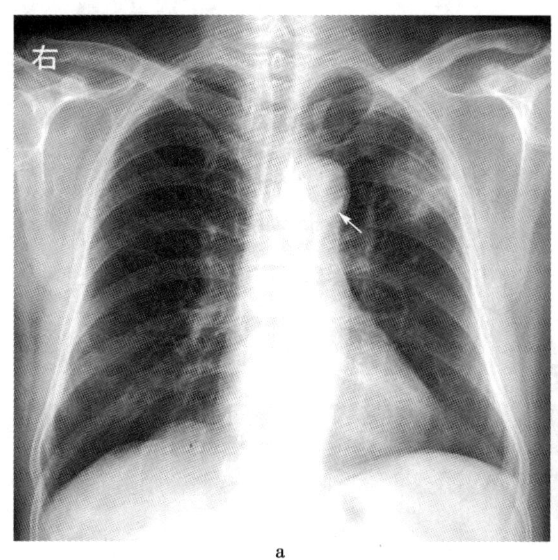

a

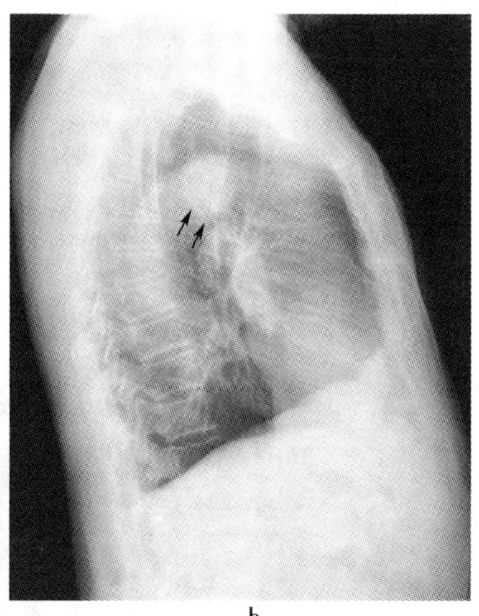

b

图 7-51　左肺上叶周围型肺癌

后前位和左侧位平片（a、b）显示左上叶肿块灶（箭），边缘毛糙，侧位与主动脉弓重叠

CT 特别是高分辨力 CT 较普通 X 线片更清晰显示肿瘤形态、密度、内部结构、边缘、边界、周围情况及转移，如空气支气管征、毛刺征、分叶征、胸膜凹陷征等（图 7-52）；增强扫描病灶呈明显强化（图 7-53）。

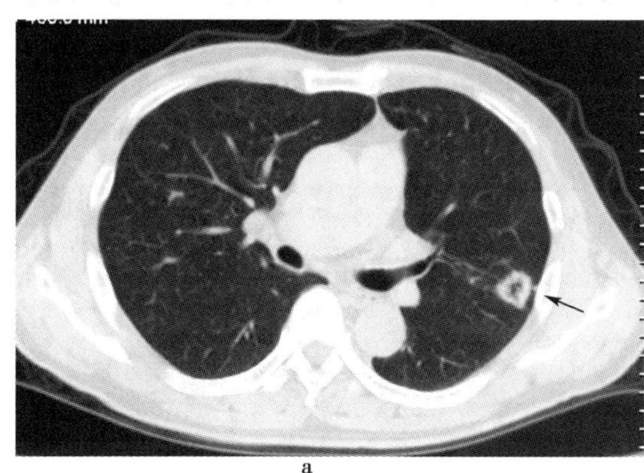

a

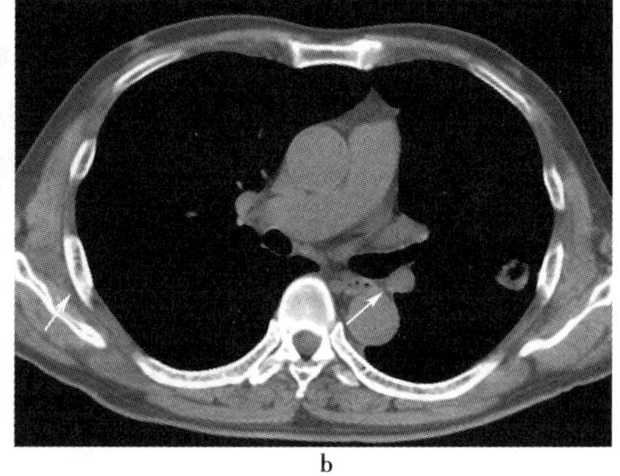

b

图 7-52　左上叶早期周围型肺癌

CT 平扫肺窗、纵隔窗（a、b）显示左上叶直径 2cm 的结节灶，有分叶、毛刺、空泡和胸膜凹陷征（箭）

（三）胸腔积液

胸腔积液可为渗出液、漏出液、脓液和血液等。X 线检查能显示积液，但不能区分积液的性质。游离胸腔积液一般先积聚于后肋膈角，积液量大于 300ml 时，X 线摄片显示外侧肋膈角变浅、变钝（图 7-54）。中等量积液时，上缘在第 4 肋前端平面以上，第 2 肋前端平面以下，X 线摄片显示肋膈角完全消失，膈面及心脏被遮盖，液面上缘呈外高内低的凹面弧线（图 7-55），当液体达第二前肋间为大量积液。CT 上积液的 CT 值与水相仿，接近于 0（图 7-56），MRI 上 T1WI 呈低信号，T2WI 呈高信号（图 7-57）。

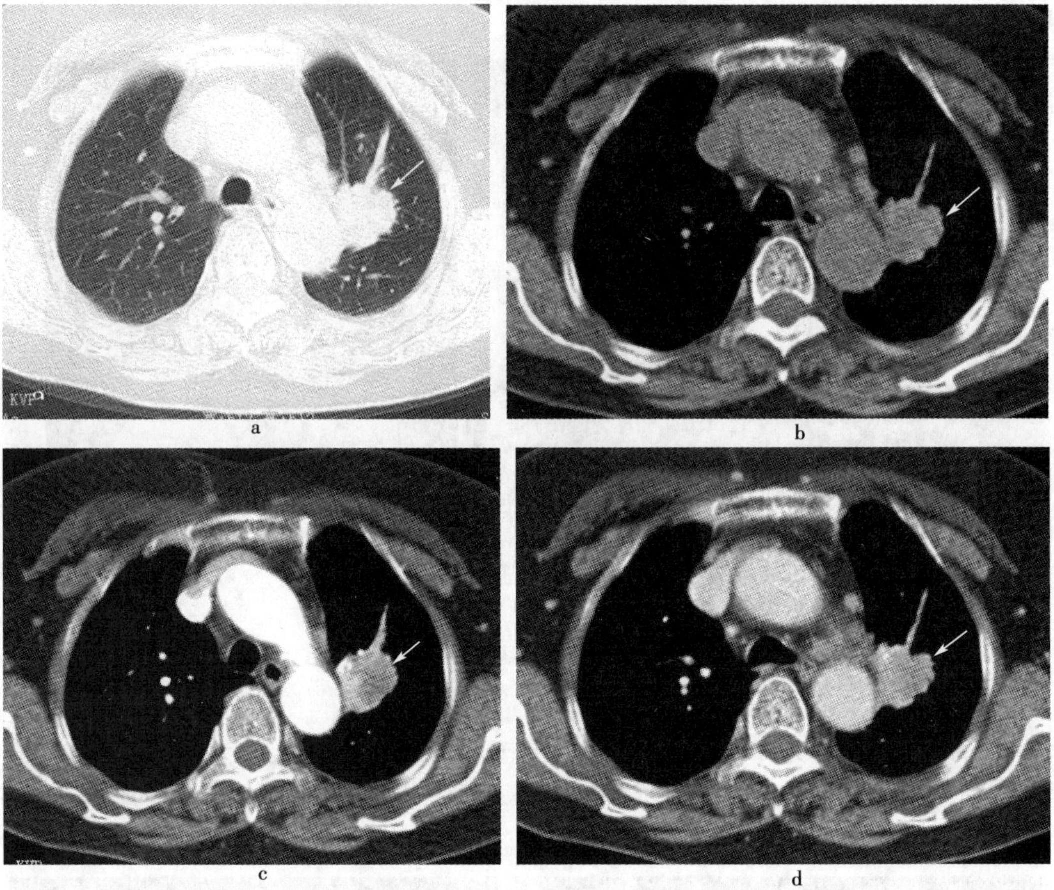

图 7-53 左肺上叶周围型肺癌

胸部 CT 肺窗（a）、纵隔窗（b）及增强（c、d），显示左肺上叶肿块，有分叶，增强后病灶明显强化（箭）

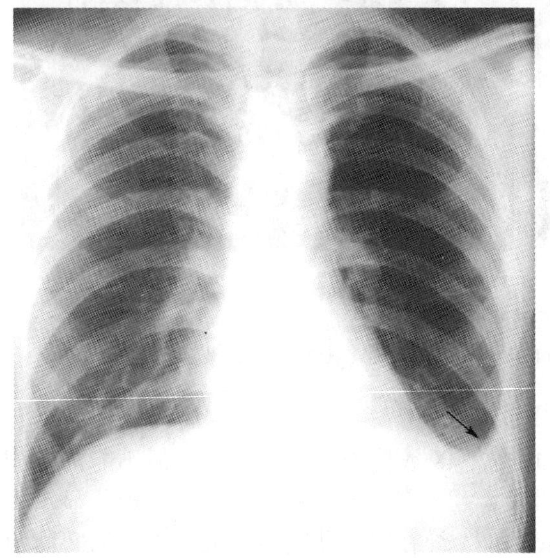

图 7-54 左侧少量胸腔积液

正位胸片，显示左侧肋膈角消失，上缘呈弧形改变

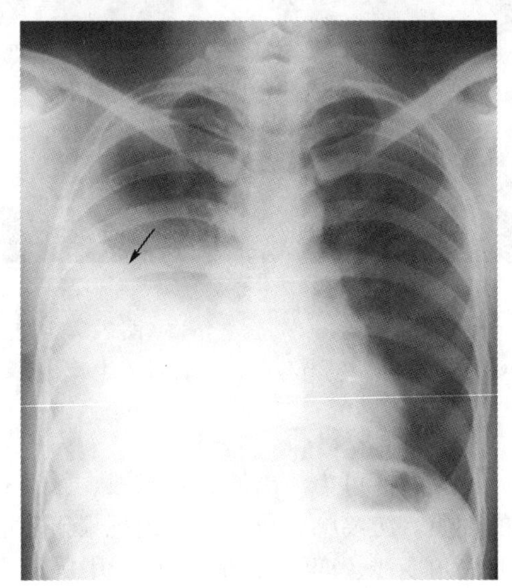

图 7-55 右侧中等量胸腔积液

正位胸片，显示右下肺野大片高密度影，上缘弧形，外高内低

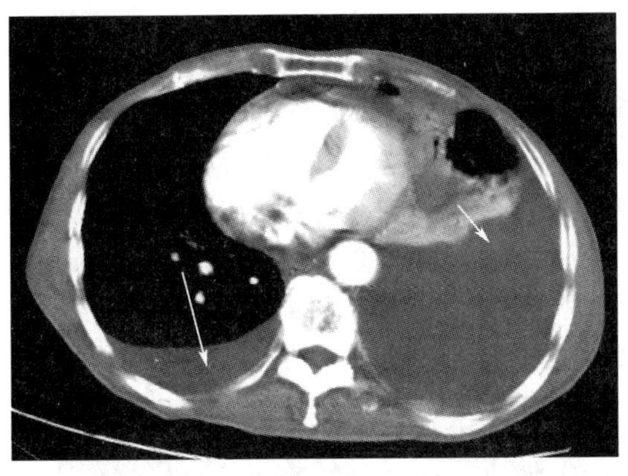

图 7-56 左侧大量胸腔积液，右侧少量胸腔积液
胸部 CT 增强，纵隔窗，横断面
显示胸腔内水样密度病变

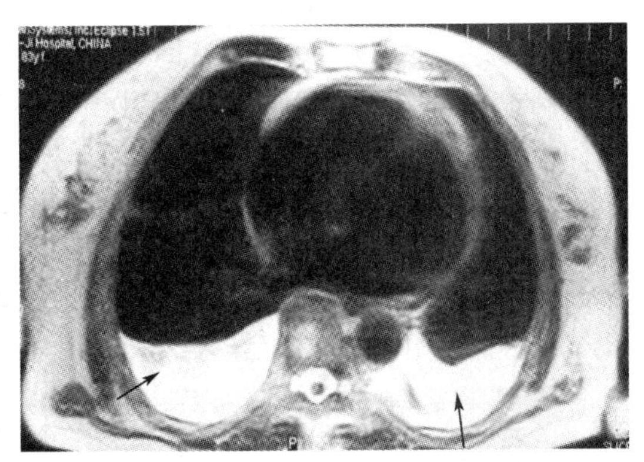

图 7-57 两侧中等量胸腔积液
胸部 MRI，横断面 T2WI，显示两侧
中等量胸腔积液呈高信号

包裹性积液：为脏、壁层胸膜粘连使积液局限于胸腔的某一部位，切线位 X 线片上病灶呈密度均匀的半圆形或梭形阴影，向肺野突出。

叶间积液：指局限于叶间隙（横裂或斜裂）的积液，有时与游离液体并存。

肺底积液：液体积聚于肺底与膈之间称肺下积液。

（四）气胸与液气胸

空气进入胸腔则形成气胸。进入胸腔的气体部分或完全压缩肺组织，X 线摄片显示患侧胸腔内有高度透亮区域，其中无肺纹理，内侧可见稍高密度的肺压缩边缘。胸腔内液体和气体并存，称为液气胸（图 7-58）。气胸在 CT 肺窗上表现为肺外侧带状无肺纹理的高透亮区，肺组织有不同程度的受压萎缩，严重时整个肺被压缩至肺门呈球状，伴纵隔向对侧移位（图 7-59）。液气胸 CT 可见气液平面及萎缩的肺边缘。

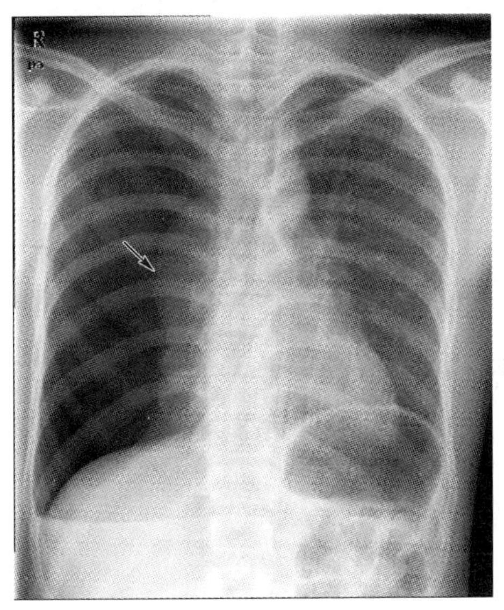

图 7-58 右侧液气胸
正位胸片，右侧胸腔见透亮无肺纹理区，
内侧见肺压缩线（箭），右肋膈角变钝

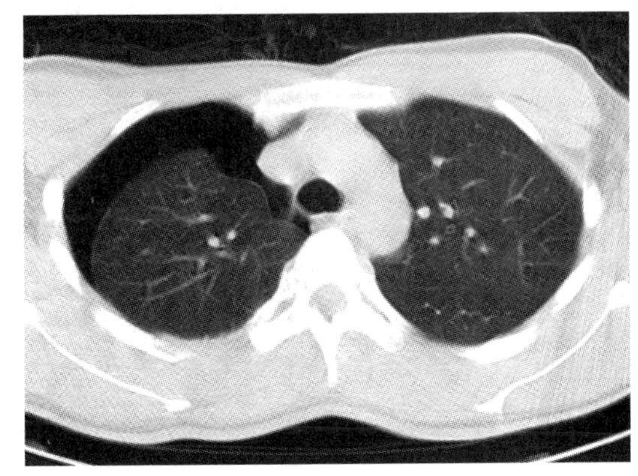

图 7-59 右侧气胸
胸部 CT（肺窗），右肺外侧带状
无肺纹理透亮区，可见肺压缩

（五）肝海绵状血管瘤

肝海绵状血管瘤（cavernous hemangioma）是肝脏最常见的良性肿瘤，多见于中年患者，多数单发，边界锐利无包膜。大的病灶中央可有瘢痕组织。镜下为大小不等的血管窦，衬以扁平内皮细胞，另有纤维组织及其他基质。该病多无临床症状，常为体检时偶然发现。

（1）CT 表现：①平扫为圆形、类圆形的低密度灶，密度均匀，边缘光整。大的血管瘤中央可见更低密度区，呈星形、裂隙状或不规则形，瘤内偶见钙化。②典型血管瘤增强扫描显示特征性“慢进慢出”的表现：动脉期病灶边缘呈高密度花边状或结节状强化，门脉期和实质期增强区进行性向中心扩展，延迟扫描对比剂可将病灶完全充填，和肝实质呈等密度（图 7-60）。

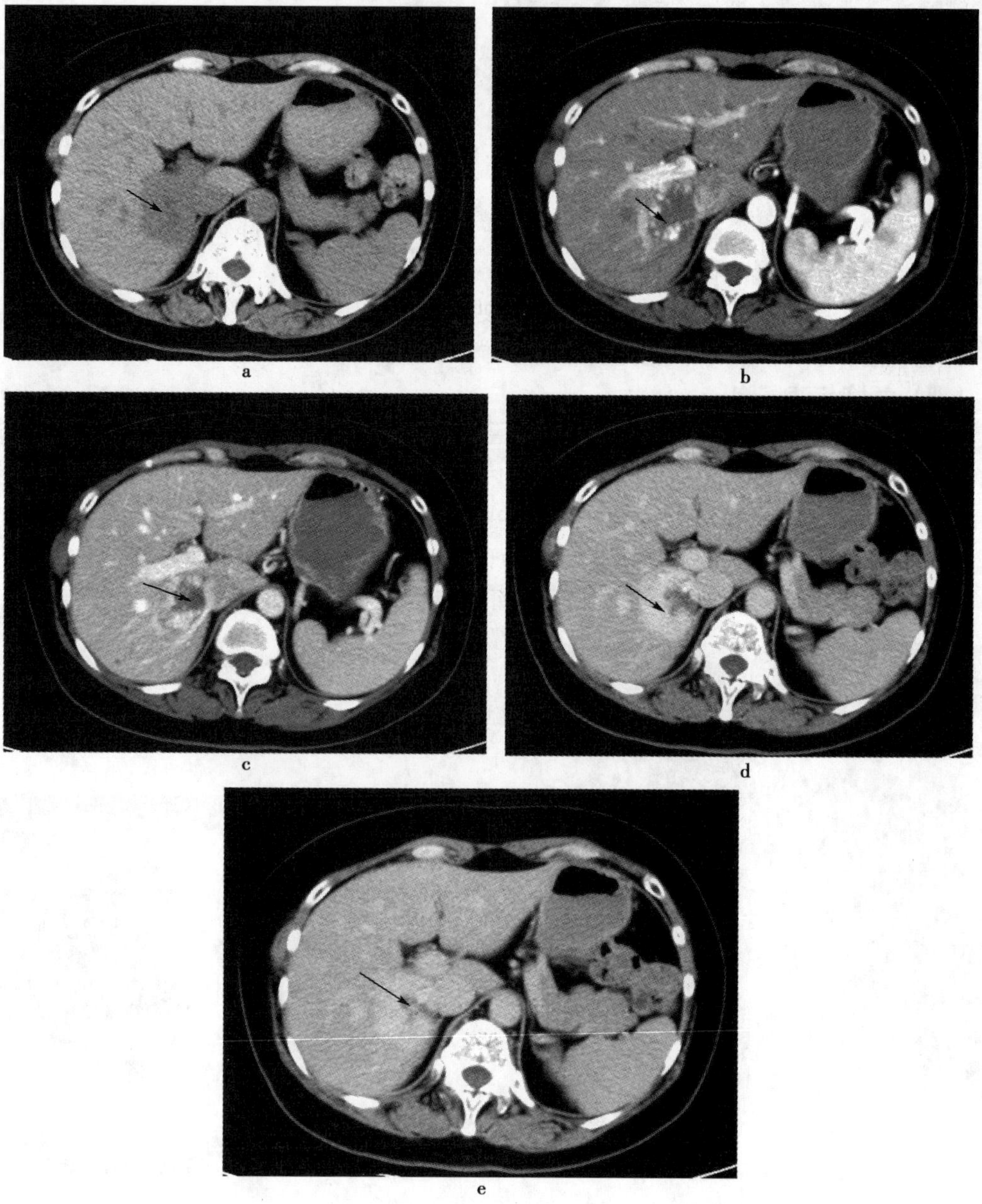

a　b

c　d

e

图 7-60　海绵状血管瘤

CT 平扫（a）显示肝左叶类圆形低密度灶（箭）；增强扫描动脉期（b）呈结节状强化（箭），静脉期（c）逐渐从周边向中心强化（箭），延迟扫描（d）持续强化（箭）

（2）MRI 表现病灶在 T1WI 呈低信号、或内有更低信号；T2WI 呈高信号，重度 T2WI 病灶更白、更亮，即所谓的“灯泡征”，是海绵状血管瘤的特征性表现，增强特征类似 CT（图 7-61）。

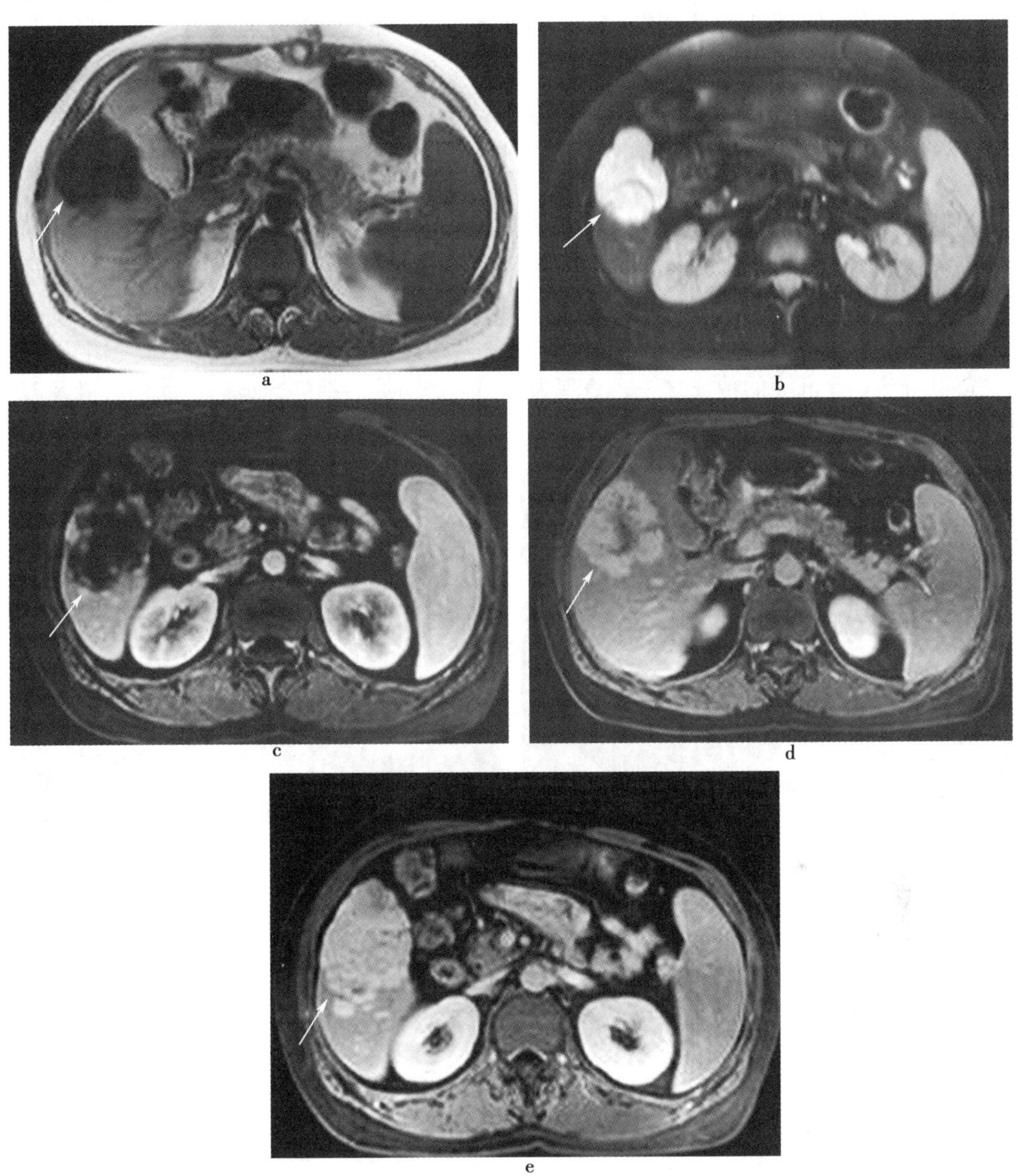

图 7-61　海绵状血管瘤

MRI 平扫 T1WI（a）肝右后叶类圆形低信号灶（箭）；T2WI（b）呈高信号（箭）；增强扫描动脉期（c）病灶边缘呈结节样强化（箭）；静脉期（d）逐渐向中心强化（箭）；延迟扫描（e）病灶持续强化（箭）

（六）肝细胞癌

肝细胞癌（hepatocellular carcinoma）简称肝癌，发病与乙型、丙型肝炎和肝硬化密切相关。临床表现以肝区不适、疼痛，消瘦、乏力，食欲减退常见，其次可有发热、腹泻、黄疸、腹水和出血等。实验室检查 AFP 常显著增高。单结节最大直径≤3cm 者称为小肝癌，或 2 个癌结节直径之和≤3cm；单结节最大直径≤2cm 称为微小肝癌。肝癌大体形态分为：①巨块型：肿块直径≥5cm 以上；②结节型：肿块直径在 5cm 以下；③弥漫型：结节较小，弥漫分布于肝脏，与肝硬化不易区别。

（1）X 线表现：肝癌血管造影上，肿瘤血管和肿瘤染色是特征性表现。①动脉期显示肿瘤血管增生紊乱，实质期可见肿瘤染色，小肝癌有时仅呈现肿瘤染色而无血管增生；②较大肿瘤可显示动脉位置拉直扭曲和移位；③动静脉瘘：动脉期显示门静脉影；④门静脉癌栓形成：静脉期见到门静脉内有充盈缺损。

（2）CT 表现：①平扫：圆形、卵圆形的低密度灶，有“假包膜征”时边缘清晰、光滑；肿块浸润性生长时，无包膜，边缘模糊。巨块型病灶中心可为更低密度的坏死区，也可有钙化、出血的高密度影。常伴有肝硬化征象。②动态增强扫描：特征性的“快进快出”征象：肝动脉期病灶明显增强，高于周围正常肝组织，门静脉期和平衡期正常肝实质密度升高，病灶呈相对低密度。此现象的机制为肝癌主要接受肝动脉供血（图 7-62）。③动静脉分流：是肝癌的特征之一，表现为增强早期病灶周围静脉显影。④门静脉及腔静脉癌栓形成。⑤区域淋巴结肿大。

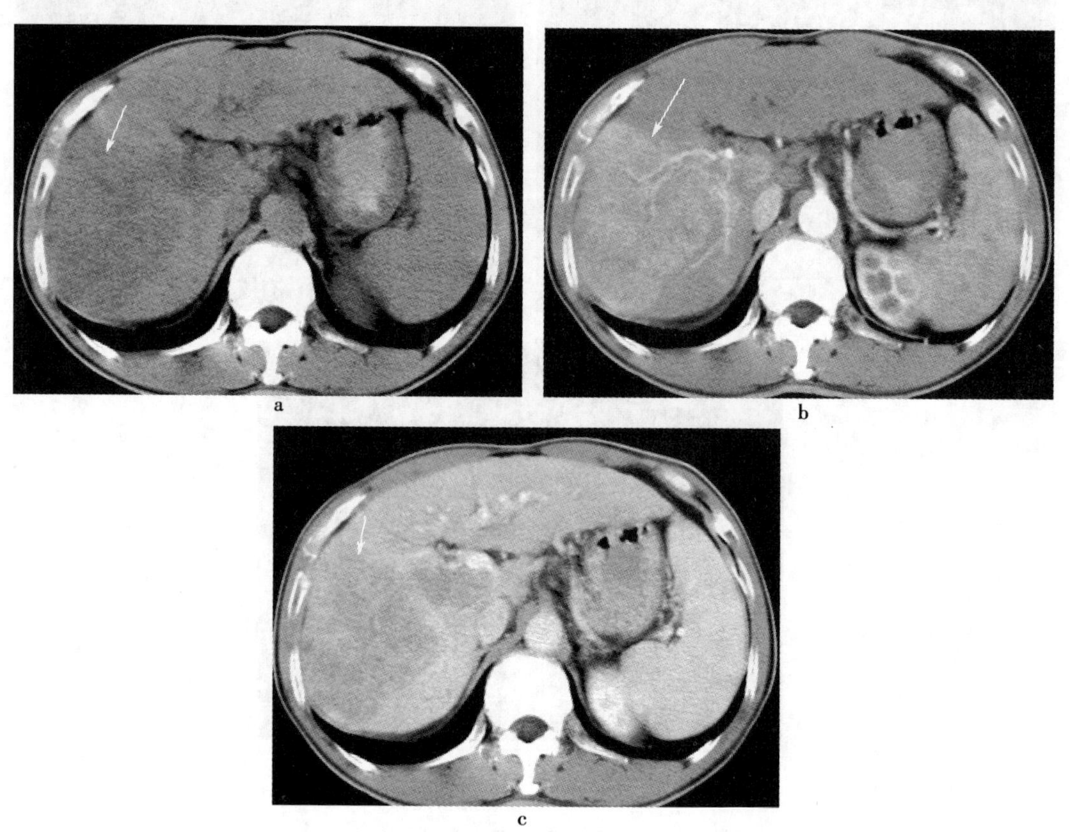

图 7-62　原发性肝癌

CT 平扫（a）显示肝右叶巨块型混杂等低密度灶；增强扫描动脉期（b）明显强化，密度高于正常肝实质，门静脉期（c）病灶强化迅速消退（箭），病灶密度低于肝实质。呈现“快进快出”表现

（3）MRI 表现：多数病灶 T1WI 呈低信号、T2WI 呈高信号，肿瘤内部如有脂肪变性、囊变、坏死、出血和纤维间隔等，常表现为 T1WI 及 T2WI 的信号不均匀，呈混杂信号。

增强扫描特征与CT表现类似。MRI对肿瘤的假包膜（图7-63）、周围水肿及静脉癌栓等征象显示优于CT。

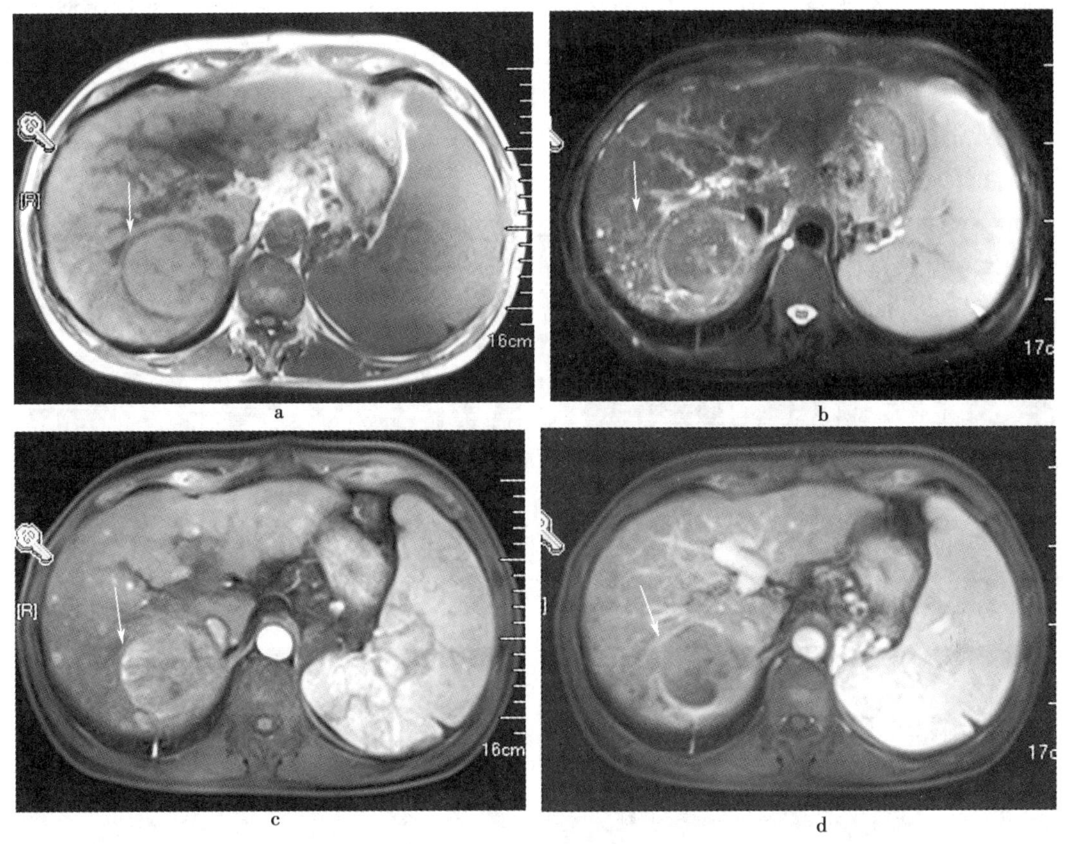

图7-63　肝癌

MRI平扫T1WI（a）肝右叶可见类圆形低信号影，中心可见小片状更低信号，T2WI（b）病灶为类圆形稍高信号，中心见低信号；增强动脉期扫描（c）病灶呈不均匀强化（箭）；门静脉期（d）显示强化的假包膜

（七）肾癌

肾癌（renal carcinoma）是肾脏最常见的恶性肿瘤，又称肾细胞癌，好发年龄40～70岁，男性多于女性。肾癌起源于肾小管的上皮细胞，有透明细胞、颗粒细胞、梭形细胞，以透明细胞癌最常见。瘤体无包膜，但可以有纤维组织形成的假包膜。瘤体内常发生出血、坏死、囊性变、钙化及纤维化。早期小肾癌无症状，常体检中偶尔发现。肾癌典型三大临床症状包括：无痛性肉眼血尿、患侧腰痛或肾绞痛、侧腹部包块。肾癌恶性程度较高，肾静脉、下腔静脉易被侵犯，可出现下肢水肿、腹水，也可较早出现淋巴结及远处转移。

（1）X线表现：X线片诊断价值不大。静脉尿路造影常可见肾盂、肾盏受压现象，肾盏变形、拉长，压迫移位，肾盏间距增大。肾肿瘤凸向肾盂时则显示充盈缺损。直径小于2cm的肿瘤在肾盂造影上可无明显改变。肾动脉造影能显示瘤区异常血管及周围血管受压、拉直、扭曲和包绕肿瘤的征象，并可见深浅不一且不规则的血窦或血池显示，静脉可提前显影。

（2）CT表现：肾癌平扫时表现为肾实质内类圆形肿块，多呈中等混合密度；肿块较大时，肾轮廓局限性膨隆；当肿块内有液化、坏死或新鲜出血时，则肿块内密度不均匀，出现不规则低密度区或斑片样高密度区；少数瘤体内可见钙化。增强扫描皮质期，富血供的肿块多呈不均匀强化，程度与邻近的肾皮质相似；实质期，肿块密度大多较周围肾实质密度低（因肾实质显著强化），瘤内坏死液化区无强化；肾静脉或下腔静脉内可有瘤栓形成，表现为肾静脉或下腔静脉内强化不明显的充盈缺损；肿块突破肾包膜后，肾周脂肪间隙模糊或消失，肾筋膜增厚，也可向肾盂侵犯，形成肾盂内肿块；可有淋巴结及其他脏器转移（图7-64）。

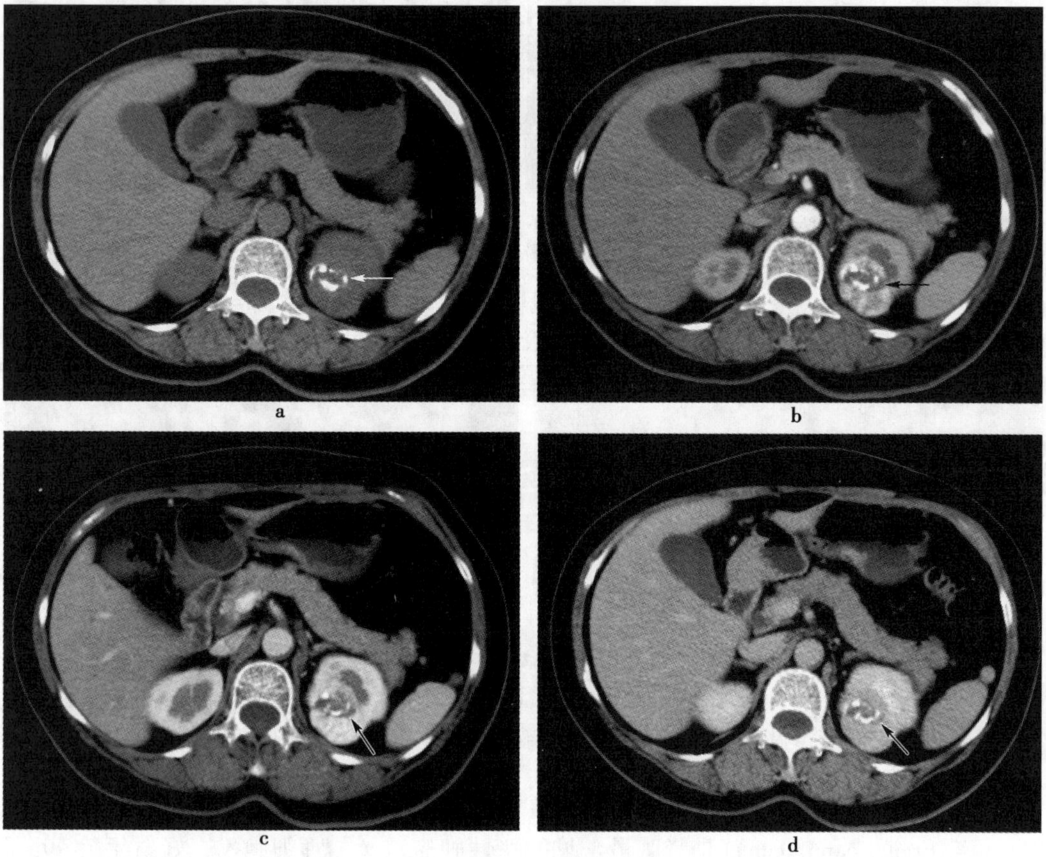

图7-64　左肾透明细胞癌

CT平扫（a）示左肾软组织密度肿块（箭），密度不均匀，伴有钙化；增强CT皮质期（b\c）肿块不均匀强化（箭）；实质期（c，d）肾盂被肿块侵犯

（3）MRI表现：肾癌瘤体T1WI呈等信号，T2WI呈高信号；瘤体较大时多呈混杂信号，出血灶在T1WI、T2WI均呈斑片样高信号；肾静脉或下腔静脉内瘤栓，则静脉内“流空”效应消失，软组织信号代之。增强后表现类似CT增强后所见（图7-65）。

（八）肠梗阻

肠梗阻（intestinal obstruction）是肠内容物的运行发生障碍的常见急腹症。一般分为机械性、动力性和血运性三类。机械性肠梗阻分单纯性与绞窄性，前者只有肠管通畅障碍，无血循环障碍，后者同时伴有通道及血循环障碍。动力性肠梗阻分为麻痹性肠梗阻与痉挛性肠梗阻，肠管本身无器质性病变。血运性肠梗阻是由于血循环障碍和肠肌运动功能

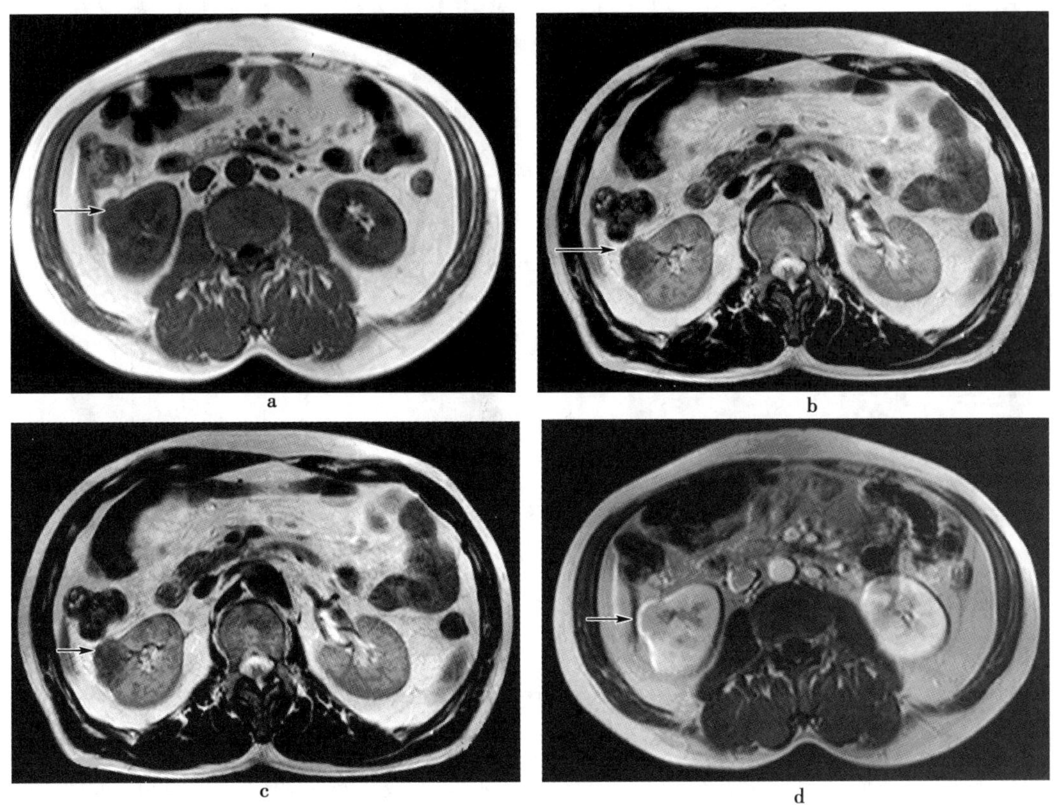

图 7-65　右肾癌

MRI 平扫 T1WI（a）示右肾低信号结节（箭），边界不清，T2WI（b）示右肾病灶呈略低信号（箭）；增强 T1WI 动脉期（c）示病灶强化（箭），静脉期（d）示病灶强化程度低于周围肾皮质（箭）

失调所致，见于肠系膜血栓形成或栓塞。临床以急性腹痛为主要表现，可伴有恶心、呕吐、腹胀，排气、排便停止等。

肠梗阻基本影像表现是梗阻以上肠管扩张和积液，不同性质肠梗阻影像表现有所不同。梗阻后 3～5 小时出现，且逐渐加重，根据扩张肠区和塌陷肠管的分界可判断梗阻部位。

X 线摄片，单纯性小肠梗阻主要表现：①近端肠曲胀气扩大；②肠内有阶梯状气液面，③梗阻端远侧无气体或仅有少许气体（图 7-66）。胆石性肠梗阻可能在梗阻处显示阳性结石或显示胆肠内瘘肠内气体反流所致的肝内胆管积气；粪石堵塞所致的肠梗阻可在小肠内显粪石存在。

绞窄性小肠梗阻主要征象有：①肠曲向某一固定部位聚集的，可见一些特殊征象如："咖啡豆征"、"香蕉征"、"假肿瘤征"。②肠壁增厚（后期可变薄），黏膜皱襞增粗。③肠内积液、液面较高等改变（图 7-67）。

麻痹性肠梗阻主要表现为：①肠曲胀气扩张，累及结直肠与小肠，多呈中等度扩张，全结肠充气为诊断本症的重要依据。②肠内气体多，液体少，液面较低，甚或几乎全为气体（图 7-68）。常见于急性腹膜炎、脓毒败血症、腹部术后、低血钾症、严重外伤或外伤性休克以及腹膜后间隙感染或血肿等。

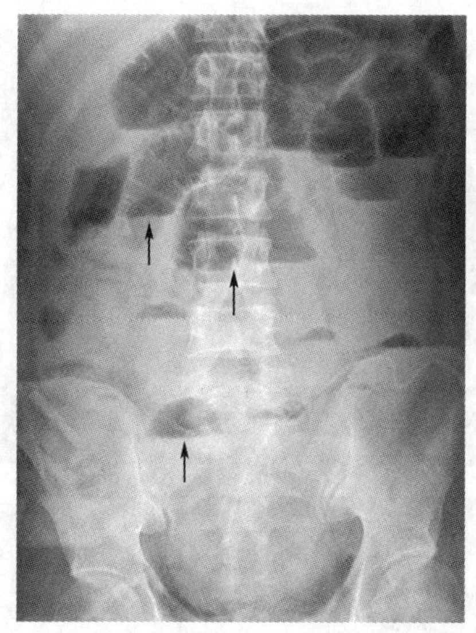

图 7-66　小肠梗阻
中上腹部阶梯状排列气液平面（箭）

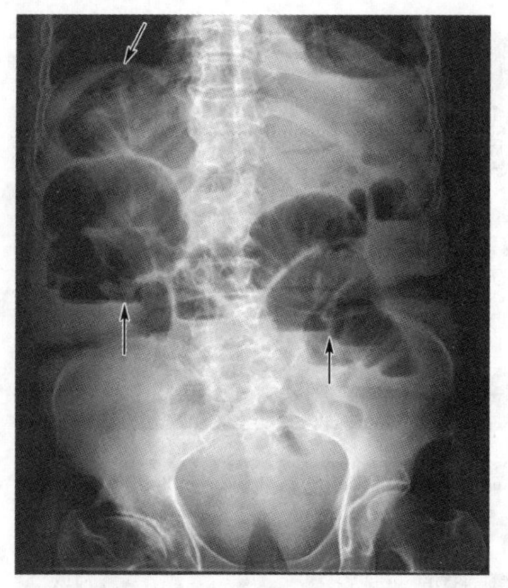

图 7-67　绞窄性肠梗阻
平片显示多段小肠肠曲扩张积气、积液（箭），肠襻位置异常

肠梗阻的基本表现在 CT 上与 X 线摄片相同，但在梗阻部位及梗阻性质判断优于腹部平片。粘连性肠梗阻可见“移行带”，部分病例可显示粘连索带。肠系膜扭转、内疝，常合并“假肿瘤”征。急性肠套叠可显示套叠部同心圆征或靶环征等（图 7-69）。肠道肿瘤则表现为腔内或腔外肿块。CT 可以更好判断肠管缺血情况，肠壁轻度增厚、靶征及肠系膜血管集中等征象，反映肠管缺血属轻度或存在可复性；而肠壁密度增加、增强后明显强化、肠系膜出血等征象提示肠管缺血较严重；肠壁、系膜静脉和门静脉积气往往提示小肠坏死。

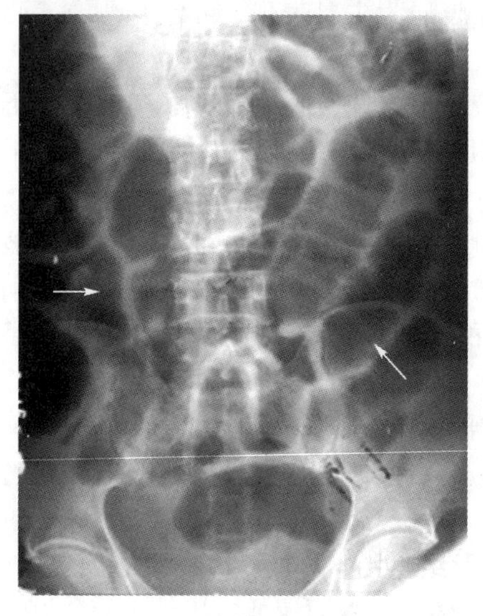

图 7-68　麻痹性肠梗阻
小肠明显积气，未见明显气液平面（箭）

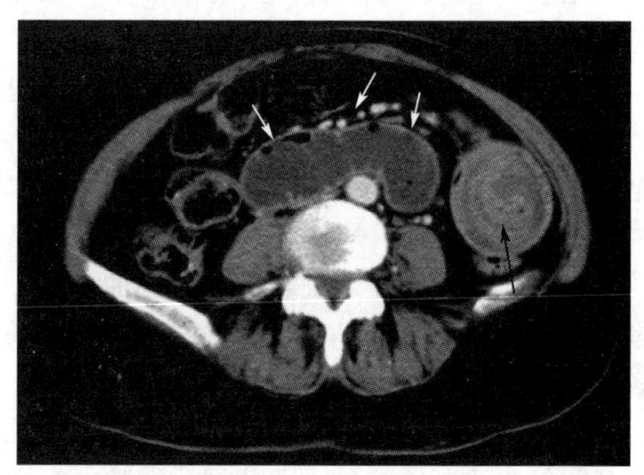

图 7-69　肠套叠
CT 横断位增强动脉期，显示肠套叠（箭），以及扩张肠管（箭）

（九）胃肠道穿孔

常继发于溃疡、创伤破裂、炎症及肿瘤，其中胃十二指肠溃疡为穿孔最常见的原因。胃肠道穿孔后往往引起较严重刺激症状，气腹多见。

X线摄片主要表现：①游离气腹（图7-70）。需要注意的是小肠及阑尾穿孔后较少出现游离气腹征象，间位或腹膜后肠管向腹膜后间隙穿孔，表现为腹膜后间隙积气。因此，未见游离气腹并不能排除胃肠道穿孔。②腹腔内积液及气液平面，胃肠穿孔后，胃肠内容物进入腹腔引起的化学性和细菌性腹膜炎，表现为相邻胁腹脂线模糊、反应性肠淤张、肠麻痹等。

CT能发现X线不能发现的游离气体，气体往往居于前腹壁下和肝前缘，表现为弧形透亮影，也可在网膜囊和肝肾隐窝等处积聚（图7-71）。穿孔周围脂肪由于炎症和渗出，表现为密度增高。还常可见腹腔积液、腹腔脓肿，发生于病灶周围或腹腔隐窝及网膜囊内，对比增强扫描脓肿壁呈环状强化。

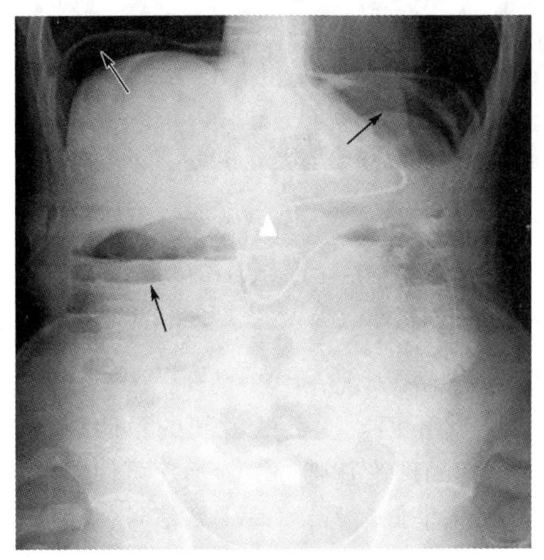

图7-70　腹腔游离气体

X线片显示：双侧膈下可见游离气体（黑箭），小肠梗阻：右侧中腹部多个阶梯状排列气液平面（箭头）。鼻肠管（白箭）

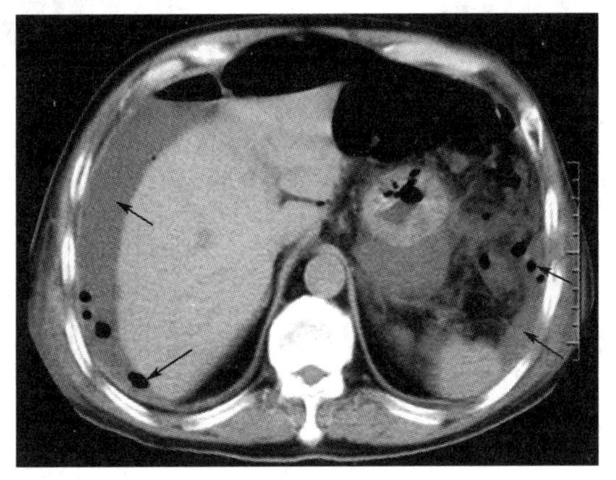

图7-71　腹腔积气积液

上腹部CT平扫显示肝脏表面及左侧结肠旁沟积气（箭头）积液（箭头）

（十）脑梗死

脑梗死（cerebral infarction）多见于45～70岁中老年人，约占全部脑血管病（卒中）的60%～80%。病理表现为脑部血液循环障碍，缺血、缺氧所致的局限性脑组织缺血性坏死或软化。起病较突然，并在短期内进行性加重。临床症状与梗死区域的脑功能有关，常导致偏身感觉运动障碍、失语等。梗死区面积较大时可因脑水肿出现脑疝症状。腔隙性脑梗死为脑穿支动脉闭塞引起的小梗死，临床表现轻微。

1. CT表现　①多数于24小时内常难于显示，但可明确有无脑内出血，少数于6小时后显示为略低密度区。②部分超急性期梗死CT表现为局灶性脑肿胀和基底节区结构模糊，灌注检查显示低灌注。③其后缺血区表现为低密度，部位及范围与闭塞血管的供血区一致，同时累及皮髓质，多呈楔形或扇形（图7-72）。④1～2个月可呈水样密度，同时局部脑沟增宽，同侧脑室扩大。⑤增强检查，梗死后3～7天至4～6周，病变区出现脑回样强化，第 2 ~3 周出现率最高。⑥腔隙性脑梗死多见于基底节、小脑和脑干，呈圆形、斑点状低密度灶，无占位效应，直径在 15mm 之内。⑦出血性脑梗死是脑梗死的特殊类型，呈大片低密度梗死灶中的斑点状高密度出血灶。

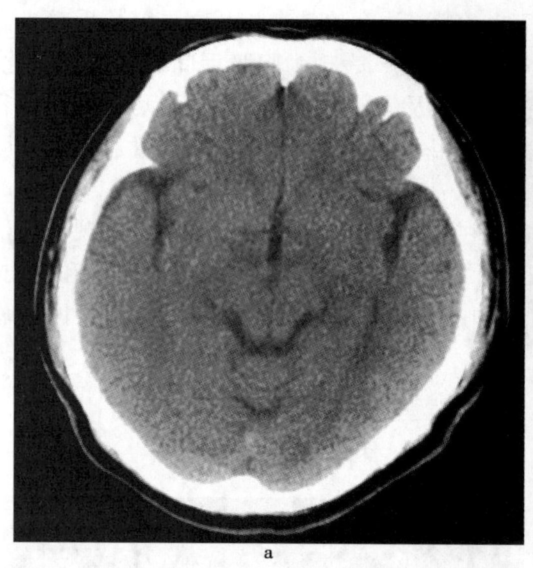

a

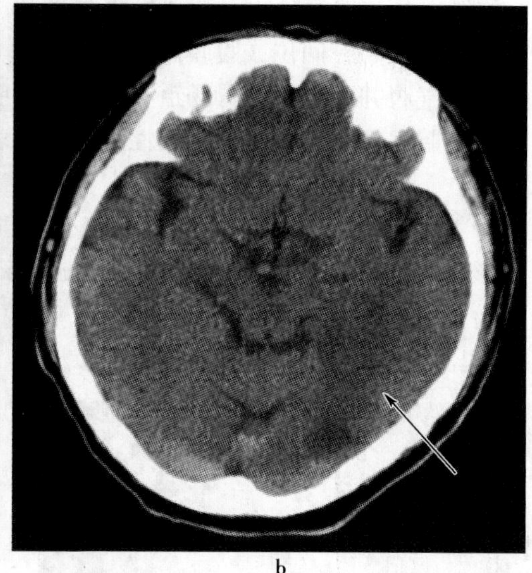

b

图 7-72 脑梗死 CT 平扫

47 岁男性，头晕伴右眼视力模糊 2 小时入院，急诊头颅 CT 平扫（a）未见明显异常；2 天后头颅 CT（b）示左侧枕叶楔形低密度影（箭）

2. MRI 表现 ①超急性期常规 T1WI、T2WI 可无异常表现，DWI 呈高信号，PWI 呈低灌注状态。当 PWI 显示的低灌注区与 DWI 高信号区不匹配时，两者间的不匹配区为“缺血半暗带”。“缺血半暗带”的存在是进行溶栓治疗的理论基础，溶栓治疗可使“缺血半暗带”内脑组织转化为正常灌注区。②急性期 T1WI 呈低信号，T2WI 高信号，DWI 高信号（图 7-73，图 7-74）。③亚急性期常规序列表现同急性期，DWI 信号呈下降趋势。④慢性期 T1WI，T2WI 表现同急性期，DWI 呈低信号。⑤增强后表现同 CT。

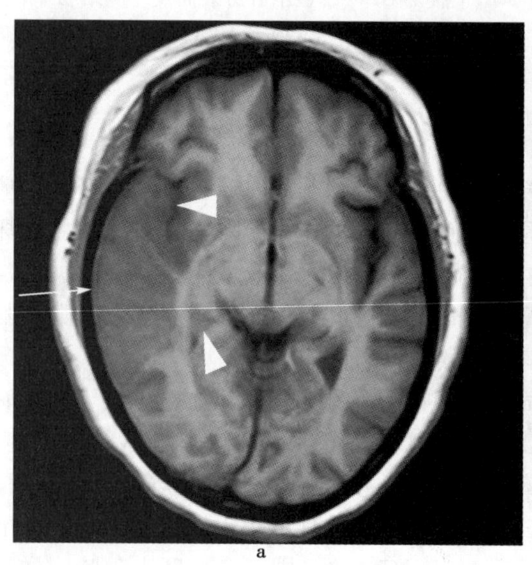

a

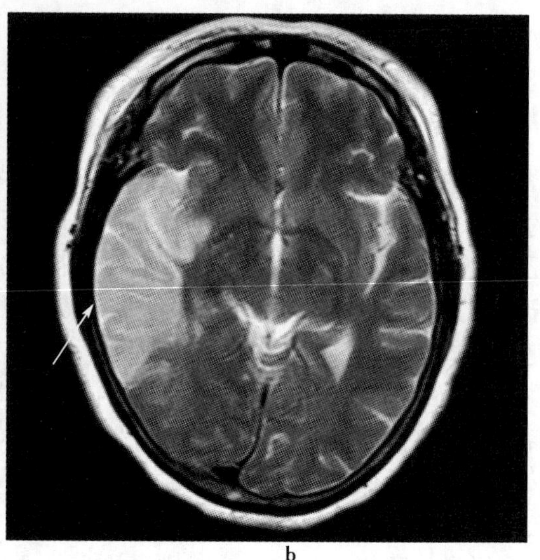

b

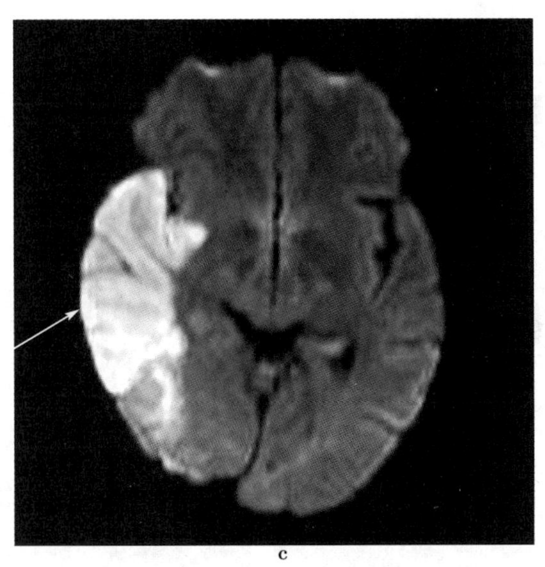

c

图 7-73　急性脑梗死 MRI 平扫

MRI 横断面 T1WI（a）显示右侧颞叶及基底节片状低信号（箭），局部脑组织肿胀，右侧侧脑室后角受压（箭头），外侧裂池部分闭塞（箭头）；横断面 T2WI（b）及 DWI（c）均呈高信号（箭）

（十一）脑出血

脑出血（cerebral hemorrhage）指原发性脑实质出血，好发于 55～65 岁中老年人，男女发病无差别。多继发于高血压、动脉瘤、血管畸形、血液病和脑肿瘤等，以高血压性脑出血最常见。好发于基底节、丘脑、脑桥和小脑，易破入脑室。血肿演变分为急性期、吸收期和囊变期，各期时间长短与血肿大小和年龄有关。临床上起病突然，主要表现为剧烈头痛、头昏、恶心、呕吐、肢体无力、意识障碍、脑膜刺激征阳性等，临床症状与出血部位及出血量有关。

1. CT 表现　①急性期血肿呈边界清楚的肾形、类圆形或不规则形高密度影，密度均匀，CT 值在 60～90Hu，周围水肿带宽窄不一，局部脑室受压改变。②血肿破入脑室时，可见脑室内积血，少量出血表现为脑室内的高密度液-液平，大量出血时可见脑室内铸形（图 7-75）。③出血进入蛛网膜下腔时，见邻近脑沟、脑池密度增高。④吸收期始于 3～7 天，可见血肿边缘变模糊，水肿带增宽，血肿密度从边缘向内呈向心性减低，血肿体积也逐渐缩小，小血肿可完全吸收。⑤囊变期始于 2 个月以后，较大血肿吸收后常遗留大小不等的囊腔，伴有不同程度的脑萎缩。⑥出血后 2 周，由于血肿周围的新生肉芽组织无完整的血脑屏障，增强扫描呈薄环状强化，可持续 3～5 个月。

2. MRI 表现　脑内血肿的信号随血肿期龄而变化。急性期血肿显示不如 CT 清楚，亚急性和慢性期较 CT 敏感。①急性早期（24 小时内），T1WI 以等信号为主，略低或略高信号，T2WI 呈等或略高信号，周围无水肿。②急性期（1～3 天），T1WI 呈等信号，T2WI 呈略高信号，周围水肿带呈 T1WI 低信号，T2WI 高信号。③亚急性期（3 天～2 周），血肿于 T1WI 及 T2WI 均呈高信号，伴周围水肿（图 7-76）；④慢性期，T1WI 及 T2WI 均呈高信号，T2WI 血肿周围见低信号含铁血黄素环。⑤囊肿完全形成时 T1WI 呈低信号，T2WI 呈高信号，周边可见含铁血黄素沉积所致低信号环，同时伴有周围脑组织萎缩改变。⑥增强扫描表现同 CT。

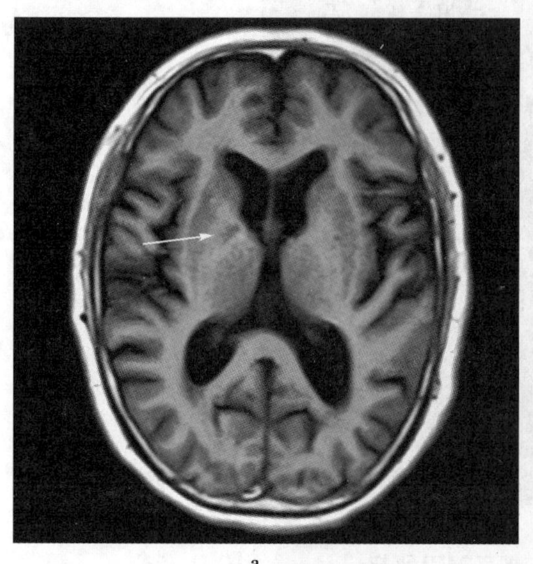
a

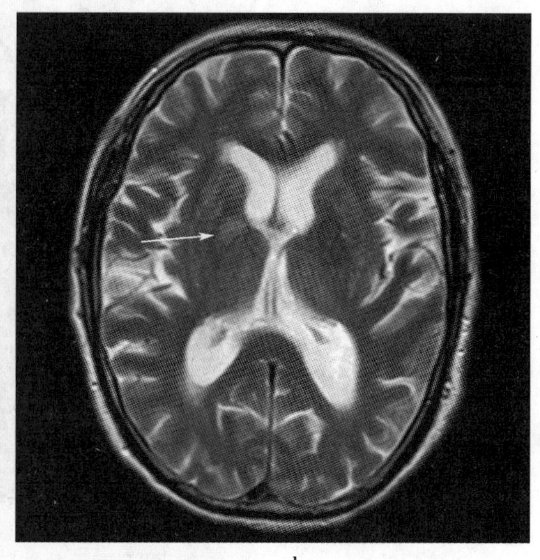
b

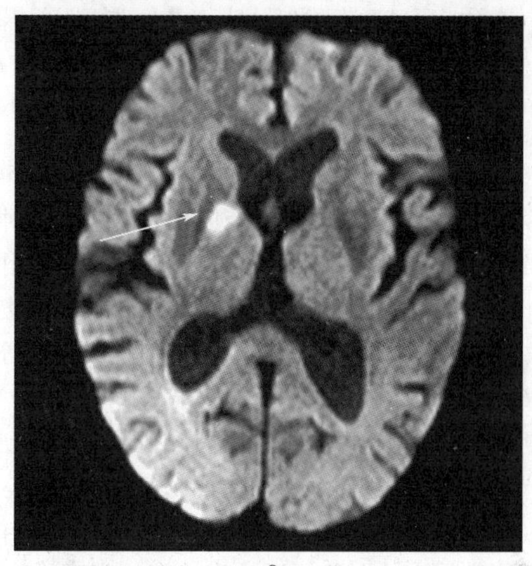
c

图 7-74 急性腔隙性脑梗死

MRI 横断面 T1WI（a）显示右侧基底节区小类圆形低信号灶；
横断面 T2WI（b）及 DWI（c）均显示高信号（箭）

（十二）骨折

骨折（bone fracture）是指骨结构连续性和完整性的中断，包括骨小梁和（或）骨皮质的断裂。骨折在临床上都有病变部位疼痛、压痛、肿胀和畸形，严重时有休克等症状。

X 线摄片能判断有无骨折，明确骨折部位、类型、骨碎片移位以及骨折后愈合、有无并发症和后遗症等。主要 X 线表现为（图 7-77 ~ 图 7-80）：①骨折线，X 线片上主要表现为透光的裂隙，边界大多清晰而锐利，可呈直线状、锯齿状和不规则状，骨皮质和骨小梁失去连贯性，当骨折发生嵌入和压缩时，骨折区出现线形或不规则密度增高影。②骨小梁纹理扭曲或紊乱。③骨折后断片的移位引起骨外形的改变。④碎骨片脱落。⑤骨骺分离，依据骨化中心与干骺端之解剖对应关系以及低密度之骺板增宽来确定。⑥骨痂生长，X线表现为断端两端之间的骨折线模糊不清。⑦软组织改变，主要表现为软组织肿胀，关节囊内出血和（或）渗液引起附近脂肪垫移位等。

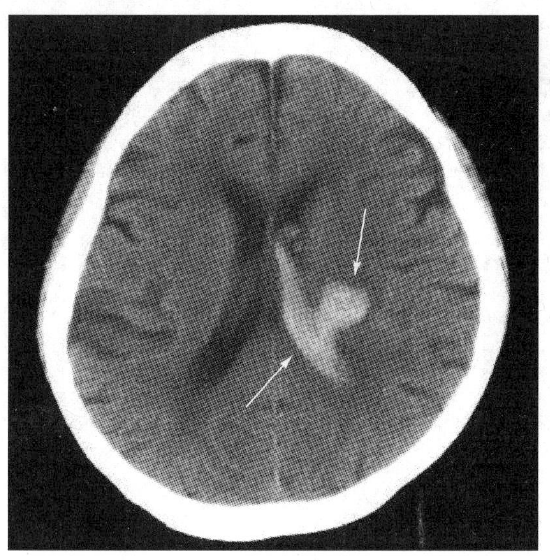

图7-75 脑出血

CT平扫显示左侧基底节区脑出血，并破入侧脑室（箭）

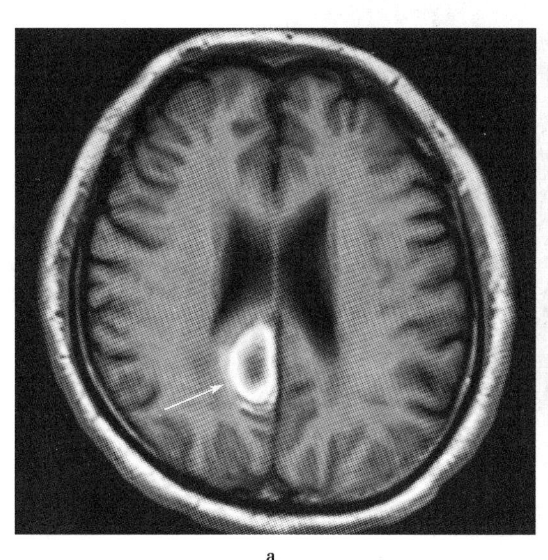

a

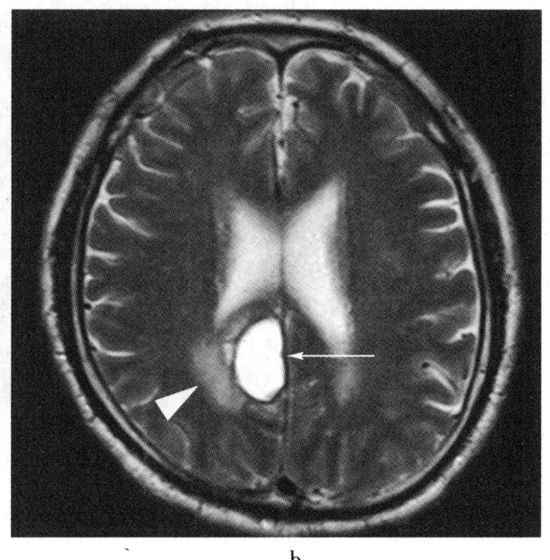

b

图7-76 亚急性脑出血

MRI横断面T1WI（a）右侧扣带回亚急性脑出血，呈中心低信号外周高信号（箭）；T2WI（b）示病灶呈高信号（箭），伴周围水肿（箭头）

CT对于不规则骨的骨折、微小的骨折等非常有效，CT扫描后的三维重组，对于外科手术非常有价值。MRI诊断骨折，只是在特殊情况下使用，如脊柱骨折观察脊髓及椎管是否受压，微小骨折需要甄别，骨折是否陈旧等等（图7-81）。

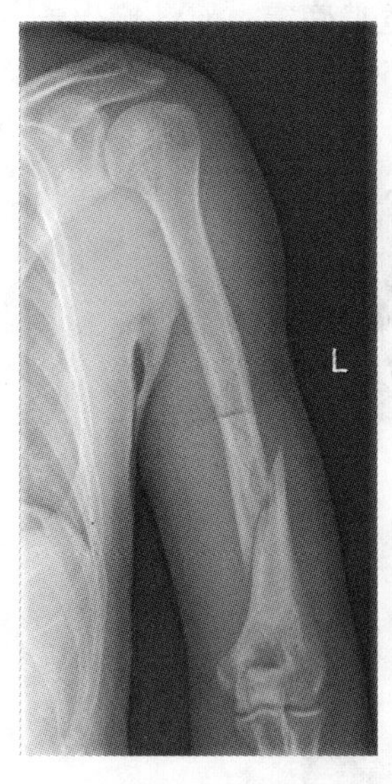

图 7-77 左肱骨正位摄片
左肱骨干中段斜行骨折，
断端轻度成角

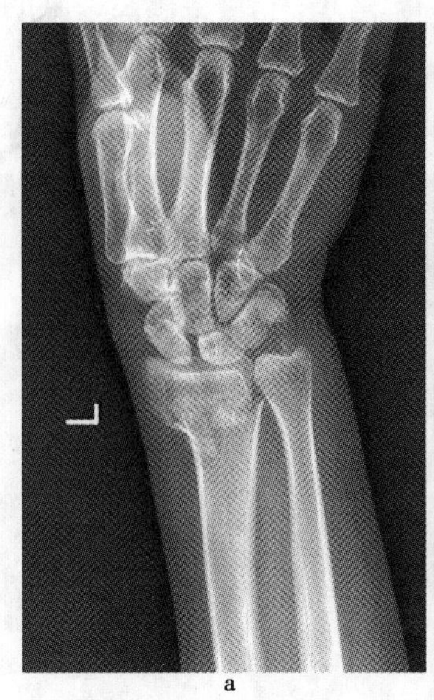

a

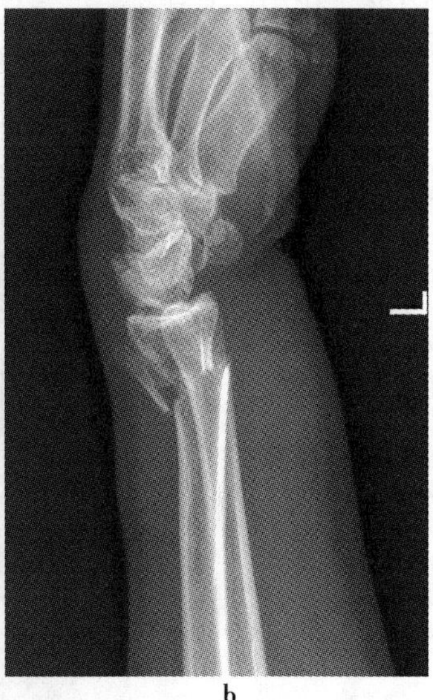

b

图 7-78 左桡骨远端 Colles 骨折
左腕正侧位摄片（a，b），断端相嵌，
向背侧、桡侧移位

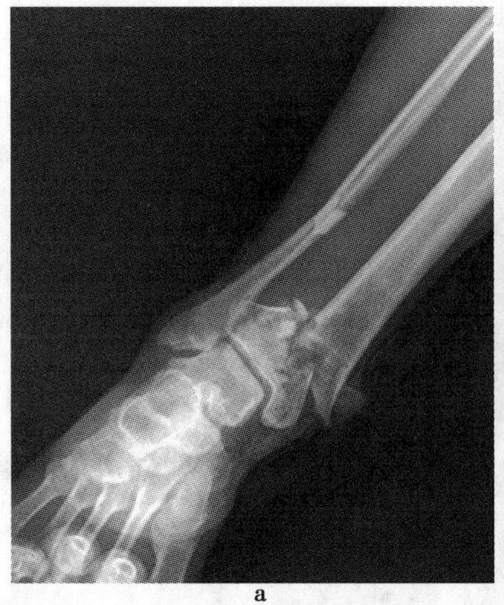

a

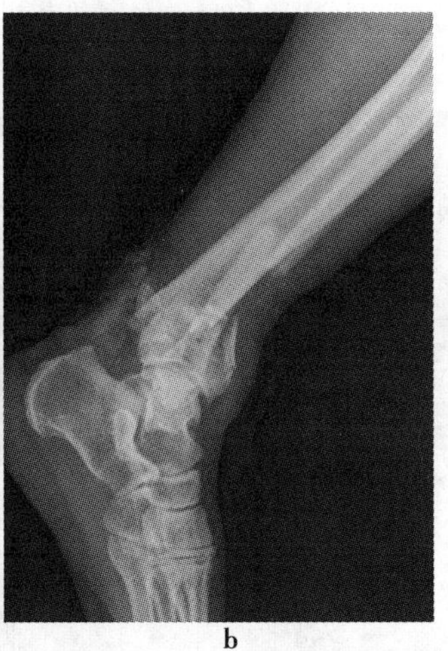

b

图 7-79 胫腓骨粉碎性骨折
正侧位摄片，显示胫腓骨下段断裂，多发骨碎片

（十三）骨关节退行性改变

关节软骨退行性改变引起的慢性骨关节病称为退行性骨关节病，又可称为骨性关节炎、增生性或肥大性骨关节炎。多见于 40 岁以上中老年人，易见于负重的大关节如髋、膝、脊柱等。主要症状为关节疼痛、运动受限、关节变形等。病理改变为软骨粗糙、变薄、碎裂、丧失、游离体形成。软骨丧失后，软骨下骨的细胞及血管增生，软骨下骨质硬化，骨性关节面变扁、变形，边缘部分明显增生形成骨赘。

退行性骨关节病的 X 线表现可反映以上病理改变。关节软骨进行性丧失即出现关节间隙变窄，甚至消失。继而软骨下骨破坏，骨硬化增生，呈象牙质改变，在增厚的骨小梁间

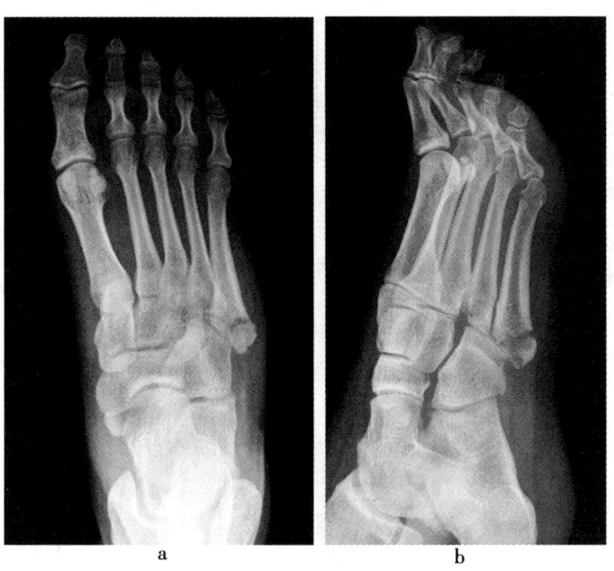

图 7-80　左第 5 跖骨基底部骨折

左足正位（a）和斜位（b）摄片，左第 5 跖骨基底部骨折，基底部见透亮裂隙影

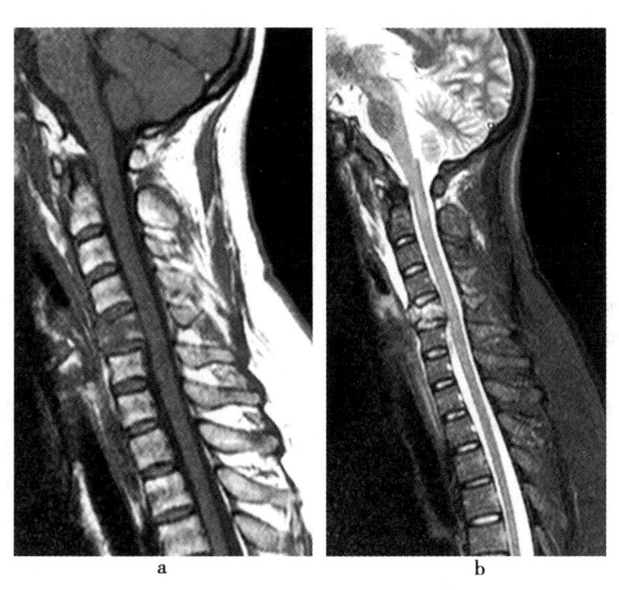

图 7-81　颈 5 椎体骨折

MRI 矢状面成像，T1WI（a）和脂肪抑制 T2WI（b），显示椎体变形和椎管轻度受压改变

可见多个囊性低密度影，大小为 2～20mm，多出现在关节承重部分。关节边缘骨增生，形成唇样骨刺（图 7-82，图 7-83）。软骨碎裂形成关节内游离骨体，即可在 X 线上显示。

（十四）类风湿关节炎

1. 临床和病理　类风湿关节炎是一种慢性全身性自身免疫性疾病，病因不明。本病多见于中年女性，早期症状包括低热、疲劳、消瘦、肌肉酸痛和血沉增快等。病变好发于手足小关节，受累关节梭形肿胀、疼痛、活动受限、肌萎缩和关节半脱位等，常起于近节指间关节，呈对称性。实验室检查血清类风湿因子常呈阳性。

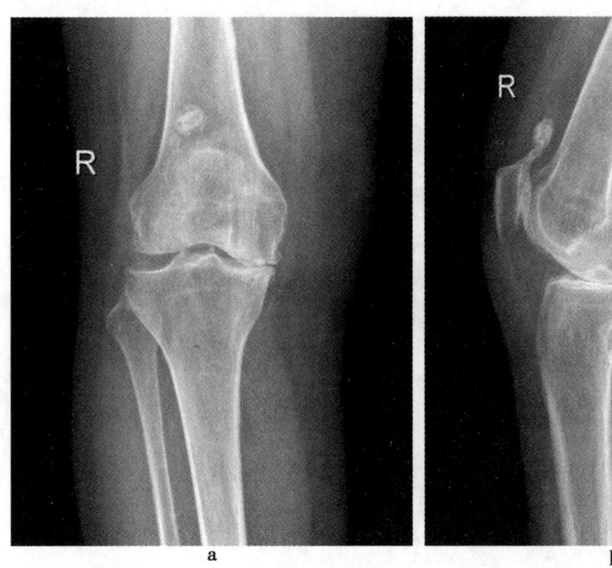

图 7-82　膝关节退行性改变

正侧位摄片，显示右膝关节骨端边缘骨质增生硬化，可见两侧边缘唇样骨质增生，关节腔变窄，髌上韧带钙化

2. X 线改变　多出现在发病 3 个月以后，其主要征象有（图 7-84）：①关节软组织对称性梭形肿胀。多见于无名指和中指近节指间关节，明显肿胀可使掌指关节分离。②关节间隙改变，早期因关节积液而增宽，发生关节软骨破坏后变窄。③骨膜增生，一般呈层状新骨形成，继而一致性增厚。④骨侵蚀和假囊肿形成，骨侵蚀表现为骨性关节面模糊、中断，常为关节面骨皮质的边缘性破坏。假囊肿的形成为血管翳侵入骨内致软骨下骨质吸收

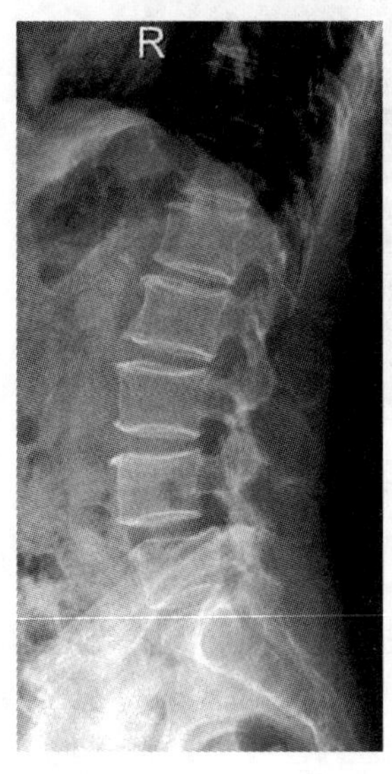

图 7-83　腰椎退行性改变

腰椎侧位摄片，显示各腰椎椎体边缘骨质唇样增生，腰 4 椎体向前轻度滑脱改变

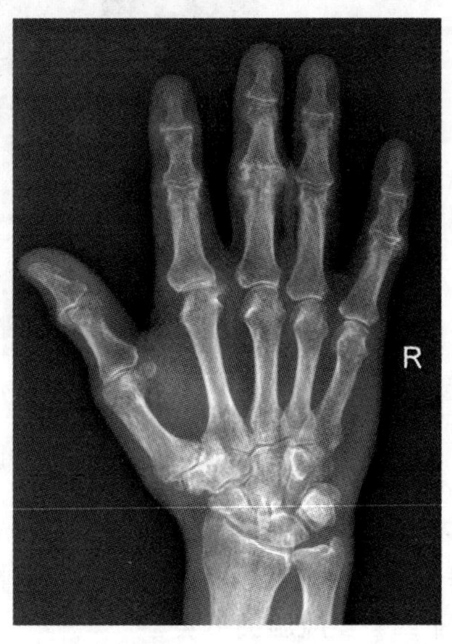

图 7-84　类风湿关节炎

显示右手近节指间关节间隙变窄，关节骨端膨大，关节面不光整，关节面下骨质吸收囊变

囊变，内为肉芽组织及滑膜液，呈大小为4～6mm透亮影，周边为骨硬化缘，最后为骨质充填。⑤关节邻近骨骼骨质疏松，病变进展则延及全身骨骼。⑥滑膜囊肿形成，最常发生于膝、腘部，与关节相通，关节造影可见对比剂进入。⑦晚期可有四肢肌肉萎缩、关节半脱位或脱位，骨端破坏形成骨性融合。

（十五）股骨头缺血性坏死

股骨头缺血性坏死（ischemic necrosis of femoral head）发病相关因素包括过量应用皮质激素、外伤、放射治疗后、酒精中毒等。好发于30～60岁男性，单侧发病多于双侧，50%～80%的病人最终双侧受累。股骨头易发生血供障碍，引起骨细胞变性、坏死，关节周围软组织充血、水肿、渗出，淋巴细胞和浆细胞浸润的病理改变。随后出现修复反应，坏死的骨组织被肉芽组织清除代替，周围出现成骨活动。多数进而发生股骨头塌陷变形，关节间隙改变，髋关节半脱位、畸形，髋关节退行性骨关节病。

临床上，疼痛通常为首发症状，多位于髋部或腹股沟，活动受限、跛行，局部压痛，“4”字试验阳性。晚期，髋关节活动受限并加重，同时还伴有肢体短缩、屈曲、内收畸形，肌肉萎缩等。

（1）X线表现早期：股骨头骨质、髋关节间隙可无异常，股骨头无变形，坏死区骨质密度可相对增高。中期：股骨头内增生硬化和大小不等的囊变区或骨质吸收带；股骨头斑片状骨硬化，股骨头皮质下骨折，出现新月状的透光影，呈“新月征”（图7-85）。晚期：股骨头变形，股骨头内增生硬化及囊变区混合存在，大块骨碎裂、塌陷及股骨头不完整；股骨头呈蘑菇状变形，关节间隙变窄，关节退行性变（图7-86）。

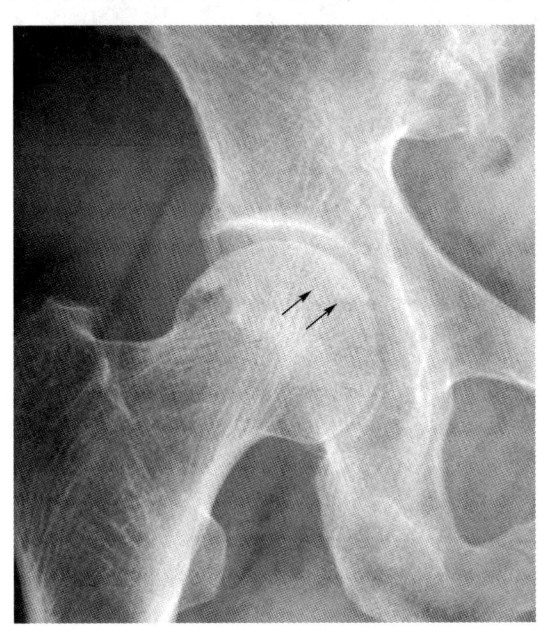

图7-85　股骨头缺血性坏死

X线平片，髋关节正位示股骨头皮质下骨折

呈“新月征”（箭），股骨头略变扁

（2）CT表现：一般分为四期：Ⅰ期：股骨头星芒结构增粗、扭曲、变形，骨小梁增粗紊乱；Ⅱ期：股骨头斑片状骨硬化，局限性囊变及疏松区，囊变边缘硬化，股骨头完整

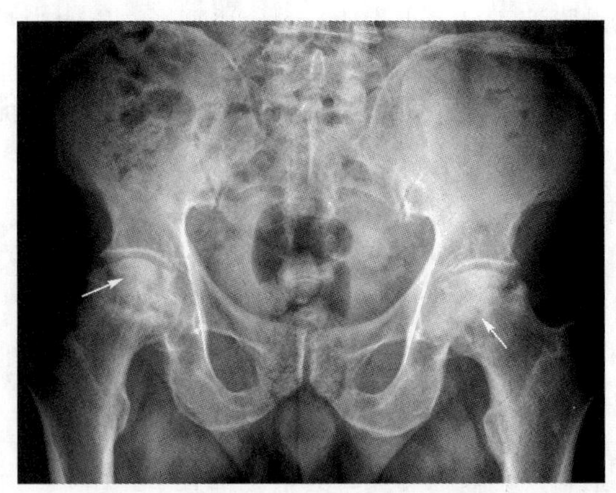

图7-86 股骨头缺血性坏死

X线平片，双侧股骨头塌陷、变扁，大块致密骨碎裂影（箭）；周围透亮带、外周围透亮带、外围硬化边，髋关节间隙变窄

无骨折；Ⅲ期：股骨头软骨下骨折，出现“新月征”；内有囊状透光区，且有股骨头变形、碎裂、塌陷征，关节面不规整（图7-87）；Ⅳ期：股骨头明显变形、碎裂；关节面塌陷，关节间隙狭窄伴有骨性关节炎改变。

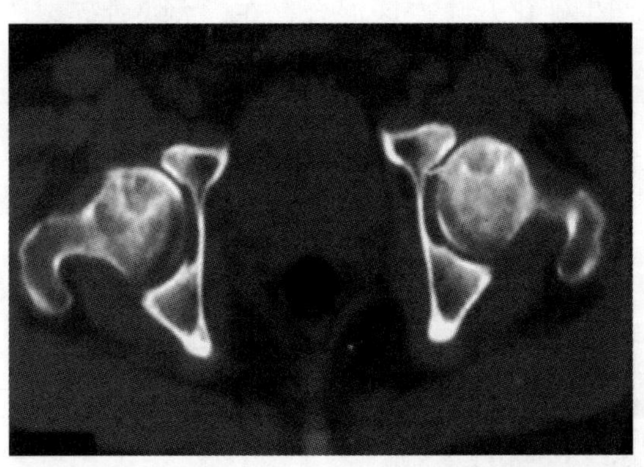

图7-87 股骨头坏死

CT平扫，双侧股骨头内出现点状死骨，囊状破坏区及周围的硬化带

（3）MRI表现：股骨头缺血性坏死的MRI分期目前没有完全统一标准，具有代表性的五期是根据Ficat和Arlet的临床分期修订而来的。0期：T2WI上“双线征”，即负重区出现外围低信号环绕内圈高信号；Ⅰ期：股骨头不变形，关节间隙正常。T1WI股骨头负重区显示线样低信号（图7-88），而在T2WI上该区比正常组织信号强，表现为局限性信号升高或“双线征”；Ⅱ期：股骨头不变形，关节间隙正常。T1WI上，股骨头区有硬化缘围绕较低、新月形不均匀信号强度的坏死区；Ⅲ期：股骨头开始变形、塌陷，新月体形成，但关节间隙正常；T1WI上为带状低信号区，T2WI上高信号。Ⅳ期：关节软骨被彻底破坏，Ⅲ期的表现加上关节间隙狭窄，合并关节退行性变。

（十六）膝关节半月板损伤

膝关节半月板分为三部分：前角、体部、后角。半月板的抗张强度随着年龄的增长而增加。膝部外伤时，半月板易受挤压而损伤。半月板撕裂主要发生于膝关节在屈曲状态时

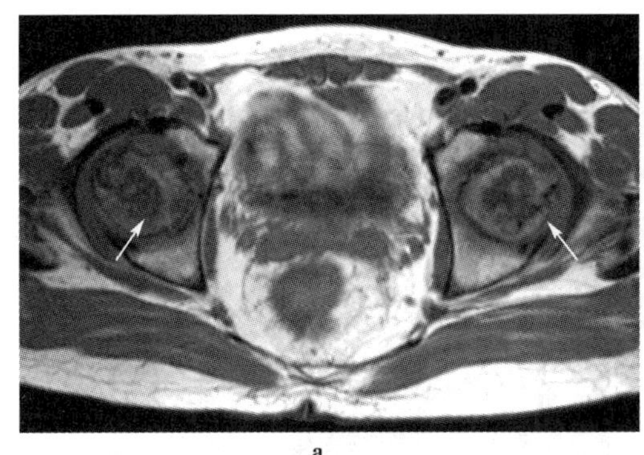
a

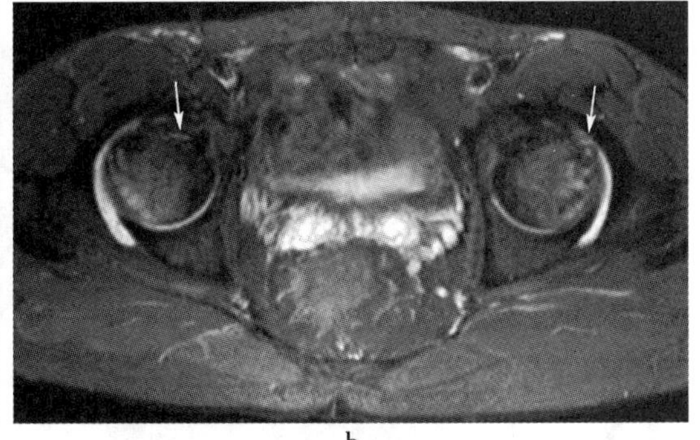
b

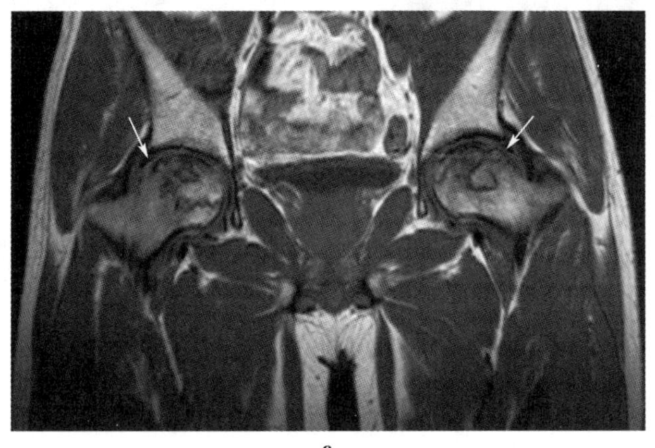
c

图 7-88　股骨头缺血性坏死

MRI 平扫横断位 T1WI（a）T2WI（b）冠状位 T1WI
（c）显示双侧股骨头略变扁，信号不均，表面不光滑（箭）

突然旋转，如滑冰等体育运动时。临床症状为关节肿胀、疼痛，行走时有“交锁”现象，或在关节伸屈时发生弹响。

半月板撕裂（meniscus tear）的主要病理改变为半月板纤维软骨断裂，断裂形态可呈平行、斜行、星形或不规则形，断面往往达关节面。半月板体部纵形撕裂时，半月板的内侧部分向中央移位，形成桶柄样改变。半月板碎裂塌陷可变形、变小。

正常半月板在 MRI 各序列中均呈低信号，矢状面可见半月板前、后角分开成 2 个尖端相对的三角形。MRI 不仅能清楚显示膝关节的解剖结构，且能客观显示半月板损伤程度，有无韧带损伤、关节积液、骨和软骨损伤等伴随病变。

半月板损伤后发生变性和撕裂。MRI 表现为黑色的半月板内出现异常信号，根据撕裂形态和程度分为三度。Ⅰ度表现为半月板内出现球状信号，因半月板变性坏死，被黏液状基质取代所致（图 7-89）。Ⅱ度表现为半月板内平行走向的线状高信号，延伸到半月板和关节囊交界处。Ⅲ度表现为平行、斜行、星形和不规则形的异常信号，其远端达关节面，是诊断半月板撕裂的主要依据（图 7-90）。

（十七）椎间盘膨隆与突出

椎间盘突出最好发的年龄在 20～50 岁，其原因通常与工作强度，体育运动有关，也与工作性质有关（长时间处在坐姿）。突出形成原因是纤维环本身的脆弱或重度的损伤，使软骨板出现裂隙和发生破裂，髓核从裂隙处溢出，破口常在后纵韧带的两旁，即神经根进入椎间孔部位，从而产生神经根或脊髓的压迫症状。椎间盘前突及前侧突较少，且常无明显症状。突出部位以腰 4～5，腰 5～骶 1 最多见，颈 5～6、颈 4～5、颈 6～7 次之。临床上主要症状为腰痛和下肢放射性神经痛，严重者可压迫硬膜囊引起相应的神经症状。老年人椎间盘突出少见，与其椎间盘退化和脱水、髓核容量缩小有关。

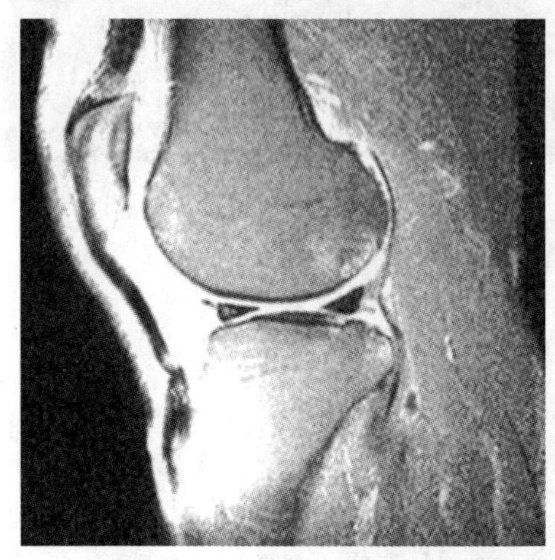

图 7-89　半月板Ⅰ度损伤

MRI 矢状位质子加权 + 脂肪抑制成像，膝关节外侧半月板前角见点状高信号影

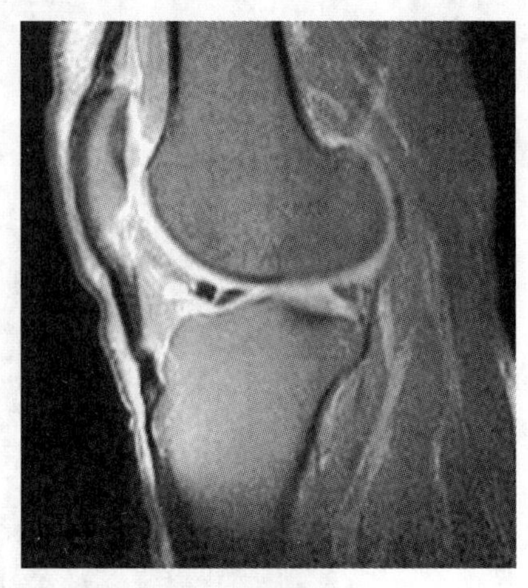

图 7-90　半月板Ⅲ度损伤

MRI 矢状位质子加权 + 脂肪抑制成像，膝关节外侧半月板前角内纵行条状高信号影，远端达关节面

1. CT 表现　椎间盘突出 CT 直接征象有：①见局部突出于椎体后缘的软组织密度影，密度与相应椎间盘一致，形态不一，边缘规则或不规则（图 7-91）；②突出的椎间盘可有大小、形态不一的钙化。

CT 间接征象：①硬膜外脂肪间隙变窄、移位或消失；硬膜囊前缘受压内凹，椎间盘明显突出时，可使硬膜囊变扁，闭塞，脊髓受压移位。②髓核自侧方突出时，可见脱出的髓核出现于椎间神经孔内，推移脂肪并压迫神经根。③可显示突入硬膜外间隙中的游离骨碎片。

2. MRI 表现　横断面形态学改变与 CT 所见相似，矢状面显示椎管、脊膜、脊髓、椎体和椎间盘是 MRI 的显著优点（图 7-92），在 T1 加权图像，突出的椎间盘表现为椎间盘后部轮廓的突出，其信号与椎间盘中央部的信号相同。在 T2 加权，则有信号的改变，即突出的椎间盘信号相对地较高。如果是慢性椎间盘突出或突出的椎间盘发生在轻度退变的椎间盘，这个突出的信号可能为等信号或低信号。

（十八）脊柱结核

脊柱结核多发生于儿童和青壮年，是全身骨关节结核最常见部位。以腰椎最多，其次胸椎、颈椎。病理为结核杆菌所致椎体及椎间盘的破坏。可分为中心型、边缘型和附件型。往往累及相邻两个以上的椎体。

1. X 线摄片诊断　病变绝大多数发生在椎体，附件较少受累，根据病变在椎体发生的部位分为中心型、边缘型和骨膜下型 3 型。以边缘型最多见。脊柱结核的主要 X 线表现为：

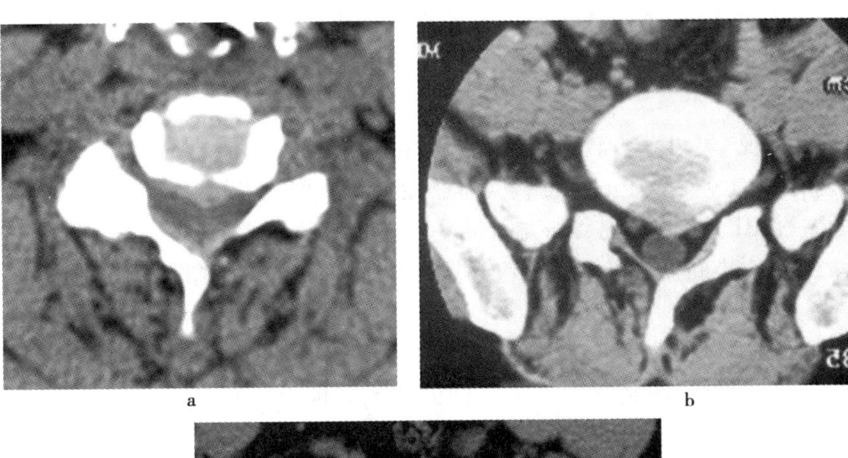

a　　　　　　　　b

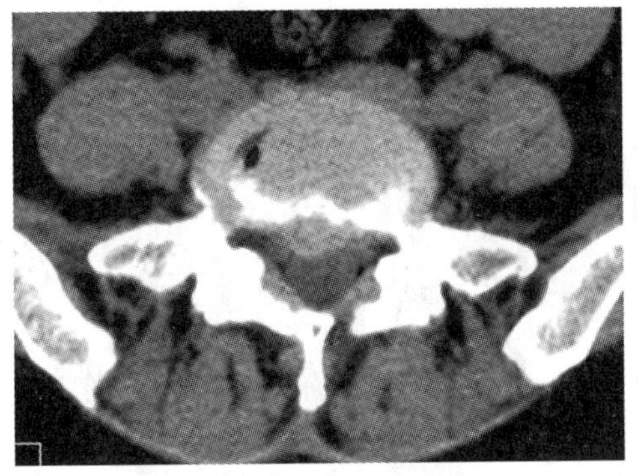

c

图 7-91　椎间盘突出

CT 横断面扫描，椎体后缘见局限性突出的软组织密度影

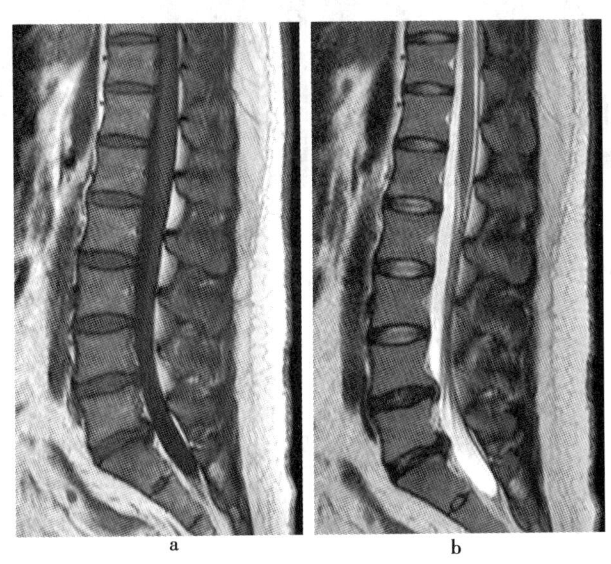

a　　　　　　　　b

图 7-92　椎间盘突出

MRI 矢状位 T1WI（a）和 T2WI（b），显示腰 4～5 和腰 5～骶 1 椎间盘突出，椎管狭窄

（1）椎体破坏变形：椎体呈楔形压缩改变，重者椎体破坏甚至消失，相邻椎体可相互嵌入融合，使脊柱呈后突畸形。

（2）椎间隙狭窄：椎间盘破坏消失，边缘型结核早期即可出现椎体边缘模糊和椎间隙狭窄。

（3）脓肿形成：冷性脓疡是脊柱结核的特点。颈椎结核表现为椎前软组织增宽、肿胀，称咽后壁脓肿；胸椎结核为梭形软组织肿胀，称椎旁脓肿；腰椎脓肿表现为腰大肌弧形外突，称腰大肌脓肿。

2. CT 诊断　常规 CT 可获得较 X 线诊断更多信息。能显示出骨质破坏情况、椎旁脓肿，评价椎管内脊髓神经根受压的程度，同时还能判断病程的好转和治愈的情况。

3. MRI 诊断　MRI 是诊断脊柱结核最佳的手段。在 MRI 图像上，除了能和 CT 一样显示骨质破坏情况，MRI 对椎间盘、椎管、脊髓情况的显示具有非常优越的特性（图 7-93），具体可表现为：

（1）椎体的骨质破坏，多累及 2 个以上的椎体，T1WI 为低信号，T2WI 为高信号。

（2）椎间盘破坏，椎间隙狭窄，T1WI 和 T2WI 均表现为较低信号。

（3）椎旁寒性脓疡的形成，T1WI 为等信号，与肌肉相似，T2WI 为高信号。

（4）Gd-DTPA 增强时，受累椎体、椎间盘及寒性脓疡的周边有异常对比增强。

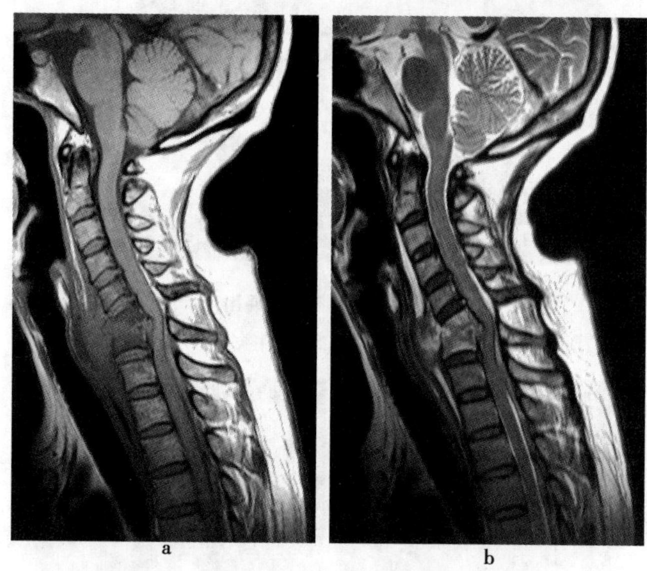

图 7-93　颈 6、颈 7 椎体和椎间盘结核

MRI 矢状面成像，椎体骨质、椎间盘破坏，椎体前脓肿形成，T1WI（a）呈低信号。T2WI 显示脊髓受压移位，病灶呈高信号为主

（詹松华）

第三节　超声检查

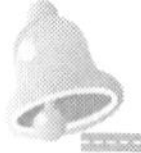【培训目标】

1. 掌握肝胆胰脾双肾等实质脏器正常超声影像及常见疾病表现；心脏及血管超声的正常及常见疾病超声表现。

2. 熟悉超声检查的类别。

一、超声简介

超声波是指频率超过人耳听觉范围的声波，其频率大于20 000Hz，用于医学检查的超声频率为1～20MHz。超声在人体器官、组织传播过程中，声波具有透射、反射、折射、衍射、衰减、吸收等物理特性，对其物理信息接收、放大和信息处理形成波型、曲线、图像或频谱，借此进行疾病诊断的方法学，称为超声诊断学。

（一）超声诊断仪的种类

（1）A超：A型超声仪是用幅度（amplitude）调制型进行诊断的方法。纵坐标代表回声信号的强弱，横坐标代表回声的时间（距离）。目前仅在眼科应用，用于测量眼组织界面距离，结果比较准确。

（2）B超：B型超声是用辉度调制（brightness modulation）进行诊断的方法。以点状回声的亮度强弱显示病变二维图像。具有真实性强、直观性好、容易掌握和诊断方便等优点。

（3）M超：主要用于心脏血管疾病的诊断。在屏幕上将呈现出随心脏的搏动而上下摆动的一系列亮点，当扫描线从左到右匀速移动时，上下摆动的亮点便横向展开，呈现出心动周期中心脏各层组织结构的活动曲线，即M型超声心动图（M-mode echocardiography）。

A型、M型、B型超声示意图见图7-94。

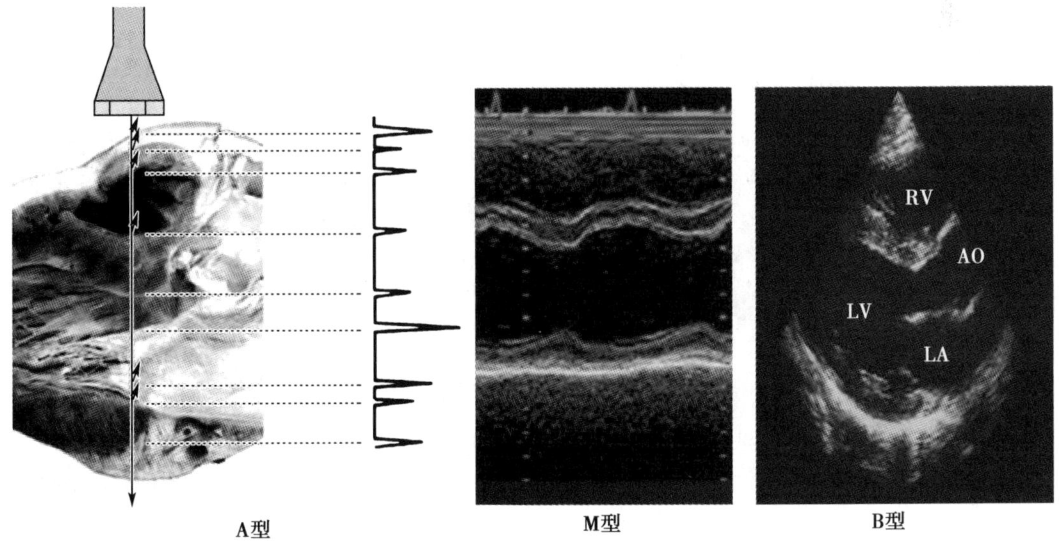

图7-94　A型、M型、B型超声示意图

彩色多普勒血流成像（CDFI）：系在多普勒二维显像的基础上，以实时彩色编码显示血流的方法，即在显示屏上以不同彩色显示不同的血流方向和流速。彩超仪统一编为近超声探头来的为红色；离开探头的血流为蓝色。湍流与分流为多色镶嵌。示意图见图7-95。

D型超声多普勒诊断仪：这类诊断仪是利用多普勒效应原理，对运动的脏器和血流进行检测的仪器。按超声源在时域的工作状态，可以将多普勒系统分为连续波多普勒和脉冲波多普勒。示意图见图7-95。

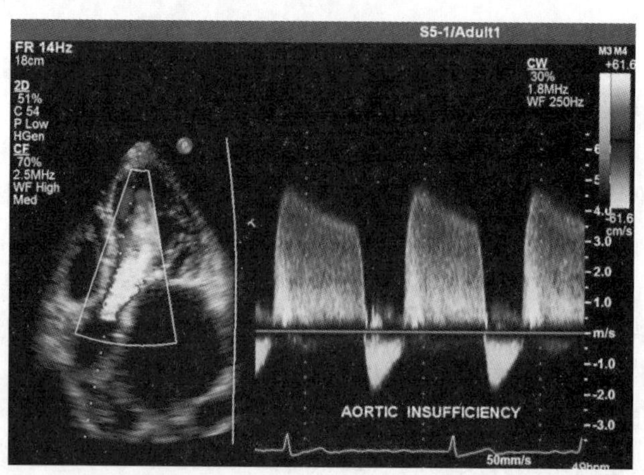

图 7-95　彩色多普勒血流成像（CDFI）及多普勒超声示意图

（二）超声回声的命名

1. 强回声灰阶明亮，后方常伴声影，如结石和各种钙化灶等。
2. 高回声灰阶较明亮，后方不伴声影，如肾窦和纤维组织等。
3. 等回声灰阶强度呈中等水平，如肝、脾等实质脏器等。
4. 低回声呈灰暗水平的回声，如肾皮质等匀质结构。
5. 弱回声表现为透声性较好的暗区，如肾锥体和正常淋巴结的回声。
6. 无回声均匀的液体内无声阻差异的界面，如正常充盈的膀胱和胆囊腔。

不同超声回声图像示意图见图 7-96。

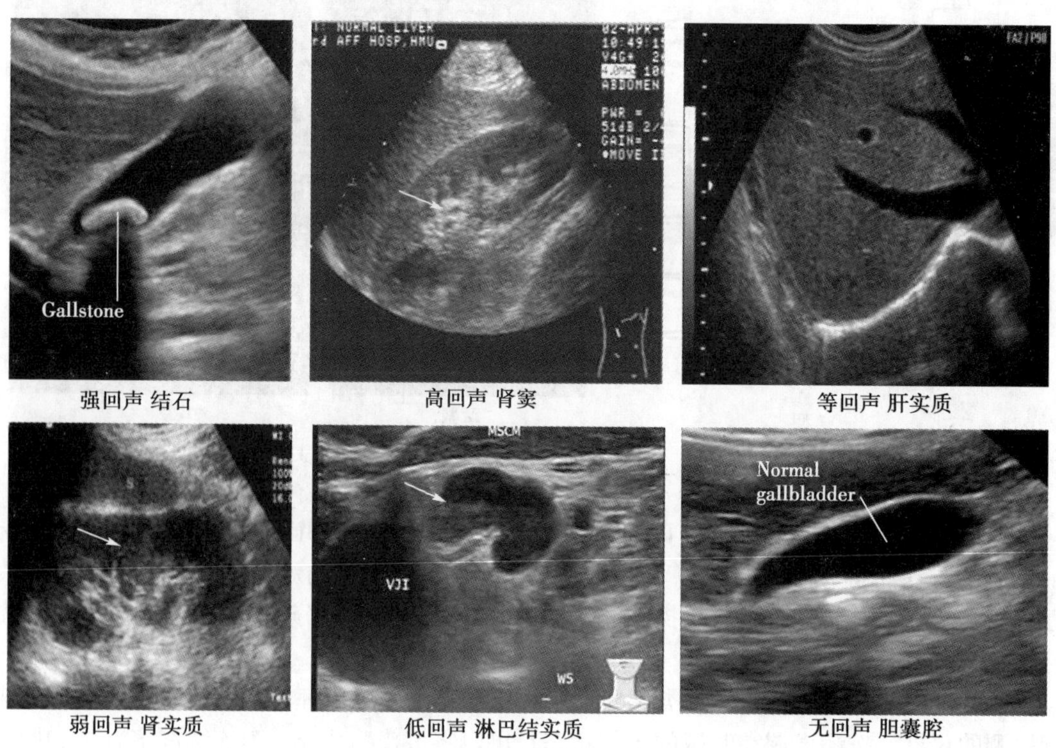

图 7-96　不同超声回声图像示意图

二、肝脏超声诊断

（一）正常肝脏超声表现

正常肝脏实质回声为分布均匀的细小光点，肝静脉、门静脉、肝内胆管的分支呈管状无回声。见图7-97。

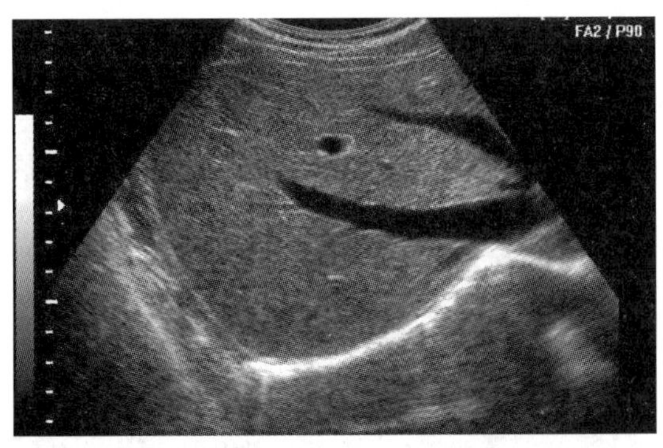

图7-97　正常肝脏回声

正常参考值：

右锁骨中线肋缘下长度：正常人肝脏在平稳呼吸时，超声在肋缘下扫查不到或稍触及。

肝右叶最大斜径：12～14cm。肝右叶前后径：8～10cm。

左半肝厚度及长度：分别为5～6cm、5～9cm。

门静脉内径：不超过1.4cm、血流速度范围：13～25cm/s。

左右肝管≤2mm，二~三级胆管≤1mm。

肝动脉峰值速度范围：65～85cm/s。

（二）肝脏超声检查适应证

1. 肝硬化，门静脉高压侧支循环形成。
2. 膈下积液或脓肿。
3. 肝内液性病变，如肝囊肿、多囊肝、肝包虫病及肝脓肿形成期。
4. 代谢性病变：如脂肪肝、糖原累积病等。
5. 肝原发性或转移性肿瘤。
6. 肝内的血管异常，如淤血肝、门静脉异常病变、动脉瘤、布-加综合征等。
7. 肝先天性异常。
8. 血吸虫性肝病。
9. 肝外伤出血。

（三）常见肝脏疾病超声影像诊断要点

1. 脂肪肝

（1）肝脏体积增大，边缘变钝。

（2）肝区点状回声亮度增强，后方回声衰减。

（3）肝脏血管回声明显减少，显示不清，门静脉分支回声减弱。

（4）肝、肾纵切面，同时显示肝、肾脏，肝与肾实质回声反差增大。

（5）肝内脂肪堆积可局限于肝的一叶、数叶呈不规则分布，脂肪沉着区与非沉着部分交错，称为非均匀脂肪肝。

【病案示例】

患者，男性，36 岁，血脂异常查体。

超声检查：肝区点状回声亮度增强，后方回声衰减，肝与肾实质回声反差增大（图 7-98）。

超声提示：脂肪肝

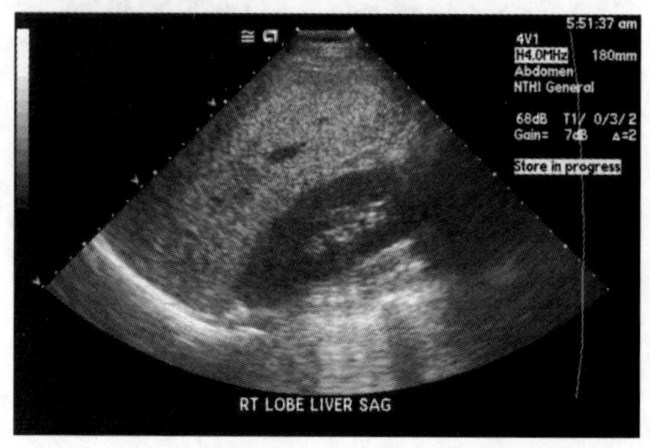

图 7-98　脂肪肝超声声像图

2. 肝硬化

（1）早期：肝脏大小变化不明显，包膜尚光滑，肝实质回声颗粒增粗，回声普遍增高透声性差，血管纹理基本正常，无特异性声像图。

（2）典型肝硬化：直接征象：肝失去常态、肝表膜凹凸不平、回声不均、肝静脉变细。间接征象：门脉高压（门静脉、脾静脉扩张，门脉主干内径 >13mm；脾脏肿大，脾门静脉扩张 > 9mm、附脐静脉、胃冠状静脉等门体侧支循环开放），胆囊壁水肿，脾大，腹水等。

【病案示例】

患者，男性，46 岁。“乙肝”病史 14 年，肝功异常 2 年。

超声检查：肝脏左右叶比例失调，表膜凹凸不平、回声不均呈结节样改变。肝周可见液性暗区（图 7-99）。

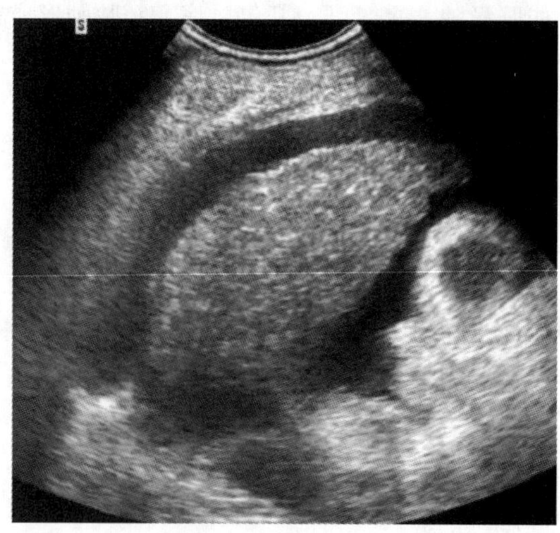

图 7-99　肝硬化超声声像图

超声提示：肝脏弥漫性病变，符合肝硬化超声表现；腹水。

3. 淤血肝

（1）肝脏增大，变厚边缘钝，肝脏回声均匀，纹理清晰。

（2）三支肝静脉扩张直径达0.8～2.0cm；下腔静脉明显增粗，内径>2.5cm，随呼吸及心搏管腔变化的幅度明显减弱。

（3）心脏超声检查可发现相应原发性病变。

【病案示例】

患者，女性，68岁。“风湿性心脏病”病史40年。

超声检查：肝脏体积增大，被膜光滑。肝静脉及下腔静脉增粗，随呼吸及心搏管腔变化的幅度明显减弱（图7-100）。

超声提示：符合肝淤血超声表现。

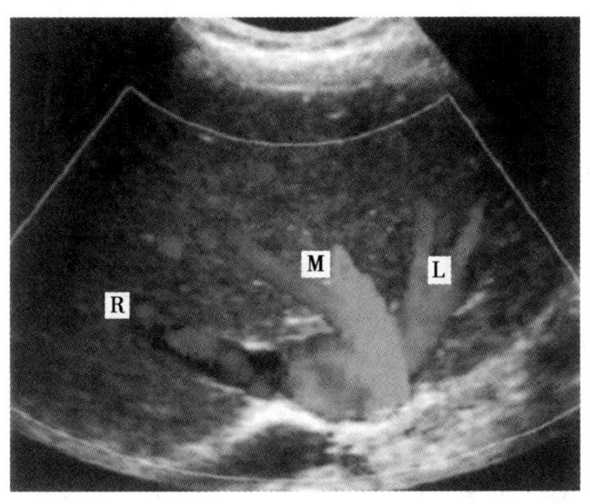

图7-100 肝淤血超声声像图

4. 非寄生虫性肝囊肿 可分为先天性、创伤性、炎症性和肿瘤性囊肿，其中先天性最为常见，通常名为肝囊肿，也就是指先天性肝囊肿。

（1）囊壁与周围肝境界清楚。

（2）囊壁薄而光滑，内部呈无回声暗区，较大的囊肿可有分隔或呈多房现象，若囊肿伴有出血，内部可有少量点状回声。

（3）后壁及后方回声增强。

（4）常有两侧壁失落征象。

【病案示例】

患者，女性，18岁，健康查体。

超声检查：肝内可见无回声，边界清晰，后方回声增强，可见侧壁声影（图7-101）。

超声提示：符合肝囊肿超声表现。

5. 肝血管瘤 是一种良性血管的先天性畸形，大多以海绵状血管瘤为主，可单发或多发。

（1）肝脏外形轮廓多无改变。

（2）高回声多见，回声较均匀，边界清晰。

（3）外形可为圆形，椭圆形或不规则形。

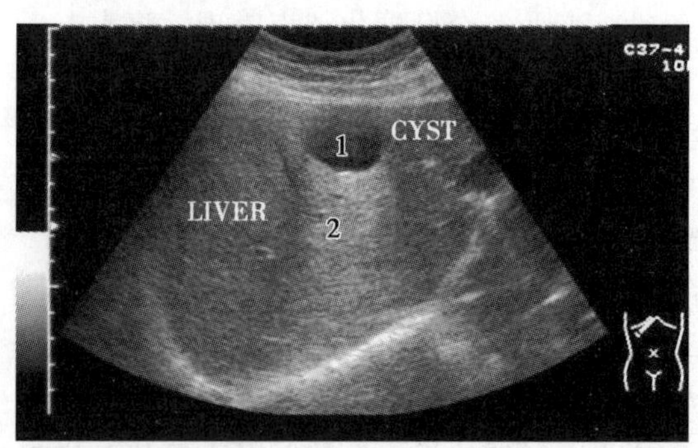

图 7-101　肝囊肿超声声像图

（4）常具有边缘裂开征或血管进入（血管穿通征）。

【病案示例】

患者，女性，44 岁。CT 证实肝内“血管瘤”。

超声检查：肝内可见多发高回声（如箭头所示），边界清晰，呈“浮雕样”改变，后方无衰减，可见“血管穿通”征（图 7-102）。

超声提示：肝内实性结节，符合肝血管瘤超声表现。

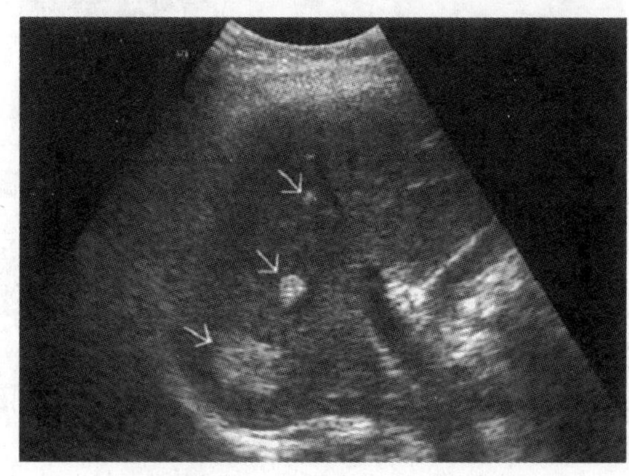

图 7-102　肝多发血管瘤声像图

6. 原发性肝癌　原发性肝癌中肝细胞肝癌（HCC）占 90% 以上，是我国最常见的恶性肿瘤之一。

（1）较小的肿瘤多：呈圆形或类圆形，边界清楚，轮廓线较光整；多为均匀的低回声，肿块周边有完整弱回声晕；肿块后方回声增强，并可伴有侧方声影。见图 7-103。

（2）肿瘤较大（>5cm）：显示为类圆形、椭圆形或分叶状，边界不规则，周边晕可因肿瘤穿破包膜而显示不完整或不规则；内部回声多不均匀，以高低回声混合者居多，呈“结节中结节”；当肿瘤出现坏死性液化时，病灶内可见无回声区。有时在门脉内可见瘤栓。见图 7-104。

7. 转移性肝癌　在声像图上，转移性肝癌的表现各异，形态不一，小者多呈圆形，大者呈椭圆或不规则形。根据内部回声高低分为 4 型：高回声型、低回声型、无回声型和混合回声型。淋巴瘤、肉瘤等转移灶表现为弱回声型；乳腺癌、肺癌等转移灶表现为“靶环征”；强回声型以消化道肿瘤多见。

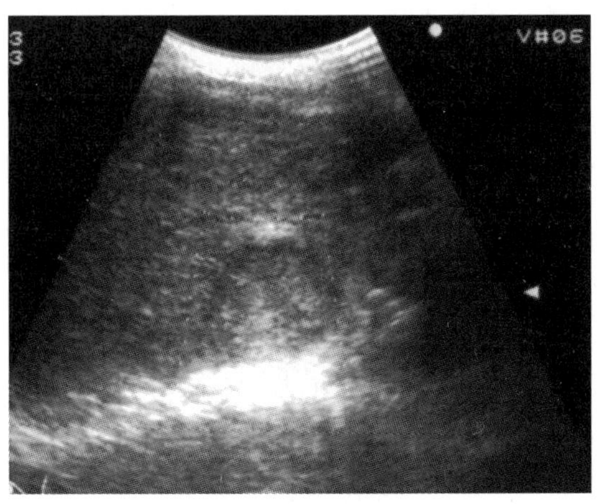

图 7-103　肝细胞肝癌超声图像

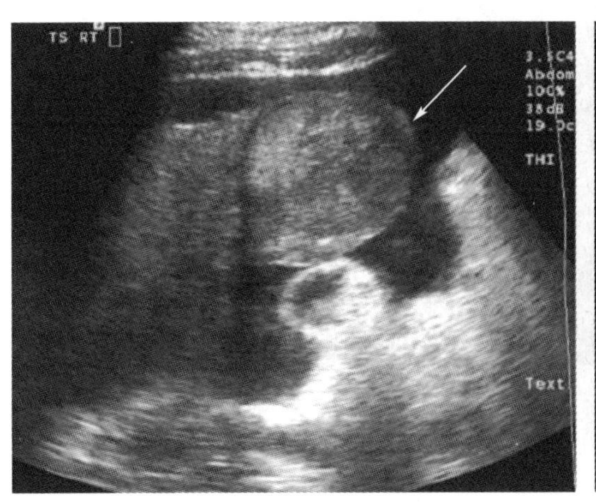

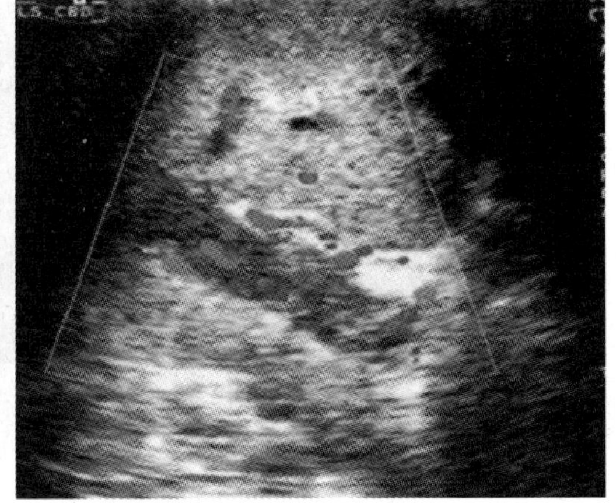

图 7-104　外生性肝细胞肝癌超声图像

左图显示肝下极外生性占位；右图显示门脉内实性占位

【病案示例】

患者，女性，61 岁。乳腺癌病史 2 年。

超声检查：肝内可见低回声结节，内部回声增强，呈“靶环征”，后方无衰减（图 7-105）。

超声提示：肝内实性占位，不除外肝转移瘤超声表现，建议超声活检。

8. 肝局灶性结节性增生（FNH）　病灶多位于肝右叶，呈圆形，边界较清晰，包膜不明显，内部回声较均匀，呈弱至等回声，合并脂肪变性时则可表现为高回声。典型病例可见病灶中心的强回声瘢痕及其延伸的隔带呈放射状排列。

【病案示例】

患者，女性，23 岁。体检发现肝内实性占位 1 天。

超声检查：肝左叶内可见边界不清等回声结节，经上肢行肝脏声学造影，肝内占位轮廓清晰，于动脉早期可见“轮辐样”增强（图 7-106）。

超声提示：肝内实性占位，不除外肝局灶性结节增生超声表现，建议超声活检。

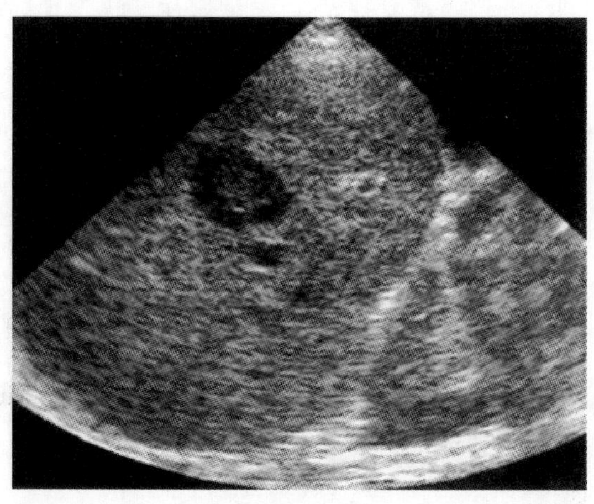

图 7-105　转移瘤超声“靶环征”

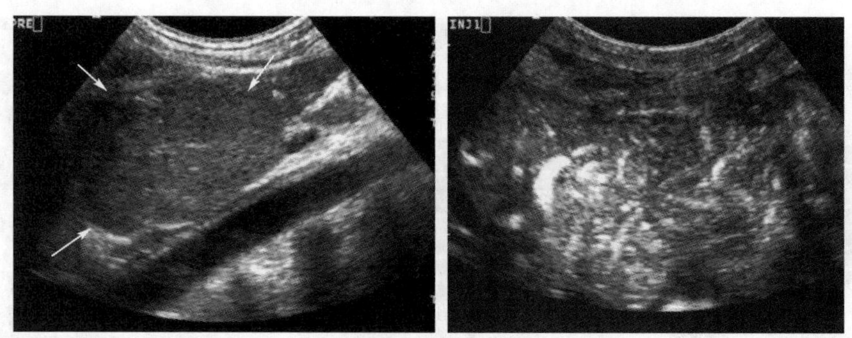

图 7-106　FNH 超声及超声造影图

（四）总结

超声检测技术是各种肝病的首选检查方法。二维实时超声显像主要用于肝脏形态的变化，而彩色多普勒血流显像则用于肝脏血管病变与血流动力学检查。超声检查显示肝脏的病变图像，属于声学物理的性质变化。同一病变，病程发展的不同阶段，超声图像表现不同；而不同病变，其声学物理性质相似，超声图像的表现可能相同。因此超声不能提示病理解剖学的诊断。小部分肝占位性病变超声检测不能鉴别良、恶性，如弥漫性肝硬化与弥漫性肝癌。有些肝内小结节则难以区别为炎性或肿瘤。必要时可在超声定位下行肝脏介入性活检或其他检查。

三、胆道系统超声诊断

（一）正常胆道超声表现

1. 胆囊　纵切面呈梨形，横切面呈圆形或椭圆形。正常胆囊轮廓清晰，囊壁光滑整齐，回声略高于肝脏。囊内呈无回声，后方回声增强，侧壁可有边缘折射声影（图 7-107）。

正常参考值：空腹正常胆囊长径：5～8cm；横径：3～4cm。空腹胆囊壁厚度：不超过 3mm。

2. 肝内胆管　左右肝内胆管分别走行于肝门静脉左右支的腹侧，紧贴左右门静脉前壁呈管状无回声（图 7-108）。

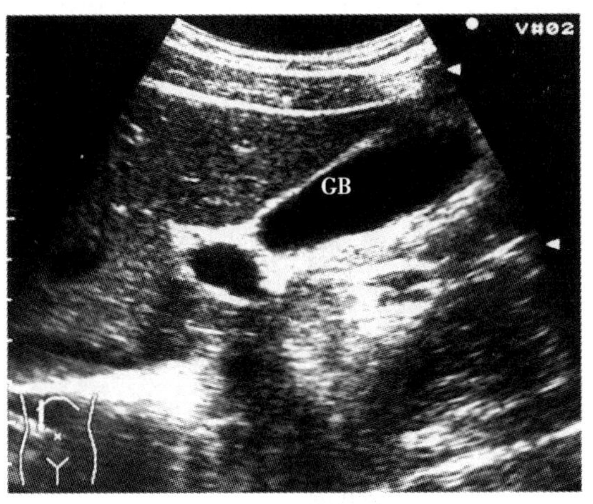

图 7-107　胆囊超声图像

GB：胆囊

正常参考值：内径小于 2mm，三级以上肝内胆管不易显示。

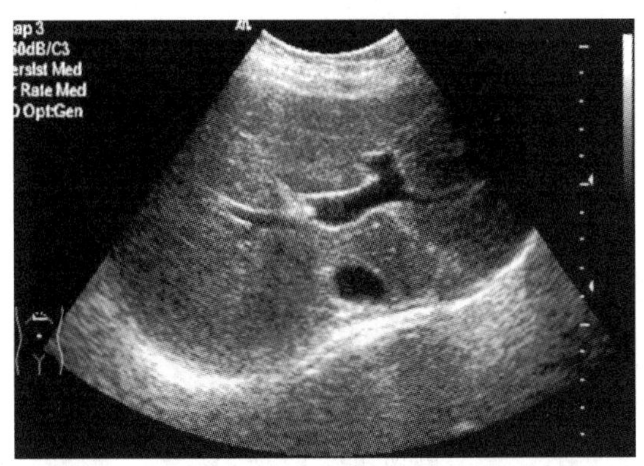

图 7-108　肝内胆管声像图

3. 肝外胆管　包括胆总管、肝总管，与肝门静脉形成双管结构（图 7-109）。

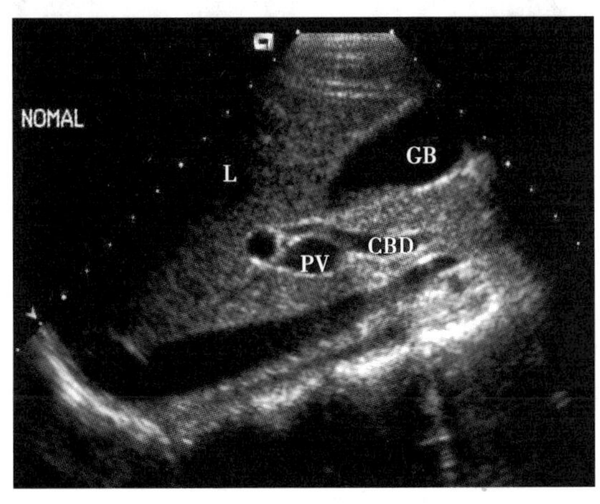

图 7-109　肝外胆管超声图像

GB：胆囊；PV：门静脉；CBD：胆总管

正常参考值：内径小于门静脉的三分之一，成人肝总管内径：小于5mm，胆总管内径：小于7mm。

（二）超声检查适应证

1. 右上腹痛怀疑胆囊炎及胆囊结石、胆道蛔虫等。
2. 黄疸的鉴别。
3. 右上腹肿块的鉴别诊断。
4. 先天性胆管异常，如先天性胆管囊状扩张症。
5. 脂餐试验，检测胆囊功能。
6. 介入性超声，如超声引导下胆囊穿刺引流术。

（三）常见疾病超声影像诊断要点

1. 急性胆囊炎　按临床病理分为：单纯性胆囊炎、化脓性胆囊炎、坏疽性胆囊炎。

（1）急性单纯性胆囊炎

1）胆囊增大，张力增高，以胆囊宽径为明显。

2）胆囊壁增厚大于3mm，内壁粗糙。

3）囊内可伴有炎性沉积物。

4）可伴有胆囊结石。

【病案示例】

患者，女性，61岁。脂餐后右上腹疼痛2小时。

超声检查：胆囊张力增大，囊壁增厚，囊内可见大量等回声沉积物。超声Murphy征阳性（图7-110）。

超声提示：急性胆囊炎。

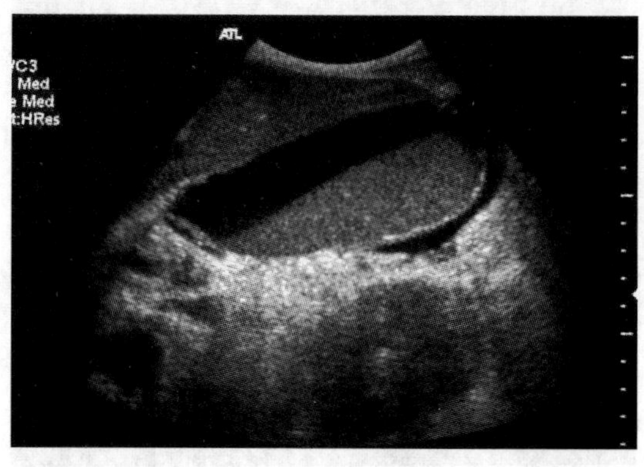

图7-110　急性胆囊炎超声图像

（2）化脓性胆囊炎

1）胆囊明显增大，呈圆形或椭圆形。

2）胆囊壁增厚，可达5～10mm，呈“双边征”。

3）胆囊内透声减低，可见散在的斑点状或絮状的模糊回声，随呼吸动作呈悬浮状运动，后方不伴声影。

（3）坏疽性胆囊炎

1）未穿孔时，其声像图表现与化脓性胆囊炎相似。

2）发生穿孔后，胆囊缩小，形态不规则，胆囊轮廓模糊不清。

3）穿孔部位的囊壁连续性中断。

4）胆囊周围可见无回声区。

5）有时可见胆囊周围的脓液，炎性组织与透声性差的胆囊形成一模糊的炎性肿块。

2. 胆囊结石

1）结石形态多样，可呈分层点状回声，砂砾样、新月形（图 7-111）。

2）部分结石后方可见声影，如无嵌顿结石可随体位改变而移动。

3）充满型胆囊结石：可见 WES 征，即“囊壁-结石-声影”三联征，①胆囊窝内正常无回声的胆囊腔消失，胆囊壁增厚（W）；②出现宽大的弧形回声（E）；③其后方伴有明显声影（S）。见图 7-112。

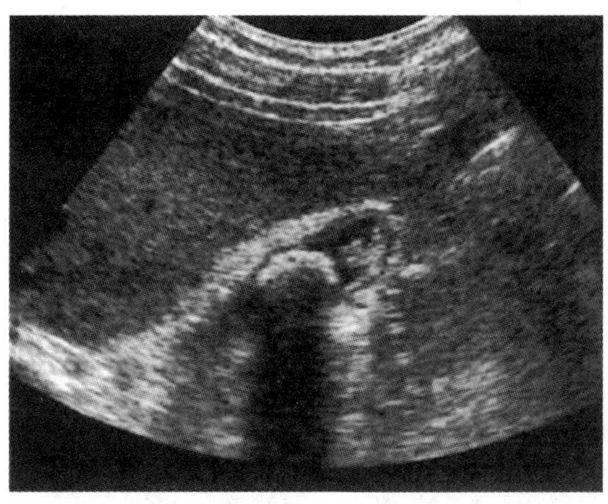

图 7-111 胆囊结石超声图像

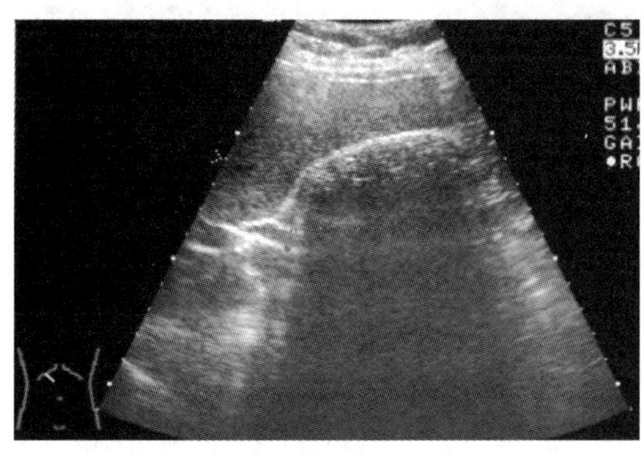

图 7-112 慢性胆囊炎合并胆囊结石（WES 征）超声图像

3. 胆囊息肉样病变 主要包括：胆囊胆固醇沉积症、胆囊腺肌增生症、胆囊腺瘤、息肉型胆囊癌等。

（1）胆囊胆固醇沉积症

1）胆固醇性息肉常多发，直径一般不超过 1cm。

2）多为高回声，后方伴有“彗星尾”征。见图 7-113。

3）不随体位改变而移动，彩色多普勒可显示“快闪伪像”。

（2）胆囊腺肌增生症

1）胆囊壁局限性增厚，多位于胆囊底部。

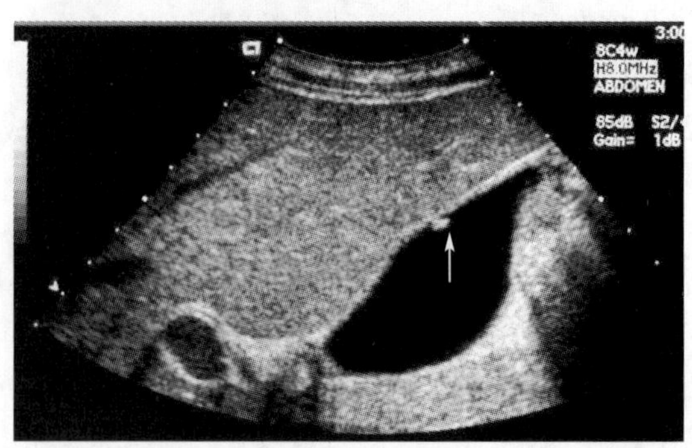

图 7-113　胆囊胆固醇沉积症超声图像

2）囊壁内可见小无回声，合并小结石时，表现为囊内斑状强回声后伴“彗尾征”。见图 7-114。

3）脂餐试验显示胆囊收缩功能亢进。

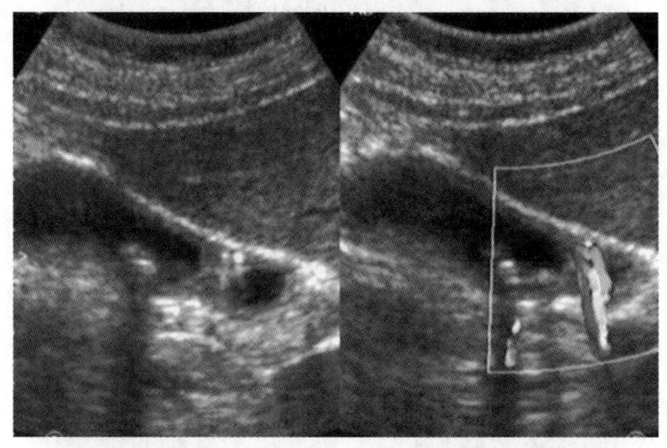

图 7-114　胆囊局限性腺肌症超声图像

（3）胆囊腺瘤：见图 7-115。

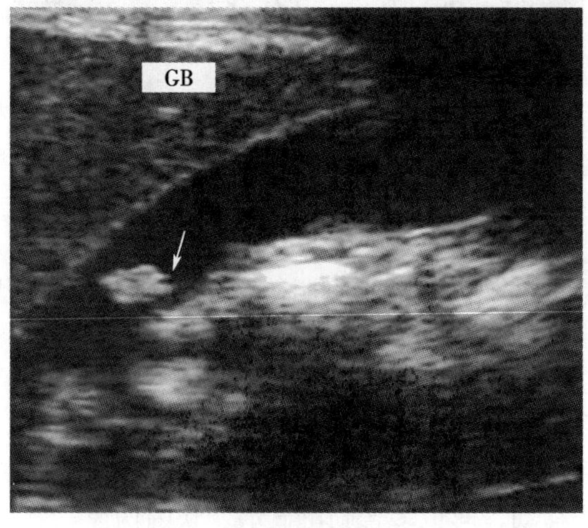

图 7-115　胆囊腺瘤超声图像

1）囊壁上等回声或高回声的乳头状结节。

2）基底较宽，偶见有蒂，多位于颈部和底部。

3）直径较胆固醇息肉大，但多数小于15mm。

（4）息肉型胆囊癌：见隆起型胆囊癌。

4. 胆囊癌　原发性胆囊癌依据不同超声表现可分为：隆起型、厚壁型、混合型、实块型。

（1）隆起型

1）常发生于胆囊颈部，呈乳头状、蕈伞突起的等回声。边缘凹凸不平。内部呈低回声或不均回声（图7-116）。

2）基底较宽，体积一般较小，直径1～2.5cm。

3）肿瘤内部可见动脉血流信号，血流阻力指数>0.7。

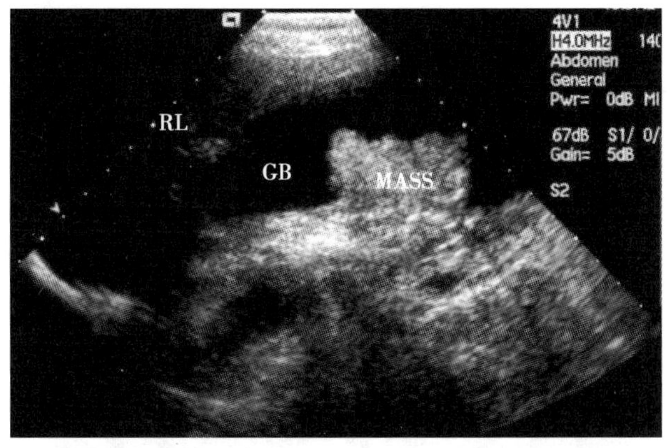

图7-116　隆起型胆囊肿瘤超声图像

（2）厚壁型：胆囊壁呈局限性或弥漫性不均匀增厚，囊壁回声不均匀，早期常发生于胆囊颈部，直至体部和底部浸润；晚期累及整个胆囊壁。

（3）混合型：此型较多见，表现为胆囊壁的局限性或弥漫性增厚，同时伴有乳头状或蕈伞状肿块突入胆囊腔。见图7-117。

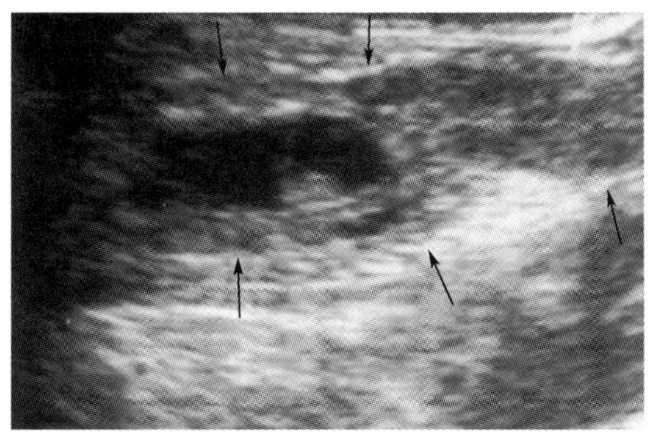

图7-117　混合型胆囊肿瘤超声图像

胆囊壁不规则增厚，囊底部可见肿块突入腔中

（4）实块型：此型为胆囊癌的晚期表现，胆囊肿大，边缘不规则。胆囊内无回声缩小

或消失，表现为囊内的实型肿块。肿块多呈弱回声，内部回声不均匀，其内可伴结石，表现为肿块内的强回声团伴声影。肿块向周围组织浸润生长，胆囊轮廓显示不清并与周围正常组织分界不清。

（四）总结

超声检测技术是各种胆道系统疾病的常用检查方法。二维实时超声显像主要用于胆囊形态的变化，彩色多普勒血流显像常用于观察胆囊占位性病变异常动脉血流信号。超声检查显示胆囊的病变图像，属于声学物理的性质变化。同一病变，病程发展的不同阶段，超声图像表现不同；而且超声对于胆管的检查也有其局限性，因此要结合其他影像学检查辅助诊断。

四、胰腺超声诊断

（一）正常胰腺超声表现

横切显示胰腺呈长条形，边界清晰、光滑。胰腺内呈均匀点状稍强回声，中央可见细长管状结构，内为无回声区，为主胰管结构。胰腺依次向后可见脾静脉、肠系膜上动脉、腹主动脉。脊柱横断面。见图7-118。

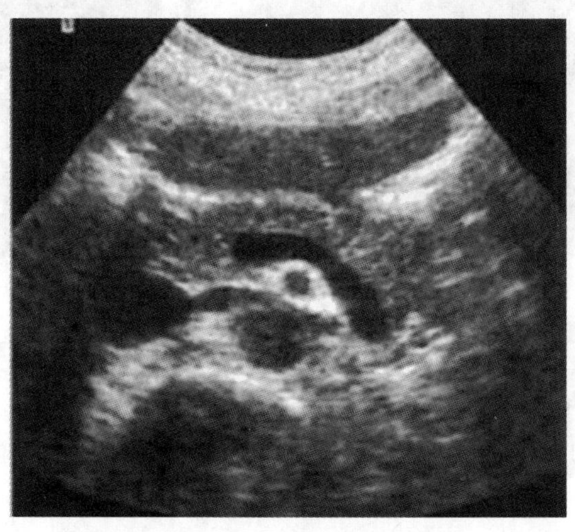

图7-118 正常胰腺横断面图像

正常参考值：

胰腺大小：头部：3cm以下；体部：2cm以下；尾部：2.5cm以下。

胰管内径：正常：2mm以下；扩张：3mm以上。

（二）胰腺超声检查适应证

1. 胰腺炎症（急性和慢性胰腺炎）。
2. 胰腺囊性病变。
3. 胰腺实性肿瘤。
4. 胰腺外伤。
5. 胰腺和周围病变鉴别。

（三）探查前准备

禁食8～12小时。前一天清淡饮食。肠胀气及便秘患者睡前服缓泻剂，晨起排便后检查。显示仍不满意者，可饮水500～800ml，使胃充盈做透声窗，胰腺可清晰显示。钡餐影响胰腺显示，消化道钡餐和胃镜检查当日勿行超声检查。

（四）常见肝脏超声影像诊断要点

1. 急性胰腺炎

（1）急性水肿性胰腺炎：胰腺普遍性均匀性增大，可达正常3～4倍，回声减低，胰管增宽大于3mm；胰腺亦可呈局限性肿大。胆源性胰腺炎常伴胆管结石征象。见图7-119。

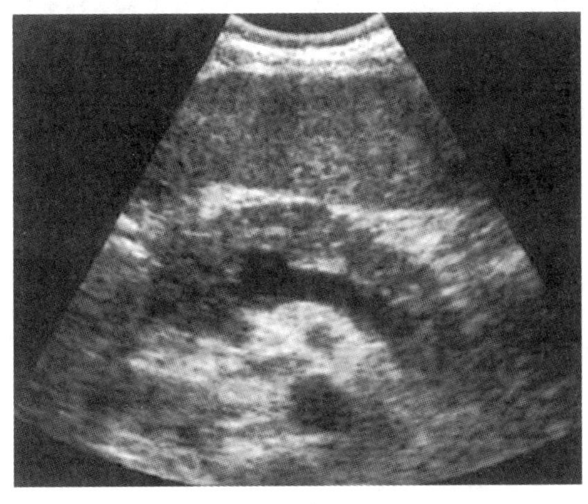

图7-119　急性水肿性胰腺炎超声图像

（2）出血坏死性胰腺炎：胰腺正常形态消失，体积增大，内部呈低回声甚至无回声暗区，夹杂散在光点回声，胰腺周边可见液性暗区。见图7-120。

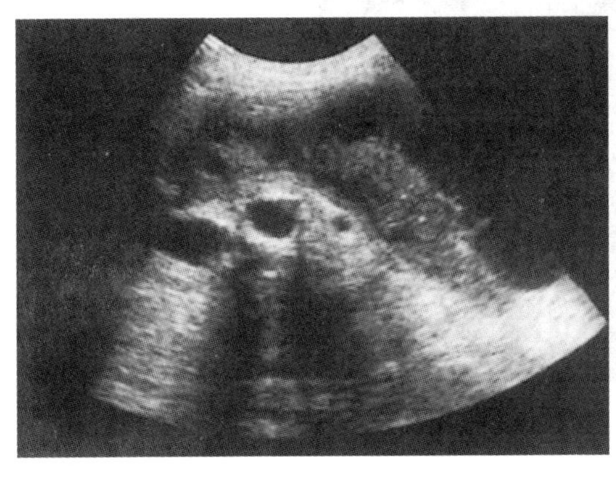

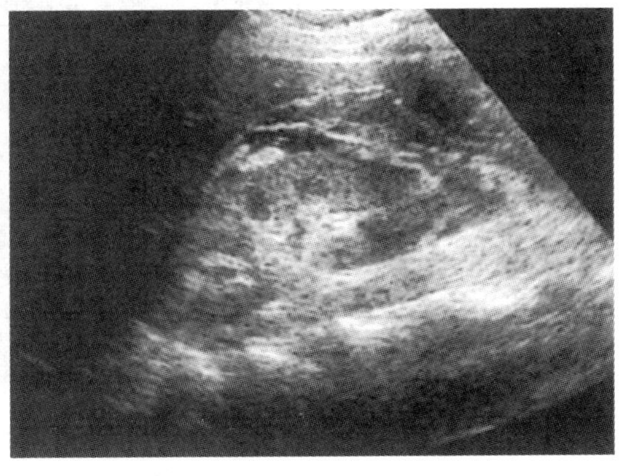

图7-120　急性坏死性胰腺炎超声图像

胰腺体积明显增大，回声不均胰腺周围及右图肾周可见液性暗区

2. 慢性胰腺炎

（1）胰腺轻度或局限性增大，表面凹凸不平，与周围组织界限不清。

（2）内部回声增强、粗大、不均。

（3）主胰管增宽，可呈串珠状，粗细不等。有时胰管液性暗区内见强回声结石，后方伴声影。见图7-121。

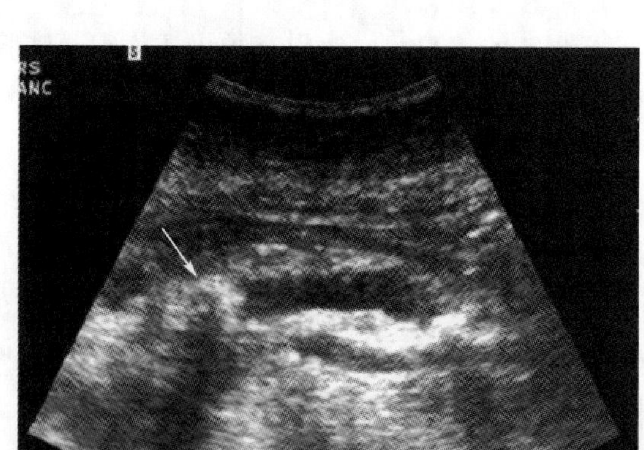

图 7-121　慢性胰腺炎超声图像

箭头所示为扩张胰管内结石，远端胰管扩张

3. 胰腺癌

（1）胰腺多呈局限性肿大，内见肿物，轮廓不规则，边界不清晰，肿瘤可向周围组织呈蟹足样浸润。

（2）内部回声：多呈低回声，可不均匀。肿瘤坏死液化时可呈不规则无回声区。

（3）挤压现象：胰头癌远端胰管扩张，胆总管下段受到压迫引起胆总管及肝内胆管扩张。见图 7-122。

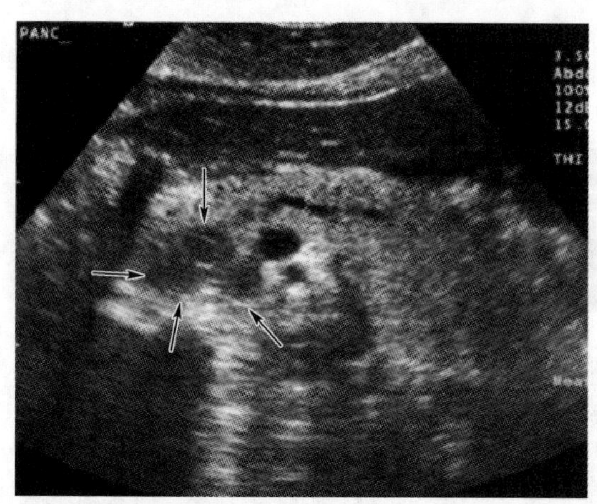

图 7-122　胰头部肿瘤超声图像

箭头所示为胰头近钩突处实性占位，远端胰管扩张

4. 胰岛细胞瘤

（1）功能性胰岛细胞瘤多发于体尾部，体积较小，直径 1～2cm，单发。声像图显示胰体尾区类圆形低回声或强回声团块，边界清晰。主胰管一般无扩张。

（2）无功能性胰岛细胞瘤：一般体积较大，在胰体尾区探及类圆形或不规则形实性包块，边界清晰，包膜完整，内回声杂乱不均，强弱不等。有坏死时中心可出现片状液性暗区，主胰管不扩张。

【病案示例】

患者，女性，33 岁。意识障碍伴低血糖发作多次。

超声检查：胰腺体部可见一局限性低回声结节，边界清，（如箭头所示），边界清晰后方无衰减（图 7-123）。

超声提示：胰腺体部结节，结合病史不除外功能性胰岛细胞瘤。

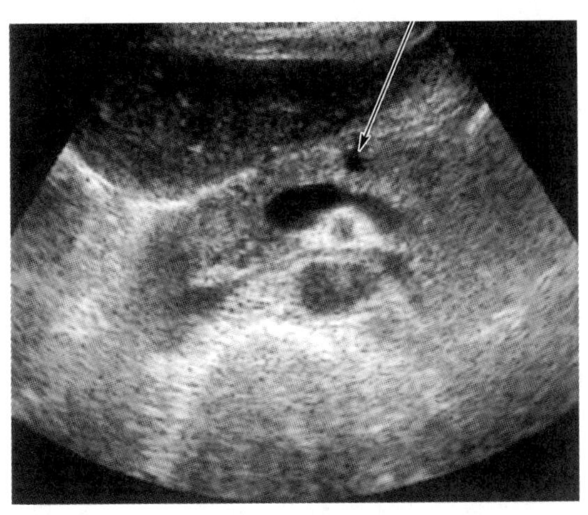

图 7-123 功能性胰岛细胞瘤超声图像

5. 胰腺假乳头状瘤

（1）青年女性多见。

（2）胰腺实质内探及圆形或类圆形肿物，边界清晰，包膜光滑，内部回声随其囊实性成分比例不同而改变。

（3）分为囊性为主型、实性为主型、混合型。以实性为主型多见，呈均匀或不均匀分布可伴有小的囊性成分。

【病案示例】

患者，女性，21 岁。体检发现胰腺囊实性占位。

超声检查：胰腺头部可见一低回声为主的囊实性结节，边界清，（如箭头所示），边界清晰后方无衰减（图 7-124）。

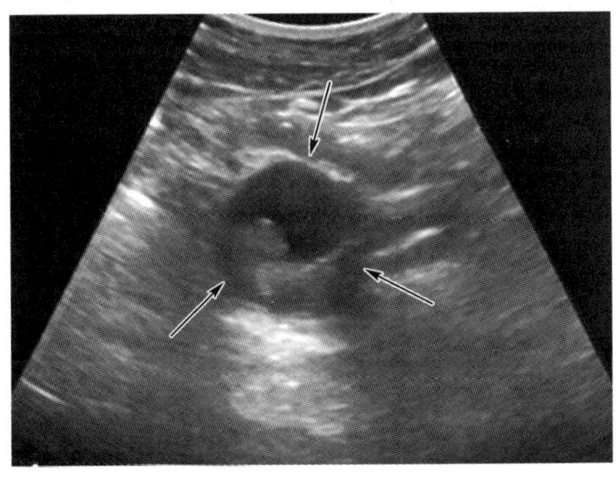

图 7-124 胰腺假乳头状瘤声像图

超声提示：胰腺头部囊实性占位，经超声引导下活检证实为胰腺假乳头状瘤。

（五）总结

超声诊断胰腺疾病具有实际应用价值。但对于小于1.0cm的肿物超声检查可能还有困难。肥胖和肠气过多患者胰腺声像图常模糊不清，故结合CT和ERCP检查仍属必要。

五、脾脏超声诊断

（一）正常脾脏超声表现

正常脾脏的肋间斜切呈新月形，包膜薄而光滑，脏面向内凹陷，中部为脾门，有血管和神经出入，组成脾蒂。正常脾实质呈均匀的细密中等回声，一般稍低于正常肝组织的回声。见图7-125。

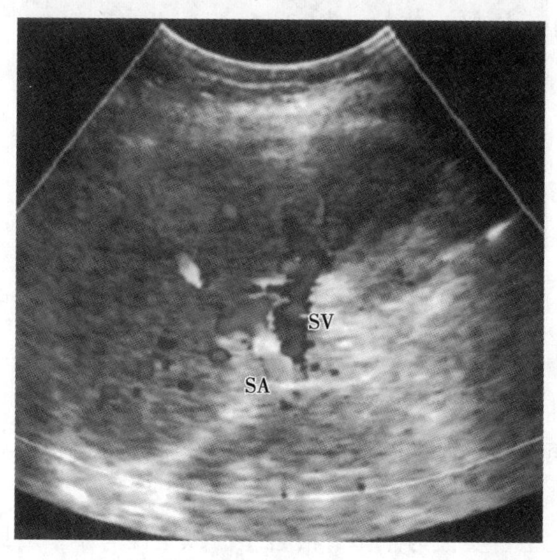

图7-125　脾脏肋下斜切图像（脾门处可见脾血管）

正常测值：

长度：即脾上极最高点至脾下极最低点间的距离，正常值范围为8～12cm。

厚度：即脾门至脾门对侧缘最大的切线距离，正常值范围≤4cm；

宽度：为垂直于长轴切面上的最大横径，正常值范围为5～7cm。

正常脾脏肋缘下不能触及。

脾门处脾动脉直径约4～5mm，脾静脉直径约5～8mm。

（二）脾脏超声检查适应证

1. 脾脏大小判定，如脾肿大、脾萎缩。
2. 脾脏位置异常判定，如脾下垂、游走脾。
3. 脾脏先天性异常，如脾缺如、副脾、脾反位。
4. 脾脏炎症，如脾结核、脾脓肿。
5. 脾脏囊性占位性病变，如多囊脾、脾囊肿、脾假性囊肿、脾寄生虫性囊肿。
6. 脾实性占位性病变，如血管瘤、转移癌、淋巴瘤、错构瘤。
7. 脾破裂诊断及区别，脾实质内中央性破裂、被膜下破裂及真性破裂等。
8. 脾梗死、脾静脉栓塞。

（三）常见脾脏超声影像诊断要点

1. 弥漫性脾肿大　大体可分为感染性、充血性、血液病、结缔组织病等其他原因所致。

声像图特征：脾脏增大厚径 >4cm，长径 >12cm；脾脏内回声分布均匀或出现局灶性异常回声；门脉高压引起的，脾静脉明显扩张，脾门处静脉主干内径 >0.8cm。

【病案示例】

患者，女性，63 岁。乙肝后肝硬化 10 年。

超声检查：脾脏体积增大，肋下斜径 14cm，厚径 4.9cm，肋下 4cm，脾脏回声均匀。见图 7-126。

超声提示：脾大。

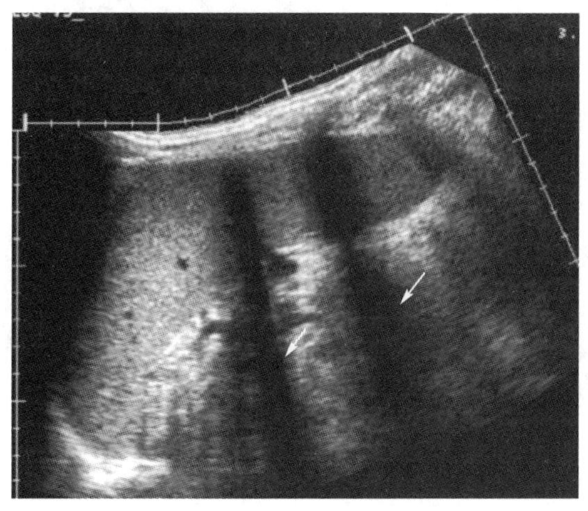

图 7-126　脾脏弥漫性增大声像图

2. 脾脏实性占位　脾脏实性占位并不多见，有良性、恶性两种。良性肿瘤以血管瘤多见；恶性肿瘤以淋巴瘤及转移瘤多见。

脾血管瘤：脾实质内回声增强或减低区；边界清晰、边缘欠规整，边缘回声一般较瘤内偏高；其内可见圆点状或血管状无回声区；CDFI：瘤体周围及内部可见血管绕行或穿行（图 7-127）。

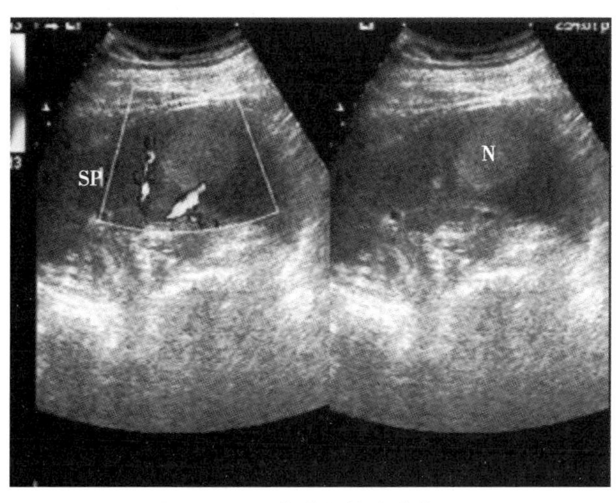

图 7-127　脾脏血管瘤声像图

脾恶性淋巴瘤：脾脏增大，形态失常；肿瘤呈单发或多发的类圆形低回声区；边界清或相互融合，病灶 <1cm 时可呈“蜂窝状”排列；CDFI：瘤内及周边血流信号丰富，表现为高速的动脉血流（图 7-128）。

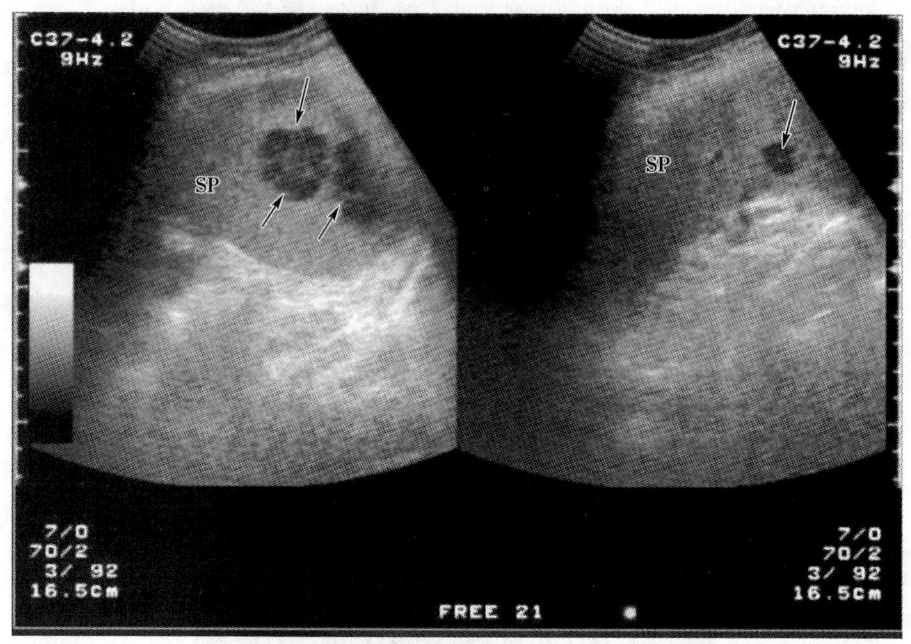

图 7-128　脾脏淋巴瘤声像图

3. 脾脏挫裂伤　分为中央破裂、被膜下破裂及真性破裂。

中央型破裂：为脾实质内部破裂、出血。声像图表现为外形轮廓规整、清晰，实质内回声强弱不均、较局限，可伴散在细小点状回声，病变区测量脾径线可增宽。

被膜下破裂：于脾被膜下可见局限性无回声区，多呈月牙状环抱脾实质，内可见散在点状回声飘浮。血肿机化时回声增强，形成不规则条索状、分隔样或多房性结构。

真性破裂：脾被膜回声中断，局部回声模糊，中断处脾实质内、被膜下及脾周围组织、盆腹腔可见无回声区，形态不规则。晚期血液凝固、机化时可见片状不规则低或稍强回声。

【病案示例】

患者，女性，15 岁。骑马摔伤后左上腹疼痛。

超声检查：脾脏体积增大，脾实质内可见低回声区，包膜回声中断，脾脏周边可见液性暗区，内见分隔（图 7-129）。

超声提示：真性脾破裂。

六、肾脏超声诊断

（一）正常肾脏超声表现

1. 肾脏矢状切面扫查的长轴切面类似长椭圆形。
2. 肾包膜呈线状强回声，实质部的回声稍低于肝脏。
3. 肾锥体显示圆形或三角形低回声，锥体与锥体之间是肾柱。

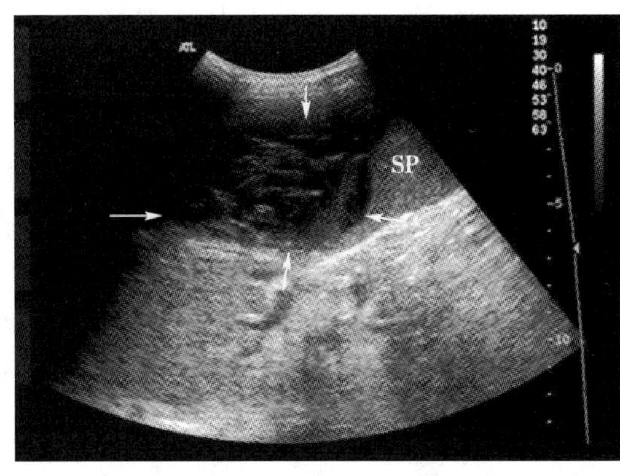

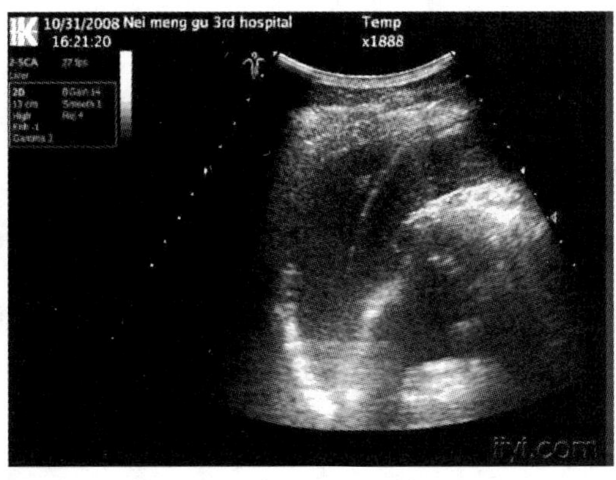

图 7-129　真性脾破裂

4. 肾脏切面中心部位的高回声称集合系统。

5. 彩色多普勒显示肾实质内动脉与静脉伴行，花色血流分布均匀，肾动脉、段动脉、叶间动脉和弓形动脉均能清楚显示。

正常肾脏参考值：

长度（上下径）：正常参考值（成年、cm）：男性：10.6 ±0.6；女性：10.4 ±0.6。

肾脏宽度（左右径）测量：正常参考值（成年、cm）：男性：5.6 ± 0.5；女性：5.4 ±0.4。

肾脏厚度（前后径）：正常参考值（成年、cm）：男性：4.2 ±0.4；女性：4.0 ±0.5。

（二）肾脏超声检查的适应证

1. 先天性异常　肾缺如，异位肾，融合肾。
2. 肾囊性病变　单纯性皮质囊肿、肾盂旁囊肿、多囊肾。
3. 肾肿瘤　肾实质肿瘤、肾盂肿瘤。
4. 肾创伤。
5. 肾结石。
6. 肾积水。
7. 肾动脉狭窄。
8. 移植肾与并发症。

（三）常见肾脏超声影像诊断要点

1. 肾结石、输尿管结石

（1）肾脏内出现强回声光团伴声影（图 7-130）。

（2）结石常可引起梗阻，在扩张的肾盂内可以见到积液暗区。

（3）肾结石顺尿路向下移动进入输尿管而形成输尿管结石，原发于输尿管自身的结石病例甚少。顺着扩张的肾盂和输尿管向下扫查，可以发现强回声伴声影。输尿管结石以三个自然狭窄区最多见（图 7-131）。

2. 肾脏囊性病变

（1）单纯性肾囊肿

1）可发生在肾实质任何部位，实质内有无回声呈圆形或椭圆形。囊肿边界整齐、壁薄、内壁光滑，囊肿后方有增强效应（图 7-132）。

2）彩色多普勒在囊肿暗区内无血流显示，较大囊肿周边可见到受挤压血管的花色血流。

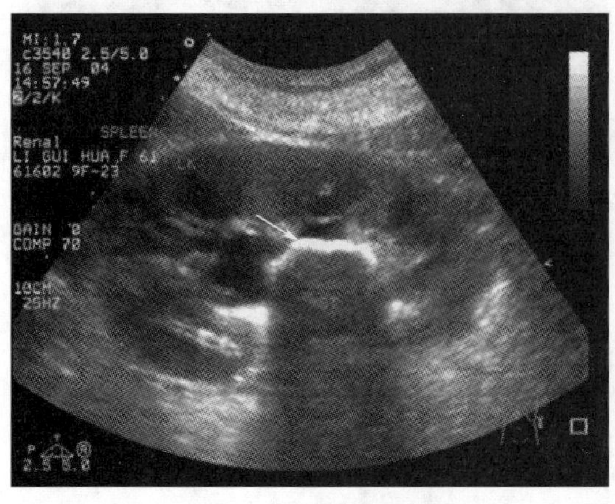

图 7-130 肾结石超声图像

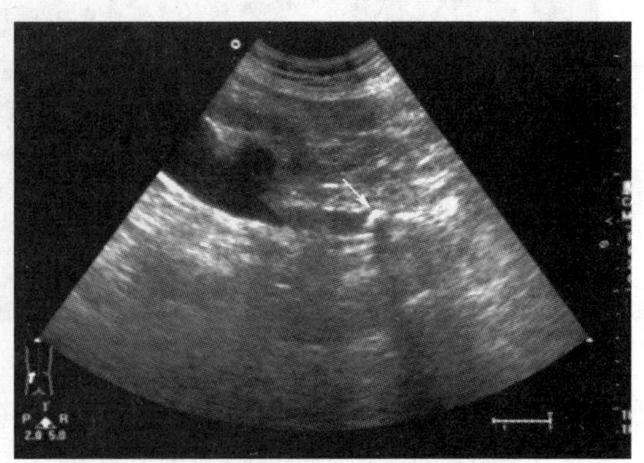

图 7-131 输尿管结石超声图像

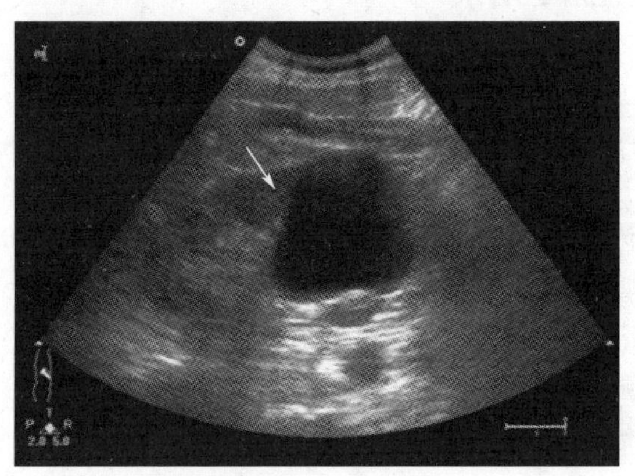

图 7-132 肾囊肿超声图像

（2）多囊肾：是一种先天性疾病，常是双侧肾脏同时累及，有明显家族史，可同时伴肝脏、胰腺、脾脏等多器官的多囊性病变。一般在 30～40 岁以后出现临床症状，大多数症状是血尿、腹部肿块与高血压，晚期可导致肾衰竭。

声像图特征：见图 7-133。

1）肾脏切面，肾脏体积明显增大，形态失常，甚至轮廓都欠清晰。

2）肾内出现多发大小不等、形态各异的囊肿；肾实质回声增强，囊肿遍布整个肾脏时肾实质结构不清。

3）肾脏中心部位的回声消失，肾实质变得非常菲薄。

4）常常合并多囊肝和多囊胰腺。

（3）髓质海绵肾：是一种先天性、可能具有遗传倾向的良性肾髓质囊性病变，其特征为肾髓质集合管和锥体部的乳头管呈梭形或小囊状扩张，并伴发感染和尿路结石形成。

声像图特点：双肾大小均在正常范围。形态规则，轮廓清楚，包膜完整清楚，肾盂肾盏无扩张，沿着锥体乳头区有团块状强回声，边界尚清（图 7-134）。

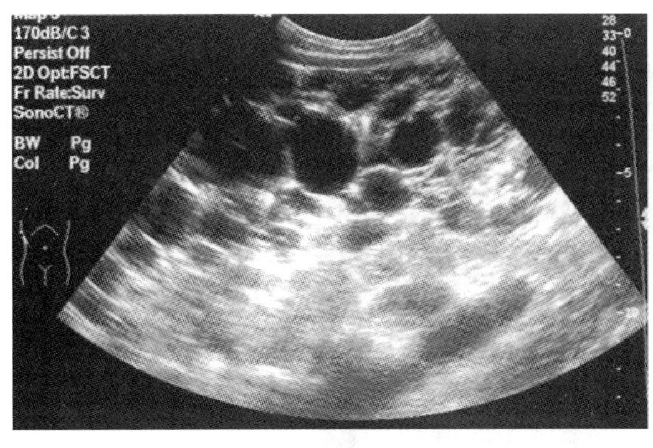

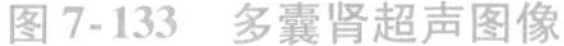
图 7-133　多囊肾超声图像

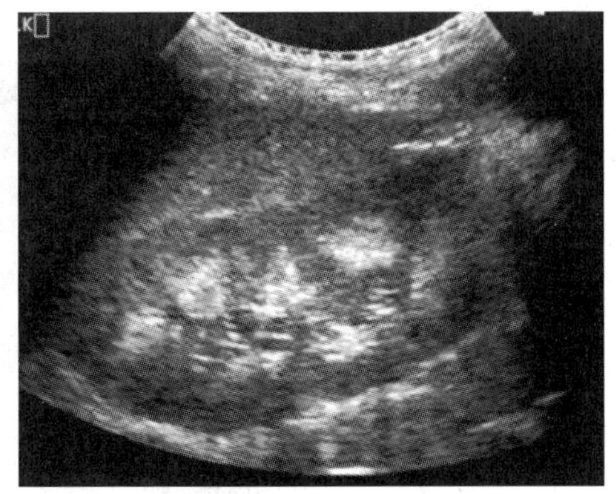
图 7-134　髓质海绵肾超声图像

3. 肾细胞癌

（1）肾内出现占位性病灶，呈圆球形或椭圆球形。肿瘤常向肾表面隆起，向内挤压，侵蚀肾实质和肾窦回声，使其缺损。肿瘤回声与其相邻的正常肾组织回声之间的境界清楚。肿瘤的内部回声与其大小关系密切，≤2cm 的小肿瘤往往呈低回声，见图 7-135（左），其中 3cm 左右者可呈高回声。

（2）彩色多普勒血流图有 4 种表现：①少血流型。②星点型。肿瘤周边彩色血流不多，仅肿瘤内部有少许星点状彩色血流信号。③抱球型。沿肿瘤周边彩色血流丰富，呈抱球样血流分布。见图 7-135（右）。④丰富血流型。

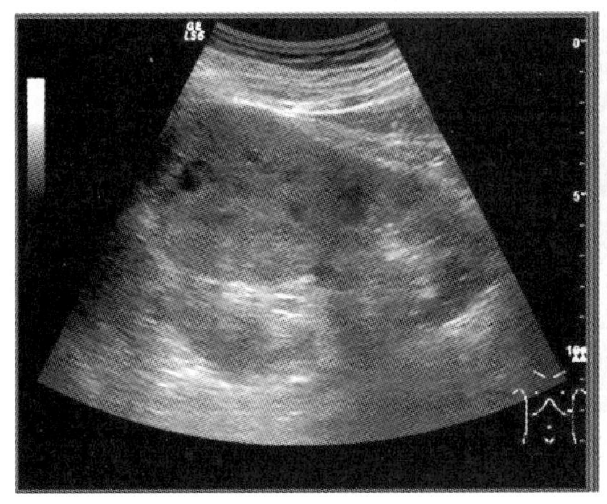

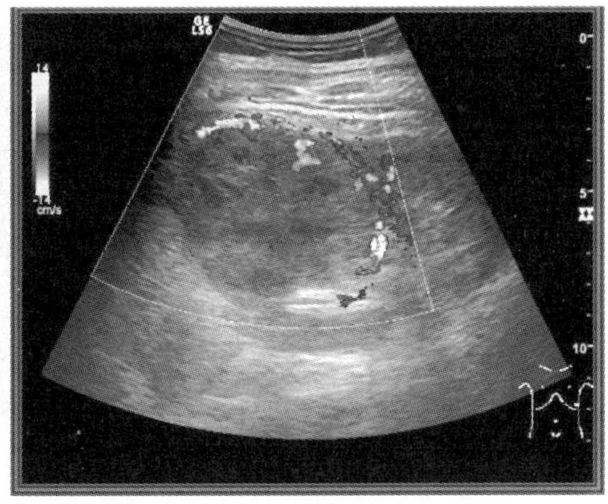

图 7-135　肾癌超声图像

左图显示：外生性低回声占位，肾窦受压变形；右图显示血流呈抱球样分布

4. 肾盂肿瘤

（1）肾窦内可见实性低回声肿物。

（2）肾窦区扩大或呈分叶状，边界清楚；部分肾盂积液扩张。

（3）浸润型肾盂肿瘤，可向同侧输尿管及膀胱转移。

（4）肾周淋巴结肿大。

（5）彩色多普勒显示肿瘤体内有彩色血流，频谱可见有动脉波形，RI 变化不一

（图 7-136）。

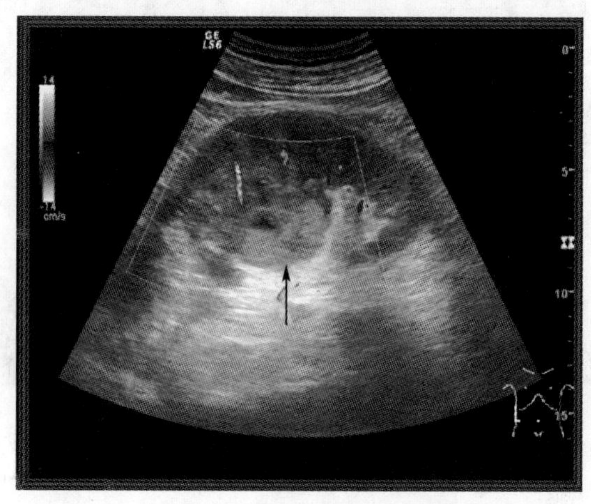

图 7-136 肾盂肿瘤超声图像

5. 肾血管平滑肌脂肪瘤 血管平滑肌脂肪瘤又称错构瘤，由成熟的血管、平滑肌和脂肪组织交织构成。肿瘤无真包膜，呈圆形或类圆形高回声。肿瘤为单发或多发。

小肿瘤者：肾实质内高回声，边界清晰，形态规则，内部回声均匀，多数无血流信号（图 7-137）。

大肿瘤常有内部出血，呈不均匀回声，多次内部出血形成洋葱片状图案，容易识别，有利于鉴别诊断。

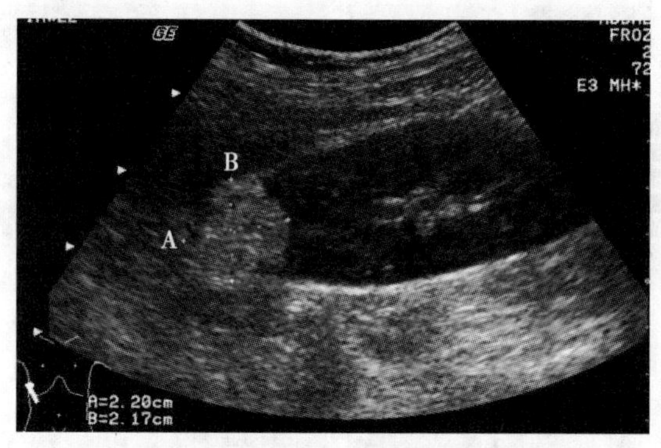

图 7-137 肾血管平滑肌脂肪瘤超声图像

（四）总结

用超声波检查肾脏，已被临床广泛应用。肾脏本身的解剖结构为超声检查提供了良好的条件。肾脏的被膜、实质、肾盂等组织结构的层次，都能用超声显示出来。对于儿童或消瘦者选择频率较高的探头有助于病变的显示。

七、超声心动图概论

（一）超声心动图发展简史

超声心动图的发展可追溯到 20 世纪 50 年代初，Hertz 和 Edler 描述用超声心动图评估二尖瓣瓣膜病。随后，Harvey Feigenbaum 在 20 世纪 60 年代规范了临床应用 M 型超声心动图测量心室腔的内径。二维超声心动图（1970，见图7-138）脉冲多普勒（1970）和彩色多普勒（1980）开启心脏解剖及血流动力学常规评估的新方法。灵活的范围和优越的传感器实现了食管超声心动图的应用。组织多普勒、二维超声心动图已成为对局部心肌功能和血液流量评估的重要工具。近年来三维超声逐渐应用于临床。目前超声心动图将能够提供关于心脏解剖、冠状动脉流量、生理学方面的完整的评估。

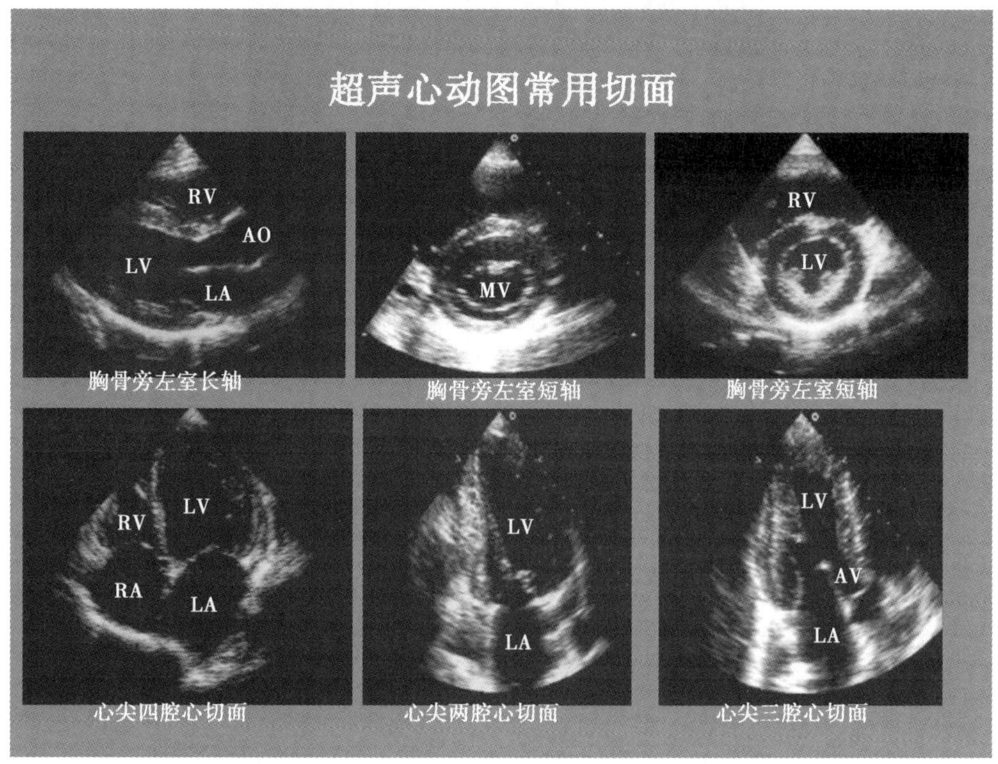

图7-138　超声心动图常用切面

（二）超声心动图的应用范围

超声心动图被广泛应用于各种先天性心血管畸形、心脏瓣膜病、心肌病、心包疾病、肿瘤等疾病的病理解剖与病理生理评价。超声心动图在临床实践中应用列举以下几方面。

1. 评估胸痛的症状　胸痛是在临床常见的症状，与心脏相关的常见原因有：①冠状动脉疾病；②主动脉夹层动脉瘤；③肺动脉栓塞（图7-139）；④心包炎；⑤瓣膜病等。上述多项疾病都可通过超声心动图获得诊断或得到诊断线索。

2. 评估运动性呼吸困难或运动耐受力降低　其原因可分为3类：①心脏原因：收缩或舒张性心力衰竭。②肺部原因：肺心病，肺纤维化或胸腔积液等。③全身性疾病：如贫血、甲亢等系统性原因。在评估运动性呼吸困难或运动耐受力降低的原因中，超声心动图是不可缺少的诊断工具。大多数结构性心脏疾病可通过超声心动图检测得出诊断。

关于心脏功能，大部分医生只注重超声心动图报告中的射血分数（EF），射血分数低表明收缩性心力衰竭是患者症状的可能的原因，然而，超过40%的舒张性心力衰竭患者的射血分数正常（50%）。舒张性心力衰竭是指左心室舒张末期压增高。左心室舒张功能障碍可分为以下不同阶段（图7-140）。

（1）第一阶段左心室松弛受损，休息时可无或有很轻的症状，但在运动或心房颤动

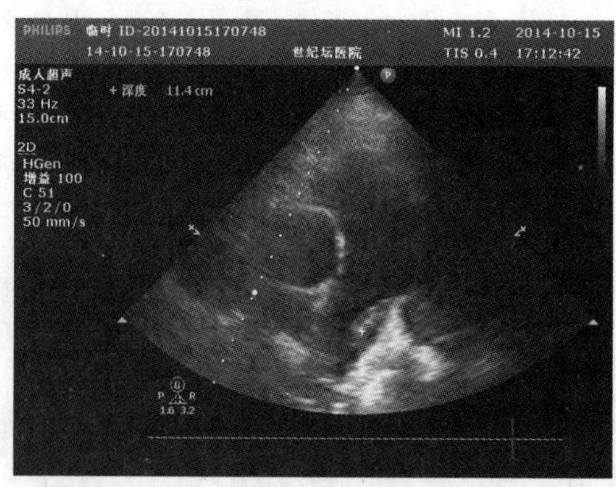

图 7-139 肺动脉主干内可见骑跨于分叉部栓子，提示肺动脉栓塞

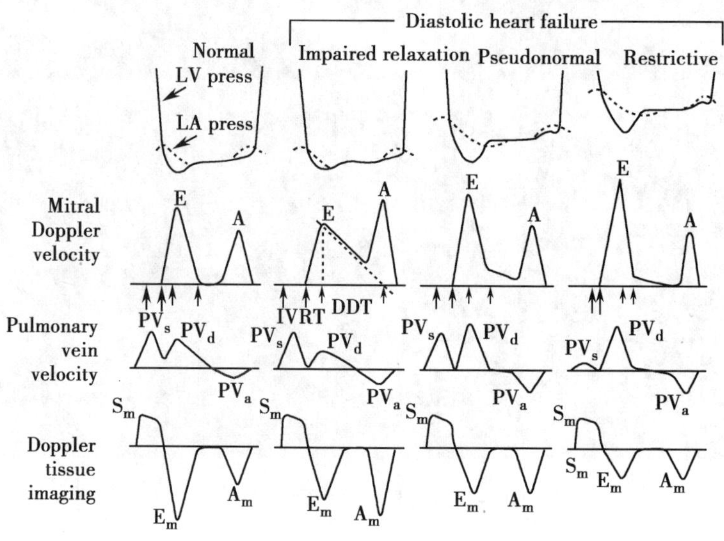

图 7-140 左心室舒张功能不全超声诊断示意图

时，由于心动过速导致左心室舒张末期压增高，可出现不成比例的呼吸急促。

（2）第二阶段伪正常化，由于休息时，左心室舒张末期压已增高，轻微活动即可发生心慌、气短。

（3）第三和第四阶段可逆和不可逆的限制性舒张功能障碍，在休息时就有心慌、气短，为晚期严重的症状，预后差。

3. 评估心脏杂音、心电图异常及胸部 X 线发现心脏扩大。见图 7-141、图 7-142。

4. 术中监测 经食管超声心动图现已广泛应用于心脏外科手术和心导管介入性治疗中；它是用于血流动力学监测，指导和即时评估手术结果，以及并发症的检测。

在心导管室的适应证：用于经皮房间隔缺损（ASD）和卵圆孔未闭（PFO）的关闭，瓣膜成形术，室间隔消融肥厚型梗阻性心肌病，安置双心室起搏器及在冠脉介入治疗中检测并发症。

在心脏外科手术中的适应证包括瓣膜置换术、瓣膜修复、冠状动脉搭桥术、移植手

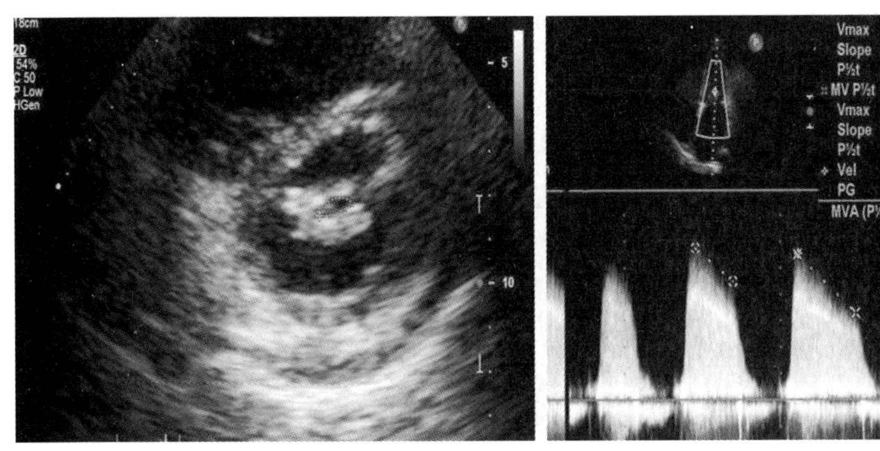

图 7-141　风湿性心脏病超声图像

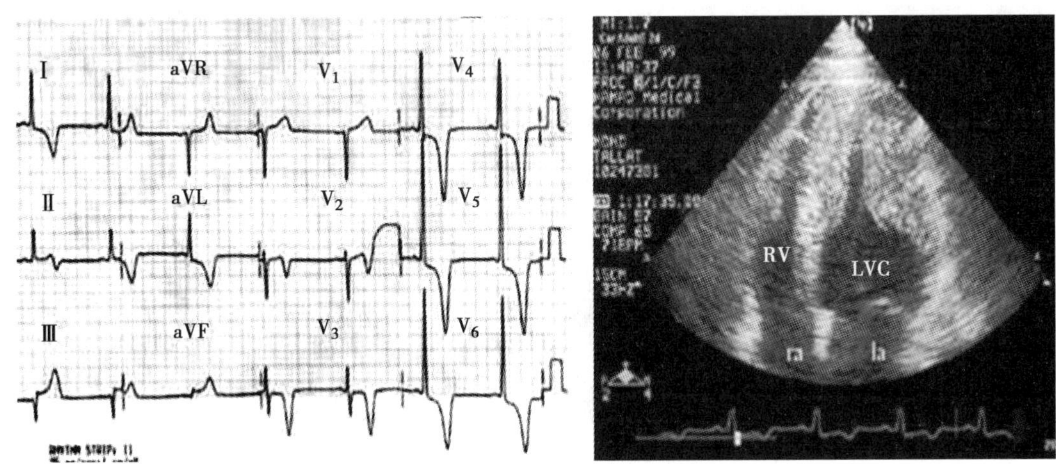

图 7-142　左心室心尖肥厚型心肌病心电图及超声图像

术、主动脉手术、先天性畸形矫正、心脏肿瘤及心脏成形等手术。

超声心动图也用于非心脏手术中监测心肌缺血和容量的状态。

5. 心脏填塞　心包填塞是一种心脏收缩代偿机转失败的状况，起因于炎症分泌物、血液、脓、气体增加时，会使心包压力突然升高，压迫心脏而干扰舒张期心脏的填充，使心输出量减少，而产生致命状态，超声图像见图 7-143。

6. 用于临床研究（图 7-144）　超声心动图在临床试验中的主要应用：①流行病学和遗传学：心脏结构和功能的定义，确定心脏病预后的参数。②高血压：测量左心室重量和评估心脏收缩和舒张功能，评估治疗的效果及对心脏结构和功能的影响。③人工心脏瓣膜：评估人工瓣膜的血流动力学。④心肌梗死和冠状动脉疾病：评估疾病对左心室重塑和左心室功能的影响。负荷超声心动图确定缺血性心肌，存活的心肌及心脏的储备功能。评估介入治疗对心脏结构和功能的影响。⑤心力衰竭：评估左心室收缩和舒张功能，左心室重构，并发症（如二尖瓣关闭不全，肺动脉高压）。为双心室起搏治疗选择病人，评估治疗的效果，包括反向重构。⑥非心血管试验：评估潜在的心脏毒性治疗的疾病，如癌症（放疗，化疗）、糖尿病（格列酮类药物）。

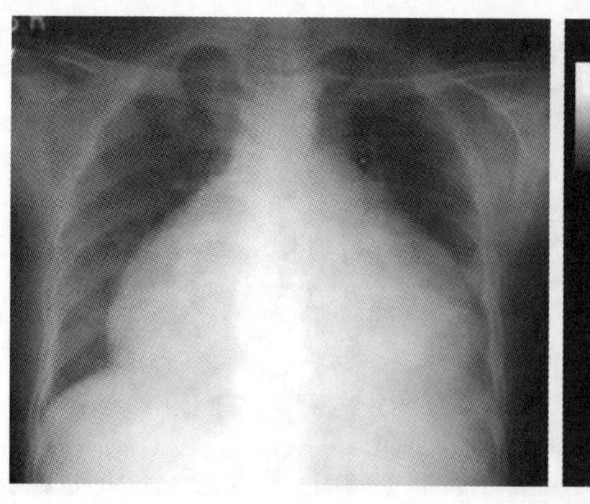

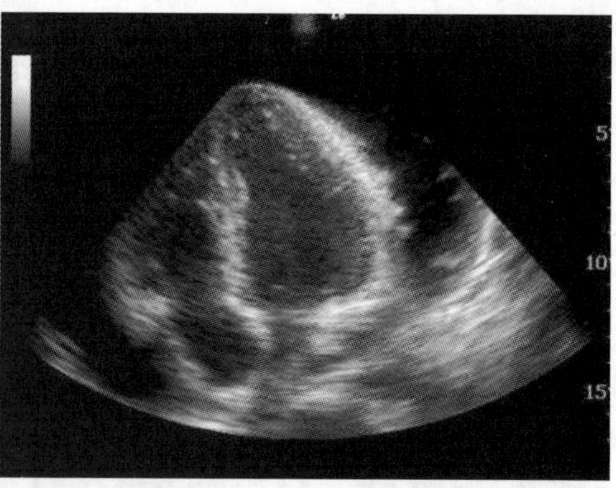

图 7-143 心包大量积液胸片及超声图像

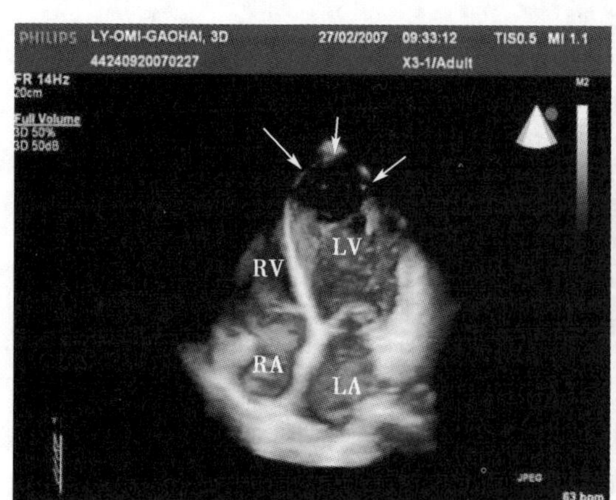

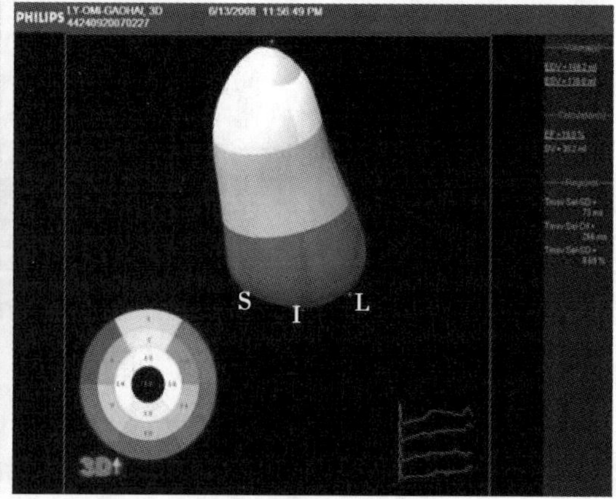

图 7-144 三维超声更加准确客观评价心脏整体及局部功能

（三）超声心动图常用参考值

见表 7-5。

表 7-5 超声心动图常用参考值

测量内容	参考值
右心室前壁	3～5mm
右心室流出道	21～33mm
右心室前后径	＜25mm
室间隔舒张期厚度	8～11mm
室间隔运动幅度	3～8mm
左心室舒张末内径（LVEDD）	45～55mm（男）35～50mm（女）
左心室收缩末内径（LVESD）	25～37mm（男）20～35mm（女）
左心室后壁舒张期厚度	8～11mm

续表

测量内容	参考值
左心室后壁运动幅度	9～15mm
左心房前后径	23～38mm
主动脉窦部径	23～36mm
升主动脉	22～35mm
主动脉瓣开放幅度	16～26mm
肺动脉主干内径	20～27mm
下腔静脉内径（呼气末）	12～22mm
左心室短轴缩短率（FS）	正常＞25%
左心室射血分数（EF）	正常 50%～75%
二尖瓣口血流	成人：60～130cm/s；儿童：80～140cm/s
三尖瓣口血流	成人：30～70cm/s；儿童：50～80cm/s；
主动脉瓣口血流	成人：100～170cm/s；儿童：120～180cm/s
肺动脉瓣口血流	成人：60～90cm/s；儿童：70～110cm/s
正常	＜30

（四）常见心脏疾病超声影像诊断要点

1. 风湿性二尖瓣狭窄

（1）二尖瓣瓣体增厚，以瓣尖为著，交界处粘连，开放活动受限，开口面积减少，M型超声 EF 斜率减低，舒张期呈“城墙样”改变。

（2）左心房增大，左心房内可有云雾样红细胞自发显影，7%～15% 的二尖瓣狭窄患者发生左心房和或左心耳血栓。

（3）四腔心切面彩色多普勒血流示舒张期二尖瓣口左心室侧可见红色为主五彩镶嵌血流。

（4）连续多普勒探测二尖瓣口血流频谱流速增快，根据二尖瓣口血流平均压差和 E 峰下降的压力减半时间（PHT）判断狭窄程度。轻度：瓣口面积 1.5～2.0cm^2，中度 1.0～1.5cm^2，重度＜1.0cm^2。

（5）通过测定三尖瓣口反流峰值压差估测肺动脉收缩压。

（6）经胸检查不满意时，应用经食管超声对二尖瓣形态和血流动力学进行评估，并可以探查左心房尤其是左心耳内附壁血栓。

【病案示例】

患者，女性，51 岁。阵发性呼吸困难不能平卧，体检在二尖瓣听诊区可闻及舒张期杂音。

超声检查：左心长轴见二尖瓣体增厚，回声增强，舒张期呈圆顶样运动，左心房增大，左心房顶部可见低回声。M 型示二尖瓣呈“城墙样”运动，彩色多普勒示二尖瓣口高速湍流，PHT 法估测瓣口面积 0.9cm^2（图 7-145）。

超声提示：风湿性心脏瓣膜病；二尖瓣狭窄（重度）；左心房增大合并附壁血栓。

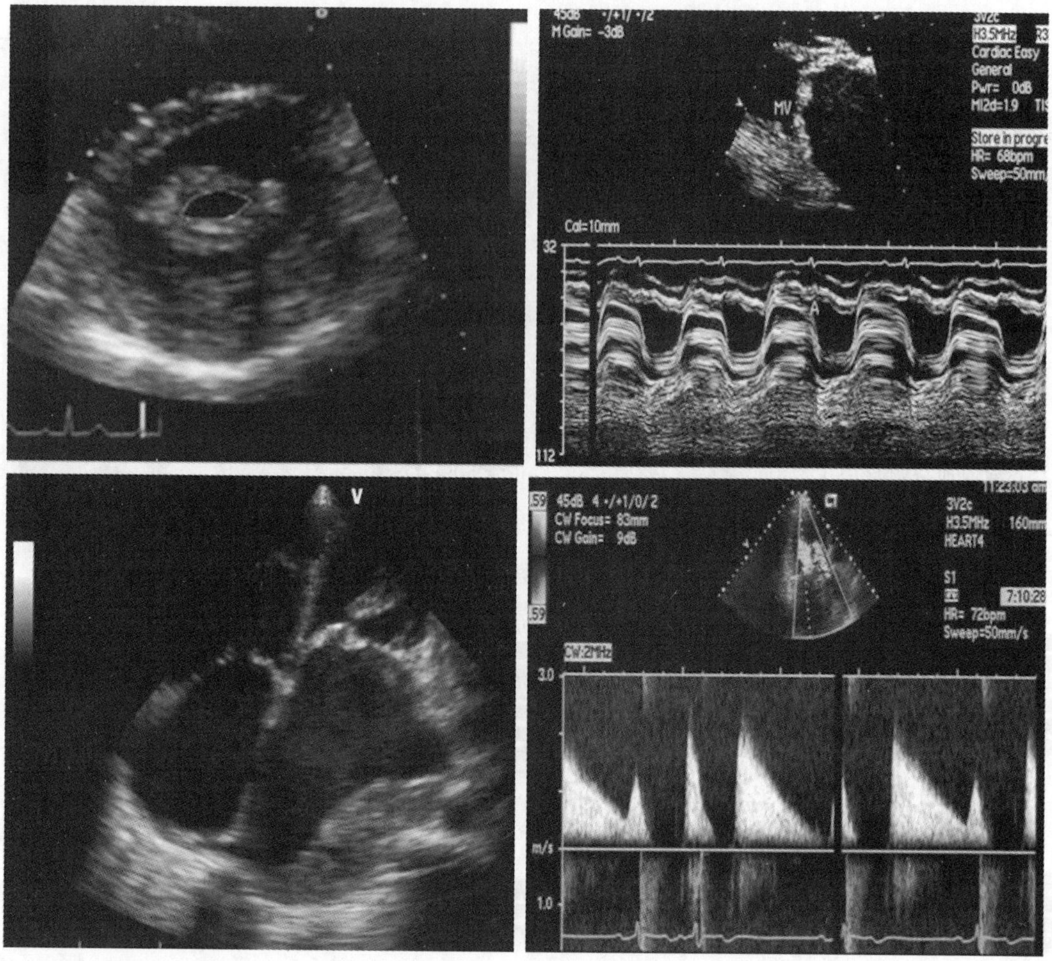

图 7-145　二尖瓣狭窄超声

2. 冠状动脉粥样硬化性心脏病心肌梗死

（1）急性心肌梗死的超声表现

1）梗死节段室壁运动异常，无运动、运动减弱或反常运动。

2）受累心肌节段心肌张力消失，心肌常变薄，因心肌水肿常为低回声反射。

3）未受累室壁节段代偿性收缩增强，收缩幅度增高和增厚率增大。

4）心室泵功能减低，射血分数减低。

（2）陈旧性心肌梗死特点

1）梗死节段室壁薄、无层次感、回声增强。

2）梗死节段心肌无收缩或呈矛盾运动。

（3）心肌梗死的并发症

1）乳头肌断裂。

2）乳头肌功能不全。

3）室间隔穿孔。

4）室壁瘤形成（真性室壁瘤）。

5）假性室壁瘤。

6）附壁血栓。

【病案示例】

患者，女性，55岁。急性心梗后两周复查超声。

超声检查：左心轻度增大，室间隔及前壁中下段室壁变薄、回声增强，运动及增厚率减低，二尖瓣可见少量反流信号。左心功能正常低值（图7-146）。

超声提示：节段性室壁运动异常；左心轻度增大；二尖瓣反流（少量）。

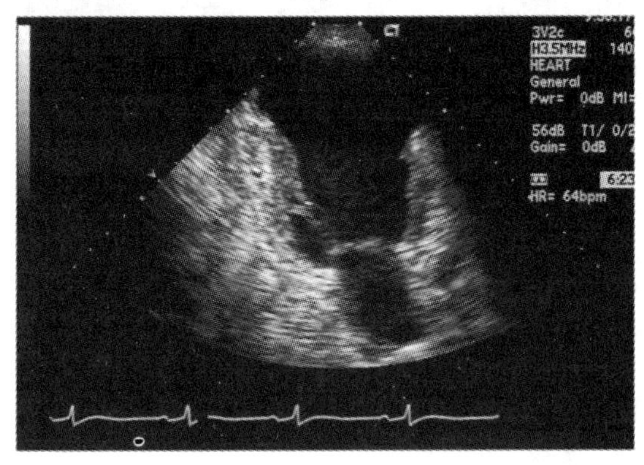

图7-146　左心室前壁及左心尖节段性室壁运动异常

3. 扩张型心肌病

（1）全心扩大，收缩期及舒张期房室容积增加，以左心室扩大为明显。左心室短轴径较长轴径增加更为明显，呈“球形”改变。

（2）室壁运动幅度普遍减低，双侧心室收缩功能减低，射血分数、每搏量、心输出量均减低。

（3）瓣膜开放幅度减低，运动幅度减低的二尖瓣与明显扩大的左心室腔形成“大心腔、小开口”的改变。

（4）心腔内可有血栓形成。

【病案示例】

患者，男性，50岁。活动后胸闷气短，既往扩心病病史5年。

超声检查：全心扩大，左心室扩大为著，EPSS增大，呈“大心腔、小开口”改变。左心室壁厚度正常，运动幅度弥漫性减低。左心功能减低。二、三尖瓣可见中度反流，主动脉瓣可见轻度反流。左心室二尖瓣后叶瓣环下方可见一球形高回声，无明显活动性（图7-147）。

超声提示：左心室心肌受累性病变，符合扩张型心肌病超声表现；全心扩大（左心室为著）；二、三尖瓣反流（中量）；主动脉瓣（少量）；左心功能减低；左心室内附壁血栓。

4. 肥厚型心肌病

（1）左心室壁肥厚

1）非对称性肥厚主要为室间隔和左心室前壁肥厚，心腔正常或缩小。室间隔厚度>1.3cm或室间隔与左心室后壁的比值大于1.3~1.5。

2）对称性肥厚左心室壁均增厚，心腔多变小。

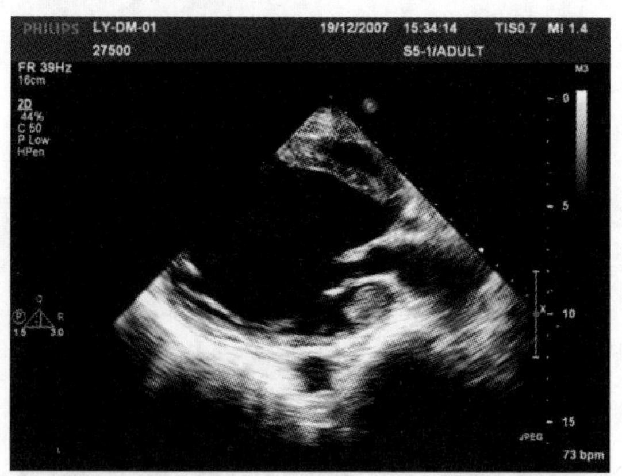

图 7-147　扩张型心肌病合并左心室内附壁血栓

3）心尖肥厚仅心尖部室壁肥厚，收缩期左心室酷似“黑桃心”。

（2）心肌回声

1）室间隔的回声分为三个带，中央为明显的粗糙的颗粒状、点状强回声构成的亮带，室间隔越厚中央的强回声带越宽。

2）心肌呈斑点样回声增强。

（3）梗阻性心肌病伴左心室流出道狭窄

1）LVOT 直径小于 20mm。

2）SAM 征：收缩期二尖瓣前叶或腱索向左心室流出道运动。

3）左心室流出道出现五彩镶嵌的花色血流信号；CW 测左心室流出道收缩期血流速度增快，压差 > 30mmHg，峰值后移，呈“匕首样”改变；梗阻可出现三个不同的水平：LVOT、左心室中部、室腔闭塞。

（4）舒张功能异常：左心舒张功能有不同程度的降低。

【病案示例】

患者，男性，45 岁，活动后心悸，有活动时晕厥病史。

超声检查：左心房增大，室间隔与左心室前壁增厚，最厚处 20mm，运动幅度减低。余左心室壁厚度轻度增厚，运动幅度未见明显异常。收缩期 CD 段凸向左心室流出道，左心室流出道可见五彩镶嵌的花色血流信号，流速 500cm/s，峰值压差 1000mmHg，峰值后移，呈“匕首样”改变，激发试验左心室流出道流速较之前增快，压力梯度达 50mmHg。心功能正常。二尖瓣可见轻度反流（图 7-148）。

超声提示：非对称性肥厚型梗阻性心肌病；左心室流出道梗阻（重度）；左心房增大；二尖瓣反流（少量）。

5. 心肌致密化不全

（1）病变区域内层非致密化心肌疏松增厚，肌小梁组织丰富，呈“海绵状”或“蜂窝状”改变。

（2）病变区域外层的致密心肌明显变薄，呈中低回声。海绵样心肌与致密心肌厚度比值 > 2。

（3）晚期受累心腔扩大，室壁运动减低，心功能减低。

（4）心腔和隐窝间隙内可有血栓形成。

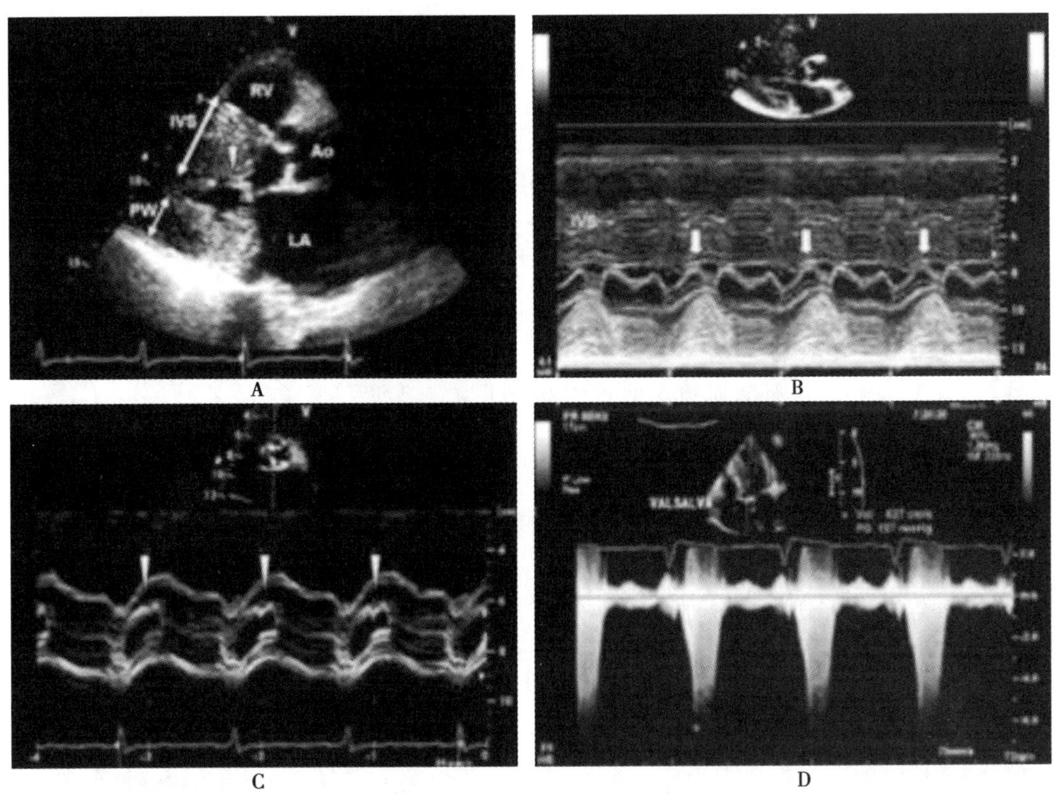

图 7-148 非对称性肥厚型梗阻性心肌病

【病案示例】

患者，女性，35 岁。以心律失常来就诊。

超声检查：左心扩大，心尖四腔心显示左心室及右心室心尖段、中间段心腔内有丰富的肌小梁，交织成网，呈蜂房样改变；致密心肌变薄，运动减低，海绵样心肌与致密心肌厚度比值 >2。彩色多普勒显示心腔内低速血流与隐窝相通，二、三尖瓣可见中量反流，左心功能减低（图 7-149）。

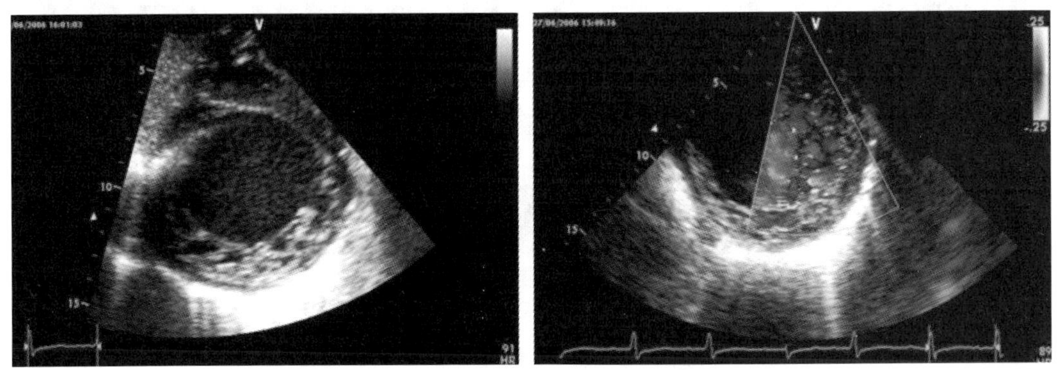

图 7-149 左心室心肌致密化不全

超声提示：左心室心肌受累性病变；心肌致密化不全；左心扩大，左心运动弥漫性减低；二、三尖瓣反流（中量）；左心功能减低。

6. 主动脉夹层 主动脉夹层（aortic dissection）指主动脉腔内的血液通过内膜的破口进入主动脉壁中层而形成的血肿。

常用分型为 De Bakey 分型（图 7-150）：Ⅰ型：Ⅰ = Ⅱ + Ⅱ；Ⅱ型：此型最为常见，内膜破口位于升主动脉；Ⅲ型：内膜破口位于降主动脉峡部。

（1）二维声像图：可见动脉腔被纤细的膜样回声分成两部分，即真腔和假腔。假腔内可能有血栓回声。主动脉瓣受累时可见其完整性破坏，脱垂或关闭不全。若破入心包，显示心包内的无回声区和心脏舒张受限（填塞）（图 7-151）。

（2）CDFI：显示收缩期血流从真腔经破裂口流入假腔内，真腔内血流速度快，色彩明亮，而假腔内血流速度慢，色彩暗。若主动脉瓣反流，可以评估其程度。

（3）经食管超声（TEE）检查：可以提供较经胸检查动脉夹层更清楚和细微的声像图信息。

7. 急性肺动脉栓塞

（1）直接征象：大动脉短轴切面显示主肺动脉及左、右肺动脉内径增宽，肺动脉内可探及附加回声。

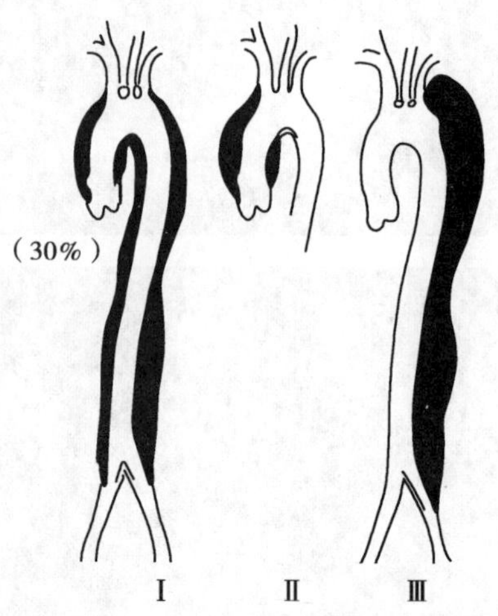

图 7-150 De Bakey 分型示意图

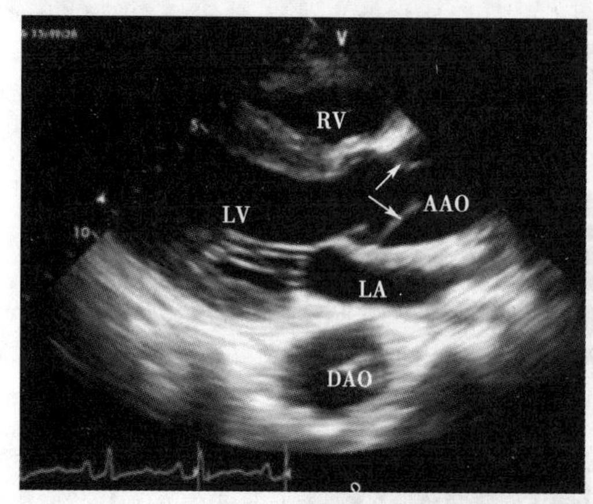

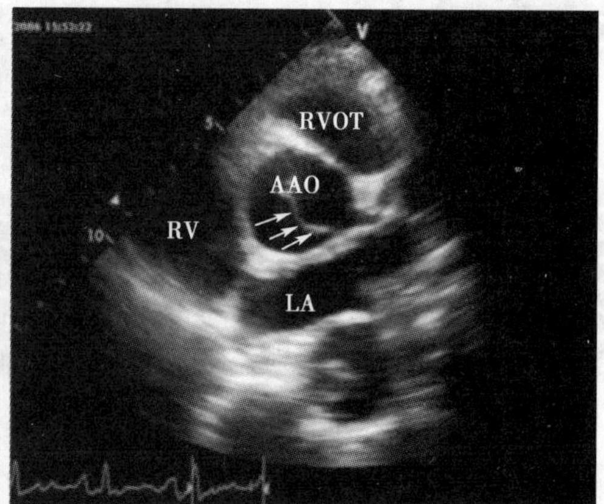

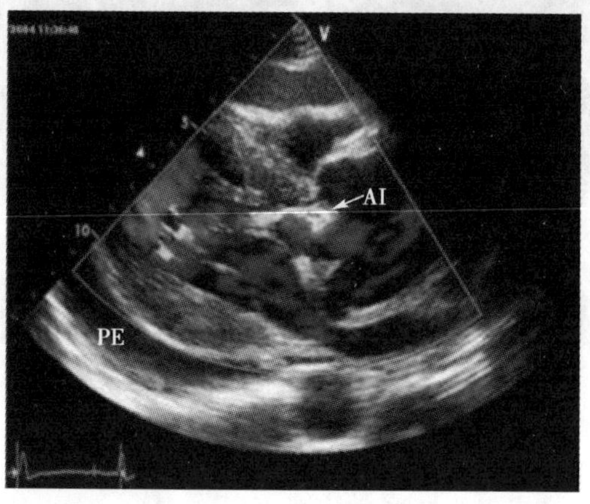

图 7-151 De Bakey Ⅱ型夹层累及主动脉瓣

（2）间接征象：主要表现为肺动脉增宽、右心腔扩大、右心室壁增厚、下腔静脉扩张淤血等右心压力负荷增大和肺动脉高压等改变。

（3）下肢深静脉血管超声检查：由于绝大多数栓子来源于下肢深静脉血栓，因而对于可疑患者，进行下肢深静脉超声检查具有重要的意义。

（4）另有部分患者超声心动图表现无明显异常，可能与起病时间较短，栓塞累及面积较小有关。因而超声心动图表现正常的患者并不能排除肺动脉栓塞的诊断。

【病案示例】

患者，女性，65 岁。乘坐长途火车后猝死。

超声检查：右心扩大，右心室运动减低，左心室受压变形，短轴呈“D 字”样改变，肺动脉增宽，肺动脉分叉部可见高回声，有活动性，左右分支扩张，透声差血流充盈不良。三尖瓣可见中-大量反流，据三尖瓣反流估测肺动脉收缩压大于65mmHg（图 7-152）。

超声提示：肺动脉内高回声，结合病史考虑急性肺动脉栓塞；右心扩大肺动脉高压（中度）；三尖瓣反流（中量）。

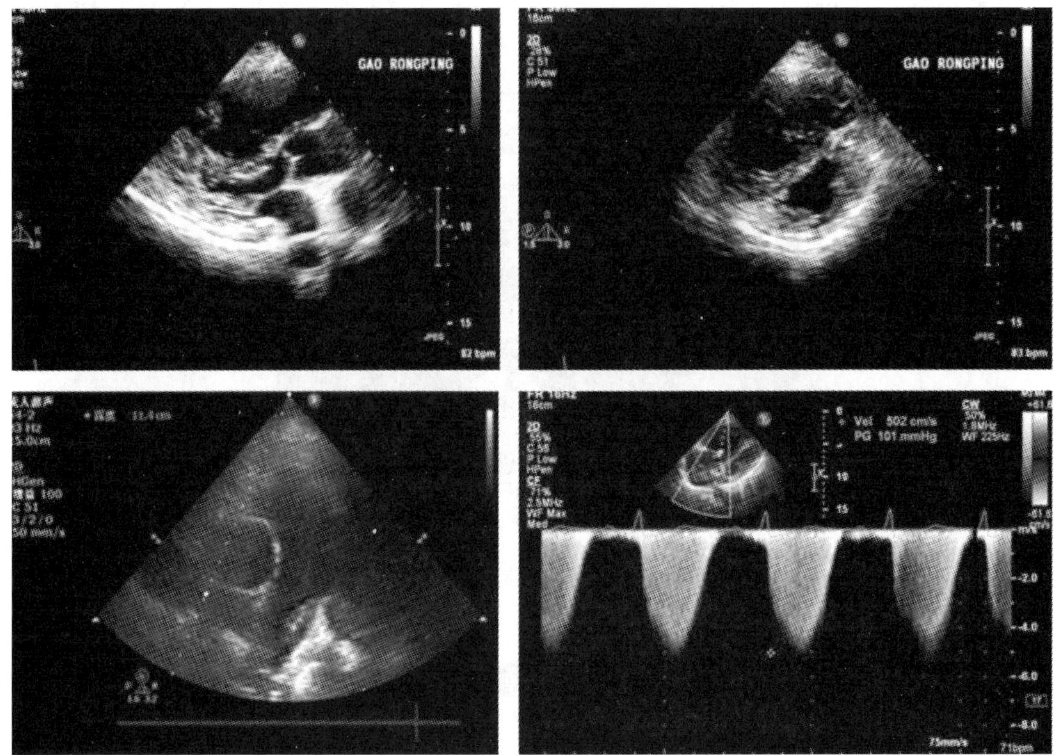

图 7-152　急性肺动脉栓塞超声图像

（五）总结

超声心动图已经并仍然是评估疾病对心脏解剖、生理的影响及治疗反映的宝贵工具。临床医务工作者应对其应用价值有充分认识，才能更好地发挥它在医疗和临床研究中的作用。

八、超声在血管疾病诊疗中的应用

彩色多普勒超声属于无创性检查，既具有二维超声结构图像的优点，又同时提供了血流动力学的丰富信息；其安全性高、操作简便、敏感性高、可反复检查、实时动态及价格低廉等优势受到了广泛的重视和欢迎，在临床上被誉为“非创伤性血管造影”。应用彩色多普勒超声显像（color doppler flow image，CDFI）可以进行头颈部、腹部和四肢血管的检查，目前已成为血管外科疾病诊疗方面首选的术前筛查诊断、术中监测、术后随访检查手段。

（一）术前筛查诊断

对于所有符合血管疾病症状及体征的患者，应选择相应的血管彩色多普勒超声检查，明确是否存在血管疾病、病变的性质、原因、部位、范围及程度，是否需要进一步检查。对需要手术和介入治疗的血管疾病患者，临床医师还会根据血管彩超的信息及其他检查结果综合制订手术、介入治疗方案。如：

1. 彩超检查颈部动脉（颈动脉、椎动脉、锁骨下动脉）、四肢动脉及髂动脉，判断有无先天性发育不良、大动脉炎、内-中膜增厚、斑块或血栓形成、斑块性质；动脉狭窄原因（外压性、内在性）及狭窄程度的分级；评估动脉狭窄或闭塞性病变导致的血流动力学的变化等。尤其是颈动脉狭窄程度、斑块性质的诊断，对临床医生手术方式（颈动脉内膜剥脱手术CEA、颈动脉经皮腔内血管成形术PTA、颈动脉支架成形置入术）及手术时机的选择均有重要的临床应用价值（图7-153）。

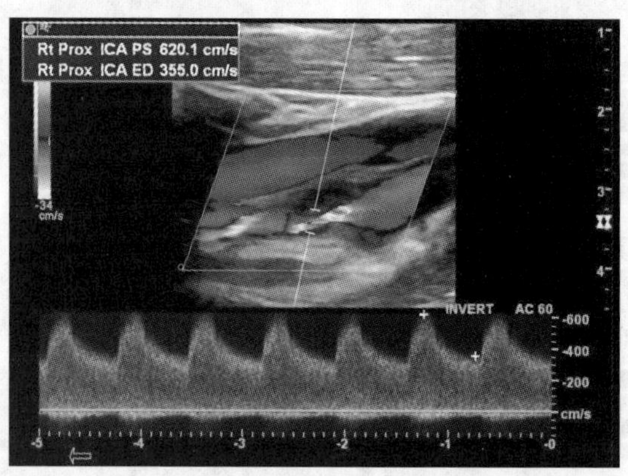

图7-153 颈内动脉起始段重度狭窄彩色多普勒及脉冲多普勒图像

2. 评估腹主动脉瘤部位、类型（真性、假性、动脉夹层）、大小、瘤内情况及其与周围组织的关系（图7-154）。

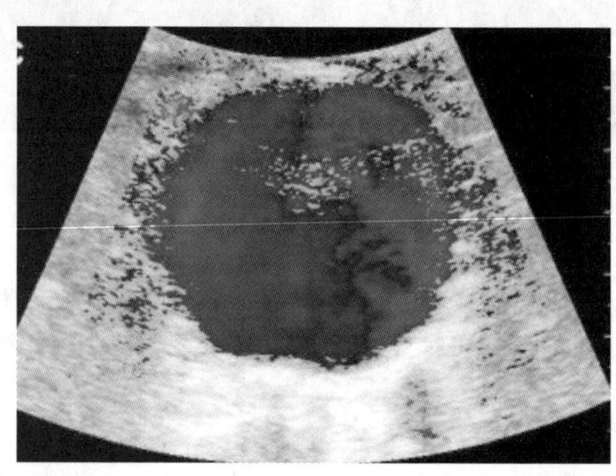

图7-154 彩色多普勒显示瘤样扩张腹主动脉内“旋涡状”血流

3. 可疑肾血管性高血压患者，通过彩色多普勒超声可判断有无肾动脉疾病，判断病变性质（动脉狭窄、动脉瘤、动脉栓塞、动脉血栓形成、动静脉瘘），确定病变部位、范围，评估严重程度以帮助临床医师选择治疗方案（图 7-155）。

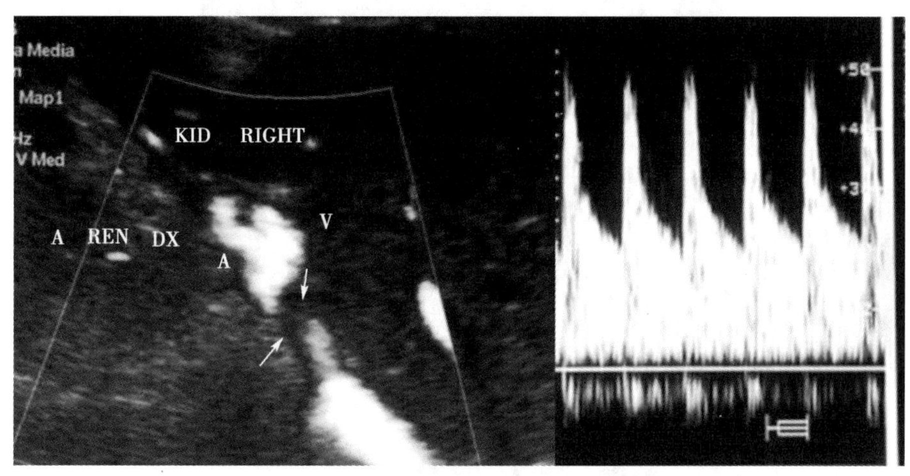

图 7-155 肾动脉起始段能量及脉冲多普勒显示血流明显增快，提示狭窄

4. 对可疑下腔静脉（IVC）狭窄所致布-加综合征的筛查，了解狭窄（先天性、血栓、瘤栓、外压等）的原因、部位、程度等；筛查门静脉及其属支是否通畅及血流情况、是否存在血栓或瘤栓所致海绵样变，评估门静脉高压症（图 7-156）。

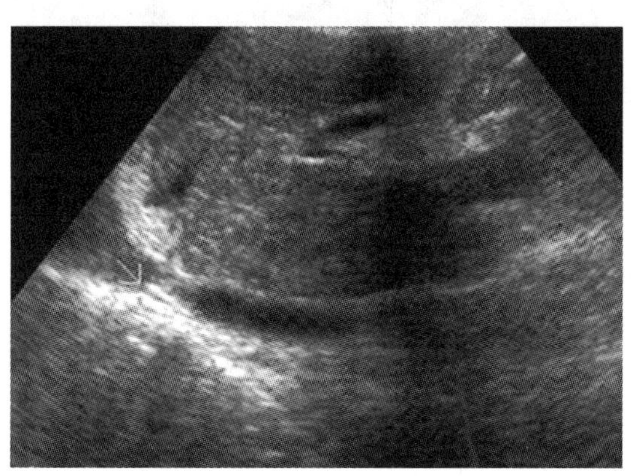

图 7-156 下腔静脉近右心房入口处可见膜状狭窄，提示为布-加综合征

5. 髂静脉及四肢静脉：四肢肿胀、沉重、疼痛，不明原因的肺动脉栓塞，都可通过彩色多普勒超声检查判断静脉有无血栓性病变及其部位、范围（图 7-157）。

6. 下肢静脉反流：对下肢肿胀、色素沉着、溃疡或下肢浅静脉曲张的患者，多普勒超声检查可评估深、浅静脉和穿静脉的瓣膜功能，通过测量反流时间评估静脉瓣膜不全的程度、标记反流静脉的解剖部位，为临床医师选择治疗方式（如手术、激光、射频或硬化治疗）提供所需静脉解剖信息（图 7-158）。

（二）术中监测

随着临床介入性超声的发展，彩色多普勒超声引导因其能在动态中进行描述和追踪，具备那些 CTA 和 MRA 一次性成像技术所无法替代的优点，早已广泛应用于各类临床穿刺

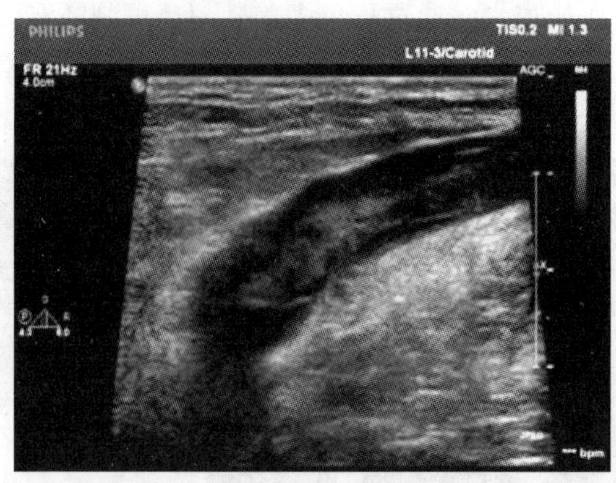

图 7-157　大隐静脉近股静脉入口处可见低回声团块，提示静脉血栓

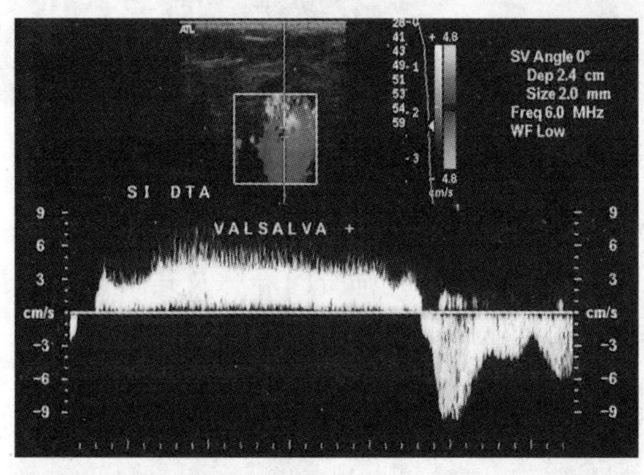

图 7-158　Valsalva 动作大隐静脉内可见反流，持续时间 4 秒，提示瓣膜功能不全

活检、置管、治疗及术中监测等。它可提高手术操作的准确性、安全性，减少因“盲穿”导致的术中并发症（误穿动脉、血肿、导管堵塞、静脉血栓形成、假性动脉瘤形成等），明显提高了手术成功率；同时还能对穿刺的各种并发症做出准确的诊断，为有效控制、治疗并发症争取时间。

现应用于术中的技术包括：超声引导下穿刺动静脉血管、下腔静脉内支架或滤器释放、颈部及四肢动脉狭窄处支架的释放等。

（三）术后随访

彩色多普勒超声因其无创、价廉、可重复性强，在血管外科患者术后效果的评判、并发症的诊断及随访中起着不可替代的作用。术后随访分阶段：24 小时内、1 周内、1～3 个月、6 个月、1 年，以后每年 1 次。

1. 颈部动脉、髂动脉及四肢动脉狭窄术后，彩超随访主要目的在于动脉解剖结构及血流动力学改变的信息，排除术后并发症。如：颈动脉狭窄随访支架置入术或 CEA 术后 24 小时内有无急性血栓形成、局部血肿或假性动脉瘤，内膜剥脱部位颈动脉管壁是否水肿导致管腔狭窄、1～3 个月复查病变段是否有夹层形成、支架有无内膜增生，6 个月以后随访有无斑块形成致再狭窄等。因此可及时采取相应治疗措施，如：血肿清除术、内科治疗、颈动脉支架术使飘浮内膜贴壁、局部球囊扩张支架术等，提高手术成功率（图 7-159）。

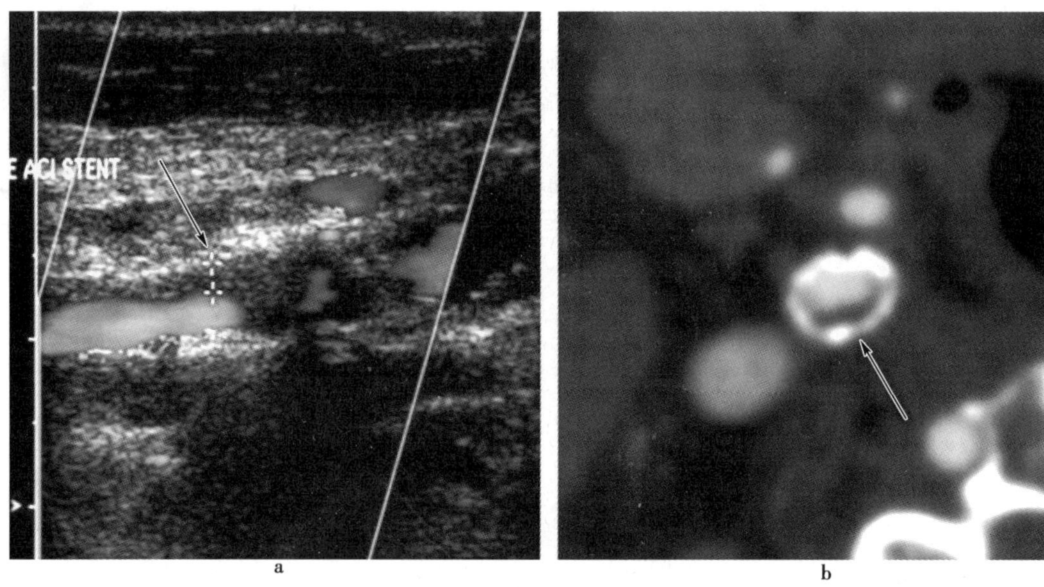

图 7-159 3 个月随访中，颈动脉支架术后显示内膜明显增厚，管腔狭窄，CT 证实颈动脉支架再狭窄

2. 腹主动脉瘤彩超随访可以观察治疗后是否有支架内瘘、支架内人工血管及血栓形成和狭窄等，测量支架和瘤腔内的血流速度和频谱变化，评估术后效果。

3. 布-加综合征（BCS）术后随访 IVC 球囊扩张术后疗效，支架置入后位置、管腔结构等；监测评价门-腔静脉分流术吻合口或桥血管部位。

4. 随访髂静脉及四肢静脉血栓治疗后疗效（图 7-160）。

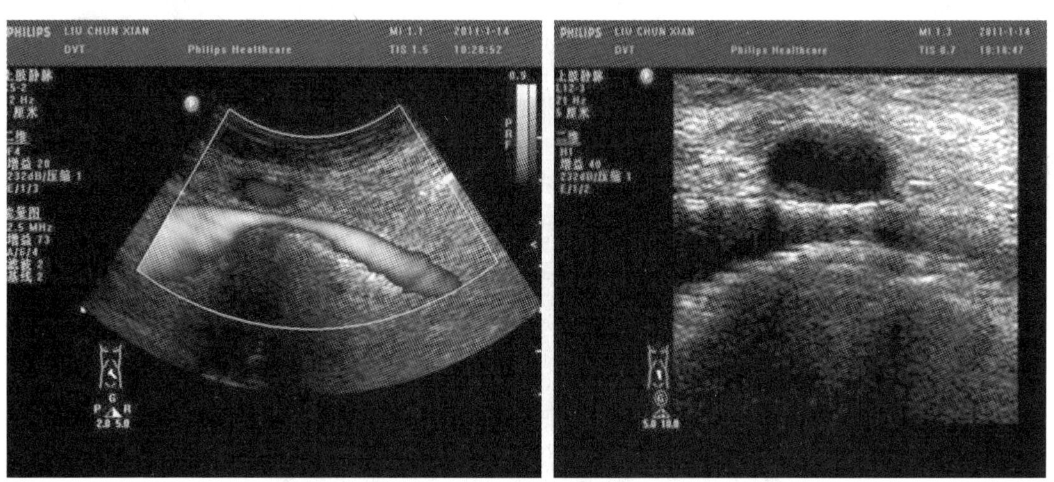

图 7-160 左髂静脉压迫综合征患者支架治疗前后对比，原受压狭窄已经解除

5. 下肢慢性静脉功能不全（chronic venous insufficiency，CVI）是最常见的周围血管疾病，以下肢静脉曲张为主要表现，大隐静脉高位结扎、主干与曲张静脉剥脱是其基本术式。但文献报道术后复发率达 20%～40%。交通静脉功能不全、浅静脉主干及属支残留是 CVI 术后复发的重要原因，再次手术应全面纠正深、浅、交通静脉功能不全。

（四）常见下肢血管疾病超声影像诊断要点

1. 动脉狭窄　直径狭窄率≥50%的动脉狭窄即后段伴有血流紊乱，这是一个重要征象。动脉主干闭塞时，闭塞近心端和远心端可能有侧支循环形成，侧支动脉血流可能增高，此时应该注意与动脉主干狭窄的鉴别。侧支动脉高速血流往往无湍流现象，而≥50%动脉狭窄即后段有湍流。另外，彩色多普勒可观察血流增速所在位置，有助于鉴别。对于多发动脉狭窄，诊断第二个及其以远的动脉狭窄，应用血流速度比值较流速绝对值更有意义。见表7-6。

表7-6　下肢动脉狭窄和闭塞的超声诊断标准（引自Crossman等）

动脉狭窄程度	病变处收缩期流速峰值（cm/s）	收缩期流速峰值比*
正常	<150	<1.5:1
狭窄30%~49%	150~200	1.5:1~2:1
狭窄50%~75%	200~400	2:1~4:1
狭窄>75%	>400	>4:1
闭塞	无血流信号	无血流信号

*病变处与相邻近侧正常动脉段相比；动脉狭窄程度：直径狭窄率

【病案示例】

患者，男性，59岁。吸烟史30年，左下肢间歇性跛行3个月。

超声检查：左侧股浅动脉下段可见多发低回声斑块，管腔呈偏心性狭窄，最狭窄处残余管径0.9mm，原始管径4.5mm，病变处收缩期流速峰值流速441cm/s，收缩期流速峰值比8.4（图7-161）。

超声提示：左侧股浅动脉斑块形成合并节段性狭窄（重度，狭窄率>75%）。

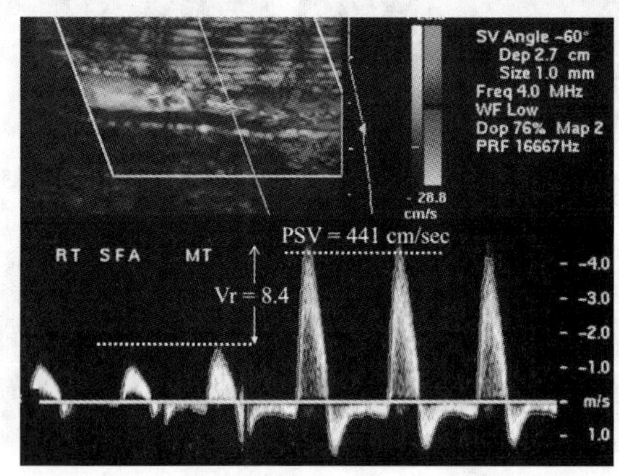

图7-161　左股浅动脉节段性狭窄，狭窄段与相邻近侧正常动脉段流速比较

2. 急性下肢深静脉血栓

（1）管径：急性期明显增宽，大于伴行动脉1倍。加压不变形或不能压瘪。

（2）管腔、管壁：急性期充满低回声，接近无回声。或低无混合。可有不完全阻塞管腔的低回声。

（3）彩色多普勒超声：血栓形成部位血流充盈缺损。

（4）脉冲多普勒超声：完全阻塞者探测不到血流信号。远端血流期相性消失，呈平坦状，Valsalva 动作反应减弱或消失。

【病案示例】

患者，女性，45 岁。髋关节置换术后左下肢肿胀 1 天。

超声检查：左侧股总、股浅、腘静脉管壁增厚，管腔扩张，腔内可见低回声完全充填，加压后不能压扁，CDFI 血流中断（图 7-162）。

超声提示：左下肢深静脉血栓（急性期）。

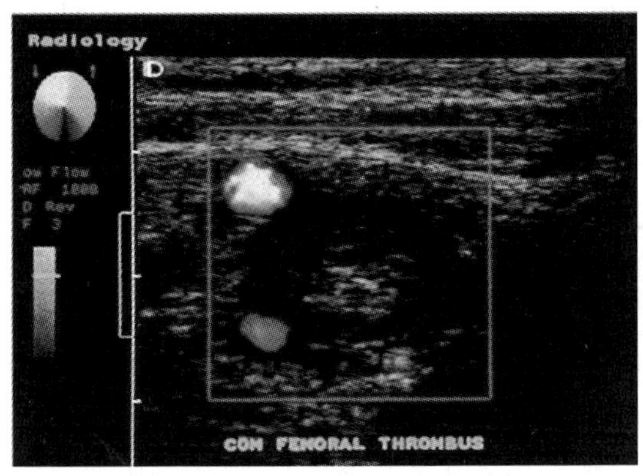

图 7-162　左股浅静脉血栓

3. 下肢静脉反流　一般认为，正常静脉内无反流或反流时间小于 0.5 秒；静脉反流时间持续 1 秒以上即可诊断静脉瓣膜功能不全。

CDFI：轻度者在 Valsalva 动作时或挤压远端肢体放松后，静脉管腔内出现反向血流。严重者平静呼吸时可见血流呈红蓝变化。

PW：Valsalva 动作时可见反向血流频谱。可测量时间和反流的血流速度，判断静脉反流的严重程度。

深静脉瓣膜功能不全分级：

正常：反流时间 <0.5 秒。

可疑：反流时间 0.5～1 秒。

Ⅰ级反流：反流时间 1～2 秒。

Ⅱ级反流：反流时间 2～3 秒。

Ⅲ级反流：反流时间 4～6 秒。

Ⅳ级反流：反流时间 >6 秒。

4. 颈动脉内中膜增厚、斑块及狭窄

（1）IMT 及斑块的界定：颈动脉内-中膜厚度≥1.0mm 为内膜增厚，局限性内-中膜厚度≥1.5mm 定义为斑块。

（2）斑块的评价

1）根据斑块声学特征：均质回声斑块：分低回声、等回声及强回声斑块；不均质回声斑块：斑块内部包含强、中、低回声。

2）根据斑块形态学特征：规则型：如扁平斑块，基底较宽，表面纤维帽光滑，回声均匀，形态规则；不规则型：如溃疡斑块，表面不光滑，局部血流充盈缺损，形成“火山口”征。

（3）颈动脉狭窄诊断标准：见表 7-7。

表 7-7　颈动脉狭窄超声诊断标准（2003 美国放射年会超声会议标准）

狭窄程度	PSV（cm/s）	EDV（cm/s）	PSV_{ICA}/PSV_{CCA}
<50%	<125	<40	<2.0
50%~69%	≥125，<230	≥40，<100	≥2.0，<4.0
70%~99%	≥230	≥100	≥4.0
闭塞	无血流信号	无血流信号	无血流信号

5. 锁骨下动脉窃血综合征（见图 7-163）

（1）双侧椎动脉流速不对称，患侧椎动脉流速低于健侧。

（2）双侧椎动脉血流频谱不对称。患侧椎动脉出现收缩期切迹（隐匿型窃血，Ⅰ级）；患侧椎动脉血流方向部分逆转，血流频谱呈现双向“振荡型”改变（部分型窃血，Ⅱ级）；患侧椎动脉血流方向完全逆转，频谱呈单向“脉冲型”改变（完全型窃血，Ⅲ级）。

（3）健侧椎动脉血流速度相对升高（代偿），基底动脉血流速度与健侧椎动脉流速高低一致。

（4）患侧上肢动脉流速减低，失去周围动脉血流频谱特征，呈相对低搏动性血流特征。

（5）患侧锁骨下动脉流速异常升高（狭窄特征）或近段血流信号探测不到，远段流速减低伴低搏动性改变（锁骨下动脉闭塞）。

（6）隐匿型锁骨下动脉窃血患者经束臂试验（患侧上肢袖带加压试验前后，椎动脉血流方向出现部分逆转改变）可证实窃血改变，称束臂试验阳性。

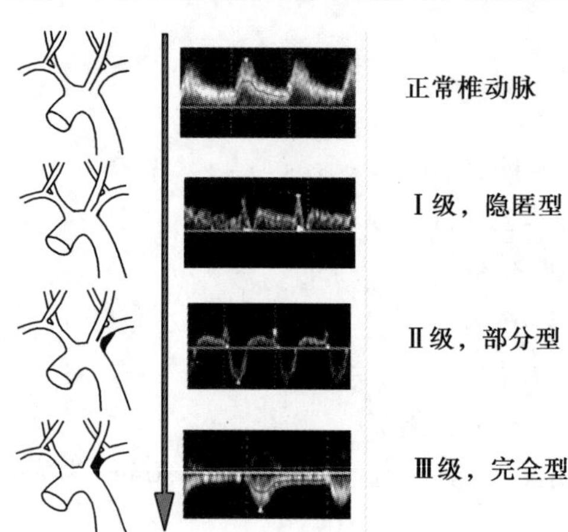

图 7-163　不同类型锁骨下动脉窃血综合征椎动脉血流频谱

【病案示例】

患者，男性，66 岁。左侧上肢无脉。

超声检查：左侧椎动脉血流频谱异常，收缩期血流方向部分逆转，血流频谱呈现双向

“振荡型”改变，左侧锁骨下动脉起始段可见混合回声斑块，管腔狭窄，残余管径1.1mm，原始管径6.5mm，流速增快达435cm/s（图7-164）。经CTA证实。

超声提示：左锁骨下动脉窃血综合征（Ⅱ级）；左侧锁骨下动脉狭窄（重度）。

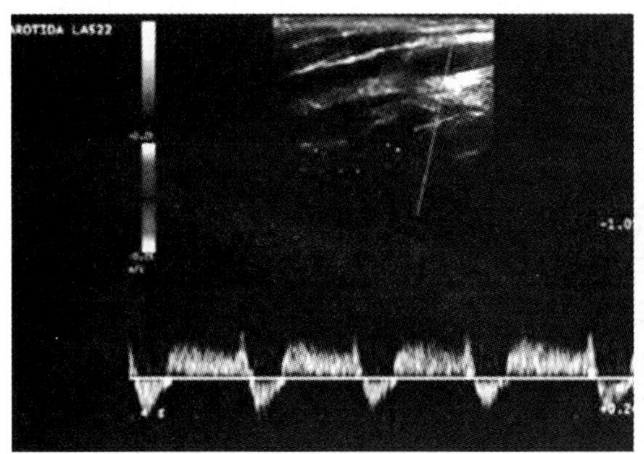

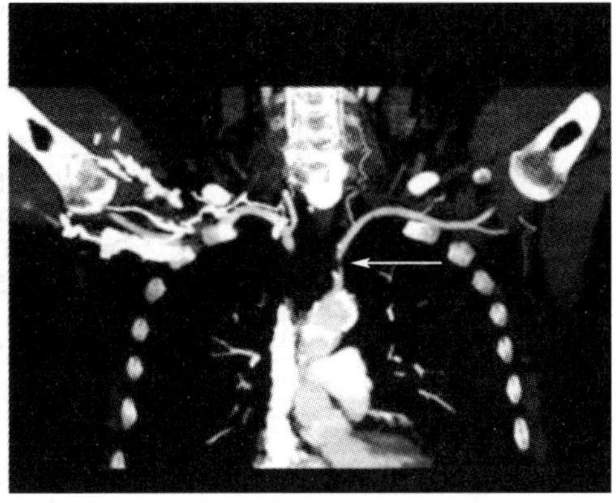

图7-164　锁骨下动脉窃血综合征

左图：左侧椎动脉为Ⅱ级窃血频谱；右图CTA证实左锁骨下动脉起始段重度狭窄

（五）总结

随着超声技术的不断进步，彩色多普勒超声检查已然成为临床医生、尤其是血管外科医生的好帮手，使我们增加了对各种超声检查方法、优点的理解，真正懂得了如何应用超声，使超声的使用价值得到一步步的扩展。

（刘　勇）

第四节　实验室检查

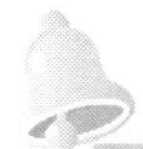
【培训目标】

1. 掌握常用的实验室检查项目的临床意义；临床常见各系统疾病的实验室检查选择方法。
2. 结合病例，熟悉常见实验室检查结果的分析方法。

一、肝脏疾病的实验室检查

肝脏是人体内最大的实质性器官，含有丰富的膜结构及有关酶系，是进行物质代谢和生物转化的主要场所，有“物质代谢中枢”之称。在炎症刺激、胆道结石、肿瘤或毒物损伤等多种因素造成肝细胞损害或胆管受阻时，体内众多物质的生物化学反应将受到不同程度的影响。本节仅介绍一些临床常用的检测指标及项目。

（一）肝脏疾病实验室检查索引

见图7-165。

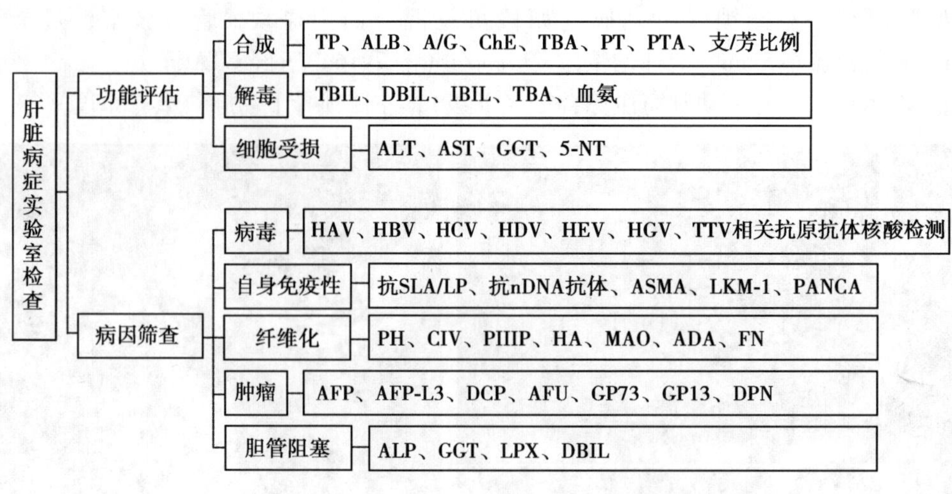

图 7-165　肝脏疾病实验室检查索引

（二）肝脏疾病实验室检查指标的解读

1. 功能评估

（1）血清总蛋白 TP 和清蛋白 ALB、球蛋白比值 A/G 测定：除 γ-球蛋白外几乎所有的血浆蛋白均由肝脏合成，所以在肝功能受到损害时，血浆蛋白浓度降低，特别是慢性肝病时，血浆白蛋白合成减少，总蛋白降低，而 γ-球蛋白升高，出现白蛋白与球蛋白的比值降低，甚至倒置。但由于肝脏强大的储备能力和蛋白质相对较长的半衰期，急性肝损害时血浆总蛋白浓度变化不大。

（2）胆红素代谢检查：胆红素水平并结合临床症状用于鉴别诊断黄疸类型。

1）TBIL 增高伴 DBIL 明显增高提示胆汁淤积性黄疸（DBIL/TBIL＞50%）。

2）TBIL 增高伴 IBIL 明显增高提示为溶血性黄疸（DBIL/TBIL＜20%）。

3）三者均升高为肝细胞性黄疸（DBIL/TBIL 在 20～50%）。

（3）血清总胆汁酸：血清总胆汁酸（TBA）是唯一可同时反映肝脏分泌、合成与代谢及肝细胞损害三种状态的非酶学指标。是反映早期肝硬化的敏感指标，且有助于肝移植后早期（3 天内）肝功能不全的诊断。

（4）血清酶类

1）丙氨酸氨基转移酶（ALT）：是反映肝损伤的灵敏指标。而天门冬氨酸氨基转移酶（AST）则反映肝脏受损的严重程度，一般严重损伤时血清中以 AST 升高为主。计算 DeRitis 比值，即 AST/ALT 之比，对于急、慢性肝炎的诊断和鉴别诊断以及判断肝炎的转归也有特别价值。急性肝炎时 DeRitis 比值＜1；肝硬化时 DeRitis 比值≥2；肝癌时 DeRitis 比值≥3。

2）碱性磷酸酶（ALP）：测定主要用于诊断肝胆和骨骼系统疾病，是反映肝外胆道梗阻、肝内占位性病变和佝偻病的重要指标。

3）γ-谷氨酰基转肽酶（GGT）：主要用于胆道疾病及乙醇性肝脏损害的诊断。

2. 病因筛查

（1）病毒性肝炎检测：病毒性肝炎有 7 型，即甲型（HA）、乙型（HB）、丙型（HC）、丁型（HD）、戊型（HE）、庚型（HG）、输血传播病毒肝炎（TTV 病毒）。其中乙肝、丙肝和丁肝的重叠感染会加速发展至肝硬化，甲肝和戊肝则不发展为肝硬化。

（2）自身免疫性肝病（AIH）的标志：与 AIH 有关的自身抗体有抗 SLA/LP 抗体、抗核抗体（ANA）、抗 nDNA 抗体、抗平滑肌抗体（ASMA）、抗肝肾微粒体抗体（LKM-1）和抗粒细胞抗体（pANCA）。

抗 SLA/LP 抗体对 AIH 具有很高的特异性，所有病毒性肝炎患者抗 SLA/LP 抗体为阴性，可以准确地排除病毒性肝炎。

高滴度的 ASMA 对Ⅰ型 AIH 有重要诊断意义。

抗 LKM-1 抗体被认为是Ⅱ型 AIH 的特异性抗体，敏感性为 90%。

抗 LC-1 抗体为 AIHⅡ型的另外一个特异性抗体，其阳性率大于 30%。

3. 肝纤维化指标

（1）脯氨酰羟化酶（PH）与纤维组织的形成有关，反映肝纤维化的状态。

（2）Ⅳ型胶原（CⅣ）的增加是肝纤维化早期的表现。

（3）Ⅲ型前胶原氨基末端肽（PⅢP）、血清透明质酸（HA）是反映肝纤维化活动的良好指标。

（4）单胺氧化酶（MAO）、血清腺苷脱氨酶（ADA）、纤维连接蛋白（FN）等与肝脏纤维化的程度有关。

4. 肝癌筛选指标

甲胎蛋白（AFP）、甲胎蛋白异质体（AFP-L3、AFP-mRNA）、脱羧凝血酶原（DCP）、α-L-岩藻糖苷酶（AFU）、高尔基体蛋白 73（GP73）、磷脂酰肌醇蛋白聚糖 3（GPC3）、骨桥蛋白（OPN）等，有助于早期发现肝癌。目前临床应用最多的是原发性肝细胞癌最敏感、特异的标志物——甲胎蛋白（AFP）。

5. 其他检查

（1）PT 及 PTA：血浆凝血酶原时间及凝血酶原活动度。PT 是反映肝脏凝血因子合成功能的重要指标。PTA 是 PT 测定值的常用表示方法，对判断疾病进展及预后有较大价值，近期内 PTA 进行性降至 40% 以下为肝衰竭的重要标准之一，小于 20% 者提示预后不良。

（2）血氨升高：晚期肝病患者尿素合成能力低下，血浆尿素水平呈低值，而氨清除障碍造成高氨血症，是肝性脑病的重要诱因。

（3）血浆氨基酸比例失调：芳香族氨基酸主要在肝中代谢，当发生严重肝损害时，血中氨基酸平衡紊乱，表现为支链氨基酸和芳香族氨基酸的比值（支/芳）下降。

（4）脂蛋白 X：慢性肝内和肝外淤积会引起血胆固醇和磷脂明显增高，并可出现异常的脂蛋白 X（Lp-X）。

（三）病案示例

患者，男，66 岁。因"发现皮肤黄染及尿液颜色加深 1 个月"而就诊。查体：消瘦，肝脏右肋下 1.5cm，质地一般，无痛，粪便颜色呈灰白色。中等饮酒量，未服用任何药物。

实验室检查：总胆红素 355μmol/L（参考值 3.4～20.5μmol/L），AST 78U/L（参考值 10～42U/L），ALT 86U/L（参考值 5～40U/L），ALP 897U/L（参考值 40～150U/L）。

临床诊断：

（1）初步诊断：胆汁淤积性黄疸可能性大

（2）诊断要点

1）黄疸，尿色加深。

2）肝脏大，粪便灰白色。

3）TBIL、ALP 明显增高。

（3）鉴别诊断及进一步检查

1）鉴别其他原因黄疸：进一步查 DBIL、IBIL 等除外溶血性黄疸、肝性黄疸。

2）进一步明确胆汁淤积原因：如肿瘤（肝癌、胆管癌、胰头癌等），进一步查 CEA、AFP、FREE、GGT 等，并结合 B 超及影像学检查。

二、肾脏疾病的生物化学检查

肾脏是体内重要的排泄器官和内分泌器官，其作用在于维持机体内环境稳态。肾脏疾病的生物化学检查在肾脏疾病的早期发现和治疗中起着极为重要的作用。

（一）肾脏疾病生物化学检查索引

见图 7-166。

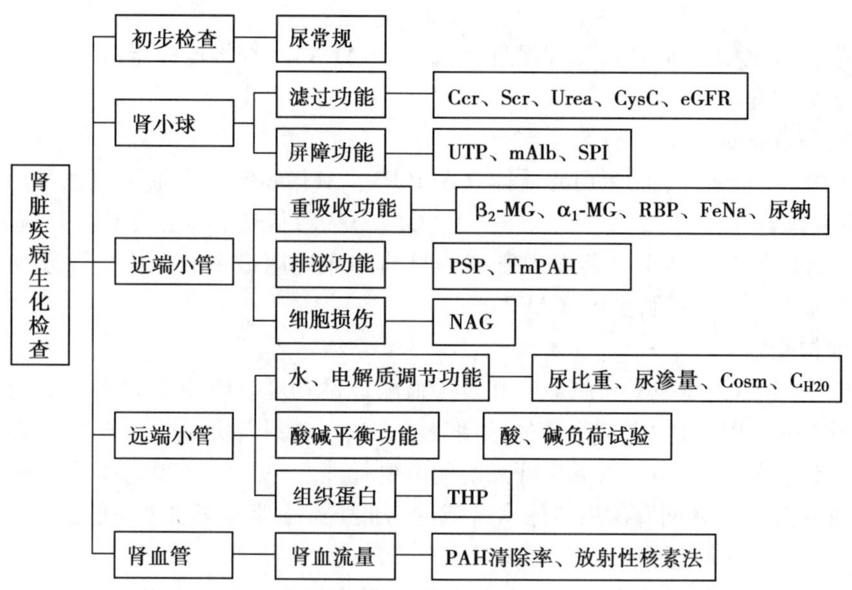

图 7-166 肾脏疾病生物化学检查索引

（二）肾脏疾病生物化学检查指标的解读

1. 尿常规检查 尿液检查是诊断泌尿系统疾病及疗效判断的首选项目。肾功能异常时尿常规检查可出现尿红细胞，蛋白、隐血阳性。尿冷藏后出现盐类结晶无临床意义。结晶体频繁出现于新鲜尿中并伴有较多红细胞应怀疑肾结石的可能。

2. 肾小球功能检查

（1）肾小球滤过功能检查

1）内生肌酐清除率（Ccr）：是反映肾小球滤过功能较为敏感的指标。Ccr 降低能较早准确地反映其功能损伤并估计损伤程度。Ccr 可指导临床治疗，异常时可及时调整由肾脏代谢或以肾脏排出为主的药物。

采用肾小球滤过分数测定排除肾血流量对肾小球滤过率测定的影响，用于评价肾脏功能，特别是慢性肾衰竭患者。

2）血尿素（Urea）、血肌酐（Scr）：血尿素升高可见于器质性肾功能损伤、肾前性和肾后性因素，也可作为肾衰竭透析充分性的判断指标。血尿素不能反映早期肾功能状态，

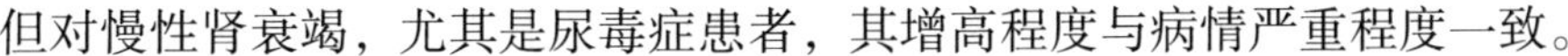

但对慢性肾衰竭，尤其是尿毒症患者，其增高程度与病情严重程度一致。

血肌酐浓度升高时，约已有2/3肾单位损伤，肾功能基本不可逆。肌酐浓度与个体肌肉量有关，肌肉发达者与消瘦者可有明显差异。

3）血胱抑素C(CysC)：血CysC浓度与肾功能损害程度高度相关，能够准确反映人体肾小球滤过率的变化。

（2）肾小球屏障功能检查：由于肾小球滤过屏障损伤而产生的蛋白尿称为肾小球性蛋白尿，多为中大分子量蛋白尿，如白蛋白、转铁蛋白、IgG、IgA、IgM、C3等。它们的出现或增多，对各类肾小球病变具有特异性鉴别诊断价值。

1）尿微量白蛋白（mAlb）：mAlb有助于肾小球病变的早期诊断。在肾脏疾病早期，尿常规阴性时，尿mAlb含量可发生变化。微量白蛋白已确定为肾脏病预后及死亡的独立预测因子。

2）尿总蛋白（UTP）：即24小时尿蛋白定量。尿蛋白阳性或增高可见于病理性蛋白尿，也可见于生理性蛋白尿。

3）尿蛋白选择性指数（SPI）：目前临床上多采用尿IgG和尿Tf的清除率的比值作为SPI。SPI <0.1者，表明肾小球损害较轻，治疗反应和预后大多较好，SPI >0.2者，表明肾小球损害较重，预后大多不良。

3. 肾小管功能检查

（1）肾近端小管功能检查

1）肾近端小管重吸收功能检查：肾脏近端小管上皮细胞受损时，对肾小球正常滤过的尿小分子蛋白重吸收障碍，排泄增加，故小分子蛋白尿又称肾小管性蛋白尿。多为轻度蛋白尿，以小分子蛋白质，如β_2-微球蛋白、α_1-微球蛋白、视黄醇结合蛋白等为主。其中β_2-微球蛋白不稳定，在酸性尿液中易降解，易出现假性偏低的现象。

2）肾小管排泄功能检测：评价肾小管排泄功能的试验主要是酚红排泄试验（PSP）和对氨基马尿酸最大排泄率试验（TmPAH）。PSP排泌量减少可见于各种肾前性、肾性和肾后性因素，肾性因素时提示近曲小管功能受损。

3）肾近端小管细胞损伤检查：N-乙酰-β-D-氨基葡萄糖苷酶（NAG）分子量较大，不能通过肾小球屏障，故尿中NAG主要来自肾近曲小管上皮细胞，是反映肾小管实质细胞损害的指标，对诊断肾脏早期损害有灵敏性。

（2）肾远端小管功能检查：主要通过尿液浓缩稀释试验，酸、碱负荷试验以及THP检测。

4. 其他　在链球菌感染后急性肾小球肾炎中，抗“O”（或ASO）明显升高，2周内血清补体C3下降，6~8周时恢复正常，可视为急性肾炎病情活动指标。

（三）病案示例

患者，女性，54岁。因“低热、泡沫尿、水肿1个月”而就诊。1个月余前受凉后出现咳嗽、咽部不适、发热，经治疗后体温稍有下降，但渐出现眼睑及双下肢水肿、泡沫尿，近日尿量明显减少至200ml/d，血压增高至160/90mmHg。否认高血压、糖尿病及慢性肾脏疾病病史。

实验室检查：

1. 尿常规检查　尿蛋白3.2g/L，尿液红细胞5~6个/HP（参考值0~3个/HP），尿比重1.030（参考值1.003~1.030），24小时尿蛋白定量5.57g（参考值<150mg/24h）。

2. 血清生化检查 血清白蛋白17g/L（参考值34～54g/L），血肌酐253μmol/L（参考值45～84μmol/L），血尿素25.9mmol/L（参考值2.9～8.2mmol/L），血尿酸903mmol/L（参考值155～357mmol/L），次日血肌酐861μmol/L，血尿素50.7mmol/L，内生肌酐清除率47ml/min（参考值80～120ml/min）。

临床诊断：

（1）初步诊断：急性肾衰竭（或急性肾损伤），原因待查；肾病综合征？

（2）诊断要点

1）上感病史。

2）泡沫尿、水肿，尿常规显示大量蛋白尿，尿比重增加，尿中少量红细胞，血脂增高，血清白蛋白下降。

3）少尿，血压增高，进行性血尿素及肌酐升高，内生肌酐清除率下降。

（3）鉴别诊断及进一步检查：肾脏B超、CT，肾穿刺活检，相应免疫学检查等明确肾损害原因，除外继发性肾病综合征因素。

三、心血管疾病的生物化学检验

心血管疾病（cardiovascular disease，CVD）一直是发达国家的第一位死因。在我国，冠状动脉硬化性心脏病（coronary heart disease，CHD）和脑血管病（cerebrovascular disease，CVD）都是城市人口的前三位死因之一，严重威胁着人类健康。

（一）心血管疾病的生物化学检查索引

见图7-167。

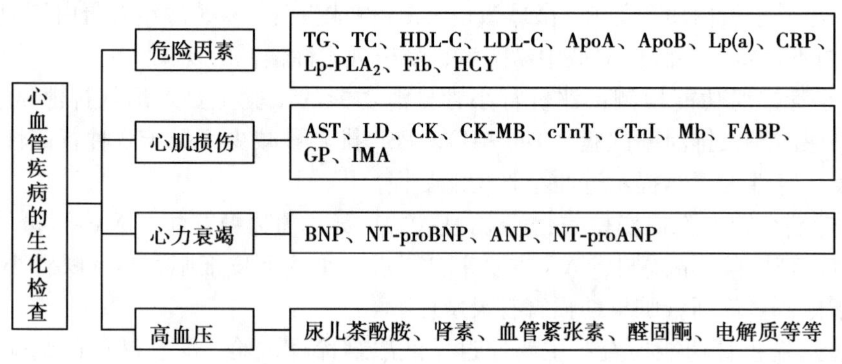

图7-167 心血管疾病的生物化学检查索引

（二）心血管疾病生物化学检查指标的解读

1. 心血管疾病危险因素相关生物化学指标

（1）血清脂质：在所有血清脂质中，学术界一直认为高胆固醇是心血管疾病重要的危险因素，也是促进动脉硬化的主要物质。Framingham研究证明，血胆固醇水平在5.2～5.7mmol/L时冠心病发病的危险性相对稳定；超过此值，冠心病危险性将随胆固醇水平的增加而升高。另外，有学者认为TC/HDL-C >5，冠心病发病率急剧上升。

（2）超敏C反应蛋白（high sensitive CRP，hsCRP）：hsCRP主要用于心血管疾病一级预防中冠心病发生的危险性评估，hsCRPC <1mg/L为低危，1～3mg/L为中危，>3mg/L为高危。hsCRPC升高反映动脉硬化存在低度的炎症过程和粥样斑块的脱落。hsCRPC与

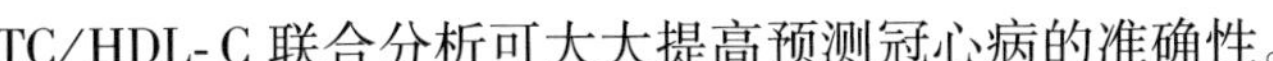

TC/HDL-C 联合分析可大大提高预测冠心病的准确性。

（3）脂蛋白相关磷脂酶 A_2（LP-PLA_2）：作为一种新的炎性反应标志物，主要发挥促进动脉粥样硬化形成的作用，与 hsCRP 相比，LP-PLA_2 的优点是与其他危险因素的相关性很小。

（4）血浆纤维蛋白原（Fib）：纤维蛋白原升高将增加血液黏滞度，增强血小板聚集性，促使血栓形成。血浆 Fib 水平是心血管疾病死亡及非致死性心肌梗死独立预测因子。Fib 每增加 1g/L，心肌梗死的危险性增加 45%。

（5）同型半胱氨酸（homocysteine，HCY）：HCY 是预测远期罹患冠心病的独立因素，血清 HCY 水平愈高，冠状动脉病变累及的范围愈广。

2. 与胸痛相关生物化学指标

（1）心肌酶谱

1）血清天门冬氨酸转氨酶（AST）：AST 不具备组织特异性，血清单纯 AST 升高不能诊断心急损伤，当今学术界已不主张将其用于 AMI 诊断。

2）血清乳酸脱氢酶（lactate dehydrogenase，LD）及其同工酶：如果连续测定 LD，对于就诊较迟，CK 已恢复正常的 AMI 患者有一定参考价值。但单纯用血清 LD 活力升高诊断心肌损伤的特异性不高。LD 同工酶测定可提高诊断特异性。

3）血清肌酸激酶（creatine kinase，CK）及其同工酶：CK 和 CK-MB 是世界上应用最广泛的心肌损伤指标，可用于较早期诊断 AMI，估计梗死范围大小或再梗死。CK 也常用于判断再灌注的效果。但其特异性较差，难以和骨骼肌疾病、损伤相鉴别，而且对心肌微小损伤不敏感。CK 同工酶测定可提高诊断特异性。

（2）血清心肌蛋白

1）心肌肌钙蛋白 T（cTnT）：cTnT 是诊断 AMI 的确定性标志物。cTnT 可用于判断微小心肌损伤、评估溶栓疗法成功与否、判断 AMI 大小。在 AMI 发作至发作后 6 小时，敏感性高于 90%，在胸痛发生后 10 小时至 5 天内，cTnT 诊断 AMI 临床敏感性为 100%，特异性也优于 CK-MB 和肌红蛋白。

2）心肌肌钙蛋白 I（cTnI）：与 cTnT 相比，cTnI 具有较低的初始灵敏度和较高的特异性。cTnT 和 cTnI 敏感度及特异性均高于 CK，有较长的窗口期，有利于诊断迟到的 AMI 和不稳定型心绞痛、心肌炎的一过性损伤，易于判断再灌注成功与否。但对确定是否早期使用溶栓疗法价值较小，诊断再梗死效果较差。

3）肌红蛋白（Mb）：Mb 是 AMI 发生后出现最早的可检测标志物之一。Mb 阴性预测值为 100%。但 Mb 特异性不高，心肌梗死和急性骨骼肌损伤时，Mb 均升高，可联合检测碳酸酐酶Ⅲ（carbonic anhydrase Ⅲ，CAⅢ）提高 AMI 诊断特异性。在心肌梗死时，CAⅢ始终正常。

3. 心力衰竭生物化学检测指标

（1）B 型利钠肽（BNP）及 B 型利钠肽原 N 端肽（N-terminal proBNP，NT-proBNP）：BNP（NT-proBNP）有很高的阴性预测价值，正常可排除心力衰竭的存在。NT-proBNP 比 BNP 更有利于心力衰竭的诊断及实验室的测定。

（2）A 型利钠肽（ANP）及 A 型利钠肽原 N 端肽（N-terminal proANP，NT-proANP）：由于血浆中 ANP 不稳定以及检测方法存在重复性差等问题，目前临床上很少检测，通常检测的是 NT-proANP 的中间区域称为中间区 NT-proANP（midregion of pro-atrial natriuretic peptide，MR-proANP）。MR-proANP 诊断性能与 BNP、NT-proBNP 接近。

（三）病案示例

患者，男，64 岁。因“突发心前区疼痛 4 小时”就诊。疼痛剧烈而持续，含服硝酸甘油无缓解，急查心电图示 $V_{1\sim4}$ 可见坏死性 Q 波，ST 段抬高，T 波倒置。高度可疑“急性前间壁心肌梗死”，急查心肌酶谱及心肌损伤蛋白以确诊。

实验室检查：cTnT 1.9ng/ml（参考值 0～0.04ng/ml），CK 2895U/L（38～174U/L），CK-MB 8%（参考值 <4%）。

临床诊断：

（1）初步诊断：急性前间壁心肌梗死。

（2）诊断要点

1）症状及典型心电图表现。

2）化验 TNT、CK、CK-MB 增高。

（3）鉴别诊断及进一步检查：该患者诊断基本明确，进一步病情允许可行超声心动图、冠脉造影或 CT 检查等明确心功能及冠脉情况。

四、酸碱平衡紊乱的实验室检查

临床处理酸碱平衡紊乱常常依赖于快速、准确地测定血中碳酸氢根浓度（HCO_3^-）、动脉二氧化碳分压（PCO_2）和酸碱度（pH）。实验室血气及酸碱分析结果对于维持和支撑心肺功能受损患者的生命至关重要，在监测疗效中也扮演着非常重要的角色。

（一）酸碱平衡紊乱的实验室检查索引

见图 7-168。

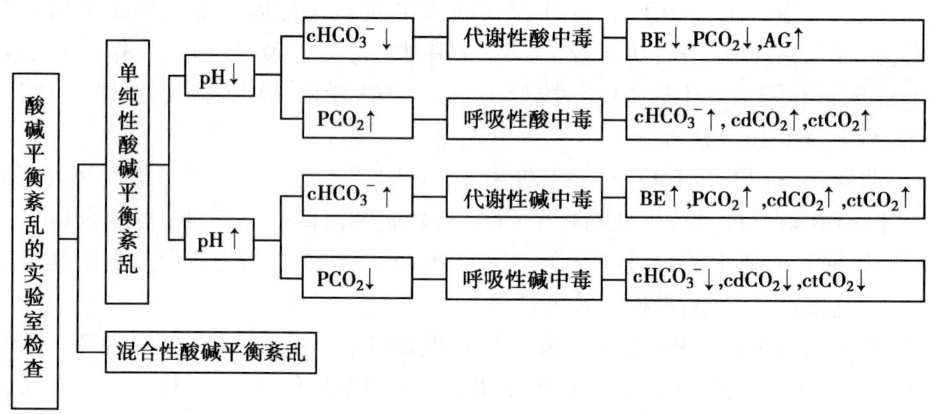

图 7-168　酸碱平衡紊乱的实验室检查索引

（二）酸碱平衡紊乱实验室检查指标的解读

1. 常用指标

（1）pH：参考值在生命的最先几个小时可为 7.09～7.50，其后为 7.35～7.45。pH 测定电极头是由 H^+ 敏感玻璃制成，由于测定电极不能稳定很长时间，因此需要经常用标准磷酸盐缓冲液定期地进行定标。

（2）PCO_2：参考值婴儿比成人低，男性：35～48mmHg（4.66～6.38kPa），女性：32～45mmHg（4.26～5.99kPa）。PCO_2 气体电极头上带有一个透气膜，通常是聚四氟乙烯

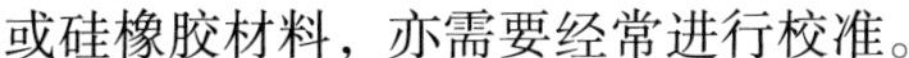

或硅橡胶材料，亦需要经常进行校准。

（3）实际碳酸氢根（AB）和标准碳酸氢根（SB）：AB 是指病人实际血浆中的 HCO_3^- 含量。SB 是指体温 37℃，PCO_2 在 5.32kPa（40mmHg），Hb 在 100%氧饱和条件下所测出的 HCO_3^- 含量，即排除了呼吸因素的影响。AB 与 SB 两者皆正常，为酸碱内稳正常；AB 与 SB 两者均低于正常，为代谢性酸中毒（未代偿）；AB 与 SB 两者均高于正常，为代谢性碱中毒（未代偿）；AB > SB 为呼吸性酸中毒；AB < SB 为呼吸性碱中毒。参考值：22～27mmol/L。

（4）剩余碱（BE）和胞外液剩余碱：剩余碱是通过测定血液的可测定酸计算出来的，该方法主要是使用强酸或强碱将血液测定到 pH7.4 来进行测量的。胞外液剩余碱反映的是酸碱平衡中的非呼吸性成分。参考值：2～3mmol/L。

（5）阴离子间隙（AG）：用来表达血液标本中主要阳离子和阴离子浓度差的参数，可鉴别不同类型的代谢性酸中毒。$AG = Na^+ + K^+ - Cl^- - cHCO_3^-$。参考值：8～16mmol/L。

（6）缓冲碱（BB）：缓冲碱是全血中能缓冲强酸的缓冲性阴离子的浓度，它主要包括蛋白质阴离子和碳酸氢盐。蛋白质阴离子中以血红蛋白的作用最强。

（7）血浆 CO_2 总量（$ctCO_2$）：血浆中的二氧化碳的总浓度，即溶解的二氧化碳与碳酸氢盐之和。其中，血浆 CO_2 总量在体内受呼吸及代谢两方面因素的影响，但主要还是代谢因素的改变。参考值：23～28mmol/L。

（8）乳酸：是人体组织低氧状态的一种早期报警信号，可用于识别和评估休克（包括败血性休克）严重程度与进展情况，同时它也是限制性高乳酸血症的重要评估指标。血液中的乳酸水平达到 5mmol/L 并伴有代谢性酸中毒时，我们称之为高乳酸血症；如果代谢性酸中毒的情况下，乳酸的水平超过了 5mmol/L，则称之为乳酸性酸中毒。

2. 单纯性酸碱平衡紊乱的一般判断

（1）一般判断：$PCO_2 < 4.66$kPa，应考虑呼吸性碱中毒；$PCO_2 > 5.99$kPa，应考虑呼吸性酸中毒；$cHCO_3^- < 22$mmol/L，应考虑代谢性酸中毒；$cHCO_3^- > 27$ mol/L，应考虑代谢性碱中毒；AG > 16mmol/L，应考虑代谢性酸中毒。其结果与临床症状一致，可考虑单纯性酸碱平衡紊乱。

（2）评价：若临床症状不明显而 pH 异常，则可从 PCO_2（mmHg）与 $cHCO_3^-$（mmol/L）变化程度进行区别，其方法为：pH < 7.4，$cHCO_3^- \times PCO_2 > 1000$，应考虑呼吸性酸中毒；PH < 7.4，$cHCO_3^- \times PCO_2 < 1000$，应考虑代谢性酸中毒；H > 7.4，$cHCO_3^- \times PCO_2 < 1000$，应考虑呼吸性碱中毒；pH > 7.4，$cHCO_3^- \times PCO_2 > 1000$，应考虑代谢性碱中毒。

3. 混合性酸碱平衡紊乱的判断　根据以上评估一般可分四种单纯性酸碱平衡紊乱，但极为粗糙，只能作为初步参考。为避免对临床上存在的大量混合型酸碱平衡紊乱的漏判或错判，必须紧密结合临床症状，完整的病史，治疗情况，充分考虑机体的代偿能力，对病人血液酸碱平衡紊乱做出较为客观全面的评价。

（1）二重酸碱平衡紊乱的判断：在确定原发紊乱后，将相应值代入相应公式计算（表 7-8）。若测定结果落在代偿范围内，表示代偿正常，为单纯性酸碱平衡紊乱。如果低于或超过预计代偿范围，表示存在混合性酸碱平衡紊乱。

表 7-8　酸碱平衡紊乱预计代偿公式

原发酸碱平衡紊乱类型		预计代偿计算公式
代谢性酸中毒		$PCO_2=1.5\times[HCO_3^-]+8\pm2$
		或 $PCO_2=40-(24-[HCO_3^-])\times1.2\pm2$
代谢性碱中毒		$PCO_2=40+0.7\times([HCO_3^-]-24)\pm5$
呼吸性酸中毒	急性	$[HCO_3^-]=24+0.1\times(PaCO_2-40)\pm1.5$
	慢性	$[HCO_3^-]=24+0.4\times(PaCO_2-40)\pm3$
呼吸性碱中毒	急性	$[HCO_3^-]=24-0.2\times(40-PaCO_2)\pm2.5$
	慢性	$[HCO_3^-]=24-0.5\times(40-PaCO_2)\pm2.5$

（2）三重酸碱平衡紊乱的判断：要做三重酸碱平衡紊乱的判断，需在血气分析的同时测定电解质，计算 AG。若能根据病史和血气测定判出呼酸伴代碱或呼碱伴代碱时，若 AG>16mmol/L，可相应判为呼酸或呼碱性三重酸碱平衡紊乱。但若只能确定呼酸伴代酸或呼碱伴代酸时应引入真实 $cHCO_3^-$ 概念。

真实 $cHCO_3^-=cHCO_{3测定}^-+\Delta AG;\Delta AG=AG_{测定}-12.$

如真实 $cHCO_3^-$ 超过呼酸或呼碱预计代偿值上限，表示体内 $cHCO_3^-$ 异常增高，高 AG 代酸伴有代碱存在。结合已确定的呼酸伴代酸或呼碱伴代酸可判为相应的三重酸碱平衡紊乱。

（三）病案示例

病案一

患者，男性，53 岁，因“肺部感染”入院。入院后查血气分析及电解质结果如下，请分析其内环境情况。

实验室检查：pH 7.34（参考值 7.35～7.45），PCO_2 58.5mmol/L（参考值 35～48mmol/L），$cHCO_3^-$ 31.6mmol/L（参考值 22～27mmol/L），Na^+ 138mmol/L（参考值137～147mmol/L），Cl^- 84mmol/L（参考值 99～110mmol/L）。

临床诊断：

（1）诊断：呼吸性酸中毒伴代谢性酸中毒伴代谢性碱中毒。

（2）诊断要点：因 AG=138－84－31.6=22.4>16mmol/L，故有代谢性酸中毒存在；因 pH<7.35，$cHCO_3^-\times PCO_2=1848.6>1000$，故有呼吸性酸中毒；又根据真实 $cHCO_3^-=31.6+(22.4-12)=42$，及由呼吸性酸中毒慢性代偿计算：$=24+(58.5-40)\times0.4\pm3=28.4\sim34.4$mmol/L，证实合并代谢性碱中毒。

病案二

患者，男性，55 岁，因“肾移植术后 2 个月，定期复查”入院。入院后查血气分析及电解质结果如下，请分析其内环境情况。

实验室检查：pH7.24（参考值 7.35～7.45），$PCO_2$37mmol/L（参考值 35～48mmol/L），$cHCO_3^-$16mmol/L（参考值 22～27mmol/L）。

临床诊断：

（1）诊断：代谢性酸中毒伴呼吸性酸中毒。

（2）诊断要点：pH<7.4，$cHCO_3^-\times PCO_2=592<1000$，故有代谢性酸中毒存在；代偿计算：$PCO_2=40-(24-cHCO_3^-)\times1.2\pm2=28.4\sim32.4$mmHg，测得 PCO_2 高于该范围上限，表示呼吸性酸中毒存在。

五、体液平衡紊乱的实验室检查

体液动态平衡依赖于机体对水和电解质调节，一旦这种调节失常，就会造成平衡紊乱。体液平衡紊乱中，水平衡紊乱常伴有电解质以及渗透压的平衡紊乱。

（一）体液平衡紊乱的实验室检查索引

见图7-169。

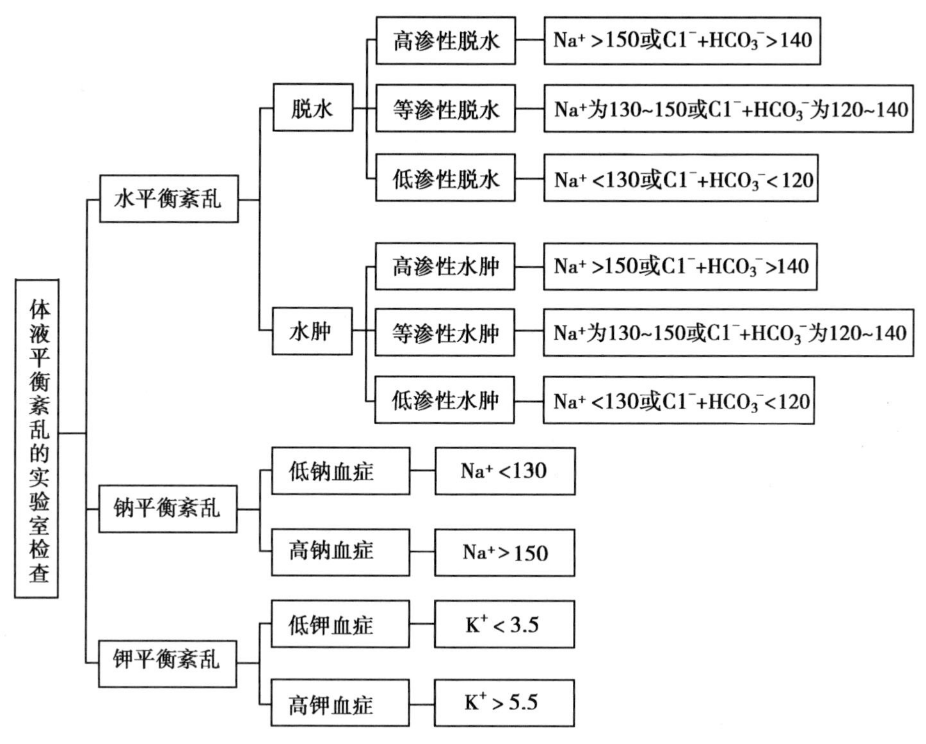

图7-169　体液平衡紊乱的实验室检查索引（单位mmol/L）

（二）体液平衡紊乱实验室检查指标的解读

1. 体液电解质

（1）钾测定：血浆或全血血钾比血清低0.2~0.5mmol/L，是因为血液凝固时血小板破裂释放出一部分K^+。测血钾时无论是血清还是血浆标本一定不能溶血。如果分析前全血标本被冷藏过，糖酵解被抑制，Na^+-K^+-ATP酶不能维持内外平衡，而造成内钾外移，使测定结果偏高。相反，也会因为标本分离前被储存在37℃，由于糖酵解增加，使血钾进入细胞内使血钾降低。如果白细胞数量增加，即便在室温放置也会引起血钾降低。临床实验室常采用火焰发射分光光度法（FES）、离子选择电极法（ISE）或分光光度法进行测定。参考值：3.5~5.3mmol/L。

（2）钠测定：血钠测定标本可以在2~4℃或冰冻存放，红细胞中仅含血浆中的1/10，即便是溶血也不会造成多大影响。临床实验室常采用火焰发射分光光度法（FES）、离子选择电极法（ISE）或分光光度法进行测定。参考值：137~147mmol/L。

（3）氯测定：Cl^-在血清、血浆中相当稳定，肉眼可见的溶血不会造成有意义的干扰，因为红细胞中 Cl^- 的浓度只是血清或血浆中的一半。临床常用氯的检测方法有：汞滴定法、分光光度法、库伦电量分析法及最常用的 ISE 法。参考值：99～110mmol/L。

2. 阴离子隙（AG） 是指细胞外液中所测得阳离子总数和阴离子总数之差，计算为：$AG=(Na^++K^+)-(Cl^-+HCO_3^-)$。在疾病过程中，因代谢紊乱，酸性产物增多，导致酸中毒，表现为 AG 增加。临床上 AG 增高多见于：①肾功能不全导致氮质血症或尿毒症时，引起磷酸盐和硫酸盐的潴留；②严重低氧血症、休克、组织缺氧等引起的乳酸堆积；③饥饿时或糖尿病人，因脂肪动员分解增强，酮体堆积，形成酮血症和酮尿症。

3. 渗透压 渗透压是指支配生物膜两侧水穿过膜，使其达到一定平衡的一种压力。溶液的渗透压与溶液在其中带电荷或不带电荷的颗粒数成比例。渗透压的测定通常是用冰点渗透压仪，通过测定溶液冰点下降来计算渗透压。由于血浆中主要渗透物质是 Na^+、Cl^-、葡萄糖和尿素，因此血浆渗透压可以通过以下公式计算：mOsm/kg（水）= 1.86［Na^+（mmol/L）］+ 葡萄糖（mmol/L）+ 尿素（mmol/L）+ 9。其中 9mOsm/kg 为一经验值，代表血浆中其他渗透物质如 K^+、Ca^{2+} 和蛋白质等。血浆渗透压的参考值为 275～300mOsm/kg（水）。

（三）病案示例

患者，男性，26 岁。十二指肠肠端瘘 20 天，一直进食较少，全身乏力，2 小时前起立时突发晕倒。急查电解质了解内环境情况。

实验室检查：血清钾 3mmol/L（参考值 3.5～5.3mmol/L），血清钠 125mmol/L（参考值 137～147mmol/L）。

临床诊断：

（1）诊断：低钾血症，低渗性脱水。

（2）诊断要点

1）十二指肠肠瘘病史，进食差，乏力，突发晕厥，存在脱水可能。

2）化验血钾、血钠均降低。

六、肿瘤相关的实验室检查

肿瘤标志物是指在肿瘤发生和增殖过程中，由肿瘤细胞合成、释放，或者是宿主对肿瘤反应产生的一类化学物质。在血液、体液及组织中肿瘤标志物的定量和定性检测可以作为肿瘤筛查、鉴别诊断、治疗后病情检测及预后判断的标志和依据。

（一）肿瘤相关的实验室检查索引

见图 7-170。

（二）肿瘤相关实验室检查指标的解读

1. 酶类肿瘤标志物

（1）碱性磷酸酶（ALP）：ALP 来自肝脏、胎盘和骨组织。ALP 异常见于原发和继发性肝癌、胆道癌。其他肿瘤，如前列腺癌、白血病、肉瘤、淋巴瘤 ALP 也会升高。ALP 骨同工酶是判断癌症骨转移很好的标志。

（2）乳酸脱氢酶（LDH）：乳酸脱氢酶（LDH）广泛分布于各种细胞中，一旦细胞受到肿瘤侵袭，LDH 就从细胞中释放出来，血中 LDH 水平随之升高。主要鉴别肿瘤的良恶性。

（3）神经元特异性烯醇化酶（NSE）：神经元特异性烯醇化酶（NSE）存在于神经组织和神经内分泌系统，当这些部位患癌症时 NSE 都会升高，并且其值与病情发展相关，如

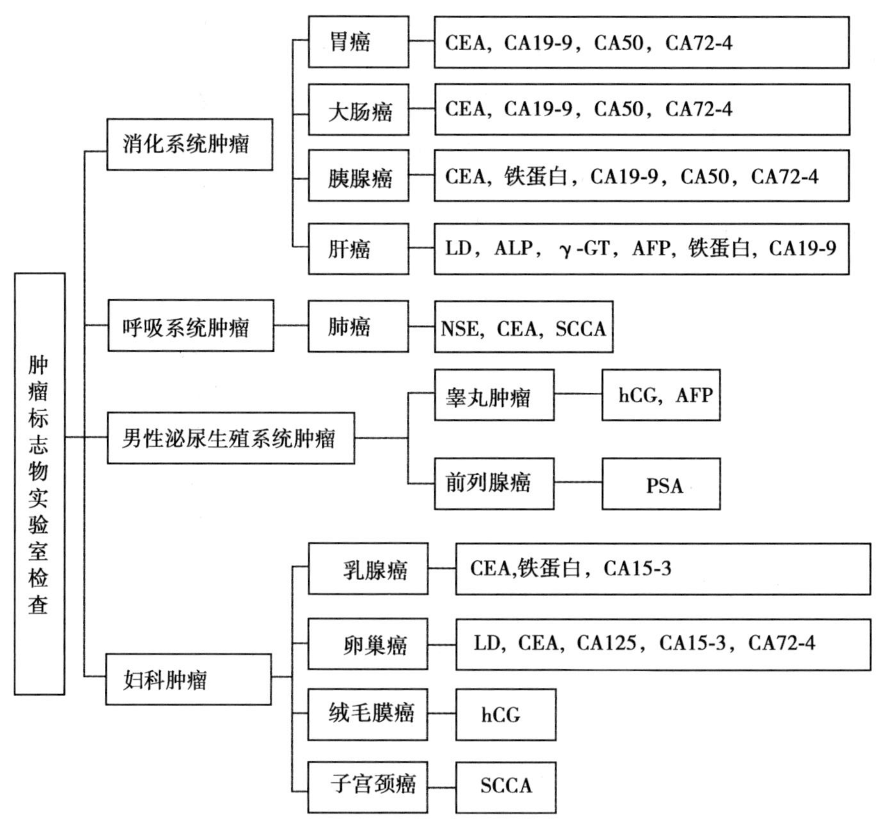

图 7-170　肿瘤相关的实验室检查索引

小细胞肺癌、神经母细胞瘤、嗜铬细胞瘤、甲状腺瘤、骨髓瘤、类瘤、胰腺癌患者。

（4）前列腺特异抗原（PSA）：前列腺抗原（PSA）是一种存在于精液中的蛋白酶。当前列腺肿瘤发生时，血中 PSA 升高。前列腺增生、前列腺炎症也能引起 PSA 轻度升高。PSA 是目前可用于筛查的标志物，临床大都应用血清中 f-PSA/t-PSA 比值来鉴定良、恶性前列腺肿瘤，比值 <0.15 时前列腺癌可能性大。此外 PSA 和前列腺癌的恶性程度及转移有关，并且能够监测前列腺癌的复发。

（5）γ-谷氨酰转肽酶（γ-GT）：γ-谷氨酰转肽酶（γ-GT）是 γ-谷氨酰循环中的关键酶。胎肝和肝癌中的 γ-GT 以Ⅱ为主，γ-GTⅡ诊断肝癌阳性率达 90%，诊断小细胞肝癌阳性率 78.6%。在前列腺癌、骨癌、胰腺癌、食管癌、胃癌时 γ-GT 也升高。

2. 激素类标志物

（1）降钙素（CT）：CT 常用于筛查甲状腺髓样癌病人的无症状家族成员。由于其半衰期短，且 CT 和肿瘤大小、浸润、转移有关，临床上常把 CT 用于监测甲状腺髓样癌的治疗。此外，肺癌病人也常见 CT 升高，乳腺癌、消化道癌症病人偶见 CT 升高。

（2）人绒毛膜促性腺激素（hCG）：肿瘤组织分泌的 hCG 多为 β 亚单位。100% 滋养体瘤和绒毛膜上皮细胞癌 β-hCG 异常升高。β-hCG 的中度升高见于精原细胞睾丸癌，70% 非精原细胞性睾丸癌 β-hCG 低度升高。部分乳腺癌、胃肠道癌、肺癌、良性疾病如肝硬化、十二指肠溃疡、炎症也可见 β-hCG 轻度异常。由于 β-hCG 无法穿透血脑屏障，

所以脑脊液中出现 β-hCG 并且和血清中的 β-hCG 比例超过 1:60，说明肿瘤转移。

3. 胚胎抗原

（1）甲胎蛋白（AFP）：甲胎蛋白（AFP）是肝癌和生殖细胞瘤的肿瘤标志物。妇女妊娠 6 个月后 AFP 可达 500μg/L，良性肝脏疾病如肝炎、肝硬化病人血清中 AFP 也升高，但 95% 小于 200μg/L，如 AFP 超过 500μg/L，ALT 基本正常，意味着存在肝癌。AFP 还用于治疗检测和预后判断。

（2）癌胚抗原（CEA）：直肠癌、胰腺癌、胃癌、肺癌、乳腺癌、尿道癌、卵巢癌病人可见 CEA 升高。目前认为 CEA 有较高的假阳性和假阴性，所以不适合用于肿瘤普查。当 CEA 比正常持续升高 5～10 倍，强烈提示恶性肿瘤特别是肠癌的存在。CEA 浓度还可用于肿瘤分期、监测肿瘤转移、复发和治疗。

4. 特殊蛋白质类标志

（1）鳞状细胞癌抗原（SCCA）：在子宫颈癌、肺癌（非小细胞肺癌）、皮肤癌、头颈部癌、消化道癌、卵巢癌和泌尿道肿瘤中都可见 SCCA 升高。早期癌肿 SCCA 很少升高，故 SCCA 不能用于肿瘤普查。SCCA 升高程度和肿瘤的恶性程度密切相关，SCCA 一旦升高往往预示病情恶化，伴发转移，所以常用于治疗检测和预后判断上。少数良性疾病也能见 SCCA 升高，如肺部感染、皮肤炎、肾衰和肝病。

（2）铁蛋白：铁蛋白对体内铁的转运、贮存以及铁代谢调节具有重要作用，是铁的主要贮存形式。一般来说，当铁负荷增多或肝病时铁蛋白可升高，除此之外很多肿瘤病人如霍奇金病、白血病、肝癌、胰腺癌、乳腺癌铁蛋白可增高。

5. 糖蛋白类抗原

（1）CA_{125}：是少数用于普查的肿瘤标志物。卵巢癌病人血清 CA_{125} 升高，CA_{125} 值和肿瘤大小、肿瘤分期相关。CA_{125} 在鉴定卵巢包块的良恶性上特别有价值，能协助制订正确的手术方案。此外，利用 CA_{125} 还可判断残存肿瘤情况，预测肿瘤复发、转移。CA_{125} 常和 CEA 联合测定，提高检出卵巢癌的敏感性和特异性。

（2）CA_{15-3}：乳腺癌病人 CA_{15-3} 升高，在另一些恶性肿瘤中也能见到 CA_{15-3} 升高，这包括胰腺癌、肺癌、卵巢癌、直肠癌、肝癌，CA_{15-3} 升高还可见于一些良性肝病和良性乳腺病。CA_{15-3} 常用于转移的乳腺癌病人的治疗监视和预后判断上，是诊断转移性乳腺癌的首选指标。

（3）CA_{19-9}：CA_{19-9} 脏器特异性不强，在各种腺癌中都可升高，在良性胰腺炎和胃肠道疾病也可见升高。

（4）CA_{50}：CA_{50} 升高最多见于消化道癌症。CA_{19-9} 和 CA_{50} 有互补作用，同时测定可以提高检测的特异性和敏感性。CA_{50} 在消化系统的良性病变中也有一定的阳性率。

（5）CA_{72-4}：CA_{72-4} 升高可见于胃肠道病，胃肠道癌，肺癌，卵巢癌。CA_{72-4} 的敏感性不高，但它和 CEA 在诊断肿瘤时有互补作用，两者同时使用可提高诊断胃癌的敏感性和特异性。

（三）病案示例

患者，男性，53 岁。体检 B 超发现前列腺肥大及钙化，进一步磁共振（MRI）检查发现前列腺内有 0.5cm 直径肿物。

实验室检查：t-PSA28.1μg/L（参考值 0～4μg/L）；f-PSA2.2μg/L（参考值 0～0.93μg/L）。

临床诊断：

（1）初步诊断：前列腺癌。

（2）诊断要点

1）前列腺体检、B超、MRI检查。

2）t-PSA、f-PSA增高。

（3）进一步检查：进一步可行前列腺穿刺活检明确。

七、内分泌疾病的实验室检查

内分泌疾病主要包括糖代谢紊乱和各内分泌腺分泌激素水平紊乱产生的相应疾病。内分泌功能紊乱所致的疾病，往往表现为多系统甚至全身性代谢失衡而缺乏特征，临床生物化学检验在该类疾病诊断、疗效评估上具有较高价值。

（一）内分泌疾病实验室检查索引

见图7-171。

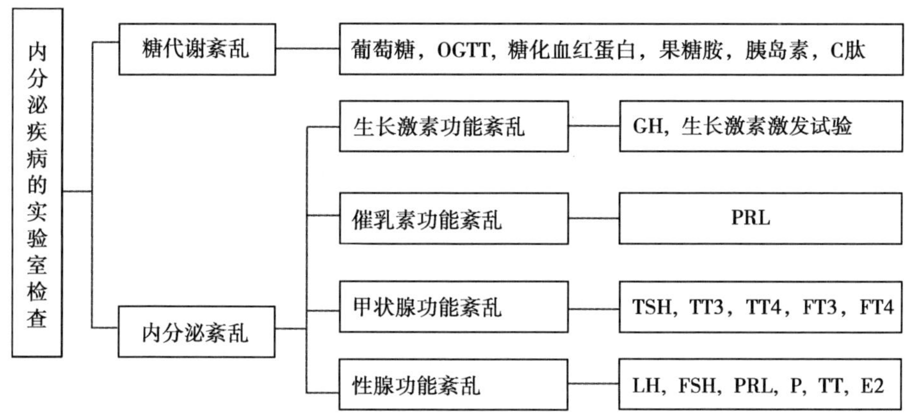

图7-171　内分泌疾病实验室检查索引

（二）内分泌疾病实验室检查指标的解读

1. 糖代谢紊乱

（1）葡萄糖的检测：空腹血糖（FPG）是指至少8h内不摄入含热量食物后测定的血浆葡萄糖，糖尿病最常用检测项目。

（2）口服葡萄糖耐量试验OGTT：口服葡萄糖耐量试验（OGTT）是在口服一定量葡萄糖后2小时内做系列血浆葡萄糖浓度测定，以评价不同个体对血糖的调节能力的一种标准方法。

OGTT结合FPG可协助诊断糖尿病及其相关状态：

1）FPG正常（<7.0mmol/L），并且2hPG<7.8 mmol/L为正常糖耐量。

2）血浆FPG介于6.1~7.0mmol/L，2hPG<7.8mmol/L为空腹血糖损害（IFG）。

3）血浆FPG<7.0mmol/L和2hPG介于7.8~11.1mmol/L为糖耐量减退（IGT）。

4）血浆FPG≥7.0mmol/L，2hPG≥11.1mmol/L为糖尿病性糖耐量。

（3）糖化蛋白的检测

1）糖化血红蛋白（GHb）：反映过去6~8周的平均血糖浓度，可为评估血糖的控制情况提供可靠的实验室指标。

2）果糖胺：主要是糖化清蛋白。与 GHb 类似，果糖胺测定可反映 2～3 周内血糖的平均浓度。

（4）血糖调节物的检测

1）胰岛素：用于评估空腹低血糖患者，指导糖尿病患者的治疗，预测 2 型糖尿病的发展并评估患者状况，评估胰岛素抵抗机制。

2）C-肽：其浓度水平能更好地反映 β 细胞功能；且不受外源性胰岛素干扰、不与胰岛素抗体反应。主要用于评估胰岛素的分泌、评估空腹低血糖以及监测胰腺手术效果。

2. 内分泌紊乱

（1）生长激素功能紊乱的生物化学诊断

1）血清（浆）GH：GH 分泌具有昼夜节律性，并具有脉冲式分泌特点，半衰期仅 20～30 分钟，一般采血时间应在午夜或清晨起床前安静平卧时，现临床实验室都用免疫法测定血清或血浆中 GH 浓度。参考范围：婴幼儿为 15～40μg/L，2 岁儿童约 4μg/L，4 岁以上儿童及成人为 0～5μg/L，女性略高于男性。在不能确定是否正好处于脉冲式分泌期或脉冲式分泌后较长间隔后采血的情况下，GH 水平再高或为零，均无多大价值，不能单凭 GH 测定做出 GH 功能紊乱的有关诊断，通常同时进行 GH 的激发试验。

2）生长激素的激发试验（动态功能试验）：由于随机取样的血标本测定 GH 水平基本无临床参考价值，常使用按标准化的药理或生理激发试验对生长激素缺乏症进行诊断和分析。刺激试验用于 GHD 诊断，抑制试验则供巨人症或肢端肥大症的确诊。

（2）甲状腺功能紊乱的生物化学诊断：甲状腺功能紊乱的生物化学诊断指标是：促甲状腺激素（TSH）、总 T_3（TT_3）、总 T_4（TT_4）、游离 T_3（FT_3）、游离 T_4（FT_4）。

1）促甲状腺激素（TSH）：TSH 为腺垂体合成和分泌的糖蛋白。作为下丘脑-垂体-甲状腺调节系统的主要调节激素，血中甲状腺激素水平的变化，可负反馈地导致血清 TSH 水平出现指数方次级的显著改变。因此，在反映甲状腺功能紊乱上，血清 TSH 是比甲状腺素更敏感的指标。现在国内外均推荐以血清 TSH 测定作为甲状腺功能紊乱的首选筛查项目。

TSH 升高最常见于原发性甲减，若能同时检测到甲状腺激素水平低下，则可确诊；其他少见原因包括垂体肿瘤性甲亢及异源性 TSH 综合征。TSH 水平降低最常见于各种原因所致的甲状腺性甲亢，此时应伴有甲状腺激素水平升高；少见的原因为继发性甲减。

2）甲状腺激素（TT_3、TT_4、FT_3、FT_4）：血清 TT_3、TT_4、FT_3、FT_4 测定，对甲状腺功能紊乱的类型、病情评估、疗效监测上，均有重要价值，特别是和 TSH 联合应用，对绝大部分甲状腺功能紊乱的类型、病变部位均可做出诊断。甲状腺激素血清水平异常升高，有利于甲亢诊断；而异常低下，应考虑甲减。在评估甲状腺功能上，直接代表可发挥甲状腺激素功能的血清 FT_3、FT_4 浓度更有价值。特别是 FT_3 浓度，既不受 T_4 在外周组织脱碘因素影响，亦不受 TBG 结合蛋白浓度改变等的影响。

（3）性腺功能紊乱的生物化学诊断：性腺功能紊乱的生物化学检查指标包括促卵泡生成激素，促黄体生体素，催乳素，孕酮，睾酮，雌二醇。

1）促卵泡生成激素（FSH）、促黄体生成素（LH）：FSH 一般与 LH 联合测定，两者的测定是判断下丘脑-垂体-性腺轴功能的常规检查方法。血清中二者增高的疾病有：垂体促性腺激素细胞瘤、卵巢功能早衰、性腺发育不全、细精管发育障碍、真性卵巢发育不全、完全性（真性）性早熟征儿童等。血清中二者水平降低的疾病一般因下丘脑-垂体病变而引起，包括垂体性闭经、下丘脑性闭经、不完全性（假性）性早熟症儿童（性腺或肾上腺皮质病变所致）等。

通过静脉或肌内注射促黄体释放激素（LHRH）50-100μg 后，观察 LH、FSH 的浓度变化，可以动态地测定垂体分泌 LH 的储备功能。正常人注射后浓度可提高 3 倍以上。反应减弱或无反应的疾病有：垂体病变、未经甲状腺激素治疗的原发性甲状腺功能减退伴继发性闭经等。反应正常或延迟的疾病有下丘脑功能紊乱等。反应增高的疾病有原发性性功能低下及性早熟征等。

月经中期，LH 快速升高刺激排卵，此时快速增加的 LH 峰称为“LH 峰”。绝大多数妇女排卵发生在此后的 14～28 小时后，这段时间妇女最易受孕。因此可通过检测“LH 峰”，明确排卵功能是否正常以提高受孕率。

2）催乳素（PRL）：催乳素的功能主要是促进乳腺的发育与泌乳，另外它在性腺的发育与调节水电解质代谢中都起了重要的作用。催乳素瘤（prolactinoma）是最常见的垂体腺瘤，血清 PRL 显著升高为该类患者突出的实验室检查特征。目前实验室多采用免疫法检测 PRL。除孕妇以外，血清 PRL＞200μg/L 者，应高度怀疑催乳素瘤，若血清 PRL＞300μg/L 即可确诊。对血清 PRL 介于 100～300μg/L 者，为鉴别诊断催乳素瘤与功能性高催乳素血症，可以 TRH、氯丙嗪或灭吐灵兴奋试验协助诊断。

下丘脑病变如颅咽管瘤、异位松果体瘤与转移性肿瘤等使下丘脑泌乳素抑制激素生成下降，会使 PRL 的分泌增多。垂体生长激素瘤如库欣综合征、空蝶鞍等使 PRL 释放增多。原发性甲状腺功能减退、肾上腺功能减退等疾病对于下丘脑的反馈减弱亦使 PRL 的分泌增加。肝、肾疾病使 PRL 的代谢清除减少也会使血中 PRL 的浓度升高。此外药物也对测定结果产生一定的影响，如口服避孕药、甲氰咪胍等，多囊卵巢综合征、原发性性功能减退、男性乳房发育征也有 PRL 的增高。PRL 增高的女性常伴有闭经泌乳、性功能下降、月经不调等症状。患 PRL 瘤的男性中，91% 性功能低下。因此对于无生育能力的妇女、闭经泌乳的妇女和男性性功能低下的病人都应测 PRL。近来发现，糖尿病患者其空腹 PRL 可高达正常值的 2～3 倍，这可能是高血糖抑制中枢神经多巴胺递质的活性所致。

垂体前叶功能减退如席汉综合征、垂体嫌色细胞瘤等 PRL 的分泌减少，并常伴有其他垂体激素减少。部分药物如溴隐亭、降钙素、左旋多巴、去甲肾上腺素等可间接或直接抑制 PRL 的分泌与释放，使血中 PRL 浓度下降。

3）孕酮（P）：P 增高见于葡萄胎、轻度妊娠高血压综合征、糖尿病孕妇、肾上腺癌、库欣综合征、多发性排卵、多胎妊娠、原发性高血压、先天性 17α-羟化酶缺乏征、先天性肾上腺皮质增生、卵巢颗粒层膜细胞瘤、卵巢脂肪样瘤等患者。

排卵障碍、卵巢功能减退征、无排卵性月经、闭经、全垂体功能减退征、Addison 病、先兆流产、黄体功能不全、胎儿发育迟缓、死胎、严重的妊娠高血压综合征等患者血中孕酮降低。

4）睾酮（T）：病理情况下，睾酮分泌过多见于睾丸良性间质细胞瘤，此时睾酮可比正常高 100 倍；先天性肾上腺皮质增生、女性皮质醇增多征、女性男性化肿瘤、女性特发性多毛、多囊卵巢综合征、睾丸女性化综合征、中晚期孕妇等血中睾酮均增加，肥胖者也可稍增加。

睾酮分泌不足见于垂体病变时，因促性腺激素减少使间质细胞发育不良所致。手术、感染、病理损伤等因素造成睾丸功能低下，睾酮分泌也减少。此外，男性性功能低下、原发性睾丸发育不全性幼稚、阳痿、甲状腺功能减退、高泌乳素血征、部分男性乳腺发育、肝硬化、慢性肾功能不全等患者血中睾酮均减低。

5）雌二醇（E_2）：血清 E_2 测定是检查下丘脑-垂体-生殖腺轴功能的指标之一，主要用于青春期前内分泌疾病的鉴别诊断和闭经或月经异常时对卵巢功能的评价，也是男性睾丸或肝脏肿瘤的诊断指标。

肾上腺皮质增生或肿瘤时，血中 E_2 水平异常增高。卵巢肿瘤、原发性或继发性性早熟、无排卵功能性子宫出血、男性女性化、多胎妊娠、肝硬化、系统性红斑狼疮和冠心病等患者血清 E_2 均升高。肥胖男子血中 E_2 水平较高，男性吸烟者血中 E_2 水平也明显高于非吸烟者。

下丘脑病变、垂体前叶功能减退、原发性或继发性卵巢功能不足（如垂体卵巢性不孕或闭经、卵巢囊肿等）、绝经期、皮质醇增多征等患者血中 E_2 水平也降低；葡萄胎、无脑儿、妊娠期吸烟妇女等血中 E_2 水平也显著降低；重症妊娠高血压综合征患者血中 E_2 水平往往较低。若血中 E_2 水平特别低，则提示有胎儿宫内死亡的可能。

（三）病案示例

患者，男性，32 岁。因“心悸、怕热、多汗、体重下降 2 个月”就诊。查甲状腺Ⅱ度肿大，质软，无结节，可闻及连续性血管杂音。

实验室检查：甲状腺功能检查示：FT_3 8.2pmol/L（参考值 5.4～8.8pmol/L），FT_4 45.6pmol/L（参考值 10～2 pmol/L），TSH：＜0.01μIU/ml（参考值 0.35～4.94μIU/ml）。

临床诊断：

（1）初步诊断：甲状腺功能亢进症；弥漫性甲状腺肿。

（2）诊断要点

1）典型高代谢症候群。

2）甲状腺弥漫性肿大，无结节，可闻及血管杂音。

3）甲状腺功能示 TSH 降低、FT_3、FT_4 升高。

（3）鉴别诊断及进一步检查：进一步查 ATG、ATPO，行甲状腺 B 超等检查除外桥本甲状腺炎、亚急性甲状腺炎、甲状腺肿瘤、甲状腺腺瘤等。

八、出血性疾病的实验室检查

出血性疾病是一类由于止血机制异常所致的疾病统称。临床上可分为遗传性和获得性两大类，共同表现为不同部位的出血。为明确诊断，必须将临床与实验室检查进行综合分析，既要了解病人的出血史，又要重视实验室检查才能得出最终正确结论。

（一）出血性疾病实验室检查索引

见图 7-172。

（二）出血性疾病实验室检查指标的解读

1. 筛选试验（表 7-9）

（1）PT、APTT、TT 三项试验均正常：除正常人外，可见于遗传性与获得性Ⅻ缺陷、血小板质与量异常、血管壁异常所致的出血和轻度凝血因子缺陷。

（2）PT 延长，APTT、TT 正常：多为遗传性或获得性Ⅶ缺陷。

（3）APTT 延长，PT、TT 正常：常见于内源性凝血途径因子缺陷，如血友病、血管性血友病、Ⅺ缺陷症和获得性Ⅷ、Ⅸ缺乏症，因子抑制物、狼疮抗凝物等。

（4）PT、APTT 均延长，TT 正常：可见于遗传性与获得性凝血酶原、纤维蛋白原、

Ⅴ、Ⅹ缺陷症和抗磷脂抗体综合征等。

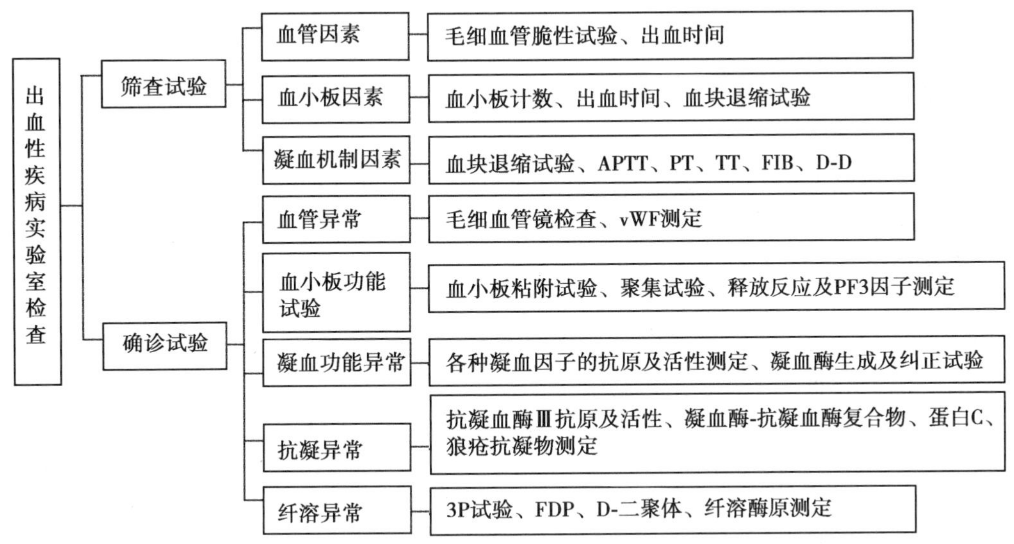

图 7-172　出血性疾病实验室检查索引

表 7-9　出血性疾病实验室检查筛选实验

检查项目	血管因素	血小板因素	凝血机制障碍		
			凝血活酶形成障碍	凝血酶形成障碍	纤维蛋白形成障碍
毛细血管脆性试验	阳性	阳性	阴性	阴性	阴性
出血时间	延长	延长	正常	正常	正常或延长
血小板计数	正常	正常、减少或增多	正常	正常	正常
血块退缩	正常	不良	正常	正常	不良
凝血时间（普通试管法）	正常	正常	延长	延长	延长或不凝
活化的部分凝血活酶时间	正常	正常	延长	正常	延长或不凝
凝血酶原时间	正常	正常	正常	延长	延长或不凝

（5）PT、APTT、TT 三项试验均延长：见于异常抗凝物，如肝素和纤维蛋白降解产物（FDP）增多、纤维蛋白原缺乏或分子结构异常、多发性骨髓瘤、巨球蛋白血症等。低凝期或纤溶亢进期的 DIC 病人发生出血时，纤维蛋白原大量消耗而重度减低，纤维蛋白被纤溶酶降解而出现 FDP 显著升高，PT、APTT、TT 均延长。

（6）纤维蛋白原（FIB）是一个急性时相反应蛋白，当机体感染或应激状态下都会升高。同时，FIB 升高也表明机体处于高凝状态，高血压、冠心病、脑血管病患者往往升高，是心脑血管病的危险因子。当 FIB 降低时，表明机体处于低凝状态，出血危险性大。

（7）D-二聚体是反映凝血和纤溶状态的理想指标，含量变化可作为体内高凝状态和纤溶亢进的标志。在 DIC、组织损伤、恶性肿瘤、肝脏疾病、肺栓塞、深静脉血栓形成等情况下 D-二聚体水平显著增高。D-二聚体可反映血栓大小的变化，因此可作为溶栓治疗和肝素抗凝的用药指导及疗效观察：治疗期间持续较高，说明治疗无效；含量再升高，预示血栓再发生。

2. 确诊试验　一般先做筛查试验，如果筛查异常，再行确诊试验，但有时也可将筛查试验与确诊试验配合进行，以免延误诊断或出现漏诊、误诊。

3. 其他检查

（1）PT-INR 值的应用。INR 为国际标准化比率（international normalized ratio）的缩写。用凝血活酶所测得的参比血浆与正常血浆的 PT 比值和所用试剂标出的 ISI 值计算出 INR，采用 INR 使不同实验室和不同试剂测定的 PT 具有可比性，便于统一用药标准。目前，WHO 强调用 INR 来监测口服抗凝剂用量是一种较好的方法，建议亚洲人口服抗凝剂的 INR 以 1.8～2.5 为宜，不超过 3.0。当 INR 值高于 4.0 时，可能引起无法控制的出血，甚至死亡，而 INR 低于 1.8 则不能提供有效的抗凝。

（2）对一些遗传性疾病及一些少见的出血性疾病，还需进行一些特殊检查如蛋白质结构分析、基因测定及免疫病理学检查等才能确诊。

（三）病案示例

患者，男性，6 岁。因“摔倒致双膝关节肿痛两天”而入院。平时经常有鼻衄、牙龈出血及关节不明原因红肿现象。查体有胸前、手臂皮肤散在出血点，双膝关节红肿，浮髌试验（+）。

实验室检查：外周血检查显示：Hb 115g/L（参考值 120～160g/L）；WBC 5.5×10^9/L（参考值 4～10×10^9/L）；BPC 285×10^9/L（参考值 100～300×10^9/L）。

凝血功能检查显示：BT 3 分钟（正常对照为 4 分钟）；CT 20 分钟（正常对照为 10 分钟）；PT 17 秒（正常对照为 12 秒）；INR 1.42（参考值 0.8～1.5）；APTT 65 秒（正常对照为 35 秒）；TT 19 秒（正常对照为 18 秒）。

临床诊断：

（1）初步诊断：血友病。

（2）诊断要点

1）自幼有鼻衄、牙龈出血、关节出血，皮肤出血点。

2）血小板数量、出血时间正常。

3）查凝血功能异常，尤其 APTT 明显延长。

（3）鉴别诊断及进一步检查

1）血管性血友病：进一步实验室检查：vWF：Ag、vWFRco 检测。

2）存在 FⅧ、Ⅸ、Ⅺ抑制物：进一步实验室检查：APTT 纠正试验及凝血因子（Ⅷ：C、Ⅸ：C 和Ⅺ）促凝活性检测。

九、贫血性疾病的实验室检查

贫血是由多种原因引起单位容积循环血液中血红蛋白（HBG）浓度、红细胞计数（RBC）及红细胞比容（HCT）低于相应年龄组、性别组和地域组人群参考范围下限的一种症状。贫血可原发于造血器官疾病，也可能是某些系统疾病的统称，不同类型的贫血，由于病因及发病机制的不同，常有其特有的实验室检查。

（一）贫血性疾病实验室检查索引

见图 7-173。

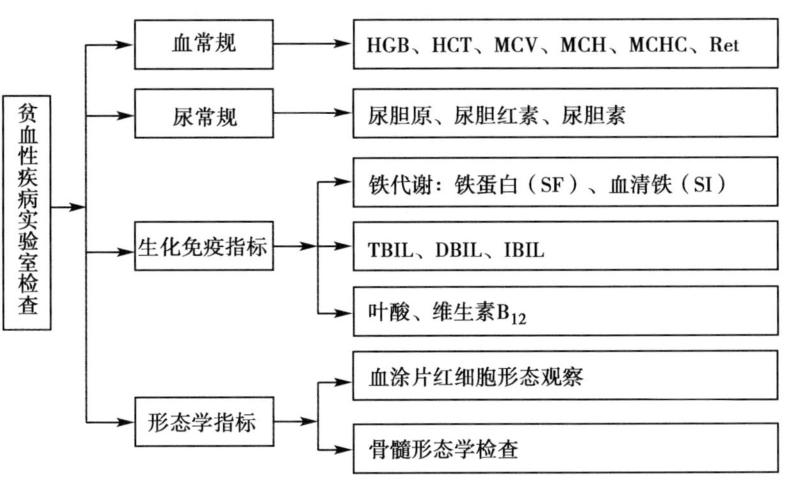

图 7-173 贫血性疾病实验室检查索引

（二）贫血性疾病实验室检查指标的解读

见图 7-174。

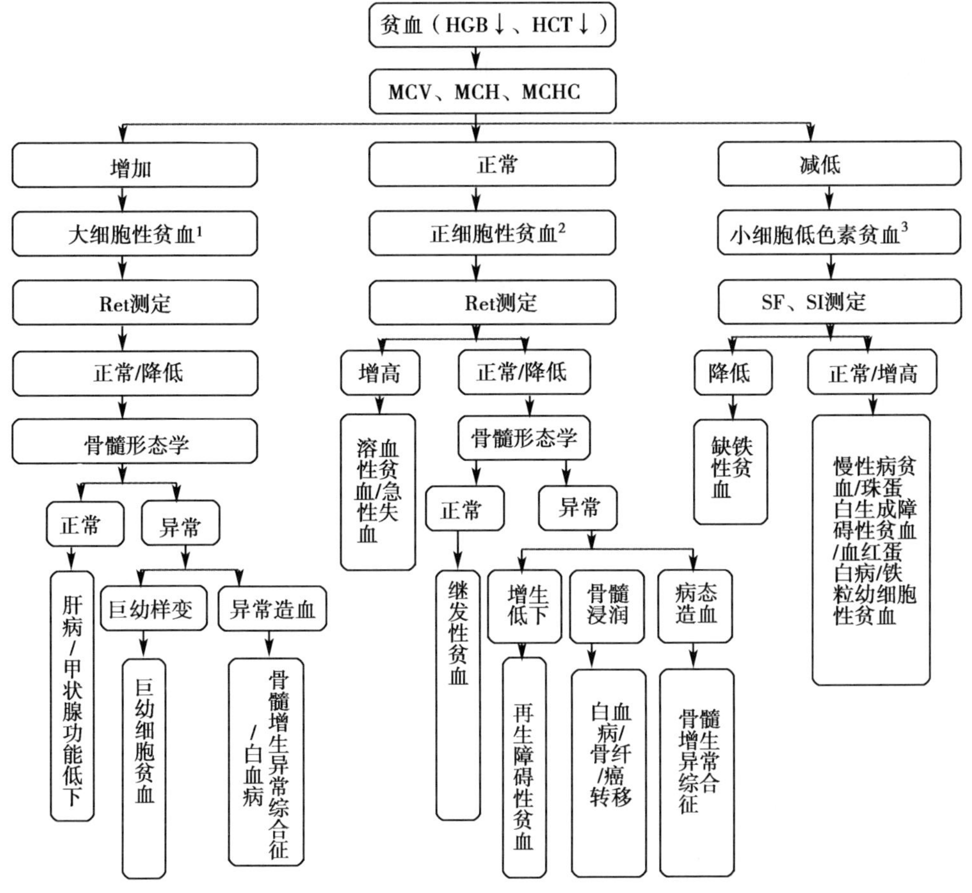

图 7-174 贫血性疾病实验室检查指标的解读

注释：

1. 小细胞低色素性贫血首选有关铁代谢的检验项目，如铁蛋白（SF）、血清铁（SI）、骨髓铁染色等。铁缺乏多数为缺铁性贫血，如结合临床资料可找到其病因，即明确诊断，骨髓检查并非必须，如原因不明应做骨髓检查和进一步的病因检查；如为高铁血症，应做骨髓细胞学检查和骨髓铁染色，细胞外铁增高，细胞内铁环形铁粒幼细胞超过10%~15%，为铁粒幼细胞贫血；如铁正常或增高，可见于血红蛋白病，如珠蛋白生成障碍性贫血或不稳定性血红蛋白病，做进一步相关检查；SI正常或增高多数为慢性疾病导致的继发性贫血，根据临床情况做进一步检查。

2. 正常细胞性贫血首选网织红细胞（RET）检查。RET增高，结合病史、外周血红细胞形态、胆色素代谢等检查结果，多为急性失血性或溶血性贫血；RET正常或减低，应做骨髓细胞学检查和（或）骨髓活检，如骨髓象大致正常，可见于肾病性贫血、内分泌异常致贫血，如骨髓再生低下可见于造血功能障碍性贫血；如骨髓被浸润，见于白血病、骨髓瘤、癌转移、骨髓纤维化等；RET明显减低常见于纯红再障。

3. 大细胞性贫血亦首选RET检查。RET明显增高见于急性失血性贫血、溶血性贫血及巨幼细胞性贫血治疗后。RET轻度增高或减低应作骨髓细胞学检查，骨髓检查有巨幼细胞造血见于叶酸和维生素 B_{12} 缺乏的巨幼细胞性贫血及其他原因引起的巨幼细胞性贫血；骨髓检查如有红系细胞的类巨幼样变，并有粒系和巨核系异常增生及病态造血，见于红白血病和MDS；骨髓检查如无巨幼细胞造血，见于不容部分甲低、肝病性贫血和部分MDS患者等。

（三）病案示例

患者，男性，64岁。因“乏力、头晕、活动后气短，面色苍白半年”就诊。1年前因胃癌行胃切除术。

实验室检查：外周血细胞检查：Hb 80g/L（参考值120~160 g/L）、HCT 0.30（参考值0.36~0.5）、MCV 122fl（参考值80~100fl）、RET 0.67%（参考值0.5%~1.5%），镜下红细胞体积偏大；骨髓细胞学检查示红系增生明显活跃，巨幼红细胞易见；血清维生素 B_{12} 19.8pmol/L（参考值148~738 pmol/L）。

临床诊断：

（1）初步诊断：内因子缺乏所致恶性贫血。

（2）诊断要点

1）胃切除术病史。

2）血常规检查。

3）骨髓细胞学检查。

4）维生素 B_{12} 降低。

（3）鉴别诊断及进一步检查

1）除外红白血病、MDS：进行 B_{12} 试验性治疗观察疗效，如疗效不佳进一步检查血象、骨髓象。

2）除外溶血性贫血：进一步可查TBIL、DBIL等。

十、急性白血病的实验室检查

白血病是起源于造血干、祖细胞的一组克隆性、高度异质性的造血系统恶性肿瘤，实验室检查是临床上进行诊断与分型的重要依据，白血病的实验室检查主要是对外周血和骨髓进行细胞形态学、免疫学、细胞遗传学、分子生物学检查。

（一）白血病的实验室检查索引

见图 7-175。

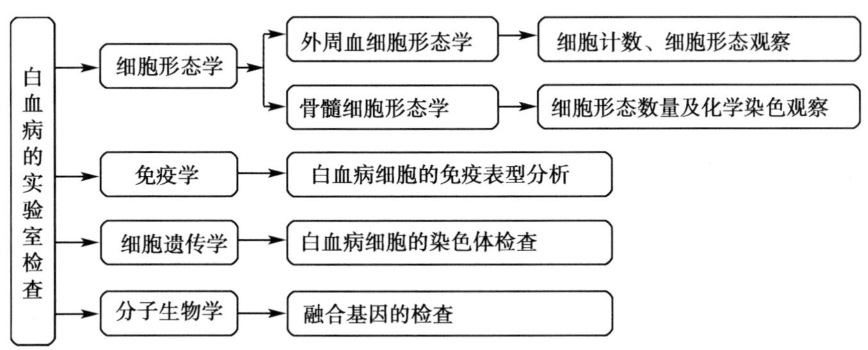

图 7-175 白血病的实验室检查索引

（二）白血病实验室检查指标的解读

1. 细胞形态学检查 包括细胞化学染色在内的、以瑞-吉染色为基础的细胞形态学是白血病诊断的最主要依据，用于分类、分型和判断预后（表 7-10）。

表 7-10 急性白血病 FAB 分型

分型	分型标准
ALL-L1	以小细胞为主，大小较一致，核染色质较粗，核仁小、不清楚
ALL-L2	以大细胞为主，大小不一致，核染色质较疏松，核仁大，1 至多个
ALL-L3	大细胞为主，大小一致，染色质细点状，核仁明显，胞浆嗜碱，较多空泡
AML-M0	急性髓细胞性白血病微分化型，原始细胞 >30%，无 T、B 标记，至少表达一种髓系抗原，免疫细胞化学或电镜 MPO 阴性
AML-M1	急性粒细胞性白血病未成熟型，骨髓中原始粒细胞≥90%
AML-M2	急性粒细胞白血病部分成熟型，骨髓中原始细胞占 30~80%（NEC），早幼以下阶段粒细胞 >10%，单核细胞 <20%（M2b 型异常中幼粒细胞增生）
AML-M3	急性早幼粒细胞性白血病，骨髓中异常早幼粒细胞 >30%，胞浆内有大量非特异性颗粒，AUER 小体易见。M3a 为粗颗粒型 M3b 为细颗粒型 M3v 为变异型
AML-M4	急性粒-单核细胞性白血病，骨髓及外周血中粒系和单核系细胞同时异常增生，根据不同类型细胞数量级形态可分为 M4a、M4b、M4c 及 M4Eo（伴异常嗜酸性粒细胞增多）
AML-M5	急性单核细胞性白血病，根据细胞成熟程度可分为 M5a 和 M5b 型
AML-M6	急性红白血病，骨髓中有核红细胞 >50%，原始细胞 >30%（NEC）
AML-M7	急性巨核细胞白血病，骨髓中原巨核细胞 >30%，电镜 PPO 阳性

2. 免疫表型分析 形态学检查虽是白血病诊断的基础，但单依据形态学观察，有时不能区分细胞类型及其成熟的程度，而白血病细胞的免疫表型分析恰好弥补了这一不足，

根据免疫表型分析可以将淋巴细胞分为T细胞和B细胞两大类（表7-11）。

表7-11 白血病常用免疫诊断标志

	一线单抗	二线单抗
B淋巴细胞系统	CD22，CD19，CD10，CD79a	CD20，CD42，Cyu，SmIg
T淋巴细胞系统	CD3，CD7，CD2	CD1，CD4，CD5，CD8
髓细胞系	CD13，CD117，Anti-MPO	CD33，CD14，CD15，CD61，CD42，血型糖蛋白A
非系列特异性	TdT，HLA-DR	CD34

3. 染色体检查 白血病有的染色体改变具有特征性，如慢性粒细胞白血病的费城染色体、M3的t（15；17）(q22；q11～21)、M2b的t（8；21）(q22；q22)、M4Eo的in（16）(p13；q22）等；染色体检查对于白血病的判断预后亦有重要意义，如Ph^+的急性淋巴细胞白血病属于高危，对化疗效果差，存活期短。

4. 白血病的分子生物学检查 是从基因、分子水平着手。有时染色体检查不能发现基因异常，往往可以通过分子生物学检查予以明确，如t（9；22）的BCR-ABL融合基因，t（1；14）（p32；q11）的TAL-1-TCRD融合基因等；通过分子生物学还可以发现新的亚型，如M3的MIC检查结果非常相似，但累及的融合基因不同，对维A酸治疗反应完全不同，PLZF-RARa对维A酸治疗无反应，而NUMA-RARa在体外对全反式维A酸敏感。

（三）病案示例

患者，男性，14岁。因“发热、乏力并皮肤、黏膜散在出血点10天”就诊。查T 38.5℃，贫血貌，胸骨压痛，四肢散在出血点及瘀斑，肝脾不大。

实验室检查：外周血：WBC 3.6×10^9/L［参考值（4～10）×10^9/L］；Hb 90g/L（参考值120～160g/L）；PLT 13×10^9/L［参考值（100～300）×10^9/L］；骨髓细胞学检查示粒系细胞异常增生，其中原粒细胞5%，早幼粒细胞87%（细胞质内AUER小体易见），其他各系细胞均增生受抑制；免疫表型分析：CD13（+），CD117（+），CD33（+），HLA-DR（+）；染色体核型：46，XY，t（15；17）（q22；q21）。

临床诊断：

（1）初步诊断：急性早幼粒细胞性白血病。

（2）诊断要点

1）皮肤黏膜出血。

2）血常规检查。

3）骨髓细胞学检查。

4）染色体核型检查。

（3）进一步检查：融合基因检查、骨髓活检病理检查等。

十一、感染性疾病的实验室检查

感染是病原体和人体在一定条件下相互作用的病理过程。感染性疾病的检查主要包括病原体的检查、感染的血清学试验及分子生物学试验等，并由此确定感染性疾病的发生和性质，这里仅介绍一些临床常用的检测指标及项目。

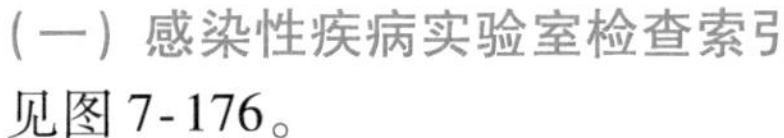

（一）感染性疾病实验室检查索引

见图 7-176。

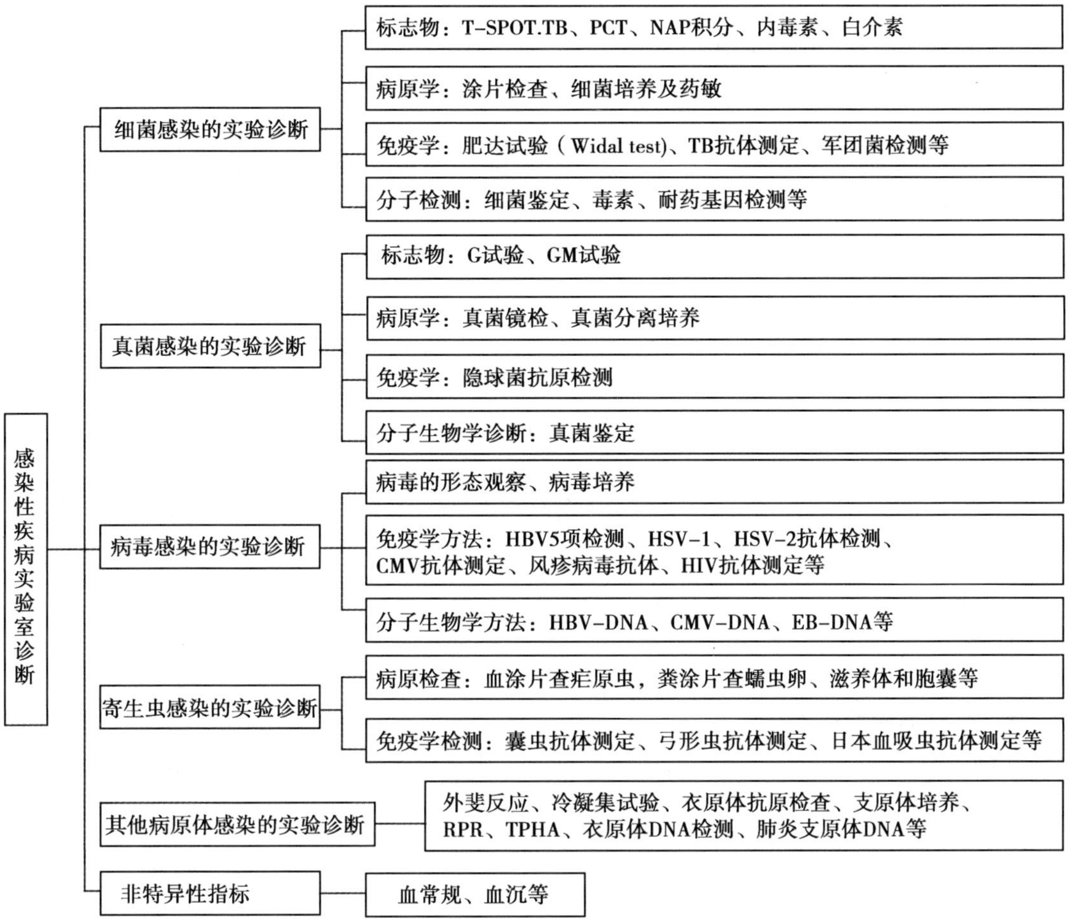

- 感染性疾病实验室诊断
  - 细菌感染的实验诊断
    - 标志物：T-SPOT.TB、PCT、NAP积分、内毒素、白介素
    - 病原学：涂片检查、细菌培养及药敏
    - 免疫学：肥达试验（Widal test）、TB抗体测定、军团菌检测等
    - 分子检测：细菌鉴定、毒素、耐药基因检测等
  - 真菌感染的实验诊断
    - 标志物：G试验、GM试验
    - 病原学：真菌镜检、真菌分离培养
    - 免疫学：隐球菌抗原检测
    - 分子生物学诊断：真菌鉴定
  - 病毒感染的实验诊断
    - 病毒的形态观察、病毒培养
    - 免疫学方法：HBV5项检测、HSV-1、HSV-2抗体检测、CMV抗体测定、风疹病毒抗体、HIV抗体测定等
    - 分子生物学方法：HBV-DNA、CMV-DNA、EB-DNA等
  - 寄生虫感染的实验诊断
    - 病原检查：血涂片查疟原虫，粪涂片查蠕虫卵、滋养体和胞囊等
    - 免疫学检测：囊虫抗体测定、弓形虫抗体测定、日本血吸虫抗体测定等
  - 其他病原体感染的实验诊断
    - 外斐反应、冷凝集试验、衣原体抗原检查、支原体培养、RPR、TPHA、衣原体DNA检测、肺炎支原体DNA等
  - 非特异性指标
    - 血常规、血沉等

图 7-176 感染性疾病实验室检查索引

（二）感染性疾病实验室检查指标的解读

1. 细菌感染性疾病的实验诊断指标

（1）细菌感染标志物

1）T-SPOT. TB（结核感染 T 细胞斑点试验）：利用结核杆菌感染者外周血单核细胞中存在结核特异性 T 细胞，这些淋巴细胞在受到结核杆菌特异抗原刺激后分泌 IFN-γ 而设计的 T 细胞免疫斑点试验。根据斑点数判断是否存在结核特异性的细胞免疫反应，用于结核病或结核感染的辅助诊断，尤其对隐性结核有诊断价值。

2）PCT（降钙素原，procalcitonin）：PCT 是一种蛋白质，严重细菌感染的特异性指标，而且也是脓毒症和炎症活动有关的多脏器衰竭的可靠指标。PCT 不仅是用于鉴别诊断的急性指标，而且是监控炎症活动的参数。

3）NAP 积分（中性粒细胞碱性磷酸酶积分）：NAP 主要存在于成熟粒细胞，故中性成熟粒细胞呈阳性，其他细胞基本呈阴性。细菌感染时 NAP 积分增加。

4）内毒素（Endotoxin）：内毒素是革兰阴性菌细胞壁外膜的脂多糖（LPS）成分，是革兰阴性菌生长时或死亡后裂解出来的毒性产物。体液内毒素水平是严重细菌性炎症（尤其是革兰阴性菌）的一个重要的特异性指标。

5）白细胞介素-6（IL-6）和白细胞介素-8（IL-8）：在机体的抗感染免疫反应中起重要作用。急性感染时，可观察到IL-6、IL-8明显升高。

6）白细胞介素-10（interleukin-10，IL-10）：IL-10是一种抗炎性因子，发挥下调炎症反应，拮抗炎性介质的作用。在感染性疾病患者中，外周血IL-10水平明显减少。

（2）细菌病原体检测

1）涂片检查：临床标本或分离培养物涂片直接或染色后光学显微镜观察，可为进一步做生化反应、血清学鉴定等提供参考依据。通过显微镜观察有无病原体及其大致数量，病原体形态、染色特征等，可以迅速做出初步诊断，如痰中的抗酸杆菌和脑脊液中的脑膜炎奈瑟菌等。

2）细菌培养：采集临床标本在选择性或非选择性培养基分离培养，根据纯培养细菌的染色形态、培养生长特性、生化反应和血清学试验结果，确定致病菌的属、种和血清型（血清学鉴定）等，对分离培养的细菌做出鉴定。并同时完成抗菌药物的敏感性试验。

（3）细菌感染的免疫学试验

1）肥达试验（Widal test）：是测定患者血清中有无特异性抗体及其滴度，辅助诊断伤寒和副伤寒。

2）结核分枝杆菌抗体、幽门螺杆菌抗体、嗜肺军团菌抗体、布鲁菌抗体：细菌感染人体后，机体的免疫系统会产生相应的抗体，检测这些抗体，可用于结核分枝杆菌、幽门螺杆菌、嗜肺军团菌、布鲁菌病的辅助诊断。

3）抗链球菌溶血素“O”：A组溶血性链球菌感染后，可产生链球菌溶血素O（streptolysin O，SO）等外毒素，SO具有溶解红细胞、破坏白细胞和血小板的作用，而且抗原性强，可刺激机体产生抗SO的抗体（anti-streptolysin O，ASO）。ASO可协助诊断A组溶血性链球菌感染，辅助诊断风湿性疾病、急性肾小球肾炎。

4）艰难梭菌GDH及其毒素的检测：艰难梭菌会产生谷氨酸脱氢酶（GDH）和A、B毒素，通过检测这些成分，可用于辅助诊断抗生素相关性腹泻。

（4）分子生物学诊断

1）细菌鉴定：几乎所有致病菌的基因都可直接从标本中进行扩增后检测而不受非致病菌的影响，尤其是对分离培养比较困难的细菌（如结核分枝杆菌）更具特殊意义。目前已用于结核分枝杆菌、沙门菌、志贺菌、空肠弯曲菌、致病性大肠埃希菌等致病菌的快速鉴定。鉴定各种需氧菌和厌氧菌至种的水平，如鉴别艰难梭菌、双酶梭菌及索氏梭菌。

2）细菌毒素的检测：细菌的特异性毒素基因序列决定所产生毒素的种类，可用PCR扩增特异的毒素基因片段或直接用其特异性毒素基因探针检测致病菌的毒素基因，如霍乱肠毒素、金黄色葡萄球菌肠毒素、艰难梭菌毒素等。

3）细菌耐药基因检测：通过扩增细菌的耐药基因或直接用耐药基因的探针检测标本中或纯培养细菌有无耐药基因，可以及早了解细菌对某些抗菌药物的耐药性或进行耐药性研究，如耐甲氧苯青霉素葡萄球菌的mecA基因、耐β-内酰胺抗生素的TEM型β-内酰胺酶基因。

2. 真菌感染性疾病的检验诊断指标

（1）真菌感染标志物

1）G试验：G试验检测的是真菌的细胞壁成分(1,3)-β-D-葡聚糖，人体的吞噬细胞吞噬真菌后，能持续释放该物质，使血液及体液中含量增高。适用于除隐球菌和接合菌（包括毛真菌、根真菌等）外的所有深部真菌感染的早期诊断，尤其是念珠菌和曲霉菌，但不能确定菌种。

2）GM 试验：GM 试验检测的是半乳甘露聚糖，主要适用于侵袭性曲霉菌感染的早期诊断。菌丝生长时，半乳甘露聚糖从薄弱的菌丝顶端释放，是最早释放的抗原。GM 释放量与菌量成正比，可以反映感染程度。连续检测 GM 可作为治疗疗效的监测。

（2）真菌病原体检测

1）真菌镜检：真菌镜检是最简单也是很有价值的实验室诊断方法。其优点在于简便、快速，无菌部位的阳性结果可直接确定真菌感染。但是由于阳性率较低，阴性结果亦不能排除诊断。直接镜检对于浅表和皮下真菌感染最有帮助。

2）真菌培养：真菌培养是实验室检查中重要的环节。真菌（fungus）为真核细胞微生物，按形态可分为单细胞和多细胞两大类。单细胞真菌对人体有致病性的主要有新生隐球菌和白念珠菌。多细胞真菌又称霉菌。但真菌繁殖一代时间较长，分离培养长达 4 周。根据真菌培养的菌落形态、菌丝和孢子、染色特点、生化反应可以进行鉴定。

（3）免疫学检测：真菌感染的血清学检测可分为抗体检测和抗原检测两大类；检测抗体对于系统性真菌感染的诊断意义不大，而目前用于临床的血清学检查主要属于后者，即检测血液循环中的抗原。真菌的抗原检测可检查血清和脑脊液中隐球菌、念珠菌及荚膜组织胞浆菌感染。

（4）分子生物学诊断：分子生物学诊断在临床真菌感染的检查中应用较少，目前主要用于实验研究。

3. 病毒感染的实验诊断

（1）病原体检测：包括病毒的形态观察和病毒培养，由于各种原因，临床上几乎没有开展。

（2）免疫学试验：病毒血清学试验是目前病毒感染实验室诊断的主要方法，用于检测患者血清中有无相应的特异性抗体及其滴度的动态变化，可以辅助诊断感染性疾病。如血清中的乙肝病毒两对半检测、单纯疱疹病毒 HSV-1、HSV-2 特异性抗体检测、人类巨细胞病毒抗体测定、风疹病毒抗体测定、HIV 抗体、EB 病毒抗体等。

（3）分子生物学检测：应用 PCR 和分子杂交技术可以对标本中的病毒进行量化分析，对病毒感染的诊断和治疗观察有重要意义。如乙型肝炎病毒 DNA 在 HBsAg 出现前 2～4 周即可查出，故可诊断 HBsAg 阴性的 HBV 感染；通过定量 PCR 测定血清中 HBV 的载量可以观察抗病毒疗效，以及 CMV-DNA、EB-DNA 等。

4. 寄生虫感染的实验诊断

（1）病原体检查：检查出寄生虫病原体是确诊寄生虫感染的最直接依据。涂片检查虫卵、虫体、包囊等是目前最常用的确诊方法。例如，血涂片检查疟原虫，粪便涂片检查各种蠕虫卵、肠道原虫的滋养体和胞囊，阴道分泌物涂片检查阴道毛滴虫滋养体等。部分较大的虫体，如蛔虫、绦虫节片、蛲虫等可以通过肉眼加以识别。分离培养极少用。

（2）血清学试验：血清学试验则可以辅助诊断寄生虫感染，而且对流行病学调查等也有特别的意义，如囊虫抗体测定、弓形虫抗体测定、日本血吸虫抗体测定等。

5. 其他病原体感染的实验诊断

（1）外-斐反应（Weil-Felix reaction）：可作为立克次体感染的辅助诊断。

（2）冷凝集试验（cold agglutination test，CAT）：用于肺炎支原体的辅助诊断，血清中抗体的滴度≥1∶64或双份血清抗体滴度增加4倍以上有诊断意义。约33%~76%的肺炎支原体肺炎患者CAT阳性。CAT的特异性不高，可出现假阳性反应，应注意结合临床或其他检查鉴别。

（3）沙眼衣原体检查：抗原检测是目前诊断衣原体感染的主要方法。采用直接免疫荧光法或酶联免疫法检测标本中沙眼衣原体抗原，阳性结果结合临床可诊断沙眼衣原体感染。

（4）解脲脲原体和人型支原体检查

1）分离培养与鉴定是目前诊断泌尿生殖道支原体感染的主要方法。在相当多的妇女阴道中存在而不引起发病，查到其存在时应结合临床进行诊断或治疗。

2）核酸检测：采用核酸探针分子杂交或核酸扩增方法检测解脲脲原体、人型支原体或沙眼衣原体的特异性DNA片段，快速、敏感，但应注意假阳性。

（5）梅毒：血清学诊断是目前临床诊断梅毒的主要方法，有非特异性和特异性两类试验，分别用于筛查和确诊。

1）非密螺旋体抗原试验：属于筛查试验。常用的试验有VDRL和快速血浆反应素（RPR）。阳性结果应作确证试验。

2）密螺旋体抗原试验：属于确诊试验。常用的方法有荧光密螺旋体抗体吸附试验（FTA-ABS）、梅毒螺旋体抗体微量血凝试验（MHA-TP）、梅毒螺旋体血凝试验（TPHA）和ELISA。确诊试验阳性，结合临床可以明确诊断为梅毒。

6. 非特异性指标

（1）血常规：血常规是最一般、最基本的血液检验，其中的白细胞计数和白细胞分类对感染性疾病的诊断具有重要意义。病理性白细胞增高多见于急性化脓性感染、尿毒症、白血病、组织损伤、急性出血等。病理性白细胞减少多见于病毒性感染、再生障碍性贫血、肝硬化、脾功能亢进、放疗化疗等。其中中性粒细胞增高见于急性化脓性感染、大出血、严重组织损伤等，而中性粒细胞减少多见于病毒性感染、再生障碍性贫血、粒细胞缺乏症等。嗜酸性粒细胞增多常作为寄生虫感染的辅助诊断。

（2）血沉：血沉是“红细胞沉降率”的俗称。在病理情况中可见于各种急、慢性炎症，如结核、结缔组织病、风湿热等。血沉的快慢还可辅助观察病情的变化，如风湿病、结核病血沉加快的程度常与病情轻重有关。活动期血沉加快，病情好转时血沉速度减缓，非活动期血沉可以恢复到参考范围。

（3）超敏C-反应蛋白（CRP）：CRP是机体受到微生物入侵或组织损伤等炎症性刺激时肝细胞合成的急性时相蛋白。CRP在健康人血清中浓度很低（<5mg/L），而在细菌感染或组织损伤时，其浓度显著升高，故被认为其很有价值。

（三）病案示例

患者，女，25岁。因“发热、心悸伴游走性多发大关节疼痛1个月余”入院。平素体健。查体：T 38.5℃，P 116次/分，前胸可见环形红斑，双肺呼吸音稍粗，心尖部可闻及Ⅱ级收缩期吹风样杂音，双膝关节红肿，活动不利。

实验室检查：白细胞增多，中性粒细胞百分比上升；C反应蛋白水平升高；血沉增快；血培养结果阴性；血清中发现高滴度抗链球菌溶素“O”抗体。

临床诊断：

（1）初步诊断：急性风湿热。

（2）诊断要点

1）急性起病，发热、心悸、游走性大关节疼痛。

2）环形红斑、心率增快，心脏杂音，双膝关节红肿。

3）化验白细胞增多，中性粒细胞百分比上升；C 反应蛋白水平升高；血沉增快；血清中发现高滴度抗链球菌溶素“O”抗体。

鉴别诊断及进一步检查：进一步行关节 B 超或者 CT、心脏超声，查相关免疫学检查等如血清类风湿因子、免疫球蛋白、结核检查等除外类风湿关节炎、化脓性关节炎、结核性关节炎、病毒性心肌炎、系统性红斑狼疮等疾病。

（曹俊敏）

第八章

临床思维能力培养模块

第一节　中医临床思维概论

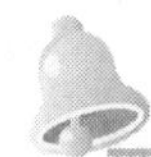

【培训目标】

1. 掌握建立中医临床思维的基本途径。
2. 熟悉中医临床思维的基本表现形式。
3. 了解中医临床思维的过程。

临床思维是指医生完成病史采集、体格检查和初步的辅助检查后，运用医学理论和医疗经验做出诊断和治疗决策的过程。它是一种基于学科理论的思想方法。在临床诊疗中，正确的临床思维对于医学理论的实践应用能起到良好的引导作用，因而被看作是连接理论与实践的纽带。

一、中医临床思维的表现形式

在中医临床思维活动中，整体观和恒动观是其认识的基础，天人相应、五脏一体和形神统一是认识人体和疾病的基本要求，而辨证论治则是其医疗实践的根本途径。临床上，讲求理、法、方、药的环环相扣，需要具备独特的思维方式和逻辑线路。中医临床思维的表现形式各个医家的认识不同，但最基本的有以下一些特征。

1. 知常达变　常与变，是中医学的两个极富哲理的概念。病有常证与变证，治有常法与变法，方有常方与变方。二者之间，常是变的依据，变是常的演化。

2. 司外揣内　外与内，即表象与本质。对二者关系的认识，形成了中医特有的认知人体和疾病的方法。“有诸内必形诸外”，即本质总是通过表象而反映出来。中医临床辨证，实际上就是通过纷繁复杂的“象”对其内在机制的识别与诠释。

3. 由果及因　因与果，中医似乎重“果”而轻“因”，也许是结果更为外在而真切，原因则往往纠缠而模糊之故。因此，注重病证（即结果）的条分缕析，由此推论其形成的种种原因，即“审证求因”，是中医重要的临床思维形式。

4. 知标析本　标本概念在中医学中几乎无所不在，它是为分清矛盾的主次服务的。

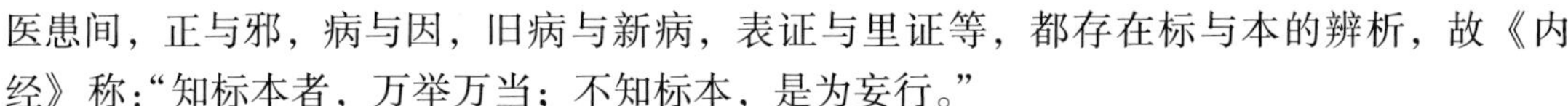

医患间，正与邪，病与因，旧病与新病，表证与里证等，都存在标与本的辨析，故《内经》称:“知标本者，万举万当；不知标本，是为妄行。”

5. 观证知犯　仲景“观其脉证，知犯何逆，随证治之”高度概括了疾病的瞬息万变，诊疗过程充满变数。病变的发生与发展既有自身所具有的规律性，同时又受各种外部因素的影响。证候的时间性、阶段性特点决定了辨证的灵活性，临床治疗过程既要通过抓住疾病某一阶段的主证来确定治则、治法，选择主方、主药；更要审视疾病特定阶段的邪正消长，发生发展变化趋势，充分体现“同病异治、证变法变”之法度。因此，中医将疾病过程分解为不同的“证”，认为同病可异证，进而演变为同病异治。正所谓“病无常形，治无常法，医无常方，药无常品”。“见肝之病，知肝传脾，当先实脾”，正是观证知犯的一个典范。

6. 取类比象　中医的取类比象的思维模式，拓宽了治疗思路，丰富了治疗方法。如吴鞠通在《温病条辨》中，结合《内经》“上焦如雾，中焦如沤，下焦如渎”的特性，类推出了“治上焦如羽，非轻不举；治中焦如衡，非平不安；治下焦如权，非重不沉”的治疗原则；根据“无水则舟停”，类推出“无津则便不通”，创立“增水行舟法”治疗阴虚津枯液少便秘的治法。当然，“逆流挽舟法”治疗痢疾初起兼有表证；“提壶揭盖法”治膀胱气化不利之癃闭；“釜底抽薪法”治疗各种实热便秘等，都是通过取类比象而拟定的独辟蹊径之法。

二、中医临床思维的过程

中医临床思维过程纷繁复杂，难以全面准确用一种模式予以概括。简言之，可从以下两个方面呈现。

1. 识病证　核心是识证。通过病史收集、四诊查验、病机分析、病因推论，实现由感到知的思维过程，达到“识病证”的目标。通过视觉、听觉、嗅觉和触觉等收集到的各种不同具体而生动的形象与信息传输到脑中，在脑中通过瞬间的加工整理，对疾病产生了感性认识。如中医强调“望而知之谓之神”，通过望神色形态（精神、色泽、形体、动态）感知对方的健康与怯弱。如一个精神饱满，皮肤色泽红润、肌肉坚实者，与另一个表情淡漠，精神疲惫，皮肤干燥失润，肌肉松弛者，可以形成健康与虚弱的整体印象。“形与神俱”则是健康的标志，形神相离则阴阳离决；当然，通过闻“声如从室中言，是中气之湿也，言而微，终日乃复言者，此夺气也，衣被不敛，言语善恶不辨亲疏者，此神明之乱也”（《素问·脉要精微论》）；通过问诊、切诊可以进一步补充和完善并更加准确地对病证识别。

2. 组药方　核心是配方。根据识病证的过程所得出的证候，确立治则、选择治法、以法统方、据方遣药、确定服药方法和宜忌，实现终极医疗决策。

不管是西医还是中医，都特别强调临床思维过程，识病证在中医诊疗中占据突出地位。识病证、组药方，共同构成了中医临床思维的全过程。当然，随着病证结合、方证对应理论的进一步完善，中医临床思维过程会变得更加直观，更加容易把握，前提是要有坚实的中医基础理论和熟练的经典知识。

三、建立中医临床思维的途径

《内经》要求为医者，上观天文、下察地理、中知人事。已故名医岳美中更是强调医生应具备扎实的理论根基、合理的知识结构、丰富的临床阅历及较高的文化素养。而良好的临床思维建立是实现如此境界的基本前提。

1. 重视基本理论的铸造　通过基本理论知识的再认识、基本功的训练与铸造，让原本零散的“无序”混杂堆砌的知识系统化、条理化，进而建立起有机的知识体系；并通过理、法、方、药的丝丝入扣，全面了解中医的整体观、恒动观。

2. 重视实战经验的积累　中医常说，“熟读王叔和，不如临证多”。医学泰斗 William Osler 也说过“医学是在床边学的，而不是在课堂学的”。“百闻不如一见”，病人是最生动的教材，只有经过耳闻、目睹、体察过的病例，才会在自己的脑子里留下最深的印象，才能进一步印证理论的正确性，同时，临证之时难免会出现判断上的失误和偏差，还要善于总结失治经验，善于从错误和失败中去学习。

3. 加强对病人的随访　病人在医院的治疗只是全部病程的一部分，离开医院后的病情变化，治疗效果、转归和预后如何，只有通过随访才能得知，也只有通过随访，才能验证其辨证施治思路的正确与否。

4. 重视医案医话的阅读　他山之石，可以攻玉。通过汲取他人的经验，可以缩短成才的时间。医家的医案医话最直接地反映医生的临床思维，是不可多得的教科书。多读医案，对于尽早建立临床思维不失为一条有效途径。

（岳仁宋）

第二节　中医临床思维训练

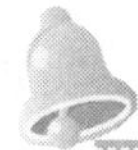

【培训目标】

1. 通过具体案例实训，掌握有效建立中医临床思维的方法步骤。
2. 熟悉发热、腹痛、咳嗽、水肿、眩晕等常见病证的中医诊断思维过程。

一、中医临床思维步骤

如何建立中医临床思维，以下列具体病例的诊治思路加以说明。

患者，男，56 岁，因“间断水肿 3 年”而就诊。患者近 3 年来水肿反复发作，尿蛋白持续存在，屡经中西医治疗，尿蛋白始终未转阴。近日因过度劳累加之受凉而加重。症见：咽痒疼痛，咳嗽痰白而黏，恶风怕冷，面目水肿、晨起尤甚，腰膝酸软，倦怠乏力，不思饮食，大便稀溏，小便短赤而少，头晕，视物模糊，舌淡红，苔薄白，脉濡。述 6 年前曾患急性肾炎，经住院治疗，临床症状消失。查血压 180/85mmHg。尿蛋白(+++)、尿红细胞（++）。

第一步，明确为何病。从病史及目前表现看，属中医水肿病范畴。

第二步，按照水肿病的特点鉴别属阴水还是阳水。患者病程 6 余年，且反复发作，久治不愈，面肿便溏，病属阴水。虽然本次发病是由外感而起，且有咳嗽咽痛、恶风等肺卫表证，但本病是在正气虚弱的前提下复感外邪，既有正气亏虚，也有风邪犯肺，肺失宣降，水道不利。病性属本虚标实，虚实夹杂。当务之急，还是标实。

第三步，在辨属阴水的同时，进一步当明确病位在何脏何腑。根据病程长，病情反复，伴有蛋白尿顽固不消，同时，尚有腰膝酸软，不思饮食，倦怠乏力，大便稀溏等临床征象，患者病位在脾、肾两脏。近日外感风邪出现咽痛、咳嗽等肺失宣降之证，故现证病位重在肺。

第四步，辨证论治。本例患者是在阴水基础上复感外邪的虚实夹杂之证，实者为风寒犯肺、水湿内盛；虚者为脾肾两虚、水液内停。故而治疗大法确定为疏风宣肺、散寒利湿，佐以健脾补肾、利水消肿。具体方药选用麻黄连翘赤小豆汤合实脾饮加减。

临床上，针对每一位患者，在收集病例资料后，当逐步对所有资料进行归纳、分析。但疾病的现象复杂多变，常有假象混杂其中，而本质却隐藏其后。例如中医的阳证（热证），在疾病的某一阶段也可以出现手足湿冷、脉沉等真热假寒的症状，而阴证（寒证）也可以出现身热、面红、口渴等真寒假热的症状，这种类似的情况在临床中屡见不鲜。在规培实训中，需要步步深入。（图8-1）

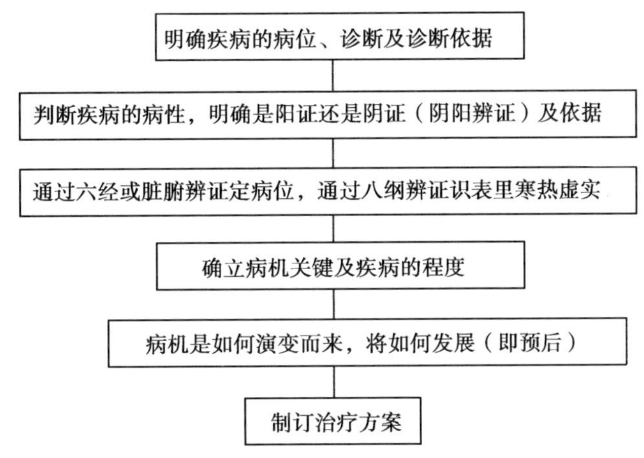

图8-1　中医临床思维步骤图

这样一步步从纷繁复杂的临床征象（如同满树的树叶），归纳出证（如同树干），然后再根据不同的辨证模式抓住根本的病机（如同树根）。

二、常见病证中医诊断思维过程

（一）发热

发热的中医诊断思维过程，以图8-2简要说明。

1. 发热的诊断　发热是临床上最常见的症状，是机体正气与病邪相争或体内阴阳失调的结果，包括体温高于正常范围者或体温正常而患者自觉感到发热者。未使用体温计以前，中医通过以手按患者肌肤或前额来判断患者是否发热，或者通过测试患者所主观感觉到的全身或局部发热。目前，通过体温计测定，口腔温度在37.3℃以上，腋下温度在37.0℃以上，直肠内温度在37.6℃以上均诊断为发热。

发热病是指由各种原因引起的以发热为主要临床表现的病证，包括外感发热和内伤发热两大类。“发热病”只强调临床症状或体征之发热而不限定病因或病性为热。临床上许多疾病都可引起发热。因此，必须对发热加以分析、判断，才可能有正确的诊断与治疗。

2. 常见发热类型　根据不同分类方式，可以分为多种发热类型。而某些发热类型对

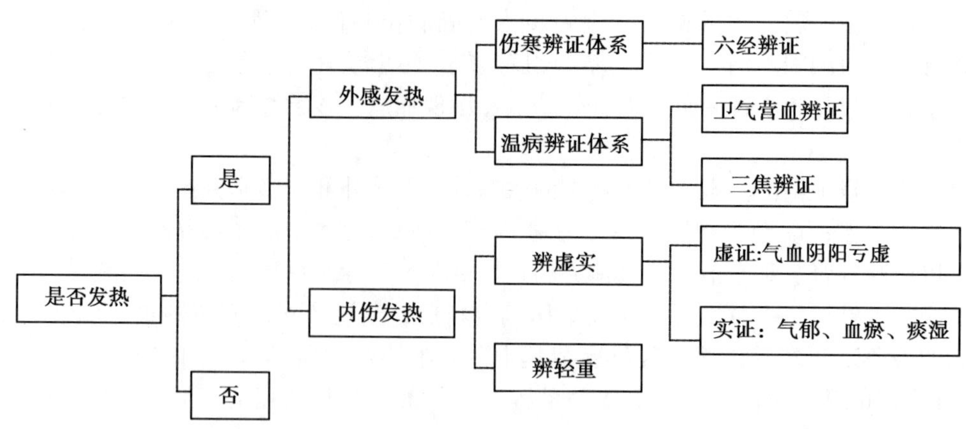

图 8-2　发热的中医诊断思维过程

于病证的诊断与鉴别有一定提示意义，所以有必要熟悉常见发热类型。当然也应灵活看待，不可拘泥。

出现发热时，需辨别发热的时间、程度、部位等。如按时间分：平旦热、昼热、日晡发热、夜热等；按部位分：尺肤热、腠理热、肌热、手心热、手背热、肘热、肩上热、背热、足热、五心烦热等；按热势分：壮热、潮热、微热、暴热等；按发热与恶寒的关系分：恶寒发热，但热不恶寒、往来寒热等。常见发热类型见表 8-1。

表 8-1　常见发热类型及临床意义

发热类型	表现	临床意义
发热恶寒	发热恶寒同时出现	外感病初期阶段 恶寒重发热轻，为风寒表证特征 发热重恶寒轻，为风热表证特征 发热轻而恶风，为伤风表证特征
往来寒热	发热与恶寒交替出现	寒热往来无定时见于少阳病，为半表半里证；寒热往来有定时常见于疟疾
发热不恶寒	但发热，不恶寒	外邪内传入里，如伤寒之寒邪化热，传入阳明，或温病邪热传入气、营、血，其病位较深
壮热	身发高热，持续不退	里实热证
潮热	定时发热或定时热甚，有一定规律，如潮汐之定时	午后热甚：伴身热不扬，多见于湿温病 日晡潮热：下午 3～5 时（即申时）热势较高，见于阳明腑实证 骨蒸潮热：有热自骨内向外透发的感觉，为阴虚火旺所致 发热夜甚：发热以夜间为甚，见于温病热入营分，灼伤营阴 夜热早凉：即夜间发热，次晨热退身凉，是温病后期，邪留阴分
微热	轻度发热，其热势较低	可见于气虚、血虚、阴虚、郁热

3. 发热临证辨治

（1）辨外感发热与内伤发热：见表 8-2。

表 8-2　辨外感发热与内伤发热

	外感发热	内伤发热
病因	六淫或疫毒	情志、饮食、劳倦为病因，导致脏腑功能失调、气血阴阳失衡
病史特点	有外感六淫或感染疫毒病史。起病急，病程较短，病情发展较快，变化较多	由七情刺激、饮食所伤或劳倦、久病而发。起病多缓慢而病程长，病情变化较慢，变化不多
表现	多表现为高热，外邪不除则发热不退，发热初期常伴恶寒，常兼见头身疼痛、鼻塞、流涕、咳嗽、脉浮等症	低热者较多，或仅自觉发热，其热时作时止，或发无定时，且多感手足心热，大多发热而不恶寒，或虽感怯冷但得衣被则减，常伴有头晕、神倦、自汗盗汗、脉弱无力等症
关联	外感发热和内伤发热有时可相互转化和重叠。有些内伤发热是由于反复感受外邪或由急性外感发热病失治而形成或诱发加重，而内伤发热，尤其是脏腑气血阴阳亏虚者，卫外抗邪能力减弱，特别容易感受六淫、疫毒之气	

（2）外感发热的辨证：外感发热病因多为六淫之邪或温热疫毒之气。外感发热的病机是外邪入侵，人体正气与之相搏，正邪交争于体表，表阳外浮的病理性改变，正所谓“阳胜则热”。

对于确诊外感发热的病患，又可根据其感邪性质的不同分为伤寒和温病，因而进入不同的辨证体系。广义的伤寒是一切外感热病的总称，其中有风寒性质的，也有温热性质的。《难经·五十八难》指出“伤寒有五：有中风，有伤寒，有湿温，有热病，有温病。”其中中风、伤寒属风寒性质，湿温、热病、温病属温热性质。而其中伤寒之一的伤寒则为感受寒邪引起的外感热病，属“狭义伤寒”。“狭义温病”特指发生于春季的一种外感热病，随着温病学的形成和温病范围的逐步扩大，广义的温病几乎包括了外感热病中除风寒性质以外的所有病种，其指感受温邪而引起的，以发热为主症，多具有热象偏重、易化燥伤阴等特点的一类急性外感热病。目前所指的主要是狭义的伤寒和广义的温病。下面对伤寒和温病进行简要鉴别：

1）伤寒与温病的鉴别：见表 8-3。

表 8-3　伤寒与温病的鉴别

	伤寒	温病
病邪性质	寒邪	温邪（具有温热性质的外邪、戾气、温毒及寒邪内伏化热者）
感邪途径	多从皮毛而入，先犯足太阳膀胱经	多从口鼻而入，先犯手太阴肺经或中焦脾胃
病机	寒为阴邪，化热较慢，易伤阳气，病之后期易出现太阴、少阴阳衰之证	温为阳邪，化热极速，易伤阴液，故病之后期易出现肺胃阴伤或肝肾阴涸之证
证治	寒邪易伤阳气，所以要注意保护阳气，后期多温补脾肾	温热类温病过程中，温邪伤阴较明显，要处处顾护阴液，后期多滋养肺胃、肝肾

2）伤寒六经辨证（表8-4）：伤寒以六经作为辨证论治的纲领。六经病是外感病发展过程中的不同阶段，六经辨证以六经的生理功能和病理变化为基础，结合人体的抗病力强弱、病因属性、病势进退缓急等对疾病发生发展进行分析、综合、归纳，以判断病变的部位、性质、邪正消长趋向，并为立法处方确立基本法则。六经病的提纲证是辨证的关键，它有系统规律可寻，有纲举目张的效果。

表8-4　伤寒六经辨证

	提纲	临床表现
太阳病	太阳之为病，脉浮，头项强痛而恶寒	太阳中风证——发热，恶风，汗出，头项强痛，脉浮缓，或见鼻鸣，干呕 太阳伤寒证——恶寒，发热，无汗，头项强痛，身体疼痛，脉浮紧 表郁轻证——发热恶寒，热多寒少如疟状，或伴面红、身痒
阳明病	阳明之为病，胃家实是也	阳明经证——身大热，不恶寒，汗出，口渴引饮，心烦躁扰，气粗似喘，面赤，苔黄燥，脉滑或洪大 阳明腑证——日晡潮热，手足濈然汗出，脐腹胀满疼痛，痛而拒按，大便秘结不通或热结旁流，甚则神昏谵语，舌苔黄厚干燥，或起芒刺，甚至苔焦黑燥裂，脉沉实，或滑数
少阳病	少阳之为病，口苦、咽干、目眩也	寒热往来，胸胁苦满，心烦喜呕，默默不欲饮食，口苦，咽干，目眩，脉弦
太阴病	太阴之为病，腹满而吐，食不下，自利益甚，时腹自痛，若下之必胸下结硬	腹满，呕吐，腹中冷痛，大便作泻，而饮食不下。太阴病属里虚寒证，治以温补为主
少阴病	少阴之为病，脉微细，但欲寐也	少阴寒化证——无热恶寒，身体蜷卧，但欲寐，四肢厥冷，下利清谷，呕不能食，或食入即吐，或见身热、反不恶寒，甚至面赤等戴阳症，脉微细或脉微欲绝 少阴热化证——心烦不得卧，口燥咽干，舌尖红赤，脉沉细数
厥阴病	厥阴之为病，消渴，气上撞心，心中疼热，饥而不欲食，食则吐蛔，下之利不止	消渴，气上撞心，心中疼热，嘈杂似饥，不欲饮食，食则吐蛔，下利，四肢冷，时烦不安

3）温病卫气营血辨证（表8-5）：叶天士所创卫气营血辨证理论，以卫气营血的生理功能为基础，用卫气营血的表里层次来概括温病病变的浅深层次及病情的轻重程度，即外邪先犯于卫，继则发展至气，再影响到营，最后深入到血，这四个阶段分别称为卫分证，气分证，营分证，血分证。

4）温病三焦辨证（表8-6）：三焦辨证是吴鞠通总结出的，主要用以阐述温病发展过程中三焦所属不同脏腑的病变及其传变规律。上焦主要包括手太阴肺与手厥阴心包，中焦

主要包括阳明胃、肠及太阴脾，下焦主要包括足少阴肾及足厥阴肝。

表 8-5　温病卫气营血辨证

	临床表现	辨证要点
卫分证	发热，微恶风寒，头痛，无汗或少汗，口微渴，咳嗽或咽喉不适，舌边尖红，苔薄白，脉浮数	发热，微恶风寒，口微渴
气分证	热势壮盛，不恶寒，多汗，渴喜冷饮，尿黄，舌红苔黄，脉数有力	但发热，不恶寒，口渴，苔黄
营分证	身热夜甚，口干不思饮，心烦不寐，甚或神昏谵语，斑疹隐隐，舌绛无苔，脉细数	身热夜甚，时有谵语，斑疹隐隐，舌质红绛
血分证	身手灼热，躁扰不安，甚或神昏谵狂，吐血、衄血、便血、尿血，斑疹密布，舌质深绛	斑疹密布，出血及舌质深绛

表 8-6　温病三焦辨证

	临床表现
上焦病证	邪在肺卫——发热，微恶风寒，汗出，咳嗽，舌边尖红，脉浮数 肺热壅盛——身热汗出，咳喘，口渴，苔黄，脉数 湿热阻肺——恶寒，身热不扬，胸闷，咳嗽，苔白腻 邪传心包——神昏谵语，舌謇肢厥，舌质红绛 湿蒙心包——神志时清时昧，间有谵语，舌苔垢腻
中焦病证	阳明热炽——壮热汗多，口渴引饮，苔黄燥，脉洪大 阳明热结——潮热，便秘，苔黄黑而燥，脉沉实 湿热中阻——湿重热轻者，身热不扬，胸脘痞满，泛恶欲呕，舌苔白腻，或白厚，或白苔满布，或白多黄少 湿热中阻——湿热并重或热重湿轻者，高热持续，汗出而热势不为汗减，烦躁不安，脘腹痛满，恶心欲呕，舌苔黄腻或黄浊
下焦病证	肾精耗损——手足心热甚于手足背，口燥咽干，舌绛不鲜，干枯而痿，脉虚 虚风内动——神倦肢厥，手指蠕动，或瘛疭，舌干绛而痿，脉虚

（3）内伤发热的辨证（表 8-7）：内伤发热多因饮食、劳倦或七情所伤，是以脏腑功能失调、气血阴阳亏虚为基本病机所导致的发热。其诊断要点：①内伤发热是以内伤为病因的发热，一般起病较缓，病程较长。多表现为低热，但有时可以是高热；②一般有气、血、水壅聚或气血阴阳亏虚的病史，或有反复发作的病史；③必要时可做实验室检查，以协助诊断。

辨证思维：中医之内伤发热证型不同，其辨证应首先辨明病因病机及证候虚实，即在确诊为内伤发热的前提下，宜先辨清属气郁、血瘀所致，还是气血阴阳亏虚，再辨明病情的轻重。

表 8-7　内伤发热辨证

	发热特点	兼症
气郁发热	发热为低热或潮热，时觉身热心烦，热势常随情绪波动而起伏	精神抑郁或烦躁易怒，胸胁胀闷，喜叹息，口干而苦，苔黄，脉弦数。妇女常兼月经不调，经来腹痛，或乳房发胀
瘀血发热	午后或夜晚发热，或自觉身体某些局部发热	口干咽燥而不欲饮，躯干或四肢有固定痛处或肿块，甚或肌肤甲错，面色萎黄或黯黑，舌质紫黯或有瘀点、瘀斑，脉涩
痰湿发热	午后热甚，心内烦热	胸闷脘痞，不思饮食，便溏或不爽，苔白腻或黄腻，脉濡数
气虚发热	发热常在劳累后发生或加剧，热势或低或高	头晕乏力，气短懒言，自汗，易感冒，食少便溏，舌质淡，苔薄白，脉细弱
血虚发热	发热，热势为低热	头晕眼花，身倦乏力，心悸不宁，面白少华，唇甲色淡，舌质淡，脉细弱
阴虚发热	午后潮热或夜间发热，手足心热	心烦，少寐，多梦，颧红，盗汗，口干咽燥，大便干结，尿少色黄，舌质干红或有裂纹，苔少或无苔，或有裂纹，脉细数
阳虚发热	发热而欲近衣，四肢不温	少气懒言，头晕嗜卧，腰膝酸软，面白便溏，舌淡苔白润，脉沉细无力

以上为典型内伤发热辨证要点，但临床情况变化多端，妄不可教条主义，生搬硬套。

（二）腹痛

腹痛作为临床上的常见症状，可见于内外妇儿各个学科中，以内科腹痛为例，谈谈中医临床思维过程（图 8-3）。

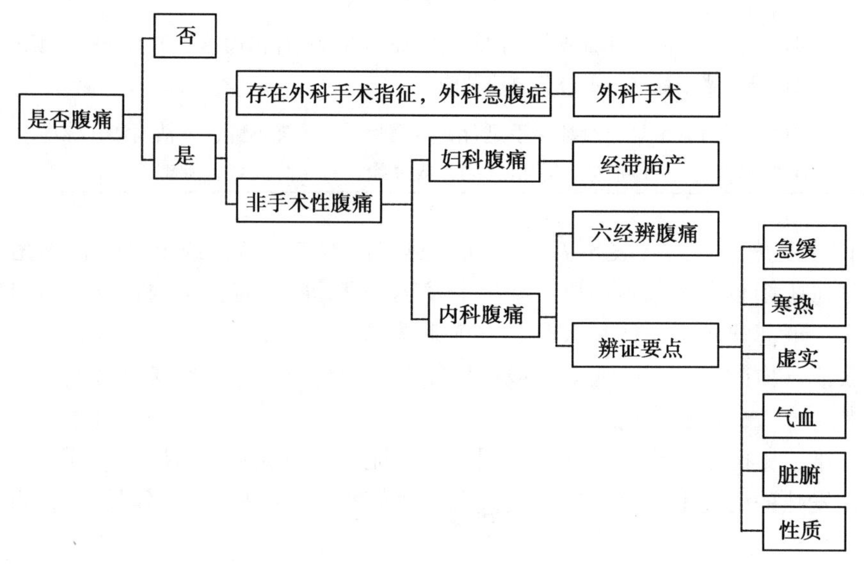

图 8-3　腹痛的中医诊断思维过程

凡是以胃脘以下，耻骨毛际以上部位的疼痛为主要表现者，即为腹痛。文献中的“脐腹痛”、“小腹痛”、“少腹痛”、“环脐而痛”、“绕脐痛”等，均属本病范畴。凡外邪侵入，饮食所伤，情志失调，跌仆损伤，以及气血不足、阳气虚弱等原因，引起腹部脏腑气机不利，经脉气血阻滞，脏腑经络失养，导致“不通则痛，不荣则痛”，均可发生腹痛。

观之临床，内科腹痛，腹壁按之柔软，可有压痛，但无肌紧张及反跳痛。疼痛多为绞痛、刺痛、灼痛、钝痛、胀痛、隐痛等。常伴有腹胀，矢气，以及饮食、大便的异常等脾胃症状。腹痛的发作和加重，常与饮食、情志、受凉、劳累、外伤等诱因有关。腹部X线、B超、结肠镜、大便常规等有关实验室检查有腹部相关脏腑的异常。需排除外科、妇科腹痛，以及其他内科病证中出现引起的腹痛。

1. 腹痛部位与诊断的关系（表8-8）　中医辨证论治强调“整体观”，“有诸于内者，并形诸于外”。故往往疼痛部位常提示病变所在。腹内有肝、胆、脾、肾、大肠、小肠、膀胱等诸多脏腑，且是足三阴、足少阳、手阳明、足阳明、冲、任、带等诸多经脉循行之处。腹痛的部位在腹部，脏腑病位或在脾，或在胃肠，或在肝胆，或在气在血，或在经脉，需视具体病情而定，所在不一。

表8-8　腹痛部位与诊断的关系

	腹痛部位	疼痛性质	临床意义
大腹痛	胃脘之下与脐上之间的正中部位	多为胀痛，隐痛，寒痛	多属脾病
绕脐痛	脐部周围疼痛	多绞痛、胀痛	多属大小肠病，可由虫证、食积不化、大便燥结、气机阻滞导致或脏腑虚寒，外受寒邪所致
小腹痛	耻骨联合部位与脐下的正中部位	多为胀痛，隐痛	多属肾与膀胱病，下焦蓄血之“腹痛”，小腹阵阵急痛为“淋证”
少腹痛	脐下偏左或偏右疼痛，或两侧均痛	可伴胁下胀满	多属肝病，若少腹痛偏于右侧，按之更剧，常欲蜷足而卧，发热、恶心、大便不利，多为“肠痈”证

2. 腹痛性质与诊断的关系（表8-9）

表8-9　腹痛性质与诊断的关系

疼痛性质		临床意义
冷痛	腹痛拘急，痛无间断，遇冷痛剧，得热则减	多见于脏腑虚寒、外受寒邪
灼痛	痛处热感，时轻时重，遇热加剧，得凉痛减	多见于热邪壅滞或内生火邪、阴虚内热
暴痛	急性发作，来势急迫，疼痛剧烈，拒按	多见于骤然感受火热或寒凉邪气，以及内有食积
隐痛	时作时止，时轻时重，绵绵不休，喜揉喜按	多见于阳虚或气虚致病

续表

	疼痛性质	临床意义
胀痛	可痛无定处，窜痛，多受情志影响，得气则舒	多见于肝郁气滞或食积气滞
刺痛	针刺感，痛有定处，痛无休止，入夜尤甚	多见于瘀血致病或外伤术后
绞痛	腹部痉挛性的剧痛	多为毒气攻心，四肢厥冷之重症或石证、虫毒扰乱气机
弦急	脐与骨盆之间的下腹部所发生的抽搐性疼痛	多由精血亡失过多，或者热邪侵袭而致
结	拘急硬痛	多见于热邪伤及肠道津液

3. 腹痛的鉴别诊断　腹痛作为临床常见病证，涉及诸多疾病，病因病机亦各有不同，故需仔细诊断，详细鉴别。根据腹痛的临床特点，按照诊断辨证流程图，首辨是否腹痛，并予以定位。确诊为腹痛者，要辨急性腹痛与慢性腹痛。在排除急腹症的基础上，再辨腹痛的具体部位与性质（寒、热、虚、实）。

（1）内科腹痛与急腹症相鉴别（表 8-10）

表 8-10　内科腹痛与急腹症鉴别要点

鉴别要点	内科腹痛	急腹症
起病	缓慢	急骤
病史特点	多为腹腔内器官功能性病变	腹腔内器官器质性病变
诱因	受凉、饮食、情志	饮酒、暴饮暴食、外伤
疼痛性质	慢性，阵发性，可缓解，反复发作	急性，持续性加剧，缓解不明显
伴随症	先发热后腹痛或伴反酸嗳气，腹胀腹泻	先腹痛后发热或伴大汗淋漓、腹泻、便血、停止排气
体格检查	压痛不明显，痛无定处，无肌紧张和反跳痛	疼痛剧烈，痛有定处，压痛明显，可伴有肌紧张和反跳痛
辅助检查	无明显特异性	提示有炎症、穿孔、梗阻、栓塞、扩张、破裂、出血等器质性病变
治疗	内科保守治疗	外科手术

（2）内科腹痛与妇科腹痛相鉴别：妇科急腹症，如异位妊娠、黄体破裂、卵巢囊肿蒂扭转，必须详细询问患者经带胎产，尤其是针对育龄期妇女出现小腹疼痛，一定要及时进行妇科专科检查，防止异位妊娠等发生。鉴别点：①病位：妇科“腹痛”疼痛部位多在小腹，多与肝肾、冲任胞宫相关；②病史特点：妇科“腹痛”有妇女生理病理相应的特点，与经带胎产有密切的关系，通过病史询问可知。

（3）腹痛与胃痛相鉴别（表 8-11）：胃处腹中，与肠相连。腹痛与胃痛从大范围看均为腹部的疼痛，腹痛常伴胃痛的症状，胃痛亦时伴腹痛的表现，因此二者需要鉴别。相关部位的 X 线检查、纤维胃镜或肠镜检查、B 超检查等有助于鉴别诊断。

表 8-11　腹痛与胃脘痛鉴别要点

鉴别要点	腹痛	胃脘痛
疼痛部位	胃脘以下，耻骨毛际以上部位，较广泛	上腹胃脘处，近心窝出，较局限
伴随症	腹胀，矢气，大便性状改变等腹疾症状	脘闷，嗳气，泛酸等胃失和降，胃气上逆之症
病变部位	腹腔内脏器	主要涉及“胃”

（4）以腹痛为首发症状的其他内科疾病的鉴别：内科他病可导致继发性腹痛，但主症却不尽相同，故可互相鉴别。

1）痢疾：以里急后重，下利赤白脓血为主。

2）霍乱：起病较急，猝然发作，上吐下泻，腹痛或不痛；腹痛一般起病较缓，无上吐下泻、吐泻交作症状。

3）积聚：慢性病史，腹内包块，明确鉴别。

4）鼓胀：以“腹部外形胀大、皮色苍黄、青筋暴露”为主，可通过病史、实验室检查相鉴别。

5）淋证：以小便频急短涩为主，同时伴见小腹拘急疼痛。

4. 内科腹痛的中医辨证论治

（1）辨证要点

1）辨急缓：突然发病，腹痛较剧，呈持续性或阵发性加剧，伴随症状明显，因外邪入侵，饮食所伤而致者，属急性腹痛，需紧急处理；发病缓慢，病程迁延，反复发作，腹痛绵绵，痛势不甚，多由情志内伤，脏腑虚弱，气血不足所致者，属慢性腹痛。同时应注意慢性病急性发作的腹痛，掌握“急则治其标，缓则治其本”的原则。

2）辨寒热：寒为阴邪，性主收引，疼痛挛急，腹鸣切痛，得温则舒，得寒则剧，舌质淡，苔白，脉沉或紧，属寒证腹痛；热为阳邪，其性炎热，疼痛急迫阵作，腹部灼痛，口渴喜冷饮，便秘或大便臭秽，舌红，苔黄，脉数，属热证腹痛。

3）辨虚实：新病体壮，痛势紧迫，按之不减，食后更甚，多为实证，常见于感受寒热暑湿、伤食、肝郁、气滞、血瘀等证候者。久病体弱，腹痛隐隐，食后痛减，腹痛喜按，按之痛减，舌淡，脉细，多属虚证。正如《金匮要略》所言：“病者腹满，按之不痛为虚，痛为实，可下之。”

4）辨气血：初痛在气，病史短暂，有气滞、气虚之分。气滞多表现为腹部胀痛，窜痛，痛无定处，得矢气则舒，常见于肝气郁结，脾胃气滞之症，兼见急躁易怒或恶心呕吐，反酸嗳气；气虚多表现为隐痛，兼食少，食后腹胀便溏，面色少华，舌淡脉细。病位较浅，病情较轻。

久痛入络，病程较长，有血瘀、血虚之别。血瘀多由气滞不能行血，气虚推动无力而形成络脉凝滞，症见腹部刺痛，固定不移，入夜尤甚，舌紫脉涩；血虚多为出血后，虚而不复或脾胃不足，运化无力，气血生化乏源、不能荣润所致，多表现多隐痛，空痛，喜揉喜按，伴见面色萎黄，舌淡脉细弱。病位较深，病情较重。

5）辨脏腑：腹居中焦，内有肝、胆、脾、胰、胃、大小肠、膀胱等脏腑，以上脏腑病变皆可发生腹痛。如右上腹胀痛、窜痛伴多为肝气郁结；出现上腹部疼痛伴嗳气、呕吐等症多属脾胃不和；脐腹疼痛隐隐多属脾阳不振；一般右上腹疼痛牵及两胁，多属肝胆经病证；小腹痛及脐周多属脾胃、大小肠、肾、膀胱等病变；脐周痛也多见于虫证。土壅木郁，肝木克脾均可造成脾胃的损伤，引发腹痛。肝木妄行则见腹中急痛，伴有胸胁痛，口苦舌干，往来寒热而呕，多怒。故临床辨腹痛，需详辨脏腑。

6）辨性质（表8-12）

表8-12　腹痛性质鉴别要点

	疼痛性质	兼见症
寒痛	腹痛拘急，遇冷痛剧，得热则减；寒邪内阻则痛无休止，疼痛拒按；中脏虚寒则腹痛绵绵，喜温喜按	口淡不渴，怕冷蜷卧，小便清利，大便溏或神疲乏力，气短懒言；舌淡苔白，脉沉
热痛	痛处有热感，时轻时重，得凉痛减	身热口渴，小便黄，大便干，舌红苔黄，脉数或沉实
气滞痛	胀痛，窜痛，时轻时重，痛处不定，多牵引少腹及胸胁，攻冲作痛，嗳气或矢气则减轻	胀痛、窜痛随情绪变化而发作，苔薄白，脉弦
伤食痛	因饮食不慎，脘腹胀痛，嗳气频作，嗳后稍舒，痛甚欲便，便后痛减；	恶食嗳腐，大便秘结，痛而欲便，泻下物臭如败卵，苔厚腻，脉滑实
瘀血痛	刺痛，痛无休止，痛处不移，痛处拒按，入夜尤甚	舌紫黯或有瘀斑，脉沉细或涩
虫积痛	痛在脐周，绞痛、钻顶样疼痛，阵发性、痛无定处，痛有休止	时吐清水，时嗜异物，脉沉弦或沉伏

（2）六经辨证在腹痛中的运用：《伤寒论》以六经概括了脏腑经络气血的生理功能和病理变化，六经辨证不仅仅局限于外感病证，而是纵横穿插于各类病证中。腹痛作为临床常见症状，或由外感，或由内伤，腹内有肝、胆、脾、肾、大肠、小肠、膀胱等诸多脏腑，且是足三阴、足少阳、手阳明、足阳明、冲、任、带等诸多经脉循行之处。故“腹痛”一证，亦可从六经辨证论起，下面简要论述《伤寒论》中六经病证中的腹痛。

1）太阳腹痛：表邪化热，循经内入，与瘀血结于下焦膀胱、小肠等部位，导致下焦气血凝滞不通而腹痛。如第106条：“太阳病不解，热结膀胱，其人如狂，血自下，下者愈。其外不解者，尚未可攻，当先解其外；外解已，但少腹急结者，乃可攻之，宜桃核承气汤。”本证为太阳病不解，邪热循经内传膀胱腑发生的病变。瘀血阻滞，不通则痛，故少腹急结疼痛；邪热客于血分，循经上扰心神，故其人如狂。治用桃核承气汤泻下瘀热。本证的腹痛特点是小腹拘急疼痛。病变部位在下焦，病理产物是邪热和瘀血。

2）阳明腹痛：阳明燥热伤津，肠道干涸，邪热与燥屎积滞于肠道，腑气不通而腹部胀痛。如第241条：“大下后，六七日不大便，烦不解，腹满痛者，此有燥屎也。所以然者，本有宿食故也，宜大承气汤。”本证主要症状为不大便六七日，腹满痛而烦，腹痛拒按，舌苔黄厚干燥。阳明腑气以通降为顺，燥屎内结于内，腑气不通，不通则痛；故本证用大承气汤来通腑泄热。本证的腹痛特点是满而痛。疼痛的部位当为绕脐痛。

3）少阳腹痛：少阳胆郁，枢机不利，影响脾胃气机升降，气血阻滞而腹痛。如第96条："伤寒五六日中风，往来寒热，胸胁苦满，嘿嘿不欲饮食，心烦喜呕，或胸中烦而不呕，或渴，或腹中痛，或胁下痞硬，或心下悸、小便不利，或不渴、身有微热，或咳者，小柴胡汤主之。"少阳胆郁，气机不利，木郁土壅，气机不畅，则血气滞结，故腹中痛。除上述症状外，还应伴有口苦、咽干、目眩、脉弦等症。

4）太阴腹痛：中焦阳虚，寒凝气滞或寒湿内阻，气机阻滞而腹痛。如第273条："太阴之为病，腹满而吐，食不下，自利益甚，时腹自痛。若下之，必胸下结硬。"本条为太阴病提纲，太阴病乃中阳不足，运化失职，寒湿内停，升降失常所致，故可见腹痛，时作时止，喜温喜按，隐隐作痛。

5）少阴腹痛：肾阳亏虚，寒气内盛，水气不化而浸渍胃肠而腹痛。如第316条："少阴病，二三日不已，至四五日，腹痛，小便不利，四肢沉重疼痛，自下利者，此为有水气。其人或咳，或小便利，或下利，或呕者，真武汤主之。"此条为少阴阳虚水泛之腹痛。阳虚水泛而腹痛绵绵，乃脾肾阳虚，阴寒内盛，水气不化而致虚寒性腹痛。

6）厥阴腹痛：虫证或内伤疾病而致寒热错杂，气机升降失常，气血失和而腹痛。如第338条："蛔厥者，其人当吐蛔。令病者静，而复时烦，此为脏寒。蛔上入其膈，故烦，须臾复止，得食而呕又烦者，蛔闻食臭出，其人当自吐蛔。蛔厥者，乌梅丸主之"。此条为蛔厥证腹痛。虫居肠中，平时常有脐周腹痛。胃热肠寒，寒热错杂，治疗宜寒温并用，安蛔止痛，用乌梅丸。

综上可知，腹痛作为临床常见病证，内外妇儿均可涉及，故需要详加诊断及鉴别，需举一反三，整体把握。临床信息纷繁复杂，诊治灵魂在于辨证论治，只有清晰的临床思路，灵活的辨证思维，强调对疾病整体的把握和个性的鉴别，才能抓住问题症结，有效的服务于临床。

（三）咳嗽

1. 病名　咳嗽是因邪犯肺系，肺失宣降，肺气不清所致，以咳嗽，或兼有咳吐痰液为主要症状的病证。金·刘元素《素问病机气宜保命集·咳嗽论》"咳谓无痰而有声，肺气伤而不清也；嗽是无声而有痰，脾湿动而为痰也。咳嗽谓有痰而有声，盖因伤于肺气动于脾湿，咳而为嗽也"，将咳、嗽、咳嗽分为三证。明·赵献可《医贯·咳嗽论》云"咳谓无痰而有声，嗽是有痰而有声"，将咳、嗽分列二证。后世多从刘完素之说，然临床上一般多为痰声并见，二者很难分开，所以一般均称为咳嗽。咳嗽是肺系疾患中多种疾病的一个常见症状，也是一个独立的证候。西医学中的上呼吸道感染、急慢性支气管炎、支气管扩张症、肺部感染，以及其他系统疾病中以咳嗽为主要症状者均可参考本病。

咳嗽中医诊断思维过程见图8-4。

2. 抓住主症　咳嗽的基本病机是肺气上逆，其主症是咳嗽、咳痰。

（1）咳嗽：了解咳嗽的时间、节律、性质、声音、加重与缓解因素。

1）时间、节律：咳嗽时作，白天多于夜间，咳而急剧、声重，或咽痒则咳作，或咳声嘶哑，病势急而病程短者，多为外感风寒或风热，病势缓而病程长者多为阴虚或气虚；早晨咳嗽，阵发加剧，咳嗽连声重浊，痰出咳减者，多为痰湿、痰热咳嗽；午后、黄昏咳嗽加重，或夜间时有单声咳嗽，咳声轻微短促者，多为肺燥阴虚；夜卧咳嗽较剧，持续不已，少气或伴气喘者，为久咳所致的虚寒证。

2）性质、声音：咳声洪亮有力多属实证，咳而声低气怯多属虚证；咳声嘶哑多因风

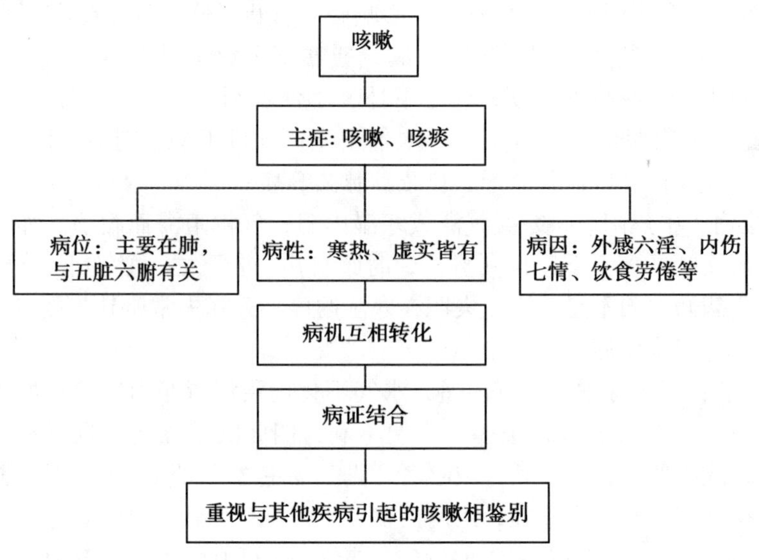

图8-4　咳嗽的中医诊断思维过程

燥或阴虚肺燥；咳声重浊痰多属风寒、痰湿；咳声粗浊或沙哑属风热、痰热、气火；咳声短促属肺燥阴虚。

3）加重与缓解因素：饮食肥甘生冷加重者属痰湿；情志郁怒加重者属气火；劳累、受凉加重者属痰湿、虚寒。

（2）咳痰：应注意痰的色、质、量、味。咳而少痰的多属燥热、气火、阴虚；痰多的常属湿痰、痰热、虚寒；痰白而稀薄的属风、属寒；痰黄而稠者属热；痰白质黏者属阴虚、燥热；痰白清稀透明呈泡沫状的属虚、属寒；咳吐血痰多为肺热、阴虚；脓血相间的为痰热郁结成痈之候；咳吐粉红色泡沫样痰，咳而气喘，呼吸困难的多属心肺阳虚，肺络受损；咳痰有热腥味，或腥臭气的为痰热；味甜者属痰湿；味咸者属肾虚。

3. 分析病位　临证之时，先辨病位。人体是个复杂的有机体，简单的表里、上下、前后辨证难以反映疾病的全貌，因此衍生了许多辨证理论，如脏腑辨证、经络辨证、六经辨证、卫气营血辨证、三焦辨证等，它们各有侧重和适用范围。无论遵循哪种理论，定位的关键还是分析症状与身体各部分生理功能的相关性。

咳嗽主要病位在肺。明·王纶《明医杂著·咳嗽》云“病本虽分五脏六腑之殊，而其要皆主于肺”。清·程国彭《医学心悟·伤寒兼症》亦指出“肺体属金，譬若钟然。钟非叩不鸣，风寒暑湿燥火六淫之邪，若外击之则鸣；劳欲情志，饮食炙煿之火自内攻之则亦鸣”。均明确了咳嗽的病位在肺。

五脏六腑皆可致咳，而以脾肾关系最为密切。《素问·咳论》明确提出“五脏六腑皆令人咳，非独肺也”，并以脏腑命名，将咳嗽分为“肺咳、心咳、肝咳、脾咳、肾咳、胆咳、大肠咳、小肠咳、膀胱咳、三焦咳”。强调了脏腑功能失调可导致咳嗽。明·李中梓《医宗必读·痰饮》有“脾为生痰之源，肺为贮痰之器”之论。清·沈金鳌《杂病源流犀烛·咳嗽哮喘源流》云“盖肺不伤不咳，脾不伤不久咳，肾不伤火不炽，咳不甚，其大较也。”不仅指出肺脾肾三脏是咳嗽的主要病变所在，并指出了咳嗽累及的脏腑是随着病情的加重而由肺及脾，由脾及肾的。

一般来说，新病、突然发生、常在受凉之后，伴有恶寒发热、鼻塞流涕、喷嚏、咽痒、头胀痛、全身酸楚等表现者，病位在表，在肺；久病宿疾，起病缓慢，或反复发作，病程较长，有其他脏腑病证，如疲乏无力、胸满胁痛、食少便溏等，病位在里，在肺、多涉及脾、肝、肾等。

《素问·咳论》详细描述了五脏六腑咳的临床表现，“心咳之状，咳则心痛，喉中介介如梗状，甚则咽肿、喉痹；肝咳之状，咳则两胁下痛……脾咳之状，咳则右胁下痛，肾咳之状，咳则腰背相引而痛，甚则咳涎。……五脏之久咳，乃移于六腑。脾咳不已，则胃受之，胃咳之状，咳而呕，呕甚则长虫出；肝咳不已，则胆受之……”现代辨证则多从各脏腑症状入手。脾为气血生化之源，亦为生痰之源；肾主纳气，育元阴元阳，与肺金水相生；心主脉，为火脏，若咳吐粉红色泡沫样痰，气喘、气短，呼吸困难，或伴乏力、胸闷、心悸等心系症状，则主病在心；肝主疏泄，调畅情志，为刚脏，内寄相火，若咳嗽阵作，情志郁怒加重，咳时面红等症状则主病在肝；胃主和降，肠主津液，若咳嗽气逆，或伴纳差、呕吐、心下痞满，则主病在胃肠。

4. 分析病性　咳嗽当据其见证分清病证的阴阳、寒热、虚实。如咳嗽以白昼为主属阳，午后、黄昏、夜间咳嗽或加重属阴；痰白而清稀，量多，口不渴，舌苔白，质润，脉缓，为寒；痰黄而稠，或干咳，或痰中带血，发热重，口气热、臭、腥，咽喉干燥，咳势急迫，舌质红，苔黄，脉数，为热；纳少，自汗，动则气促，腰膝酸软，咳嗽无力，舌淡有齿痕，或少苔，脉无力、软、细，为虚；咳声粗、重浊，精神亢奋，发热盛，痰量多，有邪实阻滞不通之象，脉紧、弦、实、大，为实。

5. 分析病因

（1）首辨外感、内伤

1）外邪致病：《素问·咳论》云“皮毛者，肺之合也，皮毛先受邪气，邪气以从其合也”；金·刘完素《素问病机气宜保命集·咳嗽论》“寒暑燥湿风六气皆令人咳”，均指出外感六淫可致咳嗽。其中，张介宾倡导“六气皆令人咳，风寒为主”，认为风邪夹寒者居多；元·王海藏在《此事难知》中有“秋伤于湿，冬必咳嗽论”及“湿气所伤论”，强调湿气致病在咳嗽的重要性；清·喻昌《医门法律·秋燥论》提出了燥邪伤肺为病而致咳嗽的证治。

2）内伤致咳：《素问·咳论》有五脏六腑致咳之论；《金匮要略》则有“痰饮咳嗽”、“咳嗽上气”专篇；明·程充《重订丹溪心法·咳嗽》将咳嗽分为风寒、痰饮、火郁、肺胀、劳嗽五种，从不同的侧面认识到除外邪之外，五脏六腑功能失调、气血津精失常、痰瘀火等病理产物生成均可导致咳嗽。

至明·李梴《医学入门》首先出现外感、内伤咳嗽分类。张介宾在《景岳全书》中云“咳嗽之要，止惟二证，何为二证？一曰外感，一曰内伤而尽之矣”，明确将咳嗽分为外感、内伤两大类。张氏之说对后世影响颇深，近现代医家，如程门雪、施今墨无不从其说，岳美中明确认为“但以外感、内伤二证括之，则可尽握咳嗽枢要”。至此，咳嗽的病因分类趋于完善，并且沿用至今。

（2）外感当辨风寒暑湿燥火（表8-13）：风为六淫之首，寒、暑、湿、燥、火邪多以风为引导侵犯人体于肺系，肺气壅塞不畅而致咳嗽。如朱丹溪云“肺主皮毛，人之无病之时，荣卫周流，内气自皮肤腠理普达于外。一或风寒外束，则内气不得外达，便从中起，所以气升痰上，故咳嗽”。外邪侵犯，主要从皮毛而入，故皆有表证，即恶寒发热、鼻塞、流涕、咽痒咽干、周身疼痛等。不同属性的邪气各有特点，也可相兼为病。

表 8-13　外感咳嗽辨证

证型	特性	伴见症
风邪犯肺	风性轻扬开泄，善行而数变	恶风，汗出，鼻痒、咽痒，脉浮
风寒袭肺	寒易伤阳，寒性凝滞，寒性收引	痰白稀薄，苔白，恶寒发热、无汗、声重，肢体酸楚，头痛，脉紧
风热犯肺	热性燔灼趋上，热易伤津	痰涕黄稠，咽红肿痛，发热，汗出，烦渴，苔黄，脉数，声粗嘶哑，口苦咽干
火邪伤肺	火为热之极，易扰心神，易生风动血，易致疮痈	高热，口苦，皮肤、咽喉、口舌疮疡糜烂，皮肤发斑、痰中带血，心烦、神昏、狂躁、谵语，抽搐，舌红紫或绛，脉疾而洪
温燥犯肺	温邪易耗伤津液，伤及血络，燥胜则干	咳嗽少痰，或略有黏痰、咳出不易；痰中带血；咽喉、鼻唇、大便干燥，舌红少津，脉数
凉燥伤肺	与温燥相比，本证兼见风寒袭表症状	头痛，恶寒发热，无汗，苔薄白，脉浮紧
外湿伤肺	湿为阴邪，易伤阳气，湿性重浊、黏滞，易阻气机，湿性趋下	痰多易咳，头昏闷沉重，肌肤、关节酸痛重着，纳差，口黏、口甜，下利、小便混浊，舌苔滑腻，脉滑
暑邪伤肺	暑性升散，易扰心神，易伤津耗气，暑多夹湿，有明显季节特征	暑日发病，发热咽痛，痰涕黄稠，头昏胸闷，纳差便黏，舌红苔黄腻，脉滑数

（3）内伤当辨气血津液阴阳、病理产物、情志

1）气血津液阴阳失常致咳（表 8-14）：隋·巢元方《诸病源候论·咳嗽病诸候》中云“肺主气……气得温则宣和，得寒则否涩，虚则气不足为寒所迫”。故气机失常，易致咳嗽。主要有气逆、气虚。血濡养全身，若阴血亏虚，则肺失所养，可致咳嗽。肺为清虚之体，性喜清润恶干燥，而燥邪最易伤津，故肺津伤损易致咳嗽。肺为娇脏，阴阳失调均可致病。

表 8-14　气血津液阴阳失常致咳

	病机	临床表现	相关文献
胃气上逆	食积使胃气上逆，影响肺气正常宣降，致肺气上逆而咳	气逆而咳，五更咳嗽，或食后咳嗽，平卧加重，兼胃胀痞满，嗳气等食积症状	“食咳，因食积生痰，痰气冲胸腹满”（《医学入门·寒类·咳嗽》）；“过饮则脾湿，多食油腻之物皆能生痰，壅与肺膈，故满闷，五更咳嗽，由胃有食积，至此时火气流入肺中，故嗽”（《医方集解·表里之剂》）
肝气上逆	肝在左为升，肺在右为降。若肝气上逆，则肺气亦升而不降，或木火刑金，发为咳嗽	阵咳、呛咳、气逆而咳，兼易怒性急，每情绪激动后致咳	

续表

	病机	临床表现	相关文献
肺脾气虚	脾为肺之母，脾虚则气血生化乏源，肺气亦虚，气虚则下降无力，肺气上逆为咳	咳嗽无力，语声低微，四肢倦怠，纳少不香，大便不通	
肺肾气虚	肾气亏虚，摄纳无力，则肺气上逆而咳	咳嗽反复发作，短气而喘，伴小便不利	“肺为气之主，肾为气之根，肺主出气，肾主纳气，阴阳相交，呼吸乃和”（《类证治裁》）
阴血亏虚	阴血亏虚，肺失濡养，发为咳嗽	咳嗽少痰，咳嗽无力，兼见唇淡面白，四肢无力，疲倦，月经量少、后期、甚者闭经	“杂病咳嗽，另有方书可查，未及备论。兹所论者，虚痨失血之咳嗽也。失血家，十有九咳”（《血证论》）
肺津亏损	肺喜润恶燥，津液亏损，肺不得滋，发为咳嗽	干咳无痰或痰少而黏，口干舌燥	“肺苦干燥，肺燥则痒，痒则咳不能已”（《景岳全书·咳嗽》）
肺肾阴虚	肺肾金水相生，阴虚则肺失滋润，以致肃降无权，肺气上逆	五心烦热，潮热盗汗，形瘦无华，舌红少苔，脉细数	“病其于房劳太过，亏损真阴，阴虚而火上，火上而刑金，故嗽”（《医贯·咳嗽论》）；“内伤之咳必起于阴分，盖肺属燥金为水之母，阴损于下则阳孤于上，水涸金枯”（《景岳全书·咳嗽》）
阳虚金寒	肺为娇脏，畏热畏寒，阳虚不得温，水冷金寒而咳	咳嗽痰唾量多，多泡沫，或兼气短而喘，畏寒肢冷，平素体虚易感冒	“肺为娇脏，畏热畏寒，火刑金致咳，水冷金寒亦咳”（《医贯·咳嗽论》）

2）痰、火、瘀血、癌毒致咳（表8-15）

表8-15　痰、火、瘀血、癌毒致咳

证型	临床表现	病机或相关文献
痰湿阻滞	多为晨起咳嗽，阵发加剧，痰出咳减，痰味甜，饮食肥甘生冷加重，苔白腻，脉滑	“脾胃先虚，不能制水，水泛为痰，乘肺而嗽”，“初虽心火邢金，因服寒凉伤脾，脾虚而嗽”（《医碥·咳嗽》）
痰热内闭	发热，气急，痰黄稠难出，胸闷胸痛，苔黄腻，脉滑数	“夫肺气壅实，上焦有热，饮水停留，在于胸腑，与热相搏，积滞而成痰也，肺主气，令邪热搏于气，气道否塞，不得宣通，但心胸烦闷，痰滞不利，故令咳嗽痰唾稠黏也”（《太平圣惠方》）
痰火伤肺	痰少质黏，痰中带血，咽干口苦等	“若内伤火炎，火性亲上，不论何脏腑之火，皆得上干于肺”（《医碥·咳嗽》）

续表

证型	临床表现	病机或相关文献
肝火犯肺	气逆咳嗽不已，咳吐鲜血或痰中带血，胁痛，急躁易怒，面红耳赤，脉弦数	肝与肺以经络相联。情志不遂，肝气郁结化火，逆乘于肺，肺失清肃
瘀血停肺	嗽有血丝，舌紫黯，或有瘀斑瘀点，舌下脉络纡曲，脉涩	“又有瘀血作咳……盖人身不可有壅滞，内有瘀血则阻碍气道不得升降，是以壅而为咳”（《血证论》）
瘀热互结	痰中脓血相间，有热腥味或腥臭气	瘀血内停，阻滞气机，内生痰湿，痰与瘀郁而化热
癌毒伤肺	顽固性干咳，反复咯血，胸痛，消瘦，逐渐虚弱，现代影像学检查可见局部特异性包块	正气内虚，脏腑功能失调，气血痰瘀热毒积聚成癌，阻滞、损伤肺体

3）情绪、过敏、虫害、创伤致咳（表8-16）

表8-16　情绪、过敏、虫害、创伤致咳

	病因病机	临床表现
情志所伤	肺为气之本，情志过极，气机郁结不畅，则肺气郁而不降，上逆为咳	精神抑郁、思虑，善太息，运动、劳作后或心情愉悦时咳嗽减轻
肺体过敏	素体敏感，遇花粉、尘霾、油漆、油烟等特定物质引发咳嗽	感受特殊气味或物体而突然发作，每次发作症状相似，去除诱发因素后好转，平素如常人
虫噬伤肺	感染痨虫、包虫等，寄生于肺，扰乱气机而咳嗽	多有痨虫、包虫感染史，痰液可查出致病虫体
异物阻肺	异物不慎吸入气道，可引起咳嗽	呛咳，呼吸困难，呼吸时有阻塞声
跌打损伤	突然发力撕扯肺叶，或金刀、跌打损伤肺叶	一般为干咳，伴有胸痛，损伤局部有压痛，转体、咳嗽、呼吸等牵扯受损肺叶，则疼痛更甚

6. 转化　外感咳嗽与内伤咳嗽的转归，从疾病性质上来说，主要是由实转虚的变化；从脏腑病转归来说，主要是肺、脾、肾之间的相移。外感属实，其病在肺，但调治失宜，亦可转为内伤而累积他脏。一般来说，病肺为轻，病脾较重，病肾尤重。另肺主气，心主血，气血相关，肺脏病久必及于心。内伤咳嗽若反复发作，日久不愈，常导致肺、肾、心、脾亏虚，气滞、血瘀、痰凝、水停而演变成为肺胀。总的来说，外感咳嗽的预后良好，大多可在短时间获得治愈；内伤咳嗽的预后一般亦较好，但部分患者易于反复发作；转化为肺胀者，则预后较差，往往病程缠绵，迁延难愈。

7. 辨病　咳嗽并非一个独立的疾病，一般认为现代医学中的上呼吸道感染、支气管炎、肺炎等以咳嗽为主要症状时，可参照咳嗽论治。

（1）急性上呼吸道感染：现代医学认为该病主要由病毒、细菌引起，中医认为其为感受风邪，或触冒时行之气，或风寒暑湿之邪挟时行之气侵入人体所致。

（2）支气管炎：急性支气管炎开始往往有鼻塞、喷嚏、咽痛、咳嗽等上呼吸道症状，同时亦出现畏寒、发热、头痛、骨节酸痛等全身症状，但主要还是以咳嗽为主。急性支气

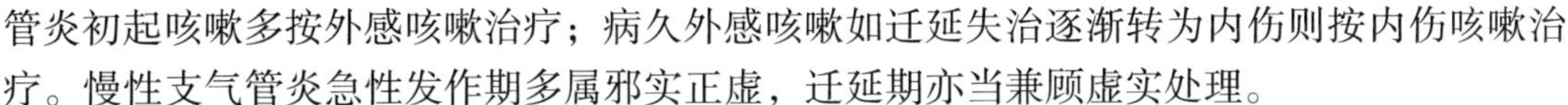

管炎初起咳嗽多按外感咳嗽治疗；病久外感咳嗽如迁延失治逐渐转为内伤则按内伤咳嗽治疗。慢性支气管炎急性发作期多属邪实正虚，迁延期亦当兼顾虚实处理。

（3）肺炎：一般认为肺炎与风温相近，而如果以咳嗽为突出表现，也可以咳嗽论治。多数医家认为肺炎病机由乎肺热，如赵绍琴认为肺炎病机为内有蕴热、外受温邪，内外合邪，猝然而病。曹明高认为初期邪从上受，肺胃内应，宜先透发；若发热不退，温热郁蒸肺胃，行将化火劫津，内陷心包，宜泄热生津，宣肺和络。沈仲圭认为大叶性肺炎病机为风寒外袭，内有蕴热。何任认为肺炎病机属正气不足，卫外无权，感受风温之邪所致。

当然，尚有反流性食管炎、变异型哮喘等以干咳为主要临床表现者，可斟酌以肺胃论治。

8. 类证鉴别　咳嗽在中医内科学中单独归为一类疾病，然中医病证中可以引起咳嗽的疾病有很多，临床工作中应该将咳嗽与此类疾病做出鉴别。

（1）肺胀：肺胀是指多种慢性肺系疾患反复发作，迁延不愈，肺脾肾三脏虚损，从而导致肺气胀满，不能敛降的一类病证。咳、痰、喘、胀是肺胀的证候特征。典型的临床表现为胸部膨满，胀闷如塞，喘咳上气，痰多及烦躁，心悸等；病程缠绵，时轻时重，日久可见面色晦暗，唇甲发绀，脘腹胀满，肢体水肿，甚或喘脱等危重证候，病重可并发神昏、动风或出血等症；有长期慢性喘咳病史及反复发作史；发病年龄多为老年，中青年少见；常因外感而诱发，其中以寒邪为主，过劳、暴怒、炎热也可诱发本病。肺胀的本质是标实本虚，要分清标本主次，虚实轻重。一般感邪发作时偏于标实，平时偏于本虚，标实为痰浊、瘀血，早期痰浊为主，渐而痰瘀并重，并可兼见气滞、水饮错杂为患，后期痰瘀壅盛，正气虚衰，本虚与标实并重。肺胀的早期以气虚或气阴两虚为主，病位在肺脾肾，后期气虚及阳，以肺、肾、心为主，或阴阳两虚。

（2）肺痈：肺痈是肺部发生痈疡、咳唾脓血的病证，类于肺脓疡、肺坏疽等疾患。本证病因为风热犯肺，或痰热素盛，以致热伤肺气，蒸液成痰，热壅血瘀，肉腐血败，成痈化脓。病变部位在肺，为邪盛的实热证候，为热毒瘀结在肺。临床辨证一般多按病程的先后，分为表证期：主要表现为恶寒发热、出汗、咳嗽胸痛、脉浮数等症；酿脓期：主要表现为咳逆胸满、胸痛、时时振寒、脉象滑数等症；溃脓期：主要表现为咳吐脓血腥臭；恢复期：主要表现为身热渐退，咳减，脓痰日少，神疲纳呆，气短，自汗或盗汗，午后潮热，舌质红或淡红，脉细数无力。

（3）肺痨：肺痨多由于正气虚弱，感染痨虫，侵蚀肺脏所致，具有传染性，以咳嗽、咯血、潮热、盗汗为主要临床表现。《中医内科常见病诊疗指南》将肺痨所致咳嗽分为以下证型：肺阴亏虚型：干咳，咳声短促，痰少黏稠或带血丝、血点；气阴两虚型：咳嗽无力，气短，声低，咳痰清稀色白，偶有夹血或咯血；阴虚火旺型：咳声气急，时时咯血，血色鲜红，痰少质黏或痰黄；肺脾气虚型：咳嗽声低，痰白清稀，气短而喘；肺肾阴虚型：咳嗽痰少，痰中带血；阴阳两虚型：咳逆喘息，少气，咳痰色白或夹血丝，声嘶或失音。

（4）肺痿：肺痿是阴虚肺伤的慢性衰弱疾患。主要症状为咳嗽，吐出稠痰白沫，或伴有寒热，形体消瘦，精神萎靡，心悸气喘，口唇干燥，脉象虚数等症。本病多续发于其他疾病或经误治之后，津液一再耗损，阴虚内热，肺受熏灼而致。若病久伤气或肺中虚寒而致者，则表现为阳虚，患者多涎唾，常吐出涎沫而无咳嗽。可伴有眩晕、遗尿等症状。《金匮要略·肺痿肺痈咳嗽上气病脉证治》云："热在上焦者，因咳为肺痿。肺痿之病，从何得之？师曰：或从汗出，或从呕吐，或从消渴，小便利数，或从便难，又被快药下利，重亡津液，故得之。曰：寸口脉数，其人咳，口中反有浊唾涎沫者何？师曰：为肺痿之病。”

（5）支饮：支饮之病名出《金匮要略·痰饮咳嗽病脉证并治》：“咳逆倚息，短气不得卧，其形如肿，谓之支饮。”支饮指因感染痨虫，或感受温热、湿热等邪，郁而不解，入侵心包之络，或因肾衰水毒上泛，损伤心包。以胸痛，气喘，心包腔积液等为主要表现的痰饮类疾病。本病相当于西医学所说的渗出性心包炎。

（6）肺癌：咳嗽是肺癌最常见的症状，典型的表现为阵发性刺激性干咳，一般止咳药常不易控制。肿瘤生长在段以下较细小支气管黏膜时，咳嗽多不明显，甚至无咳嗽。对于吸烟或患慢支气管炎的病人，如咳嗽程度加重，次数变频，咳嗽性质改变如呈高音调金属音时，尤其在老年人，要高度警惕肺癌的可能性。

从上述辨证思路可看出，病位、病性、病因、病势这四个要素，如坐标系一样，是辨证中的四个维度，不仅缺一不可，而且必须结合紧密，最后分析得出的病证，是一个在空间上立体、在时间上延续的总体把握，是对疾病的本质与规律的全面概括，是涵盖了疾病发生、发展、变化的机制，辨证即是对病机的总结。

（四）水肿

1. 概念　水液潴留体内或是泛滥肌肤，引起眼睑、头面部、四肢、腰背甚至全身水肿。男性还可见阴囊的水肿，病情较重者可出现胸水、心包积液，引起咳喘、胸闷等不适，甚至腹水，腹胀大如鼓。水肿的中医诊断思维过程见图8-5。

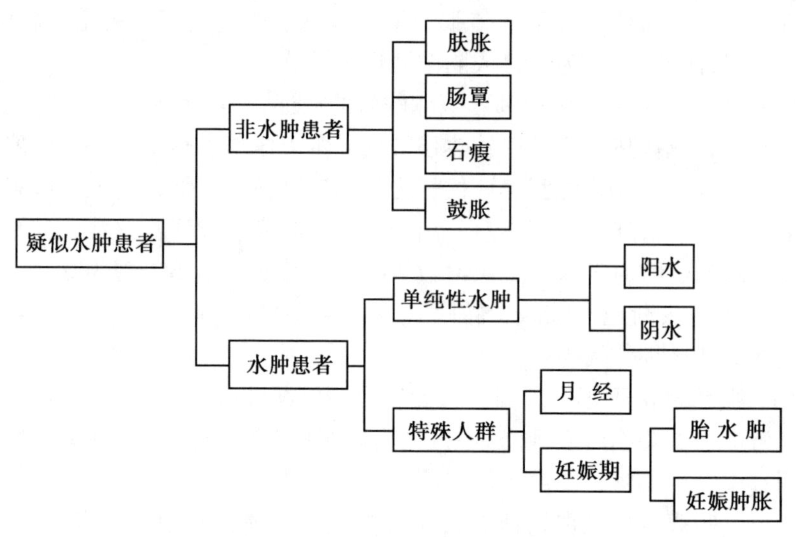

图8-5　水肿的中医诊断思维过程

2. 常见类型　“水肿病”只强调临床症状或体征而不限定病因或病性。临床上许多疾病都可引起水肿。因此，必须对水肿加以分析、判断，才可能有正确的诊断与治疗。

临床上需辨别水肿的时间、程度、部位等。如按时间分：平旦水肿甚、暮暗水肿甚等；按部位分：眼睑水肿、头面部水肿、四肢水肿、腰背水肿、男性阴囊水肿、胸水、腹水、心包积液、全身水肿等；按水肿程度分：轻度水肿、中度水肿、重度水肿等。

3. 常见水肿的鉴别（表8-17）　水肿在《内经》称之为“水”，亦有用“水肿”、“水胀”来表达水肿的含义。是指水液潴留体内或是泛滥肌肤之病。临床可见眼睑、头面部、四肢、腰背的水肿，男性还可见阴囊的水肿，病情较重者可出现胸水、心包积液，引起咳喘、胸闷等不适或腹水，腹胀大如鼓。

但有些疾病也会出现类似水肿的临床症状，需仔细鉴别。如肤胀、鼓胀、肠覃、石瘕等。

表 8-17　水肿鉴别诊断

	病机	临床表现	现代医学类似疾病	相关文献
肤胀	寒气侵袭肌表，滞留在皮肤之间	全身肿、腹大，皮厚，敲起来为不坚实的鼓音，按其腹不会有裹水之状	多发性硬化的硬化期	“肤胀者，寒气客于皮肤之间，鼟鼟然不坚，腹大，身尽肿，皮厚，按其腹窗而不起，腹色不变，此其候也。”（《灵枢·水胀》）
鼓胀	肝脾肾三脏受损，气血水瘀积腹内	身肿、腹大、皮厚，皮色苍黄，且腹部的筋脉鼓起	肝硬化腹水病	“腹胀身皆大，大与肤胀等也，色苍黄，腹筋起，此其候也。”（《灵枢·水胀》）
肠覃	寒气与卫气相搏，气不得行，久滞而生肉	始如鸡卵大小，逐渐增大如妇人怀子大小，质地很硬，可推动，不影响妇女的月经	肿瘤	“寒气客于肠外，与卫气相搏，气不得荣，因有所系，癖而内著，恶气乃起，瘜肉乃生。其始生也，大如鸡卵，稍以益大，至其成也，如怀子之状，久者离岁，按之则坚，推之则移，月事以时下，此其候也。”（《灵枢·水胀》）
石瘕	女子月经期间，寒气入侵，恶血停积	子宫内有块状物，日渐长大，如怀孕状，并有闭经，包块如石	子宫肿瘤	“石瘕生于胞中，寒气客于门子，子门闭塞，气不得通，恶血当泻不泻，衃以留止，日以益大，状如怀子，月事不以时下，皆生于女子，可导而下。”（《灵枢·水胀》）

首诊患者鉴别诊断很重要，如将肤胀、肠覃、石瘕等当作水肿病来治疗，不仅治疗效果不好，反而会贻误病情。鼓胀与水肿相似度较高，都有水液的局部集聚（腹水），且可以用利水方法进行治疗，但因鼓胀的特殊性，历代医家都将其作为单独的疾病进行诊治。鼓胀与水肿从病因病机上比较，鼓胀是由于肝、脾、肾三脏受损，气血水瘀积腹内所致，而水肿更多是单个病理因素导致，如肺失通调，脾失转输，肾失开阖，膀胱气化不利等，虽然水肿病久会出现瘀血、水毒，但都不是主要病理因素；从病程来说，鼓胀是一个进行性发展的慢性疾病，治疗效果会逐渐降低，预后不良。水肿病分类中阳水病程较短，起病

迅速，如能及时治疗，合理调养，预后一般较好，阴水则恰好相反；从治疗上来说，《内经》提出“开鬼门”、“洁净府”“去菀陈莝”，即发汗、利小便、祛邪扶正活血化瘀治水三原则；鼓胀则以攻补兼施为总则，临床按照气滞、血瘀、水停、正虚的不同侧重，在理气消胀、活血化瘀、利尿逐水、扶正培本诸法中化裁。

4. 特殊水肿的判断　特殊情况的水肿，尤其是女性，分清患者就诊所处时期至关重要，如是否在行经期间，是否在妊娠时期；高血压病人是否正在服用钙离子拮抗剂，糖尿病人是否在使用噻唑烷二酮类等等。

《叶天士女科证治秘方·卷一》云：“经来遍身浮肿，此乃脾土不能克化，水变为肿。”经行水肿以经前或经期出现眼睑、颜面水肿或四肢肿胀不适为特点。即使不治疗经净后亦可逐渐消退。辨证用药时，不能拘泥于水肿阳水的常规证型考虑，避免使用攻逐峻利之品。《哈荔田医案医话选》中认为，（经行水肿）系脾阳不振，寒湿凝滞，经行期间，气血运行不畅，体液调节障碍，水湿泛溢肌肤所致；属血滞经脉，气血不行，脾肾两虚，运化失健；病在血分，不可单作水治，拟以养血调经，崇土制水。临床常用苓桂术甘汤加熟附子、淫羊藿等治疗脾肾阳虚型，八珍汤加茯苓皮、泽兰等方药治疗气滞湿郁型。

妊娠时期的“胎水肿满”、“妊娠肿胀”更应与单纯水肿相鉴别。

（1）胎水肿满：《诸病源候论》卷之四十一云：“妊娠胎间水气满体肿候：胎间水气，子满体肿者，此由脾胃虚弱，脏腑之间有水气，而挟以妊娠故也……水气充溢于肌，故令体肿；水渍于胎，则令胎坏。”胎水肿满是指在妊娠5～6个月后，出现腹大异常，胸膈胀满，甚或喘不得卧等临床特征。其主要病机是脾失健运，水渍胞中。常由脾气虚弱和气滞湿郁所致。临床常用《千金要方》鲤鱼汤、《医宗金鉴》猪苓导水汤治疗。

（2）妊娠肿胀：《金匮要略方论》卷下云：“妊娠有水气，身重，小便不利，洒淅恶寒，起即头眩，葵子茯苓散主之。”此病为妊娠中晚期，肢体面目发生肿胀者。根据肿胀部位的不同，分别有子气、子肿、皱脚、脆脚等名称。头面水肿，小水短少者，属水气为病，名曰子肿；膝至足肿，小水长者，属湿气为病，名曰子气；但两脚肿而皮肤粗厚者，属湿名曰皱脚；但两脚肿，皮薄光亮者，属水，名曰脆脚。常由脾虚、肾虚、气滞所致。脾虚运化失职，水湿停滞，泛溢肌肤，常以《全生指迷方》白术散健脾除湿；素体肾虚，孕后阴虚聚于下，有碍肾阳敷布，不能化气行水，且肾为胃之关，肾阳不布则关门不利，聚水而从其内类，以致水湿泛溢肌肤，常用《伤寒论》五苓散加菟丝子、山药，补肾温阳，行气利水；素多忧郁，气机不畅，孕后胎体渐长，更碍气机升降，两因相感，不能通调水道，气滞湿郁，泛溢肌肤，常以《妇人大全良方》天仙藤散理气行滞，化湿消肿。

“胎水肿满”、“妊娠肿胀”二者均为妊娠期疾病，且均可能出现全身的水肿，如胎水肿满的全身性水肿与子肿很难鉴别。但前者主要以孕期胎水过多，腹大异常为主要特征，而后者则是以头面遍身水肿或脚肿为主要特征。不过，在治疗上均以利水除湿为主，但均要顾及胎元，不能用利水峻猛、攻逐滑利之品，用药以平和缓解，调养胎元。二者与单纯水肿相比，虽有阳水之征，但不宜用宣散解毒活血之方，虽有阴水之象，但少用大辛大热之品。

5. 单纯水肿的诊治思路

（1）首分阴水阳水（表8-18）

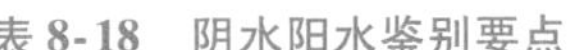

表 8-18　阴水阳水鉴别要点

	阳水	阴水
病因病机	外感风热、风寒、肠痈疮毒、久居湿地等，风邪外袭，水湿浸渍，致肺气不降，脾不健运而成	饮食不节或劳倦过甚，脾气受损，生育不节、房劳过度，肾精亏损，肾气内伐，脾肾亏虚，气化不利所致
病史特点	发病较急，病程短	多逐渐发生，日积月累，或由阳水发展而来，病程长
临床表现	水肿成于数日之间，肿多由上至下，继及全身，皮肤绷急光亮，按之凹陷即起，兼见烦热、口渴、小便赤涩、大便秘结等表、热、实证	多由上而下，继及全身，肿处皮肤松弛，按之凹陷不易恢复，甚至按之如泥，兼见不烦渴，小便少但不赤涩，大便稀薄，神疲气怯等里虚寒证
关联	一定程度上又可相互转化。如阳水久延不退，正气日渐耗伤，水邪日盛，可转为阴水；若阴水复感外邪，水肿增剧，也可急则治其标，先按阳水论治	

（2）确定治疗原则：阳水以祛邪为主，阴水以扶正为主。

（3）辨证论治：阳水患者，如水肿来势急骤，迅速遍及全身，伴有外感者，多为风水泛滥之证，常用越婢加术汤或防己黄芪汤加味，散风清热，宣肺行水；若伴有疮痍、甚至溃烂者，多为湿毒浸淫，以麻黄连翘赤小豆汤合五味消毒饮，宣肺解毒，利湿消肿；若全身水肿，按之没指，小便短少，起病缓，病程较长，兼有胸闷、纳呆、泛恶，苔白腻者，多为水湿浸渍证，常以五皮散、胃苓汤合方健脾化湿，通阳利水。阴水多为脾肾阳虚所致，身肿常以腰以下肿为甚，按之凹陷不易恢复。伴有纳呆便溏，神倦肢冷，脘腹胀闷多为脾阳虚衰，常用实脾饮，温运脾阳，以利水湿；若伴有心悸、气促、腰部冷痛酸重，四肢厥冷，怯寒神疲，多为肾阳衰微，常以济生肾气丸合真武汤，温肾助阳，化气行水。水肿日久，水湿停聚，一则久病入络，二则脏腑阳气受损，血失温运而滞留形成血瘀，表现为舌下脉络曲张，舌体瘀斑瘀点等，且血瘀可阻于心、肺、肝、脾、肾，以致水肿易发难消，常加用当归、大黄、赤芍、益母草、泽兰叶、桃仁、红花等活血药物，化瘀行水，提高利水效果。

6. 复杂性水肿的辨治思路　临床疾病纷繁复杂，上述论治尚难以概括水肿全部。医家张仲景在《金匮要略》对“水气”做出了详细的叙述。根据水肿病因和症状分为风水、皮水、正水、实水、黄汗五类，又根据水气病与五脏的关系分为心水、肝水、肺水、脾水、肾水，统称“五脏水”。其中风水、皮水、心水、肺水相当于后世医家提出的阳水，其水肿在表在上；正水、实水、肝水、脾水、肾水相当于阴水，其水肿在里在下。据此也可按仲景《金匮要略·水气病脉证并治》中的方剂进行治疗，参考“诸有水者，腰以下肿，当利小便，腰以上肿，当发汗乃愈”的治疗原则。

在《金匮要略·水气病脉证并治》证治中，将风水分为风水表虚和风水夹热证，若脉浮身重，汗出恶风，则黄芪防己汤主之；若风水恶风，一身悉肿，脉浮不渴，续自汗出无大热，越婢汤主之。皮水可分为皮水挟热证，一身面目肿甚，脉沉、小便不利、口渴、便干、自汗出，以越婢加术汤主之。若上症无汗、无内热、有咳嗽气喘者则为皮水表实证，以甘草麻黄汤主之。四肢水肿，伴有轻微颤抖，小便不利，兼见乏力、饮食不消多为皮水气虚阳遏证，方用防己茯苓汤。若身肿四肢厥冷，小便赤涩不通则为皮水湿热内蕴证，以蒲灰散治之。再从气分看，可分为阳虚阴凝证与脾虚气滞证，皆以心下坚，大如盘为主要症状，常伴有手足逆冷，腹满肠鸣，纳呆、溏泻等，此类相当于肺心病出现腹水、咳喘患者，可用桂枝去芍药加麻黄细辛附子汤或枳术汤加减。

当然，尚有一些局限性水肿，可能与血脉瘀阻、痰浊凝滞有关，必要时需要辅以刀针，方可绝其病邪。

（五）眩晕

1. 概念　眩晕是以头晕、眼花为主症的一类病证。眩是指眼花或眼前发黑；晕是指头晕甚或感觉自身或外界景物旋转，二者常常同时出现，故统称为眩晕。其轻者闭目即止；重者如坐车船，旋转不定，不能站立，可伴有耳鸣耳聋、恶心呕吐、头痛、汗出，严重时甚至仆倒等症状。眩晕最早见于《内经》，古代文献中有眩、眩冒、头眩、头风眩、旋运等称谓。

现代医学认为眩晕是自身或环境的旋转、摆动感，是一种运动幻觉。眩晕为临床常见症状，有统计报告发热、头痛和眩晕是临床最常见的3种症状。引起眩晕的疾病涉及许多临床学科，包括耳鼻咽喉科、神经内外科、眼科、骨科、内科及儿科等。

眩晕作为一个临床常见病症，发病率在我国达5%左右；各个年龄阶段皆可发病，但好发于中老年人；具有反复发作的特点。眩晕的中医诊断思维过程如图（图8-6）。

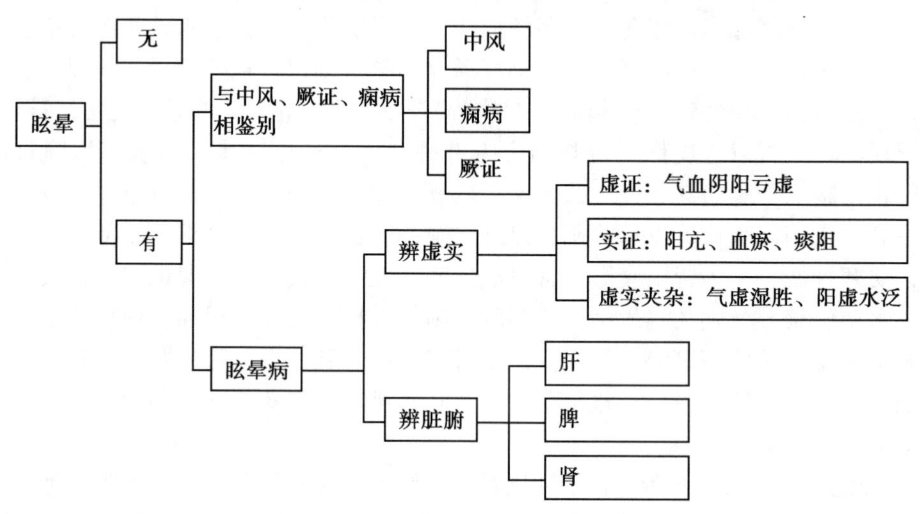

图8-6　眩晕的中医诊断思维过程

2. 诊断　眩是指眼花或眼前发黑；晕是指头晕甚或感觉自身或外界景物旋转，二者常常同时出现，故统称为眩晕。其轻者闭目即止；重者如坐车船，旋转不定，不能站立，可伴有耳鸣耳聋、恶心呕吐、头痛、汗出，严重时甚至仆倒等症状。

眩晕病是由多种原因引起的以头晕、眼花为主症的一类病证。眩晕是一种患者的主观感受，缺乏客观的体现，医者难以以一种肉眼可见或量化的方式来判断，故中医诊断主要根据患者头晕、眼花、感觉自身或外界景物旋转的主诉结合伴随症状、病史特点综合诊断。婴幼儿由于其不能准确描述其头晕、眼花等症，故无法判断；年长儿及成人可依据以下几点初步判断：①有典型眼花或眼前发黑，头晕目眩，视物旋转，轻者闭目即止，重者如坐车船，甚则仆倒的眩晕症状；②可伴耳鸣耳聋、恶心呕吐、眼球震颤、头痛、汗出等症；③慢性起病，逐渐加重，或急性起病，或反复发作者可诊断为眩晕。

现代医学认为眩晕是自身或环境的旋转、摆动感，是一种运动幻觉。根据疾病发生的部位，分为周围性眩晕和中枢性眩晕。

3. 眩晕病的鉴别诊断　首辨是否有眩晕。对于有眩晕主症者，当与中风、厥证、癫痫等病证相鉴别（表 8-19）。

表 8-19　眩晕病与中风、厥证、癫痫鉴别表

项目		眩晕	中风	厥证	痫病
共同点			均可出现猝然仆倒		
不同点	年龄	好发于中老年人，青年亦可见	好发于中老年人	各个年龄段均可发病	好发于青少年
	神志	神志清醒，无意识障碍，对发作时情况有清楚的记忆	重者不省人事，轻者神志清醒，无意识障碍	发作时不省人事，发作后对发作时情况不知	发作时不省人事，发作后对发作时情况不知
	典型症状	眼花或眼前发黑，头晕目眩，视物旋转，轻者闭目即止，重者如坐车船，甚则仆倒	猝然昏仆，伴有口舌歪斜、半身不遂、失语，或不经昏仆，仅以半身不遂及口眼歪斜为特征	突然昏仆，不省人事，四肢厥冷为特点，发作后一般在短时间内苏醒	突然仆倒，不省人事，口吐涎沫，两目上视，四肢抽搐，或口中如作猪羊叫声，移时苏醒
	后遗症	无后遗症	有半身不遂、失语、口眼歪斜等	无后遗症，醒后可感头晕、疲乏等症	无后遗症，醒后如常人

4. 眩晕病的辨证论治　在排除其他疾病，初步诊断为眩晕病后，当从虚实、脏腑层次分别辨析眩晕病的发病机制。

（1）首辨虚实：气、血、阴、阳亏虚，饮食劳倦、七情过激、六淫邪气外袭、跌扑损伤皆导致人体阴阳失衡而发为眩晕。《景岳全书》云："眩晕一证，虚者居其八九，而兼火、兼痰者不过十中一二耳。"故历代医家认为本病虚多实少，多属本虚标实、虚实夹杂之证；其病理因素主要是风、火、痰、瘀、虚，其中以虚为本，风、火、痰、瘀为标。

1）虚证：一般来说病程长，反复发作，遇劳即发，瘦弱多病，伴两目干涩，腰膝酸软，神疲乏力，形寒肢冷，脉细无力。若伴少气懒言，神疲乏力，活动后加剧者则为气虚所致；伴面白无华或萎黄，眼、口唇、爪甲淡白，心悸失眠，月经量少色淡、愆期或闭经者为血虚所致；伴畏寒肢冷，面色㿠白，口淡不渴或渴喜热饮，大便溏薄，小便清长，舌淡嫩苔白滑，脉沉迟无力者为阳虚致眩。

2）实证：病程短，体质壮实，眩晕症状较重，伴畏寒发热，头痛头胀，脉弦有力者为实。兼见恶寒重发热轻，无汗，鼻塞流清涕，口不渴，脉浮紧者，外感风寒所致；兼见发热重恶寒轻，汗出，咽喉痛，流黄黏浊涕者，外感风热所致；兼见身热面赤，咳痰带血，不甚饮渴，胸闷脘痞，恶心呕吐，大便溏臭或下利清水，小便短赤，舌红赤，苔黄

滑，脉滑数者，外感暑湿为患；伴急躁易怒，两胁胀满，双目红赤，多为肝阳上亢；若形体肥胖，兼有痰多困倦则多为痰湿中阻；兼见头部刺痛，耳鸣耳聋，唇甲发绀，肌肤甲错或局部皮肤瘀斑，舌紫黯有瘀点、瘀斑，脉弦涩或细涩者，瘀血阻络所致。

3）虚实夹杂：往往既有阳气虚衰，又有阴寒内盛；既有阴精亏虚，又有风火上亢。若伴神疲乏力，脘痞腹胀，大便稀溏，形寒肢冷，舌淡胖苔白腻，脉濡缓者，则多为阳气虚损、水湿内停，逆而上泛清窍致眩；也有感受湿邪，日久损伤阳气，阳气不足，水液代谢失司，水津不布，水湿停聚蒙闭清窍而眩。

（2）辨脏腑：眩晕病其病位在脑。“脑为元神之府”、“脑为髓海，乃元阳精气之所聚”。脾为后天之本，气血生化之源，且脾主升清，精微物质有赖于脾气升清阳的功能正常才能上达头目，发挥其濡养清窍、充养脑髓的作用。肾为先天之本，肾藏精，主骨生髓，脑为髓之海，脑髓依赖肾精的充养。肝主藏血，贮藏血液、调节血量，全身各脏腑及奇恒之腑得到肝血的滋养才能发挥其生理功能，且肝开窍于目，《灵枢·脉度》曰：“肝气通于目，肝和则目能辨五色矣。”故眩晕的病位还与肝、脾、肾三脏密切相关。

1）肝：平素阳盛火旺，郁闷恼怒触动肝阳，或情志不遂，气郁化火，上扰清窍。症见：头晕目眩，头重脚轻，头痛且胀，急躁易怒，怒则晕痛加重，面赤耳鸣，少寐多梦，口干口苦，舌红苔黄，脉弦数。

2）脾：久病体虚，或失血过多，耗伤气血，或饮食不节，脾胃虚弱，或忧思劳倦，暗耗精血，清阳不升，清窍失养发为眩晕。症见：眩晕，过劳加重，心悸神疲，少气懒言，纳少，便溏，面色不华，唇甲色淡，脉细弱；亦有脾阳受损，升清功能失司，水湿内停逆而上泛蒙蔽清窍，即“清阳不升，浊阴不降”。表现为头晕，头重如裹，视物旋转，胸膈满闷，呕吐痰涎，不思饮食，肢体沉重，舌苔白腻，脉濡滑或弦滑。

3）肾：肾藏精生髓，充于脑，若年事已高，肾精亏虚或房劳太过，天癸衰竭，肾精不足，髓海空虚而致眩晕，表现为眩晕久发不已，腰膝酸软，耳鸣齿摇，健忘，记忆减退，早衰，发脱，遗精阳痿，舌瘦淡红苔薄，脉沉细弱，尺部尤甚；亦有肾阳亏虚，机体气化失常，水液代谢紊乱，肾阳虚不能制水，水气泛溢，向上则为头眩，常伴有心下悸，身瞤动，振振欲擗地，全身水肿，面色㿠白，小便不利，舌白胖苔白滑，脉沉。

（3）分型证治（表8-20）

表8-20 眩晕分型证治

	临床表现	治法	选方
外感风寒	眩晕主症兼有恶寒重发热轻，无汗，鼻塞流清涕，口不渴，舌淡红苔薄白，脉浮紧	疏风散寒	川芎茶调散加减
外感风热	眩晕主症，兼发热重，恶风，汗出，咽喉痛，流黄黏浊涕，舌红苔薄白微黄，脉浮数	疏风清热，清利头目	银翘散加减
暑湿弥漫三焦	发病于夏季或长夏，伴有身热面赤，咳痰带血，不甚饮渴，胸闷脘痞，恶心呕吐，大便溏臭或下利清水，小便短赤，舌红赤，苔黄滑，脉滑数	清热利湿，宣通三焦	三石汤加减

续表

	临床表现	治法	选方
肝阳上亢	头晕目眩，头重脚轻，头痛且胀，烦躁易怒，怒则晕痛加重，面赤耳鸣，少寐多梦，口干口苦，舌红苔黄，脉弦数	平肝潜阳，泄热息风	天麻钩藤饮加减
肾精不足	眩晕久发不已，腰膝酸软，耳鸣齿摇，健忘，记忆减退，早衰，发脱，遗精阳痿，舌瘦淡红苔薄，脉沉细弱，尺部尤甚	补肾填精，充养脑髓	左归丸加减
气血不足	眩晕伴少气懒言，神疲乏力，活动后加剧，面白无华或萎黄，眼、口唇、爪甲淡白，心悸失眠，妇女月经量少色淡、愆期或闭经，舌质淡舌体瘦小，苔薄白，脉细弱。	补益气血，调养心脾	归脾汤加减
痰湿中阻	头晕，头重如裹，视物旋转，胸膈满闷，呕吐痰涎，不思饮食，肢体沉重，舌苔白腻，脉濡滑或弦滑	化痰祛湿，健脾和胃	半夏白术天麻汤加减
瘀血阻窍	有明确的头颈部外伤史，眩晕，头痛，耳鸣耳聋，唇甲发绀，肌肤甲错，伴有局部皮肤瘀斑，舌紫黯有瘀点、瘀斑，脉弦涩或细涩	活血生新，祛瘀通窍	通窍活血汤加减

眩晕是一个临床症状，临证时，要根据患者的病因、临床表现及体征，结合辅助检查综合分析。根据 CT 或 MRI 明确有无颅内出血、梗死或占位，有无颈椎病变；血常规及凝血功能可判断有无贫血或出血倾向，必要时，需要耳鼻喉、眼科等多科协作查找病因，有针对性地采取相应措施予以处理。

（岳仁宋）

第三节　临床诊断思维概论

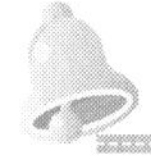

【培训目标】

1. 掌握临床诊断的内容，各种临床诊断的内涵。掌握临床诊断的基本原则。

2. 熟悉诊断的分类，常见诊断思维方法的特点。

诊断是医生的重要的工作内涵，正确的诊断是保证正确有效治疗的前提。诊断是医生将所获得的各种临床资料，经过分析取舍、综合整理后，对患者所患疾病做出的临床判断或结论，其正确性与医生的逻辑思维有密切的联系。如果这种逻辑判断符合疾病的客观存在，诊断就应该是正确的，如果不符合客观事实，则诊断就是会出现偏差，甚至是错误的。诊断疾病的过程是一个逻辑思维过程，也是医生认识疾病及其客观规律的过程。能否运用医学知识及技能正确及时地对疾病做出诊断，可直接反映临床医生的医疗水平。

一、诊断的分类

（一）根据诊断资料来源分类

1. 临床诊断是综合病史资料做出的诊断，是针对疾病做出的综合性诊断。

2. 实验诊断是根据实验室检查结果做出的诊断，常作为临床诊断的客观依据。

3. 器械诊断是经过相应的医学检查设备，根据器械设备检查的结果做出的诊断，是诊断疾病的客观依据之一，如心电图诊断、肺功能诊断等。

4. 影像学诊断运用成像原理对机体进行检查，根据检查结果做出的诊断，包括普通X检查、CT、MRI、造影检查等。

5. 病理诊断是对从病变部位获取的组织进行镜下检查，获得的组织学诊断结论。

（二）根据发病因果关系

1. 原发病诊断是对促使患者本次就诊的主要疾病做出的诊断。

2. 并发症诊断是对原发病发展过程中出现的，与原发病有明确因果关系的新的病理改变做出的诊断。

3. 伴发病诊断是与原发病共存，而与原发病无直接因果关系的疾病做出的诊断。

4. 待诊诊断当诊断依据不足以做出临床诊断时，对促使患者就诊的主要临床问题做出的暂时性诊断。

二、临床诊断的内容

1. 症状诊断　为暂时性诊断。由于疾病的不典型性或特殊性，当诊断依据不充分时，对主要临床问题做出的暂时性诊断，随诊断过程中逐渐获得的客观诊断依据，或疾病逐渐显露其本质，最终将其修正为临床诊断。

2. 病因诊断　根据临床的典型表现，明确提出致病原因，明确疾病性质与致病因素，包括先天性、后天性。病因诊断对疾病的发展、转归、治疗和预防都有指导意义，呈现疾病的本质，是最重要的临床诊断内容。

3. 病理生理诊断　致病因素作用与机体，导致器官功能发生变化而做出的功能诊断。

4. 病理解剖诊断　是对病变的性质、部位、细微结构变化做出的诊断，属于形态学改变的范畴。

5. 分型分期诊断　疾病的复杂性决定了一种疾病可有不同的表现特征，根据其临床特征做出分型诊断，有助于提高对疾病的全面认识。疾病不是机体静态的改变，任何疾病都具有动态演变的特点，根据疾病演变过程，将其进行人为的分期，对正确诊断、指导治疗具有重要的意义。

6. 并发症诊断　并发症是指原发疾病的发展或是在原发病的基础上产生和导致机体脏器的进一步损害，其与主要疾病的性质不同，但在发病机制上有密切关系，具有一定的因果关系，并发症的出现，往往提示疾病的进展、加重和复杂化。

7. 伴发病诊断　伴发病是指与主要疾病同时存在的、但与主要疾病不相关的疾病，其对机体及主要疾病有影响。

三、临床诊断的基本原则

诊断是将病史资料整理、分析、综合、推理判断的思维过程，诊断的目的是明确疾病的本质与名称，正确的诊断是正确治疗与预防疾病的先决条件和重要依据，建立正确的诊断应遵循的基本原则是：

1. 一元论原则　即单一病理学原则，尽可能以一种疾病解释多种临床表现，同时患两种及以上疾病相对少见。症状、体征不能统一在一种疾病时，应实事求是，分清疾病的主次、缓急。

2. 优先考虑常见病原则　符合概率分布的基本原则，用发病率和疾病谱观点优选诊断的原则。疾病谱随时代变化而变化，首先考虑常见病、多发病，不能忽视性别、年龄、职业、发病季节、患病地区等重要资料，常见病、多发病不能解释临床现象时，要考虑少见疾病。

3. 优先考虑器质性疾病原则　器质性疾病需要及时治疗，首先考虑器质性疾病以免贻误治疗时机。注意疾病的潜伏期与病程特点，诊断为功能性疾病应继续随访器质性疾病的可能。

4. 优先考虑可治性疾病原则　便于早期、及时进行恰当的治疗，注意排除不可治性疾病，可以减少诊断的周折及负担。

5. 简化思维程序的原则　感知疾病后，参照疾病的多种表现逐一对照、逐一排除，以关键特征将疾病归纳到一个最小范围、选择最大可能的诊断，是有经验的医生通用的诊断思维原则，对于急危重症的诊断尤为重要。

6. 实事求是、诊断有据、排除有理的原则　详细询问病史，避免主观臆断，诊断依据具有客观性，排除诊断要有充分的理由。

四、诊断的临床思维方法

临床思维方法是医生认识疾病、判断疾病和治疗疾病等临床实践过程中采用的一种逻辑推理方法。诊断疾病过程中的临床思维就是将疾病的一般规律应用到判断特定个体所患疾病的思维过程。运用唯物辩证法，透过表象认识本质、科学思维、逻辑推理、横向列举，寻找诊断依据，在不断地肯定与否定中获取一个或多个诊断。

临床思维的方法：

1. 完全彻底的诊断思维　全面搜集资料，以不同组合全面考虑，提出诊断与鉴别诊断。其优点是自然全面、细致，但过程繁琐、耗时，缺乏效率。

2. 流程推导法　将主要临床资料代入已拟定的诊断流程图，按步骤完成诊断过程。其优点是简便易行，规律性强，但临床思维过程机械、生硬，且需要有“诊断树”（diagnosis tree）作支撑，因诊断树简繁不一，因此难以概括全部临床问题。

3. 类型识别法　由临床病例启动医生的记忆，与过去的经历及书本模式进行对比、识别，使经验再现，对号入座进行临床诊断，该方法需要丰富的临床经验作支撑，缺点是易出现主观性、片面性错误。

4. 假设演绎法　将临床资料进行整合，提出多种可能性，按可能性大小进行假设排列，做出比较与鉴别，诊断的前提是临床依据必须充分，假设必须符合逻辑。是临床最常用的诊断思维方法。

（潘　涛）

第四节 常见症状的诊断思路

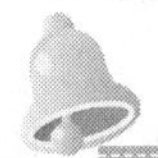

【培训目标】

1. 掌握临床常见症状发热、呼吸困难、咯血、头痛、胸痛、腹痛、水肿、黄疸的诊断思路。通过学习，能够掌握临床症状的诊断思维方法及要领。

2. 熟悉上述常见症状的问诊要点、体格检查要点及辅助检查的选择要点。

3. 了解上述常见症状的诊断流程。

一、发 热

(一) 诊断思路

1. 诊断思路与步骤

(1) 判断有无发热：测量法不同，诊断数值不同。口测法 >37.3℃；腋测法 >37.0℃；肛测法 >37.7℃，可确诊发热。

(2) 鉴别器质性与功能性发热：器质性发热见于原发性器质性疾病引起的发热，需要明确病因诊断，并进行相应治疗；功能性发热多为自主神经功能紊乱、机体内分泌功能紊乱等原因所致，一般无需药物治疗。

1) 器质性发热：包括感染性、非感染性发热，病因复杂，涉及全身各系统脏器，但病因不同，热型不同。

2) 功能性发热：常见于自主神经功能紊乱。①原发性低热：自主神经功能紊乱致体温调节障碍及体质异常，数月至数年，规律，波动 <0.5℃；②感染后低热：感染已愈，低热不退，见于伤寒愈后；③夏季低热：婴幼儿体温调节机制不完善，夏季出现，秋凉消失。

(3) 鉴别感染性与非感染性发热

1) 感染性发热：各种病原体如细菌、病毒、支原体等均可引起发热。细菌性感染者多起病急，发热前多伴寒战；有全身不适及感染的定位症状与体征；外周血 WBC >12×10^9/L 或 <5×10^9/L；可伴有呼吸系统症状、消化道症状、浅表淋巴结肿大、脑膜刺激征等常见感染的表现；血 CRP 测定水平升高提示为细菌感染、风湿热等；中性粒细胞碱性磷酸酶积分升高，提示存在细菌性感染。

2) 非感染性发热：病程长，多 >2 个月，热程越长非感染性发热的可能性越大；长期发热但一般情况良好且无中毒症状；可伴贫血、无痛性多部位浅表淋巴结肿大、肝脾大等。

(4) 热型、HR、R 关系分析：机体体温的升高可引起机体一系列的代偿反应，如果代偿反应与体温升高之间出现不一致，有助于某些发热性疾病的诊断。

1) 发热与 HR：正常情况下呈平行关系，即体温每升高 1℃，HR 增加 10 ~ 12(15) 次/分。如果体温升高 1℃，HR 增加 >15 次/分，见于甲亢、风湿热、败血症、感染合并心衰等；如体温升高 1℃，HR 增加 <10 次/分，见于伤寒、颅内感染伴高颅压、甲

减、病态窦房结综合征及房室传导阻滞等。

2）发热与呼吸：正常情况下呈平行关系，即体温每升高1℃，呼吸增加3～4次/分；如体温升高1℃，呼吸增加>5次/分，见于肺部感染、胸膜炎、大量腹水、晚期妊娠等。

（5）伴随症状分析：获取发热患者的伴随表现，对病因诊断尤为重要，并可为进一步检查的选择提供依据。

1）寒战：先寒战后发热，热后不再寒战见于肺炎球菌肺炎、输血输液反应等；反复寒战高热见于菌血症、败血症、亚急性感染性心内膜炎、急性胆囊炎、急性肾盂肾炎、淋巴瘤等；仅后背部发冷无颤抖，见于病毒性感染等。

2）皮疹：发热后皮疹出现有规律性，见于发疹性传染病如麻疹、猩红热等；发热与皮疹出现时间不固定，见于风湿热、药物热、系统性红斑狼疮、败血症等。

3）出血倾向：高热伴“三痛”及“三红”（醉酒貌）见于流行性出血热；高热伴感染、贫血及淋巴结肿大，见于急性白血病；高热伴紫癜、血尿见于血小板减少性紫癜。

4）淋巴结肿大（可伴脾大）：全身浅表淋巴结肿大伴触痛多见于传染性单核细胞增多症等；全身浅表淋巴结肿大无触痛见于急性淋巴细胞白血病等；全身浅表淋巴结肿大无触痛伴周期性发热，见于霍奇金病；伴有局部淋巴结肿大并触痛提示局部炎症；局部淋巴结肿大无触痛、质地坚硬者，见于恶性肿瘤淋巴转移。

5）脾大（可伴淋巴结肿大）：多见于恶性组织细胞病、黑热病、疟疾、伤寒、血液系统疾病等。

2. 问诊、查体要点

（1）病史采集要点：发热患者的问诊应全面，应系统进行各系统常见症状的问诊，并加强既往史、疫区接触史的问诊。伴随症状较多时，注意症状出现的时间关系。

1）起病缓急及诱因：一般有三种情况，有诱因急性起病，无诱因隐匿性起病，有无传染病接触史。

2）发热的时间特征：呈持续性、周期性还是一过性。

3）发热前重要表现：主要问诊有无寒战。

4）常见各系统伴随症状：有无头痛、咽痛、流涕、咳嗽、胸痛；有无腹泻、腹痛、腰痛、尿路刺激征、尿液改变；有无关节疼痛、肌痛；有无皮疹、黄疸等。

5）中枢神经系统伴随表现：有无头痛、恶心呕吐等。

（2）查体要点：根据问诊的结果选择查体重点，有相关症状的系统、脏器应进行细致全面的体格检查，发现阳性体征，协助做出病因诊断。

1）一般情况查体重点：生命体征，精神状态，有无皮疹、黄疸、出血表现；全面细致对称性触诊全身浅表淋巴结。

2）头颈部查体重点：咽部有无红肿、扁桃体有无充血肿大；甲状腺肿大情况。

3）胸肺部检查：以肺部、心脏听诊为主，注意分析呼吸频率、心率与发热程度的关系。

4）腹部检查：全腹压痛、反跳痛、腹肌张力；肝脾触诊，泌尿系统压痛点检查。

5）神经系统检查：四肢肌力、肌张力；神经反射、病理反射；脑膜刺激征。

3. 辅助检查选择　选择辅助检查的目的主要是协助做出病因诊断，各项检查应有序选择。一般先明确有无感染，然后根据主要伴随表现及阳性体征有重点的选择检查项目，并注意获取标本的时间，如血培养需在应用抗生素之前留取标本，尿液标本一般留取晨尿。

（1）常规检查项目：血液一般检查，粪常规、尿常规。

（2）寒战高热者应做血培养。

（3）有呼吸道症状者应行胸部影像学。

（4）肝大触痛者应行肝脏超声、肝功能。

（5）有脑膜刺激征、病理反射者，颅脑CT、CSF可助病因诊断。

（6）有出血倾向者，应做出凝血时间、骨髓穿刺活检。

（7）长期发热者应做抗"O"、PPD、CRP、ESR、ANA、血培养、骨髓穿刺活检。

4. 诊断性治疗

（1）诊断性治疗应慎重选择，一般用于辅助检查未能获得诊断依据，但综合临床资料有拟诊诊断者，且治疗方法及药物不加重病情者。

（2）一般用于长期发热病因不明者。如：

1）疑诊阿米巴肝病者，应用甲硝唑治疗；

2）疑诊疟疾者应用抗疟药；

3）疑诊结核病者抗结核药治疗。

（二）诊断流程

见图8-7。

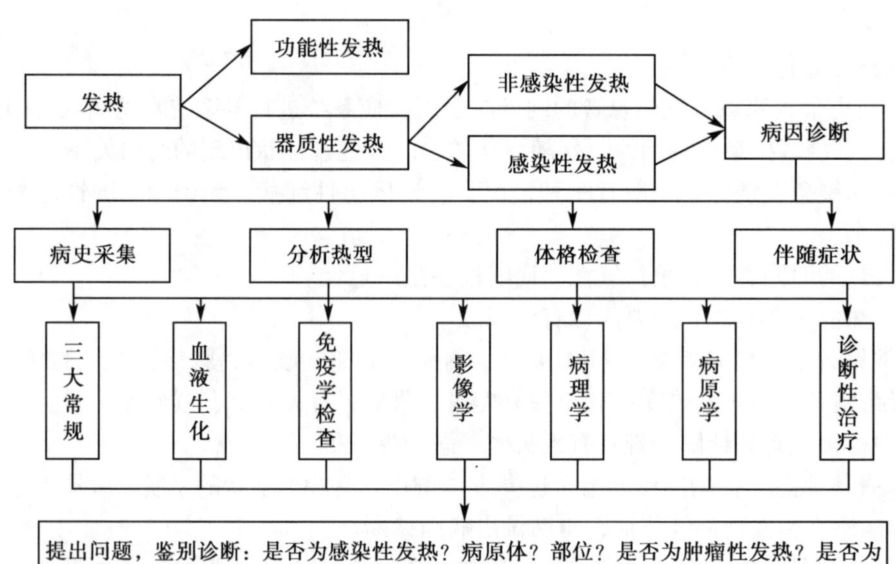

图8-7　发热诊断流程

二、呼吸困难

（一）诊断思路

1. 诊断思路与步骤

（1）判断器质性与功能性（精神性）呼吸困难

1）器质性呼吸困难：是由病理因素及器质性疾病，导致呼吸中枢功能障碍、通气或

（和）换气功能障碍引起的呼吸困难，发病的病因或诱因不去除，症状不能得到缓解，随呼吸困难常出现发绀、神志异常，严重时导致呼吸、循环功能衰竭，危及生命。

2）精神性呼吸困难：多由非器质性疾病引起，呈发作性，以精神刺激为发病诱因，虽有明显呼吸困难症状，但缺氧的临床表现多不明显，如发绀、全身症状不明显。

（2）鉴别肺源性与心源性呼吸困难：器质性呼吸困难中，心源性与呼吸性呼吸困难因多由急性心肺疾病引发，病情多危急需立即有效处理，但心源性与呼吸性呼吸困难在治疗上存在显著差异，且用药不当可加重病情，因而，应首先明确诊断。

1）肺源性呼吸困难：是在呼吸系统疾病基础上发生的呼吸困难，其突出的临床特点是具体病因不同，表现不同。依据具体病因分为吸气性、呼气性、混合性呼吸困难。吸气性呼吸困难严重者多伴有喉鸣、三凹征等；呼气性呼吸困难多有显著的呼气延长，可闻及哮鸣音等。混合性呼吸困难多提示弥漫性肺部病变或胸膜腔病变，多有代偿性呼吸浅速、喘息等。

2）心源性呼吸困难：主要病因是心力衰竭，尤其是急性左心衰竭，其临床特点是病情不同，即心力衰竭的严重程度不同，表现不同。最早出现劳力性呼吸困难，随病情加重出现夜间阵发性呼吸困难、心源性哮喘等。

肺源性与心源性呼吸困难的鉴别依赖于病史、呼吸困难发生的诱因、临床表现、伴随表现等综合做出鉴别。

（3）确定有无中枢性呼吸困难：多由各种病因损伤呼吸中枢导致呼吸困难，常见的病因有颅脑疾患史（损伤、炎症、脑卒中、颅内占位等），不以呼吸困难为首发症状，呼吸困难在病情严重时出现，主要表现为呼吸浅缓，病情加重多发展成为潮式呼吸、间停呼吸，且一定伴有神志异常。

（4）鉴别吸气性、呼气性、混合性呼吸困难：若患者为肺源性呼吸困难，根据病史及呼吸困难的特点，确定呼吸困难的性质，有助于病因诊断。

（5）排除血源性、中毒性因素呼吸困难

1）中毒性呼吸困难：多见于急性药物、毒物中毒或严重代谢性酸中毒，导致呼吸困难的毒物多为有明显中枢抑制作用的毒物或药物，致使呼吸中枢严重抑制而出现呼吸困难，如镇痛药、镇静催眠药、CO、有机磷杀虫药等，呼吸困难表现为呼吸节律与频率异常。严重代谢性酸中毒见于尿毒症、糖尿病酮症酸中毒、严重感染等，呼吸困难表现为酸中毒深大呼吸。

2）血源性呼吸困难：见于各种原因的贫血及循环衰竭，以缺铁性贫血、白血病、再障为病因者，呼吸困难呈慢性进行性加重，贫血改善后症状缓解，休克者呼吸困难出现于休克失代偿期，源于微循环淤血而 V/Q 失调。

（6）伴随表现分析

1）伴哮鸣音：呼吸困难呈急性发作性，伴有哮鸣音者，多见于支气管哮喘、心源性哮喘；突发严重的呼吸困难，伴有喉鸣者，见于急性喉水肿、大气管异物，亦可见于急性肺梗死等。

2）伴发热：多见于重症肺炎、急性肺脓肿、肺结核活动期、急性心包炎等。

3）伴胸痛：急性发病的呼吸困难伴一侧胸痛，见于肺炎球菌肺炎、急性渗出性胸膜炎、急性肺梗死、自发性气胸等；胸骨后或左侧胸痛，应慎重排除急性心肌梗死；进行加重的胸痛应排除支气管肺癌等。

4）伴咳嗽、咳痰：先有咳嗽、咳痰，而后发热者，见于慢性阻塞性肺疾病继发肺部感染、支气管扩张、肺脓肿等；咳痰呈粉红色泡沫样，见于急性左心衰竭。

5）伴意识障碍：多见于急性颅脑疾病及严重代谢紊乱，如脑出血、脑膜炎、糖尿病酮症酸中毒、尿毒症、肺性脑病等，也可见于急性中毒等。

2. 问诊、查体要点

（1）病史采集要点：病史采集的重点是起病的缓急及伴随表现，急性起病的呼吸困难，应首先考虑急危重症如急性心力衰竭、严重支气管哮喘发作、急性肺栓塞、急性中毒等，以免丧失最佳治疗时机。

1）起病缓急：起病缓急对病因诊断很重要，急性发病的呼吸困难应首先考虑严重心肺疾病及急性中毒。

2）问诊呼吸困难的发生是持续性还是发作性：发作性多见于支气管哮喘发作等，持续性见于心力衰竭、脑出血、糖尿病酮症酸中毒、急性中毒等。

3）问诊呼吸困难是吸气费力还是呼气费力：吸气费力提示为吸气性呼吸困难，多见于大气道梗阻等，呼气性呼吸困难见于广泛小气道阻塞，多见于慢性阻塞性肺疾病、支气管哮喘等。

4）病史与诱因的问诊：对病因诊断具有重要的价值，但应结合临床表现识别既往史的诊断价值，不能以点带面。

5）有无咳、痰、喘及痰液性状：伴有咳嗽、咳痰的呼吸困难，多见于肺部感染及心力衰竭，且痰液的特征性性状对病因诊断具有重要的诊断价值。

6）有无头痛、恶心呕吐，意识状态有无异常：有助于中枢性呼吸困难的病因诊断，亦可见于急性中毒。

7）伴随症状：呼吸困难发生前后的主要伴随表现。

（2）查体要点

1）神志、体位、血压：应首先检查。强迫体位见于严重心肺功能不全的患者。

2）皮肤颜色及出汗情况：皮肤黏膜发绀提示严重缺氧，皮肤黏膜苍白的呼吸困难患者，以各种原因导致的休克多见，若持续存在，多见于严重贫血。

3）呼吸节律与频率：呼吸困难伴呼吸过速，一般见于缺氧性代偿，伴呼吸过缓提示呼吸中枢严重抑制。出现呼吸节律异常，尤其是间停呼吸、潮式呼吸，是病情危重的信号。

4）重视嗅诊发现。

5）系统检查肺部。

6）听诊心律、心率，额外心音等，闻及奔马律提示心力衰竭。

7）检查神经反射、病理反射、脑膜刺激征，有助于诊断中枢性呼吸困难。

3. 辅助检查选择　辅助检查的目的是协助做出病因诊断并明确病情严重程度，有无并发症等。一般应根据主要伴随表现及阳性体征有重点的选择检查项目，若病情危急，应先给予必要的救治如氧疗等。

（1）常规检查项目：血液一般检查，血液生化、动脉血气分析等。

（2）颅脑影像学检查有助于中枢性呼吸困难的病因诊断。

（3）有呼吸道症状者应行胸部影像学检查。

（4）拟诊心力衰竭者应进行心脏超声检查及脑钠肽检测。

4. 诊断性治疗

（1）急性发生的呼吸困难：一时难以鉴别心源性哮喘还是支气管哮喘发作时，可考虑应用茶碱类药物。

（2）呼吸浅缓及伴有呼吸节律异常者：可应用呼吸中枢兴奋剂。

（二）诊断流程

见图8-8。

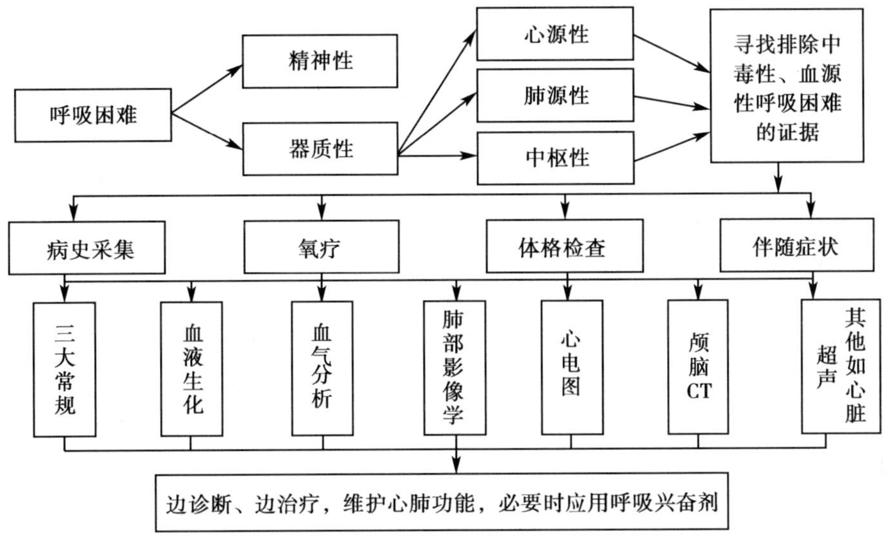

图8-8 呼吸困难诊断流程

三、咯 血

（一）诊断思路

1. 诊断思路与步骤

（1）判断呕血还是咯血：咯血与呕血的患者，血液均经口腔排出体外，因此，两者的鉴别是诊断的首要步骤，根据病史、出血前的症状、血液的性状、有无黑便、伴随表现等进行鉴别，多数可明确诊断（表8-21）。

表8-21 咯血与呕血的主要鉴别要点

鉴别要点	咯血	呕血
病史	肺癌、肺结核、支气管扩张症、肺炎球菌肺炎、二尖瓣狭窄等	消化性溃疡、肝硬化、急性胃黏膜病变、胃癌等
出血前症状	咽喉部痒、咳嗽等	恶心、呕吐等
出血方式	咯出	呕出
血液性状	鲜红，多混有痰、泡沫	颜色不确定，暗红色、咖啡渣样或鲜红色，多混有食物残渣
血液酸碱反应	呈碱性	呈酸性，源于胃酸
有无黑便	多无	必有
痰的性状	常有血痰	一般无痰

（2）评估咯血量：咯血根据短时间内的出血量分为小量咯血、中等量咯血及大量咯血，但准确判断较困难，一般咯出整口鲜血2口以上多提示为大量咯血。

1）小量咯血：每日咯血量<100ml，多见于肺炎、二尖瓣狭窄、肺癌等。

2）中量咯血：每日咯血量100～500ml，可见于肺炎球菌肺炎、浸润性肺结核、中央型肺癌等。

3）大量咯血：每日咯血量>500ml，主要见于空洞型肺结核、支气管扩张症、肺脓肿等。

（3）根据咯血的性状判断可能的病因：咯出的血液颜色特征，有助于病因诊断。

1）鲜红色：见于肺结核、支气管扩张症、肺脓肿等，多量大且呈鲜红色。

2）暗红色：见于二尖瓣狭窄、肺梗死等。

3）铁锈色血痰：为特征性表现，见于肺炎球菌肺炎肺实变期及消散期。

4）砖红色胶冻样血痰：为特征性表现，见于克雷白杆菌肺炎。

5）粉红色泡沫样血痰：为特征性表现，见于急性左心衰竭肺淤血。

6）脓血痰：多见于金黄色葡萄球菌等肺部感染。

（4）根据年龄判断可能的病因：咯血患者的年龄不同，常见病因不同，根据发病年龄进行病因思考，有助于尽快做出病因诊断，但应注意临床特殊病例。

1）儿童咯血：多见于肺结核、肺炎，并应注意排除血液病如再生障碍性贫血、白血病、特发性血小板减少性紫癜等。

2）青壮年咯血：多见于肺结核、支气管扩张症、心脏瓣膜病二尖瓣狭窄、肺脓肿，另外，有疫区接触史者或传染病患者接触史者，应首先排除传染病。

3）老年人咯血：首先应排除肺癌的可能性，再考虑其他疾病。

另外，女性咯血患者还应根据咯血有无周期性、规律性排除子宫内膜异位症，伴有多系统表现着应排除系统性红斑狼疮。

（5）伴随症状分析

1）伴发热：急性起病伴寒战、发热、痰多者，多提示急性肺脓肿；急性起病伴寒战、高热、胸痛、铁锈色痰者，见于肺炎球菌肺炎；急性起病伴发热、白色酵臭味痰者，见于肺部真菌感染；急性起病伴寒战、高热、出血倾向者，应排除急性白血病、急性再障等；反复发病伴低热、消瘦者，多见于肺癌、肺转移癌等。

2）伴咳嗽、咳痰：咯血伴咳嗽、咳痰，以支气管-肺疾病及心脏病多见，如支气管扩张症、肺结核、心脏瓣膜病等，有多系统表现者，应注意排除系统性红斑狼疮，尤其女性患者。

3）伴全身出血倾向：多见于急性传染病及血液病，如流行性出血热、急性白血病、血友病、再障等。

4）伴淋巴结肿大：仅有局部性淋巴结肿大，应首先排除肺癌；颈部淋巴结肿大无触痛，提示结核病；全身肿大伴触痛，见于传染病。

5）伴呼吸困难：在未发生失血性休克时即存在呼吸困难，多见于心脏瓣膜病、先天性心脏病等，如呈粉红色泡沫样痰，提示左心衰竭。大咯血发生失血性休克时，均可出现呼吸困难。

6）伴胸痛：多见于肺炎球菌肺炎、肺结核、急性肺梗死、支气管肺癌等。

7）伴杵状指：多见于支气管扩张、肺脓肿、支气管肺癌等，一般为反复咯血。

8）伴黄疸：可见于钩端螺旋体病、肺炎球菌肺炎、肺梗死等。

2. 问诊、查体要点

（1）问诊要点

1）问血液是否为咯出，咯血前有无咽喉部发痒、干咳，咯血有无诱因如受寒、劳累、饮食不当、饮酒等。

2）询问既往有无咯血史，有无类似情况反复出现。

3）细致问诊既往疾病史，有无吸烟史及用药史。

4）未见患者咯出的血液性状时，应详细询问咯血的量与颜色。

5）了解咯血前是否有咳痰以及痰的量、性状等。

6）详细了解发病前后患者除咯血之外的伴随表现，如有复杂的伴随表现，应问明出现的先后时间顺序及主次关系。

（2）体格检查要点

1）首先检查生命体征，明确血压、脉率、呼吸情况，判断有无休克的征象。

2）系统检查胸肺部。

3）注意心脏出现的体征。

4）触诊肝脏及脾脏，仔细触诊浅表淋巴结，尤其是颈部、右锁骨上淋巴结有无肿大。

5）视诊皮肤黏膜有无皮疹、黄疸、出血等异常改变。

6）检查四肢有无杵状指。

3. 辅助检查选择

（1）血液一般检查：为必查内容，可以了解有无失血性贫血，协助判断出血量。

（2）出、凝血时间：用于排除有无全身出血倾向，有助于病因诊断。

（3）PPD 试验：有结核病病史及拟诊肺结核的患者，PPD 试验结果可协助诊断，并了解是否为结核病活动期。

（4）胸部影像学检查：每个患者均应进行，应该根据临床资料合理选择检查项目，以保证检查结果的可靠性及诊断价值。

（5）支气管镜检：对拟诊原发性支气管肺的患者，及时进行支气管镜检查，明确诊断并获取病理标本的同时，可进行有效的止血治疗。

（6）痰培养：拟诊有肺部感染性疾病者，应尽早进行痰培养，以明确病因诊断，并指导临床治疗。

（7）痰液细胞学检查：反复小量咯血的患者，进行痰液的细胞学检查，有助于肺癌的诊断。

（8）心脏超声检查：对心脏瓣膜病及心力衰竭引起的咯血患者，可以明确诊断、了解病情严重程度，指导治疗。

4. 诊断性治疗

（1）咯血患者的早期治疗以预防窒息的发生，有效止血为主，拟诊肺部感染引起的咯血，有其伴有发热的患者，病因诊断确定之前，可适当合理的应用抗生素治疗，治疗后根据肺部影像学改变、体温变化、临床表现的变化，协助进一步诊断。

（2）对拟诊肺结核的患者，因其既往有结核病史且 PPD 试验强阳性者，可考虑抗结核药物诊断性治疗，但应严格把握用药原则，注意防治药物的不良反应。

（二）诊断流程

见图8-9。

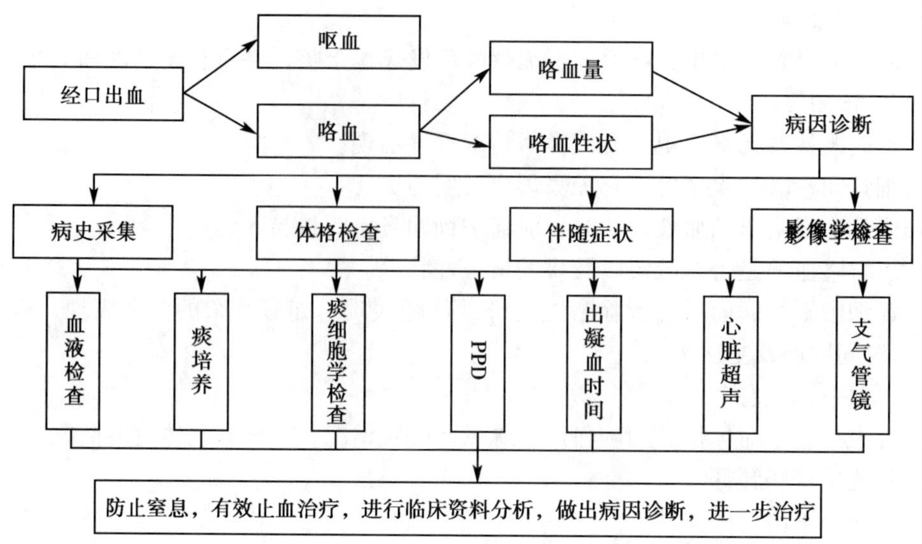

图8-9 咯血诊断流程

四、头 痛

（一）诊断思路

1. 诊断思路与步骤 头痛的病因非常复杂，可由器质性疾病引起，也可是功能性而无病理学意义；可见于严重的颅内疾病，也常见于颅外头颈部的器官及肌肉病变。因此，头痛的病因诊断应综合临床信息，慎重判断。

（1）判断头痛由头颈部疾病还是全身性疾病引起：判断的主要依据是头痛的发生与其他的临床表现在时间上的关联与顺序，头痛的部位与范围等。一般头颈部疾病引起的头痛，疼痛的部位与具体病因有密切的关系，常比较固定，伴随表现以神经系统症状为主。全身性疾病引起的头痛，多是众多临床表现中的一部分，部位可以不固定或比较弥散。

（2）判断头痛是由颅外疾病还是颅内疾病引起：颅内疾病引起的头痛多有固定部位，且疼痛最明显的部位即是病变存在的部位，多伴有明显的神经系统体征如病理反射、脑膜刺激征、神经功能缺失的表现等。

（3）鉴别器质性还是功能性头痛：器质性头痛多呈慢性、持续性、进展性，颅脑外伤外及急性脑血管病呈现急性发病，发病后呈持续性；功能性头痛一般发生快、持续时间短，但可反复发作，缓解后可完全恢复。

（4）评估头痛有无危险信号：头痛如同时伴有颅内高压三联征（头痛、呕吐、意识障碍）、中枢性呼吸困难、中枢性高热等，均属病情危急的表现，应紧急救治。

（5）伴随症状分析

1）伴恶心呕吐、意识障碍：提示颅内压增高，见于颅内感染、占位性病变、高血压脑病、颅脑外伤等。

2）伴眩晕：见于颅后窝病变等。

3）伴视力障碍：见于眼源性头痛、颅内压升高、偏头痛等。

4）伴神经系统定位体征：提示有脑组织的病理性损伤，见于颅内肿瘤、脑血管病、颅脑外伤等。

5）伴脑膜刺激征：见于脑膜炎或蛛网膜下腔出血。

6）伴精神症状：头痛同时出现淡漠、呆滞或欣快，多见于额叶肿瘤。

7）伴自主神经症状：头痛同时出现面色苍白、多汗、恶心、呕吐、心悸等交感神经兴奋的表现，多提示为血管性头痛。

8）头痛的发生、加重、缓解与体位有关：原发性头痛见于丛集性头痛、颈源性头痛、紧张性头痛，继发性头痛见于腰椎穿刺后。

2. 问诊、查体要点

（1）问诊要点

1）询问头痛的发生速度：一般可表现为急性发病、慢性进展性、慢性持续性、反复发作性等特征。急性头痛见于颅内感染、血管性或外伤性颅内出血等；慢性进展性多见于颅内占位性疾病如颅内肿瘤；慢性持续性头痛见于紧张性头痛、神经性头痛等；反复发作性以血管性头痛最常见。

2）了解头痛最显著的部位：头颈部颅外病变引起的头痛，部位与病灶基本一致；颅内病变引起的头痛，一般小脑幕以上病变疼痛位于病变同侧额部、颞部，小脑幕以下病变疼痛位于后枕部。

3）头痛发生的时间及持续时间：有助于鉴别功能性头痛还是器质性头痛。功能性头痛一般发生快、持续时间短，如血管性头痛等；器质性头痛表现多样，可呈慢性、持续性或进展性，如颅内肿瘤多表现为慢性进展性头痛。部分头痛具有发生时间的特征，如颅内占位性病变的头痛早晨加重，三叉神经痛多白天重，而丛集性头痛多在夜间发生。

4）头痛的性质：不同病因引起的头痛，头痛的性质不同。如三叉神经痛呈短暂的电击样疼痛；血管性头痛具有搏动性；蛛网膜下腔出血的头痛呈刀割样或炸裂样；紧张性头痛呈紧箍样。

5）询问头痛的诱发、缓解因素：绝大多数头痛在特定条件下可加重或缓解，如腰椎穿刺后的头痛直立时加重，而丛集性头痛直立时减轻；颅内肿瘤、炎症引起的头痛于转头、俯首、咳嗽可显著加重；偏头痛服用麦角胺后可缓解。

（2）体格检查要点

1）首先查明意识状态、精神状态及语言功能。

2）注意面容、表情，是否有特殊的头位及体位，尤其是强迫体位或被动体位。

3）检查脑膜刺激征：若阳性，提示脑膜激惹，见于脑膜炎、颅内出血、蛛网膜下腔出血、颅脑外伤等。

4）检查瞳孔、眼球运动：有助于颅内占位性疾病、眼源性头痛的诊断。

5）脑神经检查。

6）检查肌力、共济运动。

7）心肺、腹部检查。

3. 辅助检查的选择

（1）血、尿、粪常规。

（2）CSF：有助于颅内感染性疾病、蛛网膜下腔出血的诊断。

（3）脑电图：有助于功能性头痛的诊断。

（4）脑电地形图：有助于颅内疾病导致的头痛的诊断。

（5）经颅多普勒、脑血流图：有助于血管性头痛的诊断。

（6）颅脑 CT、MRI：主要用于颅脑外伤、颅内占位性疾病及急性脑血管病的诊断。

（7）DSA：主要用于急性脑血管病的诊断。

4. 诊断性治疗

（1）头痛伴有颅内高压三联征表现者，应积极进行降颅压治疗。拟诊为偏头痛者给予麦角胺后明显缓解，有助于诊断。

（2）对于大多数头痛患者，病因诊断未明确之前，禁用强力镇痛药缓解头痛，以免给诊断带来困难。

（二）诊断流程

见图 8-10。

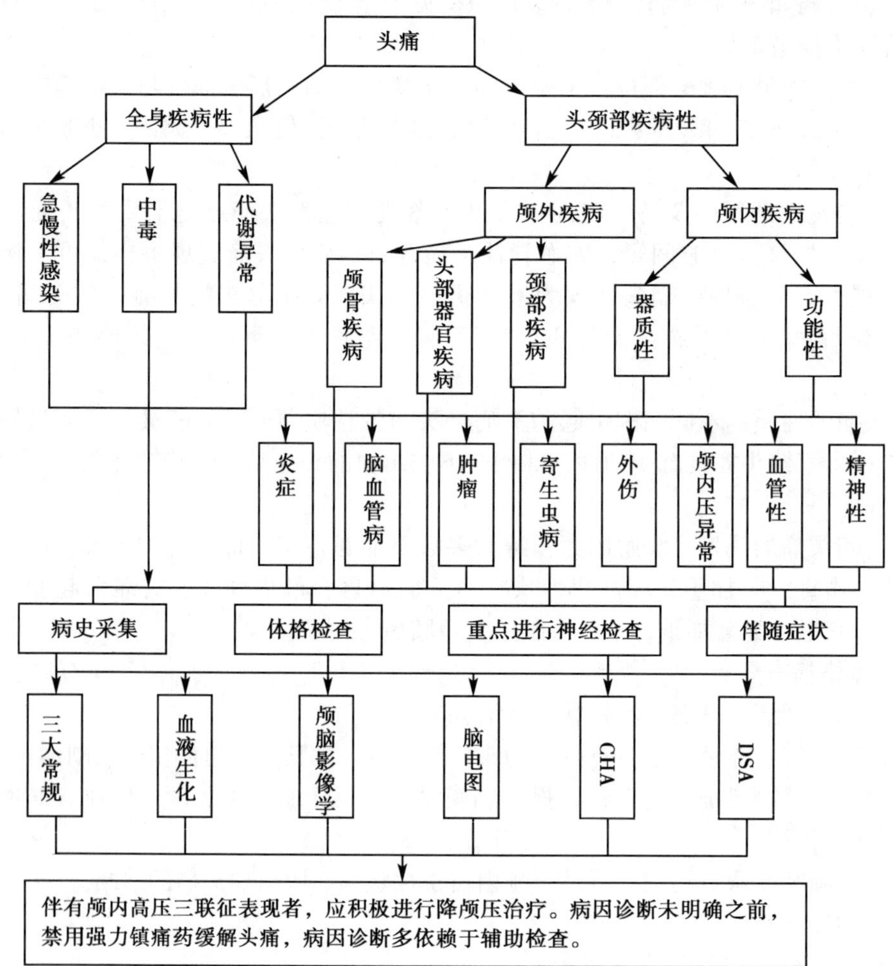

图 8-10 头痛诊断流程

五、胸　　痛

（一）诊断思路

1. 诊断思路与步骤

（1）发病年龄与病因的关系：年轻患者胸痛的病因以渗出性胸膜炎、气胸、肺炎及胸壁疾病多见，有长期高血压病史且血压控制未达标者，急性起病的严重胸痛，应首先排除主动脉夹层，有病毒感染病史或症状者，应慎重排除急性心肌炎，其他可见于心肌病、心脏瓣膜病、心绞痛、ACS、肺癌等；中老年发生的胸痛以肺癌、心绞痛、ACS及食管疾病多见，也可见于急性肺栓塞等。

（2）明确胸痛的部位有助于病因诊断：胸痛的部位包括疼痛的部位及疼痛的放射部位。

1）部位明确、局限、伴有压痛及红肿热痛者，多见于胸壁疾病。

2）沿神经分布的剧烈疼痛见于肋间神经炎，如带状疱疹。

3）胸骨后疼痛，进食加重者，提示为纵隔、食管疾病。

4）胸骨后疼痛波及心前区，向双肩部、左上肢放射者，应首先排除心绞痛或心肌梗死。

5）急性胸背部疼痛，向下腹、腰部、腹股沟、下肢放射，首先排除主动脉夹层。

6）一侧弥漫性胸痛见于胸膜疾病、急性肺梗死。

7）疼痛位肩部、腋下，向上肢内侧放射，考虑肺上沟瘤。

（3）胸痛的性质与病因的关系：不同病因引起的胸痛，疼痛的性质不同，部分疾病引起的胸痛，具有显著的临床特征。刀割样、灼痛、刺痛提示为神经性疼痛；压榨性、紧缩感见于心肌缺血性胸痛；胸骨后烧灼样疼痛见于食管炎；一侧撕裂样、尖锐刺痛，见于急性渗出性胸膜炎；闷痛，时有时无，时轻时重，应考虑肺癌；刺痛或绞痛见于肺梗死。

（4）胸痛的时间特征有助于病变性质的判断：平滑肌痉挛、组织缺血引起的胸痛，一般呈阵发性；因组织炎症、肿瘤浸润、血管栓塞引起的胸痛，多呈持续性，甚至进行性加重。

（5）影响疼痛的因素分析：因劳累、情绪激动诱发与加重的胸痛，见于心绞痛、心肌梗死；咳嗽、深呼吸加重的胸痛，多与呼吸运动有关，见于胸膜炎、肋间神经炎及胸壁损伤；进食时明显加重的胸痛，首先考虑食管炎。

（6）伴随症状分析

1）伴咳嗽、咳痰：见于肺炎、胸膜炎、肺癌等。

2）伴咯血：多见于肺炎、肺癌、肺结核等。

3）伴呼吸困难：提示病变范围较大，显著影响呼吸功能，或导致急性循环功能障碍，可见于气胸、肺炎、肺栓塞、胸膜炎等弥漫性胸肺疾病，也可见于急性心肌梗死、心绞痛、主动脉夹层破裂等。

4）血压下降、休克：提示病情危急，见于急性心肌梗死、主动脉夹层、大面积肺梗死等。

2. 问诊、查体要点

（1）问诊要点

1）首先问诊发病急缓、诱因，胸痛加重与缓解的因素。

2）病情允许的前提下，详细了解胸痛的部位、性质、程度、持续时间及其有无放射痛。

3）询问伴随症表现，尤其应问清有无呼吸困难、全身乏力、冷汗淋漓等提示病情危重的情况。

（2）体格检查要点

1）首先检查生命体征，立即测量血压、脉搏，观察有无呼吸节律及频率的异常。

2）重点检查胸肺。

3）体征与症状不一致时，应反复进行体格检查，以及时发现病情变化。

3. 辅助检查选择

（1）血、尿、粪常规。

（2）心电图或心电监护：怀疑有心肌缺血或急性肺栓塞引起的胸痛，心电图检查具有重要的诊断价值。

（3）消化道内镜检查：可以协助诊断食管疾病。

（4）胸部影像学检查：应作为必查项目用于所有胸痛的患者，尤其对支气管-肺、胸膜疾病引起的胸痛，及主动脉夹层动脉瘤破裂具有重要的诊断价值。

（5）血清心肌酶：用于诊断急性心肌梗死、急性心肌炎等。

（6）胸腔穿刺或心包穿刺等检查：对持续性胸痛患者，可协助病因诊断。

（7）其他如D-二聚体等有助于急性肺梗死的诊断。

4. 诊断性治疗

（1）疑诊心绞痛者，舌下含服硝酸甘油后可缓解，急性心肌梗死及其他胸痛一般不能完全缓解。

（2）胸壁神经性疼痛局部注射普鲁卡因后可缓解。

（3）气胸胸腔穿刺可抽出气体且胸痛可部分缓解。

（二）诊断流程

见图8-11。

六、腹　　痛

（一）诊断思路

1. 诊断思路与步骤

（1）起病特点：腹痛根据起病缓急及病程长短分为急性腹痛与慢性腹痛。

1）急性腹痛：急性腹痛的常见病因有腹腔脏器急性炎症、空腔脏器阻塞或扩张、扭转、破裂、急性腹膜炎、急性腹腔血管阻塞、腹壁疾病（挫伤、腹壁带状疱疹）等，也可见于胸部疾病放射痛至腹部，如肺炎、肺梗死、急性心肌梗死、急性心包等，全身性疾病如腹型过敏性紫癜、尿毒症、急性溶血等以及异位妊娠破裂等亦可引起急性腹痛。急性腹痛中属于外科范围，多数需要紧急手术治疗的急性腹痛，称为急腹症，应及时识别诊断，以免丧失治疗时机。

2）慢性腹痛：多见于腹腔脏器慢性炎症、空腔脏器张力异常、扭转或梗阻、腹腔肿瘤、脏器包膜牵张、胃肠功能紊乱及全身性疾病如尿毒症、铅中毒等。

（2）不同发病年龄，腹痛的常见病因不同。青壮年多见于急腹症、消化性溃疡；老年人可见于腹腔内肿瘤，儿童多见于急腹症（肠扭转、肠套叠）及胆道蛔虫症等。

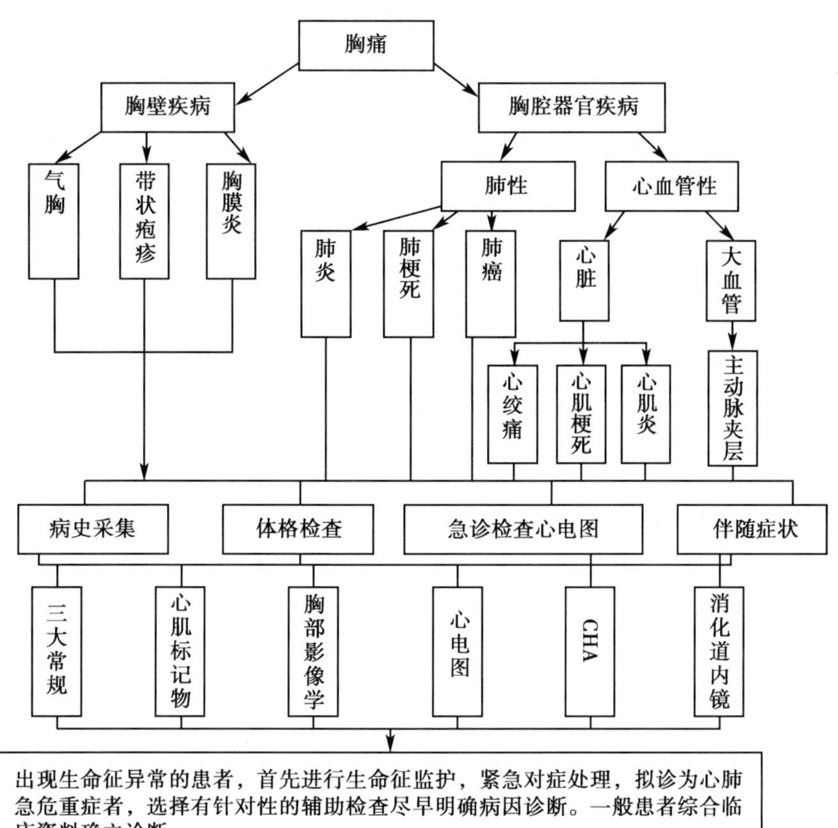

图 8-11　胸痛诊断流程

（3）明确部位：一般腹痛部位多为病变所在部位，因此，准确判断腹痛最显著的部位对病因诊断十分重要。

（4）腹痛的性质：腹痛的性质、程度与病变性质密切相关。根据病变部位及腹痛的产生机制，腹痛分为内脏性腹痛、躯体性腹痛及牵涉痛。

1）内脏性腹痛：是由腹内器官受刺激，信号经交感神经通路传入脊髓而产生的疼痛，其特点是：①疼痛部位不清，多接近腹中线；②疼痛感觉模糊，多为痉挛、不适、钝灼痛；③常伴恶心、呕吐、出汗等其他自主神经兴奋症状。

2）躯体性腹痛：刺激来自腹膜壁层的痛觉信号，经体神经传至脊神经根，反映到相应脊髓节段所支配的皮肤，其特点是：①定位准确，多位腹部一侧；②程度剧烈而持续；③可有局部腹肌强直；④腹痛可因咳嗽、体位变化而加重。

3）牵涉性腹痛：属于感应痛，腹部脏器引起的疼痛，刺激经内脏神经传入，影响相应脊髓节段而定位于体表。其特点是疼痛程度剧烈，部位明确。

（5）疼痛的特点：详细了解腹痛的特征，结合腹痛的部位，有助于病因诊断。如突发的中上腹剧烈刀割样痛、烧灼样痛，多见于胃、十二指肠溃疡穿孔；中上腹持续性剧痛或阵发性加剧，见于急性胃炎、胰腺炎；阵发性绞痛，头痛剧烈，辗转不安者，提示为胃肠痉挛、胆石症或泌尿系结石；阵发性剑突下钻顶样疼痛是胆道蛔虫症的特异性表现；持续、广泛剧烈腹痛伴腹壁板样强直，见于急性弥漫性腹膜炎；内脏性疼痛，由胃肠张力变化或轻度炎症引起的，多呈隐痛或钝痛；实质脏器的包膜牵张，多呈胀痛。

（6）诱发因素：大多数腹痛有明显的发病诱因，诱因是重要的病史资料。进油腻食物可诱发胆囊炎或胆石症；酗酒、暴饮暴食与急性胰腺炎发病关系密切；腹部手术后出现的反复发作的腹痛，提示机械性肠梗阻；腹部受暴力作用后出现的急性腹痛，提示肝、脾破裂。

（7）腹痛的具体发作时间具有诊断价值：餐后痛一般见于胆胰疾病、胃癌等；饥饿痛、周期性、节律性腹痛，见于胃窦、十二指肠溃疡；与月经周期有关的腹痛，见于子宫内膜异位症、卵泡破裂。

（8）了解腹痛与体位的关系：左侧卧位疼痛减轻提示胃黏膜脱垂症；膝胸或俯卧位可缓解的腹痛见于十二指肠壅滞症；前倾位或俯卧位时减轻、仰卧位加重的腹痛见于胰体癌；烧灼痛于躯体前屈时加重而直立时减轻者，首先排除反流性食管炎。

（9）伴随症状分析

1）伴发热、寒战：提示病因为炎症性疾病，见于急性胆道感染、胆囊炎、肝脓肿、腹腔脓肿等。

2）伴黄疸：提示病因导致胆红素代谢或排泄异常，或胆红素生成增加，见于肝、胆、胰疾病，也可见于急性溶血。

3）伴有休克：同时有贫血者，应首先考虑腹腔脏器破裂（如肝脾或异位妊娠破裂）；仅有休克而无贫血者，多见于胃肠穿孔、绞窄性肠梗阻、肠扭转、急性出血坏死性胰腺炎等。应引起高度警惕的是亦可见于腹腔外疾病如急性心肌梗死、主动脉夹层动脉瘤破裂等。

4）伴呕吐：见于食管、胃肠病变，呕吐量大提示胃肠道梗阻。

5）伴反酸、嗳气：见于胃、十二指肠溃疡或胃炎。

6）伴腹泻：见于消化吸收障碍或肠道炎症、溃疡或肿瘤等。

7）伴血尿：见于泌尿系统疾病如泌尿系统结石等。

2. 问诊、查体要点

（1）问诊要点

1）重点问诊腹痛起病情况，有无饮食、外科手术等诱因，导致腹痛加重及缓解的因素等。

2）详细询问腹痛的性质和严重度：怎样痛？有多重？如不能得到满意回答，可用选择提问的方法明确，如呈烧灼样、绞痛样、刀割样？还是隐隐作痛、胀痛等。

3）问清腹痛最显著或最早出现的部位：让患者明确指出最痛的部位，有助于判断病变的部位。

4）了解腹痛的时间，特别是与进食、活动、体位的关系。

5）腹痛的伴随症状，对确定疾病的性质、严重程度十分重要。

（2）体格检查要点

1）首先进行生命体征的检查，确定是否为急腹症。

2）腹部检查为重点：注意腹部皮肤颜色改变，有无全腹触痛、反跳痛，查明腹肌紧张度，腹部叩诊音有无异常改变，仔细听取肠鸣音的频率及性质。

3）腹部无重要发现时，应及时进行心脏检查，排除严重的心血管疾病导致的急性腹痛。

4）视诊皮肤黏膜有无皮疹、瘀点瘀斑、黄疸等。

5）婴幼儿患者应注意肺部检查，部分婴幼儿肺炎可表现为急性腹痛。

3. 辅助检查选择

（1）血、尿、粪常规检查。明确有无贫血及血 WBC 增高。

（2）进行心电图检查排除心血管病因。

（3）重点在腹部检查，根据既往史及病史特点，合理选择腹部影像学检查。

（4）必要时进行诊断性腹腔穿刺。

（5）血液生化检查。

4. 诊断性治疗　急性腹痛拟诊急腹症或腹腔脏器破裂者，应尽早进行剖腹探查，以明确病因诊断，并行及时有效地治疗。

（二）诊断流程

见图 8-12。

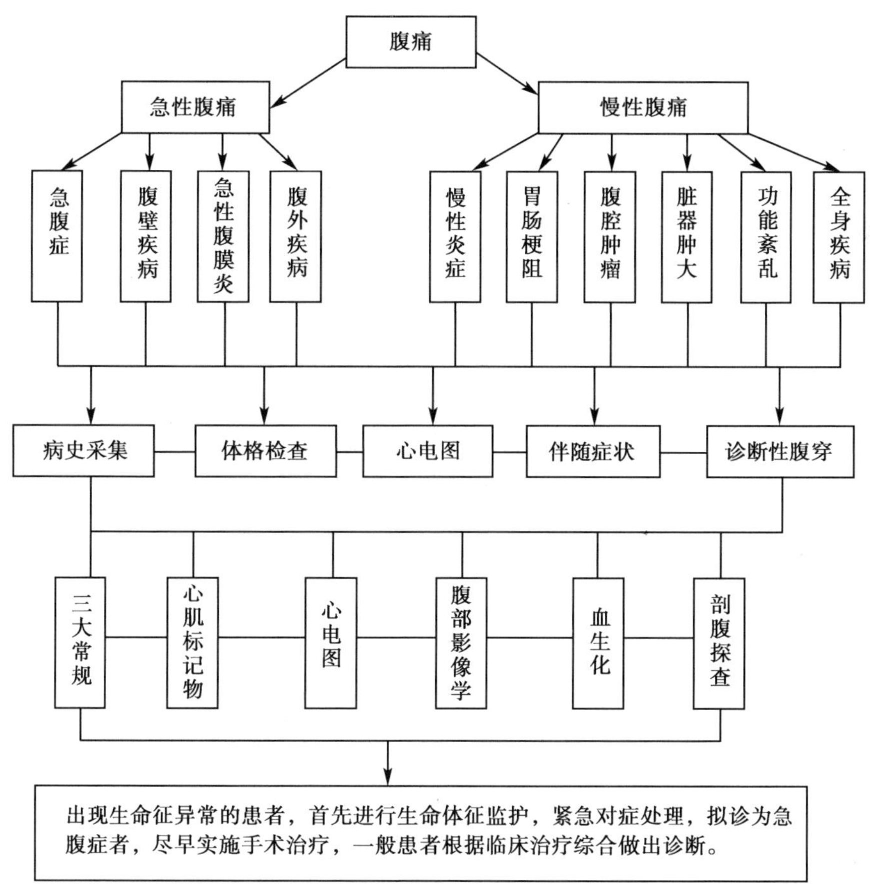

图 8-12　腹痛诊断流程

七、水　　肿

（一）诊断思路

1. 诊断思路与步骤

（1）首先明确水肿的分布范围，是全身性水肿还是局部性水肿，有无浆膜腔积液。

（2）确定水肿的程度：全身性水肿一般分为三度。

1）轻度水肿：眼睑、眶下软组织、胫骨前、踝部皮下组织水肿，指压后组织轻度下陷，平复较快，见于心力衰竭、慢性肾炎早期、功能性水肿等。

2）中度水肿：全身组织均见明显水肿，指压后凹陷明显，平复缓慢。见于急慢性肾炎、营养不良性水肿等。

3）重度水肿：全身组织严重水肿，身体低位皮肤紧张发亮，或有液体渗出，浆膜腔可见积液，外阴亦可严重水肿。见于肾病综合征、严重的营养不良性水肿等。

（3）全身性水肿根据病史及水肿的特点，分析其分类。全身性水肿根据病因分为心源性水肿、肾源性水肿、肝源性水肿、营养不良性水肿及其他原因所致如黏液性水肿、药物性水肿、经前期紧张综合征、特发性水肿等。其中应注意鉴别的是心源性与肾源性水肿。

（4）局部性水肿应重点明确水肿的部位。局部性水肿多由局部毛细血管通透性增加（局部创伤、烧伤、炎症、过敏等）、静脉阻塞（血栓性静脉炎及上、下腔静脉阻塞）、淋巴回流受阻（丝虫病、淋巴结切除后）等引起，一般水肿部位即病变所在部位，但应结合局部血液、淋巴液回流的特征判断。

（5）伴随症状分析

1）伴呼吸困难：最常见于心源性水肿，但所有原因引起的重度水肿，均可出现一定的呼吸困难。

2）伴黄疸、腹水、肝脾大：主要见于肝源性水肿，严重的心源性水肿导致严重淤血性肝大时，也可出现黄疸。

3）伴慢性腹泻：见于营养不良性水肿、肝源性水肿及肾源性水肿的尿毒症患者。

4）伴手术史或慢性消耗性疾病病史：提示为营养不良性水肿。

5）伴畏寒、乏力、反应迟钝、淡漠：见于甲状腺功能低下导致的黏液性水肿。

6）伴蛋白尿、血尿、高血压：见于肾源性水肿。

7）与月经相关的规律性水肿：见于经前紧张综合征。

8）伴肢体疼痛、红肿：见于丹毒等引起的局限性水肿。

2. 问诊、查体要点

（1）问诊要点

1）水肿出现的时间特点、开始出现的部位、蔓延情况。

2）水肿分布是否对称，有无凹陷，是否随体位、活动变化而出现分布的变化。

3）有无心、肝、肾等脏器的病史，有无内分泌及过敏性疾病史。

4）有无服药史，以及水肿的发生与服用药物的关系。

5）发病前有无进食特殊食物（以前未接触的实物，尤其是蛋白质类食物）。

6）女性患者反复出现的水肿，问清水肿的出现与月经及妊娠的关系。

（2）体格检查要点

1）视诊面容与表情：有无特殊病容如甲减面容、肾病病容、肝病病容、恶病质病容、二尖瓣面容等。

2）视诊皮肤黏膜：有无贫血、黄疸、蜘蛛痣，有无腹壁静脉曲张、发绀等。

3）检查水肿分布特点：全身性还是局部性，全身性水肿是否两侧对称，有无浆膜腔积液如胸腔积液、腹水等。

4）检查心脏有无心力衰竭体征。

5）检查腹部：明确有无腹壁静脉曲张，有无肝脾大、移动性浊音等。

6）测量血压。

3. 辅助检查选择

（1）血常规、尿常规、粪便隐血试验。

（2）血液生化检查，必查电解质、肝功能、肾功能相关指标。

（3）病毒性肝炎标志物检查。

（4）血浆蛋白水平测定。

（5）心电图、UCG 检查。

（6）腹部超声或 CT、MRI。

（7）拟诊功能性水肿（特发性水肿）者，可行立卧位水试验等检查辅助诊断。

（8）肾源性水肿可通过肾穿刺活检明确病理诊断。

4. 诊断性治疗　重度水肿患者可适当应用利尿剂缓解水肿，关键是明确病因，根据病因进行综合性治疗，水肿的病因诊断一般不困难，因此，一般不进行诊断性治疗。

（二）诊断流程

见图 8-13。

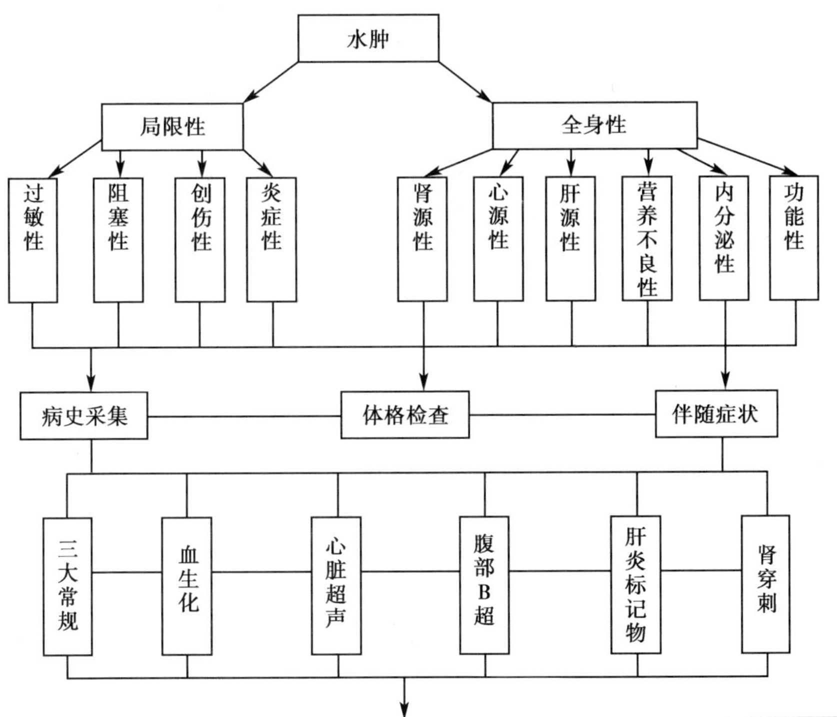

图 8-13　水肿诊断流程

八、黄 疸

（一）诊断思路

1. 诊断思路与步骤 黄疸依据病因不同分为溶血性、肝细胞性、胆汁淤积性及先天性非溶血性黄疸，根据实验室检查结果分为结合胆红素升高性和非结合胆红素升高性黄疸。

（1）首先确定是否真性黄疸：真性黄疸是由血液中胆红素水平升高导致的皮肤黏膜黄染的现象，而假性黄疸是胡萝卜素沉积于皮肤导致的黄染现象，两者的分布特点不同，测定血清胆红素水平可明确诊断。

（2）区别非结合胆红素还是结合胆红素增高：非结合胆红素升高见于溶血性黄疸，也可见于肝细胞性黄疸，而结合胆红素升高主要见于胆汁淤积性黄疸，亦可见于肝细胞性黄疸，因此，明确胆红素升高的特点，可缩小病因诊断的范围，有助于早期做出病因诊断。两者的区别依赖于胆红素定性测定。

（3）对于高结合胆红素血症患者，应进一步鉴别是胆道阻塞性还是非阻塞性黄疸：胆道阻塞性黄疸即胆汁淤积性黄疸的常见病因为肝内、肝外胆管阻塞，而非阻塞性黄疸见于肝细胞性黄疸，两者的鉴别可通过肝功能检查、肝胆超声等进行鉴别。

（4）确定为阻塞性黄疸，进一步区别肝内胆管阻塞还是肝外胆管阻塞：依赖于相关的影像学检查。

（5）结合年龄诊断：新生儿黄疸多见于生理性黄疸、新生儿病毒性肝炎、新生儿败血症、新生儿溶血症、先天性非溶血性黄疸等；少年儿童的黄疸以病毒性肝炎最常见；中老年黄疸常见于胆石症、肝硬化、肝癌、胰腺癌等。

（6）结合性别诊断：女性出现的黄疸多见于胆石症、原发性胆汁性肝硬化、病毒性肝炎、妊娠黄疸等；男性出现的黄疸多见于病毒性肝炎、原发性或继发性肝癌、胰腺癌等。

（7）既往史有助于病因诊断：有输血史、应用血制品史，可因感染丙肝、乙肝出现黄疸；有疫水接触史，多因感染钩端螺旋体病、血吸虫病而出现黄疸；吃蚕豆后出现黄疸见于蚕豆病，为溶血性黄疸；服药（如氯丙嗪、红霉素、利福平等）后出现的黄疸多为中毒性肝炎。

（8）发病病程与病因的关系：先发热而后出现黄疸见于肝炎、急性溶血；先发热、寒战、腹痛而后出现黄疸，多见于胆总管结石；黄疸进行性加深多见于恶性肿瘤，有腹痛者见于肝癌、胆囊癌等，无腹痛者见于胰头癌。

（9）细致观察黄染的肤色特点：呈浅柠檬黄色的黄疸一般为溶血性黄疸；呈现金黄色，且随疾病严重程度而由浅入深者，多为肝细胞性黄疸；呈现黄绿色特征的多为阻塞性黄疸。

（10）伴随症状分析

1）伴发热：见于急性胆囊炎、肝脓肿、钩端螺旋体病、败血症、大叶性肺炎、病毒性肝炎、急性溶血等。

2）伴上腹剧痛：见于胆结石、肝脓肿、胆道蛔虫症等。右上腹剧痛、寒战高热和黄疸（夏科 Charcot 三联征）提示急性化脓性胆囊炎；持续右上腹钝痛或胀痛见于病毒性肝炎、肝脓肿、原发性肝癌。

3）伴肝大：轻至中度肿大，质软或中度硬且表面光滑，见于病毒性肝炎，急性胆道感染或阻塞；明显肿大，质硬，结节，表面凹凸不平，见于肝癌；质硬，小结节，边沿不整，见于肝硬化。

4）伴胆囊肿大：提示胆总管梗阻，见于胰头癌、壶腹癌、胆总管癌等。

5）伴脾肿大：见于病毒性肝炎、钩端螺旋体病、败血症、疟疾、门脉性及胆汁性肝硬化、溶血性贫血、淋巴瘤等。

6）伴腹水：见于重症肝炎、肝硬化失代偿期、肝癌等。

7）伴皮肤瘙痒：见于胆石症、胆道感染、肿瘤、原发性胆汁性肝硬化等引起的胆汁淤积性黄疸。

2. 问诊、查体要点

（1）问诊要点

1）确定黄染还是黄疸：应与引起皮肤黏膜黄染的胡萝卜素沉积、球结膜下脂肪沉积鉴别，通过询问有无大量进食富含胡萝卜素食物的病史，结合黄染的部位特点，可做出判断。

2）了解起病特点：急或缓，是否群集发病。

3）询问既往史：有无用药史、酗酒史、肝病病史等。

4）问明黄疸的伴随的症状。

5）黄疸出现的时间与波动情况：有助于区别梗阻性与肝细胞性黄疸。

6）了解黄疸对全身的影响：一般肝细胞性黄疸的深度与肝功能损害的程度成正比。溶血性黄疸可有腹痛、发热等症状。胆汁淤积性黄疸患者可有心动过缓、皮肤瘙痒等症状。

3. 辅助检查选择

（1）血液生化检查：可明确胆红素升高的程度，胆红素升高的特点，区分结合胆红素升高性还是非结合胆红素升高性黄疸。了解肝功能是否正常。

（2）血液一般检查：了解有无贫血，辅助诊断传染病、感染性疾病等。

（3）尿常规：根据胆红素的含量，区分阻塞性还是非阻塞性黄疸。

（4）粪常规：陶土样粪便有助于阻塞性黄疸的诊断。

（5）腹部B超：可了解肝脏的大小、形态、肝内有无占位性病变、胆囊大小、胆道系统结石与扩张、脾大小、胰腺病变等，一般作为常规检查。

（6）X线检查：胆道造影观察胆管结石的阴影、胆囊收缩功能、胆管有无扩张等。

（7）十二指肠镜逆行胰胆管造影（ERCP）：观察壶腹区与乳头部病变，经造影区别肝外或肝内胆管阻塞的部位，观察胰腺病变。

（8）经皮肝穿刺胆囊造影（PTC）：可清楚显示整个胆道系统，区分肝外胆管阻塞与肝内胆汁淤积性黄疸，并明确胆管阻塞的部位、程度及范围。

（9）腹部CT检查：可协助诊断肝、胆、胰腺疾病。

（10）腹部MRI检查：对肝的良、恶性肿瘤的鉴别比CT为优，可用于检测代谢、炎性肝病。

（11）放射线核素检查：^{198}金或^{99}锝肝扫描，可了解肝有无占位性病变，用^{131}碘玫瑰红扫描，可鉴别肝外阻塞性黄疸与肝细胞性黄疸。

（12）肝穿刺活检及腹腔镜检查：对疑难黄疸诊断有帮助，但用于胆汁淤积性黄疸时可发生胆汁外溢造成腹膜炎，伴肝功能不良者可因凝血功能障碍而致内出血，故应慎重选择，严格把握指征。

4. 诊断性治疗　黄疸根据病史资料及黄疸的临床特点，结合实验室及其他相关的辅助检查，不难做出病因诊断，一般不进行诊断性治疗。

（二）诊断流程

见图8-14。

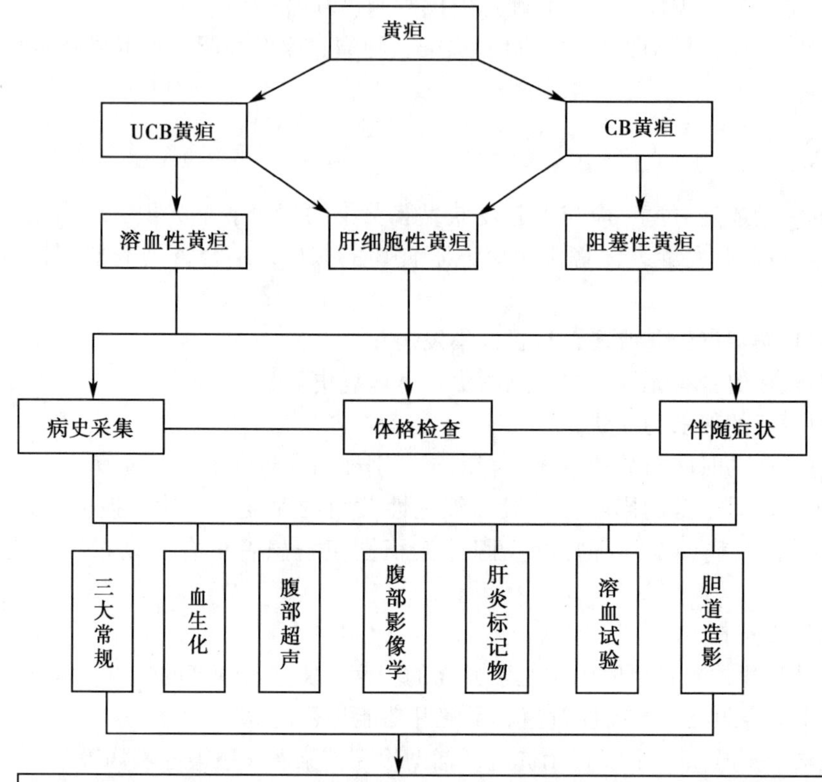

图8-14　黄疸的诊断流程

（潘　涛）

第九章

误诊误治分析模块

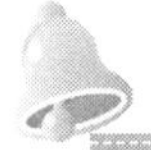

【培训目标】

1. 掌握中医常见误诊误治的类型；误诊的概念、分类及判断标准；西医误诊的常见原因。

2. 了解中医误诊误治的沿革。

第一节　中医误诊误治分析

（一）概述

临床实践中不管是经验丰富的专家还是初出茅庐的青年医生，都不可避免地会出现误诊误治，了解、掌握中医常见误诊误治问题，以使我们的诊治日趋完善，减少谬误。

中医误诊误治涉及对中医病名、病程病势、病性病位、病因病机、证候等误诊及方药误治等内容。中医病名诊断随意性很强，疾病发生发展分为生物学发病期、临床前期、临床期以及结局好转期等阶段。对病因、病程病势、病性病位等判断受疾病不断发展影响及医者辨证论治主观因素牵制，而病机证候诊断又是中医药学辨证论治的核心，医者拥有的理论基础、临证经验、学派主张、驾驭疾病能力等左右了辨证论治方向。因此，加强中医误诊误治的系统研究，对促进中医药学理论发展与创新，提高临床诊疗水平，是中医界亟待解决的难题之一。

中医没有系统论述误诊误治专著，虽然《内经》、《伤寒论》就有中医误治问题的系统论述，后世医家通过医案记载也进行了补充。但至清·程钟龄《医学心悟》开篇“医中百误歌”才对医家误、病家误、旁人误、药中误、煎药误等进行了详尽的分析。然而，中医学理论百家争鸣；病证诊断疗效标准已渐西化；辨证论治思维多主观判断；医籍个案无规可循；临证经验只可意会等，导致对中医误诊误治问题讳莫如深，阻碍了中医药学理论实践的发展。

误治的描述散在于《内经》诸篇，如《素问·评热病论》云：“帝曰：有病肾风者，面胕痝然壅，害于言，可刺不？岐伯曰：虚不当刺，不当刺而刺，后五日，其气必至。”言其肾风误治使其成为风水。又如《素问·奇病论》云：“所谓无损不足者，身羸瘦，无用鑱石也；无益其有余者，腹中有形而泄之，泄之则精出而病独擅中。故曰疹成也。”意即犯“损不足，益有余”会导致不良后果。

《伤寒论》并没有关于误诊的条文，但涉及误治问题的条文占三分之一以上，可以说是一部全面论述误诊误治的中医学专著，所载113方中，应对误治的经方达一半以上。如“伤寒中风，医反下之，其人下利，日数十行，谷不化，腹中雷鸣，心下痞硬而满，干呕，心烦不得安。医见心下痞，谓病不尽，复下之，其痞益甚，此非结热，但以胃中虚，客气上逆，故使硬也，甘草泻心汤主之”；“太阳病三日，若吐若下，若温针仍不解也，此为坏病，桂枝不中与之也。”等等。

（二）常见误诊情况

《伤寒论》通过确立六经病证诊断标准及辨证论治体系，以方证合一的方法将病证有机结合起来，最大限度地减少误诊的发生。同时，以六经病证传变规律为基础，正确区分疾病主证、兼证、变证、夹杂证等，“观其脉证，知犯何逆，随证治之”，以避免误治出现。

中西医误诊误治最大的区别在于中医高度重视证候而非病名诊断；强调误治后果而不依赖五花八门的检测手段。正是其勇于正视误诊误治问题，分析误诊误治原因，不断总结经验，才使中医学在继承中发展，在发展中完善和创新，才使中医的理论思维与临证实践具有强大的生命力。

中医诊断往往采取病名诊断与证候诊断相结合。如外感以六经辨证为纲，杂病以八纲辨证为要，温病以卫气营血辨证为主。但对许多病名的诊断是以症状命名，缺乏对治疗方案的指导意义，同时存在着病名覆盖不广、内涵诠释不全、概念不清、鉴别诊断价值不大、病因针对性不强等问题。而过分依赖西医诊断又是造成病名病因误诊的主要原因。现将常见误诊分述如下。

1. 病名误　如一老年病人，表现为潮热、盗汗、形瘦、咳嗽、不思饮食，舌干红，脉细数。是下“肺痨”诊断还是“咳嗽——肺阴亏虚”？必须结合病程、病史、传染性、感染痨虫等特点才能准确诊断；阳明腑实之热结旁流，本应按“热结便秘”诊治，却误诊为“泄泻，大便不禁”。

2. 病位误　如咳嗽一病，咳嗽本是肺系疾病之主症，但《素问·咳论》曰：“五脏六腑皆令人咳，非独肺也。”不同的咳嗽性质其病位可能不同。如久咳，咳而溺出，气短，小便清长，则病位在肾而不在肺。

3. 虚实误　如鼓胀腹大如鼓，撑胀不甚，伴面色苍黄，胸闷纳呆，便溏，畏寒肢冷，小便不利。若不结合舌脉之象综合判断，则本为脾肾阳虚之虚证，却误为寒湿困脾之实证。

4. 寒热误　如戴阳证，乃下焦虚寒导致阳气浮越于上，出现的下真寒上假热证候，却误诊为实热证；一见面色浮红，呼吸迫促，口鼻有时出血，口燥齿浮，脉浮大而不四诊合参，详细询问，就妄断为阳热之证；其实，病者还见气短，倦怠懒言，勉强说话即感上气不接下气，头晕心悸，足冷，小便清，大便稀溏，舌胖嫩，苔黑而润之象。这些都是真寒的表现。

5. 表里误　如外感咳嗽，邪在表，多为新病，起病急，病程短，病位浅，常伴肺卫表证（如恶寒、发热等）；内伤咳嗽，病在里，多为久病，常反复发作，病程长，可伴见他脏兼证。但若不结合病史及证候特点则可能表里不分了。

6. 病证误　如一见怔忡都按虚证治疗；一见惊悸则按实证处理。太阳病不辨是太阳伤寒证还是太阳中风证、是太阳蓄水证还是太阳蓄血证等等。

7. 阴阳误　如一见阳痿早泄，即断为肾虚，甚至都诊断为肾阳虚，而不分阴虚火旺亦或肾阳不足。

8. 病程、病势误　如心悸，临床根据病程、病势分惊悸、怔忡。惊悸多与情绪有关，多阵发，病来虽速，病情较轻，实证居多，可自行缓解，不发时如常人。怔忡多由久病体虚，心脏受损所致，常持续心悸，心中惕惕，不能自控，活动后加重，病情较重，每属虚中夹实。惊悸日久不愈，亦可形成怔忡。

9. 体质误　如同样是虚人感冒，但有气、血、阴、阳之分，阴虚体质与气虚体质感受风寒，治疗大不一样。

（三）常见误治情况

有误诊就有相应的误治，两者如同孪生兄弟。常见误治如下：

1. 误诊后相应的误治　邪实之辨证为正虚误用补法；真寒假热用了清热法；邪在里误为在表用了汗证；脾虚之腹胀用了通下法等等都是常见误治。

2. 治疗法则误　《伤寒论》中许多篇幅均有论及。

（1）误汗："淋家，不可发汗"；"咽喉干燥者，不可发汗"；"疮家，虽身疼痛，不可发汗，发汗则痉"；"衄家，不可发汗，汗出，心额上陷急紧，直视不能眴，不得眠"；"亡血家，不可发汗，发汗则寒慄而振"；"汗家重发汗，必恍惚心乱，小便已阴疼，与禹馀粮丸"；"病人有寒，复发汗，胃中冷，心吐蛔"；"太阳病，发汗，遂漏不止，其人恶风，小便难，四肢微急，难以屈伸者，桂枝加附子汤主之"；"脉浮紧者，法当身疼痛，宜以汗解之。假令尺中迟者，不可发汗"；"发汗后，其人脐下悸者，欲作奔豚，茯苓桂枝甘草大枣汤主之"；"下之后，复发汗，必振寒，脉微细，所以然者，以内外俱虚故也"等。

（2）误下："太阳病，下之后，其气上冲者，可与桂枝汤"；"太阳病，下之后，脉促，胸满者，桂枝去芍药汤主之"；"太阳病，桂枝证，医反下之，利遂不止，脉促者，表未解也"；"太阳与阳明合病，喘而胸满者，不可下"；"太阳中风，医反下之，下利日数十行……甘草泻心汤主之"；"脉浮数者，法当汗出而愈，若下之，身重，心悸者，不可汗，当自汗出乃解"。

3. 治疗手段误　如误针、误灸等。

"太阳病，发热而渴，不恶寒者，为温病。……若被火者，微发黄色，剧则如惊痫。时瘛疭，若火熏之，一逆尚引日，再逆促命期"；"火逆下之，因烧针烦躁者，桂枝甘草龙骨牡蛎汤主之"；"伤寒脉浮，医以火迫劫之，亡阳，必惊狂，卧不安者，桂枝去芍药加蜀漆牡蛎龙骨救逆汤主之"；"烧针令其汗，针处被寒，核起而赤者必发奔豚"。

4. 用药误

（1）用药剂量误：附子大剂使用出现心律失常。

（2）炮制方法误：如麻黄解表发汗；麻黄绒宣肺平喘。

（3）用药部位误：麻黄发汗解表，麻黄根固表止汗；桑白皮泻肺平喘，桑枝祛风胜湿。

（4）煎药方法误：如解表药宜武火、煎煮时间不宜太长；附子、乌头等则宜久煎。

（5）药对配伍误：中药配伍重视相须、相使，金元时期将反药概括为"十八反"、"十九畏"，如"甘草反甘遂、大戟、海藻、芫花"等。反药能否同用，历代医家众说纷

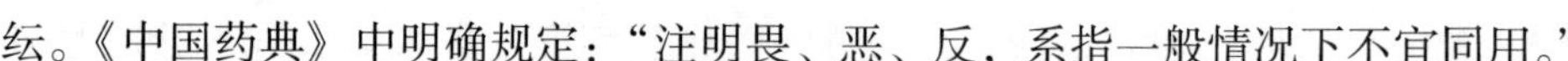

纭。《中国药典》中明确规定："注明畏、恶、反，系指一般情况下不宜同用。"

（6）服药方法误：如服桂枝汤效差，却不按"服已须臾，啜热稀粥一升余，以助药力，温覆令一时许，遍身漐漐，微似有汗者益佳，不可令如水流漓，病必不除。若一服汗出病差，停后服，不必尽剂"之训诫；小承气汤"初服汤当更衣，不尔者尽饮之，若更衣者勿服之"。

5. 其他误治　历代医家还论述有病家误、旁人误等等，不再赘述。

（四）常见误诊误治原因分析

《伤寒杂病论·序》系统地分析了发生误诊误治的常见原因，至今对中医临证实践仍具借鉴和指导作用。病证诊断必须依据病名、病因、病位、病性、病程病势、体质、地域环境、饮食、情志等诸多因素，结合医者扎实的理论基础，机圆法活的临证思维，知常达变的应变能力，胸有成竹的排兵布阵，取舍自如的大局观念，四诊合参，才能达到见病知源的目的。究其误诊误治原因，大致可归纳为：

1. 辨证思路不明　缺乏创新思维，那些"生而知之者"，或"曾不留神医药，精究方术"，或饱读经典，但"不念思求经旨，以演其所知"，或将名句条文经方削足适履，断章取义，缺乏整体观念思维；或"各承家技，终始顺旧"，不思进取，不加推敲，以方应症，甚至张冠李戴，造成误诊误治。"病如桂枝证，头不痛，项不强，寸脉微浮，胸中痞硬，气上冲喉不得息者"，本是胸阳不利致表阳不和，而非桂枝汤证，故仲景注曰："此为胸有寒也，当吐之，宜瓜蒂散。"。

2. 行医目的不清　平时不认真读书，或只知皮毛，遇到问题，主观臆断，使辨证如同虚设；追求金钱名利者，更是竞逐荣势，"驰竞浮华，不固根本，忘躯徇物"，去投其所好，对症治疗；或"降志屈节，欲望巫祝"、"病家委付凡医，恣其所措"，妄行八法；或"三部不参"、"九候曾无仿佛"，非但不能治病，反而铸成大错。

3. 辨证方法不妥　四诊不合参，出现误治，又不及时总结。"按寸不及尺，握手不及足"，装模作样，敷衍了事；"省疾问病，务在口给，相对斯须，便处汤药"，出现病机证候诊断结论南辕北辙。如："少阴病，饮食入口则吐，心中温温欲吐，复不能吐，手足寒，脉弦迟者，胸中实，不可下也，当吐之，若隔上有寒饮，干呕者，不可吐也，急温之，宜四逆汤"等，辨证不同，治法迥异。

4. 预后把握不稳　"患及祸至，而方震栗"，"告穷归天，束手受败"。对疾病认识不清，自然把握不了预后转归，遇病惊慌失措，推诿了事，发生误诊误治在所难免。

5. 病证确立不当　"蒙蒙昧昧，莫能觉悟"，"崇饰其末，忽弃其本"。如本是"太阴病中风"，应以桂枝汤治疗，却选择"以火劫发汗"，招致阳盛阴虚的火逆重证；而"太阳病，重发汗，而复下之，"本是误治，出现"不大便五六日，舌上燥而渴，日晡所小有潮热"。此时选用承气汤治疗胃家实，已是病重药轻，因为从"心下至少腹硬满而痛不可近者"，已是结胸之象，需以"大陷胸汤主之"才是合理选择等。

（五）误诊误治对策

1. 注意把握病名病因证候特征　中医病名应力求规范，将病因、病位、病性、病机与病名相结合，制订出病名诊断标准而不能简单地以证替病。病名诊断本是中医辨证论治的首要任务，但中医病名远非六经病所能概括，且许多病名存在内涵诠释不全，外延覆盖不广，无法进行鉴别诊断，不能有效指导处方用药。病证不分，以症替病现象等问题，成为临证实践的软肋。

《伤寒论》在将六经病名分门别类，在方证合一的前提下平脉辨证，且以病因病机相结合命名疾病。如："凡厥者，阴阳气不相顺接，便为厥。厥者，手足逆冷是也"；"伤寒中风，有柴胡证，但见一证便是，不必悉具"；"呕吐而利，此名霍乱。"等一直沿用至今；在鉴别诊断中确立的病名更是有章可循，如"病发于阳而反下之，热入因作结胸；病发于阴而反下之，因作痞也，所以成结胸者，以下之太早故也"等，对病名诊断均有重要指导作用。而《伤寒论》高度重视患者体质及基础疾病，如"淋家"、"疮家"、"亡血家"、"汗家"、"衄家"、"酒客"、"病人有寒"、"客气上逆"、"心下有水气"、"血弱气尽"、"宿食"等，把病因病机证候有机结合起来。如："若酒客病，不可与桂枝汤，得之则呕，以酒客不喜甘故也"等。

证候诊断是辨证论治的核心。医者需具深厚的临证功底，修身养性的良好心态，取舍自如的大局观念，敢于承担检讨的勇气。只有熟练掌握疾病发病基本规律，传变特点，预后转归，才能得出准确的辨证结论。因此，必须具备十分扎实的中医三基知识（基本理论、基本知识、基本技能），并与临床实践相结合。同时，从误治中不断总结失败经验，重新寻找病名病因，定位，病机证候，辨证论治实践才不致无的放矢。如"太阳病，过经十余日，反二三下之，后四五日，柴胡证仍在者，先予小柴胡汤"，是正气尚旺，未因误下发生变证；若"呕不止，心下急，郁郁微烦者，为未解也"，则是病邪兼入阳明，化燥成实之故，当"以大柴胡汤下之则愈"等。

当然，以方测证作为权宜之计，对于防止误诊误治有时异常重要。如"阳明病，谵语发潮热，脉滑而疾者，小承气汤主之；因与承气汤一升，腹中转气者，更服一升，若不转气，勿更与之；明日又不大便，脉反微涩者，里虚也，为难治，不可更与承气汤也"等。

2. 重视经方、时方加减变化　中医遣方用药体现了传统医学的文化艺术之美，把一盘散沙的中草药凝集成治疗八法，一个组方的配伍形似厨师制作的美味佳肴。如桂枝汤乃群方之冠，通过药物的加减变化而产生了许多名方。《医宗金鉴》说："凡中风，伤寒，脉浮弱汗自出而表不解者，皆得而主之。其他但见一二证即是，不必悉具……不知此汤，倍芍药生姜，加人参，名桂枝新加汤，用以治荣表虚寒，肢体疼痛；倍芍药加饴糖，名小建中汤，用以治虚劳里急，心悸，腹中急痛；再加黄芪，名黄芪建中汤，用以治虚损虚热，自汗盗汗。"从小柴胡汤加减法体会至中医秘而不传在剂量。若胸中烦而不呕，去半夏、人参（热聚不得甘补，不逆无需辛散），加瓜蒌实一枚除热荡涤；若渴者，去半夏（辛燥），加人参合成前四两半，栝蒌根四两（甘苦凉润，清热生津）；若腹中痛者，是木郁克土，去黄芩之苦寒，加芍药三两，于土中求木；若胁下痞硬，是邪在少阳，去大枣之壅满，加牡蛎以软坚；若心下悸，小便不利者，是水饮蓄而不行，去黄芩之苦寒，加茯苓四两，以通利小便；若不渴，外有微热者，知表邪未尽，去人参之壅补，加桂枝三两以解表，温覆微汗愈；若咳者，当为肺寒而气逆，去人参、大枣、生姜之温散，加五味子半升，以收逆气，加干姜二两，以暖中寒等。

3. 考究经方煎服方法　如桂枝汤"服已须臾，啜热稀粥一升余，以助药力，温覆令一时许，遍身漐漐，微似有汗者益佳，不可令如水流漓，病必不除"。并需禁生冷、黏滑、肉面、五辛、酒酪、臭恶等物，以防损伤胃阳，影响疗效。泻心汤等和解剂去滓再煎等。

4. 先议药后议病　先议药后议病思维是《伤寒论》校正辨证论治偏差及确定续治方案的基本手段之一，是防止中医误诊误治的关键。中医辨证论治多数是在动态变化病情中逐步完成的诊治过程，其病案记载常以个案为主，高度重视疾病所处状态及阶段性辨证结论，有清晰的辨证思路，合理的遣方用药方案，对误诊误治问题的准确判断与及时补救大有裨益。因而，中医临床疗效评价监测应注重客观准确收集门诊及住院患者疾病病名、病因、证候、治则治法与方药、预后转归、误诊误治等信息，以及是否西药治疗干扰、随访真实性、预后转归评判等内容，实现临证经验总结的最佳途径。

（六）病案示例

案例一

患者，男性，72 岁，初诊时间：2000 年 12 月 7 日。因“间断性腹泻 4 个月，胸闷、心前区不适感 4 小时”而就诊。既往有糖尿病史 6 年，中风病史 3 年，冠心病史 2 年。中医辨证为气阴不足，血瘀心脉，给以生脉饮加丹参饮及活血化瘀药物，胸闷、心前区不适感迅速缓解但腹泻加重，即在上方中加入诃子、煨肉蔻、焦三仙、炒玉米，患者腹泻无好转亦无加重，日腹泻 1～2 次，上方服至 12 剂时腹泻加重，呈稀便，日 3～4 次，无脓血，无里急后重，查舌质红，苔薄黄，脉弦细，治疗改为补肾固涩，止泻，予四神丸合赤石脂禹余粮加健脾止泻之品，服药 2 剂，腹泻加重，一晚上腹泻 8 次，患者自己无法控制。又请西医内科会诊，给以贝飞达、舒利启能治疗，腹泻反而加重，日泻 20 余次，组织科内会诊：患者精神可，语声高，面色红，食欲、食量正常，口干，口臭，稀水样便，有腐臭味，腹泻前腹胀，腹中肠鸣，泻后胀减，有肛门灼热感，无里急后重，无脓血，体温 38℃，舌质红，苔黄而干，脉弦有力，结合上述表现，诊为胃肠积热，燥屎内结，治以清热泻下之法，方选生大黄（后下）15g，芒硝（冲服）10g，川朴 10g，枳实 10g，急煎 100ml，口服，药后泻出稀便内夹杂质硬之粪块约 5～6 枚，第二次为稀便，臭秽，随之腹胀、腹中肠鸣明显减轻，上方继服 2 剂，大便日 1 次，已成形，患者继服和胃消导、健脾之剂以善后。

按：辨病辨证需辨本质，如不辨下利之物的性质及燥热内结的症结所在，而仅因下利，容易误诊为泄泻。临证应四诊合参、去伪存真、紧扣病机。此乃辨病名误之例。

案例二

一僧，心悸善恐，遍服补养心神之药不应，天王补心丹服过数日，悸恐转剧，面目四肢有微微水肿之状，乃求治于石顽。察其形肥白不坚，诊其脉濡弱而滑，此气虚痰饮，浸渍于膈上也。遂予导痰汤稍加参、桂通其阳气，数服而悸恐悉除；更以六君子加桂，水泛为丸调补中气而安。（摘自秦之济《清代名医医话精华》

按：心悸气虚痰饮之证，以标实为主，先治其标，邪去再投补益之剂，误以虚证治之不果，实为虚实之误。

案例三

汪石山治一女，年十五，病心悸，常若有人捕之状，欲避而无所，其母抱之于怀，数婢护之于内，犹恐恐然不能安卧。医者以为病心，用安神丸、镇心丸不效。汪诊之，脉皆细弱而缓，曰：此胆病也。用温胆汤，服之而安。或问：人因心恐，遂觉皮肤寒而起粟何致？予曰：恐则气下，气下则阳气内入，故若此；恐定气还，便即如故。又问：前症亦因恐而病，盖恐则气下，而何故反用温胆汤降其气乎？予曰：此乃少阳胆疾，非因恐而病，实因病而恐也。盖胆以温为候，虚则寒，寒则气滞，滞则生痰，痰生胆腑则“神不归舍”，故令人心恐不寐。汪初庵云：此汤橘皮、半夏、生姜辛温导痰，即以之温胆，枳实破滞，茯苓除饮，甘草和中，竹茹开胃土之郁，清肺金之燥。凉肺金，即所以平甲木也。胆为甲木，如是则不寒不燥，而胆常温矣。（摘自清·沈源《奇症汇》）

按：此乃辨病位之误，病在胆，误为在心，投安神丸、镇心丸不效，反以温胆汤解之。

案例四

患者，女性，68岁，1999年1月6日初诊。因“反复咳喘30年，加重10天”就诊。症见：咳嗽，喘憋不能安卧，少痰，活动后心慌，无力下地行走，苔黄，脉滑数。两肺可闻及哮鸣音。诊断为慢性支气管炎（喘息型）急性发作。用定喘汤加减。处方：炙麻黄、炒苦杏仁、白果仁、甘草各6g，炙款冬花、连翘、川贝母、炙百部、陈皮、桃仁、天冬、麦冬各10g，石膏30g，瓜蒌、天花粉各15g。每天1剂，水煎服。治疗20天，憋喘无明显好转，仍口干不欲饮水，纳谷不馨，胸脘满闷，苔黄燥，脉滑数。疑为清热之力不足，加黄芩12g，石膏用至60g，次日出现腹部冷痛，大便稀。至此始悟，此病当为虚寒。治宜舍苔、脉象，从病症而辨，更以苏子降气汤加减。处方：紫苏子、莱菔子各15g，半夏、陈皮、厚朴、当归、肉桂（后下）、甘草各10g，山茱萸、山药各12g，磁石（先煎）30g，服5剂，喘轻，黄燥苔未甚，口干减，哮鸣音减少，药已对症，上方加白芥子6g。继服10剂，苔转白，哮鸣音消失，诸症缓解。

按：病性诊断错误，“用药相反，厥祸最大”，医家之误莫过于攻补反施，寒温误投，轻则加重病情，重则伤人性命。

案例五

患者，男性，43岁，2003年3月25日初诊。自诉5天来发热头晕，口渴心烦，时自汗出，测体温38.5℃，舌苔黄，脉滑数，按阳明经证论治，投白虎汤方加二花、连翘、花粉、山栀子，以苦寒清热，除烦止渴。三剂后复诊，测体温39.8℃，头晕烦躁，面赤汗出，渴喜冷饮，苔黄厚且干，脉仍滑数，上方增石膏用量至90g，又1剂。家属代诉，高热仍未退，且晚上睡时说胡话，急至患者家中诊视，测体温40℃，按腹部硬满疼痛，可触及肠型，四肢厥冷，大便5天未行，拟大承气汤加味：大黄20g（后下），枳实15g，厚朴15g，芒硝10（冲），番泻叶6g，木香6g（后下），药下1剂，泻下臭秽，粪便甚多，腹部软，四肢转温，烦躁安，谵语除，测体温38℃，上方中去芒硝及番泻叶，药用大黄、厚朴、枳实各10g，焦三仙（各）10g，甘草3g，又3剂热退思食，脉转和缓，测体温36.5℃，告愈。

按：该病案，阳明腑实之证辨为阳明经证，故初误治不效。失误在于“思维定势”，见“发热、烦渴、大汗”即考虑白虎汤理论上，而忽略了细问二便，遗漏按腹部，进而造成误诊。

（岳仁宋）

第二节　西医误诊误治分析

误诊是医学发展过程中的一种正常现象，具有可知、可防的相对性，临床上有诊断，就可能有误诊的发生。误诊是临床上普遍存在的一种现象，它可影响医疗质量、危及患者生命安全，是造成医疗事故、医疗纠纷的主要原因。

人们总是把正确诊断和减少误诊寄希望于诊断仪器和实验方法上，实践证明，单纯地依靠更新诊断仪器和实验技术，并不能避免误诊的发生，研究误诊是医学发展的必然，医学模式的转变、循证医学的建立与应用，为误诊学的研究提供了空间与可能性。诊断学不能代替误诊学，疾病诊断标准的统一、诊断手段的不断进步，并没有减少误诊的发生。误诊的发生多数是由于疾病的特殊性、个体特异性引起，诊断学不能揭示误诊的规律。大量的统计资料表明，诊断手段的提高与误诊率的下降是不成正比的。

一、误诊的研究方法

1. 一般方法　大部分误诊的发生是由于疾病的复杂性所致，针对容易发生误诊的疾病进行研究分析，寻找误诊的规律。

2. 临床方法　问诊、体格检查、辅助检查是医生的基本功。除方法正确外，医学理论知识还必须正确，才能得到可靠的诊断结论。把握各种疾病的特点、症状体征变化规律、避免或减少误诊的措施与方法；把握各系统易发生误诊的疾病及其个性特征，选择特异性、针对性强的辅助检查，并客观分析检查结果。

3. 思维方法　误诊的原因很大程度上与医生的思维偏差有关，单纯思维、定向思维、惯性思维等思维缺陷是导致误诊的主要原因。循证不全、证据检索不力、思维方法错误以及盲目运用不可靠的证据，是导致可能误诊的因素。运用循证医学革新传统的诊断程序、提升证据概念、淡化经验作用等，加速误诊学研究的进程。

4. 伦理学方法　部分误诊的发生与医德、医生的责任心有关。大量临床实践证明，医德医风高尚的医务人员，工作中发生的差错就少，误诊误治的发生率就低，加强医德医风建设是预防误诊误治的一个重要因素。

5. 社会学方法　误诊涉及复杂的社会因素：文化背景、医院设备条件、规章制度、管理水平、人际关系等，并与医患关系、患者就诊的主观因素、就诊目的、就医心态等有密切关系，应用社会心理学分析误诊产生的心理原因，找出防范措施。

二、误诊的分类

1. 错误诊断

（1）完全漏诊：有病诊断为无病称为完全漏诊。

（2）完全误诊：无病诊断为有病称为完全误诊。

2. 延误诊断　急性疾病应尽快确定诊断，慢性疾病应在就诊后 3 天内确定诊断，由于各种原因导致诊断时间延长，确定诊断时已丧失有效治疗时机称为延误诊断。

3. 漏误诊断　因各种原因引起的诊断不完全，包括有多种疾病，只对某一疾病做出诊断；对治疗中新发的疾病和并发症漏误；对治疗的不良反应漏误诊断。

4. 病因判断错误　对疾病名称和病变部位及性质做出正确诊断，但对病因做出错误判断，如将酒精性肝硬化诊断为肝炎后肝硬化，影响对预后的判断及治疗方案的选择。

5. 疾病性质判断错误　对疾病的部位、病因做出正确判断，但对局部病理改变做出错误判断。

三、判断误诊的标准

1. 误诊发生在诊断过程之后　误诊必须是经过医生的诊断过程之后做出的错误结论，因患者延迟就诊而致延误治疗时机，不为误诊。

2. 误诊的时间性　既要强调时间性，又不能完全以时间为标准。临床上一般将住院病人 3 日确诊率作为评价诊断水平高低的指标之一，但不是绝对的。

3. 误诊导致误治　对病变部位的误诊，对病变性质的误诊，对病因诊断的错误。因为误诊导致误治，并造成不良后果，或者给患者增加痛苦，不利于病情的好转，无论时间长短，均为误诊。

4. 误诊未误治　由于疾病的共性、药物作用的复杂性、患者的心理反应等，导致诊断有误而给予不恰当的治疗，但结果是好的甚至使疾病痊愈，虽然误诊未误治，也未出现不良结果，但诊断与疾病的本质不一致，仍然为误诊。误诊未误治的可能原因：

（1）疾病的共性：疾病的种类远远多于病因的种类（细菌感染：部位判断错误，治疗相似，结果相似）。

（2）药物作用的复杂性：药物作用的多重性，依据症状体征治疗，诊断错误但症状缓解。

（3）患者的心理反应。

四、误诊的不良后果

1. 对患者的影响

（1）死亡或残疾：最严重的后果。

（2）误诊导致误治。

（3）治标未治本。

（4）使患者辗转就医。

（5）增加患者精神压力。

（6）增加药物毒副作用。

2. 对社会影响

（1）导致医疗纠纷：510 例医疗纠纷事故处理档案资料分析，有 284 例因误诊而引起，占纠纷总数的 42. 16% 。

（2）增加社会伤残率。

（3）造成不良的社会舆论。

3. 对医疗质量影响

（1）影响医疗指标：常用医疗 8 项指标：诊符率、治愈率、抢救成功率、床位使用率、床位周转率、平均住院日、床位周转次数、治愈者平均住院日。发生误诊时，对上述指标均可产生影响。

（2）影响患者 5 年生存率。

五、误诊的原因

1. 误诊源于患者的原因

（1）就诊动机：患者就诊时隐瞒病史、夸大病情、讳疾忌医、求医心切、治疗效果不真实评价、精神因素等，均可导致误诊的发生。

（2）对疾病主观感觉的差异：由于患者年龄、体质、心理状态等的个体差异，对疾病的主观感受产生明显的个体差异，影响疾病的正确诊断。

（3）盲目求医：患者依据突出症状就医、依据突出体征就医，有时因首诊的偏差，造成误诊。

（4）迷信权威：相信权威诊断，忽略了权威的相对性。

2. 误诊源于医生的原因

（1）医生的基本素质：仪表、性格、表情、语言等，在一定程度上影响医患沟通。

（2）医生的感知觉：诊断本身即为感知过程，感知觉 = 感觉 + 知觉。感觉是对物体个别属性的反映，知觉是对物体整体的反映，感觉是知觉的基础。医生应有灵敏准确的感知能力。对正确诊断起重要作用、具有个体差异、受心理状态影响。

常见的感知觉类型有：

1）分析型：很少对现实特征作概括说明。

2）综合型：表现出明显的概括性，但不注意细节。

3）分析综合型：不同程度上表现为既要理解现实的基本定义，又要力求用事实加以证明。能够把个别部分的分析与结论相比较，把事实的确定与事实的解释相对照。

4）情绪型：表现为知觉和观察比较混乱，对各种刺激表现出很高的兴奋性，用自己的体验代替现实反应，感知带有明显的情绪倾向。

（3）医生的理论与经验：扎实正确的理论知识是保证诊断正确性的前提，临床实践过程中逐步积累的正确的临床经验，有助于提高诊断的准确率。

（4）服务态度：粗心大意、骄傲自满、贪便偷懒等行为，易导致误诊发生。

（5）情感、作风、职业道德等。

3. 误诊源于临床的原因

（1）病史：获取的病史仅突出一点，以偏概全，认为最突出的表现就是疾病的本质，或掺杂疾病以外的因素，或遗漏病史，或隐瞒或伪造病史，均可导致误诊的发生。

（2）主诉：受患者主观因素影响及表达能力限制，未能提供促使其就诊的主要问题，使诊断的主要方向发生偏移。

（3）临床表现：导致误诊的主要因素有：受年龄等因素影响，临床表现与本质不一致；临床表现中存在假象；临床表现变化不定；多种临床表现共存；真假临床表现交叉、互相掩盖；临床表现互相矛盾。

（4）体征：导致误诊的主要因素有：就诊早期体征缺失；查体不细致或不规范导致重要体征遗漏；体征隐匿；体征不典型；满足已有的体征而忽视了体征的继续发现与获取。

（5）临床用药：由于药物作用掩盖疾病症状，或改变了疾病的典型表现，或药物的不良反应导致并发新的疾病。

（6）辅助检查：辅助检查受环境、仪器、患者个体差异、操作者水平、试剂等多因素影响，具有一定的局限性；检验结果具有相对性；同果异病，一种结果具有多种临床意义。

4. 误诊源于思维的原因　易导致误诊的临床思维原因主要有：固守局部，拘泥于现象，迷信仪器检测，一成不变，思维定势，主观臆断，满足于已知，习惯于经验等。

5. 误诊源于社会的原因

（1）科学文化发展水平：患者的健康观念，对疾病认识水平，医疗网普及程度，均与误诊的发生有关。

（2）卫生资源与观念：医疗技术队伍，医疗设备条件，疑难病例尸体解剖不普及等，与误诊的发生有关。

（3）人际关系与管理：和谐的医患关系，协调的医技关系，健全的医疗管理制度，都是保证正确的临床诊断的重要因素。

六、误诊误治案例分析

（一）案例一

患者，女性，47 岁。因“发热 2 周”就诊入院。患者 2 周前受凉后开始发热，体温 38℃左右，伴乏力，自认为“感冒”，服用抗感冒药后大量出汗，体温降至正常。停药后体温又复升高，多在 39～40℃，伴寒战、食欲不振、恶心、头痛、咳嗽，遂就诊。门诊血常规示 WBC 升高，胸片见淡薄阴影，以“肺炎”收入院。

入院后给予青霉素治疗，1 周后体温不降，出现腰痛、排尿不适、咳嗽加重、痰中带血、胸痛、呼吸困难。再次复查胸片示双肺中下野大片阴影。病情加重出现血压下降、四肢湿冷、精神萎靡、尿量减少，诊断为肺炎合并休克。给予抗休克、大剂量抗生素治疗。后因排尿不畅行导尿术，术中发现会阴部溃烂、大量脓性分泌物，立即行血、尿培养，最后确诊为大肠杆菌败血症。

追问病史，2 个月前患者因外阴瘙痒，用土法治疗后继发感染，自认为与患病无关，未叙述病史。

分析：

1. 误诊原因分析

（1）误诊来自患者的原因：就诊前有受凉史，误导首诊。肺部继发感染表现较突出，被认为是就诊的主要原因。社会原因、个人原因导致隐瞒、遗漏重要病史。

（2）误诊来自医生的原因：诊断思路不全面，突出一点、以偏概全，缺乏对发热诊断的临床经验（婚育期女性应主动排除泌尿生殖系统感染），未进行系统、细致的体格检查，忽视尿常规的诊断价值。

2. 误诊的教训

（1）发热伴寒战及全身表现，首先考虑为器质性发热、感染性发热（细菌性）。

（2）婚育期女性发热，有确切依据才能排除泌尿生殖系统感染，问诊应涉及相关内容，尿常规为必检项目。

（3）拟诊为感染（肺炎）抗感染治疗无效，应高度怀疑诊断的准确性，应进一步探讨病因诊断的正确性。

3. 误诊分类

（1）疾病性质判断错误。

（2）延误诊断：就诊后 1 周后未做出正确诊断。

（二）案例二

患者，男性，62 岁。因“发热 3 周”就诊入院。患者 3 周前无明显诱因开始发热，体温 37.5～38℃，并逐渐上升，近 1 周多在 39～40℃。发热早期伴乏力，食欲尚好，大小便正常。门诊常规检查、肝功能、胸透无异常，腹部超声示脾大。

入院后给予抗感染治疗，效果不明显，随后出现食欲减退、腹胀、大便次数增加。查体示脾肿大左肋下 5cm。复查肝功能示肝酶升高，诊断为活动性肝炎。抗肝炎治疗。治疗后病情无好转，脾大日益严重达脐水平线，出现黄疸、全身衰竭，体温持续在 39℃左右。2 个月后患者因呼吸循环衰竭死亡。该患者临终前体格检查发现数个颈部淋巴结肿大。

死后行尸体解剖确诊为恶性淋巴瘤。

分析：

1. 误诊原因分析

（1）误诊来自患者的原因：就诊早期症状、体征轻微，缺乏伴随症状；病情发展出现以肝功能损害为主的表现，干扰临床诊断；原发病体征不典型。

（2）误诊来自医生的原因：诊断思路不全面，缺乏对发热诊断的系统知识及经验，未进行系统、细致的体格检查，尤其是全身浅表淋巴结触诊。

2. 误诊教训

（1）老年人持续性发热应考虑恶性肿瘤，老年人发热持续超过1个月，应考虑血液系统（恶性）疾病。

（2）不典型发热抗感染治疗无效，应警惕肿瘤的可能性，尤其是恶性淋巴瘤。

（3）任何发热患者均应进行细致系统的体格检查，尤其重视全身淋巴结的检查（肝脾大为重要的诊断信息）。

3. 误诊分类

（1）错误诊断：完全漏诊＋完全误诊。

（2）延误诊断：就诊后2个月未明确诊断。

（三）案例三

患者，男性，27岁。因“严重呼吸困难被人发现2小时”送急诊。既往史不详。

查体：T 36.2℃，P 200次/分，R 14次/分，BP 80/50mmHg。神志恍惚，不能语言，大汗淋漓，重度喘憋，口唇肢端发绀。双肺叩诊呈过清音，呼吸音减弱，未闻及干、湿啰音。心率200次/分，节律规整，未闻及杂音。腹软，肝脾肋下未触及。双下肢无水肿。辅助检查：ABG：pH 7.25，$PaCO_2$ 60mmHg，PaO_2 50mmHg。ECG：室上性心动过速。

入院诊断不清，按室上速治疗：给予普罗帕酮75mg静脉注射，注射过程中发生心室颤动，立即电击除颤，继之心跳骤停，经CPR等救治无效死亡。

后其家属赶到，提供病史：患者有支气管哮喘病史。

1. 误诊原因分析

（1）误诊来自患者的原因：因患者就诊时已出现意识障碍，既往史不详，并发阵发性室上性心动过速干扰诊断，危重哮喘发作哮鸣音消失。

（2）误诊来自医生的原因：诊断思路不全面，以偏概全，以室上速为主要问题，治疗后导致病情加重，缺乏对危重哮喘诊治的临床经验（哮鸣音减弱或消失），体格检查发现双肺呼吸音减弱、叩诊呈过清音，未进行排除诊断，缺乏呼吸困难的系统知识。

2. 误诊教训

（1）严重呼吸困难患者，应首先排除肺源性、心源性病因。

（2）哮喘发作的诊断，不可依赖于哮鸣音的存在，危重哮喘发作哮鸣音常减弱或消失。

（3）极度喘憋应立即给予人工辅助通气。

（4）呼吸困难不是阵发性室上性心动过速的临床表现。

（5）心律失常多为严重疾病的并发症。

（6）具有病理意义的体征应寻找合理解释的理由，不可轻易放弃。

3. 误诊分类　完全漏诊。

（四）案例四

患者，男性，55岁。因“头痛、头晕、行走不稳1天”入院。患者1天前饮酒后

2 小时出现急性头痛，呈炸裂样，位后枕部，伴头晕、视物旋转、恶心呕吐、行走不稳，神志尚清，急送医院就诊。既往无重要病史，有烟酒嗜好。

住院期间神志清，血压 150/90mmHg；血 Rt：WBC 11.5×10^9/L，N 0.70，L 0.30；血生化：TC 7.5mmol/L，TG 2.3mmol/L，LDL-C 7.0mmol/L；CSF：清亮无色，压力 196mmH_2O，细胞 12×10^6/L，氯化物 130mmol/L，糖 4.5mmol/L，蛋白 0.35g/L；颅脑 CT：脑沟裂增宽，侧脑室扩大。

入院诊断：脑动脉硬化症；血脂异常；脑萎缩；小脑梗死。

入院后给予静脉溶栓、扩血管、脑细胞活化剂治疗 5 天，病情无明显好转。

进一步查体：T 37℃，P 65 次/分，R 16 次/分，BP 150/90mmHg。神清语利，瞳孔等大、等圆，直径 3mm，光反射灵敏。心肺腹无异常。双侧鼻唇沟对称，伸舌居中。四肢活动正常，肌力 4 ~ 5 级，左侧肢体肌张力、腱反射减弱。左侧指鼻试验、跟膝胫试验失误，昂伯试验（+），无感觉障碍，病理反射未引出。颈有强硬感，克氏征、布氏征（-）

进一步 MRI 检查：左小脑可见 2.5cm × 2cm × 2cm 病灶，诊断：左小脑半球亚急性血肿，脑萎缩。

1. 误诊原因分析

（1）误诊来自患者的原因：有饮酒病史，临床表现不典型，小脑萎缩干扰病变的真实性。

（2）误诊来自医生的原因：体格检查不够系统全面，过于依赖颅脑影像学检查报告，治疗效果不显著未及时寻找原因。

2. 误诊教训

（1）急性头痛、头晕、行走不稳，左侧肢体肌张力、腱反射减低，左侧指鼻试验、跟膝胫试验阳性，定位诊断在小脑准确。

（2）无严重高血压，无意识障碍，无血性脑脊液，颅脑 CT 未见高密度病灶，定性诊断为缺血性卒中看似诊断依据充分，但忽视了颅脑 CT 检查对小脑病变诊断的局限性。

（3）忽视了酒后发病、炸裂样头痛、血压升高（无高血压病史情况下）、颈部强硬感、脑脊液压力升高的临床特点。

（4）脑萎缩、出血量较小使颅内压升高不明显，可干扰诊断。

（5）CT 在诊断颅后窝病变时易出现伪影，不能敏感地显示较小的出血病灶，小脑病变 MRI 诊断更敏感、更确切。

（6）急性脑血管病定性诊断不确定时，应进行中性治疗，该案例应用溶栓、扩血管治疗，有加重病情的风险。

3. 误诊分类　疾病性质判断错误。

（五）案例五

患者，男性，34 岁。因“双下肢水肿 5 个月伴腹胀、纳差、乏力、少尿 2 个月”就诊入院。患者 5 个月前劳累后出现双下肢水肿，休息后可缓解。2 个月前下肢水肿加重，尿量减少，伴有胸闷、腹胀、纳差、头昏及乏力，无发热。当地医院就诊 ECG 示心肌损害、低电压；胸片示双侧少量胸腔积液，拟诊为扩张型心肌病，应用地高辛、利尿剂治疗，效果不明显。父亲曾患肺结核，无其他重要病史及家族史。

查体：T 37℃，P 100 次/分，R 18 次/分，BP 105/75mmHg。自动体位，皮肤黏膜无黄染，口唇甲床无发绀。全身浅表淋巴结未触及。颈静脉怒张，肝颈静脉回流征（+），甲状腺无肿大。双肺底叩诊呈浊音，呼吸音减弱。心尖搏动位置无异常，搏动减弱，心浊音界向左扩大，HR 100 次/分，律齐，心音低钝，P2 亢强，未闻及杂音。有奇脉。腹呈蛙状，无腹壁静脉显露，肝肋下 6cm，剑突下 9cm，脾未触及，移动性浊音（+）。双下肢凹陷性水肿。

辅助检查：血尿常规、肝肾功能正常；ASO：300u；ESR：10mm/h；RF：（-）；PPD：（-）；胸片：双肺纹理增多，心影轻度扩大，呈普大形心，两侧肋膈角变钝，心脏搏动减弱；ECG：窦性心动过速，下壁、前胸壁导联 ST-T 改变，低电压；UCG：左右心房增大，心脏外层有一致密影。下腔静脉增宽，无心肌增厚，心腔缩小。

修正诊断为缩窄性心包炎，经手术治疗后病情缓解出院。

1. 误诊原因分析

（1）误诊来自患者的原因：缺乏急性心包炎的病史，正确诊断之疾病不属常见病、多发病，给诊断带来困难。

（2）误诊来自医生的原因：诊断思路不全面，以偏概全，缺乏对复杂表现的分析能力，确立的诊断不能解释所有的临床表现，未进行及时深入的检查。忽视结核病密切接触史的重要病史信息。

2. 误诊教训

（1）年轻患者，逐渐加重的慢性病程，症状复杂，诊断时应考虑多种诊断，综合临床表现逐一排除。

（2）应重视重要的病史资料，该患者有肺结核密切接触史，未予重视。

（3）患者的临床表现提示有体循环淤血的情况，仅用心电图进行诊断，对诊断不具针对性，无论对误诊的扩张型心肌病还是正确诊断的缩窄性心包炎，均不能提供有价值的诊断依据，选择辅助检查思路不清晰。

（4）心力衰竭诊断证据不充分的情况下，应用洋地黄类药物，具有潜在的风险，不具备用药指征，属盲目用药。

（5）未坚持临床诊断的一元论原则。

3. 误诊分类　错误诊断：完全漏诊+完全误诊。

（潘　涛）

第十章

病历书写模块

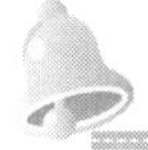

【培训目标】

1. 掌握中医病历的基本要求。
2. 熟悉中医病历的基本要素。
3. 准确全面地书写病历。

第一节 病历的价值

一、医学价值

1. 医学资料的收集和保存 医生通过问诊、查体和辅助检查收集的信息是最原始的病历资料，这些信息如果仅仅记忆在脑中显然是不够的，只有将信息记载于一定载体如纸上或电脑上，才能够很好地保存。现在医疗病历都是按照一定的模式来进行的，包括主诉、现病史、既往史、婚育史、家族史等，这些需要收集保持的资料已经是法定条目。因此，医学资料不再是最原始的随意性的收集和保存，而是依据法律规定，以一种专业的形式记载相关的信息。

2. 医学资料的传递和共享 在现代医学模式下，病历不仅仅是收集保存资料，它还具有医学资料的传递和共享等重要价值。随着现代医疗进入工业化时代，需要相关的医务人员分工合作，才能为患者提供更好的服务，而病历是串联医疗工厂的最重要手段，所以，病历直接决定医疗质量和安全。

3. 医学思维的训练与养成 医学思维的训练与养成可以说是最高端的病历价值。通过病历书写，医师可以逐渐理清和锻炼自己的医学思维逻辑。从这个角度讲，书写病历的过程，其实也是训练我们医务人员的过程。病历不仅与医疗进程和医疗质量安全息息相关，而且它也为医学教学和科研服务。

二、法律价值

1. 病历是医疗活动的证据 病历属于书证的范畴，是证明医疗活动是否正确的一个

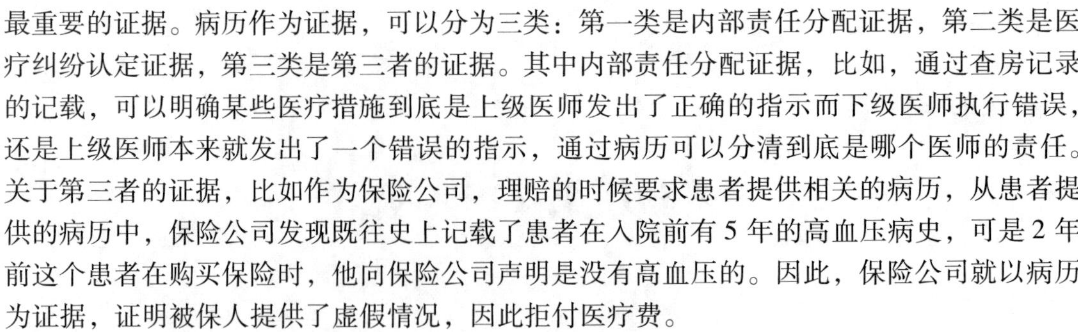

最重要的证据。病历作为证据，可以分为三类：第一类是内部责任分配证据，第二类是医疗纠纷认定证据，第三类是第三者的证据。其中内部责任分配证据，比如，通过查房记录的记载，可以明确某些医疗措施到底是上级医师发出了正确的指示而下级医师执行错误，还是上级医师本来就发出了一个错误的指示，通过病历可以分清到底是哪个医师的责任。关于第三者的证据，比如作为保险公司，理赔的时候要求患者提供相关的病历，从患者提供的病历中，保险公司发现既往史上记载了患者在入院前有5年的高血压病史，可是2年前这个患者在购买保险时，他向保险公司声明是没有高血压的。因此，保险公司就以病历为证据，证明被保人提供了虚假情况，因此拒付医疗费。

2. 病历包含病人隐私信息　病历中包含有病人的大量隐私信息，医务人员有为病人保护隐私的义务。这就意味着医务人员应妥善保管病历，不得公开泄露病历内容。如果病历没有被很好地保护，患者的隐私信息被泄露，会让患者付出代价，同样医务人员也要承担相应的法律责任。随着社会的发展，隐私问题会变得越来越重要。

3. 病历已成为重要的法律证据　《侵权责任法》的实施提升了病历的重要性；《病历书写基本规范》的出台影响着医务人员的行为习惯；《投诉管理办法》也有对病历记载的一些新要求。《侵权责任法》第五十四条规定，患者在诊疗活动中受到损害，医疗机构及其医务人员有过错的，由医疗机构承担赔偿责任。《侵权责任法》第五十八条规定，患者有损害，因下列情形之一的，推定医疗机构有过错：违反法律、行政法规、规章以及其他有关诊疗规范的规定；隐匿或者拒绝提供与纠纷有关的病历资料；伪造、篡改或者销毁病历资料。特别要注意，病历出问题以后会导致现在对医疗界比较有利的过错责任原则转化成非常不利的推定过错责任原则，为此，医方必然面临巨大医疗风险。同时，可以做一个预测，在将来的医疗纠纷中，有关病历的内容占到三分之二，病历必将成为攻击的主要目标，其中每一条都会成为医患矛盾的焦点。而且病历正逐渐进入电子信息时代，在现在的医疗现实中，手写病历、打印病历和电子病历三者并存。随着社会的发展，将来可能每一个中华人民共和国的公民，都会拥有自己的一套电子的病历档案，且可能成为每个公民无形资产的一部分。

第二节　病历的基本要素

一、中医病历的标题名称

1. 病历　指医务人员在医疗活动过程中形成的文字、符号、图表、影像、切片等资料的总和，包括门（急）诊病历和住院病历。

2. 门诊病历　指患者在门诊就诊时的全部诊疗资料。包括门诊病历首页（门诊手册封面）、病历记录，化验单（检验报告）、医学影像检查资料等。

3. 急诊病历　指患者在急诊就诊和急诊留观期间的全部诊疗资料。包括急诊病历首页（急诊手册封面）、病历记录、化验单（检验报告）、医学影像检查资料等。

4. 住院病历　指患者在住院期间的全部诊疗资料。包括住院病案首页、住院志，体温单、医嘱单、化验单（检验报告）、医学影像检查资料、特殊检查（治疗）同意书、手术同意书、知情同意书、麻醉记录单、手术及手术护理记录单、病理资料、护理记录、出院记录（或死亡记录）、病程记录（含抢救记录、医患沟通记录）、疑难病例讨论记录、

会诊意见、上级医师查房记录、死亡病例讨论记录等。

5. 住院志　指患者入院后，由经治医师通过问诊、查体、辅助检查获得有关资料，并对这些资料归纳分析书写而成的记录。形式分为入院记录、再次或多次入院记录、24小时内入出院记录、24小时内入院死亡记录。

6. 入院记录　指患者因病第1次住入本院后，由经治医师通过问诊、查体、辅助检查获得有关资料，并对这些资料归纳分析书写而成的记录。

7. 再次入院记录　指患者因同一种病再次住入本院时书写的记录。

8. 多次入院记录　指患者因同一种病3次以上（含3次）住入本院时书写的记录。

9. 24小时内入出院记录　指患者入院不足24小时出院书写的记录。

10. 24小时内入院死亡记录　指患者入院不足24小时死亡后书写的记录。

11. 病程记录　指对患者病情和诊疗过程所进行的连续性记录。

12. 交（接）班记录　指患者经治医师发生变更之际，交班医师和接班医师分别对患者病情及诊疗情况进行简要总结的记录。

13. 转出记录　指患者住院期间需要转科时，经转入科室会诊并同意接收后，由转出科室医师书写的记录。

14. 转入记录　指患者住院期间需要转科时，经转入科室会诊并同意接收后，由转入科室医师书写的记录。

15. 阶段小结　指患者住院时间较长，由经治医师每月所做病情及诊疗情况的总结。

16. 术前小结　指在患者手术前，由经治医师对患者病情所做的总结。

17. 手术记录　指手术者书写的反映手术一般情况、手术经过、术中发现及处理等情况的特殊记录。

18. 出院记录　指经治医师对患者此次住院期间诊疗情况的总结。

19. 死亡记录　指经治医师对死亡患者住院期间诊疗和抢救经过的记录。

二、病历包含的内容

1. 门诊病历

（1）初诊记录。

（2）复诊记录。

2. 急诊病历

（1）初诊记录。

（2）复诊记录。

（3）急诊观察记录。

3. 住院病历

（1）住院志

1）入院记录。

2）再次或多次入院记录。

3）24小时内入出院记录。

4）24小时内入院死亡记录。

（2）病程记录

1）首次病程记录。

2）日常病程记录（含医患沟通记录）。

3）上级医师查房记录。

4）疑难病历讨论记录。

5）交（接）班记录。

6）转科记录。

7）阶段小结。

8）抢救记录。

9）会诊记录。

10）手术相关记录。

11）特殊检查记录。

12）出院记录。

13）死亡记录。

14）死亡病例讨论记录。

三、病历的有关要求

（一）病历书写的基本要求

1. 病历书写应当客观、真实、准确、及时、完整。

2. 住院病历书写应当使用蓝黑墨水或碳素墨水（电子病历另有规定）。

3. 门（急）诊病历和需复写的资料可以使用蓝色或黑色油水的圆珠笔。

4. 病历书写应当使用中文和医学术语。通用的外文缩写和无正式中文译名的症状、体征、疾病名称等可以使用外文。中医术语的使用依照中华人民共和国国家标准《中医临床诊疗术语》、《中医病证分类与代码》和中医药行业标准《中医病证诊断疗效标准》等有关标准规范；中药名称的使用依照《中华人民共和国药典》。西医疾病诊断及手术名称依照国际疾病分类（ICD-10），译名应以《英汉医学词汇》（人民卫生出版社 1996 年）和全国高等医药院校统一教材的名称为准；西药名一律用规范的中文名称书写，没有中文名称的可以使用规范的英文名称书写，不能用代替性符号或非规范缩写，一种药名不能中英文混写。

5. 病历书写应当文字工整，字迹清晰，表述准确，语句通顺，标点正确。书写过程中出现错字时，应当用书写时的笔墨双划线在错字上，不得采用刮、粘、涂等方法掩盖或去除原来的字迹。

6. 词句中数字可使用汉字，但双位数以上则一律使用阿拉伯数字。

7. 各项记录必须有完整日期，按“年-月-日”方式书写。月、日、时、分为单位数时，应在数字前加0。急诊、抢救要写时间。所有时间以 24 小时表示，如 2012 年 6 月 30 日下午 3 时 30 分记录为“2012-06-30，15：30”。

8. 各种表格内容应逐项认真填写，每张记录纸均须有病人姓名、住院号、页码（记录为单张纸的可免页码）。

9. 各种记录结束时，书写者应签全名并清楚易认。

10. 凡药物过敏者，应在病历的过去史中用红色笔注明过敏药物的名称。

11. 病历书写要求使用统一印制的纸张。

（二）病历书写人员资格要求

1. 病历应当由在本院注册并已获得执业医师资格或执业护士资格者书写或审核签名。

2. 病历应当按照规定的内容书写，并由相应医务人员签名。实习医务人员、试用期医务人员书写的病历，应当经过在本院合法执业的医务人员审核、修改并签名。非执业医师的签名应以斜线开始。

3. 实习医师不能书写入院记录、首次病程记录、手术记录。

4. 新分配转科医师（包括规培医师中有执业医师资格者）3个月后因科室工作需要书写入院记录、开医嘱者，必须经科主任书面向所在医院医务管理部门申请同意后，方能书写，且必须有合法执业医师签名后才生效。

5. 具有执业医师资格的进修医务人员由医务管理部门根据其胜任本专业工作的实际情况，经认定后方可书写病历和开具医嘱。

6. 出现在病历上的各级医师职称要以医院的正式聘任为准，在下级医师缺位时，其上级医师应代位签名；在病历书写要求中需二级或二级以上签名时，至少应有二位医师签名。

（三）病历书写的时限要求

1. 门（急）诊病历记录应当在患者就诊时及时完成；“抢救记录”、“会诊记录”要求即时完成。

2. 因抢救急危患者，未能及时书写病历的，有关医务人员应当在抢救结束后6小时内据实补记，并加以注明。

3.“入院记录”、“再次”或“多次入院记录”应于患者入院后24小时内完成；“24小时内入出院记录”、“出院记录”应当于患者出院后24小时内完成。

4.“死亡记录”、“24小时内入院死亡记录”应于患者死亡后24小时内完成。

5.“接班记录”、“转入记录”、“手术记录”应当于事件发生（接班后或转入后或手术后）后24小时内完成。

6.“首次病程记录”应于入院8小时内完成。

7.“交班记录”、“转出记录”要求事先（交班前或转出前）完成。

8.“死亡病例讨论记录”要求在患者死亡后1周内完成，必要时及时讨论。

9. 住院病历要求在出院后72小时内完成归档。

（四）病历的阅改要求

1. 上级医务人员有审查修改下级医务人员书写病历的责任。上级医师查房记录需有查房医生（或陪同查房的同级别医生）审核签名。

2. 上级医师修改病历时用红色墨水笔，注意保持原记录清楚、可辨，并在本项记录的原记录者签名处前（或后）用红色墨水笔签名，同时注明修改日期及时间。

3. 上级医师发现病历字迹潦草难于辨认的，或在病历的其中一页中阅改超过三处以上时，应令其于24小时内重新抄写后才签名。

4. 入院记录、首次病程记录、会诊记录、转科记录、抢救记录、死亡记录、出院记录、死亡病例讨论记录等重要记录应有主治或以上医师签名。

5. 正、副主任医师要经常督促检查病案质量，并对与自己有关记录亲自修改（用红色墨水笔）并签名（用蓝黑墨水笔）。病历阅改应在该项记录完成后72小时内完成。

6. 住院病历经各级医师签署首页并归档后，不得再做任何修改。

（五）知情同意书

1. 如下四项医疗活动：①有一定危险性，可能产生不良后果的检查、治疗和手术；②由于患者体质特殊或者病情危笃，可能对患者产生不良后果和危险的检查、治疗和手术；③临床试验性检查和治疗；④收费可能对患者造成较大经济负担的检查、治疗和手术，应当由患者本人签署同意书。患者不具备完全民事行为能力时，应当由其法定代理人签字；患者因病无法签字时，应当由其近亲属签字，没有近亲属的，由其关系人签字；为抢救患者，在法定代理人或近亲属、关系人无法及时签字的情况下，可由医院负责人或者被授权的负责人签字。

2. 因实施保护性医疗措施不宜向患者本人说明情况的，应当将有关情况通知患者近亲属，由患者近亲属签署同意书，并及时记录。患者无近亲属的或者患者近亲属无法签署同意书的，由患者的法定代理人或者关系人签署同意书。

（六）病历主要内容的规范要求

1. 门（急）诊病历书写内容及要求

（1）门（急）诊病历内容：包括门（急）诊病历首页（门（急）诊手册封面）、病历记录、化验单（检验报告）、医学影像检查资料等。

（2）门（急）诊病历首页内容：应当包括患者姓名、性别、出生年月日、民族、婚姻状况、职业、工作单位、住址、药物过敏史等项目。

门诊手册封面内容应当包括患者姓名、性别、年龄、工作单位或住址、药物过敏史等项目。

（3）门（急）诊病历记录：分为初诊病历记录和复诊病历记录。

初诊病历记录书写内容应当包括就诊时间、科别、主诉、现病史、既往史，中医四诊情况，阳性体征、必要的阴性体征和辅助检查结果，诊断及治疗意见和医师签名等。

复诊病历记录书写内容应当包括就诊时间、科别、中医四诊情况，必要的体格检查和辅助检查结果、诊断、治疗处理意见和医师签名等。

急诊病历书写就诊时间应当具体到分钟。

（4）门（急）诊病历记录：应当由接诊医师在患者就诊时及时完成。

（5）急诊留观记录：是急诊患者因病情需要留院观察期间的记录，重点记录观察期间病情变化和诊疗措施，记录简明扼要，并注明患者去向。实施中医治疗的，应记录中医四诊、辨证施治情况等。抢救危重患者时，应当书写抢救记录。门（急）诊抢救记录书写内容及要求按照住院病历抢救记录书写内容及要求执行。

2. 住院病历书写内容及要求

（1）住院病历内容：包括住院病案首页、入院记录、病程记录、手术同意书、麻醉同意书、输血治疗知情同意书、特殊检查（特殊治疗）同意书、病危（重）通知书、医嘱单、辅助检查报告单、体温单、医学影像检查资料、病理资料等。

（2）入院记录：是指患者入院后，由经治医师通过望、闻、问、切及查体、辅助检查获得有关资料，并对这些资料归纳分析书写而成的记录。可分为入院记录、再次或多次入院记录、24小时内入出院记录、24小时内入院死亡记录。

入院记录、再次或多次入院记录应当于患者入院后24小时内完成；24小时内入出院记录应当于患者出院后24小时内完成，24小时内入院死亡记录应当于患者死亡后24小时内完成。

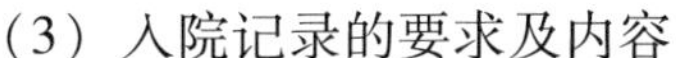

（3）入院记录的要求及内容

1）患者一般情况：包括姓名、性别、年龄、民族、婚姻状况、出生地、职业、入院时间、记录时间、发病节气、病史陈述者。

2）主诉：是指促使患者就诊的主要症状（或体征）及持续时间。

3）现病史：是指患者本次疾病的发生、演变、诊疗等方面的详细情况，应当按时间顺序书写，并结合中医问诊，记录目前情况。内容包括发病情况、主要症状特点及其发展变化情况、伴随症状、发病后诊疗经过及结果、睡眠和饮食等一般情况的变化，以及与鉴别诊断有关的阳性或阴性资料等。①发病情况：记录发病的时间、地点、起病缓急、前驱症状、可能的原因或诱因。②主要症状特点及其发展变化情况：按发生的先后顺序描述主要症状的部位、性质、持续时间、程度、缓解或加剧因素，以及演变发展情况。③伴随症状：记录伴随症状，描述伴随症状与主要症状之间的相互关系。④发病以来诊治经过及结果：记录患者发病后到入院前，在院内、外接受检查与治疗的详细经过及效果。对患者提供的药名、诊断和手术名称需加引号（“”）以示区别。⑤发病以来一般情况：结合十问简要记录患者发病后的寒热、饮食、睡眠、情志、二便、体重等情况。

与本次疾病虽无紧密关系、但仍需治疗的其他疾病情况，可在现病史后另起一段予以记录。

4）既往史：是指患者过去的健康和疾病情况。内容包括既往一般健康状况、疾病史、传染病史、预防接种史、手术外伤史、输血史、食物或药物过敏史等。

5）个人史，婚育史、月经史，家族史：①个人史：记录出生地及长期居留地，生活习惯及有无烟、酒、药物等嗜好，职业与工作条件及有无工业毒物、粉尘、放射性物质接触史，有无冶游史。②婚育史、月经史：婚姻状况、结婚年龄、配偶健康状况、有无子女等。女性患者记录经带胎产史，初潮年龄、行经期天数、间隔天数、末次月经时间（或闭经年龄），月经量、痛经及生育等情况。③家族史：父母、兄弟、姐妹健康状况，有无与患者类似疾病，有无家族遗传倾向的疾病。

6）中医望、闻、切诊：应当记录神色、形态、语声、气息、舌象、脉象等。

7）体格检查：应当按照系统循序进行书写。内容包括体温、脉搏、呼吸、血压，一般情况，皮肤、黏膜，全身浅表淋巴结，头部及其器官，颈部，胸部（胸廓、肺部、心脏、血管），腹部（肝、脾等），直肠肛门，外生殖器，脊柱，四肢，神经系统等。

8）专科情况：应当根据专科需要记录专科特殊情况。

9）辅助检查：指入院前所做的与本次疾病相关的主要检查及其结果。应分类按检查时间顺序记录检查结果，如系在其他医疗机构所做检查，应当写明该机构名称及检查号。

10）初步诊断：是指经治医师根据患者入院时情况，综合分析所做出的诊断。如初步诊断为多项时，应当主次分明。对待查病例应列出可能性较大的诊断。

11）书写入院记录的医师签名。

（4）再次或多次入院记录：是指患者因同一种疾病再次或多次住入同一医疗机构时书写的记录。要求及内容基本同入院记录。主诉是记录患者本次入院的主要症状（或体征）及持续时间；现病史中要求首先对本次住院前历次有关住院诊疗经过进行小结，然后再书写本次入院的现病史。

（5）患者入院不足 24 小时出院的，可以书写 24 小时内入出院记录。内容包括患者姓名、性别、年龄、职业、入院时间、出院时间、主诉、入院情况、入院诊断、诊疗经过、出院情况、出院诊断、出院医嘱、医师签名等。

（6）患者入院不足24小时死亡的，可以书写24小时内入院死亡记录。内容包括患者姓名、性别、年龄、职业、入院时间、死亡时间、主诉、入院情况、入院诊断、诊疗经过（抢救经过）、死亡原因、死亡诊断，医师签名等。

（7）病程记录：是指继入院记录之后，对患者病情和诊疗过程所进行的连续性记录。内容包括患者的病情变化情况及证候演变情况、重要的辅助检查结果及临床意义、上级医师查房意见、会诊意见、医师分析讨论意见、所采取的诊疗措施及效果、医嘱更改及理由、向患者及其近亲属告知的重要事项等。

中医方药记录格式参照中药饮片处方相关规定执行。

病程记录的要求及内容：

1）首次病程记录：是指患者入院后由经治医师或值班医师书写的第一次病程记录，应当在患者入院8小时内完成。首次病程记录的内容包括病例特点、拟诊讨论（诊断依据及鉴别诊断）、诊疗计划等。①病例特点：应当在对病史、四诊情况、体格检查和辅助检查进行全面分析、归纳和整理后写出本病例特征，包括阳性发现和具有鉴别诊断意义的阴性症状和体征等。②拟诊讨论（诊断依据及鉴别诊断）：根据病例特点，提出初步诊断和诊断依据；对诊断不明的写出鉴别诊断并进行分析；并对下一步诊治措施进行分析。诊断依据包括中医辨病辨证依据与西医诊断依据，鉴别诊断包括中医鉴别诊断与西医鉴别诊断。③诊疗计划：提出具体的检查、中西医治疗措施及中医调护等。

2）日常病程记录：是指对患者住院期间诊疗过程的经常性、连续性记录。由经治医师书写，也可以由实习医务人员或试用期医务人员书写，但应有经治医师签名。书写日常病程记录时，首先标明记录时间，另起一行记录具体内容。对病危患者应当根据病情变化随时书写病程记录，每天至少1次，记录时间应当具体到分钟。对病重患者，至少2天记录1次病程记录。对病情稳定的患者，至少3天记录1次病程记录。

日常病程记录应反映四诊情况及治法、方药变化及其变化依据等。

3）上级医师查房记录：是指上级医师查房时对患者病情、诊断、鉴别诊断、当前治疗措施疗效的分析及下一步诊疗意见等的记录。

主治医师首次查房记录应当于患者入院48小时内完成。内容包括查房医师的姓名、专业技术职务、补充的病史和体征、理法方药分析、诊断依据与鉴别诊断的分析及诊疗计划等。

主治医师日常查房记录间隔时间视病情和诊疗情况确定，内容包括查房医师的姓名、专业技术职务、对病情的分析和诊疗意见等。

科主任或具有副主任医师以上专业技术职务任职资格医师查房的记录，内容包括查房医师的姓名、专业技术职务、对病情和理法方药的分析及诊疗意见等。

4）疑难病例讨论记录：是指由科主任或具有副主任医师以上专业技术任职资格的医师主持、召集有关医务人员对确诊困难或疗效不确切病例讨论的记录。内容包括讨论日期、主持人、参加人员姓名及专业技术职务、具体讨论意见及主持人小结意见等。

5）交（接）班记录：是指患者经治医师发生变更之际，交班医师和接班医师分别对患者病情及诊疗情况进行简要总结的记录。交班记录应当在交班前由交班医师书写完成；接班记录应当由接班医师于接班后24小时内完成。交（接）班记录的内容包括入院日期、交班或接班日期、患者姓名、性别、年龄、主诉、入院情况、入院诊断、诊疗经过、目前

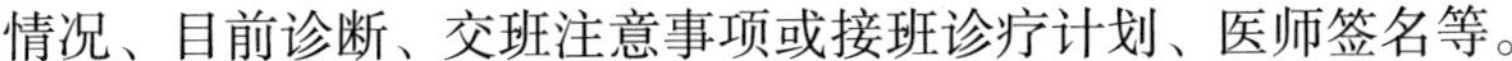

情况、目前诊断、交班注意事项或接班诊疗计划、医师签名等。

6）转科记录：是指患者住院期间需要转科时，经转入科室医师会诊并同意接收后，由转出科室和转入科室医师分别书写的记录。包括转出记录和转入记录。转出记录由转出科室医师在患者转出科室前书写完成（紧急情况除外）；转入记录由转入科室医师于患者转入后24小时内完成。转科记录内容包括入院日期、转出或转入日期，转出、转入科室，患者姓名、性别、年龄、主诉、入院情况、入院诊断、诊疗经过、目前情况、目前诊断、转科目的及注意事项或转入诊疗计划、医师签名等。

7）阶段小结：是指患者住院时间较长，由经治医师每月所作病情及诊疗情况总结。阶段小结的内容包括入院日期、小结日期，患者姓名、性别、年龄、主诉、入院情况、入院诊断、诊疗经过、目前情况、目前诊断、诊疗计划、医师签名等。

交（接）班记录、转科记录可代替阶段小结。

8）抢救记录：是指患者病情危重，采取抢救措施时做的记录。因抢救急危患者，未能及时书写病历的，有关医务人员应当在抢救结束后6小时内据实补记，并加以注明。内容包括病情变化情况、抢救时间及措施、参加抢救的医务人员姓名及专业技术职称等。记录抢救时间应当具体到分钟。

9）有创诊疗操作记录：是指在临床诊疗活动过程中进行的各种诊断、治疗性操作（如胸腔穿刺、腹腔穿刺等）的记录。应当在操作完成后即刻书写。内容包括操作名称、操作时间、操作步骤、结果及患者一般情况，记录过程是否顺利、有无不良反应，术后注意事项及是否向患者说明，操作医师签名。

10）会诊记录（含会诊意见）：是指患者在住院期间需要其他科室或者其他医疗机构协助诊疗时，分别由申请医师和会诊医师书写的记录。会诊记录应另页书写。内容包括申请会诊记录和会诊意见记录。申请会诊记录应当简要阐明患者病情及诊疗情况、申请会诊的理由和目的，申请会诊医师签名等。常规会诊意见记录应当由会诊医师在会诊申请发出后48小时内完成，急会诊时会诊医师应当在会诊申请发出后10分钟内到场，并在会诊结束后即刻完成会诊记录。会诊记录内容包括会诊意见、会诊医师所在的科别或者医疗机构名称、会诊时间及会诊医师签名等。申请会诊医师应在病程记录中记录会诊意见执行情况。

11）术前小结：是指在患者手术前，由经治医师对患者病情所做的总结。内容包括简要病情、术前诊断、手术指征、拟施手术名称和方式、拟施麻醉方式、注意事项，并记录手术者术前查看患者相关情况等。

12）术前讨论记录：是指因患者病情较重或手术难度较大，手术前在上级医师主持下，对拟实施手术方式和术中可能出现的问题及应对措施所做的讨论。讨论内容包括术前准备情况、手术指征、手术方案、可能出现的意外及防范措施、参加讨论者的姓名及专业技术职务、具体讨论意见及主持人小结意见、讨论日期、记录者的签名等。

13）麻醉术前访视记录：是指在麻醉实施前，由麻醉医师对患者拟施麻醉进行风险评估的记录。麻醉术前访视可另立单页，也可在病程中记录。内容包括姓名、性别、年龄、科别、病案号，患者一般情况、简要病史、与麻醉相关的辅助检查结果、拟行手术方式、拟行麻醉方式、麻醉适应证及麻醉中需注意的问题、术前麻醉医嘱、麻醉医师签字并填写日期。

14）麻醉记录：是指麻醉医师在麻醉实施中书写的麻醉经过及处理措施的记录。麻醉记录应当另页书写，内容包括患者一般情况、术前特殊情况、麻醉前用药、术前诊断、术中诊断、手术方式及日期、麻醉方式、麻醉诱导及各项操作开始及结束时间、麻醉期间用药名称、方式及剂量、麻醉期间特殊或突发情况及处理、手术起止时间、麻醉医师签名等。

15）手术记录：是指手术者书写的反映手术一般情况、手术经过、术中发现及处理等情况的特殊记录，应当在术后24小时内完成。特殊情况下由第一助手书写时，应有手术者签名。手术记录应当另页书写，内容包括一般项目（患者姓名、性别、科别、病房、床位号、住院病历号或病案号）、手术日期、术前诊断、术中诊断、手术名称、手术者及助手姓名、麻醉方法、手术经过、术中出现的情况及处理等。

16）手术安全核查记录：是指由手术医师、麻醉医师和巡回护士三方，在麻醉实施前、手术开始前和病人离室前，共同对病人身份、手术部位、手术方式、麻醉及手术风险、手术使用物品清点等内容进行核对的记录，输血的病人还应对血型、用血量进行核对。应有手术医师、麻醉医师和巡回护士三方核对、确认并签字。

17）手术清点记录：是指巡回护士对手术患者术中所用血液、器械、敷料等的记录，应当在手术结束后即时完成。手术清点记录应当另页书写，内容包括患者姓名、住院病历号（或病案号）、手术日期、手术名称、术中所用各种器械和敷料数量的清点核对、巡回护士和手术器械护士签名等。

18）术后首次病程记录：是指参加手术的医师在患者术后即时完成的病程记录。内容包括手术时间、术中诊断、麻醉方式、手术方式、手术简要经过、术后处理措施、术后应当特别注意观察的事项等。

19）麻醉术后访视记录：是指麻醉实施后，由麻醉医师对术后患者麻醉恢复情况进行访视的记录。麻醉术后访视可另立单页，也可在病程中记录。内容包括姓名、性别、年龄、科别、病案号，患者一般情况、麻醉恢复情况、清醒时间、术后医嘱、是否拔除气管插管等，如有特殊情况应详细记录，麻醉医师签字并填写日期。

20）出院记录：是指经治医师对患者此次住院期间诊疗情况的总结，应当在患者出院后24小时内完成。内容主要包括入院日期、出院日期、入院情况、入院诊断、诊疗经过、出院诊断、出院情况、出院医嘱、中医调护、医师签名等。

21）死亡记录：是指经治医师对死亡患者住院期间诊疗和抢救经过的记录，应当在患者死亡后24小时内完成。内容包括入院日期、死亡时间、入院情况、入院诊断、诊疗经过（重点记录病情演变、抢救经过）、死亡原因、死亡诊断等。记录死亡时间应当具体到分钟。

22）死亡病例讨论记录：是指在患者死亡1周内，由科主任或具有副主任医师以上专业技术职务任职资格的医师主持，对死亡病例进行讨论、分析的记录。内容包括讨论日期、主持人及参加人员姓名、专业技术职务、具体讨论意见及主持人小结意见、记录者的签名等。

23）病重（病危）患者护理记录：是指护士根据医嘱和病情对病重（病危）患者住院期间护理过程的客观记录。病重（病危）患者护理记录应当根据相应专科的护理特点书写。内容包括患者姓名、科别、住院病历号（或病案号）、床位号、页码、记录日期和时间、出入液量、体温、脉搏、呼吸、血压等病情观察、护理措施和效果、护士签名等。记录时间应当具体到分钟。

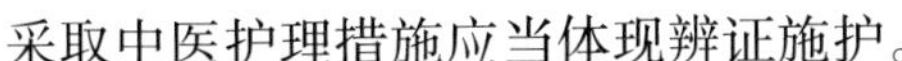

采取中医护理措施应当体现辨证施护。

(8) 手术同意书：是指手术前，经治医师向患者告知拟施手术的相关情况，并由患者签署是否同意手术的医学文书。内容包括术前诊断、手术名称、术中或术后可能出现的并发症、手术风险、患者签署意见并签名、经治医师和术者签名等。

(9) 麻醉同意书：是指麻醉前，麻醉医师向患者告知拟施麻醉的相关情况，并由患者签署是否同意麻醉意见的医学文书。内容包括患者姓名、性别、年龄、病案号、科别、术前诊断、拟行手术方式、拟行麻醉方式，患者基础疾病及可能对麻醉产生影响的特殊情况，麻醉中拟行的有创操作和监测，麻醉风险、可能发生的并发症及意外情况，患者签署意见并签名、麻醉医师签名并填写日期。

(10) 输血治疗知情同意书：是指输血前，经治医师向患者告知输血的相关情况，并由患者签署是否同意输血的医学文书。输血治疗知情同意书内容包括患者姓名、性别、年龄、科别、病案号、诊断、输血指征、拟输血成分、输血前有关检查结果、输血风险及可能产生的不良后果、患者签署意见并签名、医师签名并填写日期。

(11) 特殊检查、特殊治疗同意书：是指在实施特殊检查、特殊治疗前，经治医师向患者告知特殊检查、特殊治疗的相关情况，并由患者签署是否同意检查、治疗的医学文书。内容包括特殊检查、特殊治疗项目名称、目的、可能出现的并发症及风险、患者签名、医师签名等。

(12) 病危（重）通知书：是指因患者病情危、重时，由经治医师或值班医师向患者家属告知病情，并由患方签名的医疗文书。内容包括患者姓名、性别、年龄、科别，目前诊断及病情危重情况，患方签名、医师签名并填写日期。一式两份，一份交患方保存，另一份归病历中保存。

(13) 医嘱：是指医师在医疗活动中下达的医学指令。医嘱单分为长期医嘱单和临时医嘱单。

一般情况下，医师不得下达口头医嘱。因抢救急危患者需要下达口头医嘱时，护士应当复诵一遍。抢救结束后，医师应当即刻据实补记医嘱。

(14) 辅助检查报告单：是指患者住院期间所做各项检验、检查结果的记录。内容包括患者姓名、性别、年龄、住院病历号（或病案号）、检查项目、检查结果、报告日期、报告人员签名或者印章等。

四、实训提示

通过本节的学习，应当掌握在书写、批阅病历过程中需要遵循的基本准则，掌握各种病程记录的相关要求，懂得各级医师在病历书写中所具备的资格，尤其是病历书写要求的时限。

五、重难点解析

1. 各种医疗文件的书写都要使用中文及医学术语。

2. 实习医师、新分配转科医师（包括规培医师中有执业医师资格者）3 个月不能书写入院记录、首次病程记录、手术记录。

3. 门（急）诊病历记录、“抢救记录”、“会诊记录”、“入院记录”、“再次”或“多次入院记录”、“24 小时内入出院记录”、“出院记录”、“死亡记录”、“24 小时内入院死亡记录”、“接班记录”、“转入记录”、“手术记录”、“首次病程记录”、“交班记录”、“转出记录”、“死亡病例讨论记录”等医疗文件需在规定的时间内完成，不得拖延。

4. 对相关事项应与患方（包括家属）签具知情同意书。

5. 病历中所含内容必须准确、无误，并经得过法律的检验。

第三节　中医门急诊病历书写

一、门（急）诊病历书写内容及要求

详见第十一章第二节病历的基本要素。

二、病历示例

（一）中医门诊病历示例

日期：2014年1月3日初诊　　　　科别：中医内科

姓名：王某　　　　性别：男

年龄：38岁　　　　职业：销售员

主诉：咳嗽3天。

现病史：患者3天前淋雨后，渐咳嗽，恶寒，头重，口淡无味，不思饮食，大便不爽，小便调。

既往史、个人史和过敏史：既往体健，否认“肝炎”、“结核”等传染病史，否认重大外伤手术史，否认输血史，否认药物及食物过敏史，预防接种史不详。

体格检查：T 36.9℃　P 89次/分　R 16次/分　BP 136/72mmHg

神志清，精神可。营养中等，形体适中，自主体位，查体合作，步行入病房。全身皮肤黏膜无黄染、出血点，浅表淋巴结未触及肿大。头颅无畸形。双眼睑无水肿，结膜无充血，巩膜无黄染，瞳孔等大正圆，对光反射灵敏。耳鼻无畸形及异常分泌物。口唇无发绀，牙龈无肿胀，伸舌居中，咽部充血，双扁桃体无肿大。颈部对称，无颈静脉怒张，颈软，气管居中，甲状腺不大，未闻及血管杂音。胸廓无畸形，双侧呼吸动度一致，触觉语颤正常，未触及胸膜摩擦感，双肺叩诊呈清音，双肺呼吸音清，未闻及干湿性啰音。心前区无隆起，心尖搏动无弥散，未触及震颤，心浊音界不大，心率89次/分，律齐，各瓣膜听诊区未闻及杂音。腹部平坦，无腹壁静脉曲张，柔软，腹部无压痛、反跳痛，肝脾肋下未触及，移动性浊音阴性，肠鸣音正常。肛门、直肠、外生殖器未查。脊柱四肢无畸形，关节无肿胀，无活动障碍，双下肢无水肿。舌淡红苔白腻，脉浮紧。

诊断：

中医诊断：咳嗽

风寒夹湿

西医诊断：急性上呼吸道感染

处理：

治法：疏风散寒，化湿止咳

处方：杏苏散加减

紫苏叶15g　防风15g　杏仁10g　桔梗12g　藿香12g　苍术15g　厚朴6g　炙甘草6g　陈皮12g　茯苓15g

2 剂，用水 500ml，浸泡 30 分钟，武火煎 15 分钟，分 3 次温服

医师（签名）：

（二）中医急门诊病历示例

×××中医医院

急诊病历

姓名：李某	联系人姓名：吴某
性别：男	联系人住址：达州市二马路×号
年龄：46 岁	电　　话：189828811××
民族：汉族	病史陈述者：（注明可靠程度）
婚姻：已婚	单位或住址：达州市二马路×号
职业：驾驶员	就诊时间：2014 年 10 月 11 日 15 时 02 分
籍贯：四川达州	记录时间：2014 年 10 月 11 日 15 时 10 分

主诉：上腹部持续胀痛 2 小时。

现病史：患者于起病前 2 小时在朋友家聚餐，饮 52 度的白酒 200ml（4 两）后感上腹部胀痛，并向左腰部放射，呈阵发性加剧，伴恶心呕吐，吐出大量食物残渣，但无红色或咖啡色液体。不伴寒战、发热，亦无腹泻及尿频症状。在社区医院肌内注射"阿托品 0.5mg"后腹痛无缓解，急转本院。

既往史、过敏史和家族史：既往体健，无类似上腹疼痛史。否认药物及食物过敏史，否认家族史。

体格检查

T 37.8℃，P 89 次/分，R 21 次/分，BP 102/72mmHg

神志清楚，表情痛苦，巩膜皮肤未见黄染，浅表淋巴结不肿大，双肺呼吸音清，未闻及干湿啰音，心率 89 次/分，律齐，无杂音，腹平坦，上腹部肌肉紧张，剑突下及左上腹压痛，无反跳痛，麦氏点无压痛，肝脾未扪及，双肾区无叩击痛，神经系统生理反射正常，病理反射未引出。舌红苔黄腻，脉弦紧。

初步诊断：

中医诊断：腹痛

湿热阻滞

西医诊断：急性腹痛原因待查

1. 急性胰腺炎？
2. 急性胃炎？

处理：

1. 留院观察
2. 暂禁食 12 小时。
3. 输液……（详见处方）
4. 急查血常规、血清及尿淀粉酶、大小便常规。
5. 密切观察血压、脉搏等生命体征及腹痛变化。

医师（签名）：

三、实训提示

1. 初诊门诊病历　包括姓名、性别、年龄、电话、住址、就诊时间、科别、主诉、现病史、既往史、阳性体征、重要的阴性体征、舌脉和辅助检查结果、中西医诊断与治疗意见，并医师签名。

2. 复诊门诊病历　包括姓名、性别、年龄、电话、住址、就诊时间、科别、主诉、病史、必要的体格检查和辅助检查结果、舌脉、中西医诊断与治疗处理意见，并医师签名。

3. 急诊病历

（1）初诊与复诊记录：除与门诊病历要求相同外，就诊时间要具体到分钟；同时，要分行列举各个中医诊断、西医诊断。中医诊断中的证候诊断另起 1 行、右退 1 字列在疾病诊断的下一行；西医诊断中的从属诊断亦另起 1 行、右退 1 字列在主要诊断的下面。若有多个诊断，应按“重要的、急性的、本科的在先，次要的、慢性的、他科的在后”的顺序一行一行地排列，诊断应完整准确，不能以症状代替诊断，尽量避免用“待查”字样。

（2）治疗意见所列各项内容：均应分行列举（包括药物）。其中药物剂量应逐项记录每次用量、每日用药次数或每次用药天数、总共用药天数；各种“进一步检查项目”、“饮食起居宜忌”、“随诊要求”、“注意事项”可分别在同行列举。

（3）医师每次签名：写在右边靠边处，正楷署全名，需上级医师审核者，就在记录者签名的左上方划一斜线，由上级医师签署正楷全名。

（4）急诊观察记录：与初复诊门诊记录要求相同，但要补充记录联系人及其电话。

四、常见问题解析

主要问题是：“缺”、“漏”、“简”。缺——主诉、病程、体格检查、必要的辅助检查、诊断；漏——病史（重要的阳性或阴性症状）、既往史、体格检查（主要脏器）、首页填写、医师签名；简——病史过于简单，诊断不确切，用药明显不合理，书写字迹潦草，个别门诊病历记录仅几个字或十几字。

第四节　中医住院病历书写

一、中医住院病历的主要内容与写作技巧

详见第十一章第二节病历的基本要素。

二、病历示例

（一）入院记录病历示例

入院记录

姓名：易某	民　族：汉族
性别：男	婚　况：已婚
年龄：38 岁	出生地：四川宜宾

职　　业：退休　　　　　　　　　　　　病史陈述者：患者本人
入院时间：2013 年 4 月 18 日 10：30　　　　发 病 节 气：清明后
记录时间：2013 年 4 月 18 日 11：30

主诉：发热、恶寒、咳嗽 2 天，左胸痛 3 小时。

现病史：患者 2 天前因受凉后出现头痛，连及巅顶，鼻塞声重，时流清涕，微有咳嗽，恶寒发热，无汗。自服"去痛片 1 片"无效。次日病情加重，头痛连及项背，周身酸楚无力，同日下午 3 时，突然发热、寒战，咳嗽顿作，痰黏而黄，遂到某医院急诊。查体温 39℃，诊为"上感"，予"感冒冲剂、复方新诺明"口服，并肌注"安痛定"1 支后汗出但热不解，且今晨觉左胸掣痛，故来我院急诊。测体温 38℃，查血象"WBC 2.8×10^9/L，N 97%，L 3%"，胸片示"左中肺大片阴影"，急诊以"左中肺大叶性肺炎"收入我病区。

刻下症：汗出，身热，气粗，咳甚，痰多色黄，渴喜冷饮，入夜尤甚。左胸掣痛，咳则痛剧不敢深息，痰色暗红。大便干结。

既往史：既往体健，于 1990 年患"急性荨麻疹"，经治而愈；否认"高血压"、"冠心病"、"糖尿病"等慢性病史，否认"肝炎"、"肺结核"等传染性疾病史，否认重大手术及外伤史，否认药物及食物过敏史，无输血史，预防接种史不详。

个人史：出生于四川，曾去过广东、东北、苏杭等地，未到过疫区，否认疫水接触史，否认冶游史。喜食辛辣，吸烟十余年，10 支/日，少量饮酒。

婚育史：25 岁结婚，配偶有咳喘咯血史多年，有 1 子 1 女，身体尚健。

家族史：母亲年过八旬，尚健。父 2005 年死于"心肌梗死"，否认其他家族遗传性疾病病史。

体格检查

T 38.5℃　P 98 次/分　R 21 次/分　BP 130/70mmHg

发育正常，营养中等，形体适中，自主体位，查体合作，步行入病房。发热面容，全身皮肤黏膜无黄染、出血点，浅表淋巴结未触及肿大。头颅无畸形。双眼睑无水肿，结膜无充血，巩膜无黄染，瞳孔等大正圆，对光反射灵敏。耳鼻无畸形及异常分泌物。口唇无发绀，牙龈无肿胀，伸舌居中，咽部无充血，双扁桃体无肿大。颈部对称，无颈静脉怒张，颈部疼痛，活动欠灵活，气管居中，甲状腺不大，未闻及血管杂音。胸廓无畸形，双侧呼吸动度一致，触觉语颤正常，未触及胸膜摩擦感，双肺叩诊呈清音，左胸叩击痛，左肺呼吸音低，中部语音传导增强，可闻及中小水泡音，右肺呼吸音略粗。心前区无隆起，心尖搏动无弥散，未触及震颤，心浊音界不大，心率 98 次/分，律齐，各瓣膜听诊区未闻及杂音。腹部平坦，无腹壁静脉曲张，柔软，腹部无压痛、反跳痛，肝脾肋下未触及，移动性浊音阴性，肠鸣音正常，双肾区无叩击痛。肛门、直肠、外生殖器未查。脊柱四肢无畸形，关节无肿胀，无活动障碍，双下肢无水肿。神经系统检查生理反射存在，病理反射未引出。舌红苔黄微腻，脉右寸浮滑数，左弦滑数。

辅助检查：

血常规（2013 年 4 月 18 日，医院）：RBC 4.4×10^{12}/L、Hb 140g/L、WBC 2.80×10^9/L，N 93%，L 7%。

尿常规（2013 年 4 月 18 日，医院）：正常。

大便常规（2013年4月18日，医院）：正常。

胸部正位片（2013年4月18日，医院）：左中部大片阴影，考虑为左中肺大叶性肺炎征象。

初步诊断：

中医诊断：风温

卫气同病，痰热蕴肺

西医诊断：左中肺肺炎

住院医师：张××

（二）再次入院记录示例

再次入院记录

姓　　名：张某　　职　　业：工人

性　　别：男　　入院日期：2002年11月1日17时10分

年　　龄：46岁　　病史陈述者：患者本人

民　　族：汉族　　记录日期：2002年11月1日18时15分

婚姻状况：已婚　　发病节气：小雪后

出 生 地：四川泸州市

主诉：胸闷、心悸反复发作5年，加重1周。

现病史：患者于1997年7月因劳累后开始反复出现胸闷、心悸，伴头晕、气短间作，当时到我院门诊就诊，经心电图检查示：窦性心动过缓。经中西医治疗后上症有所好转，但劳累后胸闷、心悸、头晕时有发作。2001年4月22日因冠状动脉粥样硬化性心脏病、病窦综合征第1次收入我科住院。经应用参附注射液，麝香保心丸、单硝酸异山梨酯等药治疗后症状有所改善于同年5月14日出院。近1周来患者劳累后胸闷、心悸加重，时有头晕、气短，今日由门诊以“冠状动脉粥样硬化性心脏病”第2次收入我科住院，入院时症见神疲乏力，胸闷，心悸气短，头晕，形寒肢冷，纳眠尚可，小便调，大便溏。

既往史：平素体健。无肝炎、结核等传染病史；无外伤、中毒、输血史；未发现药物过敏史。

个人史：出生及成长于泸州市。居住环境及生活条件尚可，平素饮食不节。

婚育史：25岁结婚，育有1子，配偶及儿子均体健。

家族史：家中成员均体健，家族无遗传性疾病病史。

体格检查

T 36.5℃　P 36次/分　R 20次/分　BP 130/80mmHg

发育正常，营养中等，神志清楚，对答切题，自动体位，查体合作。舌淡黯，边有齿印，苔白腻，脉缓。全身皮肤黏膜无黄染，浅表淋巴结无肿大。头颅大小形态正常，双侧瞳孔等大等圆，直径约3mm，对光反射存在，耳鼻无异常，口唇淡黯，咽无充血，扁桃体无肿大。颈软，颈静脉无怒张，气管居中，甲状腺不肿大。胸廓对称，双肺呼吸音清晰，未闻及干、湿性啰音；心界不大，心率36次/分，律齐，A_2略亢进，各瓣膜听诊区未闻及杂音。腹平软，无压痛及反跳痛，肝脾肋下未及，莫非氏征阴性，双肾区无叩击痛，肠鸣音正常。脊柱四肢无畸形，前后二阴未查。生理反射存在，病理反射未引出。

辅助检查：

心电图报告（2001 年 5 月 15 日）：室上性心动过缓、中度 ST 段压低。

入院诊断：

中医诊断：胸痹心痛
　　　　　脾肾亏虚　痰瘀内阻

西医诊断：冠状动脉粥样硬化性心脏病
　　　　　心律失常
　　　　　病态窦房结综合征

医师签名：黄××

（三）多次入院记录示例

多次入院记录

姓　　名：易某某　　职　　业：干部
性　　别：男　　入院时间：2000 年 10 月 28 日 15 时
年　　龄：31 岁　　病史陈述者：患者本人
民　　族：汉族　　记录时间：2000 年 10 月 28 日 15 时
婚姻状况：未婚　　发病节气：小满前 5 天
出 生 地：凉山雷波

主诉：右胁疼痛间作 2 年，加重伴乏力 1 周。

现病史：患者于 1998 年在学校体检，发现乙肝两对半 HBsAg，HBeAg、HBcAb 阳性，肝功能在正常范围，无不适，未予治疗。同年 10 月起渐感右胁疼痛，在雷波县人民医院检查转氨酶轻度异常，予肝氨注射治疗 2 个疗程，乙肝两对半转为 HBsAg，HBcAb 阳性；后因工作忙碌，兼饮食不节，嗜酒，乙肝两对半复转为 HBsAg，HBeAg、HBcAb 阳性。2000 年 5 月，因工作劳累，出现右胁疼痛加重来我院门诊就诊，经检验：ALT 621u/L、AST 285U/L，乙肝两对半 HBsAg，HBeAg、HBcAb 阳性，诊断为“胁痛，病毒性肝炎”第 1 次收入我科住院，经清利肝胆、护肝等治疗 2 个月，病情好转，胁痛消失，肝功恢复正常，乙肝两对半转为 HBsAg、HBcAb 阳性，HBV-DNA 阳性。出院后患者因工作劳累，肝功反复异常，在外院服用中药治疗，病情时好时坏。2001 年 1 月感右胁疼痛加重，在我院门诊复查 ALT 278U/L、AST 152U/L，乙肝两对半 HBsAg、HBeAg、HBcAb 阳性而第 2 次收入我科住院治疗，予干扰素治疗，甘利欣、复方氨基酸等保肝降酶治疗 3 个月后，胁痛缓解，肝功能恢复正常出院。今年 10 月 21 日患者因工作劳累又出现右胁胀痛、乏力，无恶寒发热，无痛引肩背，无恶心及呕吐，来我院门诊检验提示：ALT 316.1U/L，AST 123.6U/L；HBsAg、HBe-Ab、HBcAb 阳性，故以“胁痛，病毒性肝炎”再次收入住院。入院时症见精神稍倦、乏力、右胁疼痛、纳差、口干口苦、睡眠欠安、小便黄、大便调。

既往史：平素体健。无外伤、手术史，无中毒及输血史，未发现药物及食物过敏史。

个人史：出生于凉山雷波，工作环境及生活条件较好。生活上无特殊嗜好，偶尔饮酒。

婚烟史：未婚。

家族史：家中成员均体健，无类似疾病发作史，无遗传性疾病病史。

体格检查

T 36.7℃　　P 81 次/分　　R 20 次/分　　BP 112/78mmHg

发育正常，营养中等，神志清楚，表情自如，语音清晰，自动体位，查体合作。全身皮肤黏膜无黄染，未见蜘蛛痣，无肝掌。浅表淋巴结未扪及，巩膜无黄染，双瞳孔等大等圆，直径3mm，对光反射灵敏。咽无充血，双侧扁桃体不大。颈软，气管居中，甲状腺无肿大。胸廓对称，双肺呼吸音清晰，未闻及干、湿性啰音。心界大小正常，心率81次/分，律齐，心脏各瓣膜听诊区未闻及杂音。腹平软，无压痛及反跳痛，肝上界位于右锁骨中线第5肋间，下界肋下未触及，脾肋下未扪及，肝区叩击痛，双肾区无叩击痛，腹水征阴性，肠鸣正常。脊椎四肢无畸形，双下肢无水肿，神经系统检查：生理反射存在，病理反射未引出。舌质红、苔黄腻，脉弦滑。

辅助检查：

肝功能检查（10月28日）：ALT 315.1U/L，AST 116.6U/L

乙肝两对半（10月28日）：HBsAg、HBeAb、HBcAb 阳性

初步诊断：

中医诊断：胁痛

肝胆湿热

西医诊断：慢性（中度）乙型病毒性肝炎

医师签名：李××

（四）24 小时内入出院记录示例

24 小时内入出院记录

姓名：司某	职　　业：会计
性别：女性	入院时间：2003年10月9日15时
年龄：34岁	出院时间：2003年10月10日8时

主诉：停经36天，下腹隐痛伴阴道少许出血9小时。

入院情况：患者末次月经：2003年9月3日，10月9日早晨5时开始出现下腹隐痛，伴阴道少许出血而收入住院。入院时症见下腹隐痛，阴道少许出血，夜寐安，食纳正常，二便调。查体：T 36.5℃，P 76次/分，R 20次/分，BP 122/78mmHg。呈急性痛苦面容，神志清楚，查体合作。心肺无异常。腹平软，无压痛及反跳痛，未触及肝脾，双肾区无叩击痛。妇检：宫体如孕40天左右。尿 HCG：阳性；B超示：宫内孕，小于6周。舌质淡红，苔白，脉滑。

入院诊断：

中医诊断：胎动不安

气血虚弱

西医诊断：先兆流产

诊疗经过：入院后查血常规未发现异常，予中药益气养血安胎之剂口服，肌内注射黄体酮以促进黄体功能，现患者诸症消失，要求出院。

出院情况：无腹痛，无阴道出血，纳可，二便调。神清合作，表情自如，舌质淡红，

苔白，脉滑。

出院诊断：

中医诊断：胎动不安

　　　　　气血虚弱

西医诊断：先兆流产

出院医嘱：注意休息，禁房事，继续门诊治疗。

医师签名：李××

（五）**24 小时内入院死亡记录示例**

24 小时内入院死亡记录

姓名：王某某　　　　　　　　职　　业：退休工人

性别：男　　　　　　　　　　入院时间：2012 年 8 月 12 日 19 时 54 分

年龄：76 岁　　　　　　　　死亡时间：2012 年 8 月 13 日 4 时 52 分

主诉：头痛，呕吐，突然昏倒，不省人事 36 分钟。

入院情况：家属代述，半个小时前，患者诉头痛并呕吐，随即昏仆，不省人事，急送入院。入院症见不省人事，牙关紧闭，口眼歪斜，口噤不开，面赤身热，两手固握，肢体强痉，呼吸粗大，大小便闭。查体：T 37.2℃，P 108 次/分，R 27 次/分，BP 176/94mmHg。呈急性危重病容，深昏迷。双侧瞳孔散大、等圆、固定、直径约 8mm，对光反射迟钝。口角稍向左歪。颈项强直。双肺呼吸音粗，未闻及干、湿性啰音。心浊音界向左下扩大，心率 108 次/分，律齐，无杂音。腹平软，未触及肝脾。双侧肌张力增高，巴宾斯基征阳性。脉弦滑而数。头颅 CT 扫描提示：侧脑室内大面积高密度块影，周围有低密度水肿。

入院诊断：

中医诊断：中风

　　　　　中脏腑

　　　　　　阳闭

西医诊断：脑出血

　　　　　高血压病 3 级（很高危组）

诊疗经过：入院后立即请脑外科吴××副主任医师参与抢救。下病危通知，并告知患者家属病情及预后，家属拒绝手术；予生命体征监测；导尿；吸氧；头部置冰帽以减轻脑水肿及促使脑细胞恢复功能；建立静脉通道，给予 20% 甘露醇注射液 125ml 快速静脉滴注以控制脑水肿、降低颅内压，防止脑疝形成。13 日 4 时 13 分患者呼吸突然减慢至 12 次/分，立即给予尼可刹米 0.375g 静脉缓慢推注，随即以尼可刹米 3g 加入 0.9% 生理盐水注射液 250ml 静脉滴注以兴奋呼吸中枢；4 时 19 分患者突然呼吸停止，颈动脉搏动消失，瞳孔散大至 10mm，对光反射消失，心跳骤停，心电示波呈一条直线，血压为 0mmHg，立即予人工呼吸、胸外心脏按压，肾上腺素 1mg 静脉推注；4 时 21 分心电示波为室颤，予利多卡因 50mg 静脉注射，并予以除颤；4 时 22 分患者仍无心跳和自主呼吸，立即给予气管插管接呼吸机，并继续胸外心脏按压，经积极抢救 30 分钟无效，临床死亡。

死亡原因：脑出血致呼吸循环衰竭。

死亡诊断：

中医诊断：中风

中脏腑

阳闭

西医诊断：急性脑出血

医师签名：许××

（六）首次病程记录示例

首次病程记录

2003年9月18日10时08分

患者，男，58岁。因“黑便4天，加重伴胃脘部疼痛、呕血40分钟”于2002年9月16日8时26分由家人陪送入院。

病例特点：

1. 王某，男，58岁，既往有胃溃疡病史12年；平素喜欢饮酒嗜辛。

2. 现病史　患者3天前由于劳累过度后解黑色柏油样便，量中，但无脓血、里急后重，亦无发热恶寒、恶心呕吐、头晕等，自服药丸治疗（具体不详），症状好转后停药。30分钟前，自觉胃脘部疼痛并呕血一次，量约60ml，色鲜红，伴胸闷，心慌，头晕。急由家人送我科要求住院治疗。入院症见精神倦怠，面色苍白，四肢欠温，胸闷心悸，胃脘灼痛阵作，呕血，血色鲜红，大便黑色呈柏油样、质稀溏。

3. 体格检查　P 111次/分，Bp 86/52mmHg。贫血面容，无蜘蛛痣及肝掌。睑结膜苍白。腹平软，无胃肠型及蠕动波，中上腹部有轻度压痛，无反跳痛。未触及肝脾，墨菲氏征阴性，肠鸣音活跃，10次/分。舌质红，苔薄黄，脉弦滑数。

4. 辅助检查　血常规；红细胞$2.23\times10^{12}/L$，血红蛋白59g/L。大便常规：红细胞+，白细胞2~5/HP，隐血试验（++++）。

中医辨病辨证依据：患者平素饮食不节，饮酒嗜辛，以致热积于胃，损伤胃络，迫血妄行，血溢脉外，胃气上逆则为呕血；血不循经，随大便而下则为便血；热郁中宫，气机失畅，故胃脘部疼痛；出血量多，血不华面，则面色苍白；血不养心，则胸闷心悸；气随血脱，阳气虚衰，故精神倦怠，四肢欠温。舌质红，苔薄黄，脉弦滑数为胃中有积热之征。四诊合参，本病属中医“血证”之“便血”范畴，属虚实夹杂之证，胃中积热为实、为标，气血不足为虚、为本。

中医鉴别诊断：便血一证需与痢疾相鉴别，痢疾初期有发热恶寒等表证，便血为脓血相兼，且有腹痛，里急后重，肛门灼热等症，而便血则无，可资鉴别。

中医诊断：血证

便血

胃中积热

西医诊断依据：

1. 患者以呕血，解黑色柏油样便，伴胸闷，心慌，腹痛为主要表现。

2. 查体　P 111次/分，BP 86/52mmHg。睑结膜苍白。中上腹部有轻度压痛，无反跳痛，肠鸣音活跃，10次/分。

3. 血常规　红细胞$2.23\times10^{12}/L$，血红蛋白59g/L。大便常规：红细胞（+），细胞

2～5/HP，隐血试验（++++）。

西医鉴别诊断：应与肺结核、支气管扩张、非特异性直肠炎、痔疮等疾病相鉴别。后者以咯血、便鲜红血等相区别。

西医诊断：上消化道大出血
失血性休克
失血性贫血

诊疗计划：

1. ICU护理常规，一级护理。暂禁食。
2. 绝对卧床休息，告之病重。
3. 密切观察生命体征变化，记24小时出入量。
4. 完善入院各项检查，待出血停止后，做胃镜检查以进一步明确诊断。
5. 中医中药

（1）益气固脱：参附注射液、生脉注射液静脉注射。

（2）中药汤剂治以清胃泻火，凉血止血，方选三黄泻心汤加减：

生大黄10g　黄连6g　黄芩10g　地榆炭12g　茜草根12g　三七末（冲服）3g　乌贼骨12g　甘草6g

3剂　每日1剂，水煎服，1日3次，每次200ml。

（3）中药成药：云南白药0.5g/次，3次/日。

6. 西医治疗

（1）止血：立止血注射液+冰盐水口服。

（2）制酸：奥美拉唑注射液、西咪替丁注射液静脉注射。

（3）补充血容量：予以林格液、葡萄糖盐水等。

（4）对症处理。

值班医师签名：李××

（七）上级医师查房记录示例

主治医师查房记录

2014年8月12日　　何××主治医师查房

患者入院第2天，目前症见右侧肢体活动不利，口角稍歪向左侧，语言欠流利，精神欠佳，偶感头晕、胸闷，无头痛及呕吐，无饮水呛咳，口不干苦，夜寐安，二便调。查体：神志清楚，表情淡漠，偏瘫步态，失语。面瘫面容，伸舌右偏，听力正常。悬雍垂右偏，咽反射正常。右侧肢体感觉减退；右上肢肌力Ⅱ级，右下肢肌力Ⅲ级，肌张力减退，右二、三头肌反射，桡骨膜反射，膝腱反射及跟腱反射稍亢进，右Hoffmann征（+），右Babinski征（+）。舌黯红，苔白腻，舌底脉络怒张，脉弦滑。

何××主治医师详细询问病人并听取病史汇报后指出：

1. 患者年逾花甲，体弱多病，气血不足，阴阳失调，加之长期寡居，性急易怒，以致阴液暗耗，肝肾阴虚，肝阳上亢；又因患者喜食辛辣，致脾胃损伤，运化失职，痰湿内生。此次遇情绪紧张，情志过极，以致阳化风动，肝风夹痰走窜经络，脉络不畅，痹阻经遂，故右侧肢体活动不利，口歪，运动性失语。符合中医“中风”诊断，因发病时神志清楚，故属于“中经络”范畴。舌、脉、症合参，本病中医辨证为：肝肾阴虚，风痰阻络。

2. 西医诊断　考虑：①脑出血（左）（恢复期）；②高血压3级（很高危组）。诊断依据如下：①既往有高血压病史，此次因情绪激动突然发病，并在外院住院治疗3月余，诊断为左侧基底节区出血，现后遗留右侧肢体活动不利；②发病前有头晕、头痛等前驱症状。继而出现右侧肢体活动不利，口歪，运动性失语，呕吐胃内容物1次；③查体：口歪，运动性失语，右上肢肌力Ⅱ级，右下肢肌力Ⅲ级，右侧肢体肌张力减退，右膝腱反射亢进，右Babinski征阳性；④头部CT扫描结果：左侧基底节区软化灶。

3. 本病临床上主要与脑梗死相鉴别。病史结合影像学检查不难做出判断。

4. 本病已属中风稳定期。病位在脑，涉及肝、肾、脾、经络，因阳主动，肢体运动障碍其病在阳，即手、足阳经为主。针灸康复治疗尤其重要。针灸治疗可采用本科协定处方——中风二号，治以醒脑开窍，滋肝补肾，活血化痰通络，每日1次，10次为1个疗程，休息2天继续下一个疗程。西药口服氨氯地平（络活喜）控制血压，百路达改善脑循环，维乐生营养神经。

5. 加强功能锻炼及语言训练，调情志，忌辛辣。

医师签名：谢××

（八）疑难病历讨论示例

疑难病例讨论记录

时　　间：2013年9月21日9时30分

地　　点：内科医护办公室

参加人员：吴副主任医师，何主治医师、黄主治医师、李主治医师、陈主治医师、谢医师，曾医师等7人。

主 持 人：内科王主任（主任医师）。

病史报告：

住院医师：患者男性，65岁，退休工人。因右胁胀痛3个月，伴不思饮食、消瘦1个月，于2013年9月13日入院。患者1年来感胃脘部不适、在外院一直按“胃病”治疗，时轻时重，今年6月中旬出现右胁胀痛，轻度厌油，无恶寒、发热，无呕吐及腹泻。近1个月来不思饮食，消瘦，乏力。既往无肝炎、肝硬化病史。无血吸虫疫水接触史。有吸烟史30年，每日20支，不饮酒。体格检查：体温36.8℃，脉搏92次/分，呼吸21次/分，血压121/76mmHg。发育正常，营养不良，慢性病容，神清合作。皮肤无黄染、出血点、瘀点、瘀斑，无蜘蛛痣、肝掌。浅表淋巴结未触及。巩膜黄染。颈软，气管居中，甲状腺不肿大，颈静脉无怒张。胸廓对称，两肺呼吸音清。心界无扩大，心率92次/分，律齐，无杂音。上腹稍膨胀，肝上界位于右锁骨中线第5肋间，肝肋下5cm，剑突下7cm，边缘钝，质中，肝脏表面触及一肿块，大小约4cm×5cm，表面不光滑，触痛明显。脾未触及。腹水征阴性。双下肢无水肿。神经系统无阳性体征。舌质黯红，苔黄腻，脉弦滑。辅助检查：血红蛋白116g/L，红细胞3.8×10^{12}/L，白细胞13.5×10^{9}/L，中性粒细胞0.80，淋巴细胞0.10，嗜酸粒细胞0.01，血小板120×10^{9}/L。凝血酶原时间16.5秒（对照14秒）。尿、粪常规正常。血总胆红素20μmol/L，总蛋白63.6g/L，白蛋白33.9g/L，白/球比例1.1/1，天冬氨酸转氨酶90U/L，丙氨酸转氨酶67U/L，HBsAg阴性。r-谷氨酰转肽酶（r-GT）365U/L，血清乳酸脱氢酶（LDH）147U/L。血总胆固醇7.6mmol/L，三酰甘油 0.36mmol/L。血尿素氮 2.47mmol/L。肌酐 69μmol/L。血糖 5.6mmol/L，血清钾、钠、氯、钙、镁、磷及二氧化碳结合力均正常。血清甲胎蛋白（AFP）488μg/L，癌胚抗原（CEA）28μg/L。头颅 CT 及胸片检查无异常。腹部 B 超及 CT 均提示：肝内多个占位性病变。诊断为肝癌；后腹膜转移性淋巴结肿大；胆、胰，脾未见病变。B 超引导下肝穿病理示：肝细胞性肝癌。入院中医诊断：肝癌（湿热聚毒，气滞血瘀）；西医诊断：原发性肝癌伴后腹膜淋巴结转移。

入院后给予清热解毒、化瘀散结中药，配合对症和支持治疗，右胁胀痛减轻，食欲增加，精神稍好转。9 月 20 日晚患者诉全身不适、四肢麻木、精神错乱、全身汗出清冷，继而神志模糊，陷入昏迷，无口吐白沫，无口中怪叫，无抽搐。当时测得血压为 104/68mmHg，呼吸 30 次/分，心率 110 次/分，律齐。约 2 小时后清醒，醒后如常人，无失语，无半身不遂及口眼歪斜，以后不同程度类似发作数次。

发言记录：

黄主治医师：患者病史特点：①老年男性，慢性起病，病程近 1 年；②右胁胀痛 3 个月，巩膜黄染，血清 AFP、r-GT 增高显著、CEA，LDH 增高；③肝脏 B 超及 CT 检查均示肝占位性病变，后腹膜淋巴结肿大；④肝肿块穿刺查见癌细胞。根据以上特点，中医诊断为肝癌（湿热聚毒，气滞血瘀）；西医之原发性肝癌的诊断可确立。由于后腹膜有转移性淋巴结肿大有转移，多为晚期病例，已失去手术治疗机会，可给予中医药治疗及放射介入局部化疗。患者昨晚突然发生昏迷，临床上要考虑：

1. 肝性脑病　本例为肝癌晚期，癌组织较大，肝受损严重，加上癌组织以外的肝脏有可能并存肝硬化，肝代偿功能降低，出现肝功能衰竭。如果门体分流存在，其毒性物质极易进入血液，通过血脑屏障作用脑部而引起昏迷，可行血氨、脑电图等检查。

2. 肝癌结节破裂出血　本例癌组织较大且表浅，如受到挤压、碰撞等容易破裂。一部分肝癌患者也可出现自发性破裂出血而引起失血性休克、昏迷、严重者致死。该例无失血貌，无腹痛，腹部无移动性浊音，不支持大量出血而引起昏迷。但少量活动性出血和肝包膜下出血要警惕，要严密观察血红蛋白、红细胞、血压、脉搏情况，可复查腹部 B 超。

3. 脑转移　患者肝癌病变较广泛，后腹膜淋巴结已有转移，癌细胞亦可经血行扩散转移至脑，脑部转移性肿瘤易并发脑血管意外，引起昏迷。但本例清醒后神志如常人，无半身不遂及口眼歪斜等任何神经系统阳性体征，头颅 CT 无异常，故不支持。

4. 感染　晚期肿瘤可使患者免疫功能减低，极易导致感染。感染严重时可致感染性休克而昏迷。本例昏迷前一般情况良好，无任何感染迹象，突然昏迷不符合感染性休克之病理生理过程，故可排除。

5. 水、电解质、酸碱平衡紊乱　严重水、电解质、酸碱平衡紊乱可引起昏迷，但患者昏迷前未进入恶病质状态，饮食尚可，亦未服用易引起水、电解质紊乱的药物，故可能性不大。但发作时应急查血电解质。

吴副主任医师：同意主治医师的分析。根据本病的特点，患者为老年男性，生理功能减退，气血亏虚，遂致气血逆乱，发为厥证，为气厥之虚证。治疗上宜补气、回阳、醒神，首先应急用生脉注射液、参附注射液静脉注射，也可用四味回阳饮加味。

另外，在西医诊断方面还需考虑原发性肝癌伴癌综合征诊断的可能。虽然其总体发病率低，只有少数患者由于癌肿本身代谢异常或影响机体而致的内分泌或代谢紊乱，可出现特殊的全身表现，但临床上常易于忽略。本例应考虑为原发性肝癌并发自发性低血糖而引起的反复昏迷，引起低血糖症的机制尚未十分明了，认为以下几种可能性较大：①因肝癌细胞能异位分泌胰岛素或胰岛素样物质；或肿瘤抑制胰岛素酶，而使血中胰岛素过度增高；或肿瘤可能分泌一种胰岛B细胞刺激因子刺激胰腺B细胞而使胰岛素分泌过多；②肝癌患者肝组织广泛破坏，可引起肝糖原的储备严重不足，或糖原异生能力减弱，以致肝的代偿功能下降，在空腹时发生低血糖症；③由于肝癌本身比正常肝组织需要较多的葡萄糖，故巨大肝癌组织过多消耗葡萄糖而引起低血糖。发作时应急查血糖。

王主任：大家分析得都很正确，通过本例讨论，提高了大家对原发性肝癌少见临床表现的认识，从中积累了经验。对原发肝癌患者要定期观察血糖，一旦有降低趋势，要警惕低血糖昏迷的发生。对于这类肝癌患者出现突然昏迷，在考虑常见引起昏迷病因的同时，要特别注意有无肝癌性低血糖发生之可能，应及早发现，及早纠正。

记录人：雷××

（九）交班记录示例

交 班 记 录

2012年7月23日

患者，女，66岁，因“右侧肢体活动不利，伴语謇2个月”于2012年7月3日9时由门诊以“中风（脑卒中）”病收入我区，已住院20天。

入院情况：右侧肢体活动不利，口角稍歪向左侧，语言欠流利，精神欠佳，夜寐安，偶感头晕、胸闷，无头痛及呕吐，无饮水呛咳，纳可，口不干苦，二便调。查体：表情淡漠，神志清楚，偏瘫步态，不完全运动性失语，中枢性面瘫面容，伸舌右偏，悬雍垂右偏，咽反射正常，右侧肢体感觉减退、肌萎缩。右侧上肢肌力Ⅱ级，右下肢肌力Ⅲ级，肌张力减退，右侧肱二、三头肌反射，桡骨膜反射，膝腱反射及跟腱反射稍亢进，右Hoffmann征（+），右Babinski征（+）。舌黯红，苔白腻，舌底脉络怒张，脉弦滑。

入院诊断：

中医诊断：中风

　　中经络

　　　肝肾阴虚，风痰阻络

西医诊断：1. 脑出血（左）（恢复期）

　　2. 高血压3级（极高危组）

诊疗经过：入院后予神经内科二级护理，测血压每日1次。主要采取针灸康复治疗，用协定处方——中风二号以醒脑开窍，滋肝补肾，活血化瘀通络，每日1次：西药口服氨氯地平（络活喜）控制血压，百路达改善脑循环，维乐生营养神经。配合肢体功能锻炼及语言训练。

目前情况：患者血压稳定，头晕、胸闷消失；右侧肢体运动障碍明显好转，右侧上肢肌力Ⅲ级，右下肢肌力Ⅳ级；失语症状改善不明显；情绪低沉，功能锻炼不甚配合。

目前诊断：同入院诊断。

注意事项：患者情绪变化大，有中风后抑郁倾向，宜适当做好患者本人及家属心理辅导工作，增强其战胜疾病的信心，达到增强功能锻炼的目的，必要时可请心理专科会诊。下一步治疗考虑请推拿科会诊，予推拿治疗。

交班医师签名：李××

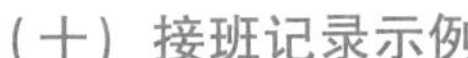

（十）接班记录示例

接 班 记 录

2012年7月23日

患者，女，66岁，因“右侧肢体活动不利，伴语謇2个月”于2012年7月3日9时由门诊以“中风（脑卒中）”病收入我区，已住院20天。

入院情况：右侧肢体活动不利，口角稍歪向左侧，语言欠流利，精神欠佳，偶感头晕、胸闷，无头痛及呕吐，无饮水呛咳，纳可，口不干苦，夜寐安，二便调。查体：神志清楚。表情淡漠，偏瘫步态，运动性失语，中枢性面瘫面容，伸舌右偏，悬雍垂右偏，咽反射正常。右侧肢体感觉减退、肌萎缩。右侧上肢肌力Ⅱ级，右下肢肌力Ⅲ级，肌张力减退，右侧肱二、三头肌反射，桡骨膜反射，膝腱反射及跟腱反射稍亢进，右Hoffmann征（+），右Babinski征（+）。舌黯红，苔白腻，舌底脉络怒张，脉弦滑。

入院诊断：

中医诊断：中风

中经络

肝肾阴虚，风痰阻络

西医诊断：1. 脑出血（左）（恢复期）

2. 高血压3级（很高危组）

治疗经过：住院期间采用本科协定处方——中风二号以醒脑开窍，滋肝补肾，活血化痰通络，每日1次。西药口服氨氯地平（络活喜）控制血压，百路达改善脑循环，维乐生营养神经。配合肢体功能锻炼及语言训练。

目前情况：接班时患者头晕、胸闷消失，血压稳定，右侧肢体运动障碍较入院时明显好转，失语症状改善不明显，情绪低落，功能锻炼不甚配合。查体：表情淡漠，神志清楚，偏瘫步态，运动性失语，中枢性面瘫面容，伸舌右偏，悬雍垂右偏，咽反射正常。右侧肢体感觉减退、肌萎缩。右侧上肢肌力Ⅲ级，右下肢肌力Ⅳ级，肌张力减退，右侧肱二、三头肌反射，桡骨膜反射，膝腱反射及跟腱反射稍亢进，右Hoffmann征（+），右Babinski征（+）。

目前诊断：同入院诊断。

诊疗计划：着重做好患者本人及家属心理辅导，必要时可请心理专科会诊。今日请示科主任同意后请推拿科会诊，配合推拿治疗。

接班医师签名：秦××

（十一）转出记录示例

转 出 记 录

2002年10月30日9时26分

患者，男，52岁，因“便血间作12年，加重伴肛门坠胀2个月”于2002年10月22日入院。

入院情况：大便带血，色鲜红，量中等，肛门坠胀，有排便不尽之感、精神稍差，眠可，乏力，纳少，二便调。舌质淡红，苔白微腻，脉弱。专科情况：视诊：肛缘EK位3、7、11点可见赘物。指诊：肛缘EK位3、7、11点可触及柔软肿物，指套有血迹黏附，未触及异常硬性肿物。镜检：黏膜暗红，肛缘EK位3、7、11点黏膜隆起明显，其中11点黏膜糜烂。

入院诊断：

中医诊断：混合痔

脾气亏虚

西医诊断：混合痔

诊治经过：入院后，在手术室局麻下行混合痔外剥内扎术，术中顺利，术后予甲硝唑静滴以消炎，祛毒汤坐浴，马应龙膏换药，伤口恢复良好。

目前情况：今日突然出现胸闷，心悸，气促。做心电图示：室早二联律。经心内科××主治医师会诊，并征求患者及家属意见后，同意转心血管专科治疗。

目前诊断：

中医诊断：1. 心悸

心脾气虚，脾气亏虚

2. 混合痔

脾气亏虚

西医诊断：1. 心律失常

2. 混合痔术后

转科目的：治疗心律失常。

注意事项：1. 继续抗炎治疗；

2. 伤口换药治疗至痊愈。

医师签名：王××

（十二）转入记录示例

转 入 记 录

2002 年 10 月 31 日 11 时 32 分

患者，男，68 岁。因“胸闷间作 2 年”于 2002 年 10 月 22 日收入我院心血管内科。

入院情况：胸闷，心悸间作，每次持续 2～3 分钟，精神尚可，眠安，面色少华，时有乏力，纳呆，二便调。舌质淡红，苔薄白，脉弱。

入院诊断：

中医诊断：心悸

心气亏虚

西医诊断：冠状动脉粥样硬化性心脏病

治疗经过：予生脉注射液静滴以益气养阴，中药内服以健脾益气，现患者症状明显好转，胸闷心悸偶有发作。

目前情况：今日突然出现肛门肿物，疼痛明显。经会诊同意转入肛肠科处理。

目前诊断：

中医诊断：1. 混合痔

气虚血瘀

2. 心悸

心气亏虚

西医诊断：1. 混合痔

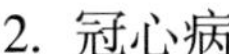

2. 冠心病

转科目的：治疗痔疮。

诊疗计划：拟行手术治疗。

医师签名：王××

（十三）阶段小结示例

阶 段 小 结

2012年9月30日

患者，女，21岁。因“右眼被铁片刺伤致红痛、失明12小时”于2012年8月30日11时由门诊收入院。

入院情况：右眼红肿疼痛难睁，畏光流泪，视物不见，精神好，纳眠可，二便调。舌质红，少苔，脉弦。眼科检查：右眼视力：0，左眼视力：1.0，右眼睑红肿，右眼球结膜混合充血（++），角膜从11点向斜下方约5点钟处见一约12mm的穿通伤口，前房消失，虹膜少许脱出，前粘。瞳孔不圆，直径约3mm，对光反射不存在，晶状体前囊破裂，混浊。右眼底窥不入。左眼前节及后段无明显异常。TOD（右眼压）：T-2，TOS（左眼压）：正常眼内压（Tn）。

入院诊断：

中医诊断：1. 真睛破损（右眼）

风邪乘袭

2. 眼珠破损

风邪乘袭

西医诊断：1. 右眼角膜穿通伤

2. 右眼外伤性白内障

3. 右眼眼内炎？

诊疗经过：入院后即于当天下午3时急诊行右眼角膜缝合术及晶体皮质冲吸术、虹膜还纳术、前房成形术，术后予以一级护理，术眼换药；静滴0.9%生理盐水加头孢唑林2.0g，1次/日，以消炎；口服中药，以除风益损、活血凉血；经治疗后患者病情稳定，角膜伤口愈合情况好，遂于2002年9月20日上午8时30分行右眼外伤性白内障囊外摘除术并人工晶状体植入术，手术后继续抗炎治疗，并予以散瞳，术眼换药，中药继服。

目前情况：患者神清，精神好，术眼无明显不适，纳眠可，二便调，舌淡红，少苔，脉弦。查右眼视力：0.5，左眼视力：1.0，结膜囊内无分泌物，右眼角膜伤口愈合好，缝线可见，角膜伤口下见少许斑翳，前房深浅可，房水清，虹膜无粘连，人工晶状体位置居中。

目前诊断：

中医诊断：真睛破损（右眼），眼珠破损，风邪乘袭

西医诊断：1. 右眼角膜穿通伤术后

2. 右眼外伤性白内障术后

诊疗计划：下一步治疗可继续散瞳，以防虹膜粘连；继滴眼药水以预防感染；停静脉输液，中药以活血养血为法：

当归10g　生地黄10g　川芎10g　赤芍10g　白术10g　茯苓10g　黄芪20g　党参15g　桃仁10g　红花10g　丹参30g　葛根30g　黄芩10g　野菊10g

3 剂，每日 1 剂，水煎服。

医师签名：陈××

（十四）抢救记录示例

抢 救 记 录

2013 年 8 月 23 日 22 时 39 分

患者于今晚 22 时 20 分突然胃脘部疼痛，呕吐咖啡色样胃内容物 2 次，每次量约 200ml，解黑色柏油样便 1 次，量约 350g，伴头晕、面色苍白，胸闷、心悸，四肢不温。体格检查：脉搏 116 次/分，呼吸 22 次/分，血压 80/52mmHg。急性贫血面容，表情淡漠，神志清楚。睑结膜苍白，心率 116 次/分。腹平软，中上腹部有轻度压痛，无反跳痛，肠鸣音活跃，10 次/分。舌质红，苔薄黄，脉细数。立即下病重通知，向患者家属告知病情及预后；予生命体征监测，吸氧，急查血常规和血生化，请脾胃科××副主任医师急会诊；22 时 22 分予去甲肾上腺素 8mg 加冷冻生理盐水 100ml 口服，黄芪注射液 40ml 加 10% 葡萄糖注射液 500ml 静脉滴注以益气固脱，立止血 1kU 静脉注射以止血，奥美拉唑 20mg 静脉注射，同时，补充血容量抗休克。22 时 28 分急查血常规结果回报：红细胞 3.5×10^{12}/L，血红蛋白 106g/L，血小板 201×10^{9}/L，凝血酶原时间 13 秒，凝血酶原消耗时间 22 秒。脾胃科李医师急来会诊，详细询问了病史，并进行了查体，表示同意上述治疗方案并参与了抢救，同时建议急诊合血，若血红蛋白低于 60g/L，可考虑输血；必要时请外科会诊。23 时 16 分患者病情渐趋稳定，胃脘疼痛减轻，无呕吐，四肢转温。查体：脉搏 86 次/分，呼吸 18 次/分，血压 108/62mmHg。心率 86 次/分。腹平软，无压痛，肠鸣音活跃，6 次/分。复查血常规报告示：红细胞 3.1×10^{12}/L，血红蛋白 89g/L，血小板 246×10^{9}/L。

参加抢救医务人员：李×主治医师、谢××住院医师。

医师签名：谢××

（十五）手术记录示例

手 术 记 录

姓　　名：王某某　　　　手术名称：阑尾切除术
性　　别：女　　　　　　术后诊断：急性阑尾炎
年　　龄：62 岁　　　　手 术 者：杨医师
住 院 号：×××　　　　助　　手：陈医师
床　　号：××　　　　　麻醉方法：硬外麻醉
科　　别：外科　　　　　麻 醉 者：钟医师
手术日期：2013 年 2 月 15 日　　施 械 者：李医师
手术时间：09 时 30 分至 10 时 20 分　　巡　　回：黄医师
术前诊断：急性阑尾炎

手术经过：患者仰卧，麻醉满意后，腹部手术常规消毒、铺巾。做右下腹 McBurney 切口，长 5cm，切开皮肤及皮下组织后，顺纤维走向切开腹外斜肌腱膜，用组织剪沿腱膜的深面走向内、外侧分离，牵开腹外斜肌腱膜，显露腹内斜肌，依肌纤维方向切开腹内斜肌肌膜，用血管钳交替分开腹内斜肌与腹横肌，直达腹膜，术者及助手反复交替用无齿镊提起腹膜，肯定腹膜下无肠壁后，在两镊之间将腹膜切一小口，以弯血钳提起切口的两缘，再剪开腹膜，未见有渗出物及脓液溢出，用拉钩将切口向两侧牵开暴露盲肠，见阑尾浆膜表面充血，无明显化脓，用手指将阑尾尖端拨至切口处，以阑尾钳夹住阑尾系膜，将阑尾提出切口，周围以纱布隔开，在阑尾系膜根部以血管钳穿一小洞，引过 1 条 4 号丝线予以结扎，近端再贯穿结扎 1 次，围绕阑尾根部在盲肠壁上以 1 号丝线做一荷包缝合，暂不收紧，紧靠阑尾根部以直血管钳轻轻压榨，然后将血管钳向阑尾尖端方向移动 0.5cm 后夹住，以 0 号丝线结扎阑尾，阑尾周围用盐水纱布垫妥为保护，在血管钳与结扎线之间切断阑尾，残端以苯酚、乙醇、生理盐水涂擦，移除阑尾残端周围的盐水纱布垫，在拉紧结扎荷包缝合的同时，将阑尾残端埋于盲肠内，最后将盲肠放回腹腔内，检查无出血，清点器械、敷料对数后，以 0 号线连续缝合腹膜，再以盐水清理伤口，分层缝合切口。

术中出现的情况及处理：手术过程顺利，麻醉满意，术中出血约 20ml，历时 50 分钟。

手术后情况：患者术毕一般情况良好，平安返回病房。

病理检查：切除阑尾送病理室检查。

医师签名：杨××

（十六）出院记录示例

出 院 记 录

姓名：刘某某　　　　第 1 次住院

性别：女　　　　转　　归：治愈

年龄：41 岁　　　　入院日期：2013 年 6 月 20 日 10 时

职业：会计　　　　出院日期：2013 年 6 月 28 日 10 时

共住院 8 天

入院情况：患者因“双下肢肿 20 天”收入院。入院症见双下肢水肿，无眼睑水肿，畏寒，腰酸，无腰痛，无尿热痛，无头晕，无心悸胸闷，无口干口苦，胃纳呆，二便可，眠可。舌淡黯，苔白，脉沉细。查体：精神欠佳，双下肢轻度凹陷性水肿。

入院诊断：

中医诊断：水肿

脾肾阳虚

西医诊断：肾病综合征

诊疗经过：入院后完善各项检查：大便常规：正常。血常规：WBC 3.76 × 10^9/L，HGB 79g/L，血型“A”。小便常规：PRO（+++），BLO（+++），RBC 1090.6/μl，WBC 106.3/μl，CAST 1.28/μl，BACT 429.3/μl，血生化：TP 50.1g/L，ALB 26.34g/L，TRIG 3.3mmol/L，CHOL 7.6mmol/L，APOA 1.67g/L，CA 2.06mmol/L，余正常。24 小时尿蛋白定量：1244.5mg。尿本周蛋白：阴性。B 超：子宫偏大，双肾、输尿管、膀胱、肝、胆、脾未见异常。入院后予低盐低脂优质蛋白饮食。中药以益气温肾健脾利水为治法，方选真武汤加减，后根据病情变化，予辨证施治。配合静脉滴灯盏细辛针以活血通络，爱罗苏（氨氯西林钠）以预防感染，灵芝胶囊以扶正，复方氨基酸胶囊以补充氨基酸，20% 白蛋白静滴以补充蛋白，呋塞米以利尿消肿。经治疗后复查尿常规：PRO1 +，余正常。血生化：TP 58.1g/L，ALB 34.4g/L，余正常。24 小时尿蛋白定量：342mg。病情好转，患者要求出院，请示上级医师同意后于今日出院。

出院时情况：患者精神好，双下肢水肿已消失，无畏寒，腰酸不明显，纳可，二便调，舌淡红，苔薄白，脉沉。尿常规：PRO1 +，余正常。血生化：TP 58.1g/L，ALB 34.4g/L，余正常。

出院诊断：

中医诊断：水肿

脾肾阳虚

西医诊断：肾病综合征

出院医嘱：1. 慎起居，避风寒，畅情志。

2. 低盐低脂优质蛋白饮食。

3. 出院后肾病科定期复诊。

医师签名：谢××

（十七）死亡记录示例

死亡记录

2011年12月6日11时30分

患者，男性，34岁，2011年12月5日9时10分入院，于2011年12月6日10时20分死亡。

入院情况：患者以恶心欲呕1天，烦躁不安、神志模糊1小时入院。既往有慢性乙肝病史13年，慢性丙肝病史3年，肝硬化病史2年，有脾脏切除手术史。入院症见：神志模糊，烦躁，恶心欲呕，时或抽搐。体格检查：T 36.7℃，P 96次/分，R 21次/分，BP 124/76 mmHg，神志模糊，吐字不清，狂躁不安，查体不合作。全身皮肤巩膜中度黄染，蜘蛛痣、肝掌。双瞳孔等大等圆，对光反射迟钝。颈项强直。心率96次/分，律齐。肝上界位于右锁骨中线第5肋间，肋下未满意触及，脾已切除，腹部移动性浊音（±）。双下肢无水肿，神经系统检查：四肢肌张力增强，生理反射存在，病理征未引出。脉弦细而数。

入院诊断：

中医诊断：1. 肝瘟（湿热壅盛、上扰清窍）

2. 胁痛（肝胆湿热）

西医诊断：1. 肝性脑病（Ⅲ～Ⅳ级）

2. 肝炎后肝硬化失代偿期（乙肝合并丙肝）

3. 脾切除术后

诊疗经过：患者入院后即给予告病危、心电监护、持续低流量吸氧、记24小时出入量、导尿；予醒脑静注射以醒脑开窍，茵栀黄注射液以清利肝胆湿热；乙酰谷酰胺、左旋多巴等以恢复中枢神经系统的正常兴奋递质，促进体内毒性物质的代谢清除，纠正血浆氨基酸失衡；配合抑肠道菌群，减少毒性代谢产物的生成，20%甘露醇、呋塞米交替使用以减轻脑水肿；同时辅以护肝及维持水、电解质和酸碱平衡和对症治疗。患者于17时出现深昏迷，呼之不应，呼吸气促，P 98次/分，R 26次/分，BP 118/70mmHg，19时15分患者仍深昏迷，牙关紧闭，四肢抽搐频繁；21时15分患者大汗淋漓，肢冷，血压下降至85/50mmHg，P 102次/分，R 30次/分，给予参附注射液静脉注射20ml以益气升阳固脱，多巴胺40mg静脉注射以升高血压，21时36分患者血压升至108/66mmHg；12月6日6时01分患者P 69次/分，R 15次/分，BP 111/88mmHg；7时23分患者出现呼吸困难，呼吸8次/分，立即给予尼可刹米0.375g静脉缓慢推注，随即以尼可刹米3g加入5%葡萄糖注射液 250ml 静脉滴注以兴奋呼吸中枢及醒脑；8 时 05 分患者突然呼吸停止，颈动脉搏动消失，瞳孔散大至 6mm，对光反射消失，心跳骤停，心电示波呈一条直线，血压为 0，立即予人工呼吸、胸外心脏按压，肾上腺素 1mg 静脉推注；8 时 10 分仍无心跳及自主呼吸，又予肾上腺素 1mg 静脉推注；8 时 12 分心电示波为室颤，予利多卡因 50mg 静脉注射，连接 ID 除颤；8 时 15 分患者仍无心跳和自主呼吸，立即给予气管插管接呼吸机，并继续胸外心脏按压，经积极抢救 30 分钟无效，临床死亡。

死亡原因：肝性脑病

死亡诊断：

中医诊断：1. 肝瘟

湿热闭窍、亡阳气脱

2. 胁痛

肝胆湿热

西医诊断：1. 肝性脑病（Ⅲ ~ Ⅳ级）

2. 肝炎后肝硬化失代偿期（乙肝合并丙肝）

3. 脾切除术后

医师签名：谢 × ×

三、实训提示

通过案例掌握住院病历内容：住院病案首页、入院记录、病程记录、手术同意书、麻醉同意书、输血治疗知情同意书、特殊检查（特殊治疗）同意书、病危（重）通知书、医嘱单、辅助检查报告单、体温单、医学影像检查资料、病理资料等。并通过实训掌握每一部分的书写规范。

四、常见问题解析

内容缺项漏项，查体不仔细导致书写不完整，主诉不精练，未按时间顺序依次描述，现病史及查体过于简单，内容千篇一律，诊断缺乏一元论思想；首次病程记录中病因病机分析不够深入，舌脉分析简单；缺少疾病标本缓急、转归、预后、病情演变的分析；在查房记录中上级医师查房对辨证缺乏指导及提高的意义；辨证中不注意使用中医术语，不按要求签署知情同意书等。

第五节　中医专科病历书写

一、病案示例

（一）针灸科病历示例

入 院 记 录

姓　名：张某　　民　族：汉族

性　别：男　　婚　况：已婚

年　龄：79 岁　　出生地：× × ×

职　　业：退休　　　　　　　　　　　　　病史陈述者：患者本人及家属

入院日期：2012 年 4 月 13 日 9：00　　　　　发 病 节 气：清明

记录日期：2012 年 4 月 13 日 11：00

主诉：颈项部疼痛不适伴头痛 2 周

现病史：患者 2 周前无明显诱因出现颈部疼痛不适，时轻时重，劳累后加重，休息后减轻，曾在外院门诊治疗，效果欠佳而来我院就治，门诊以“颈椎病”收入住院。

刻下症：颈部疼痛不适，头痛，纳眠可，二便调。

既往史：有冠心病史 8 年，慢性咳嗽病史 6 年，否认“肝炎”、“结核”等传染病史，否认重大外伤手术史，否认输血史，否认药物及食物过敏史，预防接种史不详。

个人史：生于原籍，久居本地，无外地长期旅居史，否认传染病接触史。生活条件可，作息规律，否认烟酒等特殊不良嗜好。

婚育史：适龄婚育，配偶体健。

家族史：家人体健，否认家族遗传病史。

以上情况属实，患者或家属签名：　　　　　　　时间：2012-4-13，11：40

体 格 检 查

T 36.8℃　　P 58 次/分　　R 17 次/分　　BP 138/80mmHg

发育正常，营养中等，神志清楚，自主体位，查体合作，步行入病房。全身皮肤黏膜无黄染、出血点，浅表淋巴结未触及肿大。头颅无畸形。双眼睑无水肿，结膜无充血，巩膜无黄染，瞳孔等大正圆，直径 3mm，对光反射灵敏。耳鼻无畸形及异常分泌物。口唇无发绀，牙龈无肿胀，伸舌居中，咽部无充血，双扁桃体无肿大。颈部对称，无颈静脉怒张，颈部疼痛，活动欠灵活，气管居中，甲状腺不大，未闻及血管杂音。胸廓呈桶状，双侧呼吸动度一致，触觉语颤减弱，未触及胸膜摩擦感，双肺叩诊呈过清音，双肺呼吸音减低，未闻及干湿性啰音。心前区无隆起，心尖搏动无弥散，未触及震颤，心浊音界不大，心率 59 次/分，律不齐，各瓣膜听诊区未闻及杂音。腹部平坦，无腹壁静脉曲张，柔软，腹部无压痛、反跳痛，肝脾肋下未触及，移动性浊音阴性，肠鸣音正常，双肾区无叩击痛。肛门、直肠、外生殖器未查。脊柱四肢无畸形，关节无肿胀，无活动障碍，双下肢无水肿。颈椎生理曲度可，$C_{3\sim7}$棘突右侧压痛并向头部放射痛，冈上肌压痛，椎间孔挤压试验阴性，臂丛牵拉试验阴性，叩顶试验阴性，腹壁反射、肱二头肌、肱三头肌、膝腱、跟腱反射正常，霍夫曼征阴性，巴氏征、脑膜刺激征阴性。舌质淡红，苔薄白，脉涩。

专科检查：体表风池穴、天宗穴压痛，风池穴有明显经络感传现象，耳穴按压：颈椎穴、颈穴、肝穴、肾穴压痛明显。

辅助检查：

2012 年 4 月 13 日心电图：窦性心动过缓伴不齐；频发房性期前收缩；QRS 波群低电压（肢导）；$V_{4\sim6}$导联 ST-T 改变。

2012 年 4 月 13 日颅脑 CT 平扫：右侧腔隙性脑梗死。

2012 年 4 月 13 日颈椎张口正侧位片：颈椎退行性改变。

2012 年 4 月 13 日胸部正侧位片：双肺透光度增强，肺纹理增多。

初步诊断：

　中医诊断：痹证

寒湿阻络

西医诊断：1. 颈椎病

2. 腔隙性脑梗死

3. 慢性阻塞性肺病

4. 冠状动脉粥样硬化性心脏病？

医师签名：

（二）骨科病历示例

姓　　名：张某某　　　　职　　业：干部

性　　别：男　　　　入 院 日 期：2014 年 5 月 3 日 10 时 05 分

年　　龄：68 岁　　　　病史陈述者：患者本人

民　　族：汉族　　　　记 录 日 期：2014 年 5 月 3 日 12 时 06 分

婚姻状况：已婚　　　　发 病 节 气：立夏前 3 天

出 生 地：四川江油

主诉：跌倒致左上臂肿痛、畸形伴活动受限 1 小时。

现病史：患者于今天上午 9 时行走时不慎跌倒致左上臂肿痛、畸形伴活动受限，即来我院门诊就诊，经 X 线摄片检查报告示（X 线号：56981）：左肱骨中段短斜形骨折，远折端向前成角移位。门诊拟“左肱骨中段骨折”收入我科住院。入院症见：精神可、左上臂肿痛、畸形伴活动受限，纳眠可、二便调。

既往史：既往体健，无慢性病史，无手术及外伤史，无传染病史无药物及食物过敏史。

个人史：出生于四川江油，居住环境良好，平素无嗜烟酒辛辣之品。

婚育史：配偶及子女均体健。

家族史：无家族遗传性疾病史。

体 格 检 查

T 36.5℃　　P 78 次/分　　R 20 次/分　　Bp 125/80mmHg

神志清楚，发育正常，营养中等，面红有华，形体适中，活动受限，对答切题，查体合作，语声清晰，双目有神。舌黯红，苔薄白，脉弦细。皮肤黏膜无黄染，浅表淋巴结无肿大。头颅无畸形，五官端正，双侧瞳孔等大正圆，直径约 3mm，对光反射存在，耳鼻无异常口唇无发绀，咽无充血，扁桃体无肿大。颈软，气管居中，颈静脉无怒张。双侧甲状腺无肿大。胸廓对称，双肺呼吸音清，未闻及干、湿性啰音。心浊音界正常，心率 78 次/分，律齐，各瓣膜听诊区未闻及杂音。腹软，无压痛，无反跳痛，肝脾肋下未及，墨菲征（－），麦氏征（－），移动性浊音（－），双肾区叩击痛（－），肠鸣音正常。上肢见专科检查，双下肢无水肿。前后二阴未查。生理性神经反射存在，病理性反射未引出。

专科检查：左上臂中段瘀肿，环形压痛，可触及骨擦音及异常活动，左上臂纵向叩击痛（＋），左上肢运动功能活动障碍，末梢血运可，手指活动正常。

辅助检查：X 线摄片（X 线号：56981）：左肱骨中段短斜形骨折，远折端向前成角移位。

初步诊断：

中医诊断：左肱骨中段斜形骨折

气滞血瘀

西医诊断：左肱骨中段斜形骨折

医师签名：陈×

（三）中医妇科入院记录示例

姓　　名：刘某某　　职　　业：出纳

性　　别：女　　入 院 日 期：2012 年 9 月 10 日 11 时

年　　龄：39 岁　　病史陈述者：患者本人

民　　族：汉族　　记 录 日 期：2012 年 9 月 10 日 13 时

婚姻状况：已婚　　发 病 节 气：白露后 2 天

出 生 地：四川双流

主诉：药流清宫术后下腹痛 40 天，加重 15 天。

现病史：患者平素月经规律，量中等，LMP 2012. 5. 20。于 2012 年 7 月 12 日在私人诊所行药流术，后因药流不全于 7 月 30 日在同一家私人诊所行清宫术，术后即开始下腹痛，呈刺痛状，无恶心呕吐，无头晕心慌，曾在某医院门诊诊为“盆腔炎”，反复静滴头孢唑林及甲硝唑等治疗，疗效不明显，期间曾于 8 月 15 日阴道有出血，持续 3 天，少于月经量，15 天前腹痛加重，伴白带色黄量多，自服妇科千金片，症状仍未减轻，今至我院门诊求治。子宫附件 B 超：陶氏腔液性暗区，约 39mm × 11mm，由门诊以“盆腔炎”收入住院。入院时症见下腹部疼痛，呈刺痛感，白带量多色黄，无恶寒发热，无恶心呕吐，无头晕心慌，无肛门坠胀感，无阴道出血，胃纳可，大便调，小便黄，夜寐安。

既往史：既往健康，无心脏、肾脏、脑病及糖尿病等病史，无结核、肝炎等病史，无中毒、输血、外伤史。未发现药物及食物过敏史。

个人史：出生成长于四川双流，居住生活条件良好，平素饮食不节，性情温和。

婚育史：29 岁结婚，孕 1 产 0，配偶健康。

月经史：13 $\frac{7}{30}$Lmp2012-05-20，量中，色红，痛经（－），血块（－），带下量多色黄。

家族史：否认家族遗传病史。

体格检查

T 36 3℃　　P 78 次/分　　R 20 次/分　　BP 120/80mmHg

神志清楚，面色略黯，发育正常，营养中等，形体适中，体态自如，语音清晰，呼吸平顺，对答合理，查体合作。皮肤、黏膜无黄染，全身浅表淋巴结无肿大。头颅大小正常，双侧瞳孔等大等圆，直径约 3mm，对光反射灵敏，耳鼻无异常，伸舌居中，口唇无发绀，咽部无充血，双侧扁桃体无肿大。颈软，无抵抗，颈静脉无怒张，气管居中，甲状腺不肿大。胸廓对称，双肺叩诊呈清音，双肺呼吸音清，未闻及干、湿性啰音。心浊音界正常，心率 78 次/分，律齐，各瓣膜听诊区未闻及杂音。腹平，腹肌不紧，下腹部压痛，无反跳痛，肝脾肋下未触及，墨菲氏征阴性，未触及异常包块，双肾区无叩击痛，移动性浊音阴性，肠鸣音正常，脊柱四肢无畸形，双下肢无水肿。肛门外观无异常。神经系统检查：生理性反射存在，病理性反射未引出。舌黯红，苔黄腻，脉弦滑。

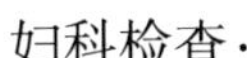

妇科检查：

外阴：已婚未产式。阴毛分布正常，外阴未见白斑。

阴道：畅，分泌物色黄量多。

宫颈：光滑。抬举痛（-），摇摆痛（-）。

宫体：后位，大小正常，质中，活动可，压痛（+）。

双附件：左侧附件增厚，压痛（+），右侧附件未扪及异常，无压痛。

辅助检查：

子宫附件B超（2012年10月9日）：陶氏腔液性暗区，约39mm×11mm。

初步诊断：

中医诊断：妇人腹痛

湿热瘀结

西医诊断：盆腔炎

医师签名：龙××

二、实训提示

通过案例掌握中医专科，如中医肛肠科、中医骨伤科、中医外科、中医妇科、中医儿科、中医针灸科、中医皮肤科、中医推拿科、中医耳鼻喉科、中医眼科的病历内容。并通过实训掌握每一部分的书写规范。

三、常见问题解析

中医专科病历的写作没有反映专科情况和特色，专科检查过于简单，内容千篇一律。

（岳仁宋）

附　录

常用考核表

（以下考核表仅作为学习参考，不作为考试依据）

附1：胸膜腔穿刺术考核评分表

评分项目	评分细则	分值	扣分	得分
病人准备	核对病人信息（2分）向病人解释穿刺目的（2分）消除紧张感，协助患者准备，取得患者的同意并签协议书（2分）	6		
	体位：根据定位点患者应取仰卧高坡位或半坐位	4		
消毒铺巾	穿刺点定位准确	6		
	消毒皮肤	6		
	戴无菌帽子、手套、戴口罩	5		
	铺无菌洞巾	5		
麻醉穿刺	检查器械（3分）注意穿刺针是否通畅（2分）针芯是否配套（3分）	8		
	核对局麻药（3分）局部麻醉方法准确（3分）	6		
	一手示、中指固定穿刺处皮肤（5分），另一手持胸穿针先刺入穿刺点皮下（5分），再沿肋骨上缘按局部浸润麻醉的路径缓慢刺入，当穿透壁层胸膜时可有突然落空感（5分）	15		
	注射器吸满后，必须先用血管钳夹闭乳胶管（3分），才能卸下注射器将液体注入试管或其他容器（气体则排入大气中），排空后再接上乳胶管（3分），再松开血管钳（3分）。如此循环操作反复抽液（气）	9		
	抽出液体应详细记录数量、色泽、浑浊度等	6		
穿刺结束	穿刺抽吸完毕，夹闭乳胶管，拔除穿刺针（2分），压迫穿刺点片刻（2分），局部消毒后覆盖无菌纱布，以胶布固定（2分）	6		
	并留取标本送检	5		

续表

评分项目	评分细则	分值	扣分	得分
穿刺结束	嘱病人静卧，告知如有不适及时通知医务人员	2		
	整理物品	2		
提问	胸膜腔穿刺部位及穿刺注意事项	6		
人文关怀	体现在整个操作过程中	3		
合计	100 分			

附 2：腰椎穿刺术考核评分表

评分项目	评分细则	分值	扣分	得分
病人准备	核对病人信息（2 分）向病人解释穿刺目的（2 分）消除紧张感，协助患者准备，取得患者的同意并签协议书（2 分）	6		
	体位：根据定位点患者应取侧卧位	4		
消毒铺巾	穿刺点定位准确	6		
	消毒皮肤	6		
	戴无菌帽子、手套、戴口罩	5		
	铺无菌洞巾	5		
麻醉穿刺	检查器械（2 分）注意穿刺针是否通畅（2 分）针芯是否配套（2 分）注射器是否与穿刺针连接良好（2 分）	8		
	核对局麻药（3 分）局部浸润麻醉方法准确（3 分）	6		
	用左手固定穿刺点皮肤，右手持穿刺针以垂直背部的方向缓慢刺入（5 分），进针过程中针尖遇到骨质时，应将针退至皮下待纠正角度后再进行穿刺（5 分），当针头穿过韧带与硬脊膜时，可感到阻力突然消失有落空感（5 分）。	15		
	慢慢抽出穿刺针芯（3 分），接上测压管（3 分），测压（3 分）	9		
	撤去测压管（2 分），收集脑脊液 2-5ml（4 分）	6		
穿刺结束	抽完后重新插入针芯（2 分），拔出穿刺针（2 分），消毒后适当按压，覆盖无菌纱布（2 分）	6		
	将脑脊液送检	5		
	嘱病人去枕平卧 4～6 小时，告知如有不适及时通知医务人员	2		
	整理物品	2		
提问	腰椎穿刺部位及穿刺注意事项	6		
人文关怀	体现在整个操作过程中	3		
合计	100 分			

附3：腹腔穿刺术考核评分表

评分项目	评分细则	分值	扣分	得分
病人准备	核对病人信息及病情（2分）向病人解释穿刺目的、意义，让病人了解腹腔穿刺的重要性、简单的操作过程，可能的并发症（2分）消除紧张感，协助患者准备、取得患者的同意并签协议书（2分）	6		
用物	腹腔穿刺包、无菌手套、无菌试管腹带	5		
	碘伏，75%酒精、棉签、胶布	5		
	2%利多卡因，5ml、20ml、50ml注射器	3		
准备	核对床号、姓名、性别、年龄，嘱患者排空尿液	2		
	体位准备：坐位、半坐位或者平卧位，腹水量少的可取侧卧位；如放腹水，背部先垫好腹带	2		
	穿刺点选择：a. 脐与耻骨联合中线的中点上方1cm，偏左或右1～1.5cm处，b. 脐与左髂前上棘连线中、外1/3交界点，c. 脐水平线与腋前线或腋中线交点	5		
穿刺	操作者洗手（六部洗手法），戴口罩、帽子、无菌手套	5		
	按顺序准备用物	5		
	常规消毒局部皮肤，铺巾、局部麻醉	10		
	左手固定穿刺部位皮肤，右手持针经麻醉处垂直刺入腹壁，至突破感后，连接注射器抽取腹水5～10ml，送化验，抽液毕拔出穿刺针	25		
	针眼涂上3%碘酒并盖纱布稍用力压迫片刻，胶布固定	10		
	术后观察腹部特征，嘱患者休息，书写穿刺记录	5		
提问	腹腔穿刺部位选择及穿刺注意事项	10		
人文关怀	体现在整个操作过程中	2		
合计	100分			

附4：骨髓穿刺术考核评分表

评分项目	评分细则	分值	扣分	得分
病人准备	核对病人信息（2分）向病人解释穿刺目的（2分）消除紧张感，协助患者准备（2分）	6		
	体位：根据定位点患者应取仰卧位或侧卧位	4		
消毒铺巾	穿刺点定位准确	6		
	消毒皮肤	6		
	戴无菌帽子、手套、戴口罩	5		
	铺无菌洞巾	5		

续表

评分项目	评分细则	分值	扣分	得分
麻醉穿刺	检查器械（2分）注意穿刺针是否通畅（2分）针芯是否配套（2分）将骨髓穿刺器的穿刺针固定在适当的长度上（2分）	8		
	核对局麻药（3分）局部麻醉方法准确（3分）	6		
	以左手拇、示指固定穿刺部位皮肤，右手持骨髓穿刺针，与骨面垂直刺入（5分），当穿刺针接触到骨质后则左右旋转，缓缓钻刺骨质（5分），当感到阻力消失，且穿刺针已固定在骨内时，表示已进入骨髓腔（5分）	15		
	拔出穿刺针芯（3分），并见针芯上带有血迹，接上干燥灭菌注射器（3分），用适当的力量抽取骨髓液0.1-0.2ml（3分）	9		
	将穿刺针水平移至载玻片上方（2分），迅速将骨髓液滴在载玻片上（2分），嘱助手立即涂片（2分）	6		
穿刺结束	抽完后重新插入针芯（2分），拔出穿刺针（2分），消毒后适当按压，覆盖无菌纱布（2分）	6		
	将骨髓涂片送检	5		
	嘱病人静卧，告知如有不适及时通知医务人员	2		
	整理物品	2		
提问	骨髓穿刺部位及穿刺注意事项	6		
人文关怀	体现在整个操作过程中	3		
合计	100分			

附5：心包穿刺术考核评分表

评分项目	评分细则	分值	扣分	得分
病人准备	了解患者的基本情况，（2分）向病人或家属解释穿刺术的目的和必要性，取得充分理解与合作，（2分）征得患者及其家属的同意，并在手术同意书上签字，（2分）行肢导联心电监护（2分）	8		
	体位：根据定位点患者应取半卧位或坐位以手术巾盖住面部，仔细叩出心浊音界，选好穿刺点	4		
消毒铺巾	穿刺点定位准确	6		
	消毒皮肤	6		
	戴无菌帽子、手套、戴口罩	5		
	铺无菌洞巾	5		

续表

评分项目	评分细则	分值	扣分	得分
麻醉穿刺	检查器械（2 分）注意穿刺针是否通畅（2 分）针芯是否配套（2 分）	6		
	核对局麻药（3 分）局部麻醉方法准确：自皮肤至心包壁层以 2% 利多卡因作局部麻醉（3 分）	6		
	术者持针穿刺，助手以血管钳夹待与其连接之导液橡皮管。助手立即用血管钳夹住针体固定深度，术者将注射器接于橡皮管上，后放松橡皮管上止血钳，缓慢抽吸，记取液量，留标本送检。（5 分），在心尖部进针时，应使针自下而上，向脊柱方向缓慢刺入；剑突下进针时，应使针体与腹壁成 30°～40°角，向上、向后并稍向左刺入心包腔后下部。（5 分），待针锋抵抗感突然消失时，示针已穿过心包壁层，同时感到心脏搏动，此时应稍退针，以免划伤心脏。(5 分)。	15		
	助手立即用血管钳夹住针体固定深度，术者将注射器接于橡皮管上（2 分）放松橡皮管上止血钳，缓慢抽吸（2 分）记取液量，留标本（2 分）	6		
	拔出穿刺针芯（3 分）接上干燥灭菌注射器（3 分）用适当的力量抽吸，抽液量第一次不宜超过 100～200ml（3 分）	9		
穿刺结束	抽完后重新插入针芯（2 分），拔出穿刺针（2 分），消毒后适当按压，覆盖无菌纱布（2 分）	6		
	将标本送检	5		
	嘱病人静卧，观察病人生命体征情况，告知如有不适及时通知医务人员	2		
	整理物品	2		
提问	心包穿刺部位及穿刺注意事项	6		
人文关怀	体现在整个操作过程中	3		
合计	100 分			

附 6：关节腔穿刺术考核评分表

评分项目	评分细则	分值	扣分	得分
病人准备	核对病人信息（2 分）向病人解释穿刺目的（2 分）消除顾虑，并签署同意书（2 分）	6		
	体位：患者仰卧于手术台上，两下肢伸直	4		
消毒铺巾	穿刺点定位准确 a. 髌骨外上缘 b. 髌骨外下缘	6		

续表

评分项目	评分细则	分值	扣分	得分
消毒铺巾	消毒皮肤	6		
	戴无菌帽子、手套、戴口罩	5		
	铺无菌洞巾	5		
麻醉穿刺	检查器械（3 分）注意穿刺针是否通畅（3 分）	6		
	核对局麻药（3 分）局部麻醉方法准确（5 分）	8		
	用 7～9 号注射针头，由选好的穿刺部位进行穿刺，并抽出积液或注入药物。抽液完毕后，如需注入药物，则应另换无菌注射器。	30		
穿刺结束	术后用消毒纱布覆盖穿刺部位，再用胶布固定	10		
	嘱病人静卧，告知如有不适及时通知医务人员	3		
	整理物品	2		
提问	关节腔穿刺部位及穿刺注意事项	6		
人文关怀	体现在整个操作过程中	3		
合计	100 分			

附 7：动脉穿刺术考核评分表

评分项目	评分细则	分值	扣分	得分
病人准备	核对病人信息（2 分）向病人解释穿刺目的（2 分）消除紧张情绪，签署同意书（2 分）	6		
	体位：根据定位点患者应取仰卧位或平卧位	4		
消毒铺巾	穿刺点定位准确	6		
	消毒皮肤	6		
	戴无菌帽子、手套、戴口罩	5		
	铺无菌洞巾	5		
麻醉穿刺	检查器械（2 分）注意穿刺针是否通畅（2 分）加压装置是否配套（2 分）	6		
	核对局麻药（3 分）局部麻醉方法准确（3 分）	6		
	在选好的穿刺点固定表皮。桡动脉穿刺以 20 或 22 号套管针与皮肤成 30 度角，向桡动脉直接刺入。并将套管针向前推进，然后将针芯退出。(5 分)，股动脉穿刺以套管针或注射器垂直刺入或者与动脉走向成 40 度角刺入（5 分），见针尾有血液流出，即可固定针芯（5 分）	15		
	如果针已穿出动脉后壁，可先将针芯退出（5 分）以注射器与套管针相连并边回吸边缓慢后退（5 分）直到回吸血流通畅后再向前推进（5 分）	15		

续表

评分项目	评分细则	分值	扣分	得分
穿刺结束	穿刺成功后与冲洗装置相连，冲洗完毕，加压按 5 分钟以上，用消毒纱布覆盖穿刺部位，再用胶布固定	6		
	嘱病人静卧，告知如有不适及时通知医务人员	3		
	整理物品	3		
提问	动脉穿刺部位及穿刺注意事项	8		
人文关怀	体现在整个操作过程中	6		
合计	100 分			

附 8：深静脉穿刺术考核评分表

评分项目	评分细则	分值	扣分	得分
病人准备	①核对病人信息（2 分）②向病人解释穿刺目的（2 分）③消除紧张情绪，签署同意书（2 分）	6		
	体位：根据定位点患者应取平卧位	4		
消毒铺巾	穿刺点定位准确	6		
	消毒皮肤	6		
	戴无菌帽子、手套、戴口罩	5		
	铺无菌洞巾	5		
穿刺	①检查器械（3 分）②注意穿刺针是否通畅（3 分）	6		
	于穿刺点处轻轻压迫皮肤及股静脉并稍加固定（5）。右手持注射器向左手示指中指固定的穿刺点刺入，进针方向与穿刺部位的皮肤成 30°～40°角（5），顺应血流方向或成垂直方向，边进针边抽吸缓缓刺入（5）。当穿刺针进入股静脉后，即有静脉血液回流入注射针管内，再进针 2～4mm 即可采血或注射药物（5）	20		
	若未能抽出血液则先向深部刺入（5），采用边退针边抽吸至有血液抽吸出为止（6）；或者调整穿刺方向、深度或重新穿刺（5）。	16		
穿刺结束	穿刺完毕，拔出针头并消毒皮肤，盖上无菌小纱布，局部压迫 3～5 分钟，以防出血，再用胶布固定。	6		
	嘱病人静卧，告知如有不适及时通知医务人员	3		
	整理物品	3		
提问	股静脉穿刺部位及穿刺注意事项	8		
人文关怀	体现在整个操作过程中	6		
合计	100 分			

附9：中心静脉置管术考核评分表

评分项目	评分细则	分值	扣分	得分
病人准备	①核对病人信息（2分）②向病人解释穿刺置管目的（2分）③消除紧张感，协助患者准备，取得患者的同意并签协议书（2分）	6		
	体位：①锁骨下静脉穿刺：头低脚高位，头转向对侧（一般选用右侧）。 ②颈内静脉穿刺：平卧位，头低20°～30°，头转向对侧（一般多取右侧穿刺）。	4		
消毒铺巾	穿刺点定位准确	6		
	消毒皮肤	6		
	戴无菌帽子、手套、戴口罩	5		
	铺无菌洞巾	5		
麻醉穿刺	①检查器械（2分）；②注意穿刺导管是否通畅（2分）；③针芯是否配套（2分）；④注射器是否与穿刺针连接良好（2分）	8		
	①核对局麻药（3分）；②局部浸润麻醉方法准确（3分）	6		
	术者左手固定皮肤，右手执穿刺针进行穿刺（5），经锁骨上穿刺法针尖指向胸锁关节，进针角度30°～40°；经锁骨下穿刺法针尖指向头部方向，与胸骨纵轴成45°（5），贴近胸壁与胸壁平面成15°（5）。见静脉回血后，左手固定穿刺针，右手取导丝自穿刺针后插入，边退穿刺针边插入导丝（5），用尖刀将穿刺处切开一小口，或用扩皮器扩大切口（5），将静脉导管在导丝引导下插入静脉，取出导丝，肝素盐水冲洗，接输液管，或肝素帽封堵备用（5）。	30		
穿刺结束	导管一般插入12～15cm（5），缝合皮肤固定导管，覆盖无菌敷料（6）。	11		
	嘱病人去枕平卧4～6小时，告知如有不适及时通知医务人员	2		
	整理物品	2		
提问	中心静脉置管术的注意事项及并发症的防治	6		
人文关怀	体现在整个操作过程中	3		
合计	100分			

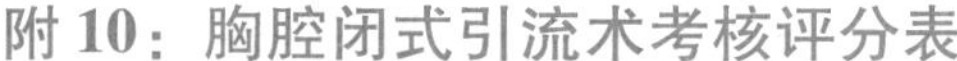

附 10：胸腔闭式引流术考核评分表

评分项目	评分细则	分值	扣分	得分
病人准备	①核对病人信息（2 分）；②向病人解释穿刺置管目的（2 分）；③消除紧张感，协助患者准备，取得患者的同意并签协议书（2 分）	6		
	体位：患者取半卧位（生命体征未稳定者，取平卧位）。	4		
消毒铺巾	穿刺点定位准确	6		
	消毒皮肤	6		
	戴无菌帽子、手套、戴口罩	5		
	铺无菌洞巾	5		
麻醉穿刺	①检查器械（4 分）；②注意穿刺导管是否通畅（4 分）	8		
	①核对局麻药（3 分）；②局部浸润麻醉方法准确（3 分）	6		
	在预选穿刺部位，以空针垂直穿刺（5 分），如有气体或液体抽出，拔出针后，沿肋间走行切开皮肤 2cm，沿肋骨上缘伸入血管钳，分开肋间肌肉各层直至胸腔（5 分），见有液体或气体涌出时立即置入引流管（5 分）。引流管伸入胸腔深度不宜超过 4～5cm，以中号丝线缝合胸壁皮肤切口，并结扎固定引流管（5 分）	20		
	敷盖无菌纱布，纱布外再以长胶布环绕引流管后粘贴于胸壁（5 分）。引流管末端连接于消毒长橡皮管至水封瓶（5 分）	10		
穿刺结束	引流瓶置于病床下不易被碰倒的地方（5 分）	5		
	嘱病人去枕平卧 4～6 小时，告知如有不适及时通知医务人员	6		
	整理物品，嘱帮助患者适当变动体位，或鼓励病人做深呼吸，使之达到充分引流	4		
提问	中心静脉置管术的注意事项及并发症的防治	6		
人文关怀	体现在整个操作过程中	3		
合计	100 分			

附 11：吸氧术考核评分表

评分项目	评分细则	分值	扣分	得分
病人准备	①核对病人信息（2 分）；②向病人解释吸氧目的（2 分）；③消除紧张感，协助患者准备（2 分）	6		
	体位：选择患者舒适的体位，一般为平卧或半卧位。	4		

续表

评分项目	评分细则	分值	扣分	得分
术前准备	先检查流量表开关是否关紧。打开总开关，再慢慢打开流量表开关，连接鼻导管，观察氧气流出是否通畅，然后关闭流量表开关	6		
	将氧气筒推至床旁，使流量表开关向着便于操作的方向	6		
	向病人解释，以便取得合作	5		
	氧气装置一套、鼻导管、棉签、胶布、或用氧气面罩、扳钳、止血钳、漏斗各一，是否准备齐全	5		
吸氧操作	用湿棉签清洁鼻腔。避免选择不通气或堵塞的鼻腔	8		
	打开流量表先调节氧流量（5 分），后连接鼻导管，将鼻导管用水浸润后（5 分），自一侧鼻孔轻轻插入至鼻咽部，长度约为鼻尖至耳垂的 2/3。（5 分）用胶布将鼻导管固定于鼻翼或鼻背及面颊部（5 分）。调节流量（5 分）。停用氧气时，先分离鼻导管和玻璃接头，后关流量表小开关，取下鼻导管置于弯盘内，清洁面部并去除胶布痕迹（5 分）	30		
	关闭总开关，重开小开关，放余氧关小开关，记录停氧时间	6		
吸氧过程	缺氧和二氧化碳滞留并存者如慢性阻塞性肺病等慢性呼吸衰竭患者，应以低流量、低浓度持续给氧为宜（5 分）	5		
	告知如有不适及时通知医务人员	6		
	吸氧浓度的控制	4		
提问	吸氧的注意事项及并发症的防治	6		
人文关怀	体现在整个操作过程中	3		
合计	100 分			

附 12：吸痰术考核评分表

评分项目	评分细则	分值	扣分	得分
病人准备	①核对病人信息（2 分）；②向病人或家属解释吸痰目的（2 分）；③消除紧张感，协助患者准备（2 分）	6		
	体位：将患者头偏向一侧，并略向后仰。昏迷患者可用压舌板将口启开。	4		
术前准备	治疗盘：粗细适宜的吸痰管数根、玻璃 T 形管一只（连接吸痰管及吸引器导管）、纱布数块、棉签、压舌板、开口器、治疗碗内盛生理盐水或温开水、镊子、弯盘	15		

续表

评分项目	评分细则	分值	扣分	得分
术前准备	吸引前先检查吸引器效能是否良好，吸引导管是否通畅。	5		
吸痰操作	用湿棉签清洁鼻腔。避免选择不通气或堵塞的鼻腔	8		
	吸痰管由口腔颊部插至咽喉部（5分），趁患者吸气时将吸痰管插入气管。如口腔吸痰有困难时，可由鼻腔插入（颅底骨折患者禁用）（5分）。气管插管或气管切开患者，可由插管或套管内插入（5分）。插入吸痰管前，打开吸引器开关，但应放松T形管侧孔，待吸痰管插入气管一定深度时，立即按闭侧孔即可吸痰（5分）。吸痰时，吸痰管应自下慢慢上移，并左右旋转，以吸净痰液，防止固定一处吸引而损伤黏膜（5分）。吸痰管取出后，吸水冲洗管内痰液，以免阻塞（5分）	30		
	一次吸痰不应超过15秒。吸痰后冲洗吸痰管，关上吸引器开关，吸痰管放入治疗碗内，定期煮沸消毒备用	6		
吸痰结束	用盐水棉签清洁口腔，同时检查黏膜有无损伤	5		
	告知如有不适及时通知医务人员	6		
	每次吸痰均应更换消毒吸痰管。气管切开患者更应注意无菌操作	4		
提问	吸痰术的适应证	6		
人文关怀	体现在整个操作过程中	3		
合计	100分			

附13：导尿术考核评分表

评分项目	评分细则	分值	扣分	得分
病人准备	①核对病人信息（2分）；②向病人或家属解释导尿目的（2分）；③消除紧张感，协助患者准备（2分）	6		
	体位：操作者站在病员右侧，病员取仰卧位	4		
术前准备	携用物至床旁（5分），无菌导尿包（5分）。外阴初步消毒用物：无菌治疗碗一个（内盛消毒液棉球10余个，血管钳1把），清洁手套1只（5分）	15		
	查看导尿包是否在有效期内	5		

续表

评分项目	评分细则	分值	扣分	得分
导尿操作	将治疗巾垫于病人臀下，0.1%新洁尔灭棉球或碘伏棉球消毒会阴部（5分）。取出无菌导尿包置于病员两腿之间，打开导尿包，倒0.1%新洁尔灭于装干棉球小杯内（5分），戴无菌手套，铺孔巾，使孔巾与导尿包包布形成一无菌区（5分）。取一弯盘置于病员左侧孔巾口旁，用石蜡油棉球润滑导尿管前端后放于孔巾口旁的弯盘内，以左手固定尿道，右手用止血钳夹新洁尔灭棉球自上而下，由内向外分别消毒尿道口（在尿道口轻轻旋转消毒后向下擦洗，共两次），每个棉球限用一次（5分）	20		
	右手持导尿管（5分），对准尿道口插入尿道约20cm（女性患者导尿管插入5cm）（6分），见尿液流出后（6分），固定导尿管，抽取生理盐水10~15ml注入尿管气囊（5分），导尿管接引流袋。如需做尿培养，用无菌标本瓶接取，盖好瓶盖（2分）。	24		
导尿结束	膀胱过度充盈患者导尿时速度不能过快（5分），否则可以发生休克或膀胱出血，应缓慢分次放出尿液，首次不应超过1000ml（5分）	10		
	告知如有不适及时通知医务人员	3		
	检查尿管固定情况，有否脱出	2		
提问	导尿术的适应证	6		
人文关怀	体现在整个操作过程中	3		
合计	100分			

附14：鼻胃管引流术考核评分表

评分项目	评分细则	分值	扣分	得分
病人准备	①核对病人信息（2分）；②向病人或家属解释插管目的，签订同意书（2分）；③消除紧张感，协助患者准备（2分）	6		
	体位：取平卧位、半卧位或坐位	4		
术前准备	做好病人思想工作，取得配合。备好鼻胃管、石蜡油，卷尺，鼻贴，胃肠减压器	15		
	清洁口腔	5		
导尿操作	测量鼻尖向上至耳后的距离（6分），胃管涂以石蜡油，术者将胃管头端自一侧鼻孔插入至咽部（6），清醒患者可嘱其深呼吸，做大口吞咽动作，顺其咽下时将胃管送入（6分），观察胃管插入50~55cm时，以空针抽吸，如抽出胃液，且较通畅，说明已进入胃腔，在鼻部固定导管，抽取少量胃液留检（6分）	24		

续表

评分项目	评分细则	分值	扣分	得分
导尿操作	插管动作应轻柔，顺吞咽动作送入（10分）；注意检查口腔，有无胃管在口腔内折曲（10分）	20		
插管结束	连接负压引流瓶，进行持续胃肠减压。如为鼻饲需要，可自胃管内注入配置流食。自胃管内注药治疗者，可先抽吸胃液后，注入药物	10		
	告知如有不适及时通知医务人员	3		
	检查尿管固定情况，有否脱出	2		
提问	鼻胃管引流术的适应证	6		
人文关怀	体现在整个操作过程中	3		
合计	100分			

附15：成人气管插管（经口）操作考核评分表

	考核内容及评分参考	分值	扣分	得分
术前准备	病人体位摆放得当，压额提颏，开放气道，清除口腔异物、义齿等（2.5分），体位保持好、无回位（2.5分）	5分		
	插管前面罩高浓度给氧：动作准确，面罩位置恰当，通气时无漏气	5分		
	气管导管（1分）、喉镜镜片选择得当（1分） 检查喉镜灯光良好（1分）、关闭灯光设备（1分） 检查充气套囊是否漏气（1分），气管导管塑形满意（1分）；充分润滑气管导管（1分）；准备牙垫（1分）；准备胶布（1分）；挂听诊器（1分） 准备时间不超过2分钟	10分		
	准备动作流畅、操作轻柔（2.5分） 相关物品放置有序（2.5分）	5分		
插管操作	喉镜使用得当，手柄握位恰当（5分），镜片深度适中（2.5分）；不能有撬动门齿的声音（5分），声门暴露充分（2.5分）	15分		
	气管导管进入深度适当，模拟人未出现单肺通气（10分）	10分		
	气管导管准确进入气管（20分）	20分		
	充气气囊压力适中（2.5分）	2.5分		

续表

	考核内容及评分参考	分值	扣分	得分
插管操作	听诊双肺尖确认导管位置正确（2.5分） 正确放置牙垫并撤出喉镜（2.5分） 轻柔复位头颅（2.5分） 正确固定导管（胶布长短合适、粘贴牢靠、不可粘住嘴唇）（2.5分）	10分		
	插管时间：从开始插管（打开喉镜）至插管完毕、开始第一次有效气囊通气全操作过程不超过20秒（15分）	15分		
	奖励分：插管时间 < 10秒（奖2.5分）；10 ~ 15秒（1.25分）	2.5分		
	惩罚分：插管后套囊未充气就进行通气（扣10分）； 未听诊确认插管成功即放置牙垫、退出喉镜（扣10分）			
总计：100分	实际得分：			

附16：心肺复苏操作考核评分表

		考核内容	分值	扣分	得分
1	评估环境	观察周围后诉环境安全	2分		
2	判断意识及呼吸是否存在	拍病人双肩，呼叫声音有效，观察病人胸廓起伏情况	4分		
3	启动救助系统	呼叫旁人协助打急救电话	2分		
4	摆放体位	医生与病人体位正确	2分		
5	检查颈动脉搏动	检查颈动脉搏动方法正确，判断时间5 ~ 10秒	4分		
6	胸外心脏按压	共五个周期。用手掌根部按压两乳头连线与胸骨交点，双手掌根重叠，手指不触及胸壁，双臂肘关节绷直（有效按压）；垂直下压（按压时观察病人面色）；按压速度至少为100次/分；按压深度成人按压幅度至少为5cm	12分 12分 12分 12分 12分		
7	开放气道	压额提颏方法正确	4分		

续表

		考核内容	分值	扣分	得分
8	人工呼吸	首次人工呼吸方法正确（有效）	4分		
		第一周期	2分		
		第二周期	2分		
		第三周期　每一个周期吹气时均观察胸部起伏	2分		
		第四周期	2分		
		第五周期	2分		
9	再次判断	判断大动脉搏动是否恢复	2分		
		判断呼吸是否恢复	2分		
		判断有无循环征象（如口唇、面色、皮肤颜色等）	2分		
		判断时间5～10秒	2分		
总计：100分		实际得分：			

附17：电除颤复律术（非同步）操作考核评分表

项目	操作要求	分值	扣分	得分
准备	病人体位摆放得当（5分），充分暴露胸壁（5分）	10		
	开启除颤仪，并将旋钮转至除颤选项上（5分），在电极板上涂上导电糊或覆盖盐水纱布（5分）	10		
	准备动作流畅、迅速（5分）	5		
	准备时间不超过15秒（超过扣5分）			
操作	核准患者信息及了解患者目前心电及血流动力学状态（5分） 将除颤仪紧贴患者胸壁放到合适部位观察心电情况（10分）	15		
	将除颤仪调到合适的额定功率（5分）	5		
	大声告知周围医护人员准备除颤（5分），注意自己或周围人员不和患者有任何导电接触（5分）	10		
	双手同时按下除颤键，成功完成一次除颤（10分） 应用除颤仪示波观察患者心电情况（5分）	15		
	未能观察患者除颤前心电情况（扣40分） 额定功率调节不足或过大（扣20分） 未告知周围医护人员准备除颤或有人员与患者存在导电接触时除颤（扣20分） 不能完成一次有效除颤（扣20分），除颤时电极板不能紧贴患者胸壁（扣10）			

续表

项目	操作要求	分值	扣分	得分
操作	掌握电除颤复律技术的适应证（10分）	10		
	掌握电除颤复律技术的禁忌证（10分）	10		
	掌握电除颤复律技术的注意事项（10分）	10		
	不能准确说出电除颤复律技术适应证、禁忌证及注意事项（扣30分）			
	合计	100		

附18：呼吸机使用技术（有创）考核评分表

项目	操作要求	分值	扣分	得分
准备	病人体位摆放得当（5分），去除口内异物及义齿（5分）	10		
	检查器材准备是否完整，工作是否正常	5		
	准备动作流畅、操作轻柔（2.5分） 相关物品放置有序（2.5分）	5		
	准备时间不超过5分钟（超过扣2.5分）			
操作	核准患者信息及了解患者基础状态和病情（5分） 正确连接管路及湿化瓶，并开机检查机器运转状态和管路密闭性（10分）	15		
	根据病情选择合适的呼吸机模式及参数（10分）	10		
	将呼吸机正确连接到患者（5分）	5		
	患者连接呼吸机后密切观察患者生命体征变化及呼吸机相关反映参数（10分） 掌握撤机指征（10分）	20		
	未能正确连接管路和湿化瓶（扣10分） 未打开湿化瓶进行气道加温加湿（扣10分） 不能正确设定呼吸机标准参数（扣10分） 患者连接呼吸机后未能密切观察患者生命体征变化（扣10分）			
	掌握呼吸机应用技术的适应证（10分）	15		
	掌握呼吸机应用技术的相对禁忌证（10分）	15		
	不能准确说出呼吸机应用技术适应证与禁忌证（扣30分）			
	合计	100		

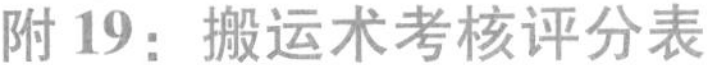

附19：搬运术考核评分表

项目	操作要求	分值	扣分	得分
准备	判断患者病情，确定搬运顺序	15		
	明确损伤部位	10		
	处理损伤部位	15		
	不能准确表述搬运顺序（扣10分） 未处理损伤部位（扣15分）			
操作	搬运方法的选定	20		
	搬运体位的选定	20		
	搬运过程中对伤者病情的观察监测	20		
	未明确徒手搬运或器材搬运（扣10分） 搬运方法选择不当（扣10分） 搬运体位选择不当（扣20分） 搬运过程中未能对伤者病情观察监测（扣20分） 搬运过程中对伤者病情观察监测不全面（扣10分）			
	合计	100		

附20：常见骨折临时固定术考核评分表

项目	操作要求	分值	扣分	得分
准备	观察伤情，判断是否需要固定	10		
	对有创伤者，进行止血、清创、包扎	20		
	未明确需要固定原因（扣10分） 未对有创伤者，进行止血、清创、包扎（扣20分）			
操作	根据病情，选用合适的固定部位	20		
	衬垫的使用	10		
	绷带固定顺序	20		
	固定的松紧度判断	10		
	四肢末梢血液循环的判断	10		
	固定部位不正确（扣20分） 未使用衬垫（扣10分） 绷带固定顺序错误（扣20分） 固定的松紧度不合适（扣10分） 未判断四肢末梢血液循环（扣10分）			
	合计	100		

附 21：开放性创口的急救处理考核评分表

项目	操作要求	分值	扣分	得分
准备	判断创口出血性质	10		
	根据创口出血性质，选用止血方法（若选择止血带止血，判断止血带部位、松紧度、时间控制情况）	20		
	止血部位的选择	10		
	出血性质判定错误（扣 10 分） 止血方法错误（扣 20 分） 止血部位错误（扣 10 分） 止血带部位错误（扣 5 分） 止血带松紧度不合适（扣 2 分） 止血带时间控制不合理（扣 3 分）			
操作	包扎前清创	10		
	包扎物的选择	10		
	包扎时患者的体位	10		
	衬垫的使用	10		
	包扎方向	10		
	打结部位	10		
	包扎前未能清创（扣 10 分） 包扎物的选择不合理（扣 10 分） 包扎时患者的体位不合理（扣 10 分） 包扎方向错误（扣 10 分） 打结部位不合理（扣 10 分）			
	合计	100		

附 22：洗胃术（胃管）操作考核评分表

项目	操作要求	分值	扣分	得分
准备	病人体位摆放得当，取左侧卧位（5 分），去除口内异物及义齿（5 分）	10		
	检查器材准备是否完整，洗胃机工作是否正常	10		
	准备动作流畅、操作轻柔（2.5 分） 相关物品放置有序（2.5 分）	5		
	准备时间不超过 2 分钟（超过扣 2.5 分） 未检查洗胃机工作是否正常（扣 10 分）			
操作	带无菌手套标准（5 分）胃管前端涂抹石蜡油（5 分） 用胃管量取前额发际到剑突的距离（5 分） 留置胃管过程是否顺利、轻柔（10 分）	25		

续表

项目	操作要求	分值	扣分	得分
操作	胃管深度是否合适（5 分）	5		
	是否用喂食器打气以确定胃管位置（5 分）	5		
	应用负压吸引器抽空胃内容物（5 分） 连接洗胃机后洗胃过程顺利（10 分） 洗胃完毕后观察洗出胃液颜色（5 分）	20		
	留置胃管时误入气道（扣 10 分）留置胃管动作粗暴（扣 20 分） 误入气道后未能及时将胃管拔出而开始洗胃术（扣 60 分） 开始洗胃后未能注意灌入量与流出量平衡（扣 20 分）			
	掌握洗胃术的适应证（10 分）	10		
	掌握洗胃术的禁忌证（10 分）	10		
	不能准确说出洗胃术适应证与禁忌证（扣 20 分）			
	合计	100		

附 23：多功能监护仪操作考核评分表

项目	操作要求	分值	扣分	得分
准备	判断患者病情，是否需要使用多功能监护仪	10		
	查对病人床号、姓名	10		
	意识清醒的病人，做好解释工作，以取得病人合作	10		
	未查对病人床号、姓名（扣 10 分）			
操作	接好电源线，打开电源开关	10		
	模式选定、参数设置	20		
	贴电极贴，连接袖带、氧饱和度指套、肛温导线、有创血压换能器等操作方法是否准确	30		
	询问病人感受，密切观察生命体征变化，如有异常，及时处理	10		
	未接好电源线（扣 10 分）模式选择不当（扣 10 分） 参数设置不当（含报警范围）（扣 10 分） 贴电极贴位置错误（扣 5 分） 连接袖带不正确（扣 5 分）氧饱和度指套佩戴不当（扣 5 分） 肛温导线放置不当（扣 5 分）有创血压换能器连接不当（扣 5 分） 未能密切观察生命体征变化并及时处理（扣 10 分）			
	合计	100		

附24：手臂消毒方法操作考核评分表

项目	操作要点	考核要点	分值	扣分	得分
操作前准备10分	1. 着装符合要求、帽子口罩佩戴规范	着装规范	3		
	2. 取下手表、戒指、手链等饰物	无饰物	3		
	3. 修剪指甲、长度应不超过指尖，锉平甲缘，清除指甲下的污垢，无指甲油	无长指甲、指甲油，甲缘无污垢	4		
操作过程70分	1. 流动水湿润双手、前臂及上臂下1/3	水速适中，无喷溅	5		
	2. 取适量洗手液，将洗手液均匀涂抹双手、前臂和上臂下1/3	双手、手臂充分湿润	5		
	3. 按六步洗手法均匀揉搓双手、前臂和上臂下1/3，注意清洁指甲下的污垢和手部皮肤的皱褶处；	揉搓前将洗手液均匀涂抹双手、手臂	5		
	4. 用流动水彻底冲洗双手、前臂和上臂下1/3	六步洗手法步骤正确（少一步减10分）	20		
	5. 用纸巾擦干双手、前臂和上臂下1/3	冲洗顺序正确	5		
	6. 取手消毒剂适量，手指并拢，均匀搓擦双侧上臂下1/3处至腕部	双手冲净，无泡沫残留	5		
	7. 取手消毒剂适量，按“六步洗手法”均匀涂抹至双手的每个部位，注意指尖、甲缘下、虎口及皮肤皱褶处的揉搓	擦干后再消毒	5		
	8. 每只手臂5～10ml，作用3分钟，认真揉搓直至干燥	揉搓时间>3分钟，直至干燥	5		
	9. 手消毒后，将双手悬空举在胸前	最后揉搓双手	5		
	10. 冲洗双手时，避免水溅湿衣裤	全程双手位于胸前并高于肘部，避免倒流。	5		
	11. 整个手消毒过程中应保持双手位于胸前并高于肘部，使水由手部流向肘部，避免倒流	手消毒后双手放置位置正确	5		
提问20分	1. 手消毒剂揉搓达到什么标准	答：消毒剂干燥	5		
	2. 不同患者手术之间、手套破损或手被污染时怎么办	答：重新进行外科手消毒	5		
	3. 外科手消毒过程中溅湿衣裤怎么办	答：重新更换衣裤	5		
	4. 术后摘除外科手套后怎么做	答：用洗手液清洁双手	5		
总分（100分）					

附 25：穿脱手术衣、戴脱无菌手套评分表

项目	评分标准	分值	扣分	得分
准备质量标准16分	1. 衣帽整齐，戴口罩	4		
	2. 用物准备：无菌手术衣、无菌手套、无菌持物钳	6		
	3. 用物摆放有序	6		
操作流程质量标准64分	1. 外科刷手后，取无菌手术衣，选择宽敞处，一手提起手术衣内面衣领并抖开，手术衣内面朝向操作者，将手术衣向上轻掷的同时顺势将双手和前臂伸入衣袖内，并向前平行伸展	12		
	2. 巡回护士协助穿手术衣时不能触及穿衣者刷过手的手臂，系好手术衣领带子	8		
	3. 双手伸入袖内，将手伸出衣袖外	8		
	4. 将手套带平放于清洁干燥的台面上打开，取出滑石粉包涂擦双手，两手同时掀开手套袋开口处分别捏住两只手套的反折部分取出手套	8		
	5. 将两手套五指对准，先戴一只手，再以戴好手套的手插入另一手套的反折内面同法戴好	4		
	6. 将手套的翻边扣套在手术衣袖外面，双手对合交叉，调整手套位置	4		
	7. 解开腰间衣带的活结，右手捏住腰带，递给巡回护士，巡回护士使用无菌持物钳夹住腰带的尾端，穿衣者原地自转一周，接传递过来的腰带并于腰间系好	6		
	8. 操作者解开腰间系带，由助手协助解开背部系带，抓住胸前衣领，顺势脱下，放入指定地点	8		
	9. 脱手套时一手捏住另一手套外面，翻转脱下，再将脱下手套的手插入另一手套内将其翻转脱下	4		
	10. 将用过的手套放入医疗废物黄色包装袋内	2		
全程质量20分	1. 操作熟练，无菌观念强，全过程无污染	10		
	2. 取无菌衣时应一次整体拿起，传递腰带时，不能与协助穿衣人员相接触	4		
	3. 未戴手套的手不能触及手术衣衣领下的任何部分	6		
	总分（100分）			

附26：穿、脱隔离衣考核评分表

内容	要求	分值	扣分	得分
准备工作 10分	1. 穿衣前须戴好帽子口罩，取下手表，卷袖过肘并行清洁洗手	5		
	2. 用物准备：隔离衣、衣架、消毒液、清水、毛巾	5		
操作程序方法 70分	1. 穿隔离衣			
	（1）手持衣领，取下隔离衣，向两端对折，对齐肩缝，露出衣袖内口，清洁面向自己	7		
	（2）右手持衣领，左手伸入袖内，右手拉衣领，举手抖袖露出左手	7		
	（3）左手持衣领，右手伸入袖内，依上法穿好，两手抖袖，露出双手	7		
	（4）双手持衣领，由领子中央顺边缘向后将领口扣好，袖子勿触及领口及面部，再系好袖口	7		
	（5）双手分别将隔离衣两边逐渐向前拉，用手指捏住边缘至背后对齐，向外下拉，宽余部分向一侧折叠，一手按住，另一手将腰带节松解，拉至背后交叉，回到前面打一活结	7		
	2. 脱隔离衣			
	（1）解开腰带的活结再解袖口，在肘部将部分袖子塞入工作服袖下，尽量暴露双手前臂	10		
	（2）双手于消毒液中浸泡清洗，并用毛刷按前臂、腕部、手掌、手背、指缝、指甲、指尖顺序刷洗两分钟，再用清水冲洗干净、擦干	10		
	（3）解开衣领，右手伸入左手的衣袖内，拉下衣袖包住手，用遮盖着的左手捏住右袖的外面拉下包住右手，两手在袖内解开活结，双手退出至肩缝处，两手在袖内将衣袖肩缝对齐折好	10		
	（4）两手持衣领，将隔离衣两边对齐，挂于衣钩上（在半污染区，清洁面向外，若挂在污染区，则污染面向外）	5		
提问 20分	1. 已穿过的隔离衣在清洁区与污染区如何挂放	10		
	2. 穿脱隔离衣的注意事项	10		
	总分（100分）			

附27：换药术考核评分表

内容	要求	分值	扣分	得分
准备工作 30分	1. 查对病人床号、姓名、性别、年龄	6		
	2. 了解病人的伤口情况	6		
	3. 用物准备齐全：无菌治疗碗两个，盛无菌敷料；弯盘1个（放污染敷料）；镊子2把；剪刀1把；备酒精棉球、干棉球、纱布、引流条、生理盐水（根据伤口备物），胶布等	6		

续表

内容	要求	分值	扣分	得分
准备工作30分	4. 让病人采取舒适的卧位或坐位，利于暴露创口，冬天应注意保暖	6		
	5. 操作者洗手，戴口罩、帽子	6		
操作程序与方法60分	1. 用手取下外层敷料（勿用镊子），再用镊子取下内层敷料，将取下的敷料放入弯盘内。与伤口粘住的最里层敷料，应先用盐水湿润后再揭去，以免损伤肉芽组织或引起创面出血	20		
	2. 用两把镊子操作，一把镊子接触伤口，另一把接触敷料。用酒清棉球清洁伤口周围皮肤，用盐水棉球清洁创面，轻沾吸去分泌物。清洗时由内向外，棉球的一面用过后，可翻过来用另一面，然后放入弯盘内，不得放在病人床上或病房的垃圾桶内	20		
	3. 不同伤口创面的处理方法	10		
	4. 整理用物、废弃物的处理	5		
	5. 操作结束洗手	5		
提问10分	换药的注意事项	10		
	总分（100分）			

附28：清创缝合术考核评分表

内容	要求	分值	扣分	得分
准备工作10分	1. 用物准备齐全：消毒钳、持针器、钳子（有齿及无齿钳）、缝合线、剪刀、引流条或橡皮膜、外用生理盐水、3%双氧水纱布、棉垫、绷带、胶布、75%酒清等	5		
	2. 操作者戴口罩、帽子，洗手，戴手套	5		
操作程序与方法80分	1. 清洗去污			
	（1）用无菌纱布覆盖伤口	5		
	（2）剪去毛发，除去伤口周围的污垢油腻（用肥皂水、松节油），用外用生理盐水清洗创口周围皮肤	5		
	2. 伤口的处理			
	（1）常规麻醉后，消毒伤口周围的皮肤，取掉覆盖伤口的纱布，铺无菌巾。换手套，穿无菌手术衣	10		
	（2）检查伤口，清除血凝块和异物	5		
	（3）切除失去活力的组织	5		
	（4）必要时可扩大伤口，以便处理深部创伤组织	5		
	（5）伤口内彻底止血	5		
	（6）最后再次用无菌生理盐水和双氧水反复冲洗伤口	5		

续表

内容	要求	分值	扣分	得分
	3. 缝合伤口			
	（1）更换手术单、器械和手术者手套	5		
	（2）按组织层次缝合创缘	5		
	（3）污染严重或留有死腔时应置引流物或延期缝合皮肤	5		
	（4）伤口覆盖无菌纱布或棉垫，以胶布固定	5		
	4. 整理用物，洗手，废弃物的处理	5		
	5. 观察病人术后伤情况及做手术记录、签名	10		
提问 10分	清创缝合术的适应证及注意事项	10		
	总分（100分）			

附29：拆线术考核评分表

内容	要求	分值	扣分	得分
准备工作 10分	1. 无菌换药包，小镊子2把，弯盘1个，拆线剪刀及无菌敷料等	5		
	2. 操作者戴口罩、帽子，洗手	5		
操作程序与方法 70分	1. 取下切口上的敷料，用酒精棉球由切口向周围消毒皮肤，棉球放入弯盘内	20		
	2. 用镊子将线头提起，将埋在皮内的线段，拉出针眼之外少许在该处用剪刀剪断，以镊子拉出缝线，放入弯盘内	20		
	3. 用酒精消毒皮肤后覆盖纱布，胶布固定	20		
	4. 整理用物，洗手，废弃物的处理	10		
提问 20分	1. 伤口拆线的适应证及禁忌证	10		
	2. 伤口愈合分几级	10		
	总分（100分）			

主要参考书目

1. 黄兆选，汪吉宝．实用耳鼻咽喉科学［M］．北京：人民卫生出版社，2008.
2. 康熙雄．临床基本技能操作［M］．北京：人民卫生出版社，2012.
3. 陈红．中国医学生临床技能操作指南［M］．第2版．北京：人民卫生出版社，2014.
4. 李向阳，金玲湘．感染性疾病的检验诊断［M］．北京：人民卫生出版社，2007.
5. 李凡．医学微生物学［M］．第7版．北京：人民卫生出版社，2007.
6. 蒋建新．细菌内毒素基础与临床［M］．北京：人民军医出版社，2004.
7. 沈定霞．临床感染性疾病——病原学诊断与分析［M］．北京：人民军医出版社，2009.
8. 邓加栋．临床血液病学［M］．上海：上海科学技术出版社，2001.
9. 谭齐贤．临床血液学和血液学检验［M］．第3版．北京：人民卫生出版社，2003.
10. 夏薇，岳保红．临床血液学检验［M］．湖北：华中科技大学出版社，2014.
11. 熊树民．白血病MICM分型诊断［M］．北京：人民军医出版社，2002.
12. 周新，涂植光．临床生物化学和生物化学检验［M］．第3版．北京：人民卫生出版社，2003.
13. 陆再平，钟南山．内科学．第7版．［M］．北京：人民卫生出版社，2008.
14. 陈文彬，潘祥林．诊断学．第7版．［M］．北京：人民卫生出版社，2008.
15. 许文荣，王建中．临床血液学检验［M］．第5版．北京：人民卫生出版社，2012.
16. 王永炎，沈绍功．今日中医内科［M］．北京：人民卫生出版社，2000.
17. 周仲瑛．中医内科学［M］．第2版．北京：中国中医药出版社，2008.
18. 陈文彬，潘祥林．诊断学［M］．北京：人民卫生出版社，2012.
19. 史小青，王振涛．大承气汤治疗重症热结旁流证治疗体会［J］．上海中医药杂志，2003，37（3）：28-30.
20. 曾继保，许爱凤．中医误诊2例分析［J］．中医误诊学杂志，2007，7（7）3551-3552.
21. 王泽颖．黄苔误诊治验2则［J］．新中医，2007，39（4）：77-78.